实用儿童皮肤病学

Practice of Pediatric Dermatology

（修订版）

主　审　张学军　张建中　陈学荣　吴勤学　赵佩云

主　编　林元珠　马　琳　高顺强　王　华

副主编　（以姓氏笔画为序）

于　波　王　刚　王文氢　王砚宁　朱敬先　刘　强(女)

江　莲　汤建萍　李领娥　张春雷　项蕾红　段昕所

科学出版社

北　京

内 容 简 介

本次修订版分38章介绍了儿童皮肤病学发展的历史沿革、儿童年龄分期、儿童皮肤的结构与功能特点，儿童皮肤病的临床表现、诊断与鉴别诊断、治疗等基础理论知识，儿童皮肤病中医诊疗及护理，并对480种儿童常见皮肤病、多发病、遗传性皮肤病、危重皮肤病，以及皮肤、毛发、血管畸形等相关的综合征等进行了介绍。特别是简要介绍了20余年来我国率先报道的新病种、新疾病类型以及近3年来一些新诊断标准和治疗新技术。

本书适合儿童皮肤病医生、妇幼保健医护人员、全科医生及内外儿各科医生、临床各科研究生等参考阅读。

图书在版编目(CIP)数据

实用儿童皮肤病学/林元珠等主编.—修订版.—北京：科学出版社，2017.8
ISBN 978-7-03-054066-9

Ⅰ.①实… Ⅱ.①林… Ⅲ.①小儿疾病－皮肤病－诊疗 Ⅳ.①R751

中国版本图书馆CIP数据核字(2017)第176842号

责任编辑：王灵芳 / 责任校对：何艳萍 张小霞
责任印制：赵 博 / 封面设计：龙 岩

科 学 出 版 社 出版
北京东黄城根北街16号
邮政编码：100717
http://www.sciencep.com
北京天宇星印刷厂印刷
科学出版社发行 各地新华书店经销
*
2016年4月第 一 版 人民军医出版社出版
2017年8月第 二 版 开本：889×1194 1/16
2025年1月第九次印刷 印张：35 插页：20
字数：1 075 000

定价：168.00元

(如有印装质量问题，我社负责调换)

《实用儿童皮肤病学》(修订版)

编写人员

主　审　张学军　张建中　陈学荣　吴勤学　赵佩云

主　编　林元珠　马　琳　高顺强　王　华

副主编　(以姓氏笔画为序)

于　波　王　刚　王文氢　王砚宁　朱敬先　刘　强(女)　江　莲
汤建萍　李领娥　张春雷　项蕾红　段昕所

编　委　(以姓氏笔画为序)

丁政云　万　力　马玉昕　王洪生　王健美　王　萍　王曙霞　冉玉平
刘晓雁　刘维达　刘　强　刘翠萍　许彦枝　李　桃　李玉平　李在村
李艳佳　李福秋　杨希川　杨　勇　杨　森　肖风丽　肖异珠　佟盼琢
宋志强　张元杏　张国强　张晓茹　陈喜雪　陈　强　苗国英　林淑金
罗兴育　罗迪青　金　江　周文明　周建华　周　斌　房文亮　施一新
姚贵申　徐子刚　康　琳　康瑞花　章星琪　章强强　梁祖琪　曾迎红
董萍云　韩秀萍　温　海　蔡　林　樊平申

主编助理　李美洲　张　燕　刘　盈　李　丽　罗晓燕

编写人员　(以姓氏笔画为序)

丁红炜　丁政云　于　波　万　力　马　琳　马玉昕　王　华　王　刚
王文氢　王召阳　王砚宁　王洪生　王　萍　王曙霞　王健美　冉玉平
朱敬先　刘　盈　刘　强　刘　强(女)　刘丽娟　刘晓雁　刘翠萍
江　莲　许彦枝　宋志强　肖风丽　肖异珠　吴勤学　李　丽　李　桃
李小静　李玉平　李在村　李美洲　李艳佳　李领娥　李福秋　朱敬先
汤建萍　安　娜　佟盼琢　张　燕　张元杏　张西克　张国强　张春雷
张晓光　张晓茹　陈喜雪　陈　强　苗国英　林元珠　林志淼　林淑金
杨　勇　杨希川　杨　森　周文明　周建华　周　斌　罗兴育　罗迪青
罗晓燕　房文亮　金　江　段昕所　胡彩霞　项蕾红　施一新　姚贵申
高顺强　高　莹　徐子刚　郭兰婷　唐旭华　康　琳　康瑞花　章星琪
章强强　梁祖琪　梁　鸿　董萍云　韩秀萍　温　海　褚　岩　蔡　丽
蔡　林　翟士芬　樊平申

图表编辑与文字审校　彭　彤　张艳芬　杨　欢　张增强　吴学工

修订版序

儿童是祖国的未来和明天，儿童强则中国强。由林元珠、马琳、高顺强和王华主编的《实用儿童皮肤病学》修订版即将出版，值得庆贺！

该书修订版是朝着精准医学方向修订的一本精简的《实用儿童皮肤病学》，虽然文字字数上有所减少，但仍保持内容丰富，是一本具有科学性、精准性、规范性的教学和临床实用的儿童皮肤病学巨著。全国十余所医学院校和六所儿童医院的老、中、青三代医学界的中、高端人才参与了该书的编写，可贵的是除了皮肤科医师外，还有小儿内科、小儿外科、保健预防科、传染科、口腔科、免疫学科、心理学科、中医科、护理部和信息科的一线专家和教授等结合自己多年的临床与教学实践，参阅国内外有关文献，通力协作共同完成。我国于2015年实行“全面二孩”政策，儿童出生人数迅速增长，而儿童皮肤病专业参考书相对缺乏，该书的修订出版将具有非常重要的作用和意义。

修订版与《现代儿童皮肤病学》2008年版对比，有以下几个特色：如对严重危害儿童健康的疾病，对药疹及其相关的疾病、真菌感染性疾病、淋巴造血组织肿瘤和恶性肿瘤等诊断治疗的描述更加新颖；对儿童常见病如痤疮、血管瘤和血管畸形，特应性皮炎、湿疹、荨麻疹和银屑病等病的分类和诊疗更加标准化；中医药治疗穿插在全书的临床疾病章节中；增加了一些近代创新的新药。全书简要地介绍了儿童皮肤病近十年来的新进展，补充了近2年来的新技术和新进展；简要地介绍了较多的遗传性疾病和各种与皮肤相关的综合征，有助于产前遗传咨询、产前检查和临床检查，尽可能地降低遗传性疾病的发病率，促进了我国的优生优育。

修订版与第一版《实用儿童皮肤病学》对比，减少了几个病种，如木村病、奴卡菌病、生物素缺乏病等，增加了嗜酸性粒细胞增多综合征等。该书遵照国内外诊疗指南和中华医学学会儿科病学分会编著的各科疾病诊疗规范对各种疾病的诊疗部分进行了修改，其目的是与时俱进，争取与世界儿童皮肤病学同步。参加修订的人员以中青年骨干人才为主，其中有不少博士和博士生导师，他们是国内临床或基础学科的优秀人才。该书文笔流畅、通俗易懂、图文并茂，非常实用，值得推荐！

中国工程院医药卫生学部

院士

2017年3月8日

修订版前言

近2年来国内外儿童皮肤病学的科学技术发展迅速，为了使《实用儿童皮肤病学》能跟上国内外形势，我们在原有的基础上，朝着精准化、规范化和更加实用的方向加以补充和修订，删去几种罕见病和重复的疾病，增加一些常见病或不常见但严重危害儿童健康的疾病及诊疗新技术。

近年来，在儿童皮肤病学术交流方面，每年都有中华医学会皮肤性病学分会、中国医师学会皮肤科医师分会、中国中西医结合学会皮肤科分会组织的儿童皮肤病学组学术活动。2012年在首都医科大学附属北京儿童医院由马琳教授主持的儿童皮肤诊疗进展学习班及儿童皮肤病国际研讨会，特别邀请了美国霍普金斯医学院约翰·霍普金斯儿童中心儿童皮肤科主任 Bernard A. Cohen 和新加坡国立皮肤病研究中心的 Giam Yoke Chin 教授到会并进行学术讲座和现场交流。2013年在重庆召开第三届全国儿童皮肤病学术大会，邀请了著名的 AD 诊断标准制订人美国俄勒冈健康与科学大学 Jon M. Hanifin 教授和普萘洛尔治疗血管瘤的发现者法国波尔多儿童医院 Leaute Labreze 教授到会，进行互动的学术交流。这两次会议奠定了我国儿童皮肤病与国际学术交流的平台，促进我国儿童皮肤病学青年学者队伍的成长壮大，进而敦促我国儿童皮肤病事业与国际同步。

参加本书修订的编者，涵盖来自全国13所医学院校和6所儿童医院的中青年优秀人才和后备的骨干人才，难得的是除了皮肤科医师外，还有儿内科、儿外科、传染科、口腔科、儿童保健科、中医科、免疫学科、护理部和信息科的专家、博士和硕士等参与编写，给本书的质量提高提供保障。在此我们永远怀念曾经参与本书编写的张凤翔教授、王先觉教授、刘承煌教授、邱丘森教授。《实用儿童皮肤病学》和修订版，均具有以下特点：①以人为本，对常见病、严重危害儿童健康的疾病和威胁儿童生命如淋巴造血组织肿瘤和白血病等描述较详细；②中医和中西医结合治疗介绍较多；③对遗传性疾病及与皮肤、毛发、血管相关的综合征介绍较多，有助于产前遗传咨询、产前检查和临床检查，尽可能降低遗传性疾病的发病率，努力提高中华民族的人口素质。

该版的修订，得到中国科学院韩启德院士和中国工程院廖万清院士以及吴绍熙、赵辨、王侠生、吴志华、孙建方教授和中国台湾官裕宗主任医师的鼎力支持；还有科学出版社的领导和负责该书的全体编辑和美工人员，为了儿童健康，为了及时出版本书付出了辛勤汗水；此外，河北医科大学第四医院皮肤科和儿科的2013、2014、2015届全体硕士研究生，他们在百忙的就读期间，参与了电脑打字、协助收集文献等工作，在此一并致以最诚挚的谢意！

由于水平所限，加上临床工作繁忙，错误和疏漏之处在所难免，诚望同道加以指正，谨致谢忱！

林元珠　马　琳　高顺强　王　华

2017年3月8日

第 1 版序

由林元珠、马琳、高顺强、王华等教授主编的《实用儿童皮肤病学》正式出版了，这是我国皮肤科领域的一件大事，可喜可贺。

皮肤病多达几千种，近 30 年来，我国皮肤科学发展迅猛，专科化趋势越发明显，国内许多大的皮肤科中心都设立了不同的亚专业，如皮肤变态反应学、医学真菌学、皮肤外科学、皮肤病理学、儿童皮肤科学、美容皮肤科学等，其中儿童皮肤科学一直占有重要的地位。儿童皮肤病有很多特点，无论病种还是诊疗都与成人有很多不同，如很多遗传性皮肤病、病毒感染性皮肤病就主要见于儿童。为了提高我国儿童皮肤病学的临床水平，中华医学会皮肤性病学分会在最早设立的学组中即有儿童皮肤病学组，全国儿童皮肤科专业的专家们针对我国儿童皮肤病的特点团结协作，编写教科书、举办学术会议、组织科研项目等，对推动我国儿童皮肤科学的发展做出了重要贡献。

林元珠、高顺强、徐世正、赵佩云四位教授曾于 2008 年主编《现代儿童皮肤病学》一书，受到我国广大儿童皮肤科医生的热烈欢迎，成为我国儿童皮肤科领域应用最多的参考书之一。7 年来，国内外皮肤病学飞速发展，新的疾病不断被发现，许多皮肤病致病基因逐渐明确，发病机制得到阐明，皮肤病的诊断技术、治疗手段、治疗药物等不断涌现，这些都推动着皮肤科学诊疗事业不断进步。近 10 年来，仅我国皮肤科学家首先报道的皮肤病就不下六七种，由我国皮肤科学家首先报道的皮肤病致病基因多达十几种。基因诊断的开展使得许多遗传性疾病得到准确诊断；产前诊断的应用可使一些严重遗传性疾病在出生前即可得到诊断；皮肤镜的应用极大地扩展了皮肤病的诊断手段；光动力疗法的开展改变了某些疾病的治疗策略；各种生物制剂和小分子药物的开发和应用，使许多严重炎症性皮肤病的治疗发生了革命性变化。

为了反映皮肤科学特别是儿童皮肤科学的最新进展，林元珠、马琳、高顺强、王华等教授组织了全国各地的 70 多名专家共同编写了这本《实用儿童皮肤病学》。与《现代儿童皮肤病学》相比，本书增加了不少病种，内容更加丰富，许多皮肤科学进展都有体现。本书写作风格简洁明快，图文并茂，非常实用，是作者献给全国皮肤科同仁的一份厚礼。

该书的编审委员都是国内儿童皮肤科领域的著名专家，感谢他们为该书的编写和出版所做出的巨大贡献，特别是第一主编林元珠教授已经年近八十，仍然在为中国皮肤科学的发展辛勤耕耘，这将激励我国皮肤科中青年专家们更加奋发努力。我相信，该书必将成为受我国皮肤科医生、研究生乃至全科医生欢迎和喜爱的重要皮肤科学参考书，希望广大读者能从该书中吸取有关儿童皮肤病诊疗的丰富营养，提高诊疗水平，为儿童皮肤病患者服务。也希望读者把书中的瑕疵及时反馈给编者，以便再版时纠正。

祝《实用儿童皮肤病学》出版发行顺利！祝我国儿童皮肤科事业不断进步！

中华医学会皮肤性病学分会主任委员

北京大学人民医院皮肤科教授

2015 年 7 月

第1版前言

《现代儿童皮肤病学》于2008年5月出版，在国内儿童皮肤病学著作偏少的情况下，该书产生了一定的影响，颇得同道的好评和关注。随着医学科学技术的快速发展，儿童皮肤病的诊疗技术及药物使用方法都不断更新，不少专家、学者和读者提出建设性意见和再版的要求。于是在人民军医出版社的大力支持下，我们邀请国内部分老中青三代知名专家和医师参与修订工作。在原有内容的基础上，融会贯通大量国内外的最新成果和发展趋势，齐心协力，并多次修改原稿，使之成为一部集系统性、科学性、实用性和可读性为一体的小儿皮肤病学专著《实用儿童皮肤病学》。本书内容取材以国内资料为主，辅以国外先进资料，力求其既具有中国特色，又能与本学科的国际发展同步。

本书的特点：①为多学科高层次的临床合作，编写人员为皮肤科、儿科、口腔科、中医科、麻醉科、儿童保健科、信息科和免疫学科的博士生导师、教授、主任医师、博士和高年级的硕士等；②为了传承中医文化，本书较多地介绍了中医和中西医结合的治疗技巧；③本书简要介绍了近年相关的基础与临床新成果；④本书以人为本，对于危及儿童生命的疾病给予较详细的描述，并增加了一部分与皮肤病有关的少见综合征，以期通过产前检查及时发现，降低其发病率。

本书编写工作时间紧，任务重，作者们倾注全部精力，同时得到中国科学院韩启德院士和吴绍熙、赵辨、王侠生、吴志华、孙建方以及中国台湾官裕宗教授等的鼎力支持，特此表示衷心感谢！

由于本书编写人员多且各具风格，加以编者经验和能力有限，书中不足之处请读者指正，谨致谢意！

特别说明：医学科学在不断进步，本书编者及出版者虽然核对了各种信息来源，并确信本书内容完全符合相关法规和标准。然而，鉴于不可避免的人为错误和医学科学的发展，不管是编者、出版社还是其他参与本书出版的工作者，均不能保证此书中的内容完全无误，因此对使用本书资料而引起的任何医疗差错和事故不负任何责任。同时建议读者在使用这些资料时，特别是药物的适应证、禁忌证、用法、用量等要遵循有关法规和标准，并在用药前仔细阅读药物说明书。对于重大疾病，建议及时接受专业诊治，以免延误病情。

林元珠　马　琳　高顺强　王　华

2015年6月

目　录

第1章 绪 论

第一节 我国小儿皮肤病学历史沿革

我国早在殷商时期，即公元前14～16世纪的甲骨文中就有“疥”的记载。周、春秋战国时期，《周礼》将“疡医”列为独立学科。《云梦秦简》详载了麻风病及专为麻风病人建立的隔离场所（疠迁所），可谓世界麻风史上的一个光辉成就。《黄帝内经》中也记载有麻风、痤疮、痱、秃、痈等数十种皮肤病，对病因、病机、治则、预后判断以及砭石当铍针的理论基础等进行了详细的阐述，并建立望、闻、问、切四诊诊法原则，提倡治未病，因时、因地、因人制宜，辨证立法制方等原则，因此，《黄帝内经》是中医儿科学和中医小儿皮肤病学形成和发展的渊源。

秦汉时期，医学进展较快，也随之出现了一些杰出的医学人物，如华佗、张机、淳于意等。华佗被誉为“中医外科鼻祖”，他在《中藏经·论痈疽疮肿》中阐述了脏腑功能失调是发生痈疽疮肿的内在因素。张机在《伤寒杂病论》中对瘾疹、浸淫疮、狐惑病等的精辟阐述，仍为今人所推崇。《史记》记载的淳于意治小儿气隔病是我国最早的儿科医案。公元前七世纪，巢元方著的《诸病源候论》列述了成人皮肤病100余种、小儿皮肤病40余种，并详论儿科病因证候255种。

唐代的《颅囟经》是我国第一部儿科专著。此外，孙思邈所著《备急千金要方》《千金翼方》中记载了孙思邈治疗600例麻风病人的医案，并对麻风病有深入细致的描述；他还用矿物药、动物药和植物药总计197种来防治各种皮肤病，并首次转录了《崔氏方》中的黑膏药方（相当于现代的硬膏），是儿科学上重要的历史文献。

北宋时期，钱乙著的《小儿药证直诀》创134方；董汲的《小儿斑疹备急方论》为天花、麻疹类专著；刘昉《幼幼新书》中载方2000余首，是当时最完备的儿科学专著。南宋时期，陈文中著《小儿痘疹方论》《小儿病源方论》详细论述疮痘引证；记载痘疮痒塌时，有“丁香攻里，官桂发表，其表里俱实，则不致痒塌，喘渴而死”的记述。

元代的儿科著作有刘元素的《宣明论方·小儿科论》、曾世荣的《活幼心书》和《活幼口议》等，提出用调元散、补肾地黄丸治胎怯证，并有“儿患痘疹作热，非伤寒也，但看耳后有赤缕者是”，“……儿患痘疹，发惊不可下惊药，有热不可用退热药，有汗不可止汗，或吐不可理吐，或下亦有可不可”等论述。其中，《活幼心书》和南宋陈文中《小儿痘疹方论》中辨证施治理论均符合现代医学的整体观念。

明清时期是中医皮肤科和儿科发展的鼎盛时期。代表性著作有陈实功的《外科正宗》，王洪绪的《外科全生集》，高秉钧的《疡科心得集》，鲁伯嗣的《婴童百问》，薛铠、薛己的《保婴撮要》等。万全在《幼科发挥》中提出，疥癣糜烂时，“切不可用砒、硫粉、汞为药搽之，使毒气乘虚入腹，发搐发喘者皆死”。王肯堂在《证治准绳·幼科》中提出小儿“脏器清灵，随拨随应”的观点。1632年，陈司成所著《霉疮秘录》内容颇为详尽，对各期霉疮（即梅毒）的症状几乎均有描述，同时亦明确指出，霉疮是随海外贸易通商的发展而从海外传入的，是因不洁性交而传染的性病，同时载有口服及外用轻粉进行治疗的方法。清代医籍最为浩瀚，有关皮肤病的重要著述首推《医宗金鉴·外科心法》卷与颜世澄的《疡医大全》。书中对皮肤病的记述不仅内容丰富，而且叙述也较系统详尽，治疗方面尤多实践良方。此外，尚有夏禹铸的《幼科铁镜》、陈复正的《幼幼集成》、清朝政府组织编写的《医宗金鉴·幼科心法要诀》、谢玉琼的麻疹专著《麻科活人全书》等。我国在明清时期就采用人痘接种预防天花。

在中国近代史上，值得我们敬佩的外籍西医皮肤性病学的开拓者和创始人雒魏林（William Lochart，英国籍）于1844年在上海开设第一家西式医院——中国医馆（今仁济医院前身）。1861年他又来北京建立北京施医院，成为北京协和医院第一块奠基石。1859 年嘉约翰(John Glasgow Kerr,美国籍)在广州创办了博济医院。他在我国最早编写皮肤科相关教材、专著。1881 年梅藤更(David Duncan Main,英国籍)任杭州广济医院院长,1886 年成立国内第一家皮肤花柳医院,开创了现代皮肤性病学的先河。

1926 年刁信德建立上海虹口皮肤病医院并担任院长。1930 年陈鸿康也在该院工作,他曾在中国自然医学杂志(英文版)发表“醋酸铊治疗头癣”(1928 年)“北平的黄癣”(1931 年)等多篇关于儿童真菌病的研究。1928 年胡传揆到北平军营进行体检,发现了皮肤毛囊性丘疹与维生素 A 缺乏有关,他和他的老师傅瑞思撰写“人类维生素 A 缺乏症的皮肤表现”论文,在 1930 年哥本哈根“第八届世界皮肤和梅毒学术会议”上宣读。1931 年,闽南名医黄丙丁在我国沿海一带开展了头癣的普查工作,其普查结果撰文刊登在日本和欧洲的正式刊物,首次向世界展示我国沿海一带儿童头癣的发病概况。

新中国成立后,我国提出“祖国医学是个伟大宝库,应当努力发掘”,号召“团结中西医”“西医学习中医”。于 1955 年开始,国家卫生部主办“西医学中医学习班”,抽调了一批有一定临床经验的西医医生脱产学习中医。随之全国各大城市的医学院校西学中的皮肤科专业医师掀起了中西医结合研究和治疗皮肤病的临床实践热潮。名医赵炳南、朱仁康等前辈从中医外科独立出来,专门从事中医皮肤病的研究。北京中医院编的《赵炳南临床经验集》、中国中医研究院编的《朱仁康临床经验集》奠定了现代中医皮肤病学的基础。近 20 年来,徐宜厚、李林、李元文、宋兆友、王沛和范瑞强等出版发行中医皮肤科著作,其中前三位还出版发行中医皮肤科英文著作。中西医结合的名医边天羽、张锡纯编写的《中西医结合皮肤病学》,张志礼主编的《中西医结合皮肤病学》,陈学荣主编的《中西医结合治疗皮肤病》,庄国康编写的《中西医结合皮肤病学临床实践》,秦万章编写的《皮肤病研究》,给我们提供了中西医结合治疗皮肤病的临床借鉴。此外,值得提出的是中西医结合专业的名医庄国康、袁兆庄等,他们率先走出国门,在英国行医,尤其是国家中医药管理局派出了以庄国康为首的医疗小组,先后十年在英国进行皮肤病的临床治疗及研究,英国 BBC 电台以及英国的报刊纷纷以“中药显神威,治愈顽疾惊英伦”等标题,进行了广泛的报道,为中医走向国际做出了贡献。

我国的西医儿童皮肤病学临床上起步不晚,但基础研究及诊疗的技术和仪器设备与世界发达国家有一定差距。新中国成立前,我国皮肤科工作者寥寥无几,仅在少数几所医学院校的附属医院设有皮肤性病科。新中国成立后,我国皮肤性病学开始有了全新的进展。1953 年,在胡传揆、杨国亮、李洪迥的发起下,中华医学会成立,胡传揆任皮肤性病学会主任委员,杨国亮、李洪迥任副主任委员。20 世纪 50 年代中期,他们亲自主抓性病、麻风和头癣的防治。1959 年 3 月,在南昌召开的中华医学会皮肤性病学会第三次全国会议上,重点进行了性病、麻风和头癣防治工作经验的交流。1964 年,胡传揆在北京国际科学讨论会上宣读了“我国对梅毒的控制和消灭”一文,为国际舆论界所瞩目。他在 75 岁高龄时仍亲率北京医疗队赴湖北英山试点,治愈近 50 万头癣患者,他主持的“头癣防治研究”项目获 1978 年全国科学大会奖。1979 年,胡传揆等亲自主持在武汉召开的全国头癣防治经验交流会,并组织全国百余名皮肤科医生到湖北省十个县的头癣防治监测点,对小学生和学龄前儿童进行头癣普查普治现场交流和验收工作。

继胡传揆、杨国亮之后,我国杨天籁教授也是儿童皮肤病学的创始人之一。他于 1961 年在上海第二医学院附属新华医院编写了儿童皮肤病学的内部教材和实习指导手册,吸引了全国多所设有儿科系的医学院校中儿童皮肤病学的医师和教师前往学习。1965 年,杨天籁的《小儿皮肤病学》初版问世。1985 年,由杨天籁主编、唐曙副主编的第 2 版《小儿皮肤病学》是广大皮肤科工作者诊疗小儿皮肤病的一本实用的临床和教学参考书。我国老一辈的皮肤病学家杨国亮、李洪迥、王光超、刘辅仁、朱德生、赵辨等以及儿科学家诸福棠、陈翠贞、胡亚美、刘湘云、吴梓梁等,均分别在他们编著的皮肤病学及儿科学著作中以较大的篇幅介绍有关儿童皮肤病的临床诊疗及预防等知识。现代也有很多有关小儿皮肤病的专著,如秦启贤编著的《真菌检验手册》和《临床真菌学》、叶干运著的《麻风病防治》和《性传播疾病》、龙振华编著《头癣的防治》和《梅毒病学》、郑茂荣的《遗传性皮肤疾病》、施曼绮的《小儿常见皮肤病及综合征》、田家琦编著的《小儿常见皮肤病》、涂元远的《实用小儿皮肤病学》、赵佩云等参与编写了第 7 版《诸福棠儿科学》中的儿童皮肤病部分等。进入 21 世纪以来,赵辨主编《临床皮肤病学》第 3 版,近年又出版的《中国临床皮肤病学》收录皮肤病病种 2000 余种;方洪元主编的《朱德生皮肤病学》第 3 版收录近 2000

种病种(朱德生主编的第 1 版皮肤病学是新中国成立后最早出版的皮肤病学巨著);王光超主编的《皮肤病及性病学》收录皮肤病病种达千余种;刘辅仁主编的《实用皮肤病学》第 3 版介绍了中西医结合治疗各种皮肤病;张学军、刘维达、何春涤主编的《现代皮肤病学基础》第 1 版、第 2 版介绍了皮肤病学的最新研究进展和科研成果;王侠生、廖康煌主编的《杨国亮皮肤病学》介绍了 1800 余种皮肤病;吴绍熙、廖万清主编的《临床真菌病学彩色图谱》,吴志华主编的《皮肤性病学》1～6 版,《现代皮肤病治疗学》1～3 版、《皮肤病的鉴别诊断》《临床皮肤病的诊断和治疗》均详细介绍了小儿皮肤病。2008 年林元珠等主编《现代儿童皮肤病学》;同年项蕾红、姚志荣主译了 Weston 的《儿童皮肤病学》;马琳、徐子刚主译了 Cohen 的《儿童皮肤病学》;马琳主编《儿童皮肤病彩色图谱》;邵长庚主译《Fitzpatrick 临床皮肤病学彩色图谱》;范卫新主译《索尔皮肤病手册》;张建中主编《2011－2012 皮肤性病诊治新进展》《糖皮质激素皮肤科规范应用手册》,并主译《皮肤病治疗学》;朱学俊、王宝玺、孙建方、项蕾红主译《皮肤病学》1 版和 2 版等。上述著作是老中青三代人的重要成果,也是小儿皮肤性病防治必需的教学参考书。

近 20 年来,我国在儿童皮肤病的基础研究方面取得举世瞩目的成就,主要列举如下:①大样本量的遗传学研究,由安徽医科大学的张学军教授牵头与 100 多家兄弟医院共同努力,收集、储存了银屑病、白癜风、斑秃等 100 多种遗传性疾病的近 20 万份遗传资料,其中银屑病、多发性毛发上皮瘤、遗传性少毛症等相关的某些基因的发现属国际领先。②北京大学第一医院杨勇教授团队在国际上首次提出一种新疾病——PLACK 综合征是由于 CAST 基因突变所致。他们还陆续发现 4 种疾病的致病基因是离子通道功能的问题,并率先提出了红斑肢痛症等具有 SCN9A 的突变热点,他们的发现对国际上镇痛新药的开发将有较高价值。③2011 年,北京大学人民医院张建中教授的课题组在单纯型少毛症家系中首先发现了编码核糖体蛋白的基因 RPL21 的错义突变。④2014 年,张福仁等发现氨苯砜综合征的风险基因 *HLA-B* 13∶01*,提出在患者服用氨苯砜前检测 *HLA-B* 13∶01* 有助于预防氨苯砜综合征的发生。⑤中南大学湘雅二院陆前进教授的团队 2006 年在第七十届美国风湿病年会上讲演“女性易患 SLE 的表观遗传病学发病机制”,并先后以第一作者和通讯作者发表 100 余篇 SCI 论文,2015 年作为第一主编的英文学术著作《表观遗传学和皮肤病》出版发行,该书由美国、德国、法国、丹麦、韩国和中国共 49 位专家参与编写。⑥其他:上海新华医院姚志荣教授、复旦大学中山医院李明课题组首先明确 POFUT1 为泛发性屈侧色素异常的致病基因;北京同仁医院魏爱华和中科院李巍发现了一种白化病的致病基因 *SLC24A5*。以上研究均说明,我国在疾病的基因研究领域虽然起步较晚,但已步入世界先进行列,且有些居于国际领先地位。

在临床研究上,我国在国际上首先报道的儿童皮肤病研究成果部分介绍如下:①维生素 A 缺乏性皮肤病,1931 年由 Frazier 和胡传揆发表在 *Archive of Internal Medicine* 上;②皮肤念珠菌病的一个新类型——婴儿头皮念珠菌病,林元珠团队 1979 年在全国防治头癣大会上讲演,1996 年在美国召开的国际生命科学大会上获优秀论文奖,论文以快报的形式在《中华医学杂志》英文版上发表;③儿童特发性真皮弹性纤维溶解,1998 年由孙建方等报道;④外伤后细菌性致死性肉芽肿,2001 年由高天文报道;⑤特应性皮炎样移植物抗宿主病,2013 年由张建中团队报道;⑥肢端含铁黄素性淋巴管畸形,2013 年王刚团队报道了 12 例发生于肢端的局限性淋巴管畸形。

自 1952 年《中华皮肤科杂志》和 1964 年《医学文摘・皮肤病学分册》创刊始,此后,从 20 世纪 70 年代初至 90 年代,《临床皮肤科杂志》《中国麻风杂志》《中国麻风皮肤病杂志》《中国皮肤性病学杂志》《中国医学文摘・皮肤科学》《皮肤病与性病》《岭南皮肤性病杂志》(2010 年更名为《皮肤性病诊疗学杂志》)陆续创刊;此外,《中国中西医结合皮肤性病杂志》《中国艾滋病性病》《中国美容医学》等陆续创刊发行;进入 21 世纪后,《美中皮肤科杂志》《世界核心期刊文摘》《皮肤科时讯》《国际皮肤性病学杂志》《中国真菌学杂志》《实用皮肤病学杂志》《中国皮肤科电子版》等陆续创刊。这不仅反映了皮肤科蒸蒸日上的学术水平,并对引导和推动我国皮肤性病学事业的发展起到了提供信息、传播、交流、导向和促进的作用。

60 余年来,全国建成 92 所儿童医院,儿童皮肤病专业逐渐从皮肤性病学及儿科学中独立出来,形成独立的科室,如北京儿童医院、上海新华医院、重庆医科大学附属儿童医院、湖南和湖北的儿童医院、西安儿童医院、昆明儿童医院均为国内成立较早的儿童医院。20 世纪 70 年代中后期,由涂元远、赵佩云等自发组织的儿童皮肤病协作组,开展儿童皮肤病函询，解答患者家属提出的问题，最后由涂元远总结和主编成《小儿皮肤病答疑》。本书就患儿家长所提出的皮肤病问题进行科学阐释，并介绍切实可行的防治措施，起到儿童皮肤病科学普及的积极作用。

中华医学会皮肤病分会也十分重视儿童皮肤病的学组建设。在李洪迥、王光超的主持下，首届儿童与老年皮肤病专题会议于1985年10月在石家庄举行。1994年，陈洪铎担任中华医学会皮肤科分会的主任委员后，积极组建了儿童皮肤病学组，并于1996年10月在北京召开了首届儿童皮肤病学术会议，1999年10月在广州召开第二届儿童皮肤病学术会议。2008年在上海召开第三届儿童皮肤病学术会议，2010年10月在北京召开第四届儿童皮肤病学术会议，2013年10月在重庆召开第五届儿童皮肤病学术会议。林元珠、郑茂荣、徐世正、姚志荣先后担任儿童皮肤病学组组长，在2000年及2015年的全国皮肤病学术年会上，均召开了儿童皮肤病学术交流分组会议，2016年在珠海召开的儿科全国学术大会皮肤病学组分会参加人数最多，多次的学术交流使一批中青年儿童皮肤病学术骨干脱颖而出。迄今，儿童皮肤病专业在我国已有2个儿童医院的皮肤科设有博士点，其博士生导师马琳、姚志荣等已开始招收儿童皮肤病专业的博士研究生。

我国是一个人口大国，拥有世界上人数最多的儿童。虽然就目前而言，儿童皮肤病研究起步较晚，根基也比较薄弱，专职的基础与临床研究人员数量较少，但随着我国医学教育事业的发展，依靠老、中、青三代皮肤科、儿童皮肤科和儿科工作者的共同努力，小儿皮肤病学事业一定会蒸蒸日上，达到世界先进水平。

（林元珠）

第二节　现代医学小儿年龄分期

传统儿科服务对象限于14岁以下的儿童，2002年在北京召开的第23届国际儿科大会明确将儿科服务的对象认定为18岁以下的儿童，明确儿科学的研究对象为自胎儿到青春期的儿童。在实际工作中一般将小儿年龄分为七个期。

一、年龄分期的临床意义

1. 各年龄期有相对易患的疾病，同一疾病在不同年龄临床表现各有差异。

2. 了解各年龄期的特点，有利于掌握保健和医疗工作的重点。

3. 可以更好地预防和治疗疾病。

二、年龄分期概况

1. 胎儿期　从受精卵形成至胎儿娩出前，共40周，胎儿的周龄即胎龄。以组织及器官的迅速生长和功能渐趋成熟为其特点。此期最容易受到各种致病因素（如感染、放射线、化学物质或遗传等）以及孕妇不良心理因素的伤害，造成流产、死胎或先天畸形。

2. 新生儿期　从胎儿娩出结扎脐带时开始，至出生后28d称为新生儿期，此期包含在婴儿期中。此时期新生儿要适应子宫外的环境，呼吸、循环、消化等器官开始独立活动，但其器官功能发育尚不成熟，对外界环境的适应能力差，抗感染能力弱，且病情变化快，病死率高。占婴儿病死率的1/3～1/2，尤以围生期病死率为高。围生期是指胎龄满28周至出生后7d，此期包括了妊娠后期、分娩过程和新生儿早期3个阶段，是小儿经历巨大变化、生命受到威胁最重要的时期。通过儿科和妇产科工作者的协作，切实做好围生期保健工作，有利于降低围生期病死率。

3. 婴儿期　自胎儿娩出脐带结扎至1周岁，其中包括新生儿期。此期为小儿生长发育最迅速的时期，是小儿发育的第一个高峰，每日需要的总热量和蛋白质相对较高，但其消化功能尚不完善，易发生消化功能紊乱，如佝偻病、贫血、营养不良、腹泻等疾病；婴儿中枢神经系统发育迅速，条件反射不断形成，但大脑皮质功能还未成熟，不能耐受高热、毒素或其他不良刺激，易出现惊厥等神经症状；来自母体的免疫抗体逐渐消失，而自身的免疫系统尚未成熟，因此易患传染病和感染性疾病。

4. 幼儿期　1～3周岁。体格生长速度减慢，智能开发加速，活动范围增大，由于此期幼儿认识危险和自我保护能力差，易发生意外伤害和中毒，且被感染的机会较婴儿期多，故应注意传染病的预防，定期接种疫苗。

5. 学龄前期　自满3周岁至6～7岁为学龄前期，此期小儿体格发育进一步减慢，但智能发育增快，理解力逐渐增强，语言、思维、动作、神经精神发育较快，可进入幼儿园，学习简单文字、图画及歌谣，可塑性很强，应加强教育引导，同时注意皮肤、眼、口腔卫生，定期进行体格检查，开展儿童弱视、斜视的防治。

6. 学龄期　自 6～7 岁至青春期前为学龄期。此期小儿除生殖器官外，各器官外形均已与成人接近，智能发育更加成熟，淋巴系统发育迅速，容易引起扁桃体肥大及发炎，所以要做好健康教育工作，注意皮肤、口腔、眼睛的卫生及相关疾病如头癣、近视、龋齿的防治。保证足够的营养和充足的睡眠，并努力培育此期儿童德、智、体、美、劳全面发展。

7. 青春期　10～20 岁，女孩的青春期开始年龄和结束年龄都比男孩早 2 年左右，亦称青春发育期，即儿童过渡到成年的时期，是小儿发育的最后阶段，也是小儿发育的第二高峰期，约占整个人体生长期的一半或更长时间。此期的特征首先表现为体格发育再次加速，继之生殖系统发育成熟。

青春期可分为三个阶段。

(1)青春前期：指第二性征出现之前体格形态开始加速发育的阶段，平均 2～3 年。

(2)性征发育期：指从第二性征开始出现到性发育成熟的阶段，平均 2～4 年。

(3)青春后期：指从第二性征已经发育如成人到体格停止生长为止，约为 3 年。

青春期除体格及生殖系统发生变化外，各种能力也得以增强。但此期神经内分泌功能调节不够稳定，常引起心理、行为、精神等方面的变化，容易烦躁不安或易于冲动。所以要根据青春期生理、心理、精神等方面的特点对此期儿童加强教育与引导，普及青春期保健知识，包括性心理教育和卫生指导，使之正确对待和处理青春期的生理变化。

（林元珠　罗晓燕　王　华）

第三节　小儿皮肤的结构特点

一、皮肤的总面积和重量

成人皮肤的总面积为 1.5～2m^2，平均 1.6m^2，新生儿约为 0.21m^2，婴儿约为 0.41m^2。据日本大谷报道，出生后 3 个半月的小儿体表面积为 2545.8cm^2，4 岁为 5756.4cm^2，9 岁零 8 个月为 10 024.8cm^2。成人的皮肤面积大约是新生儿的 7 倍。皮肤的重量方面，成人皮肤重量仅为其体重的 3%，新生儿可达 13%。小儿身体各部位的面积比例由于年龄的不同而差异较大。因此，在测量烧伤创面面积占全身面积的比例时，使用 Wallace 的九分法是不适用的。1963 年，黎鳌等曾对 111 例小儿体表面积进行了实测，并根据其结果推导出以下公式。

头颈部面积(%)＝9＋(12－年龄)

双下肢体表面积(%)＝46－(12－年龄)(含臀部面积 5%)

双上肢体表面积(%)＝2×9

躯干体表面积(%)＝3×9(包括会阴 1%)

具体实测的结果见表 1-1。

表 1-1　小儿烧伤面积计算(%)

部位	年龄(岁)												
	新生儿	1	2	3	4	5	6	7	8	9	10	11	12
头颅	21.0	19.5	18.0	16.5	15.8	15.1	14.4	13.7	13.0	12.3	11.9	11.5	11.1
双上肢	19.0	19.0	19.0	19.0	19.0	19.0	19.0	19.0	19.0	19.0	19.15	19.3	19.45
躯干	33.0	32.0	31.0	30.0	29.7	29.4	29.1	28.8	28.5	28.2	28.2	28.2	28.2
双下肢	27.0	29.5	32.0	34.5	35.5	36.5	37.5	38.5	39.5	40.5	40.75	41.0	41.25

资料来源：黎鳌．整形与烧伤外科卷．北京：人民军医出版社，1996：1154.

12 岁以上者体表面积的计算可采用中国九分法，是目前我国应用于估计烧伤面积较多采用的方法，亦可用于皮肤病皮损面积的估算。此法将全身体表面积定为 100%，将身体各自然部位的面积所占全身体表面积的百分比近似值划分为若干 9%，即头颅占体表面积 9%(1×9%)，每侧上肢占 9%

(双上肢为2×9%),双下肢(含臀部)占46%(5×9%+1%),共为11×9%+1%=100%。

12岁以下小儿体表面积的估计亦可采用Lund&Browder法,见图1-1。

二、皮肤的厚度

指表皮加真皮的厚度,一般为0.5～4mm。小儿的表皮全层和角质层的细胞体积小且薄,所以表皮比成人的薄。皮肤全层的厚度(指表皮、真皮和皮下脂肪的厚度)随年龄的增长而发生很大的变化,特别是女孩,其皮下脂肪从10岁前后急剧增加,20岁左右仍继续增加;男孩皮下脂肪的增厚稍迟些,在13～14岁开始上升,16～18岁停止增厚。无论什么年龄,身体部位不同,皮肤的厚度亦不同,如眼睑、耳廓、阴囊、手背、足背皮肤薄,而手掌、足跖的皮肤厚。但是在婴儿期,身体各部分的皮肤厚度几乎没有差别,出生时体重与皮肤的厚度有关。

三、表皮

第3周胎儿的表皮仅一层未分化细胞,4～6周时可分为两层,足月新生儿的表皮细胞和成人相同。表皮细胞95%以上为角质形成细胞。其中角质形成细胞分为基底层、棘层、颗粒层和角质层。在掌跖部位,颗粒层和角质层之间有透明层。角质形成细胞内的主要成分是角蛋白,它们构成了角质形成细胞形状的支架,成对的角蛋白形成了中间细丝,连接酸性角蛋白与碱性角蛋白。在基底层的角质形成细胞内,K5(角蛋白5)和K14(角蛋白14)较长,所以基底层的角质形成细胞是柱状的。角质形成细胞的分化与成熟过程称为角质化。角质形成细胞由基底层分化成熟为角质层直至脱落的过程称为表皮更替,它是一个渐进的过程。与这一过程相适应,角质形成细胞依增殖分化状态可分为三种:干细胞、短暂增殖细胞和分化细胞。基底细胞是表皮的主要生发细胞,但只有约10%为干细胞,而大部分有增殖能力的细胞则为短暂增殖细胞,此种细胞分裂数次后即停止分裂,转而进入分化。一般10个左右基底细胞及其上方各层细胞形成一个"表皮单位",在该单位中,基底细胞的中心为干细胞,周边为短暂增殖细胞,以上各层均是由这些细胞形成的。当分化开始时,长的角蛋白K5和K14被短的角蛋白K1和K10所取代,细胞形状就由圆柱状变为立方形,然后形成扁平状。

部 位	年 龄					
	<1岁	1岁	5岁	10岁	15岁	成人
A:1/2头·面	9.5	8.5	6.5	5.5	4.5	3.5
B:1/2股部	2.75	3.25	4	4.25	4.5	4.75
C:1/2小腿	2.5	2.5	2.75	3	3.25	3.5

图1-1 小儿体表面积计算(Lund&Browder法)(%)

角质形成细胞分化时,在它的细胞质中积聚了一种称为透明角质颗粒的物质,同时细胞内的角蛋白束增厚,颗粒层内细胞在走向终末分化的过程中失去圆柱状和立方形结构,逐渐变得扁平。当角质形成细胞完成了它的最终分化时,细胞已无浆膜,而由致密的角质细胞鞘取代,细胞器和细胞核亦消失,细胞的生命也随之终止,即为细胞凋亡(程序性死亡)。角质细胞无细胞核,形状扁平,很像堆积起来的碟子。这种终末层称为角质层。新生儿的角质层层数与成人无差异[平均(15.2±2.8)层],但单一的角质细胞比成人小,所以堆积起来的厚度可能比成人稍薄。早产儿角质层层数比较少(平均5～6层)。所以,角质层的厚度成人为5～15μm,新生儿(9.3±2.6)μm,早产儿(4.1±1.0)μm。早产儿、新生儿、成人三个年龄组皮肤的组织学结构虽然相同,但新生儿特别是早产儿,在表皮的构成上不论哪一层细胞均小而且薄，所以新生儿的表皮厚度为40μm(亦有报道为50μm)，早产儿(27.4±6.4)μm，成人则为50μm。早产儿颗粒层和棘层细胞中张力微丝束较小，桥粒亦较小，棘细胞质中仍有大量糖原聚积。

基底细胞层中可见有黑素细胞，但无成熟的黑素体。新生儿表皮基底层角质形成细胞所含的黑素体比成人少，然而每平方毫米中黑素细胞的平均数与成人相近。

四、表皮基底膜

表皮与真皮的连接处称为表皮基底膜。这一结构由基底层的角质形成细胞、透明层、致密层、致密下层和真皮的胶原之间复杂的蛋白-细胞和蛋白-基质等相互作用所形成。胎儿在第2个月时，基底膜的持续性致密板出现，第3个月时出现半桥粒，基底层角质形成细胞内的角蛋白K5和K14与半桥粒的附着板连结。许多纤细纤维即锚状纤维将半桥粒与其下的胶原纤维结合起来，故正常表皮与真皮间的连接比较牢固。成人的表皮基底膜带呈波浪状，而足月新生儿表真皮交界面平直，但半桥粒-基底膜的结构复合物已像成人一样完全形成。早产儿的半桥粒虽然所有结构已形成，但其结合点较小，且排列较稀疏，这是由于桥粒和半桥粒较少，而且角蛋白丝未发达。此外，早产儿真皮乳头层水肿较为明显，细的胶原纤维结构也较松散，所以早产儿皮肤容易出现水疱。

五、真皮

(一)胶原纤维

胶原纤维是真皮结缔组织的主要组成成分，主要为Ⅰ型和Ⅲ型胶原蛋白。在成人，真皮乳头层与网状层胶原纤维的粗细有明显差异，为2～15μm。乳头层的胶原纤维较细，不结成束；而网状层的纤维较粗并结成束，纵横交错形成网状。足月新生儿和早产儿真皮乳头层和网状层分界不明显，纤维束随年龄逐渐增长，但最终仍比成人细小。不同年龄的真皮乳头层变化较小，但早产儿网状层胶原束比乳头层稍粗大，而比足月新生儿及成人明显要细。足月分娩新生儿网状层胶原纤维束比早产儿粗，比成人细小。

(二)弹性纤维

早产儿、新生儿和成人真皮的弹性纤维明显存在数量和纤维束直径的不同。在成人，弹性纤维与网状层的疏胶原纤维网交错，乳头层有比较细的纤维束。新生儿弹性纤维的形状与成人类似，但纤维的直径比成人明显要细，构造未成熟，在光镜下乳头层弹性纤维结构不清楚，电镜下可见到含少量弹性硬蛋白的弹性微原纤维束。早产儿弹性纤维较新生儿粗。在发生学上，胎儿约在第22周时，真皮网状层开始出现弹性纤维(比胶原纤维晚)，为短的颗粒状纤维或细的分叉纤维，呈网状，缺少弹性硬蛋白。胎儿在第28周时，真皮乳头层出现结构完整的弹性纤维。有关出生时弹性纤维的成熟程度，文献报道不一致，有的报道与成人无差异，有的报道所含无定形弹性硬蛋白比成人少。实际上在3岁以前，弹性纤维在结构上并不完全和成人一样。

(三)结缔组织基质中的细胞数

真皮结缔组织内细胞成分和数量在成人、新生儿、早产儿有所不同。成人的乳头层细胞成分丰富，有少量肥大细胞、朗格汉斯细胞、嗜色素细胞，在网状层仅有少量成纤维细胞，均有合成基质蛋白质活性。成纤维细胞在早产儿网状层中最为丰富，但也有报道早产儿网状层的成纤维细胞不如新生儿丰富。

六、皮肤附属器

(一)毛发

由角化的表皮细胞构成，分长毛、短毛、毳毛。毛囊的形成直接受基因调控，这其中包括罕见的先天性无毛发症相关的无发基因。毛囊最早分化的象征见于第9周胚胎的头皮、前额、下颌、上唇和眉部，在由两排细胞组成的表皮基层内出现毛囊原基，以后变成整个毛囊上皮，同时在其下方，由卵圆形深核原始间质细胞聚集在原始毛囊乳头，以后变成将来的毛囊乳头。早产儿和部分足月新生儿全身富有纤细的胎毛。胎毛柔软、纤细，缺少色素，无毛干髓质，生长潜力有限。足月新生儿胎毛通常脱落而代之以毳毛，在头皮部则由粗的色素较深的终毛取代。头发的生长在出生前通常与胎儿发育同步，但受基因、性别、胎龄和胎儿营养状况的影响。

(二)皮脂腺

属全浆分泌腺，除掌跖和指(趾)屈侧外，全身各处包括唇红区、阴蒂和龟头等处均有皮脂腺，其中头、面及躯干上部等处皮脂腺较多，称皮脂溢出部位。皮脂腺在胎儿第4个月开始从毛囊处形成，到第6个月成熟，其超微结构基本与成人相同，并在胎内就有活性。因母体雄激素的作用，皮脂腺小叶在足月胎儿和新生儿时较大，经数周后收缩成未分化或低分化的上皮细胞索，附着于毛囊漏斗基底处的毛囊。皮脂腺中产生脂肪的细胞在早产儿中最清晰可见。

早产儿、新生儿和成人皮脂腺都可见到三部分：①外周有丝分裂的细胞区，该处无脂质合成和积聚；②中间区细胞质，含有丰富的滑面内质网、脂质小泡和溶酶体空泡；③中央区细胞，充满了互相融合的脂质小泡。新生儿在源于母体的雄激素，特别是在脱氢表雄甾酮的影响下，皮脂腺分泌仍然活跃，皮表脂质类似于成人皮脂，至1个月末时皮脂腺活跃程度下降，至1周岁时进入静止期，仅产生少量皮脂，直至青春期皮脂腺又开始进入活跃阶段。

（三）外分泌腺

又称小汗腺，人类有300万～500万个小汗腺，除唇红、包皮内侧、龟头、小阴唇及阴蒂处外，小汗腺遍布头、面、掌、跖、躯干及四肢等处。胎儿第6个月时小汗腺即已形成，汗管通畅，但早产儿无汗，甚至足月分娩新生儿也需经过1d或数天后才开始排汗。排汗受限并非因为外泌汗腺结构不完整，而是由于自主神经（交感神经）调节功能的不成熟。小汗腺的神经调节在2～3岁方才完备，此时功能性的出汗和成人相似。小汗腺密度在出生时较大，以后不再形成新的汗腺。

足月新生儿小汗腺的大小、结构、成熟度及其在真皮中的位置都与成人相同。小汗腺由明细胞、暗细胞和肌上皮细胞组成。汗管由两层立方形细胞组成，穿过真皮，自表皮突下端进入表皮，在表皮中呈螺旋状上升并开口于皮肤表面。明细胞是浆液分泌细胞，产生大部分的汗液，汗管细胞亦产生汗液，但主要是将分泌于汗液中的钠再吸收。管腔细胞在汗管的微绒毛边缘下方有一宽的含角蛋白丝的区域，而导管的基底细胞则含有丰富的糖原和大量的线粒体。汗管接近表皮时，管腔扩张，管腔边缘的细胞合成一种球形的角质透明蛋白，并开始不完全角化。早产儿的小汗腺在许多方面更像胎儿，如汗腺腺体部仅有几个蟠、分泌部细胞分化较不完全、暗细胞仅在尖端胞质部分有少数黏蛋白、明细胞无明显微绒毛和细胞间小管、肌上皮的细胞质中仅有极少量的肌丝等，但汗管已完全形成并畅通。因早产儿小汗腺的分泌部有未分化细胞，故出汗反应缺如或受限。

（四）顶泌汗腺

曾称大汗腺，为大管状腺，主要分布于腋窝、乳晕、肛门、脐窝及外生殖器等处。其分泌部分位于皮下脂肪层，为一层分泌细胞，在分泌时排泄细胞远端破裂，排除细胞质内物质，故名顶泌汗腺，通常开口于毛囊。进入青春期后，顶泌汗腺分泌增加，排出无味的乳状液，被细菌分解后可产生特殊的臭味，称腋臭。该腺体的发育受遗传基因和性激素的影响。

七、神经和血管

（一）血管

出生时乳头下血管杂乱无章，真皮上部有丰富的毛细血管，所以新生儿皮肤红润，出生几周后，毛细血管网逐渐减少，胎毛丧失，皮脂腺活性降低，皮肤体表面积增加。除掌跖和甲皱外，出生后第1周没有乳头血管襻向表皮突延伸，4～5周可见乳头血管襻，14～17周血管网构建方接近成人。皮肤生长速度在出生后2周最快，以后逐渐减慢，至3个月时才出现成人血管模式。一般说来，血管的成熟更取决于各个特定部位组织的结构。心血管系统的生理功能影响出生后皮肤血管模式形成的因素主要为：低血压、血液黏度高、经血管壁外渗、氧张力降低、血液沉降率降低和红细胞变形能力降低等。

（二）神经

出生时，神经网像血管网一样，在结构上不够完善，功能也较不成熟。新生儿对组胺的反应需要更高的刺激阈值，提示血管平滑肌对组胺刺激的反应性较低，或血管收缩的张力比成人大。体重小于1400g的早产儿，其轴索对组胺的潮红反应更低。外周神经系统的功能是否成熟主要与妊娠期长短和婴儿体重有关，而并非单纯依靠出生后的月龄来判断。早产儿和足月新生儿皮肤的大多数神经直径较小，早产儿无髓神经在结构上为典型的胎儿型，足月新生儿皮肤中无髓鞘神经在单个施万细胞中所含的轴索要比成人多，但比早产儿少。直径较大的神经则主要限于真皮深部特殊的感觉感受器，在出生后有不同程度的发育。环层小体在胎儿第5个月时发生，第6个月时数目增加，形态变大，中轴清楚。出生时环层小体已在手足无毛处存在，数目多且在结构上已发育成熟。以后多数环层小体逐渐消失，胎儿在第4个月时，趾部产生Merkel触觉小体。手指皮肤的Merkel小体在出生前或出生后短期内开始减少，仅留少量。Meissner触觉小体在胎儿6个月前后发生，但在出生时尚未完全形成。胎儿在第5个月末，指部形成Krause小体。胎儿5个月时，掌部真皮内神经游离末梢不分支，末端尖细；在6个月时，随着乳毛层的发育，感觉神经数目增加，末端一段分支呈丝状或蹄状。游离神经末梢自出生到老年在结构上变化较少。

（安 娜 项蕾红）

第四节 小儿皮肤的功能特点

虽然新生儿皮肤角质层的层数及完整性与成人相同，但新生儿皮肤通透性增高，经皮吸收增加。汗腺在结构上虽也已成熟，且汗管畅通，但出汗反应延迟。新生儿皮脂腺活跃，皮肤表面覆有一层凝乳样的皮脂。

一、屏障功能

（一）经表皮水分丧失（transepidermal water loss，TEWL）

不同妊娠月份的早产儿的TEWL有一定的差异。12～18周时，无角化的胎儿皮肤的通透性与羊膜及平滑绒毛膜相似；18～24周时，部分角化或很好角化的胎儿皮肤没有或很少有水分通透性。角化形成的程度决定水分通透性。25周的胎儿有明显的角质层形成，所以26～28周的早产儿其TEWL与足月新生儿相当。Wilson等报道，29周以后的早产儿TEWL与足月新生儿无显著差异。

足月新生儿和成人皮肤屏障功能相似。

足月新生儿前臂TEWL比成人前臂TEWL低20%，这是因为决定TEWL的因素是汗腺活性和皮肤通透性，新生儿TEWL少是因为汗腺功能差。

（二）CO_2释出率（carbon dioxide emission rate，CDER）

用红外线CO_2分析仪检测75名婴儿背上部和30名成人前臂的CDER，经Thiele法将皮温调至32℃，足月新生儿的CDER与成人无显著差异，提示新生儿对CO_2的屏障与成人相同。

（三）氧弥散阻力

1. *皮表氧张力* 用不加热的HuchPO_2电极检测19名新生儿（体重800～2500g，妊娠24～42周）产后头2d的PO_2，发现PO_2值逐渐降低。体重1500g以下者，其平均PO_2为3626.4Pa，体重1500～2500g者为1906.5Pa；体重2500g以上者为386.6Pa。皮肤温度在不同体重组中无差异。

吸氧使动脉PO_2上升，大多数成熟婴儿低下的皮表PO_2并不上升，而早产儿的皮表PO_2则随之显著上升。皮表PO_2与皮肤成熟程度有关。血压低、血流差时表皮PO_2低，血压经输血后上升，血流改善后PO_2上升。早产儿皮表PO_2高，反映流入皮肤的血液超过皮肤O_2消耗。

2. *皮肤对氧弥散的阻力* 皮肤O_2弥散阻力随妊娠月龄呈线性增加（$r=0.87$）。从妊娠27周到足月皮肤弥散阻力要增加10倍，皮肤成熟时则阻力显著增加。

早产儿O_2弥散力低，皮肤血流丰富，故O_2可能经皮肤流通。但正常情况下，大气中PO_2比毛细血管中PO_2高，故O_2不会经皮肤外流。O_2可能从空气中进入早产儿皮肤，但因流经皮肤的血流仅为一小部分，故尚不能使血氧过少的婴儿经皮肤得到足够的O_2。

成人的皮肤O_2弥散阻力不比足月新生儿大。

（四）经皮吸收（percutaneous absorption）

足月新生儿角质层已发育完全，并有完整的屏障功能，皮肤吸收能力与成人相同，所以药物经皮肤吸收的程度主要与体表面积和体积的比例大小有关，并与包扎情况、大气温度和湿度等有关。

足月新生儿体表面积（cm^2）和体重（kg）之比为成人的3倍，所以在同样部位搽药，新生儿吸收的药量就比成人多，见表1-2。

表1-2 新生儿和成人局部用药后体内药物系统含量

	皮表面积（cm^2）	外用药剂量（mg）	患者体重（kg）	药物系统含量
成人	17 000	100	70	100mg×0.2*/70kg=0.28mg/kg
新生儿	2200	13	3.4	13mg×0.2/3.4kg=0.76mg/kg

*药物的吸收率为20%

早产儿皮肤的通透性增强，有屏障功能障碍，解剖学上反映为表皮和角质层不成熟。早产儿出生后2周皮肤才有正常屏障功能，因此，早产儿外用药物时须非常小心，对足月新生儿及婴儿亦应慎重。曾有苯胺染料、六氯酚和有关的杀菌药、糖皮质激素、硼酸、卡氏涂剂、γ-六氯化苯、苯甲酸苄酯和水杨酸等吸收后引起中毒症状和全身副作用的报道。

二、皮脂腺功能

(一)新生儿皮表脂质

Emanuel检测了新生儿的皮表脂质，并与儿童及成人进行对比，见表1-3。

新生儿皮表脂质单位面积的含量比成人要高，即使在出生后第8天取标本检测，其含量仍与出生后24～48h相似。Agache等也通过检测发现新生儿前额皮表脂质比成人多，且男婴比女婴多。

表1-3 不同年龄前额皮表脂质水平

对象	例数	前额皮表脂质($mg/10cm^2$)
新生儿	20	1.67(0.92～2.10)
儿童	15	0.46(0.00～0.98)
成人(男)	20	1.24(0.93～1.78)
成人(女)	20	0.94(0.63～1.38)

对皮表脂质成分的分析证实，新生儿大量皮表脂质来源于皮脂腺的分泌，因为蜡酯和角鲨烯只能由皮脂腺合成，固醇和固醇酯主要为表皮角化的产物，而甘油酯则在皮脂腺和表皮中均有发现。在面部等皮脂腺较多的部位，95%的皮表脂质为皮脂，其余是表皮脂质，含量以蜡酯最高，固醇及固醇酯较少，但当皮脂减少时，其比例有逆转倾向。新生儿前额蜡酯所占的比率与成人相当(表1-4)，而游离脂肪酸所占的比率极低，这可能反映此时微生物生长极少。

表1-4 前额皮表脂质成分

年龄	蜡酯(%)	固醇+固醇酯(%)	游离脂肪酸(%)
5d	26.7	8.6	1.5
1个月至2岁	17.6	14.0	20.8
2～4岁	8.0	13.1	22.0
4～8岁	6.9	21.8	15.0
8～10岁	17.8	8.9	17.8
10～15岁	23.6	6.0	18.8
18～40岁	25.0	3.5	16.4

从表1-4可以看出，皮脂腺分泌(蜡酯含量)逐渐减少，至8岁，即儿童中期时皮脂腺分泌量又增多。

(二)胎儿皮脂和成人皮脂的比较

胎儿皮脂的组成和成人相似：蜡酯和角鲨烯多，即皮脂腺的脂质多，而表皮脂质少，但表皮脂质所占的比例比成人高。这是因为胎儿皮脂中含有大量的角化细胞之故。但也不能完全用表皮脂质比例不当来解释，因为：①总甘油酯(甘油醇+游离脂肪酸)的浓度不足皮脂或表皮脂质中的一半；②角鲨烯和蜡酯的比例超过皮脂中两者之比；③固醇酯/固醇的比例比表皮脂质大。

胎儿皮脂与成人皮脂的不同之处还有：①有支链的饱和脂肪酸的比例比成人的高(18%对12%)；②固醇中酯化的Δ^6单不饱和酸的比例较低(30%对89%)；③固醇所酯化的Δ^9单不饱和酸的比例较高(70%对11%)，蜡酯的比例也较高(12%对1%)。

(三)内分泌调节

胎儿第四个月出现皮脂腺可能是受雄激素刺激的结果。胎儿在妊娠3个月内因Δ^5-3β羟类固醇脱氢酶活性较低、Δ^5-3β羟类固醇多，而形成大量的脱氢表雄酮和硫酸脱氢表雄甾酮，它们可激活皮脂腺活性。胎儿性腺甾体分泌也可能是刺激皮脂腺形成的一个因素。

Leydig细胞首次出现在8周男胎的睾丸中，12～15周达最大发育程度，睾酮的合成在9～15周时增多。与之对比，女胎卵巢甾体合成能力则有限。雄激素生物合成因性别差异在出生时就很明显，男婴脐带血中睾酮浓度比女婴高(相应为1.86nmol/L和1.37nmol/L)，外周血亦然(相应为2.38nmol/L和0.42nmol/L)。男婴血中睾酮水平增高并不引起男性化，因为睾酮雌二醇结合球蛋白对睾酮的结合能力也同时增强。出生后1周内，男婴的血浆睾酮含量继续增多，3个月后开始下降，到1周岁时男女血浆睾酮含量相当；女婴则随月龄增长而逐渐下降(表1-5)。儿童的睾酮水平比新生儿低，其均值仅为0.23nmol/L(男孩6.62ng/dl，女孩6.58ng/dl)。

表1-5 从出生到12个月婴儿血浆睾酮水平

月龄	睾酮(nmol/L)男	睾酮(nmol/L)女
<1/2	2.38	0.42
1～2	7.06	0.30
3～4	3.06	0.23
5～6	7.53	0.23
7～12	0.27	0.22

三、汗腺功能

成人开始出汗的环境温度，妇女为32℃，男子29℃，但新生儿第1天在33～42℃的环境下也会不出汗，第2～18天才出汗，而早产儿出汗时间更迟。

因汗腺总数从出生后就不再增加，所以新生儿汗腺密度比成人高，但婴幼儿在出生后1年半内，有分泌功能的汗腺比例比成人低。

足月新生儿汗液中钠和氯的浓度和正常儿童相同，虽然出生后头2d钠和氯的浓度可增高到85mEq/L，但随后下降到正常水平，钠在70mEq/L以下，氯在60mEq/L以下。钾增高可见于囊性纤维变性的新生儿和年龄较大的儿童，增高的程度不一定与钠和氯一致。囊性纤维变性患儿的汗液中NaCl含量增高是由于汗管上皮缺陷之故。

四、新生儿皮肤的细菌学

人出生时皮肤上微生物较少，但对其发生率尚有争论。Sarkany用接触平皿在头、肩胛、腋、腹股沟和脐周取标本，结果所有标本均有葡萄球菌，60%有类白喉菌，尿布区和脐部有大肠埃希菌状的细菌，并偶见链球菌。但5例剖宫产婴儿中仅1例有表皮葡萄球菌。

Evans等在新生儿出生后2h用接触平皿取以上同样5处的皮肤标本和鼻拭子，结果50%～75%的皮肤处和14%的前鼻腔可见表皮葡萄球菌；革兰阴性菌包括大肠埃希菌和变形杆菌属见于不到16%的标本，且仅见于腹股沟和腋下皮肤。这些结果提示，新生儿皮肤的微生物与产道中的微生物生态无关，可能是由护理人员或家属带来的。

新生儿在出生时皮肤上的细菌少，而在出生后48h内腋窝及腹股沟处细菌的数量和种类增多，可能是由于小汗腺开始分泌，皱褶部半封包的作用及在腹股沟处有尿布封包之故。出生第6周时皮肤细菌数则与成人相当。

新生儿皮肤感染大多数是由金黄色葡萄球菌引起的。Gezon等报道，男婴皮肤感染比女婴多，可能与环境有关，主要通过直接接触所致。

五、新生儿的炎症反应

新生儿的炎症反应同成人一样，可分为细胞和体液两个方面。细胞方面包括中性粒细胞和单核细胞，体液方面包括调理素、血清杀菌物质和趋化因子。新生儿中性粒细胞和单核细胞与成人多有不同，主要表现为细胞的运动障碍，其次中性粒细胞的杀菌活性也不强。体液方面，血清中C3和C5水平低，而由此两种补体激活产生的调理素较少，调理素作用较弱。上述特点可解释为什么新生儿对感染性疾病具有很强的易感性。

六、对接触性变应原的反应性

婴儿显然尚未形成产生特应性反应(atopic reaction)的特异性抗体，所以，婴儿对变应原反应的能力显著低下，1～3岁儿童居中，3～8岁儿童容易致敏，其敏感性的程度和反应的强度与成人相当。婴儿对变应原反应性低的原因目前尚不十分清楚，可能与婴儿细胞免疫功能降低及接触有可能致敏的变应原的机会少有关。

综上所述

1. *新生儿、婴儿皮肤与成人对比其特点* ①皮肤较薄，毛发较少，细胞间附着较弱；②汗腺分泌较少；③在同样部位涂搽外用药的系统吸收比成人多；④对外来刺激物的敏感性增强；⑤对细菌感染的易感性增高；⑥接触变应原反应性降低；⑦皮肤通透性仅在早产儿、有损伤的皮肤或阴囊皮肤处增高。

2. *青春期皮肤的特点* 该期人体的各种器官功能均已发育成熟。表皮、真皮和皮下组织的组织结构与成人相似。但与成人和老年人比较有以下特点：①皮肤含水量高，约占人体含水量的20%，是皮肤重量的70%，因此皮肤始终保持光滑、红润、细腻、有光泽。②皮下脂肪逐渐丰富，新陈代谢旺盛，皮肤富有弹性而显得光滑、柔软、不皱缩、无皱纹。③皮脂腺明显发达，分泌旺盛，皮脂排泄增加。面部皮肤呈油性，易患痤疮。④汗腺分泌旺盛，皮肤滋润饱满。⑤毛发生长快，且粗黑、浓密，头发有光泽。⑥指(趾)甲生长较老年人快，甲平滑光亮，呈浅粉红色。⑦皮肤神经反应迅速，感觉灵敏。

(刘承煌 项蕾红 王 华 王 刚 林元珠)

参考文献

《中华医学名著宝库》编辑委员会编.1998.中华医学名著宝库[M]·卷四:外科.卷六:儿科.北京:九州出版社.

陈洪铎,等.1993.我国皮肤性病学研究40年回顾与展望[J].中华皮肤科杂志,26:323-325.

胡传揆.1959.十年来皮肤性病学科的成就[J].中华皮肤科杂志,7:290-294.

李恩,李照国,李振江.2016.黄帝内经理论传承与现代研究(上下册)[M].北京:中国中医药出版社.

刘承煌.1991.皮肤病理生理学[M].北京:中国医药科技出版社.

刘时觉.2005.宋元明清医籍年表[M].北京:人民卫生出版社.

马振友,张建中,郑怀林.2015.中国皮肤科学史[M].北京:北京科学技术出版社.

王侠生,廖康煌.2005.杨国亮皮肤病学[M].上海:上海科学技术文献出版社.

玉置邦彦.2004.新生児、小児、高龄者の皮膚疾患[M].东京:中山书店.

朱学俊,王宝玺,孙建方.2011.皮肤病学[M].北京:北京大学医学出版社.

Chen H K & Mu J W.1928.The depilatory action of thallium acetate in the treatment of ringworm of the scalp. Nat.Med.J.China,14:377.

Chen H K et al.1931.Tinea favosa in Peiping,Nat.Med.J. China,17:529-533.

Jerrett M, Almanza E, Davies M, et al. 2013. Smart growth community design and physical activity in children[J].Am J Prev Med, Oct,45(4):386-392.

William L. Westom, Alfred T. 2007. Lane, Joseph G. Morelli.Color text book of pediatric dermatology[M]. 4th editian:1-6.

Zeitlin J, Mohangoo AD, Delnord M, Cuttini M, et al. 2013.The second European Perinatal Health Report: documenting changes over 6 years in the health of mothers and babies in Europe [J]. J Epidemiol Community Health,Sep 19.

第 2 章　小儿皮肤病的症状与诊断

小儿患病后，规范地采集病史和详细地进行体格检查，有助于正确地诊断和合理地治疗。本章从如何正确地描述小儿皮肤病的症状、体征，实验室检查等逐一进行阐述。

一、病史

应注意病史采集的技巧，掌握和了解患儿的心理状况，让患儿主动配合，以保障病史采集的真实性、可靠性和系统性。

二、体格检查

鉴于多种皮肤病的发生均与系统性疾病有关，因此在观察皮损的同时应进行全身体检。在皮肤检查中应注意每种皮肤损害的病理学基础，并正确描述皮肤病的客观表现亦即皮肤形态学。

(一)原发损害(primary lesion)

指皮肤病理变化直接产生的损害。包括以下几项。

1. 斑疹(macule)　指皮肤颜色的变化，不高出皮肤表面也不凹下，例如色素沉着斑、白斑、瘀斑等。

2. 丘疹(papule)　为局限性、实质性、边界清、直径小于 1cm 的隆起性损害。

3. 斑块(plaque)　为边界清楚、直径 1～2cm 或更大，顶端平坦且隆起的浸润性损害。亦可由多数丘疹融合而成。

4. 结节(nodule)　为边界清楚、直径大于 0.5cm、位于真皮或皮下组织、质软或硬的实质性隆起损害。直径大于 3cm 的结节称为肿块或肿瘤。

5. 风团(wheal)　为真皮浅层急性水肿引起顶端平坦的隆起性皮损。常突然发生，存在时间短暂，一般经数小时即消退，不留痕迹。

6. 水疱(vesicles)和大疱(bullae)　为高出皮面的、内含液体的局限性、腔隙性损害。直径小于 1cm 充满澄清液体的隆起皮损称为水疱，而直径大于 1cm 者称大疱。

7. 脓疱(pustule)　为充满黄色脓性渗出物的隆起损害，亦即含有脓液的水疱。

8. 囊肿(cyst)　为包含液体、黏稠物及细胞成分的囊状结构。

9. 毛细血管扩张(telangiectasia)　为可见的皮下毛细血管或静脉的扩张，或直或弯曲呈网状或细丝状，鲜红或暗红色，压之褪色或不完全褪色，可为局限性或泛发性。

(二)继发性损害(secondary lesion)

指原发性损害经过搔抓、感染、治疗处理和在损害修复过程中进一步产生的病变，和原发性损害并不能完全分开。如脓疱型银屑病的脓疱为原发损害，而湿疹的脓疱往往是继发感染引起，为继发性损害。

1. 糜烂(erosion)　为表皮或黏膜上皮的缺损，露出红色湿润面。因损害表浅，基底层未完全脱落，故愈后不形成瘢痕。

2. 结痂(crust)　为渗出性皮肤损害表面的浆液、脓液或血液与脱落组织及药物混合后干涸而结成的附着物。

3. 鳞屑(scale)　为脱落或即将脱落的角质层，是颜色发白的小片状皮屑。脱皮是指皮肤急性损伤后的片状表皮剥落。

4. 浸渍(maceration)　指皮肤、黏膜长期浸水、潮湿，使角质层吸收较多水分后变白变软甚至起皱的损害。

5. 萎缩(atrophy)　系指皮肤组织的退行性变使表皮、真皮或皮下组织变薄。若仅为表皮变薄则表现为皱缩，真皮和皮下组织变薄则表现为皮肤凹陷。

6. 抓痕(excoriation)　指圆形或线形的表皮剥脱，表皮层部分或全部缺失，暴露出红色的线条状或点状真皮，可有血痂。多由搔抓或外伤使表皮受损，一般预后不留瘢痕。

7. 裂隙(fissure)　亦称皲裂，为线状楔形裂缝，从表皮伸向真皮层，基底较窄。

8. 溃疡(ulceration)　为皮肤及黏膜表面的缺损，深达真皮或皮下组织即为溃疡，基底部下凹可深可浅，边缘常不规则。

9. 瘢痕(scar)　为真皮或深层组织缺损或破坏后，由新生结缔组织及新生表皮修复损害所形成，表面光滑无毛，形状不规则，失去正常皮肤纹理。

10. 苔藓样变（lichenification） 系由经常搔抓或不断地摩擦使角质层及棘细胞层增厚和真皮慢性炎症而形成的肥厚性斑状损害，可见皮纹加深、皮丘隆起的多数多角形群集成片的小丘疹。

11. 硬化（sclerosis） 为真皮或皮下组织水肿、细胞浸润或胶原纤维增生所致的局限性或弥漫性皮肤变硬，表面萎缩或光滑亮泽。

以上各种皮损或融合成片的多形性皮损的测量，一般用测量尺测定后以毫米计算并记录，面积较大者可按烧伤儿童体表面积计算法记录。

皮损的颜色可描述为棕色、红色、黄色、褐色、蓝色或色素沉着。皮肤颜色的主要决定因素有黑素、血红蛋白、类胡萝卜素、真皮血管及真皮中纤维束等，此外，还受皮肤血管中氧合血红蛋白和血红蛋白相对比例、血管数量、血管丛的分布、血液循环速度等影响。氧合血红蛋白为鲜红色，血红蛋白为蓝红色，两者存在于浅表皮肤的红细胞内，如果机体各器官功能良好，氧气供应充足，这两者比值较高，则皮肤红润；反之，则皮肤出现发绀。皮损呈红色或红棕色时，应注意红色或红棕色皮损是否可变浅，因为皮肤的红色和红棕色取决于氧合血红蛋白和血红蛋白，通过直接压迫浅表的血管丛，使红细胞进入较深部位的血管可观察到皮肤颜色变浅，如果压迫后皮肤颜色不发白，说明红细胞位于血管之外，位于邻近的真皮层内。黑素是皮肤中的主要色素，在角质形成细胞内可表现为深浅不同的棕色、蓝黑和黑色。胡萝卜素主要存在于皮肤较厚的部位如掌、跖，它使皮肤呈黄色。类胡萝卜素是一种外源性脂类，包括β-胡萝卜素、番茄红类、叶黄素等，在水果和蔬菜中含量较高，大量摄入含有β-胡萝卜素食物后，会在表皮中过多积聚，从而使皮肤颜色显著变黄，在角质层较厚的手掌、足跖部更明显。

皮损的排列：①散在性皮损是指皮损之间互相分离；②线性皮损是指皮损呈线性排列；③皮损呈曲线、旋涡状或平行线状排列提示遗传性镶嵌，常由基因突变后皮损沿 Blaschko 胚胎线分布；④环形皮损是指皮损的形状呈环形；⑤水疱、丘疹或结节在一定的皮肤区域内紧密排列，称为群集。

皮损的分布：应注意皮损有无全身性发展的趋势，或是固定于肢体末端（手、足、臀部和面部）或局限于特定的皮肤范围内。

进行皮肤检查时，应注意光线充足，最好在室内自然光下进行，检查时必须尽量暴露患处，或依次暴露各个累及的部位。检查时可借助 5 倍放大镜，放大观察局部皮损表面的细微变化。皮肤科诊室一般还有以下几种常用的检查方法。

①划痕反应：用划痕反应棒（不锈钢制的细长棒，一端钝圆）的钝圆一端以适当压力划过皮肤，划后 3～5s，划处出现红色线条，划后 1～3min 如划痕处出现隆起性风团样线条，称为皮肤划痕反应阳性。适用于荨麻疹类皮肤病的检查。

②玻片压诊法：采用有机玻璃制作的透明度好的载玻片，轻压丘疹、小结节或红斑，可出现苹果酱色或瘀点。适用于寻常狼疮和紫癜的检查。

③醋酸白试验：配制 3%～5%醋酸溶液，用棉签蘸该溶液涂于可疑皮损处 3～5min 后，如疣体发白为阳性。

④刮屑检查：用钝手术刀片或将自制的不锈钢长棒末端锉成刀片状，用于刮去鳞屑，观察鳞屑下面的表现，如为银屑病，则刮屑时可先后见到蜡痕现象、薄膜现象和点状出血现象。

⑤针刺试验：用无菌的注射针头或消毒后的针尖刺入皮内，或者注入少量生理盐水于皮内或皮下，若于 24h 左右出现丘疹或小脓疱，且在 48h 左右最为明显，以后逐渐消退，此为针刺反应阳性。

⑥感觉检查：分温度觉检查、痛觉检查及触觉检查。温度觉检查采用两支玻璃试管，一管装冷水，另一管装热水（50℃左右），先试正常皮肤，待病人能辨别冷热后，再试皮损区。痛觉检查用大头针分别轻刺正常皮肤和皮损区，让病人回答“痛”或“不痛”。触觉检查采用消毒棉签上的棉花捻成细小棉絮条，用棉絮条触及正常皮肤和皮损区，让病人闭目回答有无触及的感觉。该项检查主要用于疑似麻风病和神经梅毒患者的检查，但仅适用于学龄儿童和青春期少年。

⑦毛细血管脆性试验：试验时先清洁观察处皮肤，将血压计袖带平整缚于上臂下端，充气加压使压力在收缩压和舒张压之间保持 8min，解除压力，待血液循环恢复约 5min 后，在肘窝以下约 4cm 处，画一直径 5cm 的圆圈，计算出现的瘀点数。男性正常值＜5 点，女性＜10 点，超过者为阳性。

三、皮肤病性病的诊断技术和方法

（一）物理诊断

1. 影像学诊断 皮肤影像学是利用现代成像技术手段对皮肤病进行无创、原位、动态、实时诊断的一门技术学科。X 线检查、电子计算机断层扫描

(CT)、磁共振成像(MRI)、彩色多普勒、超声造影技术、三维超声显像技术、超声介入性诊断技术等可用于皮肤肿瘤、结缔组织病、川崎病以及与颅脑有关的一些皮肤病的诊断与鉴别诊断。

20 世纪 90 年代以来,皮肤镜作为一种在体观察皮肤微细结构和色素的无创性显微图像分析技术被应用于临床。该技术的同义名还有表皮透光显微术、皮表显微技术、入射光显微术等,它通过使用油浸、光照与光学放大设备,观察到表皮下部、真皮乳头层等肉眼见不到的影像结构与特征。

(1)皮肤镜基本原理:在皮肤镜图像观察过程中,处理好一些与光学特性有关的因素,是有效地观察皮肤形态结构和特征的关键。由于皮肤角质层的折光系数与空气不同,照射到皮肤表面的光线相当部分被角质层所反射,另有部分为皮肤吸收,仅有少量通过折射透入皮肤,因此通常的方法难以观察到皮肤的深层结构。现有皮肤镜有浸润法与偏振法两种,均有效地排除了皮肤表面反射光的干扰,可直接从水平面对皮肤表面进行二维图像观察。浸润油存在引起接触性皮炎、医源性感染等潜在危险,近年发展起来的偏振光皮肤镜技术不需要浸润油,镜片不直接接触皮肤,即可观察到表皮以下的图像。

(2)皮肤镜图像特征

①颜色特征:在皮肤镜图像观察中,黑素在角质浅层呈黄色,在角质深层和表皮上层呈黑色,表皮下层呈浅棕褐色或深棕褐色,乳头层显示灰色及灰蓝色,在真皮网状层或更深层显示蓝色,如果黑素同时分布在皮损的多层并有图像叠加时也可呈黑色,血管数量的增多或扩张则显示红色,组织退化或瘢痕区域显示为白色。

②基本结构:包括色素网、色素纹、小点和小球、蓝白幕、蓝灰色卵形结构、血管结构、无结构区、红蓝腔等。

③皮肤镜的临床应用:对于恶性黑素瘤的早期诊断,皮肤镜是一种有效的辅助诊断工具。不规则色素网、伪足与放射纹、不规则小点小球、蓝灰区、蓝白幕、边缘骤然中断及不规则色沉等指征均有助于恶性黑素瘤的诊断,但何者最具诊断意义尚无一致意见。研究表明,不少恶性黑素瘤的诊断指征敏感性较低但特异性很高,但无一条诊断指征的特异性为 100%,所以缺少某一条指征不能否定诊断,仅具备某一条指征也不能肯定诊断。多个指征的综合分析则可大大提高诊断的准确率。

对于非黑素及非肿瘤皮肤病的皮肤镜研究,近年来也逐渐引起人们的兴趣。银屑病、扁平苔藓、玫瑰糠疹、汗孔角化、荨麻疹等许多皮肤病均有皮肤镜研究的报道。此外,皮肤镜还被用于白癜风毛囊周围的残余色素的观察、脱发区毛发生长与治疗反应的监测以及疥疮治疗后痊愈与否的判定。这些均提示:皮肤镜的应用并不仅限于诊断与纯粹形态学研究方面,在疾病治疗效果的监测与随访方面,皮肤镜也有着广阔的应用前景。

2. 电生理学检查　如心电图、脑电图、脑地形图、脑血流图、肢体血流图和肌电图等的检查。近年来已采用规范化负荷的心率变异性进行自主神经功能的检查。

(二)病原学诊断

在病原学诊断中最常用的是真菌的直接镜检和培养。皮肤科门诊一般备有显微镜,除用于真菌直接检查外,还可查疥螨、蠕形螨、滴虫等。建立性病实验室进行淋球菌、衣原体和支原体的检测以及进行快速血清反应素环状卡片试验(RPR)、梅毒螺旋体血球凝集试验(TPHA)等,以利及时诊断淋菌性或非淋菌性尿道炎、宫颈炎和梅毒。在病原学检查中,电子显微镜、超高倍显微镜和聚合酶链式反应(PCR)的应用对活体分泌物检查细胞内病毒、细菌、衣原体、支原体以及遗传病、皮肤肿瘤等提供实验室诊断依据。

(三)过敏性疾病的特异性诊断

1. 体内检测方法

(1)斑贴试验:是将测试物质与皮肤直接接触以观察皮肤反应,它常用来检测接触性皮炎的致敏物。本试验属迟发型变态反应,所以要在 48～72h 观察结果,并在试验时设一阴性对照,一般用白凡士林做阴性对照。有时采用阳性对照,可选用 0.1%的组胺为对照物,如果组胺试验反应为阴性,则说明受试者皮肤属无反应性皮肤,其他项的阳性结果也就没有参考价值。

(2)点刺试验:是用特殊的点刺针将皮肤浅层刺破,使测试浸液直接与皮肤内的肥大细胞接触而诱发局部反应;也可用普通的注射针头进行,但要掌握好刺入皮肤的深度,刺入后轻轻上挑,随即退出针头。针刺深度以不出血为度,1min 后拭去测试液,并于 15min 后观察结果。明显的风团或红晕反应可以用尺测量,但点刺反应一般较小,常只记录阳性或阴性,不做分级。本法优点是假阳性反应少,进入皮内抗原量极少,所以比较安全;万一发生了严重反应,还可及时将测试液拭去或洗掉。所以国外许多单位已用点刺试验取代了皮内试验,作为临床常规皮肤试验方法。但是点刺试验有分级不便的缺点，所以实际操作时究竟用哪一种方法为宜，可根据具体情况和操作者习惯决定，不应强行规定。本试验用于Ⅰ型变态反应性疾病。

(3)激发试验：激发试验是模拟变应原进入体内的自然过程，引起发病，严格意义上讲，皮肤点刺试验和斑贴试验也属于激发试验的范畴，它们最大的区别在于试验部位不同，皮肤点刺试验和斑贴试验是在皮肤上做的，而激发试验是在靶器官上做的。变应原激发试验可以分为支气管激发试验、鼻黏膜激发试验、现场激发试验、食物和药物激发试验等，所有的变应原激发试验均有一定的风险，应经患者同意后方可进行，患有严重过敏性疾病的患者如哮喘、休克不宜做此试验。

2. 体外检测方法

(1)Uni-CAP 系统：Uni-CAP 系统的灵敏度和特应性较高，目前临床中应用较为广泛。可以用于支气管哮喘、过敏性鼻炎、特应性皮炎等特异性 IgE 的检测。

Uni-CAP 系统的原理是以放射过敏原吸附试验(radio allergo sorbent test，RAST) 为原理发展而来的荧光酶联免疫法。该系统将变应原吸附在一种称作 immunoCAP 的新型固体上，后者是装在小胶囊中的亲水性载体聚合物，由活化的纤维素衍生物合成，与变应原有极高的结合能力。CAP 系统具有优良的反应条件和较短的扩散距离。

(2) Mediwiss 敏筛定量过敏原检测系统：Mediwiss 敏筛过敏原定量检测系统采用免疫印迹方法，检测原理与 Uni-CAP 系统类似，定量测定患者血清中 sIgE 的水平。

(3)食物过敏原 IgG 抗体检测：随着人们饮食结构的改变和食品中添加剂的多样化，食物过敏和食物不耐受受到医学界越来越多的关注。食物不耐受是一种复杂的变态反应性疾病，它的发生是免疫系统把进入人体内的某种或多种食物当成有害物质，从而针对这些物质产生过度的保护性免疫反应，产生食物特异性 IgG 抗体，IgG 抗体与食物颗粒形成免疫复合物，可能引起所有组织发生炎性反应，并表现为全身各系统的症状与疾病。

(四)病理学诊断

普通病理组织学是皮肤科最常用的诊断技术之一，免疫组织化学病理检查使某些自身免疫性皮肤病的分类更为精细。近年从疑似淋巴瘤患者的淋巴结活检组织中提取 DNA，用限制性内切酶进行消化，然后分别用重链 J 探针、轻链 K 或 λ 探针等技术做分子杂交，可对 B 细胞淋巴瘤的免疫基因型和免疫表型做出诊断，并可对 T 细胞为主的淋巴瘤中 B 细胞克隆群做出鉴别，以阐明淋巴瘤的克隆起源和性质，同时亦有助于 Wiskott-Aldrich 综合征等的诊断。可见，病理学诊断技术已进入分子病理学诊断水平。

(五)生物化学诊断

如心肌酶谱的测定可用于皮肌炎的诊断，血脂的检测用于黄色瘤的诊断。此外，一些遗传性疾病，如着色性干皮病可能与核酸内切酶的缺陷有关。所以对各种酶的检测将有助于遗传性皮肤病的早期诊断。

(六)免疫学诊断

如抗核抗体(ANA)、抗可溶性核抗原(ENA)抗体的检测等，可用于结缔组织疾病的诊断。免疫学领域中最先进的仪器之一——流式细胞仪的出现，使各种疾病的血液细胞学分类，细胞质酶、膜酶、细胞核的 DNA 含量，细胞内抗原以及染色体分类等进入分子水平的快速定量检测成为现实。

(七)基因诊断

基因诊断将于 21 世纪在各科疾病的诊断领域中大展宏图。基因诊断技术日新月异，目前常用的诊断方法主要有以下几种。

1. 微卫星 DNA 多态标记的扫描技术　本技术包括可变的串联重复序列(variable number of tandem repeats，VNTR)和短串联重复序列(short tandem repeats，STR)。STR 用于基因组扫描研究的优点：分布广、种类多，遵循孟德尔共显性遗传规律；易用聚合酶链反应(PCR)扩增，所需基因组 DNA 量少，便于取材；操作方法简单，避免了杂交酶切等繁杂步骤，便于大规模自动化操作，大大降低了检测成本；扩增所用的探针可由合成仪大量合成，不受能否获得探针的限制。其实验步骤有以下两步：①STR 的 PCR 扩增；②利用全自动荧光 DNA 测序仪进行 STR、PCR 产物的分型。

2. 基因突变检测技术　本技术根据检测原理分为三类：物理方法，如单链构象多态性(SSCP)和变性凝胶梯度电泳(DGGE)等；裂解法，如 RNA 酶切割和化学错配裂解等；其他如测序、变性高效液相色谱检测(DHPLC)、DNA 芯片技术(DNAchip)、等位基因特异性扩增(ASA)和等位基因特异性寡核苷酸探针分析(ASO)。

ASO 分析方法是根据已知疾病基因突变结构和相应正常基因结构，在体外人工合成一族 16-19bp 疾病基因片段和一同样大小的相应正常基因片段的寡聚核苷酸作为探针，通过严格控制条件，将两个探针分别与经适当限制酶消化的被检者 DNA 进行杂交，从而直接显示疾病基因是否存在。此法可用于遗传病的诊断和产前诊断。

3. 单核苷酸多态性技术(single nucleotide polymorphism，SNP)　SNP 在遗传性皮肤病研究中应用颇为广泛。随着近年来 DNA 芯片(DNAchip)等新技术的发展，使 SNP 的发现、检出和应用得到了巨大的发展，并有望成为遗传研究中的主要方法和手段。

(八)遗传表观学

遗传表观学主要研究 DNA 序列不发生变化时，基因表达异常的机制，主要涉及 DNA 甲基化，组蛋白修饰和 microRNA 调控，与多种皮肤肿瘤的发生有密切关系。

总之，上述几种技术可用于遗传病的诊断、传染病病原体的检测、产前诊断以及确定亲缘关系等。另外，应用基因工程技术可以生产用于疾病诊断的抗原或抗体蛋白，如用于乙型肝炎诊断的核心抗原、e 抗原等，对多基因病及药物基因组学的研究亦具有十分重要的意义。

四、皮肤病、性病的诊断

皮肤病、性病的诊断步骤一般为详细询问病史后，观察皮损并结合皮损的形态再次追问病史，特别是与皮损相关的病史；然后进行详细的全身体检，住院病人或门诊一些特殊患者均应进行全身系统检查；检查皮损时，若有破损或疑为传染性皮肤病，应戴手套进行检查。选择必要的实验室检查，如真菌检查、疥螨检查、毛发检查、病理检查、性病实验室检查以及一些特殊的实验室检查对皮损的性质进行判定。通过病史、体检、实验室等资料的收集归纳、综合分析做出初步诊断，再在临床实践中验证诊断。一般经过以上三个步骤可做出正确的诊断。

皮肤病的种类繁多，有些疾病比较容易诊断，有些疑难病或罕见病诊断上比较棘手，容易误诊。随着医学科学的发展，目前还可以借助多种先进的科技手段对皮肤性病进行诊断。

症状学诊断

皮肤病、性病的自觉症状和他觉症状(皮肤的原发损害和继发损害)以及各种损害的颜色、分布、排列等是识别和诊断各种皮肤病的重要依据，也是日常诊疗工作中最常用的诊断技术之一，特别是对基层诊所或社区医疗单位的非皮肤科专业医师和全科医师来说，症状学的诊断尤其重要。现将部分小儿皮肤病，以主客观症状为主的简要诊断与鉴别诊断列表如下(表 2-1、表 2-2)。

表 2-1　表现白斑的疾病

病名	好发年龄	好发性别	好发部位	主客观症状
白化病	出生时	男	全身	皮肤呈乳白色毳毛和头发变白，虹膜淡青色至褐色
斑驳病	出生时	—	前额、腹部、四肢	80%～90%有白色额发，三角形或菱形，有节段型和非节段型的不完全脱色斑
脱色素性痣	出生时-婴儿	—	四肢、躯干	有节段型和非节段型的不完全脱色斑
Chediak 综合征	出生时	—	全身	淋巴结肿大、肝脾大，易反复出现肺部和皮肤感染
结节性硬化症	出生时－儿童	—	四肢、躯干	数片大小不等的白斑，甲周纤维瘤，面部皮脂腺瘤，可有智力障碍或癫痫
白癜风	儿童－成人	—	颜面、四肢伸侧	泛发型、节段型和非节段型乳白色斑，边缘有色素沉着
晕痣	儿童－成人	—	躯干、颜面	白斑中心有黑痣
Vogt-小柳综合征	青春期－成人	—	颜面、颈、躯干	白斑、白发、脱发、眼症状、脑膜刺激症状，伴听觉障碍
花斑癣	好发于 20～45 岁，亦可见于婴幼儿和儿童	男	婴幼儿以面部、头部和耳后好发	呈淡白色斑，表面鳞屑很少。部分病例为褐黑色斑，经治疗后出现淡白色斑

表 2-2 呈现黄色皮疹的疾病

病名	好发年龄	好发性别	好发部位	主客观症状
新生儿黄疸	出生后第 2～3 天	—	球结膜、口腔黏膜，皮肤特别是躯干部皮肤	弥漫性黄色色素沉着
胡萝卜素血症	儿童，青春期一成人	女	掌跖、颜面	皮肤黄染，巩膜无黄染
黄色瘤	幼儿一成人	—	眼睑、关节、肌腱	黄色结节状皮疹
播散性黄色瘤	婴儿一成人	—	关节屈侧，间擦部	常合并尿崩症，数年后可自然消退
幼年黄色肉芽肿	婴幼儿	—	头、颈、躯干	黄色结节可单发或多发，可自然消退
Hand-Schüller Christian 病	幼儿一成人	—	颜面、腋窝、躯干部皮肤及黏膜	黄色结节，眼球突出，可合并尿崩症、骨缺损
弹力纤维假性黄色瘤	青春期，青年	女	腋窝、颈部、腹股沟、腹部	黄色斑块状皮损，合并网膜血管样线条
皮肤黏膜透明变性	婴幼儿	—	颜面和关节处皮肤及黏膜	黄色结节状皮损，声音嘶哑，有头颅内石灰化特征

（王文氢　王砚宁　林元珠　张学军）

参考文献

林元珠，高顺强.2001.皮肤病学及性病学.北京：中国科学技术出版社.

吴剑波，郑家润.2005.皮肤镜技术的基础与临床应用.国外医学皮肤性病学分册，31(5)：282-284.

张升，朱威.2011.常用过敏原检测方法的探讨[J/CD].中华临床医师杂志，电子版，5(19)：5753-5755.

Ahmed FE.2003.Coloncancer：prevalence，screening，gene expression and mutatio，and risk factors and assessment.J Environ Sci Health C Environ Carcinog Ecotoxicol Rev，21(2)：65-131.

David JG.Dermatology.3rd.Philadelphia：Churchill Livingstone，2002.

Del Busto-Wilhelm，Malvehy J，Pulg S，Dermoscopic criteria and basal cell carcinoma. 2016. G Ital Dermatol Venereol，151(6)：642-648.

Kaminska-Winciorek G，Spiewak R. 2011. Basic dermoscopy of melanocytic lesions for beginners. Postepy Hig Med Dosw (Online)，65：501-508.

Popov N，Gil J，2010.Epigenetic regulation of the INK4b-ARF-INK4a locus：in sickness and In health，Epigenetics，5(8)：685-690.

Reilly SC，Cossins AR，Quinn JP，et al. 2004. Discoveringgenes：the use of microarrays and lasercapture microdisectioninpain research. Brain Res Brain Res Rev，46(2)：225-233.

Ruth KF，David TW.2000.The Biology of the skin.New York：The Parthenon Publishing Group.

Tanaka M.2006. Dermoscopy.J Dermatol，33：513-517.

第 3 章　皮肤病的免疫学基础

第一节　固有免疫

固有免疫又称先天性免疫或非特异性免疫，是生物在长期进化中逐渐形成的，是机体抵御病原体入侵的第一道防线。参与固有免疫的细胞有单核-巨噬细胞、树突状细胞、中性粒细胞、NK 细胞和 NK T 细胞等。固有免疫缺乏免疫记忆，进化上发生较早，应答快，且较少受到其他因素控制。

一、组织屏障

皮肤黏膜及其附属成分具有屏障作用。黏膜物理屏障作用相对较弱，黏膜上皮细胞纤毛定向摆动及黏膜表面分泌液的冲洗作用可清除黏膜表面的异物。上皮细胞组成的皮肤和黏膜组织具有机械屏障作用，可有效阻挡病原体侵入体内。皮脂腺分泌的不饱和脂肪酸，汗腺分泌的乳酸，胃液中的胃酸，唾液、泪液、呼吸道、消化道和泌尿生殖道黏液中的溶菌酶、抗菌肽和乳铁蛋白等物质可在皮肤黏膜表面形成化学屏障，防御病原体侵袭。寄居在皮肤和黏膜表面的正常菌群可与病原体竞争营养物质，或通过分泌某些杀菌、抑菌物质对病原体产生防御作用。

二、固有免疫分子

固有体液免疫分子主要包括补体系统、细胞因子、抗菌肽和具有抗菌作用的酶类物质。

(一)补体(complement，C)

补体是存在于正常血清中可辅助抗体发挥溶解细胞作用的一组蛋白，由血清和细胞膜表面具有酶活性的三十多种蛋白组成，称为补体系统，广泛参与机体抗微生物防御及免疫调节，也可介导免疫病理的损伤性反应。肝细胞和巨噬细胞是产生补体的主要细胞。补体激活最终形成膜攻击复合物，导致溶菌、溶细胞，清除病原体，促进吞噬细胞吞噬，与效应细胞结合可增强对靶细胞抗体依赖的细胞介导的细胞毒(antibody-dependent cell-mediated cytotoxicity，ADCC)效应。

(二)细胞因子

病原体感染机体后，可刺激免疫细胞和感染的组织细胞分泌细胞因子，在细胞间传递信号，参与细胞分化发育、调节免疫应答、介导免疫反应。

(三)抗菌肽及酶类物质

1. *防御素*(defensin)　防御素是一类可杀死细菌、真菌或者病毒等微生物的多肽。人和哺乳动物体内存在的 α-防御素为阳离子多肽，主要由中性粒细胞和小肠帕内特细胞产生，可通过与病原体 G^- 菌的脂多糖、G^+ 菌的磷壁酸和病毒囊膜脂质等结合，使病原体膜屏障破坏，通透性增加，导致病原体死亡。亦可诱导病原体产生自溶酶，干扰 DNA 和蛋白质合成。还可增强吞噬细胞对病原体吞噬、杀伤和清除功能。

2. *溶菌酶*　是一种不耐热的碱性蛋白质，广泛存在于各种体液、外分泌液和吞噬细胞溶酶体中。溶菌酶能够裂解 G^+ 菌细胞壁中 N-乙酰葡萄糖胺与 N-乙酰胞壁酸之间的 β-1，4-糖苷键，使细胞壁的重要组分肽聚糖破坏，从而导致细菌溶解、破坏。G^- 菌的肽聚糖外还有脂多糖和脂蛋白包裹，故对溶菌酶不敏感。但在特异性抗体和补体存在下，G^- 菌也可被溶菌酶溶解、破坏。

3. *乙型溶素*　是血清中一种对热较稳定的碱性多肽，在血浆凝固时由血小板释放，故血清中乙型溶素浓度显著高于血浆中水平。乙型溶素可作用于 G^+ 菌细胞膜，产生非酶性破坏效应，但对 G^- 菌无效。

三、固有免疫细胞

(一)吞噬细胞(phagocyte)

主要包括中性粒细胞(neutrophil)和单个核吞噬细胞(mononuclear phagocyte)两类。在固有免疫早期和晚期发挥作用。中性粒细胞占血液白细胞总数的 60%～70%，是白细胞中数量最多的一种。中性粒细胞来源于骨髓，每分钟约为 1×10^7 个，存活期为 2～3d。中性粒细胞具有强大的吞噬和趋化作用，病原体在局部引发感染时，它们可迅速穿越血管内皮细胞进入感染部位，对入侵的病原体发挥吞噬杀伤和清除作用。中性粒细胞表面表达 IgG Fc 受体和补体 C3b 受体，也可通过调理作用促进和增强中性粒细胞的吞噬、杀菌作用。

单核吞噬细胞包括血液中的单核细胞（monocyte）和组织器官中的巨噬细胞（macrophage），占血液中白细胞总数的 3%～8%。巨噬细胞表达多种模式识别受体、调理受体以及与其趋化和活化相关的细胞因子受体，如 IgG Fc 受体、补体受体和细胞因子受体等，通过与配体结合，清除、杀伤病原体，参与和促进炎症反应，加工、提呈抗原，杀伤肿瘤和病毒感染靶细胞，发挥生物学功能。

（二）树突状细胞（dendritic cell，DC）

广泛分布于全身组织和脏器，数量较少，仅占人外周血单个核细胞的 1%，因具有许多分枝状突起而得名。DC 是机体功能最强的专职抗原递呈细胞（antigen presenting cells，APC），它能高效地摄取、加工处理和递呈抗原，成熟 DC 能有效激活初始型 T 细胞，处于启动、调控、并维持免疫应答的中心环节。另外，胸腺 DC 参与阴性选择，诱导中枢免疫耐受。非成熟 DC 可诱导 T 细胞形成外周免疫耐受，且具有较强的迁移能力。

（三）自然杀伤细胞（natural killer cell，NK）

是机体重要的免疫细胞，不仅与抗肿瘤、抗病毒感染和免疫调节有关，而且在某些情况下参与超敏反应和自身免疫性疾病的发生。NK 来源于骨髓淋巴样干细胞，其分化、发育依赖于骨髓或胸腺微环境，主要分布于外周血和脾，在淋巴结和其他组织中也有少量存在。NK 细胞不表达特异性抗原识别受体，是不同于 T、B 淋巴细胞的第三类淋巴细胞。目前将人 TCR-、mIg-、$CD56^+$、$CD16^+$ 淋巴样细胞鉴定为 NK 细胞。NK 细胞不需要抗原预先致敏，即可直接杀伤某些肿瘤细胞和病毒感染细胞，故在机体抗肿瘤、早期抗病毒或胞内寄生菌感染的免疫应答中起重要作用。NK 细胞表面表达 IgG Fc 受体（FcgRⅢ），也可借助 ADCC 作用杀伤靶细胞。NK 细胞可被 IFN-α/β、IL-2、IL-12、IL-15 和 IL-18 等细胞因子所激活，活化 NK 细胞可分泌 IFN-γ 和 TNF-α 等细胞因子，增强机体抗感染效应并参与免疫调节。

第二节　体液免疫

外来抗原进入机体后诱导特异性 B 细胞活化、增殖、分化，产生特异性抗体，存在于体液中，发挥免疫学效应，此过程称为体液免疫应答（humoral immunity response）。体液免疫是由免疫球蛋白（immunoglobulin，Ig）和产生它们的 B 细胞和浆细胞介导的免疫。B 细胞的发育分两阶段，第一阶段是淋巴干细胞从胚肝移至骨髓开始，是抗原非依赖期的发育。骨髓祖 B 细胞产生抗原识别受体，其 DNA 识别片断经黏合、连接、重排，预计 B 细胞有 1011 种不同抗原受体，此细胞胞质产生 IgM，其后表面表达 Ig 和 Fc 受体，而发育为成熟的 B 细胞。这个过程不需要抗原刺激也不需要 T 细胞辅助，为非胸腺依赖阶段。

一、免疫球蛋白 G(IgG)

IgG 有 IgG_1、IgG_2、IgG_3 和 IgG_4，占血清 Ig 的 75%～80%，半衰期 20～25d，能通过胎盘，是再次免疫应答中的主要抗体。IgG 能通过经典途径激活补体，产生溶解细胞的能力 $IgG_3>IgG_1>IgG_2$；能溶菌和中和毒素，是机体抗感染主力军；可与中性粒细胞、NK 细胞上 Fc 受体结合，介导吞噬和（或）ADCC 效应，导致靶细胞吞噬或溶解。

二、免疫球蛋白 M(IgM)

IgM 基本结构有两条重链和两条轻链，但在血清中常以通过 J 链连接组成的五聚体形式存在。IgM 是抗原进入机体后最早出现的抗体，因此 IgM 构成机体抗感染的第一道防线。因为 IgM 有 10 抗体抗原结合位点，故与抗原结合机会很高，并且可通过经典途径激活补体；IgM 不能通过胎盘，半衰期只有 5d，所以 IgM 在长效免疫中作用不大。膜免疫球蛋白 mIgM 是 B 细胞最早出现的抗原受体。

三、免疫球蛋白 A(IgA)

IgA 基本结构与 IgG 一样，由两条重链和两条轻链组成。但与 IgG 不同之处为常有单体、二聚体、三聚体和四聚体多种形式存在，最常见为单体（在血清中）或二聚体（在外分泌液中）。二聚体可增强对外界酶降解的抵抗力。分泌型 IgA(sIgA)出现在消化道、呼吸道分泌液中,有中和感染因子和毒素进入体内的作用。IgA 不能通过胎盘,血浆中的半衰期为 6d,凝聚 IgA 可激活补体替代途径。

四、免疫球蛋白 E(IgE)

IgE 由两条重链及两条轻链组成,但在循环血浆中含量很少。IgE 在血浆中的浓度很低,约为 IgG 的0.000 1倍,半衰期约为 2d。大部分 IgE 结合在肥大细胞、嗜碱性粒细胞和皮肤朗格汉斯细胞(langerhans cell)表面,从而使半衰期大大延长(8～14d)。这些细胞上有 IgE 的 Fc(FcεR1)受体,在抗原作用下与两个 IgE 分子桥联,特异抗原触发脱颗粒,释放组胺和其他介质。IgE 因此常涉及过敏反应,这种反应进展迅速,常引起血管渗出和组织水肿。

五、免疫球蛋白 D(IgD)

血浆中 IgD 的量很少,主要以单体形式表达在成熟的 B 淋巴细胞表面上,与 B 淋巴细胞的成熟阶段有关,其功能是细胞膜受体。IgD 在血浆中的作用尚不明确,与抗原结合会触发引起淋巴细胞成熟分裂。

第三节　细胞介导的免疫

细胞介导的免疫(cell-mediated immunity)也称细胞免疫。主要是 T 细胞受到抗原刺激后,增殖、分化、转化为致敏 T 细胞,当相同抗原再次进入机体的细胞中时,致敏 T 细胞对抗原的直接杀伤作用及致敏 T 细胞所释放的细胞因子的协同杀伤作用。细胞免疫主要是由 T 淋巴细胞介导,T 淋巴细胞占外周循环淋巴细胞的 70%～80%,并且是侵入皮肤的淋巴细胞的主要组成部分。

一、T 淋巴细胞

T 淋巴细胞(T lymphocyte)来源于骨髓中的淋巴样干细胞,在胸腺中发育成熟,根据其表面标志和功能特征,T 细胞可分不同的亚群,各亚群之间相互调节,共同发挥其免疫学功能。T 细胞可介导适应性细胞免疫应答,在胸腺依赖抗原(TD-Ag)诱导的体液免疫应答中亦发挥重要的辅助作用。T 淋巴细胞介导的免疫应答是一个连续的过程,可分为三个阶段:①T细胞特异性识别抗原阶段;②T 细胞活化、增殖和分化阶段;③效应性 T 细胞的产生及效应阶段。

成熟 T 细胞表面存在多种膜分子,包括 T 细胞抗原受体、细胞因子受体(如 IL-1R、IL-2R 等)、其他表面受体(如有丝裂原 PHA 受体)、MHC 分子、CD4 或 CD8 分子等。这些表面标记是淋巴细胞识别抗原以及淋巴细胞与其他免疫细胞相互作用、接收信号刺激的分子基础,也是鉴别和分离淋巴细胞的主要依据。CD3 代表总 T 细胞。当 T 细胞与抗原相遇,在 T 细胞对抗原免疫应答前,抗原提呈细胞、单核吞噬细胞系统如巨噬细胞、朗格汉斯细胞或皮肤的树突状细胞必须处理胞外抗原,降解成抗原肽与 APC(抗原提呈细胞)的 MHC-Ⅱ类分子结合转运至 APC 表面,供 CD4T 细胞 TCR 识别。内源性抗原肽与 MHCⅠ类分子结合,转运至细胞膜表面供 $CD8^+$ T 细胞 TCR 识别,在 T 细胞 TCR-CD3 复合物分子与抗原提呈细胞表面抗原肽特异性结合后,CD3 分子向胞内传递信号,同时 T 细胞表面 CD4/CD8 辅助受体与 APC 表面 MHC-Ⅱ/MHC-I 类分子结合,形成 T 细胞活化第一信号。T 细胞与 APC 细胞表面有多对免疫分子组成 B7/CD28、LFA-I/ICAM-I、CD2/LFA3 等受体与配体结合,提供 T 细胞活化第二信号。这两个信号导致 T 细胞活化,激活的 T 细胞大量增殖,分泌大量细胞因子,分化为效应 T 细胞(effector T lymphocyte)、辅助 T 细胞 Th(helper T lymphocyte)或细胞毒 T 细胞 CTL(cytotoxic T lymphocyte)。介导细胞毒效应通过两种方式引起:一是 CTL 分泌穿孔素-颗粒酶,另一种是靶细胞与 CTL 通过 Fas 与 Fasl(Fas 配体)结合途径,诱导靶细胞凋亡(apoptosis),从而清除感染细胞、肿瘤细胞和同种异体移植细胞。

T 辅助细胞 $CD4^+$ Th1 介导的细胞免疫效应:$CD4^+$ Th1 和 $CD4^+$ Th2 其表型相同,但在培养时产生不同细胞因子(图 3-1)。$CD4^+$ Th1 淋巴细胞介导细胞免疫和迟发型超敏反应,分泌 IL-2、IFN-γ;Th2 分泌大量 IL-4 可提高 B 细胞产生特异的 IgE 抗体。IFN-γ 由 Th1 细胞产生,具有抑制 Th2 细胞的作用。IL-10 由 Th2 细胞产生,能抑制 Th1 细胞,从而调节淋巴细胞反应类型和反应强度。

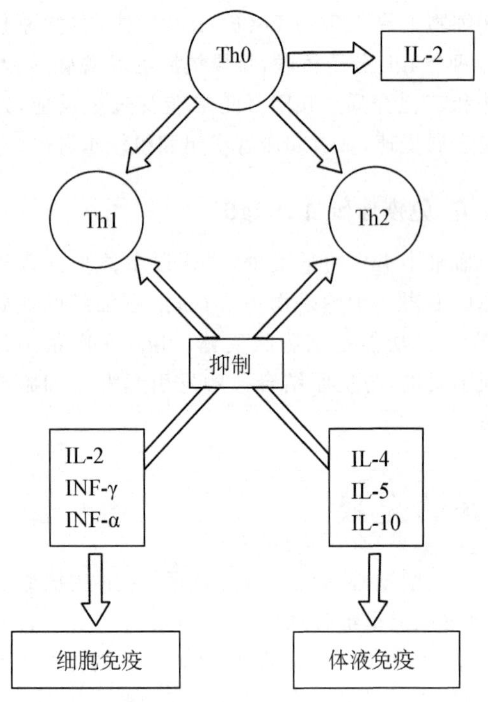

图 3-1 T淋巴细胞分化:由 Th0 前体细胞分化为具有细胞免疫和迟发性超敏反应功能的 Th1 细胞,Th2 细胞可使 B 细胞分化并产生具体液免液功能的抗体

二、细胞因子

细胞因子(cytokine)是由机体多种细胞分泌的小分子蛋白质,通过结合细胞表面的相应受体发挥以调节免疫应答为主的生物学作用。细胞因子按其产生来源可分为:由单个核吞噬细胞产生的细胞因子称为单核因子(monokine);由淋巴细胞产生的细胞因子称为淋巴因子(lymphokine)等。按其结构和功能可分为干扰素、白细胞介素、集落刺激因子、肿瘤坏死因子、生长因子和趋化因子等(表 3-1)。

(一)细胞因子的特性

细胞因子通常具有多效性、重叠性、拮抗性和协同性。①多效性:一种细胞因子可作用于多种靶细胞,产生多种生物学效应,如干扰素可上调有核细胞表达 MHC Ⅰ类分子,也可激活巨噬细胞。②重叠性:几种不同的细胞因子作用于同一种靶细胞,产生相同或相似的生物学效应,如 IL-2 和 IL-4 均可刺激 T 淋巴细胞增殖。③拮抗性:一种细胞因子抑制其他细胞因子的功能,如 IL-4 可抑制 IFN-g 刺激 Th 细胞向 Th1 细胞分化的功能。④协同性:一种细胞因子强化另一种细胞因子的功能,两者表现协同性,

表 3-1 细胞因子的种类和主要功能

名称	主要产生细胞	主要生物学作用
IL-1	巨噬细胞,内皮细胞	促进 T、B 细胞增殖;刺激下丘脑体温中枢引起发热
IL-2	活化 T 细胞	诱导 T、B 细胞活化增殖,产生细胞因子和抗体;增强 NK 细胞杀伤活性
IL-3	活化 T 细胞	刺激造血干细胞成熟、增殖
IL-4	T 细胞、肥大细胞	刺激 B 细胞产生 Ig 和类别转化产生 IgE;抑制 Th1 细胞活性
IL-5	Th2	诱使 B 细胞类别转化产生 IgA
IL-10	Th2、巨噬细胞	抑制巨噬细胞和 Th1 功能;促进 B 细胞产生抗体
IL-15	大部分细胞都可产生	与 IL-2 相似
TNF	单核-巨噬细胞	局部炎症,杀伤或抑制肿瘤
IFN-α	单核-巨噬细胞	抑制病毒,调节免疫和抗肿瘤
IFN-γ	活化 T 细胞	抗病毒,活化巨噬细胞,促进细胞 MHC 分子表达调节免疫;促使 Th0 分化为 Th1
EGF	上皮细胞,血管内皮细胞,成纤维细胞	介导表皮细胞生长和分化
TGF	淋巴细胞,单核细胞,皮肤	加速创口愈合,调节细胞增殖和分化,在免疫反应和皮肤疾病(接触性皮炎、大疱性皮肤病)中均有重要作用
C-X-C IL-8	单核巨噬细胞	增强趋化作用,使中性粒细胞趋化,嗜碱性粒细胞趋化脱颗粒
C-C RANTES	T 细胞、非免疫细胞	诱导淋巴细胞增殖,在抗病毒防御中起关键作用

IL. 白细胞介素;Th1. Ⅰ型 T 辅助细胞;TGF. 转化生长因子;TNF. 肿瘤坏死因子;Th2. Ⅱ型 T 辅助细胞;C-X-C, C-C RANTES.(调节活化粒细胞单核细胞,T 细胞表达和分泌)趋化性细胞因子;EGF. 表皮生长因子

如 IL-3 和 IL-11 共同刺激造血干细胞的分化成熟。众多细胞因子在机体内相互促进或相互抑制，形成十分复杂的细胞因子调节网络。

（二）常见的细胞因子

1. *白细胞介素（IL）*　最初是指由白细胞产生又在白细胞间发挥作用的细胞因子，后来发现白细胞介素可由其他细胞（如基质细胞、内皮细胞、成纤维细胞等）产生，也可作用于其他细胞。目前已发现了 37 种白细胞介素，分别被命名为 IL-1～IL-37。

2. *干扰素（interferon，IFN）*　是最早发现的细胞因子，因其具有干扰病毒感染和复制的能力，故称干扰素。根据其来源和理化性质，常见干扰素分为 α、β 和 γ 三种类型。IFN-α 有十几种亚型。IFN-α 和 IFN-β 主要由树突状细胞、白细胞、成纤维细胞及病毒感染的细胞产生，又称为Ⅰ型干扰素。IFN-γ 主要由活化 T 细胞和 NK 细胞产生，也称为Ⅱ型干扰素。

3. *肿瘤坏死因子（tumor necrosis factor，TNF）*　是一种能使肿瘤发生出血坏死的物质。目前肿瘤坏死因子超家族成员至少已有 18 个。

4. *集落刺激因子（colony-stimulating factor，CSF）*　是指能够刺激多能造血干细胞和不同造血祖细胞增殖分化，在半固体培养基中形成相应细胞集落的细胞因子。

5. *趋化因子（chemokine）*　是一个蛋白质家族，分子量多为 8～10kDa 的多肽。趋化因子的主要功能是招募血液中的单核细胞、中性粒细胞、淋巴细胞等进入特定的淋巴器官和组织以及感染发生的部位。

6. *生长因子（growth factor，GF）*　是具有刺激细胞生长作用的细胞因子，包括转化生长因子-β（TGF-β）、表皮细胞生长因子（EGF）、血管内皮细胞生长因子（VEGF）、成纤维细胞生长因子（FGF）、神经生长因子（NGF）、血小板衍生的生长因子（PDGF）等。有些生长因子在一定条件下也可表现对免疫应答的抑制活性，如 TGF-β 可抑制多种免疫细胞的增殖、分化及效应。

（三）细胞因子的生物学活性

1. *调节固有免疫应答*　参与固有免疫应答的细胞主要有树突状细胞、单核/巨噬细胞、中性粒细胞、NK 细胞、NKT 细胞、γδT 细胞、B-1 细胞以及嗜酸性粒细胞和嗜碱性粒细胞等。细胞因子对这些细胞的发育、分化以及效应功能发挥多种重要的调节作用。

2. *调节适应性免疫应答*　参与适应性免疫应答的免疫细胞的激活、生长、分化和发挥效应都受到细胞因子的精细调节。在免疫应答识别和激活阶段，有多种细胞因子可刺激免疫活性细胞的增殖，IL-2 和 IL-15 刺激 T 淋巴细胞的增殖，IL-4、IL-6 和 IL-13 刺激 B 淋巴细胞增殖。也有多种细胞因子刺激免疫活性细胞的分化，IL-12 促进未致敏的 $CD4^+$ T 淋巴细胞分化成 Th1 细胞，IL-4 促进未致敏的 $CD4^+$ T 细胞分化成 Th2 细胞。此外，IL-10 也是巨噬细胞的抑制因子。

3. *刺激造血*　在免疫应答和炎症反应过程中，白细胞、红细胞和血小板不断被消耗，因此机体需不断从骨髓造血干细胞通过分化成熟补充这些血细胞。由骨髓基质细胞和 T 细胞等产生刺激造血的细胞因子调控着血细胞的生成和补充。粒细胞-巨噬细胞集落刺激因子（GM-CSF）、巨噬细胞集落刺激因子（M-CSF）和粒细胞集落刺激因子（G-CSF）刺激骨髓生成各类髓样细胞。GM-CSF 是树突状细胞的分化因子。IL-7 刺激未成熟 T 细胞前体细胞的生长与分化。红细胞生成素（EPO）刺激红细胞的生成。IL-6、IL-11 和血小板生成素（TPO）均可刺激骨髓巨核细胞的分化、成熟和血小板的产生。

4. *促进凋亡，直接杀伤靶细胞*　在肿瘤坏死因子超家族（TNFSF）中，有几种细胞因子可直接杀伤靶细胞或诱导细胞凋亡。如 TNF-α 和 LT-α 可直接杀伤肿瘤细胞或病毒感染细胞。活化 T 细胞和 NK 细胞表达的 FasL 可通过膜型或可溶型形式结合靶细胞上的 Fas，诱导其凋亡。

5. *促进创伤的修复*　多种细胞因子在组织损伤修复中扮演重要角色，如 TGF-β 可通过刺激成纤维细胞和成骨细胞促进损伤组织的修复。VEGF 可促进血管和淋巴管的生成。FGF 促进多种细胞的增殖，有利于慢性软组织溃疡的愈合。

三、抗原提呈细胞

抗原提呈细胞（antigen presenting cell，APC）能捕捉加工处理抗原，并将抗原提呈给淋巴细胞。T 细胞需要识别的表位是经 APC 处理的抗原肽-MHC 复合物，根据细胞表面是否表达 MHC-Ⅱ类分子及其他激活协同刺激分子，可将 APC 分为专职和非专职两种。前者包括单核细胞、树突状细胞及 B 细胞；后者包括所有表达 MHC-Ⅰ类分子具潜在提呈内源性抗原的细胞。DC 在免疫应答初期吞饮颗粒抗原和胞外液体，表面装备特异受体能识别 IgG、IgE 或致病菌表面甘露糖残基。内源性抗原在感染细胞特殊酶体降解后组装成抗原肽-MHC-I分子，启动提呈。DC接触抗原后开始成熟，从外周到淋巴结和脾成熟过程中，DC诱使初始T细胞活化，又分泌细胞因子IL-2、IFN，增强活化T、B细胞。以上显示DC在免疫启动和调节中起中心作用。

第四节　皮　肤

皮肤是一种免疫器官，因为它含有所有的细胞介导免疫反应必需的成分，巨噬细胞系统、朗格汉斯细胞、皮肤的树突状细胞、位于表皮内部单核吞噬细胞系统起到了吞噬、抗原处理、抗原提呈及与淋巴细胞反应的作用，朗格汉斯细胞也能释放IL-1、辅助趋化因子和活化淋巴细胞。

皮肤的角质形成细胞构成的表皮是第一道防线。但表皮包含一些初始淋巴细胞，称T-γ-δ细胞，其抗原特异性非常有限，角质形成细胞受损，将释放热休克蛋白或另外的物质，被T-γ-δ细胞识别、诱导活化非特异性免疫反应。

一方面机体开始制备一特异免疫反应(图3-2)；另一方面朗格汉斯细胞离开表皮进入局部淋巴结副皮质区，使能与特异抗原发生反应的T淋巴细胞克隆增殖。

淋巴细胞回到皮肤表面，细胞流动方向被部分重新调整，这就是说，淋巴细胞与皮肤一接触到抗原发生效应就趋向于从循环系统回归到皮肤，淋巴细胞这样做是因为它仍在细胞表面表达某些分子，这些分子可与皮肤的内皮细胞特殊受体结合，总有一些回归的淋巴细胞在不断捕捉皮肤内抗原。如果抗原持续出现，免疫介导的反应就会发生。

如果抗原持续出现或当免疫诱发后与抗原在以后时间再度相遇，淋巴细胞在皮肤与之反应产生炎症或者杀伤感染细胞、肿瘤细胞，再诱发它对抗原的炎性反应时，朗格汉斯细胞、巨噬细胞和皮肤树突状细胞需要捕捉抗原处理提呈给T细胞，这个过程能发生在真皮或表皮。在诱发反应中，朗格汉斯细胞在皮肤组织中寻找相应的淋巴细胞，它们分泌细胞因子进入皮肤，导致该处出现炎症。

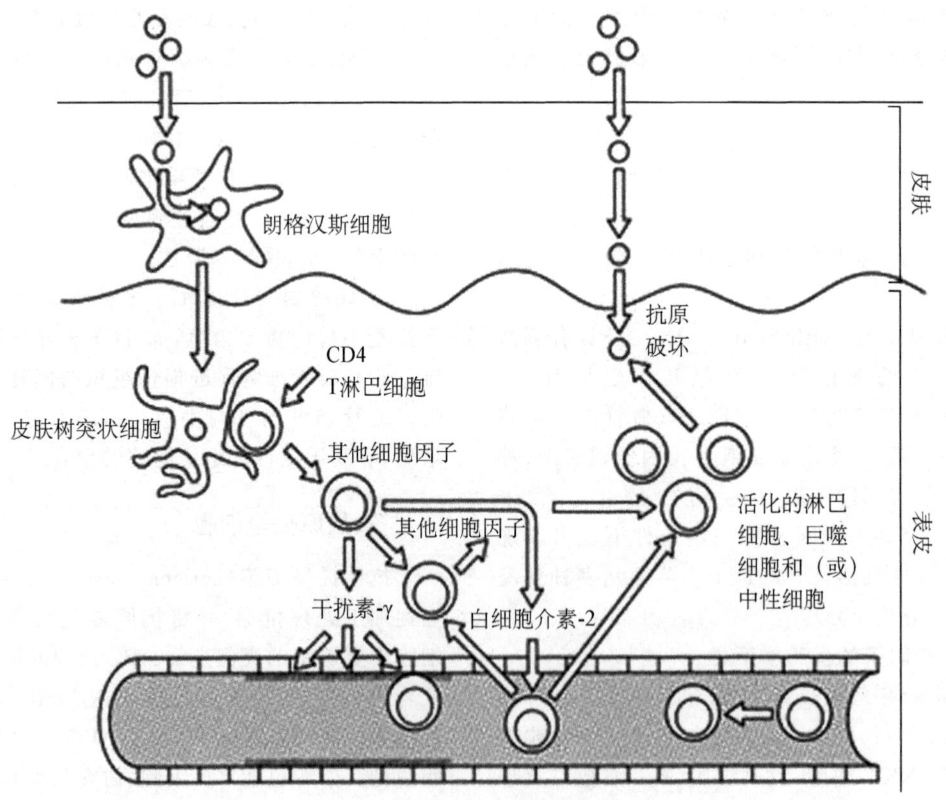

图3-2　在免疫反应的诱导阶段，抗原被朗格汉斯细胞捕获，因为细胞介导免疫反应在，有相应特异性的T细胞存在表皮，提呈抗原给T细胞，可导致细胞因子释放和免疫反应

在某些特定情况下，角质细胞可作为抗原提呈细胞活化T细胞产生IFN-γ，并导致角质细胞表面表达抗原提呈分子。角质形成细胞也能分泌细胞因子如IL-1、IL-3（肥大细胞的细胞生长因子）和IL-8（趋化因子和T细胞生长因子），调节淋巴细胞来提高或抑制免疫和炎症反应，或可直接调节表皮细胞的流动。

第五节　超敏反应的分类

超敏反应的分类有许多种，通常采用四型分类法（表3-2）。

超敏反应的另一发生机制为免疫球蛋白直接引起组织反应，如长效甲状腺刺激剂就是一种免疫球蛋白，能引起甲状腺细胞功能亢进。

表 3-2　四型超敏反应主要区别

型别	参加成分	发生机制	病种举例
Ⅰ型：速发型	IgE（IgG_4） 肥大细胞 嗜碱性粒细胞 嗜酸性粒细胞	IgE吸附于肥大细胞，过敏原和细胞表面IgE结合，脱颗粒释放组胺、白三烯和过敏毒素	荨麻疹、药物过敏性休克、过敏反应
Ⅱ型：细胞毒型	IgG或IgM补体吞噬细胞	抗体与细胞表面抗原结合或抗原抗体复合物吸附细胞基底膜表面补体参加，吸引活化嗜碱性粒细胞参与吞噬或杀伤靶细胞。抗基底膜抗体引起皮肤表皮分离	天疱疮等大疱性皮肤病、输血反应
Ⅲ型：免疫复合型	抗体、补体、中性粒细胞	抗原抗体免疫复合物沉积在血管壁或循环中，吸引中性粒细胞释放溶酶体，损伤血管	皮肤血管炎、Arthus反应
Ⅳ型：细胞介导型	T细胞	抗原使T细胞致敏，致敏T细胞与抗原相遇，直接杀伤靶细胞。或产生多种细胞因子，引起炎症反应	接触性皮炎 回忆皮肤试验如结核菌素试验

第六节　高通量免疫组库技术与免疫性疾病

免疫组库（immune repertoire，IR）是特定时间段内机体内T淋巴细胞和B淋巴细胞多样性的总和，反映机体免疫系统在特定时间段内应对外界刺激应答的能力，可以准确而全面地反映机体免疫系统的健康状况。

一、免疫组库研究现状

免疫组库的多样性呈现"载体"主要包括B淋巴细胞表面受体（BCR）和T淋巴细胞表面受体（TCR）两大种类，其中BCR包括游离形式的即抗体免疫球蛋白和非游离的结合在细胞表面的受体蛋白。每条肽链的互补决定区（CDR，又称超变区）氨基酸组成和排列顺序呈现高度多样性，构成容量巨大的TCR和BCR库。目前对人的免疫组库的研究是最成熟和完善的，国内外有多家生物技术服务公司已经可以提供免疫组库定制服务以及专利保护的多重引物等如美国Irepertoire公司和深圳华大基因等，满足了一般的实验室及科研院所有关免疫组库方面的科研需要。

根据淋巴细胞DNA来源的不同，对于免疫组库的研究分为以下几大类：健康人一般采用抽取外周血的方式；特殊人群比如白血病患者或者白血病细胞微小残留病（MRD）患者，为了深入研究其免疫组库的变化也将骨髓血作为淋巴细胞DNA的来源；刚出生的婴儿，其脐带血可以用于研究人在出生早期与母亲在免疫组库方面的联系与区别。以唾液和尿液作为淋巴细胞 DNA 来源的方式，受到领域内研究者的众多关注。

二、高通量测序用于免疫组库的研究方法手段

首先要构建目标物种的免疫组库，包括 B 淋巴细胞对应的 BCR 和 T 细胞对应的 TCR 免疫组库（主要指 TRB）两个方面，技术手段主要有：从外周血分离外周血单个核细胞（PMBC）的技术；从组织或细胞中提取 gDNA 以及 RNA 的技术；5′RACE（cDNA 5′末端快速扩增）；Multiplex PCR（多重 PCR）和常规的 PCR 技术等。评价免疫组库多重引物扩增效率时用到 qPCR（实时荧光定量 PCR）；将长的 PCR 产物打断成固定长度（比如100～200bp）的 DNA 打断技术（图 3-3）。

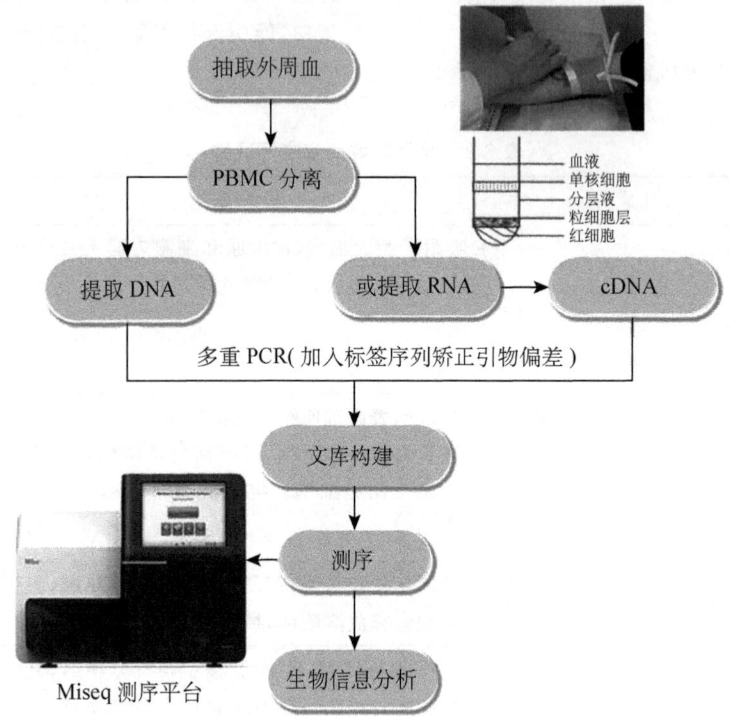

图 3-3 高通量免疫组库的技术流程

流式细胞仪鉴定和分选技术也用于免疫组库的研究，指分选特定的细胞大类比如 $CD4^+$ T 细胞或者 $CD19^+$ T 细胞，分别建立各自免疫组库后对比分析不同种类细胞的免疫组库的同异之处；单细胞测序技术也将免疫组库的细微差别精确至单个细胞之间。这些技术的发展都将为免疫治疗、疾病早期诊断及预后监控等带来新的思路。

三、高通量测序分析免疫组库的展望

免疫组库的研究从最初依赖 Sanger 测序只能测到小部分的序列到现在依赖二代高通量测序手段到百万甚至上千万的序列“库”。

第一，建立正常健康人群的“综合”免疫组库。

第二，建立免疫相关的疾病病人群体的“特定”免疫组库，通过对比正常人群的免疫组库找出差异，找出“致病克隆”达到指导免疫治疗的效果，还能通过对正常人群这些致病克隆所占比例的监控，为疾病诊断以及预后监控提供指导。

第三，目前正常人群的免疫组库“基线”并未描绘清晰，但是人们已经意识到，如何更有效检测到目标克隆序列乃至致病克隆才是我们努力的方向，因为这样可以避免测出那么多“无用”的本底或是背景免疫组库克隆，不仅能降低成本而且能更准确快速地“捕获”致病克隆等标志，进而更有效地进行精准免疫治疗、疾病诊断和单抗制备等，流式细胞术以及单细胞测序的手段为实现这一目的带来可能。

随着下一代测序技术的迅速发展，测序成本的降低以及测序效率的提高，使得利用测序技术对整个免疫组库的完整测序成为可能。从某种程度来讲，免疫组库技术上是一种依赖高通量测序的技术，

可以通过对机体的高通量的免疫大数据的进行分析挖掘，找出疾病相关特异性序列克隆，对疾病的早期诊断和预防提供参考；同时免疫组库的测序数据还能为疫苗设计评价、免疫治疗和单克隆抗体的制备等以精准医疗为导向的治疗策略带来革命性的改变。

（房文亮　李　桃　张元杏　张学军）

参考文献

曹雪涛，何维．医学免疫学．3版．北京：人民卫生出版社.

Chinen，Javier，Notarangelo. 2016. Advances in clinical immunology in 2015[J]. journal of allergy &clinical immunology，138(6)：1531-1540.

Kenneth Murphy，Casey Weaver. 2016. Janeway's Immunobiology. 9th ed. Garland science，Taylor &Francis Group New York.

第4章 小儿皮肤病的西医治疗

第一节 小儿皮肤病的基本用药知识

一、小儿的生理解剖特点与药物的体内过程

(一)药物的吸收

口服药物的吸收与胃肠道的生理特点有关，从新生儿期至幼儿期胃内酸度波动很大，出生后酸度一过性增高，以后显著下降，至出生后10d基本为无酸状态，以后胃酸度逐渐增高，到3岁时与成人水平相当。新生儿胃容量较小，蠕动慢且排空时间长，以上因素使一些药物的吸收较成人增加，而另一些药物吸收较成人要少，故口服药物吸收的量难以预料。新生儿血液多集中于躯干和内脏，外周较少，静脉注射药物能更快地分布到全身循环中，而肌内注射或皮下注射却不能迅速吸收。因此，危重新生儿及婴幼儿尽量选用静脉给药这一途径。

(二)药物的分布

药物进入血液循环后一部分要与血浆蛋白结合，另一部分则呈游离状态。新生儿血浆蛋白浓度低，结合药物的能力弱，血中游离药物较成人多，故在血药总浓度相同时，药物对小儿的作用较成人强。小儿血脑屏障发育尚未成熟，许多药物易于通过，故中枢神经易受某些药物的影响。

(三)药物的代谢

药物进入人体后主要在肝中代谢。新生儿酶系发育不成熟，肝药物代谢能力差，血浆消除慢。因此建议新生儿应慎用或减量使用在肝代谢的药物。幼儿、学龄期儿童肝对药物的代谢逐渐成熟。

(四)药物的排泄

肾是药物排泄的主要器官，新生儿、婴儿的肾发育不成熟，肾功能差，这主要表现在肾小球滤过率低，肾小管重吸收和排泄功能均比成人差。一些以肾排泄为主要渠道的药物如氨基糖苷类、磺胺类等易由于排泄延缓而滞留在体内，使血药浓度过高引起蓄积中毒。

二、小儿用药剂量的计算

常用的计算小儿用药量的方法有以下三种。

(一)按每千克体重计算

此法是目前最常用的方法。在使用某一种药物时，根据药物说明书或药物手册注明的每次或每千克体重剂量，再根据其服用方法的说明分成每日1～3次给药。

小儿体重推算公式为：

≤6个月体重(kg)＝出生时体重(kg)＋月龄×0.7(kg)

7～12个月体重(kg)＝出生时体重(kg)＋6×0.7(kg)＋(月龄－6)×0.4(kg)

2～12岁体重(kg)＝年龄(岁)×2(kg)＋8(kg)

如按体重计算所得剂量超过成人用量，则以成人用量为限。

(二)按体表面积计算

此法较按年龄、体重计算更为准确，因其与基础代谢、肾小球滤过率等生理活动的关系更为密切。

1. 通常体表面积可按体重推算，公式为：

体重＜30kg时，体表面积(m^2)＝体重(kg)×0.035＋0.1

体重＞30kg时，体表面积(m^2)＝[体重(kg)－30]×0.02＋1.05

2. 小儿体表面积亦可按小儿身高体重体表面积图计算(图4-1)。

3. 由体表面积推算用药剂量，公式为：

小儿剂量＝成人剂量×小儿体表面积(m^2)/1.73m^2

式中1.73m^2为成人平均体表面积。

此法必要时也适用于成人。但应强调，按此公式计算所得剂量只作参考，还应根据具体用药和病情分析对待。

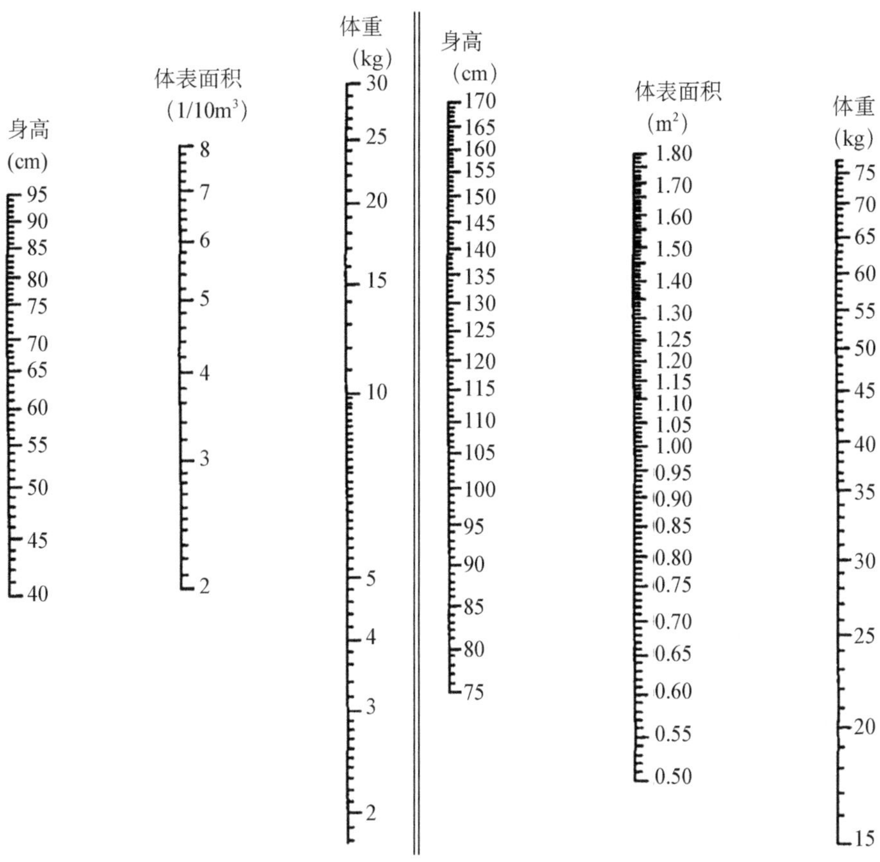

图 4-1　小儿身高-体重-体表面积图

①按体重、身高、体表面积:用尺连接身高(cm)与体重(kg)的数字,连线与面积标尺交叉处的数字即为该小儿的体表面积(m^2);②按体重求体表面积:

年长儿体表面积(m^2)$=\sqrt[3]{\text{体重(kg)}}\times 0.1$

婴幼儿体表面积(m^2)$=$体重(kg)$\times 0.035+0.1$

(三)按成人剂量推算

某些情况下,若不清楚每千克体重所需药物剂量,则只能按成人剂量进行推算。即:

小儿剂量=成人剂量×小儿体重(kg)÷50

三、合理用药的原则

(一)确定诊断,明确用药目的

明确诊断是合理用药的前提。首先,应该认清疾病的性质和病情严重程度,并据此确定当前用药所要解决的问题,进而选择有针对性的药物和合适的剂量。有时,在未确定诊断之前必须采取必要的对症治疗,但应尽量注意不要因用药而妨碍疾病的进一步检查和诊断。

(二)制订用药方案

初步选定拟用药物后,要根据所选药物的药效学和药动学知识全面考虑所有可能影响该药作用的一切因素,扬长避短,合理制订包括用药剂量、给药途径、投药时间、疗程长短以及是否必须联合用药等治疗方案。

(三)密切观察

在用药过程中,要仔细观察各项必要的指标以判定所用药物的疗效和不良反应,并随时修订和完善用药方案。

(四)简化用药

任何药物的作用都有两面性,即既有治疗作用又有不良反应。药物的相互作用既可对机体有益,也可能增加对病人的损害。因此,临床用药应简化,除经过斟酌认为必需的药物之外,原则上应争取用最少的药物达到预期的目的,可用可不用的药物则尽量不用。

第二节 小儿皮肤病的常用内用药

一、抗组胺类药物

组胺是参与炎症和过敏反应的化学介质，主要作用于靶细胞的两种受体，即 H_1 受体和 H_2 受体，前者主要分布于皮肤、黏膜、血管及脑组织，后者主要分布于消化道黏膜。

(一)H_1 受体拮抗药

1. 作用与用途　根据化学结构、起效速度、药动学特性、对 H_1 受体的选择性和镇静作用的有无，可将抗组胺药分为第一代 H_1 受体拮抗药和第二代 H_1 受体拮抗药。第一代 H_1 受体拮抗药具有脂溶性，能透过血脑屏障，故其有不同程度的中枢抑制作用，即镇静作用；另外，它们的受体选择性差，能阻断乙酰胆碱、α-肾上腺素和5-羟色胺受体，故能引起口干、便秘、排尿困难、咳嗽、恶心和呕吐等副作用，且其半衰期较短，需每日多次服药。

第二代 H_1 受体拮抗药，较前者对 H_1 受体的亲和力更高，并与 H_1 受体有较强的结合作用。这些药物的分子较大，有一长的侧链，脂溶性很差，故对血脑屏障的穿透性低，镇静作用也随之降低；镇静作用小的另一个原因是新型抗组胺药对外周 H_1 受体的选择性比中枢高。大部分第二代 H_1 受体拮抗药经肝代谢后形成具有活性的代谢产物，因此它们产生的疗效比较持久。

2. 制剂与用法

(1)第一代 H_1 受体拮抗药

①苯海拉明(Benadryl，可太敏、苯那君)：是最早的抗组胺药，镇静作用明显，亦有抗胆碱、镇吐和局部麻醉作用。

苯海拉明糖浆：患儿＜6个月，苯海拉明糖浆每次1ml，每日3次；＞6个月，每次1.5ml，每日3次；1岁，每次2ml，每日3次；1岁以上的儿童尽量不用。苯海拉明注射液肌内注射儿童禁用。

偶可引起皮疹及粒细胞减少，忌长期应用。

②氯马斯汀(Clemastine，吡咯醇胺)：口服后30min起效，抗组胺作用强而持久，可维持药效12h。口服，成人及12岁以上儿童，1.34mg/次，每日2次。可配成0.25%～0.5%糖浆供儿童服用。3～6岁，每次2.5～5ml；6～12岁，每次5ml，均为每日2次。

常见头晕、嗜睡，尚有轻度抗胆碱作用，新生儿和早产儿禁用。

③氯苯那敏(Chlorpheniramine，扑尔敏)：抗组胺作用强，有镇静及抗胆碱作用。口服，成人剂量为4～8mg/次，每日3次；小儿0.35mg/(kg·d)，分3～4次服。忌用于1岁以下的儿童，孕妇慎用。肌内注射，成人10mg/次，每日1次；儿童皮下注射0.35mg/(kg·d)，分4次给药。肝功能不全者不宜长期使用本药。

④赛庚啶(Cyproheptadine，安替根)：抗组胺作用较氯苯那敏强，且具有轻、中度的抗5-羟色胺作用及抗胆碱作用，是治疗急性荨麻疹的有效药物，尤其对寒冷性荨麻疹有较好的疗效。口服，成人2～4mg/次，每日3～4次；儿童每日0.15～0.25mg/kg，分3次服。2～6岁儿童单次剂量不超过1mg，2岁以下儿童不宜使用本药，孕妇及哺乳期妇女慎用。

不良反应多以嗜睡为主。

⑤异丙嗪(Phenergan，非那根)：抗组胺作用强，兼有显著的中枢抑制作用和抗胆碱作用，其作用时间较苯海拉明长。口服，成人12.5～25mg/次，每日1～3次；小儿每次0.125mg/kg，每日1～3次。肌内注射，小儿一次0.125mg/kg，每4～6小时1次。

不良反应较多，如口干、恶心、嗜睡、光敏性皮炎、直立性低血压，偶见精神兴奋、肌内注射部位疼痛。禁用于肝、肾、肺功能减退者，忌与碱性及生物碱类药物配伍。早产儿和新生儿忌用。

⑥曲普利啶(Triprolidine，吡咯吡胺、刻免、克敏)：高效抗组胺药，不良反应轻。口服，成人及12岁以上儿童每次2.5mg(1个胶囊)，每日2次。6～12岁，每次1/2胶囊；2～6岁，每次1/3胶囊；2岁以下按0.05mg/kg计算，每日2次。

(2)第二代 H_1 受体拮抗药

①西替利嗪(Cetirizine，Hydrochloride，比特力、西可韦、斯特林、仙特敏、赛特赞)：能选择性拮抗 H_1 受体，抑制组胺介导的早期过敏反应及减少后期炎症介质释放，且可抑制嗜酸性粒细胞的趋化性，具有强大的抗嗜酸性粒细胞在风团内的浸润作用，故治疗慢性荨麻疹效果较显著。

口服，成人及12岁以上儿童10mg/次，每日1次。6～12岁儿童5mg/次，2～5岁儿童2.5mg/次，每日1～2次。

不良反应少见，可有轻度镇静作用。2岁以下儿童，孕妇、哺乳期妇女均慎用。

②盐酸西替利嗪滴剂(Cetirizine Hydrochloride Drops,仙特明滴剂):本品为选择性组胺 H_1 受体拮抗药,无明显抗胆碱和抗 5-羟色胺作用,中枢抑制作用较小。

口服,6 岁以上儿童,每次 1ml,每日 1 次;2～6 岁儿童,每次 0.5ml,每日 1 次;1～2 岁儿童,每次 0.25ml,每日 1 次,但 2 岁以下儿童慎用。

不良反应轻微且为一过性,有困倦、嗜睡、头痛、眩晕激动、口干及胃肠道不适等。

③盐酸左西替利嗪(Levocetirizine,迪皿):是新一代高效非镇静抗组胺药,是盐酸西替利嗪的单一光学异构体,为高选择性外周 H_1 受体拮抗药。盐酸左西替利嗪有很高的亲和力(Ki=3.2nmol/L),是西替利嗪(Ki=6.3nmol)的 2 倍。临床适用于荨麻疹、过敏性鼻炎、湿疹、皮炎等。

盐酸左西替利嗪片剂每片 5mg,成人及 6 岁以上儿童每日 1 次,每次 1 片;2～6 岁儿童每日 1 次,每次 1/2 片。2 周岁以下儿童使用本品有效性和安全性尚未确定。

不良反应发生率为 15.1%,其中 91.6%不良反应为轻到中度,主要表现为头痛、嗜睡、口干、疲劳。

④氯雷他定(Loratadine,开瑞坦):能选择性拮抗 H_1 受体,无中枢镇静作用和抗胆碱能作用。口服,12 岁以上儿童及成人 10mg/次,每日 1 次。6～12 岁儿童 5mg/d;6 岁以下儿童 2.5～5mg/d,每日 1 次。

不良反应少,罕有乏力、头痛和恶心。孕妇慎用。

⑤地氯雷他定[Desloratadine、恩里思(Aerius),芙必叮、地恒赛(Dihengsai)]:为非镇静性长效三环类抗组胺药,是氯雷他定的活性代谢物之一。本品不易通过血脑屏障,对中枢神经系统无抑制作用。适应证为慢性特发性荨麻疹及过敏性鼻炎。

12 岁以上儿童及成人每日 1 次,每次 1 片(5mg)。12 岁以下儿童可用地氯雷他定干混悬剂。

不良反应为恶心、头晕、头痛、困倦、口干、乏力,偶见嗜睡、健忘和晨起面部、肢端水肿。

⑥美喹他嗪(Mequitazine,波丽玛朗):既拮抗 H_1 受体,又有阻止肥大细胞脱颗粒及调节迷走神经紧张性和抗胆碱能等多种作用,故可作为治疗胆碱能性荨麻疹的首选药。

口服,12 岁以上儿童及成人 5mg/次,每日 2 次;儿童 0.25mg/(kg・d)。

不良反应较小,但口渴症状较明显,中枢镇静作用稍强,青光眼、前列腺肥大患者慎用。

⑦咪唑斯汀(Mizolastine,皿治林):是近几年新上市的新型抗组胺药物,具有独特的抗组胺和抗其他炎症介质的双重作用。除与 H_1 组胺受体选择性结合较强外,尚可抑制 5-脂氧合酶、抑制白三烯等的产生,阻断某些炎性介质释放。本品起效快、作用持续时间长、不良反应少。适用于成人或 12 岁以上的儿童所患的季节性鼻炎、荨麻疹等。

口服,成人(包括老年人)和 12 岁以上儿童每次 10mg,每日 1 次。本品不能与咪唑类抗真菌药(如酮康唑)或大环内酯类抗生素(如红霉素、克拉霉素或交沙霉素)同时使用。儿童、孕妇、哺乳期妇女的安全性尚不清楚。

⑧依巴斯汀(Ebastine,开思亭):与组胺 H_1 受体亲和力高,对其他参与过敏反应的炎性介质具有抑制作用,血脑屏障通透性极低,无嗜睡作用,其疗效和安全性不受食物影响,因此饭前、饭后均可服用。临床上主要适用于过敏性鼻炎、瘙痒症及过敏引起的荨麻疹等。

口服,成人及 12 岁以上儿童一次 10mg,每日 1 次,症状严重时可给予 20mg;6～11 岁儿童每日 1 次 5mg;2～5 岁儿童每日 1 次 2.5mg。依巴斯汀与酮康唑或红霉素联合应用时应慎重,因两种药物均可延长心脏 Q-T 间期。

⑨非索非那定(Fexofenadine):可显著抑制组胺诱发的风团。本品不能透过血脑屏障,故对中枢神经系统无明显的影响,对其他一些重要器官均无影响。

口服:成人每次 60mg,每日 2 次;6～12 岁儿童每次 30mg,每日 2 次。

(3)其他 H_1 抗组胺药或具有抗组胺样作用的药物

①色甘酸钠(Cromoglycate):能稳定肥大细胞膜,阻止肥大细胞脱颗粒,从而阻止组胺和其他炎症介质的释放。可用于治疗肥大细胞增多症、色素性荨麻疹、特应性皮炎、食物过敏等。口服,12 岁以上儿童及成人 100mg/次,每日 3～4 次;2～12 岁儿童剂量减半。

本品不良反应少,肝、肾功能不全者药量酌减。2 岁以下儿童不宜使用,孕妇及哺乳妇女慎用。

②酮替芬(Ketotifen,噻哌酮):其稳定肥大细胞膜、抑制组胺和慢反应物质释放的作用与色甘酸钠相似,并有拮抗 H_1 受体和抗 5-羟色胺及乙酰胆碱的作用,且为长效剂。皮肤科主要用于急性或慢性荨麻疹、湿疹、特应性皮炎、皮肤瘙痒症和肥大细胞增多症。口服,成人 1mg/次,每日 2 次;儿童 0.02～0.04mg/(kg・d),每日 2 次。主要不良反应是嗜睡。

③曲尼司特(Tranilast):为新型抗变态反应药

物，体外能抑制 IgE 引起的皮肤过敏反应、哮喘及过敏性鼻炎等。12 岁以上儿童及成人，口服 100mg，每日 2～3 次；小儿 5mg/(kg·d)，分 3 次服用。

不良反应轻，偶见消化道症状及头痛、嗜睡等。

④桂利嗪(Cinnarizine，脑益嗪)：为哌嗪类广谱抗炎症介质药，具有抗组胺、抗 5-羟色胺、抗激肽活性及抑制 C4 活化等作用。对慢性荨麻疹、皮肤划痕症疗效显著，尤适用于老年瘙痒。成人口服 25～50mg/次，每日 3 次。儿童及孕妇禁用。

常见不良反应为嗜睡、乏力，长期服用可发生皮肤色素沉着。

⑤钙剂：钙离子能增强毛细血管致密性，降低其通透性，减少渗出，具有消炎、消肿作用，有助于控制或缓解变态反应。可用于荨麻疹、湿疹、接触性皮炎等。葡萄糖酸钙：口服，0.5～1g/次，2～3 次/日；常用 10%葡萄糖酸钙注射液静脉注射或加入 5%葡萄糖溶液 250ml 中静脉滴注，＜1 岁每次 0.5ml/kg；1～5 岁 5～10ml/次，每天 1～2 次；＞5 岁 10ml/次。每日 1 次，注射速度宜慢，防止发生心律失常和心搏骤停。钙剂能增加洋地黄毒性，故应用洋地黄期间禁用钙剂。

(二)H_2受体拮抗药

1. 作用与用途　此类药物与 H_2受体有较强的结合力，使组胺不能与该受体相结合，从而对抗组胺的血管扩张、血压下降和胃液分泌增加等作用。

2. 制剂与用法

(1)西咪替丁(Cimetidine，甲氰咪胍)：口服，成人 0.2g/次，每日 4 次；儿童 20～25mg/(kg·d)，分 2 次服用。静脉滴注，0.4～0.6g 加入 5%葡萄糖溶液 500～1000ml 中，每日 1 次。6 岁以下儿童不使用常规剂量，且较少使用本品。

(2)雷尼替丁(Ranitidine，呋喃硝胺、善胃得)：本品 H_2受体拮抗作用比西咪替丁强 4～10 倍，无抗雄激素作用。口服，成人每次 0.15g，每日 2 次。肌内注射或静脉滴注，每次 0.15g，每日 2 次。孕妇、哺乳期妇女、8 岁以下儿童禁用，8 岁以上儿童用量酌减。

(3)法莫替丁(Famotidine)：本品为新型强效 H_2受体拮抗药。作用比西咪替丁、雷尼替丁更强，作用时间更长，无抗雄激素作用。口服，成人每次 20mg，一日 2 次。静脉滴注，每次 20mg 溶于 0.9%氯化钠或 5%葡萄糖注射液 100ml，每日 2 次。孕妇、哺乳期妇女、8 岁以下儿童禁用，8 岁以上儿童用量遵医嘱酌减。

3. 不良反应与使用注意事项　此类药物常有恶心、呕吐、腹泻等胃肠道反应以及头晕、头痛、嗜睡、幻觉等。可引起肝损害及肌酐浓度升高，诱发肝性脑病，故肝肾功能不全者应慎用。

二、糖皮质激素

1. 糖皮质激素在皮肤科的适应证

(1)自身免疫性疾病：如系统性红斑狼疮、皮肌炎、结节性多动脉炎、天疱疮、大疱性类天疱疮等。糖皮质激素可缓解症状。

(2)过敏性疾病：对急性荨麻疹和血管性水肿、过敏性休克、重症药疹、血清病、泛发性湿疹、严重的接触性皮炎、过敏性紫癜、变应性血管炎、重症多形红斑等有效。

(3)其他：如关节病型银屑病、各型红皮病、外源性光敏性皮炎、播散性神经性皮炎、普秃、囊肿性痤疮、泛发性白癜风等。应用糖皮质激素可使病情得到控制。

2. 常用糖皮质激素的种类和效能(表 4-1)

表 4-1　常用糖皮质激素的种类和效能

药　名		抗感染效价	等效剂量	规格	儿童用量	用法
短效类(＜12h)	氢化可的松	1.0	20	10mg/安瓿	8～10mg/(kg·d)	静脉滴注
中效类(12～36h)	泼尼松	3.5	5	5mg/片	1～2mg/(kg·d)	口服
	泼尼松龙	4	5	5mg/片	1～2mg/(kg·d)	口服
	甲泼尼龙	5	4	40mg/安瓿	1mg/(kg·d)	肌内注射或静脉滴注
长效类(＞48h)	地塞米松	30	0.75	0.75mg/片	0.1～0.25mg/(kg·d)	口服
				2mg/安瓿	0.2～1.0mg/(kg·d)	肌内注射或静脉滴注
				5mg/安瓿	0.2～1.0mg/(kg·d)	肌内注射或静脉滴注
	倍他米松	35	0.5	0.5mg/片	0.25～1mg/d	口服

3. 儿童应用糖皮质激素的原则

(1)药物选择:长期使用肾上腺糖皮质激素可抑制儿童生长和发育,如确有必要长期使用,应采用短效(如氢化可的松)或中效制剂,避免使用长效制剂(如地塞米松)。地塞米松较泼尼松无特别优越性,但似更易发生骨缺血坏死,儿童不宜连续使用。

(2)隔日疗法:把一日或两日的总量在隔日早晨一次给予。

(3)注意 HPA 轴抑制:长期用药时不能突然停药,应该逐渐减少剂量。

(4)注意对生长的影响:合理应用,及时减量。及时补充维生素 D 和钙制剂。

(5)心理因素:治疗的同时应注重儿童心理状况。

4. 糖皮质激素的应用方法　临床应用糖皮质激素时,应正确了解下丘脑-垂体-肾上腺轴(简称 H-P-A 轴)的作用,并在用药过程中遵循其规律。在正常情况下,下丘脑分泌一种激素称为促肾上腺皮质激素释放激素(CRH),CRH 刺激垂体前叶产生促肾上腺皮质激素(ACTH),后者又刺激肾上腺皮质产生皮质醇。皮质醇产生后又反馈抑制下丘脑、垂体甚至肾上腺本身,使 CRH 和 ACTH 的形成下降。血液中皮质醇浓度在早晨最高,此后逐渐消耗,至午夜最低,此时抑制 H-P-A 轴的能力减弱以至消失,CRH 和 ACTH 均升高,再次产生皮质醇,如此周而复始。

糖皮质激素的给药途径通常以口服为主,常使用半衰期短的如泼尼松,早晨一次给予或隔日早晨一次给予,这样可以使 H-P-A 轴的功能升降正常化,减轻对 H-P-A 轴的抑制和糖皮质激素的不良反应。抢救或不能口服者,可用糖皮质激素静脉滴注。

(1)冲击疗法:主要用于抢救危重症疾病,如过敏性休克、感染中毒性休克、SLE 伴有脑损害或严重肾损害等,以期迅速控制病情,然后快速减量,以减少长期常规使用糖皮质激素的不良反应。其他对常规糖皮质激素治疗效果不佳的皮肤病如 SLE、皮肌炎、寻常型天疱疮、大疱性类天疱疮、坏疽性脓皮病、角层下脓疱病、中毒性表皮松解症等也可采用冲击疗法。14 岁以上儿童和成人使用方法是甲泼尼龙琥珀酸钠 1g 或 500mg 或 300mg(根据患者体重)溶于 5%葡萄糖溶液或生理盐水 250～500ml 中静脉滴注,滴注时间一般不少于 2h,每日 1 次。一般治疗 3～5d 后,恢复至冲击前剂量。一般认为冲击疗法不良反应较少,但可发生一过性高血压、高血糖、急性胰腺炎、电解质紊乱、过敏性休克、严重的心律失常或心搏骤停。因此,应仔细观察病情变化,密切进行心脏监护和电解质测定。为安全起见,可采用常规冲击剂量的半量或 1/3 量。服用利尿药、肝、肾功能不全及电解质紊乱者禁用。儿童用量见表 4-1。

(2)短程疗法:对于某些病情较重的急性自限性疾病,如重症多形红斑、重症药疹、中毒性表皮坏死松解症、急性放射性皮炎等,可采用短程疗法。经用糖皮质激素控制症状后,可较快地减量。如 12 岁以上儿童及成人初始用氢化可的松 200～300mg/d 静脉滴注,或地塞米松 10～15mg/d 静脉滴注,待症状控制后,每 3～5 天减量一次,每次减量 20%左右,直至停药,疗程 10～15d。12 岁以下儿童按体重和病情个体化用药。

(3)中程疗法:适用于部分慢性疾病如 Behcet 病、Sweet 病、关节病型银屑病、红皮病型银屑病、疱疹样脓疱病、变应性血管炎等。12 岁以上儿童及成人开始用氢化可的松 150～200mg/d 静脉滴注或泼尼松 20～40mg/d 口服;根据病情,1～2 周后改为泼尼松 20～30mg/d,以后每 2～3 周减量 1/3 直至停药,整个疗程一般 2～3 个月。

(4)长程疗法:主要用于结缔组织病和大疱性皮肤病,一般开始用较大剂量,待症状控制后,再逐渐减量,其减量速度开始较快,以后减慢,逐渐减少至能控制症状的最小维持量,在减量过程中,如病情有“反跳”,须增加至比“反跳”前略大的剂量,一般疗程需要半年或更长时间。

(5)局部注射疗法:全身应用糖皮质激素治疗无效时,采用皮损内注射可显著提高局部药物浓度,增强治疗效果,并可替代全身性糖皮质激素的应用。可用于囊肿性痤疮、斑秃、皮肤或黏膜 DLE、肥厚性瘢痕或瘢痕疙瘩、神经性皮炎、结节性痒疹、胫前黏液性水肿、黏液性囊肿、结节病、蕈样肉芽肿、肥厚性扁平苔藓、环状肉芽肿、硬斑病等。根据需要治疗的皮损面积大小抽取 1%曲安西龙(去炎松)混悬液或醋酸泼尼松 0.2～0.3ml,加入等量的 2%利多卡因或 2%普鲁卡因混合后,用 25～30 号针头在皮损内分点注射。当注射混悬液后局部皮肤轻微隆起,表示深度适当,每 1～2 周注射 1 次,但长期应用可致皮损处萎缩、色素改变和毛细血管扩张,且应警惕药物全身性吸收导致肾上腺皮质功能抑制的可能性。

5. 不良反应与应用注意事项　长期大剂量应用糖皮质激素可出现许多不良反应,如并发或加重感染、消化道溃疡或合并出血及穿孔、骨质疏松、肌无力、肌萎缩、无菌性股骨头坏死、高血压、白内障、青光眼、精神障碍、阳萎、月经紊乱、低钾血症、高血糖、血栓形成和出血倾向、皮肤萎缩、紫癜、痤疮、多毛、延缓伤口愈合等。因此，在应用糖皮质激素时要严格掌握适应证，密切注意不良反应的发生，并及时处理，如加用抗酸药、H_2受体拮抗药、限制钠摄入、补充钾和钙，定期应用蛋白同化激素，加用免疫增强药，警惕感染、糖尿病、高血压、白内障等的发生，并定期检查患者所用药量，出现明显不良反应时及时减量。

6. 糖皮质激素应用的禁忌证　糖皮质激素应用的禁忌证主要有：消化性溃疡、糖尿病、严重高血压和心肾功能不全、骨质疏松、活动性结核病、严重精神疾病、抗菌药物所不能控制的细菌或真菌等感染性疾病、妊娠早期和产褥期。

三、抗生素和抗菌药物

(一)青霉素类

1. 作用与用途　本类药物对多数革兰阳性菌和部分革兰阴性菌、螺旋体及放线菌具有强大的抗菌作用。青霉素在皮肤科的适应证有脓疱疮、丹毒、蜂窝织炎、猩红热、败血症、梅毒、淋病、放线菌病、皮肤炭疽、气性坏疽等。此外，治疗由溶血性链球菌诱发的急性点滴状银屑病以及治疗早期系统性硬皮病也有效。

2. 制剂与用法

(1)苄星青霉素(Benzathine penicillin，长效西林)：属长效青霉素，成人及12岁以上儿童一次肌内注射120万U，可使血中有效浓度维持1个月左右。治疗梅毒时用240万U，分两侧臀部肌内注射，每周一次，共2～3次。小儿剂量30万～120万U/次，2～4周一次。

(2)氨苄青霉素(Ampicillin，氨苄西林)：广谱杀菌性抗生素。口服，50～100mg/(kg·d)，分4次空腹服用。肌内注射，50～150mg/(kg·d)，分2～4次给药。静脉滴注，100～200mg/(kg·d)，分2～4次给药，最高剂量不能超过300mg/(kg·d)。

(3)羟氨苄青霉素(Amoxycillin，阿莫西林)：广谱杀菌性抗生素。口服吸收好，且尿液中的浓度很高，故适用于尿路感染。口服，40～80mg/(kg·d)，分3～4次；新生儿及早产儿每次50mg/kg，每日2～3次。12岁以上儿童及成人每次250～500mg，每日2～3次。

3. 不良反应与使用注意事项　青霉素类药物可引起过敏性休克、荨麻疹及其他各型药疹、二重感染、血栓性静脉炎、溶血性贫血等，其中以过敏性休克最为严重，常可造成死亡。故应用前，必须询问患者有无过敏性疾病及青霉素过敏史，且须做青霉素皮试；以往对青霉素有过敏者应改用其他药物，不宜再做过敏试验(因皮试本身也可引起过敏性休克)。本品易透过乳汁，乳母注射青霉素可以引起婴儿过敏反应。

(二)头孢菌素类

1. 作用与用途　此类药物系半合成抗生素，与青霉素同属β-内酰胺类，其化学结构和药理性质与青霉素相似。此类药物具有很强的抗菌活性，对β-内酰胺酶稳定，抗菌谱广，对多数革兰阳性菌和革兰阴性菌、厌氧菌均有很强的活性。皮肤科常用于疖、痈、丹毒、蜂窝织炎、泌尿生殖系感染、淋病等。

2. 制剂与用法

(1)头孢曲松钠(Ceftriaxone，泛生舒复、消可治、菌必治、罗氏芬)：属第三代头孢菌素类，其半衰期长，每日给药1次即可。肌内注射或静脉滴注，12岁以上儿童及成人1～2g/d，小儿20～80mg/(kg·d)，每日1～2次。早产儿不超过50mg/(kg·d)。

不良反应有皮疹、胃肠道反应、转氨酶升高和静脉炎等，一般在停药后可自行消失。孕妇和肝功能不良者慎用；妊娠前3个月的妇女非必要尽量不用。

(2)头孢氨苄(Cefalexin，先锋霉素Ⅳ、头孢立新)：本品耐酸，口服后易吸收，用于敏感菌所致的呼吸道、泌尿道、皮肤等轻中度感染。皮肤感染每次12.5～50mg/kg，12h一次；新生儿每日25～50mg，分2～3次口服，宜空腹给药。肾功能减退病人有药物蓄积现象，应注意调整用量。

(3)头孢羟氨苄(Cefadroxil)：作用与头孢氨苄相似，对葡萄球菌、β溶血性链球菌、肺炎球菌、大肠埃希菌、奇异变形杆菌和克雷伯杆菌有效，作用比头孢氨苄强3～4倍，对沙门菌和痢疾杆菌作用较头孢氨苄强2倍，对流感杆菌和淋球菌作用较弱。儿童30mg/(kg·d)，分2次服用，一般不用于婴儿和新生儿。14岁以上及成人1～2g/d，分2次服用。

3. 不良反应　头孢菌素类药物可引起恶心、呕吐等胃肠道反应以及头痛、头晕、药疹、药物热、白细胞减少、肝肾损伤。本类药物与青霉素有交叉过敏反应，对青霉素过敏和肝肾功能受损者忌用或慎用。

(三)氨基糖苷类

庆大霉素(Gentamycin，正泰霉素)　抗菌谱广，对金黄色葡萄球菌及革兰阴性杆菌(包括铜绿假单

胞菌及各型变形杆菌)都有抑菌或杀菌作用。用于敏感菌所致的新生儿脓毒血症、败血症及脑膜炎、泌尿道、呼吸道、胃肠道感染等。

肌内注射,成人 60～80mg(6 万～8 万 U)/次,每日2～3 次;静脉滴注,16 万～24 万 U/d。小儿 3～5mg/(kg·d)即 3000～5000U/(kg·d),分 2～3 次。

不良反应主要是对第Ⅷ对脑神经和肾的损害。

(四)四环素类

1. 作用与用途　为广谱抗生素,可抑制多数革兰阴性菌和革兰阳性菌,对螺旋体、放线菌、沙眼衣原体、支原体和阿米巴原虫均有抑制作用,但对革兰阳性菌的作用优于革兰阴性菌。适用于革兰阳性球菌引起的皮肤感染、痤疮、酒渣鼻、非淋菌性尿道炎、软下疳、炭疽、腹股沟肉芽肿等。

2. 制剂与用法

(1)四环素(Tetracycline):成人每次口服0.25～0.5g,每日 3～4 次;9 岁以上儿童 30～40mg/(kg·d),分 4 次口服;8 岁以下儿童忌用。

(2)多西环素(Doxycycline,强力霉素):口服,首剂 0.2g,以后 0.1g,每日 2 次。成人,一次 100mg;9 岁以上儿童一次 2mg/kg,一日 2 次;8 岁以下儿童忌用。

3. 不良反应　常见胃肠道反应、药疹、肝肾功能受损,久用可致二重感染。可通过胎盘抑制胎儿骨骼生长或造成某些先天性异常,亦可沉积于牙组织中而致牙齿发黄,故孕妇、哺乳妇女及 9 岁以下儿童禁用。

(五)米诺环素

米诺环素为新一代四环素类药物,皮肤科主要用于治疗非淋球菌性尿道炎、中重度痤疮;治疗酒渣鼻、须疮、天疱疮、类天疱疮疗效显著;治疗激素依赖性皮炎、口周皮炎、颜面播散性粟粒性狼疮、Reiter病、Sweet 病和掌跖脓疱疮等也有较好的疗效。不良反应有消化道反应、前庭功能紊乱、过敏反应、牙齿黄染等。因该药可引起牙齿永久性变色、牙釉发育不良,并抑制骨骼的发育生长,故 8 岁以下小儿禁用,本品滞留于食管并崩解时,会引起食管溃疡,需多饮水;肝肾功能不全者慎用。

(六)大环内酯类

1. 作用与用途　抗菌谱较广,主要作用于需氧革兰阳性球菌和革兰阴性球菌、某些厌氧菌、支原体、衣原体、螺旋体、军团菌属等。适用于链球菌、金黄色葡萄球菌所致各种感染以及耐青霉素或四环素的金黄色葡萄球菌引起的感染,也用于治疗梅毒、淋病、非淋菌性尿道炎、前列腺炎、放线菌病、丹毒、毛囊炎、疖、炭疽等。

2. 制剂与用法

(1)琥乙红霉素(Erythromycin Ethylsuccinate):口服,成人及 12 岁以上青少年每次 0.25～0.5g,每日 3～4 次;小儿 25～40mg/(kg·d),分 3～4 次。孕妇和哺乳妇女慎用。

(2)罗红霉素(Roxithromycin,罗力得、严迪、欣美罗):口服,成人及 12 岁以上青少年每次 0.15g,每日 2 次;婴儿与儿童 2.5～5mg/(kg·d),分 2 次服。餐前 15min 服用。

(3)阿奇霉素(Azithromycin,希舒美、维宏、欣匹特):6 个月以下儿童慎用。口服,1～3 岁 0.1g/d;3～8 岁 0.2g/d;9～12 岁 0.3g/d;13～15 岁 0.4g/d;16 岁以上 0.5g/d。均连用 3d 后停药。

(4)克拉霉素(Clarithromycin,克拉仙、利迈先、宜仁、锋锐):有广泛的抑菌和杀菌作用,是治疗艾滋病患者鸟分枝杆菌感染的首选药物。口服小儿每次 5mg/kg,重症感染可增至 10mg/kg;12 岁以上儿童及成人每次 0.25g,每日 2 次。6 个月以下儿童使用本药的安全性尚不清楚。肝肾功能不全者慎用,患有心肌病,水、电解质紊乱者,孕妇及哺乳期妇女禁用。

(5)红霉素(Erythromycin):属于抑菌药,抗菌谱与青霉素相近。口服,小儿每日 30～50mg/kg,分 3～4 次;静脉滴注剂量同口服剂量,以 10ml 注射用水溶解后再加入 5%葡萄糖溶液稀释后缓慢滴注(浓度不超过 0.1%)。

3. 不良反应　可引起胃肠道反应,尚有转氨酶升高、药疹等过敏反应。

(七)林可酰氨类

1. 林可霉素(Lincomycin,洁霉素)　抑菌药,但在高浓度下,对高度敏感的细菌也有杀菌作用。其抗菌特点是对各厌氧菌具良好的抗菌作用,对革兰阳性的抗菌作用似红霉素。儿童口服 30～50mg/(kg·d),分 3～4 次;注射,10～20mg/(kg·d),分 2～3 次给药;静脉滴注,10～20mg/(kg·d),每日 1 次。

2. 克林霉素(Clindamycin,氯洁霉素)　由林可霉素半合成制取,其抗菌活性比林可霉素强 4～8 倍,抗菌谱与抗菌特点与林可霉素相同。口服,成人每次 150～300mg,每日 4 次,重症感染每次增至 450mg,每日 4 次;4 周以上儿童,常用量为 8～

16mg/(kg·d),分3～4次服用。肌内注射,成人600～1200mg/d,分2～4次给药;静脉滴注亦为600～1200mg/d,重症感染可用1200～2400mg/d,均分2～4次给药。4周以上儿童用量为15～25mg/(kg·d),重症感染可增至25～40mg/(kg·d),分3～4次给药。新生儿不宜用本药,孕妇及哺乳妇女慎用。

不良反应有恶心、呕吐等消化道反应,偶可致假膜性肠炎。

(八)硝咪唑类

1. *作用与用途* 阻断病原RNA、DNA的合成,有强大的杀灭滴虫的作用,是治疗阴道滴虫病的首选药;同时具有抗厌氧菌的作用,可用于厌氧菌引起的各种感染。临床上常用于滴虫病、阿米巴病、酒渣鼻及厌氧菌引起的感染等。

2. *制剂与用法*

(1)甲硝唑(Metronidazole,灭滴灵):口服,成人及12岁以上儿童每日3次,每次200mg。静脉滴注,成人及12岁以上儿童15～30mg/(kg·d),分3次;儿童每日15～25mg/kg,分3次。

(2)替硝唑(Tinidazole):口服,成人及12岁以上儿童每次0.5g,每日2次;儿童每日30～50mg/kg,顿服。

3. *不良反应* 可有胃肠道反应,偶见头痛、失眠、皮疹、白细胞减少等。孕妇、哺乳期妇女、幼儿、血液病患者禁用。

(九)多肽类

万古霉素(Vancomycin) 用于治疗对甲氧西林具有耐药性的葡萄球菌引起的严重或致命感染,对葡萄球菌引起的败血症、皮肤及软组织感染均有良好疗效。

静脉滴注,成人每日2g,儿童每日20～40mg/kg,分2次给予。每剂量给药时间至少60min以上。

不良反应:①快速静脉滴注可发生类过敏,如低血压、呼吸困难、荨麻疹、瘙痒以及红颈综合征;②肾毒性:血清肌酐或BUN升高或间质肾炎,用药期间应监测肾功能;③耳毒性:轻者耳鸣,重者耳聋,应注意监测听觉变化;④胃肠道反应,偶有假膜性结肠炎。由于本品毒性大,轻症患者不宜选用,肾功能不全、老年人、新生儿与早产儿禁用。

四、抗结核杆菌、麻风杆菌药

(一)异烟肼(Isoniazid,Rimifon,INH,雷米封)

合成抗结核药,为全效杀菌药,对结核杆菌有良好的杀菌作用,为第一线的抗结核药。与其他抗结核药联合用于治疗各种结核病、麻风病等。口服,一般治疗量8～10mg/(kg·d);静脉滴注,15～25mg/(kg·d),分1～2次。新生儿<7d用量为10mg/(kg·d),>7d用量为15mg/(kg·d)。

不良反应有胃肠道症状如恶心、呕吐、腹痛;过敏反应引起的皮疹、药物热;中枢神经系统症状如头痛、失眠等;血液系统可引起贫血、白细胞减少、咯血等;肝损害;偶见周围神经炎。用维生素B_6可防治神经系统反应,用量为10mg/次,每日2次。

(二)利福平(Rifampicin,力复平)

为半合成的利福霉素衍生物,第一线抗结核药物,对宿主细胞内外结核杆菌和其他分枝杆菌(包括麻风杆菌)均有明显的杀菌作用。主要用于治疗各种结核病、麻风病,还可用于耐酶金黄色葡萄球菌引起的感染及厌氧菌的感染,也可外用于眼部感染。口服,1个月以上儿童10～15mg/(kg·d),清晨空腹1次口服;新生儿每次5mg/kg,每日2次,疗程半年左右。最大剂量450mg/d。

不良反应有胃肠道症状如恶心、呕吐、腹痛;肝功能损害;白细胞减少、血小板减少;过敏反应引起的皮疹、药物热、休克等。肝功能不全者及婴儿慎用。

(三)氨苯砜(Diaminodiphenylsulfone,DDS)

为抗麻风药物中的首选药物,也可治疗多种皮肤病。氨苯砜具有抗麻风杆菌、抗炎和免疫抑制作用,可用于大疱性皮肤病(尤为疱疹样皮炎)、各种皮肤血管炎、无菌性脓疱性皮肤病、皮肤红斑狼疮、酒渣鼻、斑秃、结节性脂膜炎等。

口服,成人及12岁以上儿童50～100mg/d,待症状控制后逐渐减量;小儿0.9～1.4mg/(kg·d),一次顿服。疗程6～12个月,服药6d停1d,每服10周停药2周。

不良反应有头痛、嗜睡、白细胞减少、溶血性贫血、胃肠道反应、肝肾损害。用药期间应注意检查血常规和肝功能,长期应用者宜补充铁剂、叶酸和维生素B_{12}。

(四)氯法齐明(Clofazimine,亚甲基酚嗪、克风敏)

用于对氨苯砜耐药者,对麻风病和麻风反应均有效。小儿开始剂量为2mg/(kg·d),每周2～3次;2周后2mg/(kg·d),每周6次;4周后4mg/(kg·d),每周6次。抗麻风反应,口服,小儿4～6mg/(kg·d),每周6次。

五、抗病毒药

(一)三氮唑核苷(Ribavirin，利巴韦林、病毒唑)

为广谱抗病毒药，主要通过干扰病毒 DNA 合成而阻止病毒复制，对疱疹病毒、流感病毒、腺病毒、麻疹病毒等敏感，可用于疱疹性口炎、带状疱疹等。口服，10～15mg/(kg · d)，分 3～4 次；肌内注射或静脉滴注 10～15mg/(kg · d)，分 2 次。用于 6 岁以上儿童及成人。

不良反应有消化道症状，肝酶增高；用量过大可引起可逆性贫血、白细胞减少等。孕妇禁用。

(二)阿昔洛韦(Acyclovir，无环鸟苷)

可选择性地被感染细胞摄取，并在细胞内经胸腺嘧啶激活酶作用转化为三磷酸无环鸟苷，后者可抑制病毒 DNA 聚合酶，从而干扰疱疹病毒 DNA 的合成。适用于单纯疱疹、带状疱疹、EB 病毒感染等。

口服，12 岁以上儿童及成人每次 800mg，每日 4～5 次，连用 7d；静脉滴注，每次 5mg/kg，8h 一次，疗程 7d。12 岁以下儿童口服每次 5mg/kg，每日 4 次；静脉滴注 2.5mg/(kg · d)。治疗单纯疱疹，2 岁以上使用成人剂量的 1/2，2 岁以下使用成人剂量的 1/4。治疗水痘可按 20mg/(kg · d)，总剂量不超过每次 800mg。

不良反应可有胃肠道反应、头晕、头痛，静脉用药偶有局部刺激现象。本药虽无致畸、致突变作用，但孕妇和乳母仍须慎用。大剂量应用可引起肾小管内结晶尿和肾功能减退，本品与氨基糖苷类、环孢菌素等合用会增加肾毒性，应避免同时应用。

(三)伐昔洛韦(Valaciclovir，万乃洛韦、明竹欣、丽珠威)

为阿昔洛韦的左旋缬氨酸酯，口服后完全经胃肠道吸收而转化为阿昔洛韦，可将阿昔洛韦的生物利用度提高3～5 倍。适应证同阿昔洛韦。

口服，成人 0.3g/次，每日 2 次。小儿尚无成熟用药经验。

少数患者有轻度胃肠道反应；可出现头痛、乏力、眩晕；引起贫血、白细胞减少等。孕妇及 2 岁以下儿童禁用。

(四)更昔洛韦(Ganciclovir)

为鸟嘌呤类抗病毒药，与阿昔洛韦是同系物，抗病毒作用相似，但作用更稳，尤其对艾滋病患者巨细胞病毒有强大的抑制作用。主要用于免疫缺陷患者巨细胞病毒感染视网膜炎的治疗和预防。

静脉滴注每日 5～10mg/kg，分 2～3 次使用，14～21d 为 1 个疗程。由于本药有致癌和影响生殖能力的远期毒性，在儿童应权衡利弊后决定是否用药。

不良反应：骨髓抑制为常见的不良反应；中枢神经系统症状如精神异常、紧张、震颤等；还可出现皮肤瘙痒、荨麻疹等。

六、抗真菌药

儿童常用抗真菌药见表 4-2。

表 4-2　儿童常用抗真菌药物

药物名称	儿童剂量	新生儿剂量
两性霉素 B 去氧胆酸盐 (amphotericin B，或 AmB-d)	• 起始剂量：0.02～0.1mg/(kg · d)，一天一次 • 维持剂量：0.6～0.7mg/(kg · d)，一天一次 • 最高剂量：1mg/(kg · d)，一天一次 • 鞘注：0.025mg 起渐增至 0.5～0.7mg，隔天 1 次	1mg/(kg · d) • 国外参考剂量：起始剂量：0.5mg/(kg · d) • 维持剂量：0.25～1mg/(kg · d)
两性霉素 B 脂质复合体 (amphotericin B lipid complex，ABLC)	3～5mg/(kg · d)，一天一次	• 国外参考剂量： 2.5～5mg/(kg · d)，一天一次
两性霉素 B 胆固醇复合体 (amphotericin B cholesteryl complex，ABCD)	3～4mg/(kg · d)，一天一次； 最大剂量：6mg/(kg · d)，一天一次	

续表

药物名称	儿童剂量	新生儿剂量
两性霉素B脂质体 (Liposome amphotericin B,L-AmB)	• 起始剂量:0.1mg/(kg•d),一天一次; • 维持剂量:1～3mg/(kg•d),一天一次; • 国外参考剂量:3～5mg/(kg•d),一天一次	• 国外参考剂量; • 起始剂量:1mg/(kg•d) • 维持剂量:3～5mg/(kg•d)
卡泊芬净 (caspofungin,CF)	• 首日3mg/kg,次日起1mg/kg,必要时可增量至2mg/kg,或:3月龄至17岁;首剂:70mg/(m^2•d),维持:50mg/(m^2•d),一天一次	• 国外参考剂量:≤3月龄25mg/(m^2•d),一天一次
米卡芬净 (micafungin)	• 国外参考剂量:①干细胞移植者预防:1.5～2mg/(kg•d),一天一次; ②播散性假丝酵母菌病;2～4mg/(kg•d),一天一次	播散性假丝酵母菌病(国外参考):<1000g;10mg/(kg•d)≥1000g;7～10mg/(kg•d)
氟康唑 (fluconazole)	• 常规剂量:首日:6～12mg/(kg•d),一天一次;维持:3～12mg/(kg•d),一天一次 预防剂量:3～6mg/(kg•d)	<2周,6～12mg/kg,72小时 2～4周,6～12mg/kg,48小时 预防:<1000g体重3～6mg/kg,每周2次
伊曲康唑 (itraconazole,ITZ)	• 静脉滴注:每次6mg/kg,每天2次,连用2日后改为每天1次 • 口服:每次3～4mg/kg,每天2次	5mg/(kg•d)
伏立康唑 (voriconazole,VCZ)	• 2～12岁:静脉滴注:每次7mg/kg,每12小时一次;或首日每次6mg/kg,每12小时一次,次日起改为每次4mg/kg,每12小时一次 • 口服:体重<40kg,100mg/次,每12小时一次;体重≥40kg者,200mg/次,每12小时一次	• 国外参考剂量: • 口服或静脉滴注:每次2～4mg/kg,每12小时一次
5-氟胞嘧啶 (5-flucytosine,5-FC)	25mg/kg,每6小时一次	国外参考:25mg/kg,每6小时一次,低出生体重儿慎用

注:按kg体重计算的儿童剂量原则上不能超过成人剂量

(一)制霉菌素(Nystatina)

为四烯类抗真菌抗生素,对白念珠菌、隐球菌、孢子丝菌等均有抗菌作用,口服后不易吸收,几乎全部从大便中排泄,可用于口腔及肠道白念珠菌引起的感染。口服,成人每日5万～10万U/(kg•d),分3～4次服用。

可有轻微胃肠道反应。

(二)伊曲康唑(Itraconazole,斯皮仁诺)

是一种三唑类高效广谱抗真菌药,有高度亲脂性、亲角质性的特点,对各种皮肤癣菌、酵母菌、真菌均有不同程度的抗菌作用。

临床主要用于治疗皮肤癣菌病和内脏真菌感染,尤其是甲癣(甲真菌病)。国内采用短程、间歇、冲击疗法治疗甲癣,即每日午餐及晚餐后立即服本药0.2g,连服7d,停药3周为1个疗程,治疗指甲真菌病需2～3个疗程,治疗趾甲真菌病需3～4个疗程。治疗系统性真菌病时,可静脉滴注伊曲康唑,青少年和成人每次200mg,每日2次,儿童的剂量为5～10mg/(kg•d),静脉注射制剂只能用0.9%的生理盐水稀释和制备。

不良反应轻微,常见有胃部不适、头痛、皮疹及可逆性转氨酶升高等。儿童口服给药每日剂量为3～5mg/kg。静脉给药剂量,根据病情可5～10mg/(kg•d)。

禁忌证:禁用于已知对伊曲康唑和辅料过敏以及不能注射生理盐水的病人。肾功能损伤的病人,其肌酐清除率<30ml/min时禁用(因为羟丙基-β-环糊精通过肾小球滤过排出)。禁止与特非那定、阿斯咪唑、咪唑斯汀、西沙必利、dofetilide、奎尼丁、匹莫齐特、口服咪达唑仑以及经CYP3A4代谢的HMG-CoA还原酶抑制药如洛伐他汀或辛伐他汀等合用。

(三)特比萘芬(Terbinafine)

属第二代丙烯胺类抗真菌药,是目前抗真菌内用药物中对皮肤癣菌唯一具有杀菌作用的抗真菌药,为皮肤癣菌病的一线用药。另一优点是对大多数经细胞色素 P_{450} 系统代谢的药物无药物间相互作用。对皮肤癣菌、丝状菌(如曲霉菌、毛霉菌)、双相型真菌(如申克孢子丝菌)等均有抑菌和杀菌双重活性,其作用机制是抑制真菌细胞膜上的麦角固醇的生物合成时所需要的角鲨烯环氧化酶,从而达到杀灭和抑制真菌的双重作用。

本品口服吸收良好,作用快,而且高浓度地进入角质层,弥散至甲板中,主要用于治疗由皮肤癣菌引起的甲癣,成人剂量为 0.25g/d,连续 6～12 周。对其他皮肤癣菌病如体股癣、手足癣等剂量为 0.25g/d,共 1～2 周。2 岁以上的儿童可按 5mg/(kg・d)计算,也可按体重粗略计算,体重＜20kg,口服 62.5mg/d;体重 20～40kg,口服 125mg/d;体重＞40kg,口服 250mg/d。

本品不良反应小且多为一过性,主要为胃肠道症状,肝毒性极少发生。儿童慎用,小于 2 岁儿童尚无治疗经验。

(四)氟康唑(Fluconazole)

本品为三唑类抗真菌药物,水溶性高,毒性小,能通过血脑屏障,抗菌谱广。已用于治疗多种浅部和深部真菌病,可口服、静脉给药,两途径效价相同。作用机制基本与唑类相同。

常规剂量:首日 5～12mg/(kg・d),一天一次;维持剂量 3～12mg/(kg・d),一天一次;预防剂量,3～6mg/(kg・d)。

(五)两性霉素 B(Amphotericin B,AmB)

本品对绝大部分真菌均有抗菌活性,对念珠菌、隐球菌、曲霉菌、双相真菌等均有较强的抑制作用,临床治疗深部真菌病疗效确切,耐药菌株少。

本品毒性较大,可有发热、寒战、头痛、恶心、呕吐等;对肝、肾、心脏有损伤作用;也可导致白细胞下降、贫血、血压下降、皮疹等。

(六)两性霉素 B 脂质体(Liposome amphotericin B,L-AmB)

两性霉素 B 脂质体既保留了两性霉素 B 的高效抗菌活性,又降低了其毒性。用药后患者耐受性好,肾毒性、低血钾及代谢紊乱均较两性霉素 B 少。适用于敏感真菌所致全身性深部真菌感染的治疗,包括隐球菌性脑膜炎、念珠菌病、球孢子菌病播散性脑膜炎或慢性球孢子菌病等;还可以用于治疗组织胞浆菌病、曲霉病、皮炎芽生菌病和内脏利什曼原虫病等。

治疗系统性真菌感染,不良反应包括:舌尖麻木感、寒战、发热、头痛、关节痛、低钾血症、恶心、呕吐、肝功能异常、血尿、脱发、皮疹、血糖升高、心悸、耳鸣及血管炎等。

(七)伏立康唑(Voriconazole)

剂型分口服片剂(50mg/片、200mg/片)和注射粉针剂(200mg/瓶)。其抗真菌活性较氟康唑强 16 倍,抗菌谱对曲霉、隐球菌、念珠菌属以及对氟康唑耐药的克柔念珠菌和光滑念珠菌均有杀菌活性,另外对一些少见的尖端赛多孢霉和链格孢霉亦有杀菌活性。但对部分红酵母、茄病镰刀菌、申克孢子丝菌和宛氏拟青霉作用欠佳。

本品口服后吸收迅速而完全,给药后 1～2h 达血药峰浓度,口服后绝对生物利用度 96%,推荐空腹服用。

口服,2～12 岁,负荷剂量(开始 24h)6mg/kg,每日 2 次,维持剂量(24h 后)4mg/kg,每日 2 次。13 岁以上至成人体重＞40kg,负荷剂量 400mg,每日 2 次,维持剂量 200mg,每日 2 次;体重＜40kg,负荷剂量 200mg,每日 2 次,维持剂量 100mg,每日 2 次。静脉注射,2～12 岁,负荷剂量 6mg/kg,每日 2 次,维持剂量 4mg/kg,每日 2 次;成人负荷剂量 6mg/kg,每日 2 次,维持剂量 4mg/kg,每日 2 次。血肌酐＞2.5mg 或肌酐清除率＜30ml/min 者不宜用,疗程中应监测血肌酐值。轻度肝损害者仍可用本品,但慢性稳定性肝损害者剂量减半,疗程中须监测肝功能。本品不推荐用于 2 岁以下儿童。

最常见不良反应有视觉障碍、肝功能异常、皮疹,其他尚有发热、头痛、幻觉、恶心呕吐、腹泻、腹痛、外周水肿等。极少数出现严重肝肾损害、Stevens-Johnson 综合征、中毒性表皮坏死松解症(TEN)等。

(八)氟胞嘧啶(Flucytosine,5-氟胞嘧啶)

本品可进入真菌细胞内转变为具有抗代谢作用的 5-氟尿嘧啶,后者可取代脲嘧啶进入真菌的脱氧核糖核酸,从而阻断核酸和蛋白质的合成。适用于治疗念珠菌病和隐球菌等敏感菌株所致的全身性真菌感染。

口服,25mg/kg,每 6 小时 1 次。

不良反应胃肠道常见恶心、呕吐、腹泻等;可引起肝功能改变,转氨酶增高。

(九)碘化钾(Potassiumiodide)

本品为治疗淋巴管型孢子丝菌病的首选药物，常用10%碘化钾溶液口服，12岁以上及成人用量每次5～10ml，每日2～3次，疗程1个月以上。小儿20～50mg/(kg・d)。

不良反应有流泪、头痛、咽喉炎等感冒症状。孕妇禁用，有结核病及活动性溃疡病患者忌用。

七、维A酸类

维A酸类(Retinoids)是维生素A的衍生物，其分子结构与天然维生素A结构类似。维A酸类药物有多种复杂的药理作用，不同种类的维A酸的作用机制和适用范围也有所不同，其药理作用主要有：①对角质形成细胞有抗角化作用；②抑制酪氨酸酶活性，减少黑素形成；③抑制皮脂产生和影响皮脂腺上皮细胞分化；④改善皮肤光老化；⑤抑制致癌物质对鸟氨酸脱氢酶的活性，防治皮肤肿瘤；⑥增强体液免疫和细胞免疫。

第一代维A酸，即非芳香维A酸，包括维生素A及其代谢中的衍生成分，如维A酸(Tretinoin)、异维A酸(Isotretinoin，泰乐丝)、维胺脂(Viaminati，三蕊)。这类药物不良反应较多，仅限用于囊肿性痤疮、严重痤疮、银屑病及角化异常性皮肤病。异维A酸0.5mg/(kg・d)，6～8周为1个疗程，停药后药效仍可持续一段时间，故进行下一疗程前必须停药8周。维胺脂儿童1.0～2.0mg/(kg・d)，分次口服；成人25～50mg/次，每日3次。

第二代维A酸，即单芳香维A酸，如依曲替酯(Etretinate，阿维A酯、体卡松、银屑灵)、依曲替酸(Acitretin，阿维A、新体卡松)。主要用于治疗严重型银屑病(如红皮病型、脓疱型、关节病型)及其他角化不良性皮肤病。依曲替酯开始剂量为0.5mg/(kg・d)，分次口服，疗程一般为1～2个月，达最佳疗效后即可减量维持或停药，维持量通常为0.1mg/(kg・d)。依曲替酸是依曲替酯在体内的代谢产物，生物活性强，疗效与依曲替酯相当，13岁以上儿童及成人常用量为10～50mg/d，疗程一般为3个月，第一个月10～20mg/d，第二个月20～50mg/d，第三个月10～20mg/d。小儿剂量为0.3～0.75mg/(kg・d)。

第三代维A酸，即多芳香维A酸，如芳香维A酸(Arotinoid)、甲磺基芳香维A酸(Arotinoid MethylSulfone)、乙炔维A酸(Tazaotene，他扎罗汀、炔维)、阿达帕林(Adapalene)等。0.05%～0.1%他扎罗汀主要用于银屑病的局部治疗。0.1%阿达帕林局部应用刺激性小，有抗脂、溶解角质等作用，用于痤疮的治疗。儿童慎用。

维A酸的不良反应比较多，可有唇炎、脱发、皮肤黏膜干燥、色素沉着斑、瘀斑、血脂升高、胃肠道反应、肌肉和关节疼痛及致畸。这类药物有蓄积作用，故育龄妇女用药时及停药后约2年内应避孕。勿与维生素A、甲氨蝶呤和四环素同时服用。这类药可影响儿童骨骺的闭合，故8岁以下儿童禁用；第一代的维A酸类药物13岁以下儿童尽量不用或慎用。一般而言，维A酸不良反应的发生率与剂量大小有关。因此，在治疗过程中应严格观察，定期随访。

八、免疫抑制药

(一)免疫抑制药的应用

免疫抑制药能抑制T、B细胞的免疫反应，降低免疫球蛋白，抑制超敏反应发生，并具有非特异性抗炎症作用。在皮肤科中主要用于自身免疫性疾病，也用于Behcet病、坏疽性脓皮病、结节性多动脉炎、Sweet病、银屑病、白癜风、扁平苔藓及皮肤恶性肿瘤等。

由于免疫抑制药有一定的毒性和不良反应，对非肿瘤性皮肤病使用时应按下列条件选用：①常规用药疗效不佳时；②大剂量糖皮质激素应用未能控制病情或不能减量时；③合并有糖尿病、高血压、精神病患者以及使用糖皮质激素有困难时；④用大剂量糖皮质激素出现不良反应需要减量或停用时。但有以下情况则要慎用或禁用：①年老体弱、恶病质者；②白细胞低于$(2\sim3)\times10^9$/L者；③感染、发热38℃以上者；④心血管功能严重损害者；⑤肝肾功能不全者。

(二)皮肤科常用的免疫抑制药及其用法

1. *硫唑嘌呤*(Azathioprine，AZP，依木兰)　能抑制细胞免疫，降低IgG、IgM，并有较强的抗感染作用，用于自身免疫性疾病、血管炎性疾病、毛发红糠疹、扁平苔藓及皮肤恶性淋巴瘤等。小儿用量1.5～3mg/(kg・d)，分2次口服，用药8周无效即停用，维持量为0.5mg/(kg・d)。白细胞减少、肝肾功能损害者忌用，孕妇忌用。儿童慎用。

2. *环磷酰胺*(Cytoxan，CTX)　CTX本身无细胞毒性和免疫抑制作用，只有在肝内经肝微粒体混合物功能氧化酶P_{450}的作用，在体内形成活性代谢产物，并与核酸发生交叉联结，损伤DNA，产生细胞毒性，杀伤免疫细胞，从而抑制免疫反应。用于自身免疫性疾病、血管炎性疾病、皮肤肿瘤等。口服，成人用量 1～3mg/(kg·d)；儿童每日 2～3mg/kg，分 1～2次给药，连用 10～14d，休息 1～2 周后重复给药。静脉给药，常规剂量每次 5～6mg/kg，1～2d 一次；冲击量每次 10～15mg/kg，加生理盐水 20ml 稀释后静脉注射，每周一次，连用 2 次，休息 1～2 周重复给药。本药一般不用于儿童皮肤病。

3. 甲氨蝶呤(Methotrexate，MTX)　是一种叶酸代谢拮抗药。二氢叶酸还原酶是 DNA 合成中重要的酶，本品对此酶起竞争性抑制而发挥作用。用于银屑病(红皮病型、脓疱型和关节病型)、角化棘皮瘤、蕈样肉芽肿、寻常型天疱疮、Behcet 病、结节病、皮肤白血病等。口服，小儿每次 0.1～0.2mg/kg，每日 1 次，见效后改为隔日 1 次给药，每疗程总剂量为 1～2mg/kg；肌内注射或静脉滴注，0.3mg/(kg·周)。儿童慎用。

4. 霉酚酸酯(又称麦考酚酸酯、麦考酚酸莫酯，MycophenolateMofetil，MMF 商品名为骁悉)　是酶酚酸(MycophenolicAcid，MPA)的 2-乙基酯类衍生物，是新一代高效、选择性、非竞争性免疫抑制药。儿童用药的安全性尚未确定。

药理作用：①特异性干扰 DNA 合成，可逆性抑制 T、B 淋巴细胞增殖。MMF 在体内代谢转化为酶酚酸(MPA)，MPA 抑制鸟嘌呤核苷酸脱氢酶的活性，阻断嘌呤核苷酸的从头合成，使鸟嘌呤核苷酸耗竭，进而阻断 DNA 的合成。②抑制淋巴细胞表面黏附分子形成而发挥免疫抑制作用，从而抑制淋巴细胞与内皮细胞及靶细胞的黏附，阻止淋巴细胞在慢性炎症部位的聚集。③抑制血管平滑肌细胞和系膜细胞增殖。其抑制增殖的机制尚不清楚，有的学者认为与抑制嘌呤合成作用无关。④阻断人 S 期 T 淋巴细胞和单核细胞分化，增强 T 淋巴细胞和单核细胞的凋亡。

本品主要用于器官移植患者预防异体移植排斥反应、系统性红斑狼疮等自身免疫皮肤病。亦可用于银屑病、天疱疮、特应性皮炎、皮肌炎。用于器官移植患者预防异体移植排斥反应，成人剂量为2.0～3.0g/d，儿童剂量为 600mg/m^2。治疗 SLE 的初始量为 0.5～2g/d，最大剂量为 1.0～2.5g/d，疗程为 3～4 个月。本药治疗儿童 SLE 用量 22mg/(kg·d)，可联合泼尼松和羟氯喹应用。

不良反应：①胃肠道反应。②骨髓抑制，通常在停药一周内得到改善。③感染。最常见感染是巨细胞病毒感染。④肿瘤。长期应用 MMF 治疗的患者有发生恶性肿瘤的报道。⑤偶见有皮疹、高血尿酸、高血钾、肌痛及一过性肝酶升高。

(三)免疫抑制药的不良反应

1. 骨髓抑制　较常见的有白细胞和血小板减少，但多数于停药后 1～2 周可恢复。故用药期间应定期查血常规。

2. 感染　由于免疫功能低下，极易伴发真菌、细菌、病毒等感染或使已有感染扩散，严重者可致死。

3. 胃肠道反应　常见有食欲缺乏、恶心呕吐、腹泻、口腔炎和溃疡等。

4. 肝肾功能损害　甲氨蝶呤对肝损害较大，可出现血清转氨酶升高、反应性肝炎和肝硬化；环磷酰胺常易引起脱发和出血性膀胱炎。服用时大量饮水可预防膀胱炎的发生。用药期间应定期查肝肾功能等。

5. 常见皮肤反应　脱发、色素沉着、荨麻疹、瘙痒症，严重者可发生中毒性表皮坏死松解症等。

6. 其他　精神症状、不育、致畸以及诱发肿瘤等。肝肾功能不全者和孕妇忌用。

九、免疫增强药

(一)转移因子(transfer factor)

系转移因子是抗原刺激免疫活性细胞释放出来的一种多肽，可激活未致敏淋巴细胞，并能增强巨噬细胞的功能。

皮肤科主要用于原发性或继发性免疫缺陷病、扁平疣、寻常疣、带状疱疹、复发性单纯疱疹、Behcet 病、皮肤结核、麻风、SLE、硬皮病、异位性皮炎及恶性黑色素瘤等。皮下注射，每次 1～2U(2～4ml)，每周 1～2 次，4 周后可改为每 2 周 1 次。

(二)干扰素(Interferon，IFN)

系一类由病毒、细菌、真菌等微生物和干扰素诱导剂刺激机体产生的具有生物活性的糖蛋白，具有抗病毒作用，对 DNA 病毒和 RNA 病毒均有抑制作用。此外，还有抗肿瘤作用和免疫调节作用。适用于病毒性皮肤病、免疫功能低下的自身免疫性疾病和肿瘤的辅助治疗。

肌内注射，10^6～10^9U，每日 1 次，疗程按不同病种而定。不良反应主要有发热、流感样症状、白细胞减少、血小板减少、转氨酶升高，停药后可恢复。

(三)胸腺素(Thymosin)

又称胸腺肽，系由胸腺上皮细胞分泌的一种能增强机体细胞免疫功能、调节机体免疫应答的小分子多肽。适用于细胞免疫缺陷病，也用于恶性肿瘤和病毒性皮肤病。肌内注射 2.5～5mg/次，每日或隔日 1 次，一般 1 个月为 1 个疗程。

不良反应可有注射部位红肿、硬结、瘙痒，偶见发热、肌痛等。

（四）左旋咪唑（Levamisole）

为驱肠虫药，具有免疫调节功能，可增强巨噬细胞的吞噬作用。临床上用于小儿反复呼吸道感染、肿瘤的辅助治疗及类风湿关节炎等自身免疫病。口服，1～1.5mg/(kg·d)，连服 3d，停药 11d，或连服 2d，停药 5d。

偶有头晕、恶心、腹痛、兴奋、出汗，停药后可自行缓解。个别可有白细胞、血小板减少及肝功能损害。大剂量可抑制免疫反应。

（五）聚肌胞（Polyinosinic-Polycytidylic Acid）

为干扰素诱导剂，具有增强或调节机体免疫、抗病毒及抗肿瘤作用，适用于单纯疱疹、带状疱疹、扁平疣、寻常疣等病毒性疾病。肌内注射，2mg/次，每周 2 次。

不良反应可有轻度发热，须注意过敏反应，孕妇忌用。

十、维生素类药物

（一）维生素 A（Vitamin A，视黄醇）

能调节人体皮肤的角化过程，且在维持体液免疫和细胞免疫方面发挥重要作用。临床上常用于治疗维生素 A 缺乏症，如夜盲症、干眼病、角膜软化和皮肤粗糙、皮肤角化。严重维生素 A 缺乏症：口服，1～8 岁，0.5 万～1.5 万 U/d；婴儿 0.5 万～1 万 U/d，分 3 次服。

口服维生素 A 过量可出现中毒反应，如头痛、恶心、毛发脱落、皮肤干燥、肌痛、肝大和血清转氨酶升高等。因此在使用时应掌握剂量和疗程。

（二）维生素 B_1（Vitamin B_1，盐酸硫胺）

在糖代谢中起重要作用，缺乏时可出现糖代谢障碍，导致丙酮酸、乳酸堆积，影响体内能量的供给，临床主要表现为神经和心血管系统的症状。适用于神经炎、带状疱疹、脂溢性皮炎、唇炎及口腔溃疡。口服，儿童 5～10mg/次，每日 3 次；肌内注射，25～50mg/次，1～2 次/天。

（三）维生素 B_2（Vitamin B_2，核黄素）

为体内黄素酶类辅基的组成部分，在氧化还原过程中起氢的传递作用，缺乏时可发生代谢障碍，临床表现为口角炎、舌炎、眼结膜炎和阴囊炎等。婴儿 1d 0.5～1.0mg；儿童 1d 1～2mg；青少年每次口服 2.5～5mg，每日 3 次。

（四）维生素 B_6（Vitamin B_6，吡多辛）

包括吡多醇、吡多醛和吡多胺三种形式，三者可以相互转化。维生素 B_6 在体内与 ATP 生成具有生理活性的磷酸吡多醛和磷酸吡多胺。临床上主要用于治疗脂溢性皮炎、酒渣鼻、痤疮。口服，5～10mg/次，每日 3 次；静脉注射，12.5～25mg/次，每日 1 次。

（五）维生素 C（Vitamin C，抗坏血酸）

具有降低毛细血管通透性、减少渗出的作用，并参与体内氧化还原反应、细胞间质的形成、胶原蛋白的合成及肾上腺皮质激素的合成，还具有增强机体抗病能力和解毒作用，常用于变态反应性疾病。口服，0.05～0.1g/次，每日 3 次；亦可加入 5% 葡萄糖溶液或生理盐水 250ml 中静脉滴注，0.3～3g/d。

（六）维生素 D 剂（Vitamin D，钙化醇）

对皮肤的增殖和分化过程有影响，另外还对免疫系统有作用，可抑制 T 细胞的增殖，同时抑制 B 淋巴细胞的功能。临床上主要适用于副银屑病、大斑块状银屑病、寻常狼疮、着色性真菌病和疱疹样脓疱疮。

口服，儿童 0.5 万～1 万 U(125～500μg)/d。长期大量服用可出现食欲缺乏、呕吐、腹泻等消化道症状，还可致高血钙、软组织骨化、肾钙化、多尿、蛋白尿等。

（七）维生素 E（Vitamin E，生育酚）

有抗氧化作用，可使维生素 A 不被氧化破坏，还可抑制生物膜中脂质氧化过程而有抗衰老作用。维生素 E 能改善结缔组织的代谢，减轻毛细血管通透性，改善微循环。用于红斑狼疮、皮肌炎、硬皮病的辅助治疗，也用于冻疮、多形红斑、血管炎等。

口服，儿童每日 1mg/kg，早产儿每日 5～10mg。不良反应可有轻度恶心、大量长期应用可致血脂升高，妇女可出现月经失调。

（八）维生素 K_4（Vitamin K_4）

维生素 K 是在肝中合成凝血酶原的必需物质，并参与其他凝血因子的合成，若机体缺乏维生素 K，则影响体内的凝血过程，导致出血。临床主要用于治疗紫癜性皮肤病。口服或肌内注射，2～4mg/次，每日 2～3 次。

可有恶心、呕吐等胃肠道反应。

（九）叶酸（Vitamin M）

是细胞分裂和生长所必需的物质，在体内被叶酸还原酶及二氢叶酸还原酶还原为四氢叶酸，进而参与核酸和氨基酸的生物合成，共同促进红细胞的发育、成熟。缺乏可引起腹泻、舌炎、牙龈炎。口服，1～5mg/次，每日 3 次。

（十）芦丁（Vitamin P）

降低毛细血管的通透性、减少细胞的聚集，具较轻微的扩血管的作用，还有抑制过敏反应和抗感染的作用。临床上主要用于治疗色素性紫癜性皮肤病、皮肤变应性血管炎、静脉曲张综合征等。口服，成人及 12 岁以上儿童 20～30mg，每日 3 次；小儿 10～20mg/次，每日 3 次。

十一、其他药物

（一）氯喹（Chloroquine）

氯喹具有抗感染、免疫抑制、抗氧化、遮光、抗乙酰胆碱及抗组胺的作用。主要用于治疗 DLE、SLE、多形性日光疹、日光性荨麻疹、皮肌炎、干燥综合征、结节病、多形红斑、结节性红斑、扁平苔藓、掌跖脓疱病等。

口服，成人 0.375～0.5g/d，分 2～3 次服用，4～6 周后减量至 0.25g/d 维持。儿童首次 16mg/(kg·d)，6～8h 后及第 2～3 天各服 8mg/kg。

本品不良反应较多，可出现恶心、呕吐、腹痛、腹泻、中毒性肝炎、头痛、耳鸣、癫痫大发作、皮肤瘙痒、脱发、白细胞减少、血小板减少、视物模糊或复视等，故要定期复查血常规、肝肾功能以及视野和眼底。

（二）吲哚美辛（Indomethacin，Inteben，消炎痛）

为最强的环氧酶抑制药，通过抑制体内前列腺素合成而产生较强消炎、解热及镇痛作用。临床上用于急、慢性风湿性关节炎、滑膜炎、腱鞘炎及带状疱疹的神经痛。口服，每次 0.5～1mg/kg，每日 3 次，饭后服用。

常见的不良反应有胃肠道反应、头痛、头晕等中枢神经系统症状，抑制造血系统，引起粒细胞减少，过敏反应以及肝损害。

儿童对本品较敏感，应慎用。

（三）螺内酯（Antisterone，安体舒通）

为醛固酮的拮抗药，保钾排钠，同时具有调节内分泌的功能。皮肤科常用于治疗水肿、渗出较重疾病或因内分泌紊乱而引起的皮肤病。口服，每次 0.6mg/kg，每日 3 次，连服 3～5d。

不良反应有头痛、嗜睡、皮疹、精神异常、运动失调，并可引起低钠、高钾等电解质紊乱；长期大量应用可引起月经失调、乳房不适。血钾偏高、肾衰竭病人忌用。

（四）沙利度胺（Thalidomide，反应停）

本品为谷氨酸衍化物，具有抗感染、免疫调节、抗肿瘤的作用。

临床上适用于各型麻风反应如发热、结节红斑、关节痛、淋巴结肿大等，对结核样型麻风反应疗效较差；可用于骨髓移植；尚可治疗白塞综合征、红斑狼疮、非化脓性脂膜炎、日光性痒疹、带状疱疹、扁平苔藓、多形红斑、家族性良性慢性天疱疮。

儿童口服给药剂量为每日 50～200mg 或者每日2.3～9mg/kg。不良反应主要有口干、恶心、呕吐、便秘、食欲缺乏、头晕、嗜睡、面部四肢水肿、闭经、性欲减退、中毒性神经炎、心率减慢和皮疹等。

十二、人血丙种球蛋白

本品是从健康人血液中提取的一种被动免疫制剂，含丙种球蛋白 10%以上，能提高机体丙种球蛋白水平，增强机体抗病能力，且具有中和细菌毒素、抗病毒等作用。

临床应用主要有两种制剂：①静脉注射用丙种球蛋白（IVIG），含有健康人血清中所含各种抗体，其作用机制主要与阻断 Fc 受体、中和补体及受体、加速受体代谢、提供抗病毒抗体和抗毒素、调控细胞因子、影响黏附、调控细胞凋亡及细胞周期有关。临床上用于治疗 SLE、皮肌炎、硬皮病、天疱疮、特应性皮炎、坏疽性脓皮病、骨髓移植、早产儿和新生儿严重感染、过敏性紫癜、重症药疹、大面积烧伤、川崎病等。小儿静脉滴注 0.2g/(kg·d)，连用 3～5d。川崎病、特发性血小板减少性紫癜静脉滴注 0.4g/(kg·d)，连用 5d 或一次 1g/kg 静脉缓慢滴注（6h 以上）。②肌内注射液主要用于预防麻疹、水痘、乙肝等传染病。每支 0.3g(3ml)。

IVIG 的不良反应：反应多轻微且有自限性，多发生于用药 30～60min，包括面红、肌痛、头痛、发热、寒战、下背痛、恶心、呕吐、血压升高、心动过速等。这些不良反应被认为与凝集性免疫球蛋白、抗原抗体复合物及补体激活有关。处理方法为于治疗前 30min 应用氢化可的松 50～100mg、抗组胺药，减慢滴速或暂停。偶见有严重的不良反应如血栓形成、过敏反应（特别是 IgA 缺乏而又伴有抗 IgA 抗体者，遇到这种情况应分 5 次注射）、溶血（可能是抗体与 ABO/Rh 血型系统反应造成，在治疗早期应检测血常规）、心血管及肝肾功能损害（对此类患者应密切观察，监测生命体征）。

（王曙霞）

第三节　小儿皮肤病的常用外用药

正确选择外用药物不仅包括选择合适的药物，还要选择正确的剂型，同时还要考虑皮损性质、皮损面积的大小及受累皮肤的状况等，使药物发挥最大疗效，不良反应最小。

一、外用药物的剂型

(一)溶液

是药物溶解于水而成，常用的水溶液包括1∶8000高锰酸钾、3%硼酸溶液、0.1%小檗碱溶液、0.1%雷佛诺尔溶液、0.2%～0.5%醋酸铝溶液、0.02%呋喃西林溶液等，具有清洁、保护和收敛的作用，用于治疗糜烂、溃疡有分泌物和渗出的损害。溶液主要用于湿敷。开放性冷湿敷的操作方法：用6～8层纱布做成湿敷垫，浸入药液中，取出拧至半干，以不滴水为度，把纱布垫放在损害面上，轻轻压迫，使其紧贴皮损。根据湿敷时间长短、纱布垫干湿情况、表面温度高低，定时再浸药液，更换湿敷垫。一般皮损，每日湿敷2～3次，每次30min(经常更换湿敷垫)。如为重度渗透性病变，可做持续性湿敷。婴幼儿湿敷的持续时间应稍短，15～20min。湿敷面积不宜过大，一般不超过体表的1/3。

(二)酊剂和醑剂

不挥发性药物的乙醇溶液或浸出液为酊剂，挥发性药物的乙醇溶液为醑剂。常用的有2.5%～5%碘酊、百部酊、樟脑醑等。适用于慢性皮炎、瘙痒性皮肤病和皮肤癣菌病等。忌用于急性炎症、糜烂渗出及腔口周围。

(三)粉剂

又称散剂，是一种或多种干燥粉末状药物均匀混合而成，常用的有滑石粉、氧化锌粉、炉甘石粉、淀粉等。有干燥、保护(减轻外界对皮肤的摩擦刺激)、散热的作用。适用于无糜烂、渗出的急性、亚急性皮损。

(四)洗剂

也称振荡剂或混悬剂，是由不溶性药粉与水混合而成。常用的有炉甘石洗剂、复方硫黄洗剂等。具有清凉、止痒、收敛和保护作用。可用于潮红、肿胀、瘙痒而无渗出的急性皮肤损害。有毛发的部位不宜使用。对皮肤干燥的患者不能长期使用，亦不用于糜烂渗出结痂部位。

(五)油剂

是药物溶解或混悬于植物油或矿物油而成的油状制剂。常用的有25%～40%氧化锌油、10%黑豆馏油等。具有润滑、保护、清洁和消炎作用，适用于急性或亚急性炎症有轻微渗出者。

(六)乳剂

是油和水经乳化形成的一种制剂。乳剂有两种类型，一种为油包水(W/O)型，称为脂，油为连续相，水分散于油中，稍有油腻感，具有滋润皮肤、软化角质、促进药物经皮吸收的作用，常用于慢性炎症性皮肤病以及干燥皮肤；另一种为水包油(O/W)型，称为霜，水是连续相，无油腻感，容易洗去，适用于油性皮肤，主要用于无渗出的急性或亚急性皮损。常用的有丁酸氢化可的松霜、糠酸莫米松霜、5%硫黄霜等。

(七)软膏

是以油脂类如凡士林、单软膏或动物脂肪为基质，加入治疗用药物而成的剂型。常用的有红霉素软膏、复方苯甲酸软膏、10%鱼石脂软膏。软膏中药物成分含量在25%以下，具有保护创面、润滑皮肤、防止干裂以及软化痂皮的作用，软膏渗透性较乳剂更强，主要用于慢性浸润肥厚性皮损，如慢性湿疹和慢性单纯性苔藓等。软膏可阻止局部皮肤水分蒸发，不利于散热，故不宜用于有渗出的急性皮炎、湿疹。

(八)糊剂

又称泥膏，是含有25%～50%固体粉末成分的软膏，常用的有氧化锌糊剂。其作用与软膏类似，但因所含粉剂较多，故有一定吸水和收敛的作用。适用于亚急性皮炎与湿疹有少量渗出时。糊剂的穿透性比软膏差，对深部炎症作用不大，且毛发处不宜使用。

(九)硬膏

将药物溶于或混合于黏着性基质中，并涂布于裱褙材料如布、纸或有孔塑料薄膜上而制成。常用的有肤疾宁硬膏、氧化锌硬膏、中药硬膏等。硬膏粘贴于皮肤表面后，可阻止水分蒸发，使角质层软化，有利于药物渗透吸收，且作用深入持久。适用于慢性局限性浸润肥厚性皮肤病，如慢性湿疹、慢性单纯性苔藓、角化过度性皮肤病以及鸡眼等，而糜烂渗出性皮肤病禁用。

(十)涂膜剂

是将高分子成膜材料及药物溶解在有机溶剂中而制成的外用液体制剂。成膜材料常用的有聚乙烯醇缩甲乙醛、聚乙烯醇缩丁醛、火棉胶、羧甲基纤维素钠等。涂于患处后,溶剂迅速挥发,在皮肤上形成均匀薄膜,对患处有保护作用,所含药物缓慢释放而起治疗作用。主要用于慢性局限性浸润肥厚性皮肤病或角化过度性皮肤病。不加药物的涂膜剂有保护皮肤的作用,可用于职业病防护。

(十一)凝胶

交联的有机大分子物质分散于液体网架中形成凝胶。其中所含的水或醇在用药后蒸发,药物则浓缩沉积于制剂中。凝胶剂外观透明、易于涂展和清除,应用广泛,也适用毛发部位。

(十二)气雾剂

是在特制的容器中注入药物和压缩气体或液化气体,当揿动阀门时,药液借助容器内的压力而成雾状喷出。适用于感染性和变态反应性皮肤病。

二、外用药物的种类

(一)清洁剂

用于清洁皮肤或毛发,去除皮损上的浆液、脓液、污物、鳞屑、结痂或皮损上残留的药物。常用的有生理盐水、1∶5000～1∶8000 高锰酸钾溶液、3%硼酸溶液(婴幼儿禁用)、植物油、液状石蜡、中性肥皂、乙醇等。

(二)保护剂

保护剂可以保护皮肤,减少摩擦,防止外来刺激。常用的保护剂有滑石粉、氧化锌粉、炉甘石洗剂、淀粉、植物油等。

(三)消毒防腐药

能杀灭病原微生物或抑制其生长繁殖的药物。常用的有 3%硼酸溶液、1∶5000～1∶8000 高锰酸钾溶液、过氧化氢、聚维酮碘、苯扎溴铵(新洁尔灭)、0.1%依沙吖啶(雷佛奴尔)溶液等。

(四)收敛、止汗去味药

能凝固蛋白,减少渗出,抑制皮脂和汗腺分泌的局部外用药。常用的有 5%～20%鞣酸软膏、2%～5%硝酸银溶液、2%明矾溶液、5%甲醛溶液和 10%乌洛托品溶液等。

(五)腐蚀药

用于破坏和去除增生的肉芽组织及赘生物。常用的有 30%三氯醋酸、纯苯酚、硝酸银棒、5%～20%乳酸。

(六)角质促成药

有促进表皮正常角化,收缩血管、减轻炎症渗出和浸润等作用。常用的有 2%～5%煤焦油、5%～10%黑豆馏油、3%水杨酸、3%～5%硫黄、0.1%～0.5%蒽林、钙泊三醇软膏(50μg/g)、0.1%阿达帕林凝胶、0.1%他扎罗丁和异维 A 酸凝胶等,后两种主要用于治疗寻常痤疮。

(七)角质剥脱药

又称角质松解药,能促进过度角化的角质层细胞松解脱落,用于角化过度性皮肤病。常用的有 5%～10%水杨酸、10%硫黄、10%雷锁辛、10%～30%冰醋酸、20%～40%尿素、0.025%～0.1%维 A 酸。

(八)止痒药

通过局部皮肤清凉、表面麻醉或血管收缩等作用来减轻痒感。常用的有 0.5%～1%薄荷脑、1%～2%樟脑、5%苯唑卡因、1%盐酸达克罗宁、1.5%苯海拉明、黑豆馏油、煤焦油、糠馏油、糖皮质激素等。

(九)抗菌药

具有杀灭或抑制细菌的作用。常用的包括消毒防腐药如 3%硼酸溶液、0.1%依沙吖啶、5%～10%过氧化苯甲酰;抗生素如 0.5%～3%红霉素、0.1%小檗碱、莫匹罗星软膏、盐酸林可霉素软膏、克林霉素磷酸酯凝胶、夫西地酸乳膏、复方多黏菌素 B 软膏等。有些常用抗生素如青霉素、头孢类抗生素外用易致敏或发生耐药,故而不宜作为外用制剂。

(十)抗真菌药

具有杀灭或抑制真菌的作用。常用的有唑类,如 2%克霉唑、1%益康唑、2%咪康唑、2%酮康唑、1%联苯苄唑、舍他康唑等;丙烯胺类,如 1%特比萘芬、布替奈芬(8 岁以下儿童不宜用);多烯类,如制霉菌素、两性霉素 B;其他有抗真菌作用的药物包括十一烯酸、3%～6%水杨酸、3%～6%苯甲酸、10%～30%冰醋酸、2.5%硫化硒、5%硫黄乳膏、1%环吡酮胺等。

(十一)抗病毒药

3%～5%阿昔洛韦乳膏、1%喷昔洛韦乳膏主要用于单纯疱疹、带状疱疹、水痘、手足口病等。0.5%酞丁安、10%～40%足叶草酯、0.5%足叶草酯毒素、干扰素和咪喹莫特等可用于扁平疣、尖锐湿疣等。

(十二)杀虫药

有杀灭疥螨、虱、蠕形螨等寄生虫的作用。常用的有 5%～10%硫黄、1%γ-666、2%甲硝唑、25%苯甲酸苄酯、50%百部酊、5%过氧化苯甲酰、0.5%马拉硫磷、5%扑灭司林和 10%克罗米通等。

(十三)外用糖皮质激素

外用糖皮质激素具有抗感染、抗增殖、免疫抑制和收缩血管的作用,在皮肤科的应用非常广泛,至今仍然是炎症性皮肤病和自身免疫性皮肤病的主要治疗手段。同时,它还能缓解皮肤瘙痒和烧灼感。不同分子结构的外用糖皮质激素具有不同的作用强度,一般来说,作用强度越强,其治疗效果越佳,但发生不良反应的风险也越大。药效强度是选择时必须考虑的首要因素。由我国卫生部颁布的《糖皮质激素类药物临床应用指导原则》中将糖皮质激素分为四级,简单明了,比较实用(表 4-3)。

表 4-3 外用糖皮质激素强度分级(四级分类法)

作用强度	中(英)文药名	商品名	浓度(%)	儿童限制
弱效	醋酸氢化可的松(Hydrocortisone Acetate)		0.1	儿童可用
	醋酸甲泼尼松龙(Methylprednisolone Acetate)		0.25	儿童可用
	地奈德(Desonide)	力言卓	0.05	儿童可用
中效	醋酸泼尼松龙(Prednisolone Acetate)		0.5	儿童可用
	醋酸地塞米松(Dexamethasone Acetate)	皮炎平	0.05	儿童可用
	丁酸氯倍他松(Clobetasone Butyrate)		0.05	>10 岁
	曲安奈德(Triamicinolone Acetonide)	去炎松	0.025～0.1	儿童可用
	丙酸氟替卡松(Fluticasone Propionate)	克廷肤	0.05	>3 个月
	丁酸氢化可的松(Hydrocortisone Butyrate)	尤卓尔	0.1	儿童可用
	醋酸氟氢可的松(Fludrocortisone Acetate)		0.025	儿童慎用
	氟氢松醋酸酯(Fluocinonide Acetonide)	肤轻松	0.01	>6 岁
强 效	丙酸倍氯米松(Beclometasone Propionate)		0.025	婴儿慎用
	糠酸莫米松(Mometasone Furoate)	艾洛松	0.1	>2 岁
	氟轻松醋酸酯(Fluocinonide Acetonide)	肤轻松	0.025	>6 岁
	氯氟舒松(Halcinonide)		0.025	儿童慎用
	戊酸倍他米松(Betamethasone Valerate)		0.05	安全性尚未确定
超强效	丙酸氯倍他索(Clobetasol Propionate)	特美肤、恩肤霜	0.02～0.05	>12 岁
	氯氟舒松(Halcinonide)	乐肤液	0.1	儿童慎用
	戊酸倍他米松(Betamethasone 17-valerate)		0.1	安全性尚未确定
	卤米松(Halometasone)	澳能、适确得	0.05	儿童可用
	双醋二氟松(Diflorasone Diacetate)	索康	0.05	儿童慎用

糖皮质激素的适应证:不同的皮肤病对糖皮质激素的敏感性不同。对外用糖皮质激素不敏感的皮肤病往往需要选择超强效或强效制剂,如斑秃、顽固特应性皮炎、盘状红斑狼疮、慢性湿疹、扁平苔藓、硬化性苔藓、慢性单纯性苔藓、钱币形湿疹、银屑病、大疱性类天疱疮、局限性白癜风和严重手部湿疹等。而对外用糖皮质激素较敏感的皮肤病,如特应性皮炎、脂溢性皮炎、外阴硬化性苔藓、肛门瘙痒症、急性放射性皮炎、严重间擦疹、疥疮(杀疥后)和瘀积性皮炎等,则可选用中效外用糖皮质激素。弱效糖皮质激素适用于面部皮炎、眼睑皮炎、尿布皮炎、肛周湿疹。外用糖皮质激素的禁忌证包括:对糖皮质激素过敏,皮肤细菌、病毒、真菌和寄生虫感染,皮肤溃疡、妊娠期(前 3 个月)和哺乳期妇女(勿用于乳房部位)。

外用糖皮质激素的不良反应以局部不良反应为主,往往因长时间使用,并与药物的强度、基质选择和应用部位不当有关。最常见的局部不良反应有:皮肤屏障功能破坏、皮肤萎缩和萎缩纹、毛细血管扩张、酒渣鼻、痤疮、口周皮炎及紫癜等。其他相对少见的包括:局部多毛和色素减退、伤口愈合延迟、掩盖或加重原有细菌、真菌、病毒感染等。另外,由外用糖皮质激素引起的局部过敏(接触性皮炎)是一个易被临床医生忽视的不良反应,近年逐渐引起重视。据欧洲多中心研究报道,其发生率为 0.2%～6%,而且多由儿童使用频繁的弱效激素如氢化可的松、丁酸氢化可的松和地奈德等引起。当外用糖皮质激素治疗后无效或原有皮损反而加重时,应警惕这种不良反应的可能。0～18 岁儿童外用糖皮质激素系统性不良反应的发生率从高到低依次为:库欣综合征、生长抑制、糖尿病、阴毛增多、青光眼及肾上腺危象。

儿童外用糖皮质激素的选择：首先在强度选择上，儿童应避免使用超强效外用糖皮质激素。其次，在产品选择上应尽量选用疗效/不良反应比高的"软性激素"。这类激素外用后在局部被酯酶迅速代谢为无活性的降解产物，吸收后不良反应轻微，减少了对 HPA 轴的抑制和局部的不良反应，因而适合儿童使用。目前国际公认的"软性激素"仅有四个：0.1%泼尼卡酯霜（Prednicarbate，商品名 Dermatop）、0.1%甲泼尼龙醋丙脂霜（Methylprednisolone Aceponate，商品名 Adrantan）、0.1%糠酸莫米松霜（Mometasone Furoate，艾洛松）和 0.05%丙酸氟替卡松霜（Fluticasone Propionate，克廷肤、替美），其中艾洛松和克廷肤已进入中国市场。大量的临床研究证实，软性激素治疗儿童湿疹、特应性皮炎及银屑病等不但疗效确切，而且不良反应极少。另外，无论弱效或强效糖皮质激素均不应全身大面积使用，儿童一次使用不应超过体表面积的 25%，用量＜30g/月，婴幼儿＜15g/月。在使用糖皮质激素的疗程上，强效糖皮质激素连续使用不应超过 2 周，弱-中效不超过 4 周。但在皮肤薄嫩部位，如面颈部、腋窝、腹股沟等，即使弱效也不能连续应用超过 2 周，并且避免封包以免引起药物吸收。外用次数以 1～2 次/天为宜。对糖皮质激素敏感的儿童皮肤病，如皮炎、湿疹等，中效糖皮质激素连续 2 周一般均能使病情得到控制或缓解，然后可每周一、四使用 2 次维持，这种维持治疗可避免耐药和停药后的反跳；或递减轮换为弱效制剂，以减少对糖皮质激素的耐受。也可在连续 2 周糖皮质激素治疗病情缓解后，采用钙调磷酸酶抑制药或非激素类抗感染药序贯治疗或联合治疗。对一些糖皮质激素不敏感的儿童皮肤病，如斑秃、局限性白癜风、银屑病等，往往需要长期用药。为避免不良反应的发生可采用间歇治疗，即连续用药 2 周，停药 1 周，然后再用 2 周直至病情控制。除非在皮肤薄嫩部位，间歇治疗法在 3 个月内发生不良反应的风险很小。最后，要与家长进行充分的沟通，以消除普遍存在于家长心中的"激素恐惧"。

（十四）外用非甾体类抗炎药

具有抑制炎症介质（组胺、5-羟色胺、前列腺素 E1）所引起的毛细血管通透性增加的作用，并能抑制炎性肿胀和炎症反应中肉芽组织的增生。常用的有乙氧苯柳胺乳膏、氟芬那酸丁酯乳膏及吲哚美辛搽剂等。

（十五）外用免疫抑制药

本类制剂能降低或抑制一种或一种以上免疫反应的化合物，包括钙调磷酸酶抑制药。1%吡美莫司乳膏，每日 2 次，国外有报道本药可用于治疗成人、儿童甚至 3 个月以上婴儿的特应性皮炎，可短期和长期外用治疗，耐受性好，亦可用于面部、颈部等皮肤敏感部位。0.03%～0.1%他克莫司软膏可用于 2 岁以上儿童及成人。

（十六）外用维 A 酸类

该类药物具有调节表皮角化、抑制表皮增生和调节黑素代谢的作用。维 A 酸即全反式维 A 酸，常用浓度为 0.025%及 0.05%霜剂，适用于痤疮、银屑病、扁平苔藓、毛囊角化病、毛发红糠疹等。阿达帕林为第三代维 A 酸类药物，是人工合成的萘甲酸衍生物，主要用于治疗轻中度痤疮、酒渣鼻等。他扎罗汀是第一个受体选择性、第三代芳香维 A 酸类药物，主要选择性地结合两种维 A 酸受体（RAR-β；RAR-γ），但不与维 A 酸 X 受体（RXR）结合，用于治疗银屑病、痤疮及角化异常性疾病、毛囊皮脂腺疾病、皮肤癌前期病变等。

（十七）光敏药

本类药物能增加皮肤对光线的敏感性，促进皮肤黑素的生成。用于治疗白癜风、银屑病等。常用的有补骨脂素的衍生物。

（十八）遮光药

吸收或阻止紫外线穿透皮肤。常用的有 2.5%～5%对氨基苯甲酸乳膏、二氧化肽乳膏、5%奎宁乳膏等。

（十九）脱色药

有减轻色素沉着的作用。2%～5%氢醌霜、10%～20%壬二酸霜等用于治疗黄褐斑和中毒性黑变病。

三、外用药物治疗原则

（一）正确选择外用药物的剂型

应根据皮损性质选用适当剂型。急性炎症性皮损仅有水肿、红斑、丘疹或水疱而无糜烂、渗出时，选用粉剂或洗剂；有水疱、糜烂、渗出时则选用溶液湿敷；对有少量渗出的亚急性损害选用糊剂；无糜烂渗出的亚急性皮损选用乳剂或软膏等；皮肤浸润肥厚、苔藓样变等慢性炎症性皮损可选用乳剂、软膏或硬膏；如无皮疹仅有瘙痒，选用酯剂或酊剂，也可选用乳剂或洗剂。

(二)正确选择外用药物的种类

应根据皮肤病的病因、病理变化和自觉症状来选药。如化脓性皮肤病,可选择抗生素类药物;真菌性皮肤病,可选用抗真菌药物;变态反应性疾病,可选用糖皮质激素或抗过敏性药物;瘙痒者选用止痒药;角化不全时选用角质促成药;角化过度时选用角质松解药;有渗出时应选用收敛药等。

(三)掌握外用药的正确使用方法和注意事项

同一种药物,使用方法不同,疗效也有差别,如软膏、霜剂可外搽,也可封包以提高疗效;水溶液可用于清洗,也可用于湿敷。应向患者详细说明用药的方法,用药时间、部位、次数以及可能出现的不良反应及其处理措施等。

(四)根据个体的年龄、性别、皮损部位及面积等不同情况选择用药

不同解剖部位的皮肤由于其角质层厚度和脂质构成不同,对外用药物的经皮吸收存在很大差异,如眼睑皮肤与足跖之间相差达300倍。因此在阴囊、腋窝、腹股沟、乳房及面部等皮肤薄嫩部位应选择浓度低、弱效的外用药物。

儿童的皮肤娇嫩,血管丰富,角质层较薄,故接触外用药时有极强的吸收和渗透能力。因此,在儿童使用外用药物时,为避免导致皮肤损伤和吸收中毒,应该注意下列几点。

1. 外用药浓度应比成人低　婴幼儿的皮肤比成人薄嫩,外用药浓度若接近成人浓度易引起红斑、脱屑、烧灼感、疼痛等局部刺激反应。如维A酸类外用药浓度不宜过高,一般小于0.03%为宜;治疗儿童特应性皮炎用0.03%的他克莫司软膏;治疗疥疮的硫黄软膏,成人用浓度为10%,儿童用浓度的5%。

2. 外用药不宜长期和大面积外用　由于新生儿和婴幼儿的皮肤、黏膜面积相对较大,皮肤角质层薄、黏膜薄嫩、血管丰富,故外用药通过皮肤黏膜吸收比成人多,易引起中毒反应。如硼酸溶液大面积外用可致硼酸中毒,甚至死亡,所以婴幼儿禁用;婴儿高热时,采用乙醇擦浴、实行物理降温应预防乙醇中毒。一些可用于儿童的糖皮质激素制剂,如卤米松、糠酸莫米松等虽然全身不良反应发生率极低,但曾有报道儿童出现下丘脑-垂体-肾上腺轴抑制和库欣综合征的概率高于成人,故应尽可能小剂量短期使用,以免影响儿童的生长发育。

3. 不宜使用刺激性很强或毒性较强的药物　如中药雄黄、朱砂、磁石、蟾酥或西药水杨酸、碘酒、γ-666等,以免使皮肤发生水疱、脱皮、腐蚀或中毒。如必须使用,应从低浓度开始,若出现刺激症状,应立即停药或改用缓和的药物治疗。新生儿忌用硬膏剂敷贴在皮肤上,否则容易引起接触性皮炎。

4. 注意用药方法和用量　身体不同部位需要的剂量最好按"指尖单位"(fingertip unit,FTU)来计算。FTU是指从一个5mm直径的标准药膏管内挤出一段从示指第一指间关节横线至指尖长度的药量。1FTU≈0.5g,可覆盖2个手掌大的面积。儿童各部位一次涂药需要的FTU数量见表4-4。

表4-4　儿童身体不同部位需要的FTU数

年龄	面颈	上肢和手	下肢和足	躯干前部	躯干后部和臀
3～6个月	1	1	1.5	1	1.5
1～2岁	1.5	1.5	2	2	3
3～5岁	1.5	2	3	3	3.5
6～10岁	2	2.5	4.5	3.5	5
成人	2.5	4	8	7	7

(肖异珠　王　华)

第四节　皮肤病的其他治疗方法

一、物理治疗

物理治疗即研究应用物理因子以提高健康水平,预防和治疗疾病,促进病后机体康复及延缓衰老等。所应用的物理因子包括人工、自然两类:人工物理因子如光、电、磁、声、温热、寒冷等;自然物理因子如矿泉、气候、日光、空气、海水等。

物理因子作为能和信息作用于机体或局部组织后，引起局部效应和神经、血液、内分泌、免疫系统的改变，从而产生一系列生理、生化效应和治疗效应。物理因子对机体的生理调节作用主要表现为：①改变组织细胞和体液内离子的比例和微量元素的含量；②引起体内某些物质分子（如蛋白分子、水分子等）结构的变化；③影响各种酶的活性；④调节物质代谢；⑤使体内产生生物学高活性物质；⑥增强血液和淋巴液循环；⑦改变生物膜、血管、皮肤、黏膜和其他组织的通透性；⑧引起组织温度改变；⑨调节神经-内分泌功能；⑩加强单核-吞噬细胞系统的功能等。

物理因子对机体的治疗作用主要表现为：①促进神经-内分泌功能障碍的消除；②提高机体某些系统、器官的功能水平；③改善组织营养，促进组织修复和再生；④提高局部或全身的抵抗力；⑤镇痛作用；⑥消炎、消肿作用；⑦缓解痉挛；⑧脱敏或致敏作用；⑨加强机体的适应能力；⑩加强药物向组织器官内透入等。

（一）冷冻疗法（cryotherapy）

冷冻疗法包括冷冻美容疗法、肿瘤的冷冻治疗、冷冻免疫、低温生物保存等，在许多疾病的治疗和皮肤美容方面有着简便、快速和有效的优越性，目前在临床医学中得到了广泛的应用。

1. *治疗原理*　冷冻治疗主要是利用液氮、干冰等制冷剂产生低温，对病理组织或病变细胞产生选择性破坏作用，达到治疗疾病与美容的目的。

2. *治疗方法*

（1）棉签法：是冷冻疗法的雏形，但比较实用。用大小合适的棉签浸蘸液氮后直接压迫病灶，可反复操作数次。适用于体表浅在、较小病灶的皮损。数秒至 30s 为一个冻融，一般以不超过 3 次为宜。

（2）金属探头接触法：即用与病变组织大小相对应的液氮冷冻金属探头直接接触病灶表面进行精确的冷冻。该法避免损伤周围的健康组织，适用于较平整病灶。一般 30～60s 为一个冻融。

（3）喷射法：用特制的液氮治疗罐和喷头使液氮以雾状直接喷射到病变组织表面。具有不受病灶形状限制的优点，适用于形状不规则、面积大的浅表性病灶。冻融时间一般不超过 30s，冻融次数以 1～2 次为宜。

病毒性皮肤病，如疣的冷冻治疗之后，在其基底部再注射干扰素、细胞因子、聚肌胞等药物，可防止疣体复发。①疗效显著的有寻常疣、扁平疣、尖锐湿疣、传染性软疣、单纯性血管瘤、蜘蛛痣、软纤维瘤、皮赘、老年疣、睑黄瘤、早期的基底细胞癌和鳞状细胞癌等；②疗效较好的有色素痣、雀斑、疣状痣、皮脂腺囊肿、皮脂腺痣、结节性痒疹及皮肤结核；③可以治疗但疗效不肯定的主要有汗管角化病、神经性皮炎、酒渣鼻、痤疮、太田痣、白癜风、混合性血管瘤、鲜红斑痣、皮脂腺腺瘤、增生性瘢痕、扁平苔藓、皮肤淀粉样变等。

3. *注意事项*　在冷冻治疗的术中或术后，绝大多数患者都会出现程度不同的多种不良反应，大致有以下几个方面。

（1）疼痛：在冷冻时及冷冻后 1～2d，大多数患者被冷冻的局部会出现可耐受性疼痛，个别患者需要服镇痛药物。

（2）水肿：冷冻后数分钟或数小时内，在冷冻部位可出现大小不等的水疱，其周围皮肤可伴有红斑水肿，24h 内达到高峰。

（3）色素减退或沉着：一般为暂时性，多在半年内可恢复至正常皮色。

（4）出血：冷冻过深或强行取下与皮肤接触的冷冻器具，或少数血管瘤患者在正常冷冻等情况下都可能会有少许出血，但一般不会造成严重的后果。若面积过大，为防止出血性坏死，在 2 周左右应注意观察。

（5）瘢痕：冷冻治疗一般不会引起瘢痕。但如皮损的位置较深，冷冻时间长，或伴有继发感染时，预后可能会形成瘢痕。

（6）其他：在面部冷冻时，应避开有神经的部位，以免伤及神经造成面瘫；极个别的患者在有心脏疾病或心理负担重或没有进食的情况下，可以出现休克样反应及心搏骤停，主要表现为头晕、恶心、出冷汗、面色苍白、脉搏减慢而弱、血压暂时性下降等现象，一般在停止治疗数分钟之内即可恢复。

冷冻治疗法虽然具有治疗范围广泛，安全性高，不良反应少而轻等许多优点，但需要注意 3 个月以内婴儿、局部或全身有感染者应暂缓或慎用冷冻治疗；循环功能障碍、神经质、寒冷性荨麻疹患者不宜使用冷冻疗法。

治疗期间要求患者保持局部干净、干燥，暂不进食刺激性食品（如酒、辣椒、生姜、生葱等），冷冻过后形成的痂 7～14d 后会自然脱落，脱痂前不能过早用手抓、撕脱或擦洗，以防引起出血或感染，导致创面愈合延缓、遗留瘢痕而损容。

（邹先彪　徐亚萍　张冬梅）

(二)红外线疗法(infrared therapy)

1. 红外线的物理性质　医用红外线可分为两类:近红外线与远红外线。近红外线或称短波红外线,波长 0.76～1.5μm,穿入人体组织较深,5～10mm;远红外线或称长波红外线,波长 1.5～400μm,多被表层皮肤吸收,穿透组织深度小于 2mm。

2. 红外线治疗作用　红外线对人体皮肤、皮下组织具有强烈的穿透力,可以使皮肤和皮下组织的温度相应增高,促进血液的循环和新陈代谢。红外线理疗对组织产生的热作用、消炎作用及促进再生作用已为临床所肯定,通常治疗均采用对病变部位直接照射。近红外微量照射治疗对微循环的改善效果显著,尤以微血流状态改善明显,表现为辐照后毛细血管血流速度加快、红细胞聚集现象减少、乳头下静脉丛淤血现象减轻或消失等,从而对改善机体组织、重要脏器的营养、代谢、修复及功能有积极作用。

3. 红外线治疗的操作方法　治疗时让患者取适当体位,裸露照射部位。将灯移至照射部位的上方或侧方,距离一般如下:功率 500W 以上,灯距应在 50～60cm;功率 250～300W,灯距在 30～40cm;功率 200W 以下,灯距在 20cm 左右。每次照射15～30min,每日 1～2 次,15～20 次为 1 个疗程。治疗结束后患者应在室内休息 10～15min 后方可外出。照射部位接近眼或光线可射及眼时,应用纱布遮盖双眼。治疗时患者不得移动体位,以防止烫伤。

4. 适应证与禁忌证　带状疱疹后遗神经痛、新生儿硬肿症、湿疹、神经性皮炎、皮肤溃疡、组织外伤、慢性伤口、冻伤、烧伤创面、压疮、慢性淋巴结炎、慢性静脉炎、注射后硬结、术后粘连、瘢痕挛缩、外阴炎、慢性盆腔炎等。

有出血倾向、高热、活动性肺结核、重度动脉硬化、闭塞性脉管炎等患者禁用。

(三)紫外线疗法(ultraviolet radiation therapy)

1. 紫外线的物理性能

(1)长波紫外线(UVA):波长 400～320nm,其生物学作用较弱,有明显致皮肤色素沉着的作用,引起红斑反应的作用很弱,可引起一些物质(如荧光素钠、四环素、硫酸奎宁、血卟啉、铜绿假单胞菌的绿脓素和某些真菌产生的物质等)产生荧光反应,还可引起光毒反应和光变态反应等。

(2)中波紫外线(UVB):波长 320～275nm,是紫外线生物学效应最活跃部分。红斑反应的作用很强,能使维生素 D 原转化为维生素 D,促进上皮细胞生长和黑色素产生以及抑制变态反应等作用。紫外线的维生素 D 形成作用曲线的峰值是 280nm。

(3)短波紫外线(UVC):波长 275～180nm,主要引起蛋白质和核酸结构上的变化,对细菌和病毒有明显杀灭和抑制作用。其中杀菌作用最强的部分为 250～260nm。红斑反应的作用明显。

2. 紫外线的治疗作用

(1)消炎作用:紫外线红斑量照射对皮肤浅层组织的急性感染性炎症效果尤其显著。

(2)加速组织再生:由于红斑量紫外线能够加强血液供给,提高血管壁的渗透性,故有利于血中营养物质进入损伤的组织内,因此可以加速组织的再生功能,促进结缔组织及上皮细胞的生长能力,并加快伤口或溃疡面的愈合。

(3)镇痛作用:当交感神经兴奋性增高时,局部红斑量照射可降低兴奋,有显著的镇痛作用。无论对感染性炎症、非感染性炎症痛,还是风湿性疼痛及神经痛均有较好的镇痛效果。可治疗神经痛或伴有疼痛群的疾病,如带状疱疹。

(4)脱敏作用:红斑量紫外线照射可使组织中组胺酶的含量增加,不断分解体内产生的过多的组胺,从而达到脱敏作用。临床上可用于治疗支气管哮喘、荨麻疹、皮肤瘙痒症、接触性皮炎等。

(5)抗佝偻病作用:波长 275～325nm 的紫外线作用于皮肤,可形成维生素 D_3,从而具有预防佝偻病的作用。

(6)色素沉着作用:治疗色素脱失性皮肤病。

3. 紫外线治疗的操作方法　工作人员及患者应戴防护镜。对内服或外用光敏药物的患者,应先测生物剂量而后照射。紫外线照射后,局部若出现细碎的小鳞屑时,治疗剂量不宜再增加;如出现明显的大片脱皮时,应停止治疗,或从起始剂量重新开始。紫外线灯管启动后一般须经过 3～5min,待灯管工作稳定后方可照射。

4. 适应证与禁忌证　适用于疖、痈、甲沟炎、蜂窝织炎、丹毒、创伤感染、溃疡、压疮、冻伤、瘙痒症、毛囊炎、玫瑰糠疹、带状疱疹、脱发、特应性皮炎、毛发红糠疹、色素性荨麻疹、慢性湿疹、花斑癣、白癜风、银屑病、神经性皮炎、湿疹、体癣、脱发等。

系统性红斑狼疮、急性泛发性湿疹、日晒伤、血卟啉病、着色性干皮病、凝血机制障碍有出血倾向者、重度和伴发热或发疹的传染病患者、严重过敏者、严重心功能不全者应慎用或禁忌。

(四)窄谱 UVB 疗法(narrow band ultraviolet B therapy,NB-UVB)

人们发现波长为 311nm 的窄谱中波紫外线最具有治疗作用。由于波长单一,防止了紫外线许多不良反应的发生,而治疗作用相对增强。窄谱中波紫外线(NB-UVB)自问世以来,对银屑病、白癜风、特应性皮炎、多形性日光疹以及早期的皮肤 T 细胞淋巴瘤等皮肤病的治疗显示出非常好的疗效,其应用范围正日益扩大,对其生物学特性的研究也趋向深入。窄谱 UVB 在清除病灶和起效时间方面都优于传统的宽谱 UVB 光治疗。

1. *NB-UVB 作用机制* NB-UVB 主要通过调节皮肤免疫系统发挥对多种皮肤病的治疗作用。主要表现在以下几个方面。

(1)诱导 T 细胞凋亡:NB-UVB 照射可使银屑病皮损部位及外周血中的 CD3 细胞减少,其作用与宽波 UVB 相比具有显著性差异。

(2)抑制朗格汉斯细胞的抗原提呈功能:这种抑制功能是通过减少皮肤中朗格汉斯细胞数目、改变细胞形态和细胞骨架,以及使其表面标志丧失等途径来完成。

(3)对尿刊酸的影响:尿刊酸是皮肤中主要的光线受体,以反式尿刊酸的形式存在,NB-UVB 照射后可使皮肤中顺式尿刊酸增加,从而导致 NK 细胞活性降低。

(4)对细胞因子的作用:NB-UVB 可以明显抑制淋巴细胞增殖,通过对 IL-2、IL-10、干扰素-7 等细胞因子的下调作用,对炎症性疾病与变态反应性疾病的发生和发展起到治疗作用。

(5)对黑素细胞的影响:NB-UVB 对白癜风有明显的治疗作用,可能是照射后产生的多种细胞因子包括 IL-1、肿瘤坏死因子、白三烯等,刺激毛囊外毛根鞘多巴胺阴性的无色素黑素细胞增殖、产生黑素并移行到色素脱失部位致色素恢复所致;与此同时,NB-UVB 产生的免疫抑制作用还可使移行及增殖的黑素细胞免遭破坏。

(6)红斑效应:最容易引起红斑效应的波段为 300nm 左右。扩微血管物质以及自由基的产生所造成的损伤是红斑效应形成的主要原因。与 UVB 相比,NB-UVB 更不容易产生红斑效应,这是 NB-UVB 产生高疗效的基础。

2. *治疗方法* 应根据疾病种类与患者的皮肤类型、年龄、所患疾病及治疗时皮肤的状态设定治疗参数,确定治疗初始量,以后各次的治疗剂量依据患者的治疗反应逐渐增加。

治疗的初始剂量是关键,通常从 70%最小红斑量开始,每次递增 15%,直到皮损消退方停止治疗。也可以根据患者的皮肤类型确定,欧美多为Ⅰ、Ⅱ型皮肤,中国人大多为Ⅲ、Ⅳ型皮肤,欧美推荐的初始剂量为 0.3~0.5J/cm^2,照射剂量递增的方式有两种,一种是每次递增10%~20%,二是选择适当的固定剂量,后者可减少光毒反应的发生。

治疗后患者需要严格避免日光照射(包括通过玻璃的日光)12h,须避免食用具有光敏作用的蔬菜、水果及药物,外出需要穿长袖衣服、戴遮阳帽及手套。大多数患者照射 20 次左右后病情可以得到缓解,其后可维持治疗。一般治疗 6~10 周或直至皮损消退。

3. *适应证* 适用于银屑病、白癜风、特应性皮炎、玫瑰糠疹、带状疱疹、扁平苔藓、多形性日光疹、结节性痒疹、硬皮病、斑块型蕈样肉芽肿、角层下脓疱病、掌跖脓疱病等。可用于 6 岁以上的儿童。

部分患者可出现皮肤晒伤、皮肤瘙痒、皮肤干燥、多形性日光疹等。长期大剂量 UVB 治疗可能会增加皮肤老化、皮肤肿瘤等发生的危险。

(五)光化学疗法(psoralenplus ultraviolet A therapy,PUVA)

光化学疗法又称光敏疗法,是以内服或外用光敏剂结合紫外线照射皮肤引起光化学反应来治疗疾病的一种方法。

1. *光化学疗法(PUVA)治疗银屑病的机制* PUVA 治疗银屑病的机制可能与光敏剂(补骨脂素)在长波紫外线的作用下,与表皮细胞 DNA 双螺旋链上的胸腺嘧啶碱基发生合成反应,生成新的结构物——胸腺嘧啶-C4-环丁型补骨脂素有关。本疗法仅用于 12 岁以上的儿童。

2. *银屑病的 PUVA 疗法*

(1)口服疗法:8-甲氧补骨脂素(8-MOP)用量为 0.5~0.8mg/kg,常用量为 0.6mg/kg,饭后服用,服药后 2h 照射紫外线(UVA),每周 2~3 次。5-甲氧补骨脂素(5-MOP)为水溶性药物,吸收速度为 8-MOP 的 25%,用量为 1.2mg/kg,1~3h 后照光治疗。

(2)外用疗法:配制成 0.05%、0.1%、0.15% 8-MOP 乙醇溶液,涂搽于皮肤患处(银屑病皮损处),1~2h 后光敏作用达高峰,并保持数小时,一般在搽药后 30~90min 进行紫外线(UVA)照射。研究发现,0.15% 8-MOP 乳液大面积外用后血浆水平高于口服给药,因而仅限于应用掌跖部皮损。

(3)药浴法：取0.25%三甲基补骨脂素(TMP)溶液2ml，加入水(37～38℃)150L中，全身浸入水中15min后，进行紫外线(UVA)照射；或将8-MOP(0.5～5mg/L)450mg放入浴盆中，浸浴15～20min后进行紫外线(UVA)照射，每周2～3次。

泛发性银屑病(静止期)、脓疱型银屑病、慢性红皮病型及关节型银屑病可行全身照射法。限局性银屑病皮损、掌跖脓疱病可行局部照射法。首次照射剂量一般为3/4MED，以后照射根据病人皮肤反应，每隔1～3次增加1/4～1/2MPD，30～40次为1个疗程。皮肤反应大于MPD时，应减少30%照射量。

用单次PUVA治疗，光毒效应的高峰保持3d，标准的增量照射计划为每3天增加1次。由于PUVA的抑制DNA合成作用在照射后72h达高峰，因此PUVA疗法应每周2～3次。当皮损消退>90%时，可改维持量，每周1～2次，临床治愈后仍须维持2个月，再终止治疗。

3. 联合疗法

(1)PUVA+甲氨蝶呤(MTX)或环孢素A：对红皮病型银屑病、泛发性脓疱型银屑病效果较好。

(2)PUVA+维A酸：首先每天口服维A酸1mg/kg，5～7d后开始PUVA治疗。与常规PUVA比较，联合治疗可使PUVA总剂量减少一半以上。单独使用维A酸效果不明显，但与PUVA联合应用，两者有协同作用。

(3)PUVA+UVB：在临床观察，到单用PUVA治疗银屑病，尤其是大斑块型或皮损浸润明显、类似结节样损害者，疗效均不满意。与UVB联合应用可增强疗效，加速皮损消退。

(4)局部治疗：PUVA与糖皮质激素软膏、蒽林软膏、煤焦油制剂或钙泊三醇配合应用均可增强PUVA的治疗作用。

4. 白癜风的PUVA疗法

(1)PUVA的治疗方案

①大剂量补骨脂素疗法：口服8-MOP 0.4～0.5mg/kg，1.5h后照射UVA。UVA初始剂量为0.5～1.0J/cm^2，并以0.25～0.5J/cm^{2}增加，直到无症状性红斑出现。最大剂量为1.0～4.0J/cm^2，每周治疗2次。

②小剂量补骨脂素疗法：口服8-MOP 10mg/次，以4.0J/cm^2 UVA照射，UVA每次增加1～2J/cm^2，直到无症状红斑出现。最大量可达14～20J/cm^2，每周治疗2次。此治疗使用小剂量8-MOP，发生光毒性反应的危险性小。由于黑素细胞生长缓慢，应连续治疗3～4个月，4个月后无色素再生，才可认为本疗法无效。

无论成人或儿童患者，均可用TMP替代8-MOP。TMP剂量为成人0.6～0.8mg/kg，儿童0.6mg/kg，2h后照射日光(10am至3pm期间的日光)，开始日照5min，以后逐次增加5min，最长可达2h，每周2～3次。

(2)儿童白癜风的PUVA治疗：儿童白癜风的治疗类似于成人，通常12岁以下儿童避免接受OPT，但是皮损面积较大的儿童，长期进行TPT治疗或大面积外用糖皮质激素类药物亦不妥当，所以对泛发性白癜风，通常选用以TMP代替8-MOP的OPT治疗，因TMP光敏性弱，光毒作用及对肝的损害较轻，对儿童较为安全。口服TMP0.6mg/kg，2h后照射日光，初次照射5min，以后逐次延长5min，直到获得无症状性红斑，不再延长照光时间，每周治疗2～3次。一般仅用于12岁以上的儿童。

(3)注意事项：口服光敏药后应避免日光暴晒，且戴紫外线防护目镜12～24h。照射后的不良反应有疲乏、瘙痒、头痛、恶心等。

(六)激光疗法(laser therapy)

激光具有3种独特的性质：①单色性，即发射出的光基本上为单色，这是由光线难以通过的谐振腔中的固定媒质(气体、液体或固体)所确定的。处于某个波长的激光能选择性被皮肤吸收，如黑色素、血红蛋白或水。②相干性，表现为光波就时间和空间而言，是同相位传播的。③准直性，它是一种狭窄而强的光束，以平行方式发射，当其沿着光纤传播时，没有发散或强度的衰减，并可聚焦到一个小点上。

在皮肤科的领域内，临床使用的激光种类有红宝石激光、铒激光、二氧化碳激光、染料激光、YAG激光及紫翠玉激光。激光的名称是依其激发介质来命名的。自然界中有数千种物质可用来激发激光，一般可分为固体激光、液体激光、气体激光、半导体激光及化学激光。临床上皮肤病常用的激光见表4-5。

1. 二氧化碳激光　应用最广泛，辐射波长为10 600nm红外线光，皮肤科临床使用的二氧化碳激光器输出功率多为3～50W。二氧化碳激光的能量主要被细胞内外的水分所吸收，故穿透极为表浅，仅为0.2mm。适应证包括寻常疣、尖锐湿疣、毛发上皮瘤、跖疣、汗管瘤、软纤维瘤、睑黄瘤、脂溢性角化病、色素痣、癌前损害、基底细胞上皮瘤以及光线性角化症等。

表 4-5　皮肤科常用的激光

激光	波长(nm)	靶组织/作用	输出形式
氩离子	488、514.5	黑素、血红蛋白	连续
红宝石	694	黑素、深色颜料	Q 开关
翠绿宝石	755	黑素、深色颜料	Q 开关
YAG	1064	黑素、深色颜料	Q 开关
倍频 YAG	532	黑素、深色颜料	Q 开关
二氧化碳	10 600	组织烧灼和切割	连续/脉冲
闪光灯泵脉冲染料	585	血红蛋白	脉冲
铜蒸气	511、578	血红蛋白	脉冲
溴化铜	578	血红蛋白	脉冲
510nm 色素脉冲染料	510	黑素	Q 开关
氦氖	632.8、543	低功率照射	连续

二氧化碳激光治疗时以局部有舒适的温热感为度，光能量密度一般为 50～150mW/cm²，每次治疗时间 5～15min，每日 1 次，15d 为 1 个疗程。

2. *氦氖激光*　属小功率激光，对组织有较强的穿透性。适应证包括皮肤黏膜溃疡、斑秃、带状疱疹及后遗神经痛、皮肤瘙痒症、淤积性皮炎、慢性荨麻疹、寒冷性多形红斑、冻疮等。

3. *氩离子激光*　其波长可为血红蛋白所吸收，故可用于治疗血管性损害。在治疗成人色深的皮损时，其疗效达 60%～80%，而对色淡的皮损则疗效较差。

4. *铜蒸气激光和溴化铜激光*　主要用于治疗鲜红斑痣、毛细血管扩张症、蜘蛛痣、匐行性血管瘤、酒渣鼻、浅表型草莓状血管瘤、静脉湖、化脓性肉芽肿等病。

5. *掺钕钇铝石榴石激光(Nd:YAG)及倍频钇铝石榴石激光*　临床上脉冲钇铝石榴石激光主要治疗太田痣等深在性色素性皮肤病和深色文身、各类血管瘤和其他损害较深大的各型皮肤良性或恶性肿瘤以及病毒性疣类。脉冲倍频钇铝石榴石激光则主要用于治疗鲜红斑痣和浅表的皮肤色素性皮损，如咖啡斑、Becker 痣、黑子、雀斑等。

6. *Q 开关激光*　Q 开关红宝石激光波长为 694nm，用于治疗深在性色素性皮肤病、太田痣；Q 开关翠绿宝石激光波长为 755nm，脉冲时间为 100ns，适合治疗更深部的色素性损害，用于治疗太田痣和文身。真皮色素增加性病变中色素沉积部位较深，一般在真皮乳头层以下，如太田痣、伊藤痣等。因色素位置深，传统治疗手段疗效极不理想，往往治疗不彻底或留下瘢痕。

另外，超脉冲 CO_2 激光及铒激光能以皮肤组织为靶目标，且脉冲短，组织穿透深度浅，可用来祛除对调 Q 激光不起反应的肉色文刺；或在 Q 开关激光治疗前，对文刺色素或外伤性粉尘的皮肤磨削，可缩短疗程。

7. *510nm 色素脉冲染料激光*　是一种临床用于治疗浅表性皮肤色素性损害的激光，波长为 510nm，脉冲时间为 300ns。适应证为雀斑样痣、雀斑、咖啡斑、脂溢性角化病、继发性色素沉着等，亦可用于治疗 Becker 痣和 Spilus 痣。治疗时无明显疼痛，故治疗时一般不需要麻醉。对未治愈的皮损可重复多次治疗。

8. *长脉宽倍频 532 激光*　波长 532nm，脉宽为 2～10ms 可调。由于它对血管的高度特异性，且可根据血管的直径选择相同脉宽进行治疗。以血管为主要成分的皮肤疾病，用以血红蛋白为目标的激光器来治疗。由于血红蛋白最易吸收绿色或黄色光谱，能发射 521～585nm 范围光线的激光器，对血管病损的治疗最为适宜。

9. *高能超脉冲二氧化碳激光器*　每 600mμs 至 1ms 能产生高达 500MJ 的热能。主要用于萎缩性痤疮瘢痕的治疗。面部皱纹，包括口周和眼周区域对超脉冲二氧化碳激光治疗特别有效。对水痘、创伤、手术及痤疮的萎缩性瘢痕，采用二氧化碳激光器作表皮重建，能有显著改善。

10. *固体掺铒石榴石激光(Erbium:YAG)*　是

换肤术的另一类激光美容系统。波长为2940nm,基本上接近水的吸收峰波,水分对其吸收比波长为10 600nm的CO_2激光的吸收高10多倍;铒激光在组织中的穿透深度为1～3μm,而CO_2激光的穿透深度为20μm,因此该激光对皮肤组织的汽化更加精确,对周围邻近组织的热损伤更小。理论上更适合黄种人皮肤,但仍因色素沉着,在我国仅部分医疗单位谨慎采用。

11. *激光脱毛术* 是利用选择性光热作用原理,使靶目标(毛囊和毛干的黑素颗粒)对特定波长的激光具有良好的吸收性,使光热作用局限于靶目标内,从而达到有效破坏毛囊、摧毁毛基质,阻止毛发再生的目的。目前用于脱毛的激光有脉冲半导体激光(800nm)、长脉冲翠绿宝石激光(755nm)、长脉冲红宝石激光(694nm)、Q开关Nd:YAG激光以及脉冲强光源(550～1200nm)。

12. *强光(也称强脉冲光)* 强脉冲光作用于皮肤后产生的光化学作用使真皮层的胶原纤维和弹性纤维内部产生分子结构的化学变化,恢复原有弹性。另外,其所产生的光热作用可增强血管功能,使循环改善,从而达到消除皱纹、缩小毛孔的治疗效果。适应证包括毛细血管扩张、酒渣鼻、皮肤异色症、换肤术后的红斑、雀斑、色素沉着、光损伤引起的色素斑、恢复皮肤弹性、消除或减轻皱纹、缩小毛孔。

13. *准分子激光(308激光)* 准分子激光的激光发射介质是卤族气体和惰性气体的混合物。其主要优点是输出激光位于近紫外与真空紫外区,可获得较高功率和较大能量的脉冲激光输出,可通过导光关节臂,选择10nm、20nm或25mm光斑对病变部位进行治疗。本疗法能有效治疗银屑病、白癜风和过敏性皮炎等皮肤病。

14. *射频* 射频也称射频电流,是一种高频交流电磁波的简称。其作用原理为射频电流受电阻的影响转化为热能,选择性作用于真皮深层和深部的纤维隔,引起胶原纤维的收缩和新生胶原纤维沉积,适用于任何光学类型的松弛皮肤、皱纹、痤疮瘢痕等。

15. *光动力学疗法* 光动力学疗法(photodynamic therapy,PDT)始于20世纪70年代末。其基本原理是:将特定的某光敏药输入人体,在一定时间后,以特定波长的光对病变部位进行照射,通过光化学和光生物学反应,在分子氧的参与下,产生单态氧和(或)自由基,使得异常增生活跃的细胞发生不可逆的损伤,最终导致细胞死亡,从而达到临床治疗目的。

5-氨基酮戊酸(5-aminolevulinic acid,ALA)是一种内源性光动力治疗药物,本身无光动力效应,在体内经一系列酶的作用生物合成具有光敏作用的原卟啉Pp(PpⅨ)后才发挥作用的。ALA可以选择性地杀伤肿瘤细胞,而对正常细胞无损伤,克服了使用血卟啉衍生物及卟吩姆等光敏药后需要避光4～6周的缺点。如今其治疗范围已扩展到基底细胞癌、鳞状细胞癌、鲍温病、日光性角化病、尖锐湿疣等皮肤良恶性增生性疾病,在中重度痤疮、银屑病等非皮肤肿瘤领域也获得满意的效果。

光动力治疗在皮肤科的临床应用如下所述。

(1)治疗尖锐湿疣:被人类乳头瘤病毒感染后的细胞增生活跃,5-ALA能够选择性地被这些细胞吸收,联合适当能量的He-Ne激光照射,可以杀伤疣体组织,而对周围正常组织损伤很小。

常应用20%ALA及波长为630nm左右、能量为100 J/cm^2的激光进行治疗。但Wang XL等改用10%的低浓度ALA治疗164例尿道尖锐湿疣患者,疗效有明显提高,1～4次PDT后95%的患者完全治愈,随访1～3个月,复发率仅为5%。随后该作者进一步研究发现CA局部原卟啉Ⅸ荧光强度与ALA浓度成正比,但随着ALA浓度的升高,其组织选择性反而下降,提示ALA浓度为5%或10%时效果最佳。

(2)治疗寻常疣:对一些顽固性疣患者,先对皮损进行磨削或用角质剥脱药(如尿素、水杨酸等)去除角化过渡层,再应用ALA-PDT治疗可以取得满意的效果。甲周疣较难治疗,Schroeter等用20% ALA 4～6h后,采用Versa Light照射治疗了20例病人,4～5次治疗后,18例完全治愈,1例改善,另1例无明显变化,随访6～7个月,仅有2例复发,但最大的不良反应是疼痛。有学者建议使用低于紫癜阈值的脉冲染料激光以减少疼痛,使病人能够耐受。

(3)治疗中、重度痤疮:通过封包外敷90min后,待5-ALA为毛囊皮脂腺所吸收,选择性地聚集于增殖旺盛的细胞和皮脂腺内,可达到杀灭痤疮丙酸杆菌和破坏毛囊皮脂腺的目的。临床研究提示PDT有刺激成纤维细胞活性增加和促进Ⅰ型、Ⅲ型胶原合成的作用;另外,5-ALA-PDT还可以增强细胞间黏附、使细胞骨架成分重构,以缩小毛孔、改善皮肤质地和光滑度,最终达到嫩肤美容的目的。

(4)治疗皮肤癌及癌前病变:PDT对肿瘤的作用主要通过三方面的机制:①光毒性直接作用于肿

瘤细胞，产生杀伤作用。②破坏肿瘤组织内的血管，阻断肿瘤组织营养物质的供给。研究表明，PDT 使治疗部位的血管内皮细胞和中性粒细胞释放较多的血栓素，从而引起周围血管收缩，血栓形成。③免疫系统也参与了光动力杀灭肿瘤细胞的过程。

陈晶等对 354 例患者光动力疗法治疗皮肤鲍温病随机对照试验进行系统评价，结果显示，PDT 治愈率及复发率与冷冻治疗无显著差异，美容效果 PDT 优于冷冻治疗。在 PDT 与外用 FU 治疗的对比研究中，PDT 治愈率明显高于外用 FU，而复发率无显著差异，且美容效果评价显示 PDT 优于外用 FU 治疗。PDT 不良反应发生率近似于安慰剂、冷冻或外用 5-FU 治疗。Cox 等制订的鲍温病治疗指南中指出，PDT 适合治疗面积比较大的，或者不好治疗的特殊部位，或者多发的鲍温病。

基底细胞癌(basal cell carcinoma，BCC)是最常见的皮肤恶性肿瘤之一，熊林等治疗 61 例基底细胞癌患者，将 ALA 涂于皮损处，3 h 后红光照射，能量密度为 100～120 J/cm^2，每次光斑照射时间约 20 min，每周照射 1 次，共 4 周。癌灶范围较大时，可给予多个光斑重叠照射，以全部覆盖病灶及周围约 1.0 cm 内的正常组织。实体型或肿瘤侵入基底较深者，插入瘤内反复多次治疗，并需要延长照光时间达 30min 以上。每次照射前尽量清除已出现的坏死组织，以保证光照效果。每治疗 4 周为 1 个疗程，所有患者均治疗 3 个疗程，疗程结束评价疗效。疗效较好的主要是浅表型基底细胞癌，结节型和色素型的疗效较差，加入表皮渗透剂及在治疗前行表面削除术有望提高疗效。所有患者未出现治疗相关的肝肾毒性及骨髓抑制，治疗前后心电图未出现异常。经 9～24 个月的随访，61 例基底细胞癌患者中，45 例患者完全缓解，部分缓解 9 例，无效 7 例，总有效率 88.52%，1 年后复发 11 例，复发率 24.44%。

一项 5 年随访研究对 PDT 和冷冻法治疗表浅 BCC 的疗效进行比较，两者在缓解率上无显著差异，但是从美容角度来看，PDT 明显优于冷冻。目前，手术切除仍是 BCC 治疗的一线选择，PDT 被认为是二线选择，但对于大面积或弥散性皮损、患者年龄太大或太小、不能耐受其他治疗方法时，PDT 治疗具有特别的价值。

(5)治疗光线性角化：郭海霞等治疗 17 例光线性角化病，先用红霉素软膏敷于患者皮损表面 10 min，将表面软化的鳞屑和痂皮去除；对结节及斑块先行电刀切除。随后将 20%ALA 霜剂均匀涂于皮损及周围 1.0 cm 的范围。4 h 后激光照射，选择输出功率＞150 mW，根据光斑大小及照射时间计算每次的照射能量密度，使其达 100～120 J/cm^2，照射时间为 40 min。两次治疗间隔 10～15 d，全部患者皮损获得完全缓解，无复发。

Tarstedt 等对 106 例患者的研究显示，对于薄的病灶，单次治疗和重复治疗相比，疗效无差异；对于厚的病灶和顽固性病灶，重复多次治疗的清除率高于单次治疗。头面部 AK、ALA-PDT 单次治疗后 3 个月，病灶清除率可以达 71%～100%；四肢部位病灶清除率仅为 44%～73%。

(6)治疗银屑病：5-ALA-PDT 治疗银屑病的机制尚不十分明确，通过临床试验证实有多种可能机制：①PDT 可以通过剂量依赖性方式，抑制肿瘤坏死因子 α、IL-1、IL-6 的释放；②PDT 可以对角质形成细胞的增生产生抑制作用；③口服 5-ALA 治疗有效的银屑病患者，其病变部位的皮损 T 细胞发生凋亡。

(7)治疗扁平苔藓：对于一些常规治疗效果不佳的外生殖器、口腔等特殊部位的 LP，PDT 可以有效改善其症状。

(8)治疗硬化萎缩性苔藓：PDT 治疗外生殖器部位的硬化萎缩性苔藓病例较少。Hillemanns 等治疗了 12 例患者，外用 20%ALA 4～5 h 后以氩离子脉冲染料激光照射(635 nm，70 mW/cm^2，80 J/cm^2)，10 例瘙痒有减轻，但临床表现未见改善，其中 8 例为绝经后妇女。2 例绝经前妇女有好转，其原因不明。PDT 治疗硬化萎缩性苔藓须继续研究。

(9)治疗其他皮肤病：鲜红斑痣、光化性唇炎、化脓性汗腺炎、T 细胞性淋巴瘤、多毛症，根据国内外报道，5-ALA-PDT 无明显的不良反应。很小部分患者在治疗过程中，局部出现灼痛、烧灼感，大都可以耐受。在部分痤疮患者，有轻度的光敏现象，对症处理后均能缓解。

相对于传统的治疗方法，ALA-PDT 治疗皮肤肿瘤的优势在于：①ALA 分子质量小，可以局部皮肤用药，无明显刺激性，且在细胞内代谢快，不产生蓄积，不需要避光；②对于发生于面部及生殖器部位的皮肤肿瘤及部分增生性病变，仅被病变组织选择性吸收，对正常组织无破坏作用，美容效果好；③无明显痛苦，耐受性好，是年迈体弱和其他不能耐受手术患者的最佳选择；④可重复治疗，无耐药性出现

(刘　强　王　瑛　江绍乾)

（七）水浴疗法（waterbath therapy）

水浴疗法是指将身体或患病局部以水浸泡或用药液洗浴，以预防和治疗疾病的一种方法。

水浴疗法种类很多，可按温度分为冷水浴、热水浴、温水浴等；按作用部位分为全身浴、局部浴等。水浴疗法可单独应用，又可与其他疗法配合实施，且易被病人接受，因此具有推广应用的价值。

1. *治疗作用*　水具有较大的热容量，导热性强，易于散失和吸收热量，有较大的可塑性，可溶解多种物质，对人体造成温度、机械、化学等刺激作用，从而达到润肤、清洁、止痒、消毒、杀菌、兴奋、催眠、发汗、退热、利尿、增强代谢、抗感染、镇痛、促进吸收等功效。

温度、机械和化学刺激是水疗作用机制的三个决定性因素。

（1）温度作用：皮肤有丰富的感受器，冷热刺激后，由向心神经传导到中枢而引起各系统的反应。由于温热刺激在大脑皮质可引起抑制反应，故进行温水或微温水全身浸浴时有镇静作用。冷刺激能锻炼自主神经系统的功能，长时间则会使神经系统的兴奋性降低，因此可用冷冻进行麻痹及炎症部位镇痛。

（2）机械作用：入浴时，人在水的浮力和压力作用下，躯体和四肢关节在水中活动自然而省力。

（3）化学作用：水浴中的化学成分，能渗透皮肤进入体内，有的则不能被吸收而附着在皮肤上，形成分子薄膜，对机体的周围神经感受器发挥作用。

2. *水浴法分类*　水浴法按温度分为冷浴（＜25℃）、凉水浴（25～32℃）、微温水浴（32～35℃）、温水浴（36～38℃）及热水浴（＞38℃）。按作用部位分为全身水浴及局部水浴按水中成分分为水浴、药浴、汽水浴。按作用方式分为低压淋浴（＜1 个大气压）、中压淋浴（1～2 个大气压力）和高压淋浴（2～4 个大气压力）。

3. *浴疗方式*

（1）全身浸浴法：全身浸浴法是矿泉浴中最常用的沐浴法，浴者可静静地仰卧浸泡于浴盆或浴池中，水面不要超过乳头水平，可配合水中按摩。

（2）半身浸浴法：淋浴时下半身浸泡在矿泉水中，上身用大毛巾覆盖以免着凉，可视病情而采用冷浴、温浴、热浴加水中按摩。

（3）局部浸浴法：将人体某一部分浸泡在矿泉中，如坐浴、足浴、手臂浴等。每次 15～20min，对治疗机体某一局部病变、缓解疼痛有良好的效果。

4. *治疗方法*　水浴法对皮肤有保健和治疗作用。

（1）冷水浴：冷水浴是通过对人体的冷刺激使肌肤产生一系列的适应性反应，从而增强皮肤对寒冷的耐受力，增强血管弹性，促进氧气吸入及胃肠蠕动，使血压下降，心搏变慢，心肌负荷减轻。冷水浴对精神萎靡不振、嗜睡而感疲劳的神经衰弱者，有振奋精神、增强体质等保健作用。冷水浴的水温一般在 25～32℃或低于 25℃，治疗时间数秒至 5min，可根据个体耐受情况逐次降低水温，延长时间。

冷水浴有多种方法，可进行擦浴、足浴、淋浴、浸浴，有条件者可到江河、湖海进行冷水浴。

（2）温水浴或热水浴：水温一般在 36～40℃，治疗时间 15～20min，温度高则洗浴时间应短，温度低时时间可适当延长。热水浴可使皮肤充血，促进血液循环，增强新陈代谢，松弛肌肉，缓解痉挛，减轻疼痛，发汗，消除疲劳等，可用于治疗某些皮肤病。饱餐后不要立即进行热水浴，因不利于食物的消化和吸收。

（3）矿泉浴：矿泉浴所使用的水是从地下自然涌出的、具有医疗作用的地下水。这种水含有一定量的盐类、气体和少数活性离子及放射性成分，一般具有较高的温度，所以又被人们称为温泉。利用矿泉水淋浴人体，起到养生、健身、治疗、康复的作用，称为矿泉浴疗法。

（4）海水浴：海水中富含大量无机盐类及多种微量元素，如氯化钠、氯化钙、硫酸镁、碳酸钙、碳酸镁、氡、铀、镭等，这些化学成分能对人体产生多方面的作用和影响。海水的温度和它对机体的静水压力、浮力和海浪的冲击作用，都能直接影响人体的产热和散热过程，激发酶促反应，促进物质代谢和能量交换，提高人体对环境温度变化的适应能力，并能显著引起循环、呼吸、神经、骨骼、肌肉、内分泌代谢及血液成分的变化。在开始进行海水浴时，时间宜短，每次 15～20min，最长不超过 30min。每日 1 次，或隔日 1 次，以不觉疲劳为宜。

（5）药浴：药浴是在淡水中加入药物进行水浴的治疗方法。药浴一般用温热水浴，可全身浴或局部浴。药浴除具有水浴的作用外，还具有药物的作用。常用的方法如下。

①高锰酸钾浴：将高锰酸钾用温水溶解，浓度为 1∶10 000～1∶20 000，做全身浴或局部浴。可用来治疗脓皮病、足癣继发感染、天疱疮、剥脱性皮炎等。水温 37～39℃，时间 10～20min。

②中药浴：详见小儿皮肤病的中医外治法。

(八)微波疗法(microwave therapy)

1. 微波的物理性能　应用波长为 1m 至 1mm (300～30 000MHz)的特高频电磁波作用于人体以治疗疾病的方法，称为微波疗法。微波振荡频率极高，波长介于长波红外线与短波之间。根据波长不同，可将微波分为 dm 波(10～100cm)、cm 波(1～10cm)以及 mm 波(1～10mm)三个波段。理疗中应用的微波一般指波长为 10～30cm 的电磁波，目前治疗上最常用的微波波长为 12.5cm，频率为 2450MHz。除连续式微波外，新近又出现脉冲式微波治疗机，脉冲频率为 1Hz。

2. 治疗作用

(1)微波辐射使组织温度升高，血管扩张，局部血流加速，血管壁渗透性增高，增强代谢，改善营养，促使组织再生和渗出液吸收等。大剂量微波有抗凝作用，低强度的微波辐射可使嗜中性粒细胞的吞噬活力下降，抗体生成严重受抑制。短期中、小剂量微波加强大脑兴奋，长期大剂量则可抑制。

(2)有镇痛、解痉、消炎作用，对肌肉、肌腱、韧带、关节等组织及周围神经和某些内脏器官炎症损伤和非化脓性炎症效果显著，并主治亚急性炎症，弱剂量对某些急性炎症(如浸润性乳腺炎等)亦有效。

(3)当微波辐射使睾丸温度高于 35℃时，精子的产生即受到抑制或停止，过量辐射可使曲细精管萎缩，局灶性坏死。故用微波辐射睾丸附近部位时应将睾丸屏蔽防护。

3. 治疗方法

(1)有距离辐射：如采用圆形、圆柱形及长形辐射器，照射时辐射器与人体表面有一定距离，一般规定为 7～10cm。

(2)接触辐射：用聚焦辐射器时，选取直径与病灶面积相近的辐射器，盖好盖罩，让病人持把柄将辐射器的辐射面紧贴在病区上，使用功率不能超过 10W。做体腔(直肠等)辐射时，应先用专用的外套将辐射器套上，在外套上涂以润滑油(凡士林、液状石蜡等)再缓缓放入体腔内，使用功率也不宜超过 10W。一般每次照射 5～15min，每日或隔日 1 次，急性病 3～6 次为 1 个疗程，慢性病 10～20 次为 1 个疗程。

4. 适应证

(1)病毒性皮肤病：如寻常疣、跖疣、扁平疣、尖锐湿疣等。

(2)血管瘤：如蜘蛛痣、单纯血管瘤、草莓状血管瘤、海绵状血管瘤、混合血管瘤、血管角皮瘤等。

(3)皮肤肿瘤：如皮肤纤维瘤、神经纤维瘤、汗管瘤、汗腺瘤、皮脂腺瘤、毛根鞘瘤、化脓性肉芽肿等。

(4)癌前病变：如鲍温(Bowen)病、老年疣(脂溢性角化病)、皮角等。

(5)色素性皮肤病：如色素痣、雀斑、晕痣等。

(6)其他：如腋臭、结节性痒疹、疥疮结节，肌肉、关节和关节周围软组织炎症和损伤，前列腺疼痛、前列腺炎、附件炎、宫颈糜烂，一些急性软组织化脓性炎症如疖、痈等。

5. 注意事项

(1)眼部、睾丸区忌用微波辐射治疗。

(2)小儿慎用微波疗法，尤其骨骺部位更应避免微波辐射治疗。

(邹先彪　张　燕　马　琳)

二、外科手术

(一)外科麻醉

1. 麻醉前准备与麻醉前用药　麻醉医师术前必须对患儿进行访视，与患儿建立感情，消除其恐惧不安心理，减少精神创伤。了解病史及过去史，称体重。体格检查时应注意牙齿、心肺功能及有无发热、贫血、脱水等情况。应向父母强调空腹的重要性。

1 岁以下小儿，术前用药可仅用阿托品，剂量为 0.02mg/kg，肌内注射。1 岁以上小儿，可加用咪达唑仑 0.05～0.1mg/kg 肌内注射。对较大儿童或急诊手术，术前用药可采用静脉注射，阿托品 0.01mg/kg，咪达唑仑 0.05mg/kg。

2. 麻醉方法　全身麻醉是小儿麻醉常用的方法，如静脉麻醉、肌肉麻醉和气管内麻醉。近来，部位麻醉在国内外有增多趋势。

氯胺酮已广泛应用于小儿麻醉，静脉注射 2mg/kg，一般可于 60～90s 后入睡，维持 10～15min；肌内注射 5～6mg/kg，2～8min 入睡，维持 20min。适用于浅表小手术、诊断性操作及全身麻醉诱导。

异丙酚诱导平顺，麻醉深度易控，苏醒快且脑功能恢复完善，适用于小儿门诊手术及诊断性检查。常用剂量 2.5～3mg/kg 诱导，因清除快，故须连续静脉输注才能达稳态血药浓度，常用输注速率为 50～200μg/(kg·min)。异丙酚对呼吸有抑制作用，需要加强监测和呼吸道管理。异丙酚无镇痛作用，必须辅用其他麻醉药及镇痛药。

小儿麻醉常用气管内麻醉，因为气管插管可保证呼吸道通畅，便于呼吸管理。常用吸入全身麻醉药如恩氟烷、异氟烷、七氟烷和地氟烷均可用于小儿。

若小儿心血管功能良好，适宜行椎管内麻醉。大部分病例实施穿刺时须应用浅全身麻醉，只有能合作的12岁以上小儿或新生儿可不用全身麻醉。蛛网膜下腔阻滞适用于5岁以上小儿下腹部及下肢手术，穿刺点宜选用L_3～L_4间隙。常用局麻药有丁卡因、布比卡因和利多卡因。可根据脊柱长度用药，丁卡因、布比卡因0.15mg/cm，利多卡因0.8mg/cm，注药后2min起效，维持1.5～2h。小儿硬膜外阻滞常用药物是0.75%～1.5%利多卡因，按8～10mg/kg计算剂量，0.1%～0.2%布比卡因，按1.5～2mg/kg，计算总量后注入总量的1/4作为试验剂量，5min后无蛛网膜阻滞征象后再注入剩余量。骶管阻滞常用局部麻醉药为1%利多卡因或0.25%布比卡因，利多卡因最大剂量为10mg/kg，布比卡因为2.5mg/kg。

局部浸润麻醉可用于较大儿童的门诊小手术。局部麻醉药以0.5%普鲁卡因或0.25%～0.5%利多卡因常用，普鲁卡因一次应用的最大剂量不超过10mg/kg，利多卡因不超过5mg/kg，以防中毒。注射应从皮内注药形成皮丘开始，逐步向深层组织浸润直至病变所在部位周围。

周围神经刺激器的临床应用使小儿神经阻滞的效果大大改善。常用的神经阻滞有臂丛神经阻滞，以腋路法为常用，穿刺成功后注入1%利多卡因8～10mg/kg。下肢手术可用坐骨神经阻滞，对腹股沟手术可应用髂腹股沟下神经阻滞。这些操作在神经刺激器协助定位时通常须在浅全身麻醉下实施。

3. 麻醉中监测　小儿麻醉基本的监测仪器应包括无创血压计、听诊器、心电图机、脉搏氧及呼气末二氧化碳袋、体温计等，有条件时还可应用麻醉气体监测仪。

（安　娜　张　燕）

（二）活检术

当皮肤病诊断有困难时，可以取皮肤的病灶部分做组织病理检查以明确诊断。进行活检术时，临床医生必须考虑到皮肤损害的性质、活检的原因和活检的部位。

1. 麻醉　以0.5%利多卡因溶液局部浸润麻醉，但不宜注射于取材部位组织，以免送检组织水肿，影响诊断结果。

2. 手术方法

（1）削切术：削切活检术是一项广泛应用于皮肤科的技术，操作快速简单，能够迅速取下足够的活检组织，不用缝合，特别适合小儿皮肤病患者。削切活检术包括从表皮增生物的浅表剪切到真皮乳头层的深部削切。削切术的适应证包括皮内痣、化脓性肉芽肿、疣、浅表的基底细胞癌和鳞状细胞癌。

（2）钻孔活检术：皮肤钻孔器是一类具有多种功能的圆形小刀，有经验的医生可以用它完成多种快速且美容效果好的手术。钻孔器大小为2～10mm，多数钻孔器为一次性使用的。

钻孔器多用于皮肤活检，通常使用3～4mm大的钻孔器可以获得足够的表皮和真皮标本。但一般不适合用于有皮下组织累及疾病的活检，因为其不能深入到皮下组织。除最表浅的削切术外，钻孔术的美容效果最好，标本也更规则。手术操作比梭形切除快，易于操作。

3. 匙刮术　刮匙一直是皮肤外科的基本器械，这种圆形半锐利的小刀，大小为0.1～10mm，可用于切除多种损害。

刮匙不及刀片锐利，不易穿透表皮进入真皮，因此最适合于软而脆的损害，如疣、脂溢性角化病与日光性角化病、传染性软疣、某些基底细胞癌和鳞状细胞癌。选择合适的刮匙很重要，直径太小可使活检标本严重碎裂或者取材不充分，直径太大可损坏不必要的正常组织，也可遗漏小部分向真皮深层生长的肿瘤。

4. 小肿物切除技术

（1）适应证：脂肪瘤、纤维瘤、皮样囊肿、疣状痣、皮脂腺痣、毛母质瘤以及影响美容、疑有恶变的色素痣。

（2）术前准备：主要器械有皮肤切开包（刀柄、刮匙、持针器、手术剪、线剪、止血钳、有齿镊、无菌盘、孔巾、布巾钳、盖巾），一次性缝合线，一次性刀片。

（3）手术方法：其手术方法基本同普通外科的梭形切除法、剥离法。如损害在面部，则切口要顺皮纹，同时缝针及缝线均以小针细线为宜。如损害范围大，不能做直接缝合时可用皮瓣移植来修复创面。

5. Mohs显微外科技术

（1）适应证：各种皮肤恶性肿瘤。美国皮肤科学会列出以下具体准则：①局部复发的高度危险性；

②保留的组织区域；③转移的高度危险性。所以本疗法主要用于影响美容部位的肿瘤，如面部的鳞状细胞癌、基底细胞癌、疣状癌、迈克尔细胞癌等，特别是位于耳、鼻、眼睑和唇部的肿瘤，具有很高的复发率和转移的危险性，使用该技术可减少复发率，提高治愈率，并最大可能保留了正常组织。

(2)设备条件：Mohs 显微镜检查手术要求匹配相应的手术室、恒冷切片机、显微镜和显微镜检查手术实验室、组织学技术人员。

(3)手术步骤：一般采用局部浸润麻醉。主刀者手持手术刀与皮肤表面呈 45°切除肿瘤组织，将切下来的组织画解剖图线，沿线将组织切割成几小块，立即做冷冻切片，并由皮肤外科医师和病理科医师在显微镜下仔细阅片，如果病理切片上组织边缘仍可见到肿瘤，应扩大切除范围及深度，此过程可反复进行，直至显微镜下切除的组织边缘见不到肿瘤为止。

6. 高频电外科技术　高频电离子手术治疗仪利用高频技术使手术触头与人体病灶组织间的空气电离，电离后产生的高频等离子火焰能够切割、烧灼病变组织，使其汽化、炭化或凝固，并达到止血之功效，适宜进行皮肤浅表肿物的治疗，还可用于扁平疣、跖疣、寻常疣、雀斑、色素痣、皮脂腺瘤、腋臭等。

应用高频电治疗仪治疗脐茸具有方法简单、出血少、创伤小、安全性高、疗效好、不需住院等优点，是治疗脐茸的较好方法之一。

治疗时应注意以下几点。

(1)在诊断上，要注意与脐肉芽肿、脐瘘、脐窦相鉴别。

(2)由于患儿年龄较小，不能配合手术，所以应在手术前做好一切准备工作，操作时应做到“稳”“准”“快”，以减少手术时间。

(3)术中应彻底烧灼残面的肠黏膜，但因患儿腹壁较薄，故不宜过深，以防损伤深部组织。

(4)手术后应保持创面干燥，可定期用 1% 碘伏棉签轻涂创面以防感染。一般不需要应用抗生素。

7. 皮肤激光外科　激光外科在皮肤科应用详见表 4-6。

表 4-6　激光在皮肤科的应用

皮肤血管病	皮肤色素病	皮肤肿瘤	感染性皮肤病	其他皮肤病	美容治疗
鲜红斑痣	太田痣	汗管瘤	寻常疣	腋臭	祛除皱纹
草莓状血管瘤	伊滕痣	粟丘疹	扁平疣	鸡眼	祛除瘢痕
毛细血管扩张	色素痣	表皮痣	尖锐湿疣	胼胝	祛除眼袋
蜘蛛痣	先天性色痣	皮脂腺痣	传染性软疣	汗管角化病	永久脱毛
酒渣鼻	蓝痣	脂溢角化病	疱疹	神经性皮炎	光子去痘
化脓性肉芽肿	文身	鲍温病	丹毒	皮肤黄疣	光子嫩肤
血管角皮瘤	异物色沉	基底细胞癌	疖肿		
血管炎	雀斑样痣	瘢痕疙瘩			
银屑病	雀斑	结节硬化症			
	咖啡斑	着色干皮病			
	Becker's 痣	息肉综合征			
	红斑黑变病	黄瘤病			
		皮赘			
		皮角			

(王曙霞　王　华　张　燕　刘　强　江　莲　刘晓雁)

参考文献

艾里克.J.马施.大卫.A. 沃尔夫.2004.儿童异常心理学[M].孟宪璋等译.广州：暨南大学出版社：134-137.

李心天，岳文浩.2011.医学心理学[M].北京：人民军医出版社，(第 2 版)：478-479.

糖皮质激素类药物临床应用指导原则.中华人民共和国卫生部，卫办医政发〔2011〕23 号，2011，2：26.

Bermard A Cohen.2009.儿童皮肤病学[M].马琳主译.北京：人民卫生出版社，(第 1 版)：248-253.

Drake LA, Dinehart SM, Farmer ER, et al.1996.Guidelines of care for the use of topical glucocorticosteroids[J].J Am Acad Dermatol, 35(4):615-619.

Ference JD, Last AR.2009.Choosing topical corticosteroids [J].Am Fam Physician, 79(2):13-140.

Fried RG.2002.Nonpharmacoiogic treatment in psychodermatology[J].Dermatol Clin, 20:177-185.

Greaves MW.1997.Current management of psoriasis: Topical corticosteroids[J].J Dermatol Treat, 8:35-36.

Hengge UR, Ruzicka T, Schwartz RA, et al.2006.Adverse effects of topical glucocorticosteroids[J].J Am Acad Dermatol, 54(1):1-15.

John C Hall, Brain J Hall.2011.Hall 皮肤病学[M].晋红中主译.北京:人民卫生出版社,第 1 版:242-249.

Kubota Y, Yoneda K, Nakai K, et al.2009.Effect of sequential applications of topical tacrolimus and topical corticosteroids in the treatment of pediatric atopic dermatitis: An open-label pilot study[J].J Am Acad Dermatol, 60:212-217.

Mark G Lebwohl, John Berth Jones, Warren R Heymann Lan Coulsor.2011.皮肤病治疗学[M].张建中主译.北京:人民卫生出版社,(第 1 版):884-886.

Norris DA.2005.Mechanisms of action of topical therapies and the rationale for combination therapy[J].J Am Acad Dermatol, 53(1):s17-25.

Ohman EM, Rogers S, Meenan FO, McKenna TJ.1987. Adrenal suppression following low-dose topical clobetasol propionate[J].J R Soc Med, 80:422-424.

第5章　小儿皮肤病的中医诊疗概述

第一节　小儿皮肤病的中医辨证

小儿皮肤病的中医辨证有它自身的特点，即除了辨皮损以外，还要重视小儿与成人在生长发育、病因病机、诊断方法等方面的不同。

比如生理方面主要表现为脏腑娇嫩，形气未充；生机蓬勃，发育迅速。病因方面主要以外感、食伤、先天因素而致病者多见。在病机方面主要表现为发病容易，传变迅速；脏气清灵，易趋康复。掌握以上特点对小儿疾病的辨证论治有着极其重要的意义。

由于哺乳期婴儿不会言语，年龄较大的婴幼儿也往往不能准确地表述病情，加之就诊时常哭闹，影响脉象气息，因此，观察患儿的全身和局部情况非常重要，包括望神色、望形态、辨斑疹、查二便、看指纹等。中医的辨证方法很多，凡属内伤杂证，多采用脏腑辨证、气血辨证等；属外感病、多采用六经辨证、卫气营血辨证、三焦辨证等；皮肤病的辨证除了上述各种方法之外，还应注意局部皮损和整体的关系以及对皮损的辨证等，这样综合进行辨证分析才能更准确地判断和全面分析。

一、八纲辨证

八纲即指阴、阳、表、里、寒、热、虚、实八类证候，其中阴阳二纲又可以总括其他六纲，即表、实、热为阳；里、虚、寒为阴。八纲辨证是辨别证候的总纲，能够概括其他各种辨证方法的共性。掌握八纲，就能将繁杂的临床表现，如疾病的类别、深浅、性质以及正邪的盛衰等进行归纳总结，从而指导临床辨证。

在临床上，急性泛发全身、变化快和自觉痒痛明显的皮肤病，同时伴有发热、面红，烦躁，口干渴，大便干，小便黄，脉象浮、滑、数者，多属阳证、实证、表证、热证的范畴，例如急性皮炎湿疹、药疹、麻疹等。相反，慢性、湿性及渗出性、病损肥厚、疮疡破溃后久不收口的皮肤病变，以及自觉症状较轻微或不明显的皮肤病，同时伴有口淡，口腻，饮食欠佳，不思饮食，胸腹胀满，大便不成形或先干后稀，脉象多沉细，沉缓或迟，舌质淡，舌体多胖嫩或边缘有齿痕，舌苔多腻或干而无苔，则多属于阴证、里证、虚证、寒证的范畴，例如特应性皮炎、着色性干皮病、冻疮等。

二、病因辨证

1．饮食因素　小儿"脾常不足"，且饮食不能自调，易于为食所伤。家长喂食不当，初生未母乳喂养，或未能按期添加辅食，或纵儿所好而偏食，或过食寒凉，或暴饮暴食，或过食肥甘厚味，均能使小儿脾气不充，运化失健，可能会引起皮肤疾病。一般说，过食寒凉者易伤阳，过食肥甘厚味者易伤脾，食入量偏少或偏食可导致气血生化不足，食入过量容易生湿、生热、生痰，造成脾胃受损。中医书籍记载"藜藿之亏""膏粱之变，足生大疔"的病因即属此。

2．外感因素　外感六淫邪气与疫疠之气，均易于使小儿得病。由于小儿为稚阴稚阳之体，脏腑娇嫩，又不知自调寒热，因而与成人相比，更易被六淫所伤。

小儿"肺脏娇嫩"，卫外功能较成人弱，最易被风热、风寒邪气所伤。风邪致病的特点是游走性强、发病急、变化快，小儿卫表不固，邪伤肌腠可引起皮肤遍身瘙痒，发生风团，如荨麻疹。湿邪致病的特点是缠绵不去，反复发作，皮肤表现水疱、糜烂、渗出等，如湿疹。燥邪伤人可形成阴液不足、气阴两伤等病证，皮肤可见干燥、脱屑、痒、皲裂等表现。小儿为纯阳之体，六气易从火化，伤于外邪则临床多表现为热性病证，皮肤可出现潮红、水肿、红斑、血疱、局部灼热等。

疫疠是一类具有强烈传染性的病邪，不同于六淫又称"异气""戾气""疠气""毒气"。发病具有起病急骤、病情较重、症状相似的特点，侵犯皮肤可见潮红、发斑、出血等。

3．先天因素　先天因素是指小儿出生之前已作用于胎儿的致病因素。遗传是小儿先天性疾病的主要病因，如父母的基因缺陷可导致小儿的先天性疾病。妇女受孕后失养，也是导致小儿出现先天性疾病的原因。皮肤科常见的特应性皮炎亦称遗传过敏性皮炎，常有家族史，系与先天过敏体质有密切关系。鱼鳞病、着色性干皮病、结节性硬化症等遗传病多在5岁前发病。

4. 情志因素　七情（喜、怒、忧、思、悲、恐、惊）是人本能的情志变化，是对外界环境影响产生的一种本能的生理反应。但如果情志过度兴奋或抑制，就会伤及五脏六腑，造成脏腑功能失调而生病，反映到皮肤上，就会出现皮肤病。惊恐、缺少关爱、过度溺爱或学习负担过重，家长期望值过高，均可导致小儿心脾受损，出现孤独、忧郁，甚至自残等精神行为障碍类症状，如拔毛癖儿童患病率是成人的7倍。

三、卫气营血辨证

卫气营血是古人用来代表疾病发展过程的四个不同层次，为常用于外感温热病的一种辨证方法。在皮肤病中，有一些由于感染或其他因素引起的全身症状明显的急性病，多起病急，发热，周身不适，舌质红绛，脉象洪大而数，皮肤大面积潮红水肿或起脓疱，严重时内脏亦受侵犯，例如重症药疹、恶性大疱性多形红斑、红皮症、系统性红斑狼疮等均属此类。初期发热，有恶寒，口渴思饮，舌质红，舌苔黄，脉象洪大而数，皮肤潮红，脓疱，肿胀，此多属卫分或气分证；继而高热不退，午后尤甚，烦躁，嗜睡，皮肤深红或紫红，甚而神昏谵语，齿鼻出血，便血等，舌质红绛或紫暗，舌苔黄，脉象细数或沉细，此属营分证或血分之证。在理论上，卫气营血是四个不同阶段层次，但在临床上应用时，卫气和营血之间易于辨别，主症亦有很大不同，而卫与气或营与血之间，则往往是难以区分的，常混杂在一起移行过度。所以习惯上常按卫气和营血两大类进行论治。

四、脏腑辨证

脏腑辨证以中医脏象学说为理论基础，根据脏腑的功能和病理变化所表现的特点来判断疾病病症与脏腑的关系。

1. 急性泛发性、热象明显的皮肤病，如急性湿疹、带状疱疹等，多见于心肝火盛或肝胆湿热。

2. 慢性角化性、肥厚性、浸润性、顽固结节性皮肤病，如慢性湿疹、痒疹、慢性荨麻疹、毛囊角化症等，多见于脾虚湿滞，肝肾阴虚，或心脾两虚。

3. 色素性皮肤病，如黑变病、白癜风，多见于肝肾阴虚，肾水上泛或肝郁气滞，气血不调。

4. 瘙痒性皮肤病，如皮肤瘙痒症、神经性皮炎、荨麻疹、扁平苔藓等，多见于心火过盛，心肾不交，心脾两虚。

5. 颜面皮肤病，如寻常痤疮、脂溢性皮炎、多形日光疹等，多见于肺经风热和胃肠湿热上蒸。

6. 发生在下肢的皮肤病，如溃疡、结节性红斑、慢性湿疹等，多见于肝胆湿热下注，脾虚蕴湿不化，湿热下注。

7. 出血性皮肤病，如过敏性紫癜、紫癜性皮炎，多见于心肝火热，迫血妄行，或脾虚不能统血。

8. 营养障碍性及维生素缺乏类皮肤病，如维生素B_2缺乏病、烟酸缺乏病等，多见于先天肝肾不足，后天脾虚胃弱或见于后天肝肾阴虚，脾胃不和，失其调养。

9. 先天性皮肤病，如鱼鳞病、大疱性表皮松解症等，多见于先天肾经亏损，后天肝血不足。

五、气血辨证

中医讲的气血是指人体脏腑活动功能和物质基础而言。气是指人体生命活动的内部动力，可以促进生长，温煦肌肤，抵御外邪，固摄血脉；血可以内养五脏六腑，外达皮毛筋骨肉，对全身起濡养滋润的作用。皮肤病的发生和发展多与气血失和有关。气血辨证是脏腑辨证的一个组成部分，也是对脏腑辨证的补充。小儿皮肤病常见气虚、气滞、血虚、血热、血燥、血瘀证。

1. 气虚　是脏腑功能不足的表现，常因久病、体弱、饮食失调或一些消耗性疾病所造成。如湿疹常由于脾气虚、运化失职、水湿停滞而发；慢性荨麻疹常由肺气虚，卫外不固，致风邪可乘；脱发可因肾气虚、皮毛不固所致。

2. 气滞　是指人体的气机运行不畅，受到阻滞，常表现在某一局部或某一脏腑，临床表现有胸闷、串痛、皮肤色素变化等，例如带状疱疹、黄褐斑、神经性皮炎等。

3. 血虚　由于脾胃虚弱，气血生化之源不足或由于心气虚不能生血或失血，不能濡养脏腑及皮毛，导致脏腑和皮毛失其濡养，或七情过度，暗耗阴血等所引起。如肌肤甲错、皮肤干燥脱屑等临床症状多属血虚所致。

4. 血热　是热郁于血分，可由外感邪热，亦可由脏腑积热化火而致。血热的皮肤表现有皮肤灼热潮红、肿胀、红斑、出血斑等，同时伴见舌质红绛，苔白或黄，脉数、滑数或细数。例如重症多形红斑、重症药疹、急性泛发性银屑病、红皮症、过敏性紫癜等。

5. 血燥 可由血虚化燥，亦可由热性病或久病耗伤阴血而化燥，还可由于脾胃虚弱，后天化生障碍而致。常表现为皮肤干燥、裂口、脱屑、肥厚等现象，如慢性湿疹皮炎、角化性皮肤病等。

6. 血瘀 可由多种原因造成血脉运行不畅而引起，如外邪客于血脉，湿热阻络，或气虚、血虚而致。皮肤常表现为肌肤甲错、斑块、硬结、疼痛部位固定等，舌质多暗红或紫暗。如斑块型银屑病、紫癜样皮炎等。

六、皮损辨证

1. 斑 红斑压之褪色，多属气分有热；压之不褪色，多属于血分有热。斑色紫暗者属血瘀，白斑属气滞或气血不调和。

2. 丘疹 红色丘疹，自觉灼热、瘙痒，多属心火过盛或外感风邪；慢性苔藓性丘疹，多属脾虚湿盛。

3. 水疱 密集小水疱多属湿热，大水疱多属湿毒或毒热；深在性小水疱多属脾虚蕴湿不化或受寒所致。

4. 脓疱 多属毒热所致。

5. 风团 游走不定，时隐时现属风邪。红色属热，色紫暗者为血瘀，色白者属风寒或血虚受风。

6. 结节 红色结节属于血瘀，皮色不变的结节属于气滞或寒湿凝滞或痰核流注。

7. 鳞屑 干性鳞屑属于血虚风燥或血燥肌肤失养，油性鳞屑多属湿热。

8. 糜烂 糜烂渗出多属湿热，糜烂结有脓痂为血热夹毒。

9. 痂皮 浆痂为湿热，脓痂为毒热未消，血痂为血热。

10. 溃疡 急性溃疡，且红肿疼痛为热毒；慢性溃疡，平塌不起，疮面肉芽晦暗属气血虚弱之阴寒症；疮面肉芽水肿为湿热。

11. 脓 脓质稠厚，色泽鲜，略带腥味，为气血充实；脓质如水，其色不鲜，其味不臭，为气血虚弱；脓稀，腥秽恶臭，为气血衰败、伤筋蚀骨之兆。脓由稀转稠为正气渐复，由稠转稀为气血衰败。

七、从自觉症状来辨皮肤病

1. 痒 痒多由于风、湿、热、虫等因素客于肌肤所致，也有因血虚所致者。

(1)风痒：发病急，游走性强，变化快，痒无定处，遍身作痒，时作时休。

(2)湿痒：有水疱、糜烂、渗出，浸淫四窜，缠绵不断，舌苔白腻，脉多沉缓或滑。

(3)热痒：皮肤潮红肿胀，灼热，痒痛相兼，舌苔黄，舌质红，脉弦滑或数。

(4)虫痒：痒痛有匡，痒若虫行，多数部位固定，遇热或夜间更甚。

(5)血虚痒：泛发全身，皮肤干燥、脱屑或肥厚角化等，舌质淡或有齿痕，脉沉细或缓。

2. 痛 疼痛多因气血瘀滞、阻塞不通所致，痛有定处多属血瘀，痛无定处多属气滞。另外，热痛多皮色炽红，灼热而痛；寒痛多皮色不变，不热而酸痛；风湿痛多无定处；虚痛多喜按喜温；实痛多拒按喜凉。

3. 麻木 系气血运行不畅，经络阻隔，气血不通所致。

第二节 小儿皮肤病的中医内治法

一、治疗法则

小儿皮肤病的治疗法则基本与成人一致，但由于小儿在生理、病因、病理、病种上与成人的区别，因此在药物选择、给药剂量、给药途径的运用上具有许多特点。审明病因、分析病机、辨清证候之后，方可有针对性地选择治疗方法，其中“汗、吐、下、和、温、清、消、补”是最基本的治疗法则。根据中医理论及小儿皮肤病的特点，归纳为以下十大内治法则。

(一)疏风解表法

包括辛温解表法、辛凉解表法、解暑透表法、透疹解表法，多用于表证初起，风邪客于肌表，身起红斑、丘疹或风团，皮肤瘙痒者。常见于急性瘙痒性或发疹性皮肤病，如急性荨麻疹、急性湿疹、痒疹、麻疹等。常用的药物有防风、荆芥、浮萍、桑叶、白鲜皮、牛蒡子等。常用代表方剂如疏风散寒的麻黄汤，辛凉解表的银翘散、桑菊饮，表里双解的防风通圣丸等。

(二)清热凉血法

包括清气分热法、清营凉血法、泻火解毒法，多用于由火热之邪引起的皮肤病，皮肤表现潮红、灼热、红斑、水疱、出血斑、血疱，甚而皮肤红肿热痛，常同时伴有发热烦躁、口干唇焦、大便干、小便黄少，舌质红绛，舌苔黄或黄白腻，脉滑数或浮大而数。常见于急性湿疹、过敏性皮炎、过敏性紫癜、接触性皮炎、药疹、红皮症、系统性红斑狼疮、皮肌炎等。常用药物有生石膏、生玳瑁、黄芩、黄连、黄柏、栀子、生地黄、牡丹皮、白茅根、紫草根、茜草根、赤芍、大青叶等，重症患者可用安宫牛黄丸、紫雪散、羚羊角粉（代）、水牛角粉等。根据临床证型不同，在方药的使用上亦有所区别。

1. *热在气分*　常见于湿疹皮炎类，多为肝胆湿热，热重于湿。应用龙胆泻肝汤加减，常用药物有生石膏、龙胆草、黄芩、干生地黄、车前草、牡丹皮、赤芍、六一散等。三焦热盛者可用黄连解毒汤加减，常用药物有黄连、黄芩、黄柏、栀子、生地黄、牡丹皮等。

2. *热入营血，气血两燔*　常为全身性重症皮肤病。可用解毒凉血汤。常用药物有水牛角粉、羚羊角粉（代）、生玳瑁、赤芍、牡丹皮、双花炭、生地黄炭、生石膏、白茅根、知母、玄参、天花粉、黄连、生甘草等。

3. *血热发斑*　多用于血热引起的红斑、紫癜类皮肤病。用凉血活血汤加减。常用药物有紫草根、茜草根、白茅根、赤芍、生地黄、生槐花、丹参、鸡血藤、板蓝根等。

4. *热在上部*　常为颜面红斑类皮肤病。可用凉血五花汤加减。常用药物有凌霄花、生槐花、鸡冠花、玫瑰花、野菊花、红花、生地黄、牡丹皮等。

5. *热在下部*　常为下肢红斑结节性皮肤病。可用凉血五根汤加减。常用药物有白茅根、紫草根、茜草根、板蓝根、瓜蒌根等。

（三）养血润肤法

多用于血虚风燥或血燥所引起的皮肤病。临床常见皮肤干燥、脱屑、肥厚、角化、裂口、苔藓化、毛发枯槁脱落等症，甚而出现面色皖白，皮肤燥痒，舌质淡而无华等血虚现象，脉象沉细或沉缓。多见于先天不足、体弱多病、营养不良的患儿，如慢性湿疹、慢性荨麻疹、神经性皮炎、皮肤瘙痒症等。代表方剂为养血润肤饮加减。常用药物有当归、生地黄、熟地黄、天冬、麦冬、赤芍、白芍、鸡血藤、首乌藤、刺蒺藜等。

（四）活血软坚法

用于经络阻隔，气血凝聚所引起的皮肤病。临床上常表现为无名肿块、瘀斑、浸润性红斑、硬结、结节、过度肥厚角化等，舌质紫暗或有瘀斑，脉象多沉涩或缓。常见于硬结性红斑、结节性红斑、血瘀性银屑病、淋巴结核、结节病、慢性盘状红斑狼疮、瘢痕疙瘩、血管炎等。常用药物有桃仁、红花、苏木、三棱、莪术、赤芍、鬼箭羽、丹参、土贝母、夏枯草、僵蚕、鸡血藤、大黄、牡蛎等。

（五）温经通络法

用于阳气衰微，寒凝气滞所引起的皮肤病，如硬皮病、结核性溃疡、雷诺病、冻疮。常见四肢厥冷，皮肤冷硬或疮疡破溃，久不收口，色暗而淡，或形成窦道、瘘管，脉象沉细，舌质淡，舌苔薄白等症状。常用方剂如当归四逆汤或阳和汤加减，常用药物有黄芪、肉桂、炮姜、补骨脂、制附子、桂枝、鹿角胶、麻黄、白芥子等。

（六）健脾除湿利水法

用于由内湿或外湿引起的皮肤病。中医所谓湿，常有上、下、内、外部位的不同，寒、热、虚、实性质的差异。常规治疗方法是：湿在上，宜汗解之；湿在下，宜健脾行水利之。湿从寒化宜温燥之；湿从热化宜清利之。实证宜攻逐，虚证宜扶正。脾虚则运化失职，水湿停滞；肾虚则气化不利，水湿泛滥；肺气不宣，则膀胱不利，水道不通，故虚证必须注意湿与脏腑的关系。湿在皮肤上的表现多为小疱、糜烂、水肿、渗出或皮肤肥厚，临床上常缠绵不愈，脉象多沉缓、弦滑或弦缓，舌质淡，舌体胖大，边有齿痕。常见于湿疹、脂溢性皮炎、带状疱疹、皮肤瘙痒症、人工荨麻疹、红斑狼疮、硬皮病、皮肌炎等。根据不同证型则有不同的治疗方法。

1. *脾虚湿盛*　宜健脾燥湿。用除湿胃苓汤加减：苍术、白术、陈皮、厚朴、猪苓、泽泻、车前子、苦参、白鲜皮。

2. *水湿壅盛，小便不利*　宜利水化湿。用五苓散、五皮饮加减：白术、茯苓、猪苓、泽泻、车前子、茵陈、大腹皮、桑白皮、冬瓜皮、陈皮。

3. *湿从热化，湿重于热*　宜利湿清热。用八正散或茵陈蒿汤加减：茵陈、车前子、萹蓄、瞿麦、栀子、薏苡仁、黄柏、六一散。

4. *湿从寒化*　宜温化水湿。用实脾饮加减：白术、厚朴、干姜皮、茯苓、大腹皮、豆蔻、陈皮、车前子、桂枝、木瓜。

（七）清热解毒法

适于毒热引起的皮肤病。中医所谓毒，含义甚广，除包括火热壅盛而引起的毒热、火毒外，对外界的一些致病因素，如细菌、病毒、真菌、寄生虫等感染，都统称为毒，所以一些常见的感染性皮肤病，如化脓性或炎症性皮肤病，都可按此法论治。此类皮肤病常伴有发热、恶寒、大便干、小便赤、口渴等全身症状，常见病如痈、疖、丹毒、蜂窝织炎、淋巴管炎、多发性毛囊炎、脓疱病等。常用药物有金银花、连翘、蒲公英、败酱草、紫花地丁、野菊花、大青叶、紫草、马齿苋等。一般感染初期宜内消，可用金银花、连翘、蒲公英、败酱草、野菊花、赤芍、生地黄、牡丹皮、天花粉、制乳没；病情严重高热不退，可加羚羊角粉（代）或生玳瑁面，加用犀黄丸；如脓肿不易破溃时，宜加用穿山甲（代）、皂角刺，以托毒外出；若气虚时可加黄芪或太子参，益气内托。

（八）补益肝肾法

适用于肝肾不足引起的皮肤病，患儿常表现为身体羸瘦，面容憔悴，口干咽燥，虚烦不眠，骨蒸潮热，低热缠绵，腰膝痿软，舌红少苔或镜面舌，脉细数，或见四肢厥冷，手足不温等。常见病有系统性红斑狼疮、白塞病、剥脱性皮炎、严重特应性皮炎、鱼鳞病、大疱性表皮松解症等。治疗阴虚常以沙参麦冬饮及六味地黄丸加减：沙参、麦冬、石斛、天花粉、生地黄、熟地黄、茯苓、山茱萸、山药、女贞子、墨旱莲等；治疗阳虚常以金匮肾气丸和右归饮加减：肉桂、制附子、山茱萸、菟丝子、熟地黄、杜仲、山药等。

（九）健脾消食法

适用于脾虚夹积证。症见面色萎黄，困倦乏力，不思饮食，大便溏或夹杂食物残渣，夜卧不宁，唇舌色淡，舌苔白腻，脉沉细，指纹淡滞。常见病有湿疹、荨麻疹、营养障碍性皮肤病等，方选小儿香橘丹、健脾丸、枳术丸等。常用药物有白术、苍术、枳实、陈皮、神曲、焦山楂、砂仁等。

（十）调和阴阳、补益气血法

适用于一些慢性消耗性疾病，如系统性红斑狼疮、重症药疹、重症天疱疮、白塞病、剥脱性皮炎等。此类病多有气血失和，阴阳不调，临床上常表现为上火下寒，上实下虚，水火不济，心肾不交等证候。治疗时，气血两虚者可用八珍丸、十全大补丸加减，阴阳不调者可用冲和汤、八珍益母丸加减。常用方药有：黄芪、太子参、沙参、鸡血藤、首乌藤、钩藤、赤芍、白芍、女贞子、黄精、黄连、当归、熟地黄、丹参、益母草等。

二、用药原则

（一）小儿用药特点

1. *治疗用药要及时、正确*　小儿属于“稚阴稚阳”体质，在病理上有变化迅速、易虚易实的特点。因此，在用药时，应该做到治疗及时、用药准确、剂量适宜，否则容易导致疾病转变，轻病转重，重病转危。

2. *治疗用药中病即止*　小儿机体柔弱，脏腑娇嫩，对药物反应比成年人敏感，用药时需要根据患儿个体特点与疾病轻重，区别对待。大苦、大寒、大辛、大热和有毒、攻伐的药品，应注意其用量和禁忌，一旦疾病已转机，就应中病即止，或减少用量，不能长时间服用。若病重药轻，则会贻误时机；反之病轻药重，攻伐过猛，就会损伤小儿正气，对疾病恢复不利。

3. *治疗用药要抓住疾病主要矛盾*　治疗小儿疾病应针对病因用药，要抓住疾病主要矛盾。中医治病强调“治病必求其本”，这个“本”就是指疾病的主要矛盾；还应注意矛盾的转化，根据具体情况，灵活运用“标本兼顾”及“急则治其标，缓则治其本”的治疗法则。如婴幼儿湿疹，临床辨证有湿热证、脾虚证、食滞证等，治疗法则分别为清利湿热、健脾益气、消食导滞等。

（二）小儿中药的服法

1. 新病、急病服药次数要多，一日内可服 4～5 次汤药；慢性病可少一些，如慢性湿疹、慢性荨麻疹等慢性疾病，一日内服两次汤药即可；危重病人根据病情变化可随煎随服，有时一日可煎服两剂中药。

2. 小儿喂服中药不能急于求成，尤其乳幼儿，每次喂药时，可以吃儿口药，喂少许甜食，慢慢再喂。乳幼儿若抗拒服药，则必须固定头手，用小匙将药液放到舌根部，使之自然吞下，切勿捏鼻，以防呛入气管。

3. 若药味酸苦，可加入适量白糖、冰糖。若方中有黄芩、黄连等，可用生甘草调和，减轻苦味。

（三）用药剂量

小儿用药剂量常随年龄大小、个体差异、疾病轻重、医者经验而不同。由于小儿用药一般中病即止，用药时间短，加之服药时药物多有浪费，所以小儿的中药用量相对较大，尤其是健脾益气、消食和中一类药性较平和的药物。但对一些辛热、苦寒、攻伐或有毒性的药物，如麻黄、附子、细辛、大黄、水蛭、全蝎、芒硝等，用药时必须谨慎，应严格掌握用量。

为方便临床上计算，可按成人中药的一般用量折算使用。新生儿用成人量的 1/6～1/5；哺乳期婴儿用成人量的 1/3；幼儿及幼童用成人量的 1/2～2/3；学龄期儿童接近成人用量。中成药如丸剂、片剂、冲剂、糖浆等可以按上述比例用药，或按成药说明书使用。

第三节　小儿皮肤病的中医外治法

一、外用药疗法

外用药包括两部分，即主药和基础剂型。由于基础剂型的不同，药物在临床上的治疗作用会有明显的差异。现将常用外用药的剂型介绍如下。

(一)水剂(洗方)

中药煎后滤过而成的水溶液，可以作湿敷、涂搽、浸浴、洗涤用。

1．湿敷法(又称溻渍法)　湿敷可分为冷湿敷和热湿敷，每种湿敷又可分为开放性湿敷和闭锁性湿敷两种。一般开放性湿敷多用于冷湿敷，闭锁性湿敷多用于热湿敷。

具体操作：取6～8层脱脂纱布，浸湿药液，然后取出拧挤至不滴水为度，覆盖于患处，大小宜与病损相当。开放性湿敷每次20～30min，每日3～4次。闭锁性湿敷将药垫敷患处后可用扎有小孔的油纸或塑料薄膜(塑料过敏者禁用)盖在敷料上进行包扎，每隔2～3h更换一次，每日1～2次。

注意事项如下。

(1)冷湿敷10℃左右为宜。热湿敷可达37～40℃，但应注意避免发生烫伤。

(2)小儿体表面积小，湿敷面积一般不应超过全身体表面积的1/3，寒冷季节最好不要在颈、胸等部位应用冷湿敷。

(3)湿敷垫应与皮损部位紧密接触，特别是耳后、头面、腋窝、指(趾)间等处，并注意保持一定的湿度及温度，按时更换；若天气热，炎症渗出多时，应勤换湿敷垫。

(4)开放性湿敷每次更换时应将敷料取下重新浸入药液中，不可直接往敷料上滴药水。每次敷完后应将敷料洗净，煮沸消毒后方可再用。

(5)闭锁性湿敷如果湿敷垫干燥贴在疮面上不易取下时，应用药液浸湿后慢慢取下，不可强行取下，以防损伤皮肤。

2．涂搽　即用中药浓煎后直接在皮肤损害处涂搽，多用于亚急性或慢性皮肤损害。

3．药浴

药浴疗法：是在水中加入适当药物后洗浴，用以治疗疾病的方法，主要可分为淋浴法、浸浴法。药浴疗法属中医外治法范畴，与内服药一样，也秉承中医学辨证施治的原则。

功效：疏通腠理，调和气血，祛秽解毒。安抚止痒。

操作方法如下。

淋浴法：将配制好的中药溶液在皮损处连续喷洒，根据皮损情况，每日数次，主要用于局部皮损。

浸浴法：是指先将中草药制成煎剂过滤去渣后，再将煎液加入浴盆中进行全身浸浴的一种治疗方法，主要适用于全身性皮肤病。每日或隔日1次，每次10～15min。

适应证：适用于多种皮肤病，如湿疹、银屑病、红皮病、瘙痒症、皮炎、慢性荨麻疹、硬皮病、皮肌炎等。

注意事项如下。

(1)在采用淋浴法和浸浴法治疗前，建议先给予中药湿敷，即先取一小块皮损，进行局部湿敷半小时，观察局部不出现红色肿胀、丘疹、水疱等，方可接受局部淋浴或全身浸浴治疗。

(2)药浴水温控制在35～38℃为宜，室温应在22～24℃，空气流通。体弱患儿泡浴时间稍短些，泡浴时间的掌握：可以将手触其大椎或颈项有微微汗出的感觉最好，一般10余分钟，婴幼儿1～6个月，洗澡水温不应高于37℃，在34～35℃更为理想，盆浴时间5～10分钟，淋浴时间不超过5分钟，需专人看护，以免呛水，发生意外。

(3)饭后或饥饿情况下不可立即浸浴。

(4)全身浸浴时由于大量出汗，体液丧失，浴后最好喝些热稀粥或热米汤。

浸浴法禁用于以下情况：①严重腹泻及高热患儿禁用；②患者先天性心脏病、免疫性疾病禁用；③身体上有伤口、溃疡面的禁用。

4．洗涤　对于慢性或亚急性湿疹类皮肤病可用中药煎水洗涤患处，既可清洁皮肤，又可起到治疗作用，但水温不宜过高，如马齿苋水剂。

(二)粉剂(散)

粉剂(散)是由一种或多种药物制成的混合均匀的干燥粉末，一般具有吸收水分、干燥皮肤、减少外界对皮肤摩擦的特点。依各种中药不同的性质，可有干燥、消炎、清凉、止痒、收敛等作用，适用于急性过敏性皮肤病的早期。局部扑撒亦可作爽身粉；或在涂搽药膏后，上面加扑粉剂，可加强药物的吸收和附着。粉剂因其作用表浅且与分泌物混合易结成痂皮，故不适用于深在性或渗出多的皮肤病，如祛湿散。

（三）洗剂（混合振荡剂）

由水和不溶性粉剂混合而成，一般含粉量30%～50%，用时须振荡均匀，所以亦称为混合振荡剂。在洗剂中往往加入少量甘油（约5%），可减缓液体蒸发的速度，亦可增强粉剂的吸附性。如果再加入少量乙醇就可加强水分蒸发速度而增强凉爽皮肤的作用。此剂型本身即有干燥、清凉、止痒、保护皮肤的作用，常用于急性和亚急性表浅皮肤病。不适宜用在毛发部位或湿润糜烂的皮损面，如雄黄解毒散洗剂。

（四）酊剂

酊剂系以生药用白酒或75%乙醇浸泡，浸出其有效成分滤过去渣而成。酊剂深入性较水剂强，使用方便，有止痒、杀虫、活血、通络、消肿、止痛的效果。但有一定刺激性，适于小面积皮损，禁用于眼睑周围。另外，百部酒、补骨脂酊等药物小儿在使用时应谨慎。

（五）油剂

油通常可分矿物油，如液状石蜡；动物油，如鱼肝油；植物油，如麻油、花生油等。油剂作用缓和表浅，一般无刺激性，可清除鳞屑，软化痂皮，清洁皮肤上的药垢，并对粗糙的皮肤有润泽作用，如甘草油。

（六）油调剂

是用植物油或药油调和粉剂而成，一般浓度以30%～50%为宜。临床使用时可随调随用。本剂型作用表浅，有清凉、消炎、止痒、收敛保护创面等作用，适用于浅在性急性炎症或有轻度糜烂渗出性皮肤病，如祛毒油膏。

（七）软膏剂

粉剂和固体油类混合制成的一种均匀、油腻、半固体的外用制剂，深入作用较强。软膏可保护皮肤，防止外界物理化学因素对皮肤的刺激，可以润泽皮肤，使角质柔软富有弹性，亦可软化痂皮及保护疮面；如果加入各种有积极治疗作用的药物，可治疗多种皮肤病，为外用药中重要的剂型之一。因其能阻碍皮肤水分的蒸发，故在急性皮肤炎症或渗出性皮肤病时不宜应用。若软膏内含有京红粉、水杨酸、白降汞等成分则可经局部皮肤吸收进入体内，故不宜大面积、长期使用。如黄连软膏。

（八）硬膏剂（膏药）

硬膏剂（膏药）是用脂肪（植物油）、蜡、树胶（桐油）加入药物粉剂，经高温熬制而成，是我国传统中药的外用药剂型之一。其深入作用较强，可完全阻碍皮肤表面水分蒸发。一般可有软化角质、剥脱上皮、保持局部温度、促进炎症吸收等作用，并可随其所用之主要药物性质而有消炎、活血、止痛、驱风止痒、促进硬块吸收等作用。临床上广泛用于治疗慢性、限局性、肥厚性、角化性、结节性皮肤病，如神经性皮炎、限局性硬皮病、结节性痒疹等。此外，一些非炎症引起的增殖性皮肤病亦有疗效，如疣、胼胝、鸡眼、瘢痕疙瘩等。硬膏有一定刺激性，一些急性炎症和糜烂渗出性皮肤病禁用。代表方剂有黑色拔膏棍、脱色拔膏棍、稀释拔膏棍。

（九）药捻

药捻又称药线，是用棉纸、棉花、丝线等裹药或蘸药制成线状，或直接用药粉加水搓成细条而成。药捻形状细长，适合把药直接用到疮口上和创面深的部位，使其引流通畅，又不损伤肉芽组织形成，防止疮口假愈合。随所含药物的不同而有化腐提毒、生肌长肉、收敛疮口、回阳生肌等作用。多用于窦道、瘘管、疮疡溃后而不收口者。代表方剂有甲字提毒药捻。

（十）熏剂

是用中药压碾成粗末，制成纸卷或药香，亦可直接撒在炭火上，点燃后用烟熏，是中医的独特疗法之一。多用于慢性肥厚性皮损，有消炎止痒、软化浸润、促进炎症吸收之效。用温热药物组成熏药有回阳生肌、促进溃疡愈合的作用，多用于慢性溃疡、久不收口的阴疮寒证，久不愈合的手术后窦道等。

二、针灸疗法

（一）针刺疗法

由于小儿好动及皮下脂肪层薄的特点，临床多取四肢穴位，以保证安全。

湿疹：膈俞、血海、外关、曲池、合谷、委中、足三里等。

慢性荨麻疹：三阴交、内关、足三里、风池、合谷、委中等。

（二）耳针疗法

根据经络学说，耳部与十二经络均有密切关系，故可在耳廓上一定部位进行耳针治疗某些皮肤疾病。小儿多采用耳穴压豆法，操作简便、安全，适应证广泛。皮肤病耳针治疗取穴可参考如下。

扁平疣：肺、面颊区、内分泌、肾上腺、枕、大肠等。

荨麻疹及丘疹性荨麻疹：神门、肺、枕、内分泌、肾上腺、荨麻疹区等。

斑秃：相应部位、肾、肺、内分泌，备用穴有甲状腺。

痤疮：肺、内分泌、睾丸、面颊区、肾上腺等。

(三)梅花针疗法

梅花针又名七星针，是中医传统的多针浅刺的一种针刺法。小儿多用轻刺法。可镇静、安眠，适用于斑秃。

三、其他外治疗法

中医儿科外治疗法还包括推拿疗法、捏脊疗法、刺四缝疗法、割治疗法、拔罐疗法等，小儿皮肤病如因脾胃不和、气血失调所致之慢性皮肤疾病也可根据病情采用，但皮损局部禁用此类疗法。

(一)推拿疗法

此法有促进气血运行、经络通畅、安定神志、调和脏腑的作用，从而达到治病的目的。儿科临床常用于婴儿泄泻、惊风、腹痛、痿痹等证。小儿推拿的手法应以轻快柔和为原则。

(二)捏脊疗法

此法是通过对督脉和膀胱经的按摩，达到调整阴阳、通理经络、调和气血、恢复脏腑功能的一种疗法。常用于疳证、婴儿泄泻及脾胃虚弱的患儿。具体操作方法：患儿俯卧，医者两手半握拳，二示指抵于背脊之上，再以二手拇指伸向示指前方，合力夹住肌肉提起，而后示指向前，拇指向后退，做翻卷动作，二手同时向前移动，自长强穴起，一直捏到大椎穴即可，如此反复3～5次，但捏到第三次时，每捏三把，将皮肤提起一次，每天1次，6d为1个疗程。脊背皮肤有疾病的患儿禁用此法。

(三)刺四缝疗法

四缝是经外奇穴，位置在示指、中指、环指及小指四指中节，是手三阴经所经过之处。针刺四缝穴可以清热除烦、通畅百脉、调和脏腑等。常用于治疗疳证和小儿厌食证。具体操作方法：皮肤局部消毒后，用三棱针或粗毫针针刺约一分深，刺后用手挤出黄白色黏液，每日刺一次，直到针刺后不再有黄白色黏液挤出为止。

(四)割治疗法

此法有调和气血、促进脾胃运动和功能的作用。常用以治疗湿疹、银屑病。割治部位常取两手掌大鱼际处，具体操作方法：将两手掌大鱼际局部消毒后，用大拇指揿住虎口旁约1cm处，用0.4cm宽的平口手术刀直戳割治部位，刀口约0.5cm长，然后挤出赤豆大白色脂状物，并迅速剪去，再用消毒棉覆盖其上，绷带包扎，5d后即可解除包扎。在包扎期间，防止感染。

(五)拔罐疗法

小儿常用口径4～5cm之竹罐或玻璃罐。先在局部涂上凡士林，然后将乙醇棉球点燃，置杯内数秒；取出后迅速将罐紧罩在选定的穴位上，由于负压，皮肤被吸入罐内而高起，5～10min后取罐。取罐时以示指按压罐边皮肤，同时将罐向另一侧倾斜，使空气进入罐内，罐子即很快脱落，不能以手直按取罐，以免损伤皮肤。此法能促进气血流畅、营卫运行，有祛风、散寒、镇痛等作用，适用于荨麻疹、湿疹、银屑病等。

注意事项：6个月以内哺乳期婴儿，一般不适用拔火罐疗法；高热抽搐、皮肤过敏、水肿、有出血倾向、有明显营养不良及皮肤感染者，均不宜拔罐。

第四节　小儿皮肤病常用中药方剂

一、内治中药方剂

1. 麻黄方(北京中医医院经验方)

组成：麻黄、杏仁、干姜皮、浮萍、白鲜皮、陈皮、牡丹皮、白僵蚕、丹参

功用：祛风散寒，活血止痒。

2. 桑菊饮《温病条辨》

组成：桑叶、菊花、杏仁、桔梗、甘草、薄荷、连翘、芦根

功用：疏风清热，宣肺止咳。

3. 荆防方(北京中医医院经验方)

组成：芥穗、防风、僵蚕、金银花、蝉蜕、牛蒡子、牡丹皮、浮萍、生地黄、薄荷、黄芩、甘草

功用：疏风解表，清热止痒。

4. 全虫方(北京中医医院经验方)

组成：全蝎(打)、皂角刺、猪牙皂角、刺蒺藜、炒槐花、威灵仙、苦参、白鲜皮、黄柏

功用：息风止痒，除湿解毒。

5. 浮萍丸《医宗金鉴·外科心法》

组成：紫背浮萍

功用：散风祛湿，清热解毒，调和气血。

6. 防风通圣丸《宣明论》

组成：防风、荆芥、连翘、麻黄、薄荷、白芍、白术、栀子、大黄、芒硝、石膏、甘草、滑石、桔梗、当归、黄芩

功用：疏风解表，清热泻火。

7. 养血润肤饮《外科证治》

组成：生地黄、熟地黄、当归、黄芪、天冬、麦冬、桃仁、红花、花粉、黄芩、升麻

功用：养血润肤，滋阴生津。

8. 黄连解毒汤《外台秘要》

组成：黄连、黄芩、黄柏、栀子

功用：清热解毒泻火。

9. 当归饮子《医宗金鉴·外科心法》

组成：当归、首乌、荆芥、甘草、生地黄、白芍、川芎、何首乌、防风、荆芥、刺蒺藜、黄芪

功用：养血润肤，祛风止痒。

10. 止痒合剂（北京中医医院经验方）

组成：防风、当归、首乌藤、苦参、白鲜皮、刺蒺藜

功用：养血散风止痒。

11. 润肤丸（散）（北京中医医院经验方）

组成：桃仁、红花、熟地黄、独活、防风、防己、川芎、当归、牡丹皮、羌活、生地黄、白鲜皮

功用：活血润肤，散风止痒。

12. 清营汤《温病条辨》

组成：犀角（代）、生地黄、玄参、竹叶、金银花、连翘、黄连、丹参、麦冬

功用：清营解毒，凉血护心。

13. 犀角地黄汤《备急千金要方》

组成：犀角（代）、生地黄、牡丹皮、芍药

功用：清营凉血解毒。

14. 凉血五花汤（北京中医医院经验方）

组成：红花、鸡冠花、凌霄花、玫瑰花、野菊花

功用：凉血活血，清热解毒。

15. 凉血五根汤（北京中医医院经验方）

组成：白茅根、瓜蒌根、茜草根、紫草根、板蓝根

功用：凉血活血，解毒化斑。

16. 凉血活血汤（白疕一号）（北京中医医院经验方）

组成：生槐花、紫草根、赤芍、白茅根、生地黄、丹参、鸡血藤

功用：清热凉血活血。

17. 养血解毒汤（白疕二号）（北京中医医院经验方）

组成：鸡血藤、当归、土茯苓、生地黄、山药、威灵仙、蜂房

功用：养血润肤，除湿解毒。

18. 活血散瘀汤（白疕三号）（北京中医医院经验方）

组成：苏木、赤芍、白芍、红花、桃仁、鬼箭羽、三棱、莪术、木香、陈皮

功用：活血、散瘀、止痛。

19. 龙胆泻肝汤（丸）《古今医方集成》

组成：龙胆草、黄芩、栀子、泽泻、木通、车前子、当归、柴胡、甘草、生地黄

功用：清利肝胆湿热。

20. 泻肝安神丸（北京中医医院经验方）

组成：生石决明、珍珠母、生地黄、生龙骨、生牡蛎、炒酸枣仁、龙胆草、栀子、黄芩、白蒺藜、当归、麦冬、朱茯神、泽泻、柏子仁、远志、车前子、甘草

功用：平肝泻火，养心安神。

21. 枇杷清肺饮《医宗金鉴·外科心法》

组成：枇杷叶、桑白皮、黄连、黄柏、生甘草、人参

功用：清肺经热。

22. 银乐丸（北京中医医院经验方）

组成：当归、丹参、鸡血藤、首乌藤、牡丹皮、大青叶、赤芍、白芍、三棱、莪术、白花蛇舌草、土茯苓、蜂房、白鲜皮、苦参

功用：解毒润肤，活血化瘀。

23. 大黄䗪虫丸《金匮要略》

组成：䗪虫、干漆、生地黄、甘草、水蛭、赤芍、杏仁、黄芩、桃仁、虻虫、蛴螬虫、大黄

功用：破血化瘀，通络散结。

24. 血府逐瘀汤《医林改错》

组成：当归、生地黄、牛膝、红花、桃仁、柴胡、枳壳、赤芍、川芎、桔梗、甘草

功用：活血祛瘀，行气止痛。

25. 醒消丸《外科正宗》

组成：乳香、没药、明雄黄、麝香

功用：解毒消肿，活血止痛。

26. 软皮丸（北京中医医院经验方）

组成：川芎、炮姜、桂枝、丹参、桃仁、木香、当归各等份

功用：通阳理气，活血化瘀。

27. 夏枯草膏《六科准绳》

组成：夏枯草

功用：解郁化结，消肿止痛。

28. 阳和汤（丸）《外科全生集》

组成：熟地黄、鹿角胶、白芥子、肉桂、炮姜、麻

黄、甘草

功用：温阳补血，散寒通滞。

29. 清热除湿汤（湿疹一号）（北京中医医院经验方）

组成：龙胆草、白茅根、生地黄、大青叶、车前草、生石膏、黄芩、六一散

功用：清热、除湿、凉血。

30. 除湿止痒汤（湿疹二号）（北京中医医院经验方）

组成：白鲜皮、地肤子、炒薏苡仁、干生地黄、茯苓皮、苦参、白术、陈皮、焦槟榔

功用：除湿止痒。

31. 健脾润肤汤（湿疹三号）（北京中医医院经验方）

组成：党参、云苓、苍白术、当归、生地黄、丹参、鸡血藤、赤芍、白芍、陈皮

功用：健脾燥湿，养血润肤。

32. 清脾除湿饮《医宗金鉴·外科心法》

组成：赤苓、白术、苍术、黄芩、生地黄、麦冬、栀子、泽泻、生甘草、连翘、茵陈、玄明粉、灯心草、竹叶、枳壳

功用：清脾利湿，清热解毒。

33. 五皮饮《中藏经》

组成：生姜皮、桑白皮、陈橘皮、大腹皮、茯苓皮

功用：清脾利湿。

34. 五苓散《伤寒论》

组成：肉桂、茯苓、泽泻、猪苓、白术

功用：利水渗湿。

35. 多皮饮（北京中医医院经验方）

组成：地骨皮、五加皮、桑白皮、干姜皮、大腹皮、白鲜皮、粉丹皮、赤苓皮、鲜冬瓜皮、扁豆皮、川槿

功用：健脾除湿，疏风和血。

36. 二妙丸《丹溪心法》

组成：苍术、黄柏各等量

功用：清热燥湿。

37. 除湿丸（北京中医医院经验方）

组成：威灵仙、猪苓、栀子仁、黄芩、黄连、连翘、归尾、泽泻、粉丹皮、紫草、茜草根、赤苓皮、白鲜皮、干生地黄

功用：清热凉血，除湿利水，祛风止痒。

38. 参苓白术丸《和剂局方》

组成：白扁豆、人参、茯苓、白术、甘草、山药、莲子、桔梗、砂仁、薏苡仁

功用：补气健脾，渗湿和胃。

39. 启脾丸《寿世保元》

组成：人参、白术、茯苓、莲子肉、泽泻

功用：和胃、健脾、止泻。

40. 小儿香橘丹《景岳全书》

组成：茯苓、苍术、白术、陈皮、香附、法半夏、白扁豆、炒薏苡仁、莲子肉、枳实、姜厚朴、焦山楂、焦麦芽、焦神曲、砂仁、泽泻、甘草、木香

功用：调理脾胃，消食止泻。

41. 至宝锭《婴童百问》

组成：牛黄、胆南星、朱砂、茯苓、紫苏叶、陈皮

功用：清热导滞，祛风化痰。

42. 五味消毒饮《医宗金鉴》

组成：野菊花、金银花、蒲公英、大青叶、紫花地丁、紫背天葵子

功用：清热解毒。

43. 紫蓝方（北京中医医院经验方）

组成：紫草、板蓝根、马齿苋、生薏苡仁、红花、赤芍、大青叶

功用：解毒消疣。

44. 清瘟败毒饮《疫疹一得》

组成：生石膏、生地黄、犀角（用水牛角代）、黄连、栀子、桔梗、黄芩、知母、赤芍、玄参、连翘、甘草、牡丹皮、鲜竹叶

功用：清热解毒，凉血消斑。

45. 栀子金花丸《医学大辞典》

组成：栀子、黄芩、大黄、黄柏、天花粉、知母、黄连

功用：泻热润燥，生津止渴。

46. 连翘败毒丸《六科准绳》

组成：连翘、防风、白芷、黄连、苦参、薄荷、当归、芥穗、花粉、甘草、黄芩、赤芍、柴胡、羌活、麻黄、黄柏、紫花地丁、大黄、金银花

功用：清热解毒，散风消肿。

47. 牛黄清心丸《和剂局方》

组成：当归、川芎、甘草、黄芩、山药、杭白芍、麦冬、白术、六神曲、蒲黄、焦枣肉、生阿胶、茯苓、人参、防风、干姜、柴胡、肉桂、白及、桔梗、大豆黄卷、苦杏仁、牛黄、麝香、犀角粉（代）、冰片、朱砂、雄黄、羚羊角粉（代）

功用：镇静安神，化痰息风。

48. 化毒丸《寿世保元》

组成：桔梗、生地黄、赤芍、牛蒡子、玄参、连翘、甘草、青黛、芒硝、黄连、犀角粉（代）

功用：清热化毒。

49. 西黄丸《外科全生集》

组成：牛黄、炙乳香、炙没药、麝香

功用：解毒止痛，清热软坚，活血散瘀。

50. 小败毒膏《寿世新编》

组成：大黄、黄柏、赤芍、蒲公英、陈皮、木鳖子、金银花、乳香、甘草、当归、白芷、天花粉

功用：散瘟清热，消肿止痛。

51. 导赤散《小儿药证直诀》

组成：生地黄、竹叶、木通、甘草

功用：清热利水。

52. 六味地黄丸《小儿药证直诀》

组成：熟地黄、山药、山茱萸、茯苓、泽泻、牡丹皮

功用：滋补肝肾。

53. 知柏地黄丸《医宗金鉴》

组成：六味地黄加知母、黄柏

功用：滋阴泻火。

54. 托里透脓汤《医宗金鉴·外科心法》

组成：党参(人参)、黄芪、生白术、穿山甲(代)、皂刺、白芷、升麻、青皮、甘草

功用：益气内托，透脓止痛。

55. 托里排脓汤《医宗金鉴·外科心法》

组成：当归、白芍、党参(人参)、白术、茯苓、连翘、金银花、浙贝、黄芩、陈皮、肉桂、桔梗、牛膝、白芷、甘草

功用：益气排脓，解毒内托。

56. 八珍汤(丸)《正体类要》

组成：当归、川芎、白芍、熟地黄、党参、白术、茯苓、炙甘草

功用：补益气血。

57. 补中益气丸(汤)《脾胃论》

组成：黄芪、人参、白术、炙甘草、当归、陈皮、升麻、柴胡

功用：升阳益气，调补脾胃。

58. 人参健脾丸《景岳全书》

组成：人参、砂仁、枳壳、甘草、山药、木香、薏苡仁、山楂、白术、谷芽、白扁豆、芡实、莲子肉、陈皮、青皮、当归、六神曲

功用：健脾、和胃、止呕。

59. 秦艽丸《医宗金鉴·外科心法》

组成：秦艽、苦参、大黄、黄芪、防风、漏芦、黄连、乌蛇肉

功用：散风止痒，调和气血。

60. 白驳丸(北京中医医院经验方)

组成：鸡血藤、首乌藤、当归、赤芍、红花、黑豆皮、防风、白蒺藜、陈皮、补骨脂

功用：养血活血，通经络，退白斑。

61. 神应养真丹《宣明论》

组成：羌活、木瓜、天麻、白芍、当归、菟丝子、熟地黄、川芎

功用：养血生发，驱风益阴。

62. 逍遥丸(散)《和剂局方》

组成：柴胡、当归、白芍、白术、茯苓、甘草、生姜、薄荷

功用：疏肝解郁，健脾和营。

63. 丹栀逍遥散《证治准绳》

组成：柴胡、薄荷、当归、白芍、白术、云苓、甘草、生姜、牡丹皮、栀子

功用：疏肝解郁，凉血清肝。

64. 二至丸《证治准绳》

组成：墨旱莲、女贞子

功用：补肾养肝。

65. 二陈汤《太平惠民和局方》

组成：半夏、橘红、白茯苓、炙甘草

功用：燥湿化痰，理气和中。

66. 玉屏风散《医方类聚》

组成：防风、黄芪、白术

功用：益气固表止汗。

67. 白虎汤《伤寒论》

组成：石膏、知母、粳米、甘草

功用：清热生津。

68. 四君子汤《太平惠民和剂局方》

组成：白术、茯苓、人参、甘草

功用：益气健脾。

69. 异功散《小儿药证直诀》

组成：人参、白术、茯苓、陈皮、甘草

功用：益气健脾。

二、外治中药方剂

见表 5-1。

表 5-1　外治中药方剂表

剂型	方名	组成	功用	适应证
1. 水剂(洗方)	马齿苋水剂	马齿苋	清热消肿，止痒收敛	急性湿疹、皮炎等渗出性皮肤疾病
	脱脂水剂	透骨草、皂角	止痒脱屑，去油护发	脂溢性脱发
	苍肤水剂	苍耳子、地肤子、土槿皮、蛇床子、苦参、百部、白矾	燥湿润肤，杀虫止痒	慢性湿疹、手足癣、掌跖角化，以及其他肥厚性、角化性皮肤病等
2. 粉剂(散)	止痒粉	滑石、寒水石、冰片	清凉止痒，除湿止痒	痱子、湿疹、皮炎以及瘙痒性皮肤病等
	如意金黄散	天花粉、黄柏、大黄、姜黄、白芷、厚朴、橘皮、甘草、苍术、生南星	清热解毒，消肿止痛	疮疡初起，伴有红肿热痛等急性炎症性皮肤病
	颠倒散	大黄、硫磺	破瘀活血，脱脂除垢	脂溢性皮炎、痤疮、酒渣鼻等
	祛湿散	大黄、黄芩、寒水石、青黛	清热解毒，收敛止痒	有轻度渗出糜烂的急性或亚急性皮炎、湿疹类皮肤病
	锡类散	牛黄、冰片、珍珠、人指甲、象牙、青黛	清热利咽，消肿止痛	疮疡久不收口
	黏膜溃疡散	青黛、冰片	清热解毒，祛腐生肌	热毒上蒸或心火上炎所致口腔溃疡
3. 洗剂(混合振荡剂)	颠倒散洗剂	颠倒散、甘油、滑石	除湿脱脂，杀虫止痒	脂溢性皮炎、酒渣鼻、痤疮等
	三黄洗剂	大黄、黄柏、黄芩、苦参	清热止痒收敛	红肿痒痛及少量渗出的急性或瘙痒性皮肤病
4. 酊剂	百部酊	百部、75%乙醇	解毒杀虫，活血止痒	神经性皮炎、皮肤瘙痒症、荨麻疹等
	土槿皮酊	土槿皮、75%乙醇	杀虫止痒	手足癣、花斑癣
	复方卡力孜然酊	蛆虫斑鸠菊、补骨脂、何首乌、当归、防风、蛇床子、白鲜皮、乌梅、白芥子、丁香	活血温肤	白癜风
	补骨脂酊	补骨脂、75%乙醇	温通气血，调和营卫	白癜风、斑秃等
5. 油剂	甘草油	甘草、植物油	清除油垢，润泽皮肤	用于皮肤干燥处，亦可作赋形剂
	紫草油	紫草、冰片、忍冬藤、白芷、植物油	清热消炎抗菌，抑制真菌，抗过敏镇痛	风热风燥证之银屑病、日光性皮炎、皮炎、湿疹、痒疹、浅度烧伤等

续表

剂型	方名	组成	功用	适应证
6. 软膏剂	青鹏软膏	棘豆、亚大黄、铁棒锤、诃子(去核)、毛诃子、余甘子、安息香、宽筋藤	活血化瘀、消炎止痛	皮肤瘙痒、湿疹
	黑布药膏	老黑醋、五倍子、金头蜈蚣、冰片、蜂蜜	活血软坚,解毒镇痛	瘢痕疙瘩、乳头状皮炎、疖、痈、毛囊炎以及其他增生性皮肤病等
	冲和膏	紫荆皮、赤芍、独活、白芷、石菖蒲	散寒活血,消肿软坚	疮疡阴阳不和,寒热相凝之证
	青黛膏	青黛散、凡士林	收湿止痒,清热解毒	皮肤红肿热痛,少量渗出
	三黄膏	黄柏、黄芩、黄连、栀子	清热解毒,消肿敛疮	痈疽、脓疱疮、毛囊炎、烧烫伤
	象皮生肌膏	象皮、龟甲、血余炭、生地黄、当归、炉甘石、煅石膏、蜂蜡	养血活血,镇痛止痒,生肌敛疮	手足皲裂、皮肤淀粉样变、银屑病、慢性湿疹、慢性溃疡等
	硫磺	硫磺、凡士林	杀虫止痒	疥疮、黄癣等

（李领娥　马玉昕　王　萍　陈学荣）

参考文献

陈实功.1979.外科正宗[M].北京:人民卫生出版社.

侯江红,朱珊.2011.小儿药浴疗法[M].北京:中国中医药出版社.

李邦权.儿童感冒发热的瑶医多种外治法概述[J].中国民族民间医药,1007-8517(2011)09-0010-02.

李博鉴.1996.皮科百览[M].北京:人民卫生出版社.

吕富岩,王玉玲.药浴在儿科病儿治疗中的应用[J].齐鲁医学杂志,2005 年 10 月第 2 卷第 5 期.

欧阳卫权.2013,皮肤病中医外治特色疗法精选[M].广州:广东科技出版社,10(1).

吴谦.2004.医宗金鉴外科心法要诀白话解[M].北京:人民卫生出版社.

吴尚先.1977.中医外治法简编[M].武汉:湖北人民出版社.

第 6 章　小儿皮肤病的护理

一、小儿皮肤病的护理常规

1. 注意休息和营养。根据病情给予易消化营养丰富的饮食，多饮水。湿疹、皮炎和其他瘙痒性皮肤病应避免进食刺激性食物；有过敏性反应者根据其过敏的具体情况，避免食用鱼、虾、海味等易致敏食物和饮用刺激性饮料。

2. 每日定时测量并记录体温、脉搏、呼吸变化，危重病患儿按儿科级别护理常规进行观察护理。

3. 按医嘱要求做好口腔、皮肤、黏膜护理及药浴等。皮肤病急性期如大面积红斑、脱屑严重时，禁用热水、沐浴露及肥皂等碱性清洁剂洗澡。

4. 按医嘱要求做好皮肤清洁、湿敷、换药等工作。

5. 保持床单平整、清洁、干燥，及时更换。对有皮肤大疱或糜烂的患儿，帮助其进行体位变化，避免擦破皮肤。

6. 婴儿的衣被应单独洗涤。

7. 保持室内空气清新，温度、湿度适宜。

8. 注意观察药物疗效。应用抗组胺药物时，少数患儿可出现嗜睡、头晕、厌食、口干等症状，要认真观察病情变化和用药后反应，严防坠床和其他不安全因素发生。

二、小儿皮肤病的分级护理

(一)一级护理

病情依据：病情危重，变化快，须及时观察护理者，如大疱性表皮松解型药疹、金黄色葡萄球菌性烫伤样皮肤综合征、脓疱型及红皮病型银屑病、皮肤病合并高热、惊厥及出血，以及皮肤病合并心、脑、肾、肝衰竭危及生命和生活不能自理的患儿。

护理要求：

1. 每 15～30min 巡视一次患儿，密切观察病情变化，做好生命体征的监测和记录。备好抢救物品、药品、器械等，随时准备抢救。

2. 严格执行无菌技术操作规程，保证消毒物品在有效期内，并符合相关规定。

3. 制订护理计划，并认真实施、正确评估其效果。

4. 按医嘱进食。对荨麻疹、湿疹等过敏性疾病的患儿应少食鱼、蛋、虾等食物；神经性皮炎、瘙痒症等应少饮浓茶和少食辛辣刺激性食物；光感性皮肤病应忌食黄泥螺、油菜等；疱疹样皮炎应禁食谷胶食物。

5. 做好患儿的口腔、鼻腔、眼睛、会阴及身体各部位皮肤护理工作，严防并发症发生。

6. 病室空气应清新，温度 20～22℃，湿度适宜，必要时根据需要进行调节。有条件者可住进层流病房或层流床。

7. 病室光线应柔和，如光感性皮炎、红斑狼疮、皮肌炎、着色性干皮病、卟啉病等注意避免光线直接照射。

8. 皮损渗出严重、有肾功能损害和不能进食者，应记录液体出入量。

9. 病情危重者可派专人护理。

(二)二级护理

病情依据：上述急、慢性皮肤病病情已较稳定，但仍须协助完成各种生活护理者。

护理要求：

1. 定时巡视患儿，观察病情变化，按时测量体温、脉搏、呼吸和血压。

2. 协助患儿进行生活护理，保持床单清洁、整齐。

3. 掌握患儿心理状态，做好儿童教育和健康指导工作。

三、性传播疾病(含艾滋病)的护理常规

1. 住隔离病房。

2. 严格遵守消毒隔离制度和无菌操作原则，防止交叉感染。

3. 操作时戴口罩和手套，接触患儿前后要洗手，所用敷料应焚烧或严格消毒处理。

4. 体温超过 37.5℃ 以上者每四小时测一次体温，危重病人应密切观察病情和生命体征变化，及时

记录。

5. 急性期应卧床休息，高热及有合并症患儿应绝对卧床休息。同时注意加床档防止坠床。

6. 按医嘱给予饮食，多饮水。有脑水肿、肺水肿、心力衰竭、肾衰竭的患儿应按医嘱限制饮水量。

7. 内衣应选用棉织品，透气、柔软，宽松易于活动，若有渗液污染及时更换。

8. 认真做好全身皮肤和局部皮肤、黏膜的护理。

9. 患儿用过的衣被应先消毒后清洗。可用含二氧化氯或有效氯500mg/L消毒溶液洗涤30～60min，然后用清水漂洗干净。有明显脓、血、便污染的衣被视为传染性衣被，可先用冷洗涤液或1%～2%冷碱水将血、脓、便等有机物洗净后再消毒洗涤。

10. 加强对患儿的心理疏导和护理。

四、药物性皮炎的预防和护理

1. 立即停止使用引起过敏反应的药物以及可疑致敏药物及其结构近似的药物，在床头及病历中注明过敏药物名称。

2. 大疱性表皮松解型药疹、重症多形红斑型药疹或剥脱性皮炎的患儿应住单间，酌情给予特级或一级护理。保持室内空气清新，温湿度适宜。遇有大片糜烂面者，可在干热洁净的空气中行暴露疗法，有条件者室内可用空气净化机。

3. 按医嘱饮食　给予高蛋白、高热量易消化吸收的饮食。口腔黏膜糜烂进食困难者，可静脉输入高营养液。鼓励恢复期患儿进食，一般先由流食开始，逐渐过渡到半流食、软食，进食量也应逐渐增加。

4. 多饮水，促使致敏药物排泄。伴有高热者采用物理降温等措施，注意水、电解质平衡。记录液体出入量。

5. 皮肤护理　病儿出现全身大疱表皮松解、剥落甚至破溃渗出时，将备好的无菌吸水纱布或一次性中单铺于背下，撒上消毒的滑石粉以利大疱破溃渗出后患处保持干燥。用支架保护皮肤，防止被褥与皮肤粘连。勤翻身，避免压疮发生以及继发感染。

6. 眼睛护理　眼内分泌物多时用生理盐水棉球或棉签轻轻擦拭，因为眼内黏膜脱落如不及时清理会造成黏膜粘连，影响睁眼。轻者影响视力，重者感染造成失明。经常协助患儿做眼睛保健操，特别是眼球转动、睁眼、闭眼活动等。根据医嘱按时滴眼药水及涂眼药膏。

7. 黏膜护理：药物性皮炎首先侵犯的是皮肤黏膜，如口腔、鼻腔、会阴、肛门等处。在口腔内有大量黏膜脱落、糜烂，每日必须做口腔护理3～4次，将脱落黏膜及时清除。饭前饭后漱口并按医嘱涂药，达到消毒、镇痛、润滑作用。会阴、肛门周围皮肤黏膜糜烂者，每次大小便后及时用生理盐水或1∶5000～1∶8000高锰酸钾溶液冲洗，擦干后用红外线照射，并涂氧化锌油达到清洁皮肤、减少渗出的目的。

8. 观察病情变化，经过治疗后是皮损消退还是有新疹出现；是否有腹痛症状；高热者给予物理降温或在医生指导下使用药物降温，每半小时至1小时测体温1次，病情平稳者每天测量4次。

9. 病室内每天通气2～3次，每次15～20min，紫外线照射每日2次，每次30min或用空气清菌片消毒，地面用消毒液擦拭，护理人员护理病人时戴口罩，接触渗出物戴手套，严格洗手，使用后的一次性物品应妥善处理。

10. 做好患儿的心理护理，减轻其恐惧心理。

五、湿疹、特应性皮炎的护理

1. 避免进食易引起患儿过敏的食物，尤其是动物蛋白。对于母乳喂养儿，同时须注意，母亲饮食中避免可加重患儿过敏的食物，如少吃或不吃鱼虾类或刺激性食物。

2. 湿疹部位禁用热水及肥皂水擦洗。

3. 患儿皮损部位可外用湿疹霜、炉甘石洗剂、可的松软膏涂搽。

4. 患儿内衣应以柔软纯棉织品为佳，应宽松便于活动。

5. 不给患儿喂食生冷食物。

六、结缔组织病的护理

1. 急性期卧床休息，恢复期适当活动。避免过劳和精神刺激，防止受凉。

2. 给予低盐、高蛋白、高维生素饮食，补充足够的能量。避免进食辛辣及刺激性食物。肾受损时参照肾有关疾病护理。消化系统受损时应摄入低脂或无渣饮食。

3. 做好心理护理。此类疾病病程长，易复发，所以家属及患儿有较重的思想负担，因此护理人员应经常与家长和患儿交流，让其了解疾病的相关知识，解除思想顾虑，积极配合治疗。

4. 认真观察病情变化，注意有无皮损、血尿、蛋白尿、水肿发生；有无心前区疼痛、咳嗽、胸痛、呕吐、血便及黄疸等症状出现。

5. 对长期应用糖皮质激素的病人，应按照医嘱定期进行血尿常规及免疫学检测，注意精神方面有无异常改变，防止因糖皮质激素不良反应引起的其他并发症；对精神有异常者设专人看护，消除可能发生的意外和不安全因素。

6. 告知患儿饮食后清洁口腔，有感染者按医嘱局部涂药。

七、皮肤黏膜淋巴结综合征的护理

1. 急性期卧床休息，监测体温，发热时多饮水，并及时给予物理降温处理。密切观察体温变化，并认真记录。

2. 急性期以流食及半流食为主，给予高营养、易消化、富含维生素的饮食。

3. 保持皮肤黏膜清洁干燥，饭前饭后漱口。鼓励患儿口腔含漱以预防继发感染，口唇干裂处涂液状石蜡或四环素甘油。眼睛按医嘱滴用滴眼液。保持外阴清洁干燥，大便后及时清洗肛门，保持干燥。皮肤每日用温水擦洗，内衣选用柔软宽松的棉织品，以减少对皮肤的刺激。

4. 密切观察心血管症状的早期表现。如患儿出现精神萎靡、乏力、对周围事物不感兴趣、食欲缺乏、嗜睡等情况；查体发现心动过速、心律失常、心音微弱、心脏杂音等，应高度警惕，并及时进行心电监护。

5. 注意观察药物的不良反应，长期使用阿司匹林者应注意肝功能损害及消化道症状。

6. 及时向家长交代病情。理解家长的不安心理，并予以安慰。

八、银屑病的护理

1. 进食低脂、高热量、高蛋白、高维生素饮食，忌牛羊肉和饮酒，多食新鲜蔬菜和水果。

2. 注意个人卫生，酌情行中药浴或谷糠浴或温泉浴，每周1～2次，避免搔抓皮肤。协助患儿擦药，毛发部位皮损应将毛发剪短后再擦药。

3. 对应用免疫抑制药的患者，应注意复查血象，发现脱发、口腔溃疡及肝肾功能不全时，应及时报告医生。

4. 服用迪银片、阿维A胶囊治疗的患者，往往出现口干、口渴、口唇脱屑等症状，应鼓励患者多喝水，症状严重时及时报告医生，调整药量。

5. 本病病程长、易反复发作，皮损影响外观而造成患儿心理负担。告诉家长和患儿该病在儿童期容易治愈，重点在于预防复发；应经常加强自身保健，避免潮湿、预防感冒、不要过度劳累，及时合理治疗。

九、自身免疫性疱病的护理

1. 患者宜住单人间，专人护理。保持室内温度在20℃左右，湿度为50%～60%。空气流通，每日按隔离病房进行消毒处理。

2. 给予低盐、低脂、高热量、高蛋白、高维生素、易消化的食物。口腔黏膜有损害者可进流食，用金银花泡水漱口；好转后进半流食物，鼓励多饮水。

3. 保持床单整洁、干燥、无杂屑、无异味。渗液多时及时更换被服。凡接触患者的物品、敷料、被服、器械均须消毒；对污染严重的敷料、大单、被套可予以焚烧。

4. 定时巡视病房，密切观察病情变化，协助患者每1～2h翻身1次，预防压疮发生。认真记录病情变化，发现异常及时通报医生。

5. 注意观察糖皮质激素及免疫抑制药的不良反应，观察患者血压、血糖、尿量及精神状态有无异常。对应用免疫抑制药的患者，应及时监测血象及肝肾功能。

6. 做好眼、鼻、口腔、会阴等黏膜部位的护理。眼睛分泌物多时，按医嘱使用滴眼液或用润洁眼部护理液滴眼，3～4次/日；会阴部宜用温开水清洗，也可用1:8000高锰酸钾溶液冲洗，保持会阴部干燥、清洁。

7. 对紧张性大疱，局部用碘伏消毒后，再用2～5ml无菌注射器抽吸水疱内容物，或在大疱下方刺一针孔，用棉签轻轻挤压大疱，放出疱内浆液。对松弛性大疱，糜烂面积小者，可用0.1%小檗碱溶液或3%硼酸溶液湿敷患部，每次20min，4～5次/日，局部有干燥皲裂时可涂抗生素软膏或者凡士林；对大面积糜烂者，大面积湿敷易造成患者感冒，一般采用小面积碘伏湿敷喷洒糜烂面，待稍干后，用凡士林纱布贴敷糜烂处，同时用半导体激光照射糜烂面，每次10～15min，1次/日。以后每次换药时，除对有感染创面者重新更换凡士林纱布外，对未感染糜烂创面只在消毒纱布上涂抗生素软膏，2～3次/日，这样不会损伤已修复的创面，待糜烂面结痂后，纱布及皮痂可一起脱落。

十、早产儿暖箱护理

1. 入箱前的准备　①按院感要求用消毒液擦拭消毒暖箱；②接通电源，检查暖箱各项显示是否正常；③暖箱预热至33～35℃；④水箱内加入蒸馏水至2/3。

2. 早产儿暖箱内护理　①体位舒适，抬高头端15°～30°，预防喂食后胃食管反流。②体温检测：每4h测量体温1次，使体温保持恒定(皮肤温度在36～37℃，肛温在36.5～37.5℃)。早产儿体温38℃时，应降低箱温，每次减0.5～1℃。尽量避免箱温突然降低或增高，以免诱发早产儿呼吸暂停。③呼吸护理：保持呼吸道通畅，血氧饱和度低可给予吸氧，氧饱和度维持在85%～95%，若没有发绀或呼吸暂停不主张吸氧，防止因吸氧浓度过高、时间过长引起晶体后纤维组织增生及肺支气管发育不良。④预防感染：医护人员接触早产儿前、后要洗手，做好口腔、皮肤、脐部护理。⑤合理喂养：凡具有吸吮能力的早产儿均应母乳喂养。⑥密切观察：生命体征、皮肤颜色、大小便、活动、哭声等反应。

3. 出暖箱护理　给患儿保暖，抱出暖箱，关掉电源，整理用物，做好终末消毒处理。

十一、皮损的清洁与换药

1. 换药时对原擦的糊剂等应先用液状石蜡或植物油浸湿的棉球或纱布轻轻擦去；对原涂抹的粉剂，若与痂皮粘在一起时，先用生理盐水浸湿后，再用湿纱布擦净。

2. 渗出糜烂性皮损渗液少时，可外涂雷锌糊剂或氧化锌油以利于渗出液的吸收，保持干燥，促进上皮生长；渗液多时进行冷湿敷处理。无感染用2%硼酸溶液，有感染时用碘伏开放式湿敷30min。

3. 皮损为大疱时，先用碘伏消毒后，再用空针抽出疱液，并保护疱壁，预防感染等。同时局部按压10～15min，力度要适度。

4. 破溃的大疱及其所致的大片剥脱面，应剪去坏死的表面组织，清除分泌物，尽量保留附着在剥脱面上未坏死的表皮。剥脱面积大应分批湿敷，每次不超过体表总面积的1/3，湿敷后用凡士林纱布覆盖创面。

5. 皮损化脓时，为防止病情加剧，可采用碘伏湿敷处理。

6. 皲裂或过度角化的皮损，可采用2%水杨酸软膏或1%～2%水杨酸甘油外涂(小面积)。

7. 特殊部位的处理：

(1)毛发部位有干性厚痂时，先涂3%硼酸甘油或3%硼酸软膏包扎24h，使痂皮软化脱落。

(2)口腔、眼睑、鼻孔周围皮损可用生理盐水或1%～3%硼酸溶液浸湿的棉棒轻轻擦拭，及时清除分泌物及痂皮，防止黏膜粘连。

(3)外耳道分泌物应用过氧化氢溶液棉棒清洁局部。

(4)会阴、肛门周围发生皮损时，可以坐浴代替清洗或湿敷，药物选用1∶5000～1∶8000高锰酸钾溶液，水温36～39℃。

十二、湿敷法

1. 适应证　湿疹、皮炎、大疱性皮肤病，有糜烂、渗出者均应首选湿敷。

2. 用物　包括换药碗一个，纱布数块，塑料手套，塑料薄膜1块(根据皮损大小确定)，热敷用热水袋，电炉。

3. 方法

(1)先用湿敷液或植物油清洁创面并将皮损充分暴露，在其下垫塑料薄膜1块(根据皮损大小确定)，防止浸湿及污染被单。

(2)按医嘱配制湿敷液，如0.1%小檗碱溶液、雅漾舒肤活泉水、无菌矿泉水或1∶8000高锰酸钾溶液或生理盐水溶液等。

(3)取8～12层纱布在上述溶液中浸湿，拧至不滴水为宜，平放并轻压使其紧贴于皮损处，10～15min更换1次，须湿敷30min至2h。

(4)冷湿敷时，每用3～4次后须更换新溶液，热湿敷时，每20min更换溶液1次。

(5)炎症轻渗液少者，2次/日，早、晚各1次，每次20min左右。

(6)每次湿敷的面积不超过体表总面积的1/3。

(7)采取必要的保暖措施，如护架、烤灯等。

(康　琳　胡晓杰　穆双月　张冬梅　翟士芬)

参考文献

马琳.2014.儿童皮肤病学[M].北京：人民卫生出版社.

徐润华.2003.现代儿科护理学[M].北京：人民军医出版社.

医疗机构消毒技术规范(WS/T 367-2012).

Ricci G，Patrize A，Bellini F，et al.2006.Use of textiles in atopic dermatitis：care of atopic dermatitis[J].Curr Probl Dermatol，33：127.

第7章　新生儿皮肤病

一、新生儿红斑狼疮综合征

又名新生儿红斑狼疮(neonatal lupus erythematosus,NLE),是一组罕见的包括皮肤狼疮、先天性心脏传导阻滞(congenital heart block,CHB)和(或)多系统表现的综合征。

【病因及发病机制】　目前认为是母体的自身抗体经胎盘传递给胎儿引起的获得性自身免疫性疾病,抗Ro/SSA、抗La/SSB抗体发挥重要作用。但抗体阳性母亲仅有1%的新生儿发病,可能尚有遗传、病毒感染等其他未知因素参与。

【临床表现】

1. *皮肤表现*　2/3患者在出生时出现日光照射部位局限性或融合成片红斑,中央表皮萎缩,无滤泡和瘢痕,周缘有少量鳞屑。有时出现皮肤色素脱失、毛囊角栓、毛细血管扩张和瘢痕形成等。

2. *其他表现*　约15%的患儿有先天性心脏传导阻滞、心动过缓,以及心肌炎、心肌病和心力衰竭等共存,伴有发热、肝脾大、肺炎、溶血性贫血、白细胞和血小板减少等。

临床分两大类:一类有皮疹伴或不伴其他全身表现,无心脏病变;二类有先天性心脏传导阻滞伴或不伴其他病变。两大类表现约各占50%。先天性心脏传导阻滞多发生于Ro/SSA(+)、La/SSB(+)的SLE母亲所生的新生儿,大多无临床症状,部分生后数小时或数天出现环状鳞屑性红斑、白细胞/血小板降低、肝大等。心脏传导阻滞少见但有致命性,病死率为12%～28%(附录彩图7-1)。

【实验室检查】　免疫荧光检查见真皮表皮连接处IgG沉积、少量IgM和C3。婴儿和母亲血清中抗Ro/SSA、La/SSB抗体阳性。

【组织病理】　基底细胞水肿、淋巴细胞浸润和表皮萎缩,与盘状红斑狼疮病理相近,但炎症浸润较轻。

【诊断与鉴别诊断】

1. *诊断*　根据皮损特点,生后不久发病,患儿和母亲特征性血清学改变,一般不难诊断。

2. *鉴别诊断*　应与Bloom综合征、婴儿脂溢性皮炎、新生儿梅毒、朗格汉斯组织细胞增生症、Cockayn综合征、Thomson综合征等鉴别。

【治疗】

1. 注意避光,皮损外用润滑剂和(或)非氟化糖皮质激素制剂。

2. 有活动性皮肤损害或内脏器官受损可系统应用糖皮质激素。

3. 先天性心脏传导阻滞患儿可安装心脏起搏器。

【预防】　抗RO/SSA、La/SSB抗体阳性孕母,其胎儿发生NLE概率约在1%;如果母亲已经有1个NLE孩子,再次分娩NLE患儿概率约为25%。

【治疗】　新生儿系统性红斑狼疮的治疗:应防治并重,包括系统治疗:糖皮质激素,特殊处理:预防和治疗心脏传导阻滞。一旦确诊为心脏传导阻滞,治疗一般无效,故预防是最好的方法,预防方法:对于血清抗SSA或SSB抗体阳性或前次胎儿发生心脏异常的患者,建议在妊娠16～24周,每2周行1次胎儿心脏超声检查,监测胎儿心脏结构及传导情况,若无异常,建议在24周后每3～4周行1次胎儿心脏超声检查。如果发现胎儿出现心脏异常或传导功能异常,建议每1～2周行1次胎儿心脏超声检查,直至胎儿出生。如果发现胎儿出现心脏一、二度房室传导阻滞,可以使用地塞米松或倍他米松进行治疗,建议地塞米松剂量4mg/d或倍他米松4mg/d,一直使用至终止妊娠时,并建议在37周时终止妊娠。对于发现有心肌病变的胎儿,可试用丙球静脉注射1g/d,但对于完全房室传导阻滞,上述治疗几乎均不可逆转,因此发现早期的房室传导阻滞十分重要。

二、新生儿硬肿症

又名新生儿硬化症(sclerema neonatorum),指新生儿期发生的全身或局部皮肤/皮下脂肪变硬及水肿的疾病。

【病因及发病机制】

1. 新生儿体温调节中枢发育不成熟,体表面积大，易散热；而能源储备(糖原、棕色脂肪)少，产热不足，缺乏寒战等物理产热方式，产热代谢的内分泌调节功能低下。

2. 新生儿皮下饱和脂肪酸含量高，缺少将饱和脂肪酸变为不饱和脂肪酸的酶，当体温降低时皮脂多见物理性状变化。皮下脂肪少，影响产热，难以防止散热，若摄入不足，储备很易耗竭。

3. 新生儿红细胞相对较多，血液黏滞，易引起皮肤微循环障碍。

4. 寒冷使末梢血管收缩，导致一系列生化和生理功能改变。如寒冷血管收缩可导致肺动脉高压、右向左分流、低氧血症、酸中毒、低血糖、低蛋白血症、心肺功能抑制的恶性循环。

5. 重症肺炎、脓毒血症、腹泻、窒息及严重的先天性感染、先天性心脏病或畸形等疾病本身导致代谢失衡，抑制神经调节，造成微循环障碍。

上述诸多原因可导致细胞及细胞内膜结构通透屏障发生障碍，自由基增多，氧化和抗氧化失衡，线粒体 DNA 表达紊乱，循环障碍、呼吸改变、组织缺氧和酸中毒，甚至出现 DIC 和多脏器损害。

【临床表现】　多发生在出生后一周内新生儿，特别是早产儿，寒冷季节和寒冷地区多见。临床表现为皮肤冷、硬、亮、肿和弥散性血管内凝血。体温多在 35℃以下，重症可低于 30℃，皮色暗红或蜡黄，严重患儿面色苍白或发绀，哭声低弱。皮肤表现为对称性、非凹陷性水肿及硬化，下肢、臀部多见，其次为两颊、上肢及躯干。严重时肢体僵硬，伸屈受限。重度患儿不吃、不哭、不动，体温不升、多器官功能受损甚至衰竭，常合并肺炎、脓毒血症。临床上分轻、中、重三度(表 7-1)。

表 7-1　新生儿硬肿症临床分度

	评分	体温	腋肛温差	硬肿范围	器官功能
轻	0	≥35℃	0	＜20%	无明显改变
中	1	＜35℃	0 或正值	20%～50%	明显功能低下
重	4	＜35℃或＜30℃	负值	＞50%	功能衰竭

【实验室检查】　约有 2/3 的患儿血小板低，代谢性酸中毒；合并 DIC 凝血酶原时间可延长，3P 试验阳性，纤维蛋白原降低，心电图、脑电图异常。

【组织病理】　皮下脂肪广泛受累，脂肪小叶间隔结缔组织束增厚，脂肪细胞中可见针形结晶，无脂肪坏死，无明显炎症细胞浸润，表皮和真皮无明显异常。

【诊断与鉴别诊断】

1. *临床诊断依据*　①发病时有寒冷季节，环境温度过低，分娩时保温不当等寒冷损害因素；②早产儿、低出生体重儿，生活能力低下，机体产热少者易发生本病；③有窒息、缺氧、产伤、感染性疾病，伴有热量供给不足，夏季水分提供不足；④遇有体温不升、反应低下、吮乳差、哭声低弱患儿，须仔细检查皮肤及皮下脂肪，当有硬化或硬肿并能排除新生儿皮下脂肪坏死时，可做出诊断。

2. *鉴别诊断*　须与新生儿水肿、新生儿皮下坏疽鉴别。

(1)新生儿水肿：全身或局部水肿，但不硬，皮肤不红，无体温下降。全身性水肿原因很多，如先天性心脏病、先天性营养不良、先天性脚气病及新生儿溶血病。单纯性水肿多为凹陷性水肿，皮肤苍白、质软，可自行消失。

(2)新生儿皮下坏疽：系化脓性感染，局部皮肤红肿热硬，边缘不清，中央先硬结，后软化，逐渐坏死形成溃疡。多发生在背、骶、臀等受压摩擦部位，常伴全身中毒症状。

【治疗】

1. *一般治疗*　注意保暖，供给足够的热量和液体，吸氧，加强监护。

2. *病因治疗*

(1)控制感染：根据细菌感染情况，给予青霉素、氨苄西林、头孢菌素等。

(2)复温：可因地制宜用热水袋、热炕、电热毯或母亲贴身取暖等复温方法。轻中度患儿体温＞30℃、产热良好(腋、肛温差为正值)，应立即放入适中温度环境，减少失热，升高温度；也可将患儿置入预热至 30℃暖箱，箱温 30～34℃，6～12h 可恢复正常体温。重症患儿体温＜30℃或产热衰弱(腋-肛温差为负值)，先以高于患儿体温 1～2℃的温箱开始复温，每小时提高箱温 0.5～1℃(不大于 34℃)，12～24h 恢复正常体温。亦可酌情采用远红外线辐射台或恒温水浴法复温。

3. *物理治疗*　①可采用远红外线辐射台或恒

温水浴法恒温；②姜慧报道除了常规治疗外，辅以蓝光照射治疗，有效率94.1%。

4. *支持疗法* 输液的热量开始每日50kcal/kg，并尽快增至100～120kcal/kg。须严格限制液速和液量。

5. *对症治疗* 纠正休克，改善微循环，扩充血容量，纠正酸中毒以及应用多巴胺、酚妥拉明、山莨菪碱等血管活性药物。有弥散性血管内凝血时，可使用肝素首剂1mg/kg，6h后按0.5～1mg/kg给予。糖皮质激素可用于严重患儿，氢化可的松5～8mg/(kg·d)静脉滴注3～5d。

6. *中医治疗*

(1)辨证治疗：①脾肾阳虚，气滞血瘀：治以温肾健脾，活血化瘀；②热毒蕴郁，瘀血内阻：治以清热解毒，活血化瘀。

(2)在常规复温对症治疗和支持疗法外，加用川芎嗪注射液6mg/kg加入5%葡萄糖注射液30ml，静脉滴注，1次/天，7日一疗程。

(3)在常规治疗(包括复温、保持水电解质平衡及热量供应、抗感染、改善微循环等)外用丹参酮ⅡA静滴1mg/(kg·d)，1次/天，疗程7～10天，总有效率91.11%。

【预防】 做好孕期保健，避免早产、窒息、产伤、感染；做好防病宣教工作。合理保暖，胎儿娩出后要尽快擦干羊水，产婴房温度不低于24℃；尽早母乳喂养，补充热量；转运过程中应有足够保暖措施；产妇有宫内感染或产时有感染高危因素时应及早抗感染治疗，预防新生儿感染。Sterling等研究在孕12～24周应用1g/kg IVIG有可能避免高危孕妇孕育CHB胎儿。

三、新生儿毒性红斑

又名新生儿变应性红斑(erythema neonatorum allergicum)，是一种发生于出生后2周内(多于出生后3～4d)红斑、风团、丘疹和脓疱(或水疱)性短暂性皮肤病，约半数足月儿发病，早产儿和低体重儿罕见。

【病因及发病机制】 病因不清。或为速发型过敏反应，机制可能是某种变应原经消化道吸收，或因母体的内分泌物质经胎盘或乳汁进入新生儿体内引起，抑或出生后非特异性接触物的机械性刺激所致；或是对皮脂中刺激性物质及阴道分泌物的反应，或与病毒感染有关。

国外有学者提出，本病可能与毛囊皮脂腺开口处正常菌落有关，菌落可通过毛囊进入皮肤组织，引起局部和全身免疫反应，早期接触微生物可能对免疫系统的成熟起到重要作用。

【临床表现】 本病多在生后24～48h发病，少数出生时即有，最迟发病者为出生后2周。通常先有弥漫性暂时性红斑，随后出现坚实的基底有红晕的直径1～3mm淡黄或白色的丘疹和脓疱。有时出现数量不等的暗红色斑点或斑片，最大直径可达3cm，形状不规则，偶可融合成片。好发于面部，渐累及四肢近端、臀、肩等受压处，全身皮肤均可累及，但掌跖除外。皮损可在数小时后消退，很少持续1d以上，但可成批反复发生，机械刺激可诱发新皮损。不伴全身症状，也无瘙痒，消退后无脱屑。病程自限，7～10d自愈，复发罕见，见附页彩图7-2。

约2/3患儿外周血嗜酸性粒细胞增高达5%，脓疱液细菌培养阴性。

【组织病理】 红斑处真皮上部轻度水肿，血管周围有少量嗜酸性粒细胞、中性粒细胞和单核细胞浸润。丘疹性损害示组织显著水肿和较多嗜酸性粒细胞浸润。脓疱位于角层下，或在表皮的毛孔、汗孔内和毛囊周围，其内为大量嗜酸性粒细胞。

【诊断与鉴别诊断】

1. *诊断* 临床根据产后数日皮肤红斑，于数天内消失自愈，无全身症状等，一般不难诊断。

2. *鉴别诊断* 须与其他脓疱性皮肤病相鉴别。金黄色葡萄球菌感染所致的脓疱或大疱常迅速破裂，红色糜烂面周边残留疱壁。先天性念珠菌感染为多发小脓疱伴脱屑，真菌镜检阳性。新生儿暂时性脓疱病发生在肤色较深的婴儿，脓疱中为中性粒细胞，消退后残留色素沉着斑可持续数周至数月。婴儿肢端脓疱病好发于3～6个月大的婴儿，皮损累及肢端。痱子好发于头颈和躯干上部，脓疱少见且皮损更持久。

【治疗】 本病病程自限，常无并发症，不具传染性。红斑处可单纯扑粉或外用炉甘石洗剂。发疹期间应注意保暖，防止热量从皮肤过度散失。

四、新生儿暂时性脓疱病

又名新生儿暂时性脓疱性黑变病、新生儿黑子，是良性、自限性疾病。

【病因及发病机制】 病因不明，可能为新生儿中毒性红斑的临床变异。皮损内无细菌和病毒，与药物关系不明确。

【临床表现】 本病临床少见，出生后即发病，非裔美国人新生儿发病率为 4%～5%，白种人新生儿发病率为 0.6%，而其他人种新生儿的发病率为 0.1%。临床分三期：出生时皮损为散在分布互不融合的无菌性浅表脓疱或水疱，直径为 2～10mm，周围无炎性红晕，可见于下颌、前额、颈后、下背部和胫部，少见于面部其他区域、躯干和掌跖。第二期时，脓疱多于 1～2d 干瘪结痂，残留轻度色素沉着斑，周围可见环形鳞屑。第三期为残留数月的褐色色素沉着斑，可逐渐消退，不留瘢痕，无全身症状。有患儿出生时仅存褐色斑疹或广泛色素沉着斑，提示前两期皮疹可能在胎儿期已发生。

【组织病理】 角层内或角层下裂隙或脓疱，含有较多中性粒细胞，也可见嗜酸性粒细胞。色素沉着斑处见角化过度，基层色素颗粒增加，真皮内有灶性淋巴细胞和浆细胞浸润。

【诊断与鉴别诊断】

1. 诊断　特征性皮损，出生或出生后即发病，容易诊断。

2. 鉴别诊断　须与新生儿毒性红斑及新生儿脓疱疮鉴别。新生儿毒性红斑多于生后几天，好发躯干，无色素沉着，皮损内嗜酸性粒细胞为主；新生儿脓疱病疱液革兰染色及细菌培养均阳性。

【治疗】 本病有自限性，预后好，治疗以对症治疗、预防继发感染为主。

五、新生儿暂时性萎缩性回状红斑

本病是一种少见、病因不明的发生于新生儿、伴有萎缩的红斑性皮肤病。

【临床表现】 出生后不久皮肤出现红斑，渐增多可达 50～60 处，分布于头、面、躯干、股部。红斑呈圆形、椭圆形，中央萎缩呈淡白色凹陷；边缘有轻度炎性红晕，直径 1.2～2.0mm，可微隆起呈环状。大部分红斑经 6～7 个月可自行消退，至 3 岁时皮疹可全部消退，不痒且无全身不适。

【组织病理】 表皮萎缩，真皮上部水肿，皮疹边缘部胶原纤维束间有单一核细胞浸润。直接免疫荧光检查，真皮与表皮交界处及真皮上部血管周围有 IgG、C3、C4 沉着。

【诊断与鉴别诊断】

1. 诊断　根据新生儿期发病、皮损多发、有萎缩的红斑等即可确诊。

2. 鉴别诊断　不典型皮损，应与新生儿中毒性红斑鉴别。但后者皮疹多在 3～5d 即可消退，皮疹非单一红斑，尚有丘疹、风团及小脓疱、无萎缩等。

【治疗】 本病预后良好，可自愈，不需要特殊治疗，必要时对症处理。损害广泛者，可试用氨苯砜或小剂量糖皮质激素治疗。

（戴鸿薇　谷红霞　江　莲　赵佩云）

六、新生儿色素失禁症

又名 Bloch-Sulzberger 综合征。本病皮肤损害 90%发生于出生时或生后两周内，可伴甲、牙齿、眼、骨骼和中枢神经系统发育缺陷。

【病因及发病机制】 色素失禁症是一种少见的 X 染色体连锁显性遗传病，由定位于 Xq28 的 NEMO 基因突变引起。女性多见，男性患儿通常在子宫内死亡，存活患儿病情重。

【临床表现】 出生即有或生后两周内可见特征性红斑、丘疹和水疱，疣状增生和色素沉着少见。通常分四期：红斑水疱期、疣状损害期、色素沉着期和色素减退萎缩期。水疱期皮损为躯干、四肢弥漫分布多个红斑、丘疹、粟粒至绿豆大小的张力性水疱，水疱壁厚不易破，多呈沿 Blaschko 线分布的线状或旋涡状排列，常见于下肢，疱液澄清，尼氏征阴性，部分结痂。水疱可持续较短时间，1 周即进入疣状或苔藓状皮疹损害期，也可持续至整个新生儿期。第三期为线状、旋涡状色素沉着，常见于躯干。第四期为萎缩性、色素减退性纹，长期存在。部分伴假性脱发、甲萎缩、缺齿、圆锥齿、视网膜血管异常、视觉缺失、智力低下、癫痫、痉挛性偏瘫、小头畸形和其他中枢神经系统疾病等。

【实验室检查】 直接免疫荧光检查，未见 IgG、IgA、IgM 及 C3 沉积。

【组织病理】 水疱处：炎症性皮炎伴有表皮内角层下多房性水疱，疱液中较多嗜酸性粒细胞。真皮浅层和血管周围少量淋巴细胞和嗜酸性粒细胞浸润。疣状增生皮损：角化过度和真皮内慢性炎症。

【诊断与鉴别诊断】 水疱性皮损，须与新生儿脓疱病、水疱-大疱型先天梅毒、先天性红细胞生成性卟啉症、大疱性表皮松解症等鉴别。

【治疗】 对症处理，避免继发感染。定期检查眼睛、牙齿、神经发育等情况。

七、新生儿念珠菌病

新生儿念珠菌病可于生前获得，称为先天感染；或者在出生过程中获得，称为新生儿感染。

【病因及发病机制】 念珠菌可以透过羊膜和绒毛膜，引起先天感染；也可在生产过程中接触定植于阴道的念珠菌引起新生儿感染。

【临床表现】 先天感染者出生时即有红斑丘疹、水疱脓疱、细碎脱屑，常见于掌跖，可累及甲（黄甲、横嵴）、尿布区，口腔黏膜不受累。早产、母亲宫颈/子宫异物、母亲阴道念珠菌病病史是危险因素，为宫内上行感染所致。在早产儿中，念珠菌可侵入毛囊形成浅黄色斑块。新生儿感染者，在生后几天或几周内出现皮肤损害，表现为弥漫的鳞屑性皮炎或间擦部位典型的卫星状分布的脓疱。分布于头皮、面部、躯干、四肢、尿布区及其他间擦部位，亦可单独分布于头皮和口腔。口腔黏膜的表现为散在的不易刮去的乳白色斑块，边缘红晕。胎盘、脐带处或可见黄白色丘疹。早产儿，特别是低体重儿可发生系统性念珠菌病，临床表现多样见附页彩图 7-2、彩图 7-3、彩图 7-4、彩图 7-5。

【实验室检查】 皮损处真菌镜检可见菌丝、假菌丝和（或）孢子。培养菌落经鉴定为白念珠菌和（或）其他念珠菌。

【诊断与鉴别诊断】

1. 诊断 根据临床表现和真菌学检查即可确诊。但早产儿，尤其是低体重儿，应用机械通气和（或）中心静脉插管的患儿，易致深部真菌感染，诊断较为困难，须采用血清学和（或）分子生物学进行进一步诊断。

2. 鉴别诊断 应与新生儿毒性红斑、新生儿一过性脓疱性黑变病和疱疹病毒感染进行鉴别。后三种疾病真菌学检查均为阴性。

【治疗】 外用抗真菌药如制霉菌素、酮康唑，若发生播散性系统感染，给予强效静脉用抗真菌药治疗（详见念珠菌病的治疗）。

八、新生儿水痘

若母亲在分娩前或分娩后两周内患水痘，则新生儿常患水痘。因其无保护性抗体，病情凶险，易形成进展型水痘。

【病因及发病机制】 水痘是水痘-带状疱疹病毒（varicella zoster virus，VZV）感染所致，通过接触传播或空气飞沫传播。6 个月内的婴儿可从母体获得该病毒的抗体，较少患病。患病常因妊娠母亲在分娩前或分娩后患水痘或生后暴露于水痘带状疱疹病毒。严重者常易形成播散性水痘，病死率 25%～30%。

【临床表现】 常于出生及出生后两周发病，皮损表现为成批出现的斑疹和丘疹，随后发展成水疱和结痂，也可见部分脓疱疹。见附页彩图 7-6。

若母亲在妊娠前 20 周感染水痘病毒，可能致宫内感染产出先天性畸形综合征的患儿，后者主要表现为低体重、眼缺陷、脑脊髓炎、四肢发育不良、皮肤瘢痕、小颌及肺炎。

【实验室检查】 荧光标记的抗带状疱疹病毒抗体可用来检测水疱涂片或者皮肤的冷冻活检切片。

【组织病理】 水疱基底细胞 Wright 染色涂片或皮肤活检可显示与单纯疱疹病毒相同的变化。

【诊断与鉴别诊断】

1. 诊断 根据母亲水痘病史及新生儿水痘样皮肤损害做出诊断。

2. 鉴别诊断 须与 Kaposi 水痘样疹及播散性单纯性疱疹相鉴别。

【治疗】 若母亲在产前 5 d 或产后 48 h 内发生水痘，新生儿在出生时均应接受使用水痘带状疱疹免疫球蛋白治疗。已感染水痘的新生儿须静脉给予阿昔洛韦治疗，加强护理，预防继发感染。

九、新生儿脓疱疮

新生儿脓疱疮（impetigo neonatorum）是新生儿期常见的由化脓性球菌引起具有接触传染特点的急性炎症性皮肤病。早产儿、营养不良的新生儿更易感染。

【病因及发病机制】 其病原菌大多数为第Ⅱ噬菌体组 71 型或 80/81 型金黄色葡萄球菌，少数由链球菌（A 族）或两种细菌混合感染。传染途径常通过有皮肤感染、带菌的医护人员和产妇或家属，或消毒清洗不彻底的尿布、被单等接触传染。

【临床表现】 多于出生后 4～10d 发病。好发于皮肤皱褶部及尿布区域，面部、躯干、四肢部位也常累及。基本损害为浅表的水疱样脓疱，水疱大小不等，疱壁薄，易剥脱留下湿润的红色创面，渗出物可形成结痂，痂皮脱落后遗留暂时性的棕色斑，消退后不留痕迹。病变发展迅速，数小时、1～2d 即波及大部分皮肤表面，黏膜常可受累。

开始无全身症状，重者可有发热和腹泻，还可并发脓毒血症、肺炎或脑膜炎等。链球菌感染，可引起肾炎。

【实验室检查】 脓疱液涂片可见中性粒细胞及革兰阳性球菌。

【组织病理】 表皮角质层下疱。疱内大量球菌及中性粒细胞，疱底棘层海绵水肿和很多中性粒细胞渗入，真皮上部非特异性炎症改变。

【诊断与鉴别诊断】

1. 诊断　根据典型皮肤损害，结合细菌涂片可确诊。

2. 鉴别诊断　皮损不典型时，须和下列疾病鉴别。

(1)大疱性表皮松解症：皮损为无菌性水疱，在皮肤受压部位或摩擦后发生。

(2)新生儿剥脱性皮炎：全身泛发性暗红色斑，其上表皮起皱，并伴大片表皮剥脱。

(3)婴儿头部念珠菌病的脓疱型：疱内容物较黏稠，真菌检查有菌丝、假菌丝或孢子。

【治疗】　轻症可局部治疗，有结痂和渗出者可涂抗生素软膏，如莫匹罗星软膏或夫西地酸软膏。涂药前最好用生理盐水或流动清水清洗。

重症者宜全身应用抗生素，一般选用青霉素、头孢菌素或红霉素，必要时根据细菌培养及药敏试验及早选用有效抗生素；或静脉滴注静脉免疫球蛋白，配合局部应用中药外洗方，洗后擦干，再外涂抗生素软膏。

为防止交叉感染，病室应消毒，患儿宜隔离治疗，其卧具、衣物、用具均需消毒。护理患儿的医务人员及家属接触患儿前后洗手。

十、新生儿皮下坏疽

本病是新生儿特发的一种严重性皮下组织急性感染。冬季多发，北方发病率高。病情进展快，易伴脓毒血症，病死率较高。

【病因及发病机制】　病原菌多为金黄色葡萄球菌，少数为表皮葡萄球菌、产气杆菌、大肠埃希菌、铜绿假单胞菌、草绿色链球菌等及来源于产房、新生儿室的用具以及工作人员中带菌者。少数患儿亦有因上呼吸道感染或皮肤注射针眼处感染而引起皮下坏疽。

【临床表现】　起病急骤，蔓延迅速，好发于身体受压部位。典型损害为皮肤片状红肿，边界不清，中央较暗红、质软，触之有皮肤与皮下分离感(漂浮感)。随病情发展，漂浮感扩大。少数病例有波动感，即形成脓肿，或中央呈紫黑色，溃破后溢脓。有的形成深溃疡，亦可融合成大片坏疽。患儿哭闹，拒食、发热，体温多数在 38～39℃，高者可达 40℃，可伴腹泻、呕吐等消化道症状；如并发脓毒血症，表现嗜睡、唇周青紫、腹胀、黄疸；晚期严重者出现中毒性休克、弥散性血管内凝血、呼吸和肾衰竭而死亡。

【组织病理】　真皮小血管充血，皮下组织广泛炎症和坏死。坏死区可见细菌，坏死组织周围的组织结构完整。少数可见脓肿形成。

【诊断与鉴别诊断】

1. 诊断　新生儿发热、哭闹、拒奶，结合典型皮肤损害，不难诊断。按小儿烧伤面积计算法计算，坏疽面积在 10%以上属重症型。

2. 鉴别诊断　应与新生儿皮下脂肪坏死鉴别，后者表现为坚硬的暗红蓝色结节，边界清楚，无漂浮感，无发热，皮损数月后可自然消退。

【治疗】　皮肤出现暗红色、有漂浮感的损害时，应早期切开引流，切口小而多，遍布病损区，每个切口长约 1.5cm，间距 2～3cm，边切开边填塞引流纱条，引流出浑浊脓液或血性液体，每日换药 2～3 次，并观察皮损范围，若有扩散时增加切口使之引流通畅。

及时应用足量敏感的抗生素，辅以支持疗法，输血浆或静脉给予丙种球蛋白。同时注意热量和维生素的补充。创面愈合后一般不留严重瘢痕。中药可用扶正祛邪、清热解毒以及去腐生肌的方药，有助于溃疡及坏疽的修复。

十一、新生儿皮下脂肪坏死

Cruse(1933 年)首先报道新生儿皮下脂肪坏死(subcutaneous fat necrosis of the newborn)。本病常发生于出生后 4 周内，常见于健康足月或过期产新生儿。组织病理为小叶性脂膜炎，有皮下脂肪组织细胞变性坏死和肉芽肿性炎症，形成皮下结节，可自行消退，很少因本病死亡。

【病因及发病机制】　病因不明，可能与分娩时外伤、受冷、窒息、难产和患儿母亲患糖尿病有关。有的病例发生于低温心脏手术后，说明皮下脂肪坏死与寒冷有关。也有可能有潜在的脂肪成分和代谢异常。

【临床表现】　出生后 1～6 周(通常 2～3 周)出现皮下局限性深在性硬结，大小不一，结节具有橡皮样硬度，境界清楚，表面光滑，淡红色或紫红色，可活动。少数结节有触痛，可相互融合成斑块。豌豆至鸡卵大或更大，单个或多个，主要分布于臀部、四肢近端、上背部、面颊和其他受压部位。经数周或数月后，结节变软，常在数月内逐渐消退。小部分可流出油样液体，形成溃疡，愈合后遗留瘢痕，有钙盐沉着。患儿全身情况良好，体温正常，哺乳好，体重增加如正常婴儿。极少数病例有高钙血症(与 1,25-羟基维生素 D 水平升高及肠道钙吸收增加有关)，有报道 16 例伴高钙血症患者中3例死亡。见附页彩图7-7。

【组织病理】 脂肪细胞变性、坏死，脂肪细胞内出现针状结晶，也可在组织细胞和异物巨细胞中见到放射状排列的针状结晶，偏振光显微镜下呈双折光。病变区有显著的炎细胞浸润，包括组织细胞、淋巴细胞、嗜酸性粒细胞、上皮样细胞、泡沫细胞、异物巨细胞和成纤维细胞形成肉芽肿。脂肪小叶间结缔组织水肿、增厚，血管增生、扩张。晚期纤维化，坏死区内可见散在性钙盐沉着。

【诊断及鉴别诊断】 出生后2～3周出现皮下结节，象皮样硬度，境界清楚，患儿全身情况良好，组织病理示小叶性脂膜炎，脂肪细胞变性坏死，脂肪细胞内出现针状结晶可诊断，本病应与新生儿硬化症和新生儿水肿鉴别。

【治疗】 本病可自行消退，保暖与热浴有助恢复，重症病例可试用糖皮质激素治疗，但疗效报道不一。本病预后良好，能自然缓解，通常不留瘢痕，但可有皮下脂肪萎缩。

十二、新生儿皮肤发育不全

又名先天性皮肤缺损症（congenital skin defect）或先天性皮肤发育不全（aplasia cutis congenita）或皮肤再生不良，是指出生后即有的发生在一个或几个区域内的表皮、真皮甚至皮下组织先天性缺损。

【病因及发病机制】 妊娠3～5个月期间是皮肤及其附属器形成的关键时期，因此影响早期胚胎发育的因素，如子宫腔狭小、胎儿皮肤与羊膜粘连、母体营养不良、宫内感染、药物、毒物等都可能会影响皮肤的形成。也有学者认为本病可能为常染色体显性或隐性遗传。

【临床表现】 出生时即有境界清楚的皮肤缺损，呈圆形或椭圆形，直径1～2cm，基底亮红色。缺损累及头皮者约占60%，常位于头顶部及矢状缝，大多数在中缝及其附近。约25%患者皮损发生在四肢，髌骨处最为常见，分布对称，其大小形态差异很大；约12%的患者皮损发生于躯干，缺损甚为广泛，也可为多处发病。缺损面积深时可继发感染，严重的如脑膜炎、矢状窦出血而造成死亡。愈合极慢，数月以至数年，可反复脱痂，脱落后遗留羊皮纸样瘢痕组织或多处瓷白色萎缩瘢痕，有的为增生性肥大瘢痕。也有报道，本病可见口腔乳头瘤样赘生物。

本病可伴发其他发育畸形，如奇特面容、脑积水、腭裂、大疱性表皮松解症、灶性真皮发育不全、动脉导管未闭、气管食管瘘等；最严重的是肢体环状缩窄，即先天性截肢，但此类病例较少。见附页彩图7-8。

【组织病理】 缺损深浅不一，可在表皮及真皮甚或深达皮下组织。真皮弹性纤维缺损，皮下脂肪部分或全部缺失。头部缺损可深达硬脑膜，当表面瘢痕形成后皮肤附属器消失。

【诊断】 根据出生时就有皮肤缺损，皮损外形、发病部位、境界清楚的缺损边缘等可以做出诊断。

【治疗】 新生儿期、婴儿期要加强护理，预防和控制继发感染。可先外用莫匹罗星软膏，待感染控制后外用贝复济。后期可采取外科整形手术。影像学检查可以评估潜在的骨骼改变及中枢神经系统病变。

十三、面部先天性外胚叶发育不良

又名Brauer综合征、Setleis综合征、面部外胚层发育不良（facial ectodermal dysplasia），是指出生时单发或多发的面部瘢痕样斑疹及其他先天性损害的遗传性疾病。

【病因及发病机制】 Brauer综合征即家族性灶性面部皮肤发育不良，为常染色体显性遗传；而Setleis综合征即面部外胚叶发育不良，为常染色体隐性遗传。

【临床表现】 两个综合征共同的特点是出生时在颞部出现1～10个或更多对称的萎缩性瘢痕样斑疹（也可单侧发生），为圆或卵圆形，直径约1cm，可伴色素沉着，类似产钳痕迹。患侧眉毛外侧1/3分布稀少。

家族性灶性面部皮肤发育不良（familial-focal facial dermal dysplasia）：在前额正中垂直的线状凹陷及颏裂，可伴智力迟钝及腹部肿瘤。

面部外胚叶发育不良（facial ectodermal dysplasia）：其前额中部之下有瘢痕样凹陷的沟纹，眉明显向外上倾斜，弓形眉及发型轮廓低下，上睑无睫毛或同时有几行睫毛而下睑无睫毛，鼻梁平坦，鼻和颊突出呈球状，加之眼周皮肤皱纹褶叠而构成一特征性面容。

【组织病理】 皮肤萎缩，伴结缔组织和脂肪组织缺乏，邻近组织的真皮中出现束状横纹肌。

【诊断】 出生时颞部即有多个瘢痕样斑，前额正中垂直的线状凹陷及颏裂，或下颏中部瘢痕样沟纹，鼻颊突出呈球状特殊面容等，较易诊断。

【治疗】 对症治疗。青春期后可手术整容。

（马　琳　张晓茹　王　忱　江　莲
杨　舟　赵佩云）

参考文献

北京儿童医院编．2017. 新生儿诊疗常规．第 2 版．北京:人民卫生出版社,199-203.

中国系统性红斑狼疮研究协作组专家组,国家风湿病数据中心．中国系统性红斑狼疮患者．2015, 围产期管理建议[J]. 中华医学杂志,95(14):1056-1060.

Buyon JP,Claney RM,Friedman DM.2009. Cardiac manifestations of neonatal lupus erythematosus: guidelines to management, integrating clues from the bench and bedside[J].Nat Clin Praet Rheumatol,5(3):139-148.

Mauro AD, Casavola VC. 2013. Antenatal and postnatal combined therapy for autoantibedy—related congenital atrioventrieular block [J]. BMC Preg Childbirth, 13: 220-224.

Pisoni CN,Brncato A,Ruffatti A,et al.2010,Failure of Intravenous Immunoglobulin to Prevent Congenital Heart Block[J].Arthritis Rheum,62(4):1147-1152.

Roy KK, Subbaiab M, Kumar S, et al. 2014. Feto—maternal outcome in pregnancies complicated by isolated fetal congenital complete heart block[J].J Obst Gynaecol,34:492-494.

Routsias JG.Kyriakidis NC,Friedman DM. et al.2011. Association of the idiotype:antiidiotype antibody ratio with the efficacy of intravenous immunoglobulin treatment for the prevention of recurrent autoimmune. associated congenital heart block [J]. Arthritis Rheum, 63(9): 2783-2789.

第8章　病毒性皮肤病

第一节　单纯疱疹

单纯疱疹(Herpes Simplex)是由人类单纯疱疹病毒引起的病毒性皮肤病,中医称为“热疮”。本病有自限性,但易复发。

【病因及发病机制】 本病系由人类单纯疱疹病毒(HSV)所致。此病毒分为两型,即单纯疱疹病毒Ⅰ型(HSV-Ⅰ)和单纯疱疹病毒Ⅱ型(HSV-Ⅱ)。Ⅰ型主要引起生殖器以外的皮肤、黏膜和器官的感染;Ⅱ型主要引起生殖器部位的皮肤黏膜以及新生儿感染。

人是单纯疱疹病毒的唯一自然宿主。此病毒可存在于病人、恢复者或健康带毒者的水疱疱液、唾液及粪便中。其传染方式主要是通过直接接触传染,也可通过被唾液污染的餐具而间接传染。病毒经鼻、咽、口腔、眼结膜、呼吸道、生殖器黏膜或破损皮肤进入人体,在侵入处生长繁殖,而后经血行或神经通路播散。

原发性HSV-Ⅰ感染主要发生于5岁以内的幼儿,但很少发生于6个月以内的婴儿。原发性单纯疱疹感染多为隐性,仅有1%～10%被感染者出现临床症状。原发感染消退后,病毒可持续潜居于人体正常黏膜、血液、唾液以及局部感觉神经节和多数器官内。当机体抵抗力减低时,体内处于潜伏状态的HSV即被激发而发病。

【临床表现】 临床上该病可分为原发性和复发性两型。

一、原发性单纯疱疹

初次感染单纯疱疹病毒后,仅10%的被感染者可出现倦怠、发热等全身症状和皮肤黏膜一处或多处水疱,表现主要有以下几型。

(一)轻型

1. *疱疹性齿龈口腔炎*(herpetic gingivostomatitis) 也称疱疹性口炎(herpetic stomatitis),此为原发性感染中最常见的一型,多发生于1～5岁的儿童,是小儿口腔炎最常见的原因。全年均可发病,无季节性。传染性较强,常在集体机构如托儿所引起小范围流行。

起病时常有高热、倦怠、咽喉疼痛,体温可达38～40℃。1～2d后,在口腔黏膜出现一簇或几簇小水疱和少数散在的单个水疱,直径2～3mm,水疱常易破溃,迅速形成糜烂或浅溃疡,表面覆盖黄白色膜样渗出物,绕以红晕。多个小溃疡可融合成不规则的较大溃疡。溃疡可发生在口腔黏膜的任何部位,常见于牙龈、舌、唇内、颊黏膜等处,有时累及上腭及咽部;在唇周及口角皮肤亦常发生水疱。齿龈炎者牙龈红肿,触之易出血,可先于疱疹出现,局部疼痛,流涎,拒食,烦躁,颌下淋巴结肿大且有压痛。3～5d热退后糜烂逐渐愈合,疼痛逐渐减轻消失。病程1～2周。但局部淋巴结肿大可持续2～3周。少数可伴发疱疹性脑炎。

2. *接种性单纯疱疹*(inoculation herpes simplex) 此系HSV直接接种于擦伤或正常皮肤内所致。接种后,经5～7d的潜伏期,先在接种处发生硬性丘疹,而后形成水疱或不规则的散在性水疱,局部淋巴结肿大,但全身症状轻微。若接种于指尖,则发生深在性疼痛性水疱,水疱融合后形成蜂窝状或转变为大疱,称为疱疹性瘭疽。

3. *新生儿疱疹* 系因新生儿出生时经产道被HSV感染所致。多见于早产儿以及缺乏获得性母体抗体(IgG)的新生儿。常于出生后4～6d起病,表现为喂养困难、高热、惊厥、肝大和黄疸,皮肤及眼结膜可发生疱疹。新生儿单纯疱疹的感染率虽然较低,但这种初发感染由于宿主体内缺乏来自母体的抗体,因此患儿症状极为严重,以致引起广泛播散。本病凶险,预后差,病死率较高。少数幸存者几乎均遗留永久性大脑功能障碍。

(二)重型

多见于新生儿,为免疫抑制或免疫缺陷以及对单纯疱疹病毒易感。常伴有明显的全身症状，皮损多泛发，常有广泛的脏器受累以及中枢神经系统受累，病死率高，预后差。常见以下几种类型。

1. *Kaposi 水痘样疹*　又称疱疹样湿疹，系指在原有特应性皮炎或湿疹等皮肤病基础上感染单纯疱疹病毒而发生的一种皮肤病。潜伏期 5～9d，起病急骤。基本损害为密集成群的小水疱，疱疹中央出现脐凹，如水痘样表现，水疱迅速变为脓疱，周围有红晕，并可融合成片。皮损多见于原有皮肤病的区域，也可扩展至邻近正常皮肤。发疹前后可有高热、不适、嗜睡、食欲缺乏等全身症状，伴有耳后、颈部淋巴结肿大，并可出现肺炎、脑膜炎、中耳炎、婴儿坏疽性皮肤病等并发症。

2. *疱疹样脑膜炎*　为单纯疱疹病毒经由呼吸道侵入，通过血行播散，然后到达中枢神经系统引起。由单纯疱疹病毒引起的脑膜炎与其他病毒性脑膜脑炎表现无异。临床症状轻重不一，有的为隐性感染，可无任何症状或仅有上呼吸道感染症状。起病较急，除皮肤有疱疹表现外，常见症状有高热、头痛、呕吐，伴有不同程度的神经系统症状。实验室检查：周围血白细胞计数正常或偏低；脑脊液外观清，偶微混，细胞数增多或正常，以淋巴细胞为主，蛋白少量，糖正常；脑电图检查常出现高电位弥漫性慢波，少数病例有局限性慢波或癫痫波等；血液及脑脊液病毒抗体和抗原检测阳性。脑脊液病毒分离可证实诊断。

3. *新生儿播散性单纯疱疹*(disseminated herpes simplex of the newborn)　感染途径是由于产妇患有活动性宫颈炎或阴道炎，分娩时胎儿经过产道，感染了单纯疱疹Ⅱ型病毒。早产儿和双生儿感染常较严重。初起表现为严重的疱疹性口龈炎或外阴阴道炎，高热、甚至惊厥，继之全身皮肤发生广泛性成簇的水疱或大疱，同时可发生病毒血症，累及肝、心、肺以及中枢神经系统等，病死率高。在急性感染后存活的婴儿，最初几个月内可有周期性发作的局灶性皮损。

二、复发性单纯疱疹

原发感染后，在机体抵抗力降低时，疱疹可反复发作于同一部位。患者多为成人。见附页彩图 8-1A、B。

【组织病理】　主要表现为细胞变性和坏死。表皮细胞气球状变性、网状变性和凝固性坏死，表皮松解形成水疱，常为单房性，表皮内水疱最终发展成表皮下水疱。少数网状变性可见于疱壁，有时可见细胞核分裂和上皮多核巨细胞。被侵犯的细胞内可见核内包涵体，早期嗜碱性，晚期为嗜酸性。真皮乳头轻度水肿，毛细血管扩张，血管周围轻、中度细胞浸润，以淋巴组织细胞为主。部分单纯疱疹可发生白细胞碎裂性血管炎。

【实验室检查】

1. *病原学诊断*　病毒培养是 HSV 实验室诊断"金标准"，敏感性和特异性高。用免疫学方法检测 HSV 抗原是目前最常用的快速诊断方法。

2. *血清学诊断*　在患者血清中可发现特异 IgG 抗体。

3. *疱液涂片检查*　取新鲜水疱底的疱液做涂片，用 Giemsa 或 Wright 染色，一般可见许多棘层松解细胞，一个或数个核的气球状细胞以及嗜伊红性核内包涵体具有诊断意义。

4. *聚合酶链反应*(PCR)　此种检测灵敏度很高，可在数小时内得出检测结果，但应注意在操作过程中避免污染，必要时加做确认实验以排除 PCR 技术所可能导致的假阳性反应，例如核酸分子杂交，甚至限制酶酶切分析等。

【诊断与鉴别诊断】

1. *诊断*　大多数单纯疱疹病毒感染可根据临床上群集性水疱，好发于皮肤黏膜交界处，自觉灼热、瘙痒或疼痛，往往一周左右自愈，常反复发作等做出诊断。必要时做疱液涂片、电镜等检查，可协助临床诊断。

2. *鉴别诊断*

(1)带状疱疹：沿身体一侧的周围神经呈带状分布，皮损为数目较多的簇集性水疱、丘疱疹，排列成带状，基底炎症明显，常伴显著的神经痛。

(2)脓疱疮：多发生于儿童，夏秋季多见，接触传染性强，疱较大，有脓性分泌物形成的蜜黄色痂皮，散在分布。

【治疗】　本病有自限性，大多可自愈，治疗原则为对症处理、缩短病程、预防继发感染和并发症、控制复发。

1. *局部治疗*　以促进吸收、干燥、收敛和防止继发感染为主，忌用糖皮质激素软膏。疱疹性角膜结膜炎患儿可选用 0.5%疱疹净眼膏，每 3～4h 一次，局部症状消失后，仍须应用数日。疱疹性齿龈口腔炎患儿可选用 1%～3%过氧化氢溶液，蘸洗溃疡面，局部可外用 2%甲紫溶液。另有报道，中药三七叶外用、干扰素外用可加速皮损愈合。

2. 全身治疗

(1)阿昔洛韦:口服利用率低,半衰期短,口服40mg/(kg·d),每日4次,疗程5d,有明显的预防效应。静脉滴注30mg/(kg·d),每日3次,疗程14～21d,治疗HSV脑炎。

(2)更昔洛韦:诱导治疗5mg/kg,每12小时一次,每次持续1h以上,维持2～3周;或10mg/kg,一周3次,持续3个月。但也有报道,更昔洛韦在儿科主要用于巨细胞病毒感染,对HSV感染时疗效较差。

复发性单纯疱疹患者常伴有细胞免疫功能低下,所以提高免疫功能的制剂具有一定的治疗作用,如应用转移因子等,可以取得相当疗效。亦有报道应用左旋咪唑治疗有效者。此外,单纯疱疹患者应适当增加各种维生素,如复合维生素B、维生素C等。对于复发病例,首先要寻找诱发因素。

3. 物理疗法　主要为紫外线或微波局部照射。

【预防】

1. 对疱疹频繁复发的患者,应尽量去除或避免诱发因素。

2. 托幼机构出现单纯疱疹患儿后,应嘱其在家隔离,治疗痊愈后始能返回。

3. 患生殖器疱疹的孕妇应采用剖宫产分娩。

4. 器官移植(包括骨髓移植)术后立即使用无环鸟苷类抗病毒药物。

第二节　水　痘

水痘(varicella,chickenpox)是由水痘-带状疱疹病毒(varicella zoster virus,VZV)引起的儿童常见的急性呼吸道传染病。临床特征为全身症状轻微,皮肤、黏膜分批迅速出现斑丘疹、水疱和结痂。儿童任何年龄均可发病,以学龄前儿童多见。

【病因及发病机制】　VZV属疱疹病毒科,属a疱疹病毒亚科,只有一个血清型。病毒呈圆形,直径180～200nm。病毒衣壳为由162个壳粒排成的对称20面体,外层系脂蛋白包膜,核心为双链DNA。本病毒对外界抵抗力弱,不耐热,不耐酸,对乙醚敏感,在痂皮中不能存活,但在－65℃疱液中可长期存活。人是该病毒唯一自然宿主。

病毒经上呼吸道侵入人体后,先在呼吸道黏膜细胞中繁殖,2～3d进入血液,形成病毒血症,并在单核吞噬细胞系统再次增殖后释放入血液,形成第二次病毒血症,并向全身扩散,引起各器官病变。临床上,水痘皮疹分批出现与病毒间歇性播散有关。水痘的皮肤病变为棘细胞水肿变性,细胞液化后形成单房水疱,内含大量病毒,随后疱内炎症细胞和组织残片增多,疱内液体变浑浊,病毒数量减少,最后结痂,下层表皮细胞再生。发病后2～5d特异性抗体出现,病毒血症消失,症状随之好转。

【临床表现】　潜伏期12～21d,多为14～16d。临床上可分为前驱期和出疹期。发病较急,前驱期可无症状或症状轻微,如低热或中度发热、全身不适、咽痛、咳嗽、头痛等,持续1～2d迅速进入出疹期。

在1～6d的出疹期内,皮疹相继分批出现。皮疹初为红色斑疹,数小时后变为红色丘疹,再经数小时发展成疱疹,常对称分布。疱液初透明,数小时后变浑浊,如继发细菌感染则成脓疱。发疹2～3d后,同一部位可见斑疹、丘疹、疱疹及结痂同时存在,后期的皮疹多为斑丘疹。患者常因瘙痒烦躁不安。皮疹呈向心性分布,头面、躯干皮疹密集,而四肢皮疹稀疏散在,手掌和足底更少。部分患者鼻、咽、口腔、结膜及外阴等处黏膜出现皮疹,可形成溃疡,常有疼痛。1～2d后,疱疹从中央开始干燥结痂,周围红晕消失,再经几日痂皮脱落,一般不留瘢痕;继发感染者可能留下轻微凹陷性瘢痕。

水痘为自限性疾病,约10d自愈。儿童患者全身症状及皮疹均较轻,婴儿和成人病情较重,皮疹多而密集,病程可长达数周,易并发水痘肺炎。妊娠初3～4个月的妇女患水痘后,有报道胎儿可有先天畸形,如发育不良、智力低下、白内障、耳聋、脉络膜视网膜炎等。

免疫功能低下或使用免疫抑制药者可出现下列几种严重类型水痘,称进行性播散性水痘,也称重症水痘。可表现:①大疱型。疱疹融合为大疱,有典型的各期水痘表现。发生部分与继发感染有关,如金黄色葡萄球菌或溶血性链球菌,严重者可导致脓毒败血症而死亡。②出血型。罕见,但病情严重。起病急,高热,全身症状严重。皮疹呈出血性,皮下、黏膜有瘀点、瘀斑、出血性坏死。可伴有消化道和泌尿道出血,肾上腺皮质出血可致死亡。③坏疽型。少见,可由继发细菌感染所致。皮肤可大片坏死,呈黑色焦痂,并可累及肌层。如系溶血性链球菌所致,病情进展快，可因败血症死亡。如系白喉杆菌所致，病情进展稍慢，有无痛性溃疡，以后结痂脱落，可因心肌炎死亡。

【并发症】

1. *水痘脑炎* 常发生于出疹后3～8d，以第4天多见，个别发生在出疹后3周。其发生率0.1‰～1.0‰，儿童多于成年人。临床表现为头痛、呕吐、感觉异常，脑膜刺激征阳性，腱反射亢进，常以小脑功能障碍为其特征。可有脑神经损害，如动眼神经及面神经瘫痪。脑脊液检查白细胞数和蛋白含量增加，病死率5%～25%，生存者可遗留偏瘫、共济失调、失明、语言障碍及精神异常等后遗症。

2. *皮肤疱疹继发感染* 是儿童水痘常见并发症，可引起皮肤化脓感染、蜂窝织炎、丹毒、外科型猩红热、败血症等。

3. *水痘肺炎* 其发生率约为4%，以成人及年长儿多见。多发生于水痘起病后1～6d。主要表现为咳嗽、呼吸困难、发绀、咯血和胸痛。X线片可见两肺点片状浸润，有时有大片状局限性实变，以肺门及肺底较多。多数1～2周好转并恢复；严重者可于1～2d死于急性呼吸衰竭和肺水肿。水痘亦可继发细菌感染致继发性肺炎，多见小儿，常发生于病程后期2～3周。

4. *水痘心肌炎* 心肌受累可在水痘潜伏期开始，随病情发展出现间质性心肌炎、心包炎和心内膜炎，可出现严重心律失常而导致死亡。心肌酶谱及心电图异常。

【实验室检查】

1. *血常规* 白细胞大多正常或增高。

2. *快速诊断* 刮取新鲜疱疹基底细胞涂片，瑞氏染色见多核巨细胞，吉姆萨染色可见细胞内包涵体。

3. *病毒分离及血清学检查* 将疱液直接接种于人胚纤维母细胞，分离出病毒再做鉴定。用ELISA法检测，血清补体结合抗体滴度呈4倍以上升高则表明近期感染。此外，PCR检测VZV的DNA，特异性及敏感性均高。

【诊断与鉴别诊断】

1. *诊断* 典型水痘诊断主要依据：①发病前有水痘接触史，继往未患过水痘；②皮疹呈向心性分布，分批出现，且斑丘疹、疱疹及结痂同时共存；③疱疹壁薄，疱液透明或微混，脱落后不留瘢痕。

2. *鉴别诊断* 本病应与丘疹性荨麻疹、脓疱疮、手足口病等病做鉴别。

【治疗】 一般以对症治疗为主，使用抗病毒药，同时注意防治并发症。

1. *对症治疗* 水痘急性期应卧床休息，注意水分和营养的补充，避免搔抓继发细菌感染，剪短指甲，勤换衣服。疱疹破裂可涂抗生素软膏防继发感染。继发感染者可选用敏感抗生素。

2. *抗病毒治疗* 早期给予阿昔洛韦、伐昔洛韦和更昔洛韦抗病毒治疗，疗程3～5d，重症者可延长至10～14d。此外，干扰素100万U肌内注射，亦有较好疗效。

3. *防治并发症* 皮肤继发感染加用抗菌药物，因脑炎出现脑水肿应脱水治疗。糖皮质激素对水痘病情有严重影响，一般不宜使用；但病程后期水痘已结痂，且并发重症肺炎或脑炎，中毒症状重，病情危重者可酌情使用，还可以加用静脉用丙种球蛋白0.2～0.4g/(kg·d)，静脉滴注3～5d，并给予支持治疗。

【预后】 本病一般预后良好，成人较儿童病情为重。免疫功能低下或使用糖皮质激素者，病情较重，预后差。

【预防】

1. *管理传染源* 一般水痘病人应在家中隔离至疱疹全部结痂。尽量避免与易感儿及孕妇接触。对曾接触水痘的易感儿应留检3周。

2. *切断传播途径* 注意室内通风换气，消毒病人呼吸道分泌物及污染用品。

（段昕所　常荣芬　林淑金）

第三节　带状疱疹

带状疱疹(herpes zoster)系由水痘-带状疱疹病毒感染引起的病毒性皮肤病，临床表现为沿一侧周围神经或三叉神经分支分布的簇集性水疱，多伴有神经痛和局部淋巴结肿痛，预后极少复发。中医称缠腰火丹，俗称“蜘蛛疮”。

【病因及发病机制】 带状疱疹和水痘系同一病毒（水痘-带状疱疹病毒）引起的不同的临床表现。初次感染表现为水痘或隐性感染，常见于儿童；病毒进入皮肤的感觉神经末梢，逐渐沿神经纤维向中心移动，最后长期潜伏在脊髓后根的神经节中，一旦机体的抵抗力下降或细胞免疫功能减弱，病毒可被再次激活（即感染复发），使受侵犯的神经节发炎及坏死，产生神经痛，即为带状疱疹，多见于成年人。

【临床表现】 带状疱疹的前驱表现可有轻度全身症状，如低热、全身不适、食欲缺乏等。一般于发疹前数日开始有轻度瘙痒、刺痛、烧灼感以致严重的持续性或间歇性深部疼痛。

皮损表现为患部先有不规则形红斑，以后在红斑基础上出现簇集性粟粒大小或绿豆大小的丘疹、丘疱疹，迅速发展成水疱，疱液澄清，疱壁紧张发亮，周围红晕，成簇疱疹之间有正常皮肤间隔；局部淋巴结肿大、疼痛。皮损沿一侧周围神经分布，排列成带状，好发部位见于肋间神经或三叉神经分支区，亦可见腰腹部、四肢及耳部等。一般不超过身体中线。疱疹出现后，神经痛症状加剧，2～3周疱疹逐渐吸收并干燥结痂。严重病例可呈出血性和坏疽性疱疹，愈后留瘢。累及三叉神经眼支的患者可伴发眼部疾病，如结膜炎、角结膜炎，偶有角膜炎、巩膜炎、虹膜睫状体炎、眼外肌麻痹、上睑下垂等，甚至可引起失明。仅出现神经痛及丘疹性损害者称顿挫型带状疱疹；头面部带状疱疹引起面瘫、耳痛、外耳道疱疹等症状时，称 Ramsay-Hunt 综合征。严重者可伴高热、肺炎、脑炎等。

神经痛是本病的特征之一，主要见于成年人，可在皮疹前发生或随皮疹出现；小儿带状疱疹的神经痛等自觉症状轻微，甚至无症状。部分患者在皮疹消退后，神经痛可持续数月或更久，称疱疹后神经痛，多见于老年或身体虚弱的患者。

应用免疫抑制药、长期大量糖皮质激素及放射治疗的恶性肿瘤患者、接受器官移植者或结缔组织疾病患者的带状疱疹发病率及严重性明显增加，甚至发生广泛的内脏病变，累及肺、肝、脑等脏器而引起死亡。

【组织病理】 与单纯疱疹病理相似，但炎症反应较重。

【诊断与鉴别诊断】

1. 诊断　临床根据簇集性水疱或丘疹、沿神经走向排列成带状、呈单侧分布、有明显的神经痛等症状，一般不难诊断。

2. 鉴别诊断　本病早期须与单纯疱疹、接触性皮炎等鉴别；不典型损害，特别是早期有严重的神经疼痛且发生在胸腹部时，应与急腹症（特别是阑尾炎）、胸膜炎等鉴别。

【治疗】 本病以抗病毒、消炎、保护局部、防止继发感染为治疗原则。

1. 一般处理

（1）加强护理，注意皮肤的清洁；修剪指甲，以防抓破水疱。

（2）严密隔离至全部疱疹结痂为止。

（3）神经痛可用镇痛药及镇静药。

2. 药物治疗　全身应用抗病毒药物，基本同单纯疱疹的治疗。局部疱疹未破时可外用炉甘石洗剂或阿昔洛韦、喷昔洛韦软膏；若疱已破溃，则须外用3%硼酸溶液或0.1%依沙吖啶溶液湿敷。

3. 中药治疗　本病证属肝火型，治用龙胆泻肝汤；脾湿型，治用除湿胃苓汤加减。外用三味拔毒散能抗病毒、抗感染、消肿、镇痛，故治疗效果较好。

4. 其他　水痘-带状疱疹疫苗的临床应用还在研究中。

（高顺强　丁红炜）

第四节　麻　疹

麻疹（measles）是由麻疹病毒引起的急性呼吸道传染病，麻疹通过呼吸道和直接接触传播。临床症状以发热、呼吸道卡他症状及遍及全身的斑丘疹为特点。人类是麻疹病毒的自然宿主。

我国古代早有对发疹性疾病的记载。1023－1101年，钱乙的《小儿药证直诀》中认识到麻疹为一种流行性传染病；《小儿痘疹方论》进一步认识了疹与痘，并根据疹色推断预后；1576年首称麻疹，并充分认识到其流行性及具有一定免疫性。麻疹疫苗应用之前，该病全世界分布，是危害儿童生命健康的严重传染病之一。

【病因及发病机制】 麻疹病毒属副黏病毒科麻疹病毒属，直径100～150nm，球形，病毒核心为负股单链RNA和三种核衣壳蛋白（L、P、N蛋白）组成的核壳体，外层为一含脂质双层的包膜，表面有细小的糖蛋白突起。外膜中的蛋白成分主要有膜蛋白（M蛋白）、血凝素（H蛋白）和融合蛋白（F蛋白）。麻疹病毒主要蛋白质的抗原性稳定，只有一个血清型。

麻疹病毒在外界生活力不强，对阳光和一般消毒剂很敏感，紫外线能很快消灭病毒，在流通的空气中或阳光下半小时即失去活力。病毒耐寒、耐干燥，在-15～70℃可保存数个月到数年。

【临床表现】 麻疹的发病季节以冬春季多发，但全年均可发病。发病年龄以5岁以下婴幼儿多见。近年由于麻疹疫苗的应用，使麻疹的临床症状变得不典型，如轻型麻疹(占15%～30%)，婴幼儿、青少年和成人麻疹患者增多。

1. *典型麻疹*　可分为潜伏期、前驱期、出疹期和恢复期。一般病程多为10～14d。

本病潜伏期大多为10～14d(6～18d)，应用特异抗体被动免疫后，有时可延长至3周以上。在潜伏末期可有低热、精神不振及周身不适等症状。

典型麻疹前驱期持续2～4d，表现为发热、结膜充血、畏光、流泪、喷嚏、咳嗽等卡他症状。在下眼睑边缘有一条明显充血横线，对诊断麻疹有帮助。发病第2～3天，在口腔的两颊黏膜及下唇黏膜处可见0.5～1.0mm大小的蓝白色或白色斑点，周围有红晕，称柯氏斑(Koplik斑)，此斑对麻疹有诊断意义，但轻型麻疹可无此斑。麻疹的发疹期持续3～5d。一般于发病后4～5d开始出现皮疹，最初于耳后、发际，渐累及面部、颈、躯干、四肢，最后可达掌跖。皮疹初为2～5mm大小、稍高出皮面的淡红色斑丘疹，稀疏散在，随皮疹增多，颜色加深，可融合成片状，但疹间可见正常皮肤。出疹期可伴有明显的全身症状，如发热、呼吸道卡他症状、声哑、咳嗽、腹泻，甚至出现惊厥等全身症状。重症麻疹可出现高热、昏睡、烦躁不安等中毒症状，还可出现出血性瘀斑和疱疹性皮疹。出疹3～5d后体温下降进入恢复期或消退期，患者体温1～2d可降至正常，全身状况迅速好转。皮疹按出疹先后顺序逐渐隐退后出现糠皮样脱屑和淡褐色的色素沉着。咳嗽、声嘶时间可较长，恢复较慢，常在出疹后1～2周消失。

若热退后体温再次升高，咳嗽加重或出现声音嘶哑，提示有并发症或合并其他感染。

轻型麻疹临床并非少见，一般见于接触麻疹后注射过免疫球蛋白或通过胎盘获得部分免疫的婴儿。然而在接种麻疹疫苗后免疫力未完全消失，而受野毒株感染发生的临床再感染病例中，轻型麻疹占15%～30%。轻型麻疹前驱期可短至1～2d，病情轻，多为中度低热或有较轻上呼吸道卡他症状，Koplik斑数量少或无，皮疹稀散，甚至见不到皮疹；并发症较少发生。病程一般6～9d，更轻者1～2d。

重症麻疹发热40℃以上，中毒症状重，可伴有惊厥、昏迷。皮疹融合呈深紫色者，常有黏膜出血，如鼻出血、呕血、血尿、血小板减少等，称为出血性麻疹(黑麻疹)，常由DIC所致；如皮疹少，颜色淡，常为循环不良表现，此型患儿预后差，可引起死亡，但近年来病死率极低。

2. *异型麻疹*　亦称非典型麻疹综合征，常由接种麻疹灭活疫苗引起，当麻疹抗体降低至失去保护力时，感染自然麻疹病毒引起的迟发超敏反应的一种临床表现。它与典型麻疹比较有以下几个特点。

(1)全身症状重，体温高且持续时间长(平均16d左右)。可有心肌受累、血小板减少和DIC等现象，但预后良好，未见死亡报道。

(2)皮疹初发部位、发展程序、形态和分布均不同于典型麻疹，皮疹多开始于手足心、腕踝或膝部，逐渐向面部及躯干蔓延。面部及躯干皮疹稀疏，四肢及腋下密集。疹型多样，有瘀点、疱疹、斑丘疹、红斑或风团等，同一时期可见到2～3种形态皮疹，也有无皮疹者。口腔有或无Koplik斑。

(3)常并发肺炎及胸腔积液等，是对自然感染麻疹病毒后的一种过敏反应。见附彩图8-2A、B。

【并发症】

1. *肺炎*　是麻疹常见并发症，也是麻疹死亡的主要原因。肺炎可由麻疹病毒直接引起(原发性麻疹肺炎)，也可因其他病毒或细菌继发感染引起(继发性麻疹肺炎)。

2. *喉炎*　大多由麻疹病毒引起，在出疹高峰伴有明显声嘶、呛咳或出现犬吠音，随皮疹消退迅速好转，较少发生喉梗阻；但继发细菌感染引起的喉炎病情严重，可导致喉梗阻。

3. *脑炎*　麻疹发疹过程中可发生脑炎，发生率0.1%～0.4%，大多发生在出疹2～6d期间，偶发生于前驱期和出疹后期2～3周。病情轻者数日内完全恢复；重者病情呈暴发性进展，24h内可死亡。

4. *心肌炎*　2岁以下幼儿易致心肌病变，心电图表现为T波和ST段改变。

5. *肝损害*　成人多见，儿童也有发生。ALT、AST及LDH等酶活性增高，极少数可出现黄疸、消化道症状和肝脾大，多在2周内恢复。

6. *接种后麻疹*　接种麻疹减毒活疫苗后7～14d出现麻疹，有或无黏膜斑，出疹顺序不似典型麻疹，皮疹较少，全身症状轻，可无卡他症状。皮疹在数天后消退。

【组织病理】 单核细胞浸润及多核巨细胞形成。由于病毒和免疫复合物在皮肤真皮表浅血管沉积，使真皮充血水肿，血管内皮细胞肿胀、增生和单核细胞浸润并渗出而形成麻疹的皮疹和黏膜疹。

【实验室检查】

1. 细胞学和病毒抗原检查：取鼻咽分泌物(鼻咽拭子)或尿沉渣的脱落细胞涂片，采用 Giemsa 或 HE 染色，可见嗜酸性包涵体，发病后第 1 周阳性率可高达 90%，对诊断麻疹有重要参考价值。

2. 血清抗体检测：检测特异性 IgM 抗体是新近感染的标志，可用 ELISA 法检测，是目前常用的早期诊断方法。发病 3d 即可检出，15～20d 阳性率最高。IgG 急性期和恢复期双份血清检测其滴度升高 4 倍以上也可诊断，常作为回顾性诊断依据。

3. PCR 法检测麻疹 RNA。

【诊断与鉴别诊断】

1. *诊断* 临床典型麻疹，掌握以下几点则不难做出诊断。

(1)病前 10～14d 有麻疹接触史，且未患过麻疹，亦未接种麻疹疫苗或已接种多年。

(2)出疹前经过 3～4d 前驱期，有咳嗽、发热及卡他症状。

(3)可见 Koplik 斑。

(4)出现皮疹，且出疹有一定的顺序，疹形为斑丘疹，疹间皮肤正常，疹退热退，症状随之减轻，疹退后有色素沉着及皮肤脱屑。

2. *鉴别诊断* 本病须与风疹、幼儿急疹和药物疹进行鉴别。

【治疗】 治疗原则为对症治疗，加强护理和预防并发症。

1. *一般治疗* 卧床休息、保持室内清洁通风和适宜温度，眼、鼻、口腔保持清洁，多饮水，给予易消化营养丰富的食物。

2. *对于免疫受损者* 可应用免疫球蛋白或利巴韦林。

3. *中医中药* 发热时原则上不应用解热药，也不能用冰袋降温，以免影响出疹。体温在 39℃以上者可给予紫雪散、柴胡注射液，并应辨顺逆。顺症初期应用宣毒发表汤加减，出疹期应用清热解毒汤；逆症可用麻仁石甘汤加味或犀角地黄汤等。

4. *并发症治疗*

(1)麻疹肺炎治疗：轻者对症支持治疗，重者给予利巴韦林 10～15mg/(kg·d)，分 2 次静脉滴注，疗程 3～5d。疑有细菌感染者可选用抗生素，用药前可做痰或咽拭子培养或血培养，以便早期明确病原，选用有效药物；疑有合并其他病毒如腺病毒等感染者，除支持疗法外，可加用更昔洛韦或干扰素治疗。心功能不全者应强心治疗。

(2)麻疹喉炎治疗：镇静、吸氧、雾化等，宜选用抗生素，严重者应用糖皮质激素。有Ⅱ～Ⅲ度喉梗阻应考虑气管切开。

(3)麻疹脑炎治疗：除对症治疗外，应尽早给予利巴韦林静脉滴注及干扰素等抗病毒治疗；糖皮质激素应用对减轻脑水肿及脱髓鞘改变的自身免疫机制有益；降低颅内压用甘露醇或利尿药，抽搐者给予镇静药。

【预防】 本病预防须采用综合性措施。

1. *控制传染源* 对麻疹病人应隔离至出疹后 5～6d，合并肺炎者延长至 10d，轻型麻疹也应隔离至症状消失后 1～2d，有麻疹病人的家庭应谢绝亲友、邻居探访。

2. *切断传播途径* 流行期间避免易感儿到公共场所或走亲访友，无并发症的患者在家中隔离，以减少传播。注意房间消毒，开门窗通风(至少每天 2～3h)，阳光下暴晒被褥。

3. *保护易感人群*

(1)主动免疫：未患过麻疹儿童应接种麻疹减毒活疫苗。我国规定，初种年龄为出生后 8 个月，7 岁复种。应急接种应在麻疹流行季节前 1 个月进行。易感者在接触病人后 2d 内若接种疫苗仍可防止发病或减轻病情。接种疫苗的反应一般很轻，少数接种者可有低热。

妊娠、过敏体质、活动性肺结核、恶性肿瘤、白血病、免疫缺陷或免疫功能被抑制者禁止接种，有急、慢性疾病或发热者缓种。凡 6 个月内接受过丙种球蛋白治疗者，应推迟 3 个月接种。

(2)被动免疫：对年幼、体弱患病的易感儿在接触麻疹患者后 5d 内，注射丙种球蛋白 3ml(0.25ml/kg)，可防止发病。接触麻疹患者 6d 后应用可减轻症状。

第五节 风 疹

风疹(rubella)为风疹病毒感染引起的急性传染病。临床以发热、全身皮疹、淋巴结肿大为特点。孕妇若在妊娠早期感染风疹病毒可引起胎儿感染，造成胎儿发育迟缓和胎儿畸形等。中医学称本病为

“风疹”“风瘀隐疹”，认为系感受风热时邪，发于肤表所致。

【病因及发病机制】 风疹病毒为一种小球形包膜病毒，含单股 RNA。其结构蛋白包括外膜糖蛋白和核衣壳蛋白。风疹病毒对外界环境抵抗力较弱，能被紫外线和多种消毒剂杀灭，对寒冷及干燥环境有一定耐受力。

风疹病毒主要侵犯上呼吸道黏膜，引起上呼吸道炎症；继之侵入耳后、枕部及颈部淋巴结，并可发展为病毒血症，出现发热、皮疹、淋巴结肿大等典型临床表现。孕妇在妊娠早期感染风疹病毒后，可经胎盘感染给胎儿，直接影响胎儿的生长发育，导致胎儿宫内发育迟缓和先天畸形。

【临床表现】 潜伏期 14～21d。常有低热（体温一般不超过 39℃）、全身不适、咽痛、轻咳和流涕等症状；全身浅表淋巴结肿大及触痛，以耳后、枕部及颈后淋巴结肿大最明显，少数可有脾大；皮疹通常于发热后 1～2d 出现，首先见于头面部，迅速蔓延到躯干及四肢，但掌跖少见，约 1d 内出齐。

皮疹初起呈细点状淡红色斑丘疹，直径 2～3mm，面及四肢远端皮疹较稀疏，部分皮疹可融合类似麻疹，躯干尤其背部皮疹密集，融合成片，又类似猩红热。皮疹一般持续 3d(1～4d) 消退，亦有称为“三日风疹”，且按出疹顺序逐渐消退，一般不留色素沉着及皮肤脱屑。少数患者出疹呈出血性，同时伴有全身出血倾向。疹退时体温下降，上呼吸道症状消退，肿大淋巴结逐渐恢复正常。风疹可并发心肌炎、关节炎、肾炎、肝炎、支气管炎、肺炎、脑炎等。并发脑炎发生率约为 1/5000，但病死率可高达 20%。

先天性风疹为胎儿经胎盘感染所致，多发生在妊娠初 4 个月。受感染胎儿宫内发育迟缓，出生后 20%～80% 有先天畸形或疾病，如白内障、视网膜病变、听力损害、小头畸形、心脏及大血管畸形等。

【实验室检查】

1. *血常规* 白细胞总数正常或减少，淋巴细胞增多，可出现异型淋巴细胞及浆细胞。

2. *血清抗体测定* 用 ELISA 法测定，风疹特异性抗体 IgM 和 IgG；或用斑点杂交法检测风疹 RNA 有助临床诊断。

【诊断及鉴别诊断】

1. *诊断* 典型风疹主要依据流行病学和临床表现，如前驱期短、上呼吸道症状轻、低热、特殊斑丘疹、耳后和枕部淋巴结肿痛以及实验室特异性抗体 IgM 阳性等，诊断并不困难。取病人鼻咽分泌物进行细胞培养，分离风疹病毒作为确诊依据。

妊娠期怀疑感染风疹的妇女所生婴儿，不论有无症状体征均应做病毒分离和测定 IgM，阳性者即可诊断为先天性风疹。

2. *鉴别诊断*

(1)麻疹：两种疾病均有发热、呼吸道症状及麻疹样斑丘疹，应予鉴别。但麻疹往往热度高，呼吸道症状重；皮疹常于发热后 4～5d 出现，皮疹先于耳后发际开始，逐渐蔓延到躯干、四肢及掌跖，出疹时间较长，一般持续 3～5d，疹退后有色素沉着及皮肤脱屑；口腔黏膜可见 Koplik 斑；麻疹特异性抗体阳性。详见麻疹章节。

(2)猩红热：风疹出现猩红热样皮疹及出疹在 2d 内者应与猩红热区分。猩红热咽痛明显，咽部充血或有脓性分泌物，可有“草莓舌”“口周苍白圈”及 pastia 线，退疹后皮肤有脱屑，外周血白细胞及中性粒细胞增高。

(3)传染性单核细胞增多症：两者均有淋巴结肿大，但该病发热常在 38.5～40℃，咽痛明显，常有全身淋巴结肿大，亦有肝脾大及肝功损害；外周血异型淋巴明显升高，嗜异性凝集试验及 EBV 抗体 IgM 阳性可诊断。

【治疗】 目前尚无特效的抗风疹病毒药物，主要是对症治疗。干扰素、利巴韦林等有助于减轻症状。

【预后】 儿童风疹预后良好，偶见并发脑炎及颅内出血引起死亡。孕妇 3 个月内患风疹，其胎儿可发生先天性感染，引起死胎、早产及各种先天性畸形，预后不良。

【预防】 风疹疫苗的应用使儿童及成人接种后获得有效免疫，特别是对育龄妇女保护有更重要的意义。注射风疹减毒活疫苗后抗体阳性率可达 98%，除少数注射后可有轻微关节痛外，安全性好，应广泛接种于所有没有风疹免疫史的人群。

第六节　幼儿急疹

幼儿急疹（exanthem subitum）又名婴儿玫瑰疹、第六病，是婴幼儿常见的一种急性出疹性传染病。临床特征是急性发病，突然高热 3～4d 后，体温骤降，同时全身出现红色斑丘疹，皮疹 1～2d 即退，预后大多良好。

本病在婴幼儿中多发，男女之间发病率无明显差异，可在婴幼儿病房中小流行，以6～18个月小儿最多见，1岁以内发病率高。本病一年四季均可发生，但以冬春季节发病为多。本病预后良好，患儿均能顺利康复。1次感染后可获得持久免疫，很少见到第二次发病。

【病因及发病机制】 目前已明确本病的病原体为人类疱疹病毒6型（human herpes virus-6 HHV-6），属疱疹病毒族，分为A、B两个群。本病毒存在于健康人和患儿的咽部、唾液、上皮细胞和血浆中。近年来又发现另一新型疱疹病毒——人类疱疹病毒7型（HHV-7），也可致幼儿急疹。

【临床表现】

1. 潜伏期为1～2周，平均10d左右。

2. 起病急，突然高热，全身症状轻，伴轻咳或腹泻，体温高达39.5～40℃甚至更高，持续不退或有波动，偶见高热惊厥，但患儿一般情况较好。一般高热持续3～4d时突然降至正常，热退时或热退后数小时至1～2d出现皮疹。

3. 皮疹为玫瑰红色斑丘疹，直径2～5mm，压之褪色，皮疹主要分布于躯干、臀部，头面、颈部也可发生，四肢远端皮疹较少。部分皮疹可融合成片，皮疹于1～2d消退，疹退后无脱屑及色素沉着。

4. 病程中部分患儿有颈部或枕后淋巴结肿大，但不如风疹明显。整个病程8～10d。见附页彩图8-3A、B、C。

5. 并发症 本病除了发热和出现皮疹外，可伴有流涕、轻咳或恶心、呕吐、大便次数增多等非特征性表现，但在体温突然上升时，少数婴儿出现高热惊厥。

【实验室检查】

1. 血常规 白细胞总数不高或减少，分类以淋巴细胞为主，并于热退后逐渐恢复正常。

2. 脑脊液检查 在高热惊厥的患儿中须与脑膜炎或脑炎进行区别。腰椎穿刺脑脊液检查大多在正常范围，除脑脊液压力增高外，偶有蛋白轻度升高，糖和氯化物均无异常改变。

3. 血清特异性抗体测定 应用免疫荧光技术和酶标法可检测到恢复期患儿血清抗HHV-6型抗体升高。

【诊断与鉴别诊断】

1. 诊断 本病在出疹前往往难以诊断，应注意排除婴幼儿常见的其他感染性疾病，如中耳炎、败血症、尿路感染、化脓性脑膜炎等。

确诊主要依据临床表现，婴幼儿突然高热，持续3～4d，全身症状轻，一般情况较好，热退时或热退后出现皮疹，1～2d消退，不留痕迹；外周血白细胞总数减少而淋巴细胞增多等。

2. 鉴别诊断 出疹后应与风疹、麻疹、药物疹、肠道病毒感染及不典型的川崎病进行鉴别。与风疹鉴别较为重要，因两者皮疹相似，但风疹患儿发热体温不高，发热同时出皮疹，皮疹消退也很快，而幼儿急疹大多为热退疹出；另外风疹患儿的耳后、枕部淋巴结肿大较幼儿急疹明显。

【治疗】

1. 抗病毒治疗 目前临床上常用利巴韦林肌内注射、静脉滴注或口服。

2. 对症治疗

（1）发热期间，饮食以易于消化的流质或半流质为主，多补充水分，加强护理。

（2）高热时可予物理降温，口服解热药。高热伴烦躁不安者给予镇静药，以防高热惊厥。

（3）对出现脑炎或脑膜炎并发症者，应根据并发症的病情做相应的治疗。

3. 中医中药治疗

（1）健儿清解液：金银花、连翘、菊花、杏仁、山楂、陈皮，用于病初起，风热在表者。

（2）板蓝根冲剂：用于风热在表，热蕴肺卫者。

（3）银黄口服液：用于热蕴肺卫，高热不退者。

（4）丹皮紫草口服液：用于皮疹增多者。

【预防】 目前尚无有效的方法来预防本病。注意及时隔离患儿至出疹后3～5d，在托幼机构密切接触的小儿应观察7～10d；尽量不要带婴幼儿到人群密集的公共场所。

（林 凤 高顺强）

第七节 传染性单核细胞增多症

传染性单核细胞增多症（infectious mononucleosis，IM）是由EB病毒（Epstein-Barr virus，EBV）感染引起的一种急性传染病，儿童发病较多。临床表现多样化，以发热、咽痛、淋巴结肿大和肝脾大、周围血中单核细胞和异型淋巴细胞增多、嗜异性凝集试验及血清特异EBV抗体阳性为特征。

【病因及发病机制】　1964年，由Epstein和Barr等在非洲儿童的恶性淋巴瘤中发现该病毒，1968年由Henle等确定为EBV。该病毒属疱疹病毒科、人疱疹病毒组，是一种嗜淋巴细胞的DNA病毒。

本病发病机制目前认为与免疫病理关系密切。当EBV感染后，首先在咽部淋巴组织中繁殖，导致咽扁桃体炎症，局部淋巴结肿大；继而入血液产生病毒血症，进一步累及淋巴系统的各个组织和脏器。因B细胞表面有EBV受体，故EBV主要感染B细胞，导致B细胞表面抗原性改变，继而引起T细胞防御反应，形成细胞毒性效应细胞而直接破坏感染EBV的B细胞。病人血中大量的异形淋巴细胞就是这种具有杀伤能力的细胞毒性T淋巴细胞(CTL)。EBV可引起B细胞多克隆活化，产生非特异性多克隆免疫球蛋白，其中有些免疫球蛋白在本病具有特征性，如Paul-Bunnell嗜异性抗体。本病发病机制除B、T细胞交互作用为主以外，还包括免疫复合物的沉积及病毒对细胞的直接损伤等因素。

【临床表现】　潜伏期5～15d，一般9～11d，起病急缓不一，约40%有前驱症状，表现全身不适、头痛、头晕、发热、畏寒、食欲缺乏、恶心、呕吐及腹泻等。该病病程长短悬殊，伴随症状多样化。典型表现为发热、咽痛、淋巴结肿大。

1. *发热*　大多数患者有发热，体温38.5～40℃，热型不定，部分患者伴有寒战，热程不一，数日至数周，但也可长达2～4个月。虽有高热，但中毒症状并不显著。

2. *淋巴结肿大*　为本病的特征性表现，有70%以上患者有淋巴结肿大，全身淋巴结均可受累，浅表淋巴结以颈部最为明显，直径多为0.5～5cm，中等硬度，表面光滑，无明显压痛，不与皮肤粘连、不化脓。肿大淋巴结消退缓慢，常需数周至数月。肠系膜淋巴结肿大可引起腹痛及压痛。

3. *咽峡炎*　50%以上患者有咽痛及咽充血。扁桃体可充血肿大，少数可有溃疡或灰白色假膜，易剥脱。腭部及咽弓处可见小出血点，牙龈可肿胀及溃疡。喉头及气管水肿可致上呼吸道阻塞。

4. *皮疹*　10%～20%患者发病后4～10d出现皮疹，呈多形性，主要分布于躯干及前臂伸侧。以丘疹及斑丘疹常见，也可有荨麻疹或猩红热样皮疹，罕见出血性及水疱样皮疹，持续1周左右，亦可反复出现。

5. *肝脾大*　20%～60%病人有肝大，并伴有急性肝炎症状，如食欲缺乏、恶心、呕吐、腹泻、腹痛、黄疸等。肝功能异常，个别病人可发生肝衰竭。约50%患者起病一周出现脾大，一般为轻度脾大，偶可发生脾破裂。

6. *其他症状*　儿童可发生角膜炎、结膜充血、"草莓舌"、支气管炎、肺炎、腮腺肿大。急性期可发生心肌炎、心包炎以及出现中枢神经系统症状，如惊厥、昏迷，甚至发生无菌性脑膜炎或周围神经炎，后期可发生血小板减少性紫癜等。患者也可发生肾炎、胃肠道出血等。见附页彩图8-4A、B、C、D。

发病2～4周后进入恢复期，全身症状逐渐消退，但乏力常持续较久。淋巴结及肝脾大则需数周至数月才恢复正常。偶有复发，但病程短，病情轻。

多数患者预后良好。急重症患儿可并发多脏器损害，如心肌炎、粒细胞缺乏症、血小板减少症、肝衰竭、喉梗死、肾衰竭、胃肠道出血、继发感染等，病死率极高。有免疫缺陷病(Duncan综合征)者约2/3患者可出现上述症状而死亡。

【实验室检查】

1. *血常规*　白细胞总数早期多正常或偏低，发病一周后，白细胞总数增高，一般为$(10\sim20)\times10^9/L$，偶可达$(30\sim60)\times10^9/L$。分类中以单核和淋巴细胞增多为主，占总数的60%以上，婴幼儿可高达90%。异形淋巴细胞增多(10%以上)或其绝对值超过$1.0\times10^9/L$，具有诊断意义。异形淋巴细胞依其形态特征又分为三型：Ⅰ型(空泡型)、Ⅱ型(不规则型)、Ⅲ型(幼稚型)，临床以Ⅰ、Ⅱ型为主。

异形淋巴细胞出现时间不定，数日至2周，通常持续2周，偶见数日消失。有些病毒感染性疾病也可出现异形淋巴细胞，如水痘、肾综合征出血热、流行性腮腺炎等，但一般总数不超过10%。约50%病例可见血小板减少、粒细胞缺乏。

2. *血清学检查*

(1)嗜异性凝集试验：患者血清中出现一种IgM型嗜异性抗体，能凝集绵羊及马红细胞。特异性抗体在1～2周上升，第4～6周达高峰，恢复期迅速下降。其阳性率达80%～90%，凝集价在1∶64以上具有临床诊断价值。5岁以下小儿该试验多为阴性。正常人、血清病患者以及少数恶性组织细胞病、白血病、结核病等患者，凝集反应可呈阳性，可做豚鼠肾和牛红细胞吸附试验予以鉴别。

(2)EBV抗体测定：常用免疫荧光法或ELISA

法检测血清中 VCAIgM 和 EAIgM。VCAIgM 早期1周内出现，可持续 4～8 周，对早期诊断有帮助；EAIgG 在发病后 4～20 个月阳性率可高达 80%以上，对慢性传染性单核细胞症有诊断价值。

(3)分子生物学检测：应用 DNA 杂交法、Southern 印迹法和 PCR 技术检测血液、唾液、尿液中的 EBVDNA，其敏感性及特异性均高。Southern 印迹法可检测与 B 细胞 DNA 整合的 EBVDNA。

【组织病理】 本病病理特征为全身淋巴网状组织良性增生，以淋巴结、扁桃体及肝脾为著。肝出现各种淋巴细胞、异形淋巴细胞、单核细胞浸润及局灶性坏死、星状细胞增生等；脾大表现为脾红髓增生、细胞浸润、脾窦内充塞各种单核细胞，质软，易出血，脾内有坏死灶，包膜水肿；全身淋巴结非化脓性肿大，单核细胞增生，骨髓中少量单核细胞浸润。心、肺、肾上腺、皮肤、中枢神经系统的血管周围可有单核细胞浸润，并可出现局限性病灶。中枢神经系统受累明显时则脑膜充血、水肿和大量单核细胞浸润。鼻咽部淋巴组织增生亦常见。

【诊断与鉴别诊断】

1. 诊断 本病以典型临床表现，如发热、咽痛、肝脾及浅表淋巴结肿大，异形淋巴细胞数量>10%或嗜异性凝集试验阳性或血清特异性抗体 IgM 阳性为依据，结合流行病学资料可做出诊断。

2. 鉴别诊断 本病临床表现多样化，易与某些疾病相混淆。有发热、咽痛者应与上呼吸道感染、疱疹性咽峡炎、急性扁桃体炎等相鉴别；有咳嗽、咳痰、胸痛等，应与细菌性肺炎相鉴别；有皮疹者须与麻疹、猩红热、风疹等出疹性传染病及药疹、血清病区别；淋巴结肿大，尤其是颈部淋巴结肿大者应与结核、白血病、恶性肿瘤等鉴别。有中枢神经症状者应与各种脑膜炎和脑炎区别。本病还应与病毒性肝炎、CMV 单核细胞增多综合征、传染性淋巴细胞增多症和急性淋巴细胞白血病做鉴别。

【治疗】 本病多为自限性，预后良好，一般不需特殊治疗，主要为对症处理。急性期应卧床休息，注意口腔清洁和水电解质平衡。高热者可结合物理降温或用解热药，咽痛发热者注意有无细菌感染，咽拭子培养阳性者可给予适当抗生素，但忌用氨苄西林或阿莫西林，因易出现多形性皮疹而与本病皮疹相混淆。对有严重并发症者，如重症肝炎、喉头水肿、心肌炎、溶血性贫血、血小板减少及中枢神经系统症状者，可用糖皮质激素，如地塞米松或氢化可的松。同时可静脉注射丙种球蛋白，儿童 200～400mg/(kg·d)，疗程 3～5d，以减轻症状。

早期应用抗病毒药物更昔洛韦，儿童 5～10mg/(kg·d)加盐水或 5%葡萄糖静脉滴注，视病情用药 3～7d，有一定疗效。亦可用干扰素，儿童 100 万 U/d 肌内注射，疗程 3～5d，或 EBV 特异性免疫球蛋白进行治疗。

【预防】 急性期应进行呼吸道隔离，对病人分泌物及污染物要严格消毒处理。恢复期仍可存在病毒血症。EBV 疫苗尚在研制阶段。

(常荣芬 高顺强)

第八节 疱疹性咽峡炎

疱疹性咽峡炎(herpangina)为一种病毒感染引起的急性传染性咽峡炎，是肠道病毒感染颇具特色的表现之一，特征为发热、咽痛及咽峡部出现疱疹或溃疡，婴幼儿常流涎、拒食、哭闹不安。

中医学称为“口疮”，古代医书记载“口舌生疮者，心脾经蕴热所致也”“膀胱移热小肠，脾经积热，胃火炽盛，肝郁化火，阴虚火旺，上为口糜”。

世界各地都曾发生过本病流行，有的呈散发。本病传染性很强，流行传播迅速，夏秋季节多见，发病主要为 3～10 岁小儿，也可在青少年或成人中流行。

【病因及发病机制】 本病大多由柯萨奇病毒引起，以 CoxA 组中 A2、A4、A5-6、A10、16、22 型为主；ECHO 肠道病毒中 ECHO3、6、9、16、17、25 型及肠道病毒 70 型也可引起疱疹性咽峡炎。

上述病毒一般由上呼吸道、咽部、口腔或肠道侵入黏膜，在局部组织中进行繁殖，进入血液引起病毒血症，播散至全身网状内皮系统，出现临床症状，同时体内特异性抗体产生，阻止病毒继续繁殖，逐渐终止感染。

【临床表现】

1. 潜伏期 大多为 2～4d。好发于 5 岁以下小儿，尤以 6 个月至 2 岁婴幼儿多见。

2. 前驱期 常在发病前 2～3d，突发高热，体温可达 39～40℃，患儿哭闹不安，多涎，吞咽食物时咽部疼痛，多拒食或进食即吐。

3. 发疹期 出现典型的口咽部疱疹，其直径

1～2mm，2～3d 后疱疹增大，周围充血明显，有明显灼热感。

4. *溃疡期*　在发疹期后几小时至 1d，疱疹破溃，形成黄色小溃疡，直径 3～4mm，周围绕有充血晕，边缘微凹，有淡黄色的假膜，伴有疼痛，溃疡一般 4～5 个，多则十几个，见于咽后壁及口腔后部，以扁桃体、腭垂、软腭为多。

5. *恢复期*　溃疡可于热退一周后逐渐缩小，疼痛减轻，炎症消失，溃疡出现肉芽组织，上皮覆盖，预后不留瘢痕。

【诊断与鉴别诊断】

1. *诊断*　根据典型的临床表现诊断容易，若明确为哪一型肠道病毒引起，仍须依靠从咽分泌物及粪便中分离到病毒。

2. *鉴别诊断*

(1)手-足-口病：虽也为肠道病毒引起，但其临床表现不同，发热较轻，口腔内疹以颊黏膜及舌部为多，掌跖均有皮疹。

(2)单纯疱疹性口炎：全身症状较重，好发于 5 岁以下小儿，发热、口腔疼痛、流涎、拒食等，口腔黏膜充血，出现多处散在或簇集的针头大水疱，主要位于双唇内侧、颊黏膜、牙龈及舌部，水疱很快破溃形成小溃疡，伴颈部淋巴结肿大、压痛。单独发生在口唇周围皮肤者，称唇部单纯疱疹，初见唇周红斑，有灼热感，伴瘙痒，随之出现直径 2～3mm 大小的成簇水疱，水疱很快破溃，干燥，形成黄痂，最后痂皮脱落而痊愈。

(3)反复性口疮(recurrent aphthae ulceration RAU)：本病幼儿很少见，成人多见，为散在分布的单个小溃疡，几个或十几个，如同时或先后交替出现眼(结合膜炎、角膜炎或虹膜睫状体炎)、外生殖器溃疡及皮肤结节性红斑等病变，则称白塞综合征(Behcet syndrome)。

(4)口腔炎：此病常见于年长儿童、青少年或成人，以唇、舌下和颊黏膜出现较大的溃疡为其特征，进食时疼痛，反复发作，全身症状较轻，一般 1 周左右溃疡逐渐痊愈。

【治疗】　目前尚无特殊的预防方法。患儿多进行户外活动，增强体质，注意口腔卫生。

1. *局部治疗*

(1)溃疡可用金霉素甘油糊剂或中成药(冰硼散甘油、青黛散、珠黄散等)涂搽。

(2)保持口腔卫生，防止继发或交叉感染。

(3)采用氦氖激光局部照射，每日 1 次，连续 3～4d，可促进溃疡愈合。

2. *全身治疗*

(1)抗病毒药物治疗，有细菌感染则用抗生素治疗。

(2)患儿发热时可给适当的解热药。

(3)若病情较重，长时间拒食的患儿，应予静脉补液，补充维生素 B、维生素 C 等，以促进病体康复。

(4)饮食宜清淡，以半流质、软食为佳，避免给予刺激性(酸、辣、咸)食物。多饮水或给适量的饮料。

3. *中医治疗*　清热解毒口服液(金银花、生石膏、连翘、板蓝根、玄参、黄芩、龙胆草、知母、地黄、麦冬)10ml/支，每次 5～10ml，每日 3 次。或复方大青叶口服液、小儿清热消蛾颗粒、健儿清解液。局部治疗：①用消毒棉签蘸云南白药粉末涂溃疡处，一般用药 3～4d 后可逐渐愈合；②取生萝卜 2 个，鲜藕一段洗净捣烂绞汁去渣，取汁含漱，每日 3 次，连用 4d 可见效果；③用针刺破维生素 E 胶丸，将维生素 B_2 研为细粉状，两者调成稀糊状，涂于溃疡表面，每日 3～4 次，有味香、无刺激、镇痛等功效；④用浓茶漱口，因茶叶中含有多种维生素，对口腔溃疡的愈合有一定的辅助治疗作用。

(林　凤　高顺强)

第九节　小儿丘疹性肢端皮炎

小儿丘疹性肢端皮炎(infantile papular acrodermatitis)是以面部、四肢出现无瘙痒性红斑丘疹，伴发浅表淋巴结肿大及急性肝炎为特征的一组综合病征，由 Gianotti1955 年首先报道，又称为 Gianotti 病或 Gianotti-Crosti 综合征。

【病因及发病机制】　本病主要与 HBsAg 有关。认为是由乙型肝炎病毒(主要是 HBsAg ayw 型，偶尔 adw 或 adr 型)通过皮肤黏膜所致的原发性感染，或可能是乙肝病毒抗原抗体复合物性疾病。在国外报道不伴肝炎的病例中，认为其致病因子主要以 EB 病毒最常见，其他有腺病毒、艾柯病毒、柯萨奇病毒等，也可能与牛痘病毒、轮状病毒、脊髓灰质炎疫苗病毒、甲型肝炎病毒、呼吸道合胞病毒、副流感病毒、链球菌等有关。

【临床表现】 发病年龄为6个月到15岁，以2～6岁的儿童居多。无明显的前驱症状而突然发疹。皮疹为针头到绿豆大扁平丘疹，暗红、紫红或淡褐色。初多发于四肢末端、手背、足背等处，3～4d依次向上扩展至股部、臀部及上肢伸侧，最后蔓延到面部，面部损害以面颊及耳垂为主，不累及面部中央，局部受外伤后可发生同形反应。躯干多不受累，偶有少数皮疹。皮损对称性分布，呈播散性，互不融合，但易受机械刺激的肘部、膝部、手背及足背，皮损有时融合呈线状排列（Koebner现象），不痒，黏膜一般不受侵犯。皮损2～8周自然消退，可有轻度脱屑，无复发倾向。在发疹时，全身淋巴结肿大，特别以颈部、腋窝、肘部及腹股沟等处为甚。在皮疹出现的同时或1～2周后发生急性无黄疸型肝炎，但也有在发疹20d后出现黄疸，肝大，但无压痛。皮疹消退时，肝损害最为严重，但患者一般状况较好，少数病人可有低热、倦怠和全身不适。

【实验室检查】 白细胞总数一般正常，单核细胞增加，红细胞沉降率正常。急性期血清α及β球蛋白增加，后期γ球蛋白增加。血清转氨酶（SGOT、SGPT）升高至100～800U，甚至更高。醛缩酶、碱性磷酸酶升高，但血胆红素不增高。血清HBsAg阳性，3个月后约半数可转阴，以后转阴率极低，1年后仍有约40%患者阳性。

【组织病理】 表皮有轻、中度棘层肥厚和过度角化。真皮上部水肿，毛细血管扩张，周围有淋巴细胞及组织细胞浸润。淋巴结内有严重的弥漫性网织细胞增生。

【诊断与鉴别诊断】

1. Gianotti诊断标准

(1)面部、四肢无瘙痒的红斑丘疹，持续20～25d，不复发。

(2)浅表性淋巴结肿大。

(3)急性无黄疸型肝炎至少持续2个月，亦可迁延数月或数年。

(4)皮疹发生后数月血清HBsAg阳性。

2. 鉴别诊断

(1)与其他发疹性疾病鉴别，见病毒性发疹性疾病。

(2)发疹性药疹：发疹性药疹为药物过敏反应所致，多有服药史，成人多见，皮疹似麻疹样或猩红热样，对称性、向心性分布，躯干部较多、较重，无淋巴结肿大，少有肝脾大，不伴急性肝炎，可并发中毒性肝炎，伴有不同程度的发热等。

(3)传染性单核细胞增多症：本病起病急缓不一，常有咽痛、高热，皮疹多形性，常在患病后数日出疹，好发于躯干及前臂伸侧，黏膜有特征性多数针尖大瘀点或出血点，血白细胞总数增多，淋巴细胞及单核细胞增多，有异形淋巴细胞，嗜异性抗体滴度达1∶160以上。

【治疗】

1. 一般治疗及预防 患病期间给予充足的营养及水分，注意多食蔬菜及水果。平时注意饮食及个人卫生。

2. 对症治疗 本病有一定的自限性，一般仅做对症处理，应积极治疗乙型肝炎。

3. 中医治疗

(1)辨证论治：治宜疏风清热，清营解毒，方用清营汤加减，药用：水牛角、生地黄、玄参、金银花各9g，连翘6g，竹叶心、丹参、麦冬各3g，黄连2g。

(2)外用药：可选用炉甘石洗剂、三黄洗剂或三黄石洗剂，每日2～3次涂患处。

第十节 传染性红斑

传染性红斑（erythema infectiosum）又称第五病，是发生于4～12岁儿童的以面部红斑为主的传染性发疹性疾病，因其在儿童发疹性疾病中发病率排名第五而得名。本病首先在家庭内传播，并逐渐在儿童集体中传播，倾向于流行性发病，好发于春季。主要经呼吸道传播。

【病因及发病机制】 本病为人类微小病毒B19（以下简称B19）感染所致。B19病毒株分5种基因型，其中约92%为Ⅲ型和Ⅳ型。B19是目前动物中体积最小最简单的一类线状单链DNA病毒，它是一种热稳定能耐受有机溶剂和强化学物质的病毒，pH3～9、56℃60min稳定，60℃时能存活12h，但可被福尔马林、乙丙酸丙酯等灭活。人类微小病毒B19感染与儿科多种疾病有关，除引起传染性红斑外，还可引起慢性溶血、再生障碍性贫血及关节病等。在免疫缺陷病人可引起持久感染，妊娠期感染可致流产、死胎、胎儿水肿症。传播途径为呼吸道飞沫传播、血液传播、母婴垂直传播。

【临床表现】 本病多见于幼儿，主要发生于4～7岁儿童，女孩较男孩易患。潜伏期为4～14d，常见为 10d。前驱期无明显症状，少数患儿仅有 1～2d 轻度发热和上呼吸道感染症状，多数学习、活动正常。

临床期为突发于面颊部皮疹，初为数个 3～5mm 大小充血性斑丘疹，数小时后扩展为轻度片状水肿性对称性红斑，境界清楚，外观为玫瑰红色，呈特征性“拍红性面颊”性红斑，无鳞屑，偶有微痒和烧灼感；重者可见紫红色斑块，终止于鼻唇沟处，皮温升高如丹毒样。一般不累及额、口周、眼睑、颏等处。颊部出疹 1～2d 后可蔓延至胸背四肢等处，境界不清，躯干皮疹少而色淡，掌跖也可受累。四肢皮疹主要分布于前臂的后外侧及股部的前外侧，为絮网状的淡红斑或斑丘疹。皮疹时隐时现，在温度较低的早晨，皮疹较隐伏；在午后或经风吹或运动后则较明显。无明显全身症状，部分有淋巴结肿大。

消退期皮疹持续 1～2 周后，面颊部皮疹中央先行消退而形成轮状或空心圆状损害，脱屑轻微，皮疹消退顺序和其出现先后次序相同，消退后不留痕迹。恢复期部分患者在受到精神创伤或情绪剧烈变化时可致皮疹时隐时现。见附页彩图 8-5。

【实验室检查】

1. *血常规检查*　白细胞和血小板正常或轻度减少，红细胞和血红蛋白可降低，嗜酸性粒细胞增高，淋巴细胞也轻度增高。

2. *血清学检查*　PVB19-IgM 阳性可证明近期感染已持续 2～4 个月，血清 PVB19-IgG 提示既往感染，IgG 效价增高可作急性感染指标。

3. *基因诊断*　检测方法有核酸杂交和聚合酶链反应(PCR)。核酸杂交可为 B19 感染的发病机制研究提供直接证据，但因标记过程复杂且易产生放射性污染故不作为常规检查方法；而 PCR 灵敏度高，特异性强，是国内检测该病毒感染的经典方法。目前 B19 病毒 DNA 检测是确诊 B19 病毒感染的主要诊断方法。

【诊断与鉴别诊断】

1. *诊断*　根据接触传染史，典型的面部蝶形红斑，皮损境界清楚，四肢絮网状淡红斑，病程短，全身症状轻微，临床易于诊断。实验室基因诊断可以确诊。

2. *鉴别诊断*　须与风疹和麻疹进行鉴别。

(1)风疹：风疹有接触史，见于较大儿童及青年，全身症状轻微，前驱期后 1～2d 发疹，出疹顺序自面部、颈、躯干、上肢到下肢，皮疹为淡红色斑疹或斑丘疹，软腭有斑疹或瘀点，2～3d 消退，耳后及枕后淋巴结肿大。

(2)麻疹：麻疹多见于 5 岁以内婴幼儿，出疹前三天热度逐渐上升，卡他症状明显，发疹部位自耳后开始，逐渐扩展至面颈、胸、背、腹、四肢，皮疹形态呈玫瑰色斑疹或斑丘疹，疹间可见正常皮肤，发病 1～2d 后在颊黏膜出现 Koplik 斑，病程 10～14d。

【治疗】

1. *一般治疗及预防*　患病期间给予充足的营养及水分，重症患儿应加强护理，以隔离治疗为宜，直至皮疹完全消退。

2. *全身治疗*

(1)发热时可给予解热镇痛药，烦躁、紧张、失眠者可给予地西泮等镇静药。

(2)中医治疗：中医学认为本病为肺胃之邪上冲头面所致。治宜清热凉血、消风祛斑。顾氏用白虎解毒汤加减，药用：生石膏 9g，知母 3g，牡丹皮 6g，玄参 6g，赤芍 3g，连翘 6g，金银花 9g，大青叶 9g，白茅根 3g，生甘草 1g，一日一剂，水煎分二次服。管氏用消风导赤散加减，药用：生地黄、牡丹皮、黄芩、金银花、薄荷、茯苓皮、白鲜皮、木通、生甘草等(管汾《实用中医皮肤病学》甘肃人民出版社，1981，1：84)。朱氏用凉血消风法治疗，药用：生地黄 15g，牡丹皮 6g，赤芍 6g，知母 6g，黄芩 6g，浮萍 6g，蝉蜕 3g，竹叶 6g，白蒺藜 6g，炙僵蚕 3g，忍冬藤 9g，六一散 6g(包)，随症加减，日一剂(朱仁康《朱仁康临床经验集》人民卫生出版社，1979，1：220)。

3. *局部治疗*　可选用炉甘石洗剂、三黄洗剂，每日3～4 次。

(高顺强　丁红炜)

第十一节　手足口病

手足口病(hand-foot and mouth disease)是由肠道病毒引起的以手掌、足跖及口腔内发生小水疱为特征的一种常见于小儿的急性病毒性传染病。本病在世界大部分地区均有流行的报道，如 2000 年 9 月至 10 月底新加坡报道手足口病 3700 例，5 例死亡。

【病因及发病机制】　本病主要由肠道病毒 71 型和肠道柯萨奇病毒 A16 型引起，肠道病毒 71 型引起重症的比例较大并有中枢神经系统感染，出现无菌性脑膜炎、脑炎，应引起注意。其他肠道病毒如柯萨奇病毒 A5、A9-10 及 B2 及 B5 型都曾报道与手足口病有关；手足口病(特别是 EV71)感染的发病机制目前还不完全清楚。

本病病毒经口鼻侵入机体，首先在呼吸道内进行繁殖，然后产生病毒血症，病变主要发生在皮肤及黏膜，真皮上层的毛细血管充血，内皮肿胀，随后表皮棘细胞层上皮细胞发生退行性变性，细胞溶解，形成皮疹或水疱疹。

【临床表现】 潜伏期为 2～5d，轻症无发热及自觉症状。大多初起有低热、轻咳、流涕，伴有口痛、咽痛、拒食，有的出现恶心甚至呕吐等。口腔黏膜可见散在小疱疹或溃破成浅溃疡，主要发生于舌部、软腭、牙龈和口唇。有时小水疱可融合成较大的疱疹，但大多水疱出现不久即溃破成溃疡，患儿哭闹，口腔疼痛，拒食，口腔溃疡大约一周自愈。

口腔溃疡出现的同时或出现后 1～2d，四肢即出现皮疹，主要见于掌跖和指(趾)的背面及侧缘，由斑丘疹转为水疱疹，较水痘疱疹要小，疱壁较厚，质地较硬，不容易破溃，与指趾皮纹的走向一致。皮疹呈离心性分布，躯干部少。见附页彩图 8-6。

皮疹数目多少不定，几个至数十个不等，不痒，偶有疼痛。皮疹一般 3～5d 消退，不脱屑，也无色素沉着，不留瘢痕。病程 7～10d，预后良好。

另报道，由肠道病毒 71 型引起的手足口病可并发脑膜炎、脑炎或瘫痪。无菌性脑膜炎的表现为患儿发热、恶心、呕吐、头痛、颈部有阻力，腰椎穿刺脑脊液呈病毒性脑膜炎改变。单纯脑膜炎的脑实质未受损害，神志无异常，大部分在 3～5d 明显好转，预后良好。如影响脑实质出现神志不清、抽搐或瘫痪，则预后较严重，可有后遗症，应引起重视。

【实验室检查】

1. *血常规检查* 白细胞总数减少，分类计数淋巴细胞增高。

2. *脑脊液检查* 并发脑膜炎、脑炎或瘫痪者，应做腰椎穿刺进行脑脊液检查，大多呈病毒性脑膜炎的脑脊液改变。

3. *疱液检查* 若有条件取新鲜疱液进行电镜检查，可见到病毒颗粒。也可用直接免疫荧光法检测病毒抗原。因临床诊断比较容易，目前多未开展病原检测。

4. *血清特异性抗体测定* 可在病初及恢复期取患儿血清，以酶联免疫法测定肠道病毒特异性抗体，病初滴度与恢复期相比≥4 倍升高，即有诊断价值。

【诊断与鉴别诊断】

1. *诊断* 手足口病为肠道病毒引起的一种口腔黏膜疹和手足皮疹同时存在的发疹性疾病，具有一定的传染性，故根据流行病学调查、临床特征性表现等容易诊断。

2. *鉴别诊断* 临床上须与下列小儿常见的发疹性疾病进行鉴别。

(1)水痘：全身症状较重，其水疱较手足口病大，疱疹内浆液较多，疱壁薄，易破，呈向心性分布，躯干较多，在同一部位常有不同阶段的皮疹。

(2)疱疹性咽峡炎：常见高热、咽痛，口腔疱疹大多位于口腔后部和软腭弓及腭垂上，而手足口病口腔疹以颊黏膜、牙龈及舌部为多。疱疹性咽峡炎患儿手足无皮疹。

(3)脓疱疮：该病好发于面部、头颈部及四肢外露部位，初为脓疱疹，破后形成脓痂，周围有红晕或有细小脓疱，脓痂脱落后，留下暗红色斑；重症者可伴有发热、精神萎靡等全身症状，并伴局部淋巴结肿大。

【治疗】

1. *一般疗法* 患儿应暂时隔离，卧床休息，给予足够水分和易消化食物，保持皮肤清洁。

2. *对症治疗* 加强口腔护理，用淡盐水漱口，外涂冰硼散甘油，用溶菌酶含片。若有继发细菌感染时，及早应用敏感的抗生素。有颅内压增高的应控制颅内高压。

3. *抗病毒治疗* 利巴韦林(三氮唑核苷)10～15mg/(kg·d)口服、肌内注射或静脉滴注；也可口服阿昔洛韦或静脉滴注更昔洛韦，儿童 5～10mg/(kg·d)，连用 3～7d。

4. *重症病例* 酌情静脉应用免疫球蛋白，总量 2g/kg，分 2～5d 给予。还可酌情应用糖皮质激素，如甲泼尼龙 1～2mg/(kg·d)，氢化可的松 3～5mg/(kg·d)。

5. *中医治疗* 发热轻微或无热、轻咳流涕、皮疹稀疏，以手、足及口为主，舌苔薄白，脉浮数者，证属风邪夹湿，治以清热解毒，疏风渗湿。方药：银翘散加减，金银花、连翘、野菊花、薏苡仁、板蓝根、桔梗、生甘草。

(1)验方：金银花、芦根、生甘草，水煎服，每日 1 剂，连服 3～4d，用于风邪夹湿患儿。

(2)中成药：①清热利湿口服液(藿香、山栀、黄芩、陈皮、茯苓、薏苡仁、山楂、板蓝根)。②银翘解毒片:用于风邪夹湿者。③大青叶口服液:用于口腔溃破,咽喉充血溃疡。④双黄连口服液:本病初起时可以应用。

(林 凤 高顺强)

第十二节 传染性软疣

传染性软疣(molluscum contagiosum)是由传染性软疣病毒所致的一种病毒性传染性皮肤病,中医称“鼠乳”,俗称“水瘊子”。

【病因】 本病系由传染性软疣病毒所致,属痘类病毒,核酸为DNA,呈砖形,嗜表皮性。本病系直接接触传染,也可自体接种。往往在公共浴室或游泳池中被感染,表皮的破损易感染此病毒,有报道用尼龙搓澡巾搓澡者多发此病。有学者认为异位体质者对此病毒比较敏感,且易泛发。使用糖皮质激素及免疫抑制药,免疫力低下或缺陷者亦可发生广泛性皮损。

【临床表现】 潜伏期2~7周,多见于儿童及年轻人。基本损害为半球形丘疹,粟粒至绿豆大小,充分发展的皮损为珍珠色或正常肤色的半球状丘疹,表面有蜡样光泽,中心微凹如脐窝,顶端挑破后,可挤出白色乳酪样物质,称为软疣小体。皮损散在分布,互不融合,好发于面部、眼睑、躯干及生殖器部位。有时在1~2个皮肤区域有群集倾向。皮损多无明显自觉症状或感微痒,搔抓后可继发感染或皮损周围湿疹样变。见附页彩图8-7、彩图8-8A和B、彩图8-10、彩图8-11。

【组织病理】 病理改变主要在表皮。表皮高度增生而伸入真皮,其周围真皮结缔组织受压而形成假胞膜,并被分为多个梨状小叶,真皮乳头受压,而成为小叶间的异常狭窄间隔。表皮细胞胞质内有均质性圆形嗜酸性包涵体,即软疣小体,胞核被挤向一侧。此小体位于基底层上方一、二层以上的棘细胞内,为卵圆形的嗜伊红结构,随着受染细胞向表面移动,软疣小体明显增大,并从嗜伊红性变为嗜碱性染色。在角质层可见大的嗜碱性软疣小体位于疏松的嗜伊红角质网中。真皮浅层有轻度炎症反应。见附页彩图8-7。

【诊断与鉴别诊断】

1. 诊断 临床根据乳白色丘疹、顶端凹陷如脐窝、可挤出白色乳酪状物等特点,一般不难诊断。

2. 鉴别诊断 与丘疹性荨麻疹鉴别。丘疹性荨麻疹是儿童常见的过敏性疾病,初为纺锤状水肿性红色斑丘疹,渐为坚硬小疱,顶端突起,无凹陷,无软疣小体,剧痒。

【治疗】

1. 用小镊子将软疣小体完全去除,然后涂以2%碘酊,并压迫止血,不久即可痊愈。或用锐匙刮除后创面做电灼干燥。

2. 有报道用0.1%维A酸乙醇溶液局部治疗有效。

3. 10%氢氧化钾水溶液外用治疗是一种价廉、安全、非创伤的方法。

4. 阿昔洛韦注射液溶于生理盐水局部注射可治疗传染性软疣。

5. 有报道,液氮冷冻、新洁尔灭溶液凝固治疗适用于儿童传染性软疣。

第十三节 疣

疣(verruca,warts)是人类乳头瘤病毒(HPV)所引起的良性传染性上皮肿瘤,累及皮肤和黏膜。以往认为这些疾病是慢性良性疾病,但最近发现HPV感染后有一部分患者会出现或发生恶性肿瘤,如皮肤癌、舌癌和宫颈癌等,因而引起人们的重视。

【病因及发病机制】 病原为人类乳头瘤病毒(HPV),属小DNA病毒。HPV有多种类型,不同类型的病毒与疣的临床表现有一定的关系。人是HPV的唯一宿主,宿主细胞是皮肤和黏膜的上皮细胞,HPV寄居在细胞核内,并主要在核内复制。利用核酸杂交技术,现已证实HPV有100种以上的抗原型,且不同类型的HPV与疣的临床表现有一定的关系,如HPV1、2、4、7与寻常疣、跖疣相关;HPV3、10、28、41与扁平疣有关。

疣主要通过直接接触传染,生殖器疣多数通过性接触传染,但疣也可通过污染器物损伤皮肤而间接传染。潜伏期为1~20个月,平均4个月。

【临床表现】 疣有以下几种类型。

1. *寻常疣*　中医学称“千日疮”，俗称“刺瘊”“瘊子”等。初起为针头大的丘疹，逐渐扩大到豌豆大或更大，呈圆形或多角形，表面粗糙不平，质略硬，高出皮面，灰黄色、污黄、污褐色或正常皮色，继续发育呈乳头瘤样增殖，遇有摩擦或撞击时容易出血。偶可引起细菌感染。一般无自觉症状，偶有压痛。疣体数目多少不等，一般初起多为单个，以后逐渐增多至数个到数十个，可相互融合成斑块。好发于手背、手指、足部或甲周等处，发生于甲周者称甲周疣。病程慢性，约65%的寻常疣可在2年内自然消退。临床观察发现，疣消退时常有下列征象：突然瘙痒，疣基底部发生红肿，损害突然增大，趋于不稳定状态等。寻常疣的特殊类型如下。

(1)丝状疣：疣体呈柔软细长丝状突起，顶端角化者，称丝状疣。好发于眼睑、颈、颏部等处。若发生于眼睑，则可伴有结膜炎和角膜炎。见附页彩图8-13。

(2)指状疣：寻常疣呈多个参差不齐指状突起者，称指状疣。好发于头皮，也可发生于趾间和面部，数目多少不等。见附页彩图8-14。

2. *跖疣*　寻常疣发生于足跖部称跖疣，压迫、摩擦、外伤及足部多汗常为发病的诱因。初为针头大小发亮的丘疹，逐渐增大如黄豆或更大，圆形，境界清楚，呈灰褐、灰黄或污灰色。由于压迫形成灰黄色或灰褐色胼胝样的斑块，表面粗糙不平，中央稍凹，边缘绕以稍高的角质环。祛除角质层后，可见疏松的角质蕊，软蕊周围常散在小黑点，系乳头层血管破裂、血液外渗凝固所致。好发于足跟、跖前部或趾间受压处，有时与胼胝并发。疣体单发或多发，散在或聚集或相互融合形成一角质斑块，有明显的触压痛。病程慢性，可自然消退，一般认为儿童跖疣较易消退。见附页彩图8-15。

3. *扁平疣*　又称青年扁平疣，主要发生于青少年。大多骤然出现，皮损为粟粒至绿豆大扁平丘疹，圆形或椭圆形，少数为多角形，表面光滑，质硬，淡褐色或正常皮色，数目较多，常密集分布，可因搔抓而自体接种，沿抓痕呈串珠状排列。一般无自觉症状，偶有微痒。好发于颜面、手背及前臂等处。见附页彩图8-9A、B。

病程慢性，可在数周或数月后突然消退，但也可持续多年不愈。预后不留瘢痕。消退前常出现炎症反应，皮疹色泽发红，瘙痒明显。消退后仍可复发。

4. 尖锐湿疣　详见性传播疾病章节。

【组织病理】

1. *寻常疣*　表皮角化过度间有角化不全，棘层肥厚及乳头瘤状增生。表皮突延长，在疣周围向内弯曲，呈放射状向中心延伸。颗粒层及棘细胞层上部可见大的空泡细胞，呈圆形，核深染，嗜碱性，核周有一透明带围绕。角化不全常位于乳头体的正上方，排列成叠瓦状，该细胞核大，嗜碱性，呈圆形。在空泡细胞深染的胞核内用电镜检查可见大量病毒颗粒。真皮乳头内可有非特异性炎细胞浸润。

2. *跖疣*　与寻常疣相同，但整个损害陷入真皮，有更显著的角化过度和广泛的角化不全，颗粒层及棘层上部有较多空泡细胞。

3. *扁平疣*　表皮明显角化过度，角质层呈网状，颗粒层和棘层轻度增厚，无乳头瘤样增生，无角化不全。棘层上部及颗粒层内可见多数空泡化细胞，该细胞体大，核位于中央，有不同程度的固缩，一些核呈嗜碱性。有些扁平疣基底层内可含有大量的黑素，真皮内无特异改变。

【诊断与鉴别诊断】

1. *诊断*　根据各种疣的临床表现、发病部位及发展情况，诊断不难，必要时可做病理及电镜检查。

2. 鉴别诊断　跖疣应与鸡眼、胼胝鉴别，面部扁平疣应与汗管瘤鉴别。鸡眼压痛明显，表面平滑，皮肤纹理完整存在；胼胝增生面积广，境界不清，无圆锥状角质增生潜入深部，一般无自觉症状；汗管瘤好发于眼睑附近，组织病理学表现完全不同。

【治疗】　应根据皮损数目、大小、部位等选用不同方法。

1. *局部治疗*

(1)数目少者，可用电烧、冷冻、激光、刮除等治疗。

(2)数目多者，不宜适用上述方法，可选用下述方法：①3%酞丁安霜或5%酞丁安搽剂外用。②0.025%～0.1%维A酸软膏或阿达帕林霜外用，每日1～2次。③5%氟尿嘧啶软膏外搽，但面部慎用。④采用皮损内注射。如干扰素局部注射、0.05%～0.1%博来霉素，每周1次。⑤重组人干扰素α2b乳膏外用2～3次/日。⑥5%咪喹莫特乳膏，每周外用2～3次。

2. *全身治疗*

(1)聚肌胞注射液1～2ml，肌内注射，隔日1次。

(2)左旋咪唑2.5mg/(kg·d)，每周连服2d，停药4d，可连用3～4个月。被认为对甲周疣有效。

(3)利巴韦林10～15mg/(kg·d),分3次口服;肌内注射或静脉滴注,可按口服剂量分2次使用。静脉滴注,速度宜慢。

(4)氧化镁或乌洛托品可用于扁平疣治疗。

(5)对多发性且顽固难治的寻常疣,可全身使用干扰素。

(6)中医中药:采用清热解毒、清热利湿的方剂内用或外洗,如板蓝根注射液2ml,肌内注射,1次/日,10次为1个疗程;柴胡注射液2ml,肌内注射,1次/日,20次为1个疗程。还可口服薏苡仁颗粒15g(冲服),1次/日,15～20d。

(7)其他:有报道,耳压疗法加福尔马林液外搽治儿童扁平疣有一定疗效。

第十四节　疣状表皮发育不良

疣状表皮发育不良(epidermodysplasia verruciformis,EV)由Lewandowsky及Luts于1992年首先报道,是一种全身泛发性扁平疣及寻常疣样损害性皮肤病。

【病因及发病机制】　主要由人乳头瘤病毒(HPV)感染引起,目前已从本病各种皮损中分离出多种型别的HPV,包括1-5、7-10、12、14、15、17、19-25、36-38、46、47及50型,但主要是HPV3及HPV5、8型。HPV3常见于良性、泛发性扁平疣样的皮损中,病程较长,不会引起恶变;HPV5、8型引起扁平疣样损害和花斑癣样或棕红色斑块,在暴露部位的损害有可能发生癌变。发病大多与免疫功能受损有关。

【临床表现】　本病多自幼年发病,但也可初发于任何年龄。单个皮损为粟粒到黄豆大的扁平疣状丘疹,圆形或多角形,颜色暗红、紫红或呈褐色,数目逐渐增多,分布对称。好发于面、颈、躯干及四肢,也可泛发全身,以面、颈、手背处最多,亦较密集,其他部位较少,稀疏散在。根据疣体形态不同将其分为三型。

1. *扁平疣型*　最为常见,皮损数量较多,疣体较大,颜色也较深,分布范围较广,累及全身大部分皮肤和黏膜。

2. *花斑癣型*　较为少见,皮损为略微隆起皮面、轻微角化、色素减退的扁平丘疹或斑片。

3. *点状瘢痕型*　极为少见。皮损轻微凹陷,不伴有明显角化。

此外,患者常伴有雀斑样痣、掌跖角化、甲改变及智力发育迟缓等,有时自觉瘙痒。病情进展缓慢,可多年无变化,约20%患者的皮损可发生恶变,发展成鳞状细胞癌,主要发生于日光长期照射的暴露部位。

【组织病理】　表皮角化过度,棘层肥厚,颗粒层和棘层细胞空泡化,细胞肿胀,呈不规则形,胞质为蓝灰色,有些细胞核固缩,核变空,呈“发育不良”外观。无角化不良细胞。

【诊断与鉴别诊断】

1. *诊断*　根据全身泛发性扁平疣样损害,结合组织病理检查可以诊断,必要时可进行电镜和PCR检查。

2. *鉴别诊断*

(1)疣状肢端角化症:主要发生于手背、足背、肘、膝等处,皮损也似扁平疣样,但手掌常伴有弥漫性增厚,掌跖部可见散在的半透明的角化性丘疹。组织病理检查,表皮上部无空泡细胞形成。

(2)扁平苔藓:皮损为多角形的紫红色扁平丘疹,黏膜常受累,多有剧烈瘙痒。组织病理有其特征性改变。

【治疗】　本病尚无满意疗法,可参照扁平疣治疗或试用维A酸、5-Fu、γ-干扰素和X线照射。影响美容部位的皮损可选用液氮冷冻、激光、微波或电离子等方法祛除。

继发癌变的损害可选用抗肿瘤药物治疗或采用激光、液氮冷冻、外用5%咪喹莫特软膏等方法治疗。

2011年Mark G根据循证医学提出的治疗策略如下。

一线治疗:避光/防晒。暴露部位用防晒霜-(E);液氮冷冻-(E);外用维A酸治疗影响美观的良性疣状皮损-(E);外用5%氟尿嘧啶治疗角化性皮损-(E);消除术治疗扁平皮损-(E);外科切除癌前及癌变皮损。

二线治疗:干扰素α与阿维A-(E);系统应用异维A酸-(E);5%咪喹莫特乳膏-(E);西咪替丁-(E)。

三线治疗:光动力疗法-(E);CO_2激光治疗癌前及癌变皮损-(E);自体皮肤移植术-(D)。

(高顺强　段昕所　徐子刚　江　莲　林淑金)

参考文献

曹玉红、张光运.2003.儿童细小病毒 B19 感染的诊断方法[J].第四军医大学报,24:1596-1597.

陈彩平,张国成,等.2004.人细小病毒 B19 中国株结构蛋白 Vp1 的克隆与表达[J].医学研究生报,17:386.

揣瑞梅,吴汝英,杨延安.2003.38 例儿童带状疱疹临床分析[J].中国麻风皮肤病杂志,19:179.

崔速南,李健芹,汪明明.2004.新生儿单纯疱疹病毒感染[J].中国抗感染化疗杂志,4:376-378.

何弘,吕俊元.2001.传染性软疣 4 种治疗方法疗效观察[J].中国皮肤性病学杂志,15:308.

贾虹,弓娟琴,吴晓初.2003.氢氧化钾治疗传染性软疣[J].中华皮肤科杂志,36:111.

李小标.2000.耳压疗法加福尔马林液外搽治疗儿童扁平疣疗效观察[M]. Central China Medical Journal, 24:256.

梁玉华.2001.液氮冷冻治疗儿童传染性软疣 53 例观察[J].宁夏医学杂志,23:210.

龙小雅.2001.人类细小病毒 B19 与小儿皮肤病学[J].国外医学皮肤性病学分册,6:346-349.

马绍尧.1998.现代中医皮肤性病诊疗大全[M].第 1 版.太原:山西科学出版社,176.

徐秀,张晓荣.2005.无环鸟苷注射液治疗传染性软疣 24 例疗效观察[J].内蒙古医学杂志,37:33.

杨士珍.2000.综合疗法治疗带状疱疹的临床体会[J].中国中医药信息杂志,7:78.

于频.2003.细小病毒 B19 与肝炎的关系[J].医学理论与实践,16:902.

于晓东,等.2002.柯萨奇 B 病毒性脑膜炎[J].临床儿科杂志,20:77.

张建中,高兴华.皮肤性病学[M].第 1 版.北京:人民卫生出版社,2015 年 6 月:72-74.

张建中主译.2011.皮肤病治疗学[M].第 3 版.北京:人民卫生出版社,234-236.

朱国军.2004.聚肌胞治疗儿童及成人扁平疣疗效对比分析[J].皮肤病与性病,26:27.

Guérin M, Lepêcheur V, Rachieru-Sourisseau P, et al. 2012.Usefulness of topical cidofovir treatment for recalcitrant molluscum contagiosum in immunocompromised children[J].Arch Pediatr, Nov,19(11):1157.

Stock I. 2013. Molluscum contagiosum-1 common but poorly understood "childhood disease" and sexually transmitted illness[J]. Med Monatsschr Pharm, Aug, 36(8):282.

第9章　球菌感染性皮肤病

第一节　疖与疖病

疖(furuncle)是一种毛囊及其周围组织的急性化脓性感染性疾病，多发及反复发作则称为疖病(furunculosis)。中医又称为“软疖”“石疖”“疖毒”“热疖”等。

【病因及发病机制】　病原菌主要为金黄色葡萄球菌，亦可为白色葡萄球菌。全身抵抗力下降者，如贫血、免疫力低下及免疫缺陷、长期使用糖皮质激素和免疫抑制药者容易并发本病。疖病患者的鼻腔或肛周常带有葡萄球菌，可能是其感染复发的原因。

【临床表现】　好发于青少年，以头、面、颈、臂及臀部等易摩擦外伤处多见。皮疹初起时为毛囊性炎性丘疹，渐增大形成红、肿、热、痛的小结节。经2～4d后结节中心化脓形成脓栓，顶端出现黄白色脓点，继之破溃排出脓液、脓栓和坏死组织，炎症随之消退，1～2周结疤而愈。皮损常单发，少数为多发。皮损附近淋巴结可肿大，严重者可伴有发热、头痛、倦怠等全身不适，甚至引起败血症或脓毒血症。

发生于面部尤其是上唇与鼻孔间的危险三角区处的疖切勿挤压，否则可引起海绵窦血栓性静脉炎，甚至脑脓肿。

【实验室检查】　严重及多发性疖病患者血中白细胞总数常增高，中性粒细胞比例升高。脓液及败血症或脓毒血症患者血液中可以培养出致病菌。

【组织病理】　早期表现为毛囊及毛囊周围炎，有大量密集的中性粒细胞和少量淋巴细胞浸润。以后形成整个毛囊及其周围组织的脓肿，脓肿内为大量中性粒细胞及坏死组织，毛囊和皮脂腺均被破坏。

【诊断与鉴别诊断】

1. *诊断*　本病依据典型临床表现容易诊断。

2. *鉴别诊断*　须与蜂窝织炎、脓癣及汗腺炎鉴别。

(1)蜂窝织炎：局部弥漫性肿胀、浸润，边界不清，表面无脓头。

(2)脓癣：为头部的毛囊性脓疱，可融合形成红肿的痈状斑块，患处常有断发。真菌检查阳性。

(3)汗腺炎：浸润较局限，不形成脓头，仅发生于腋窝、外阴、乳晕等大汗腺分布区。

【治疗】　保持皮肤清洁。应避免出汗过多，勤洗澡并及时更换内衣，婴幼儿更应注意保护皮肤避免表皮受伤。

1. *局部治疗*　早期未形成脓头前，可用10%鱼石脂软膏外用，或给予50%硫酸镁或75%乙醇局部湿敷。脓肿形成后可在其成熟的部位做小切口排出脓液，不宜用力压挤。周围皮肤可用抗菌肥皂洗净后涂75%乙醇及2%甲紫溶液或抗生素软膏，如莫匹罗星软膏、夫西地酸霜、复方多黏菌素B软膏等。亦可局部热敷，紫外线、红外线、超短波透热疗法。

2. *全身治疗*　全身症状显著者，必须系统应用抗生素。首先选择耐β-内酰胺酶药物或头孢菌素、米诺环素(8岁以下儿童禁用)。对青霉素过敏者要慎重选择红霉素、克林霉素、复方新诺明、夫西地酸或万古霉素。利福平不建议单独应用。同时可根据细菌培养及药敏结果调整用药。

3. *特殊治疗*　①取自患者疖肿的细菌培养后做成自家菌苗或灭活后的类毒素进行治疗，有很好的疗效；②细菌干扰治疗，近年国外报道疖病，在使用抗生素后，金黄色葡萄球菌暂时受到抑制，此时选用致病率较弱的葡萄球菌502A移入前鼻及其葡萄球菌寄居的部位，该菌繁殖后，可抑制葡萄球菌菌株的生长，来治愈疖病。

4. *中医治疗*

(1)热毒型，方选五味消毒饮、仙方活命饮加减。气阴两虚型，方选增液汤、透脓散加减。或可用金石斛、紫花地丁、金银花、菊花、生甘草等煎服；清血解毒丸、连翘败毒丸、裸花紫珠片等可选一种口服。

(2)化毒散软膏、紫花地丁软膏、如意金黄散、金黄膏任选一种外用。

第二节 毛 囊 炎

毛囊炎(folliculitis)是发生于毛囊浅表或深部的化脓性炎症。中医称“发际疮”“发际疡”“鬈毛疮”。

【病因及发病机制】 病原菌主要为金黄色葡萄球菌,有时可为表皮葡萄球菌。不清洁、天热多汗、各种瘙痒性皮肤病及机体抵抗力低下等均可为本病诱因。

【临床表现】 成人好发于面部、胸背部、腋部或臀部。儿童则累及头皮更为多见。皮损初起为粟粒大小红色毛囊性丘疹,以后顶部化脓形成围绕毛囊口的表浅脓疱,粟粒至黄豆大小,黄白色,圆顶,中心有毛发贯穿,周围绕以红晕。继之脓疱破裂,排出少量脓性分泌物,数日后干燥结痂而愈,预后不留瘢痕。部分患者感染可侵入毛囊深部,则由表浅的毛囊性脓疱迅速发展成为丘疹性脓疱,约经1周结痂而愈。一般预后不留瘢痕,但是发生于小儿头皮部位的皮疹有时可互相融合,预后可留有小片状秃发斑。

【实验室检查】 细菌培养可见金黄色葡萄球菌或表皮葡萄球菌生长,抵抗力低时亦可见大肠埃希菌、微球菌生长,细菌培养也可阴性。

【组织病理】 可见毛囊口处角层下脓疱,脓疱内多为中性粒细胞及坏死上皮细胞,毛囊上部有大量中性粒细胞浸润。部分患者亦可见毛囊深部的化脓性炎症。

【治疗】 注意皮肤卫生,避免搔抓,对痱子及各种瘙痒性皮肤病应及时治疗。平时注意锻炼身体,增强体质。

1. *局部治疗* 可局部外用鱼石脂软膏、2.5%碘酊或各种抗生素软膏如莫匹罗星软膏、夫西地酸霜、复方多黏菌素B软膏等。早期亦可选用紫外线、红外线或超短波等物理疗法,以促进愈合、防止复发。

2. *全身治疗* 同疖与疖病。

3. *中医治疗*

(1)热毒夹风证:相当于急性期。毛囊性丘疹,基底潮红,搔破渗液,疼痛颇剧,舌红苔黄,脉滑数。治宜清热解毒、凉血祛风,方用五味消毒饮加减。药用:金银花、紫花地丁、野菊花、天葵子、蒲公英、赤芍、生甘草、黄连、黄芩。

(2)气虚邪恶证:相当于慢性期。丘疹色淡,间有脓头,成批发生,缠绵不消,痒痛兼有,舌淡苔薄,脉细数。治宜益气托毒,清热解毒。药用:黄芪、党参、生地黄、天冬、麦冬、石斛、忍冬藤、紫花地丁、野菊花、蚤休、生甘草。

(3)外治法:外用紫花地丁软膏、三黄膏。

第三节 葡萄球菌性汗孔周围炎及多发性汗腺脓肿

葡萄球菌性汗孔周围炎及多发性汗腺脓肿(periporitis staphylogenes and multiple sweet gland abscesses)是一种发生于小汗腺的化脓性炎症,中医又称“痱毒”“暑疖”。

【病因及发病机制】 病原菌主要为金黄色葡萄球菌,在夏季多汗时由汗腺口侵入而致病。亦有继发于湿疹者。

【临床表现】 多见于儿童及产妇,尤以营养不良或身体衰弱的乳幼儿为多。皮损好发于额部、鼻部、颈部,亦可见于背部和臀部等处。皮损初起为多个位于小汗腺开口处的小脓疱,逐渐发展成黄豆至鸽蛋大小炎性结节,表面色红,境界清楚,质硬有压痛。结节迅速化脓形成脓肿,但中心无脓栓,破溃后排出黏稠脓液,约1周以后结疤而愈。全身症状轻微,偶有发热,严重时可引起败血症。

【组织病理】 可见真皮深部小汗腺腺体及导管呈脓肿性改变,中心为中性粒细胞浸润,四周绕以上皮样细胞及单核细胞。

【治疗】 参见疖与疖病。

第四节 蜂窝织炎

蜂窝织炎(cellulitis)是发生于皮肤和皮下疏松结缔组织弥漫性化脓性炎症。

【病因及发病机制】 病原菌以金黄色葡萄球菌及β-溶血性链球菌最为常见,少数为表皮葡萄球菌、流感杆菌、大肠埃希菌、肺炎链球菌和厌氧杆菌等。本病大部分为原发，细菌通过皮肤的创口直接侵入皮内；也可继发于其他局部化脓性感染灶的直接扩散，或由淋巴道或血行感染所致。

【临床表现】　皮损好发于四肢、颜面、足背、指、趾、外阴及肛周等部位。皮损初起为局部弥漫性浸润性水肿性暗红色斑，可为凹陷性，境界不清，局部皮温增高且自觉疼痛，严重者皮疹表面可发生水疱、大疱。此后局部组织逐渐溶解软化而有波动感，破溃而形成溃疡，在2周左右留有瘢痕而愈；不破溃者可自行吸收而消退。

损害可因发病部位及深浅不同而轻重不一。病变部位较表浅且组织较疏松时，局部肿胀明显而疼痛较轻；病变位于较深的致密组织时，则疼痛剧烈而肿胀不明显。发生于指、趾的蜂窝织炎局部有明显搏动痛及压痛，炎症向深部组织蔓延可累及肌腱及骨。眶周蜂窝织炎可由局部外伤、虫咬感染或副鼻窦炎扩散所致，表现为眼眶周围潮红、肿胀，播散至眼窝内及中枢神经系统时，可出现眼球突出及眼肌麻痹。患者往往伴有发热、畏寒、不适等全身症状，可伴有局部淋巴管炎及淋巴结炎。重者可发生坏疽、转移性脓肿及败血症。

【实验室检查】　血液中白细胞总数和中性粒细胞计数增高。细菌培养可分离出金黄色葡萄球菌、溶血性链球菌、厌氧菌等细菌。

【组织病理】　真皮及皮下组织呈广泛性化脓性炎症改变，有中性粒细胞及淋巴细胞浸润，毛囊、皮脂腺及汗腺被破坏，血管及淋巴管扩张，有时可见血管栓塞。后期可见有成纤维细胞、组织细胞及巨细胞所组成的肉芽肿。

【诊断与鉴别诊断】

1. *诊断*　根据发病急，境界不清的皮肤红肿，中间可软化、波动及破溃可诊断。

2. *鉴别诊断*　须与丹毒、血栓性静脉炎、深部静脉栓塞相鉴别。

【治疗】

1. *局部治疗*　早期未化脓的皮损可局部用50%硫酸镁溶液或0.08%庆大霉素生理盐水湿敷；或金黄散外敷、黑布化毒膏（赵炳南方）局部贴敷、10%鱼石脂软膏包敷；亦可用紫外线或超短波照射等物理治疗，数日内可使皮损不化脓而消退。皮损中间软化并有波动感时，则需要及时手术切开引流。

2. *全身治疗*　一经确诊，即予足量抗生素全身治疗。常用青霉素，金黄色葡萄球菌所致者可选耐青霉素酶的新型青霉素或头孢菌素。颌面部位感染可同时应用甲硝唑（灭滴灵），口服15～25mg/(kg·d)，分3次；静脉用药20～50mg/(kg·d)。用药期间避免同时应用含乙醇类药品。眶周蜂窝织炎除加强抗生素治疗外，应及时使用X线或CT了解眼窝及副鼻窦情况，并可在应用足量敏感抗生素同时短期合用糖皮质激素，如地塞米松0.3～0.5mg/(kg·d)，可明显缓解症状，缩短病程。

同时注意加强营养，提高抵抗力。

3. *中医治疗*

(1)热毒炽盛：红肿灼热，粟样脓塞，剧痛不已，发热恶寒，头痛肢倦，舌红苔黄，脉滑数。治宜清热解毒、活血化瘀，方用消痈汤化裁，药用：金银花、蒲公英、连翘、赤芍、当归尾、贝母、花粉、白芷、陈皮、乳香、没药。

(2)气血两虚证：少气乏力，精神萎靡，舌淡无苔，脉细数。治宜补血益气、扶正托毒，方用托里消毒散化裁，药用：黄芪、金银花、生石膏、党参、茯苓、白术、当归、白芍、白芷、皂角刺、桔梗、连翘、玄参、川芎、甘草。

(3)中成药：可选用银翘解毒丸、清热解毒丸或清血解毒丸口服。

(4)可用如意金黄散醋调外敷；亦可用新鲜仙人掌汁10ml、生石膏粉20g，调匀外敷。

第五节　头部脓肿性穿掘性毛囊周围炎

头部脓肿性穿掘性毛囊周围炎(perifolliculitis capitis abscedenset suffodiens)是一种慢性头部化脓性皮肤病，常与聚合性痤疮、化脓性汗腺炎同时并发，统称为毛囊性闭锁性三联征(follicular occlusion triad)。中医名称有"蝼蛄疖""蝼蛄串""鳝拱头"。

【病因及发病机制】　皮损中可发现多种病原菌，主要为金黄色葡萄球菌或表皮葡萄球菌，少数可为链球菌及双球菌。有观点认为本病是细菌感染后发生抗原抗体反应而造成的组织破坏。

【临床表现】　本病多发生于中青年男性，儿童也不少见。皮损初起为局限于头皮的数个毛囊炎和毛囊周围炎，之后逐渐增大变深并相互融合、贯通，形成限局性隆起性损害，颜色淡红，表面光滑紧张，呈半球状或细长结节，质较硬。后结节软化形成脓肿，破溃后有脓汁流出，表面形成多数瘘孔，病损处毛发脱落。由于病变有穿掘倾向，故瘘孔与瘘孔之间可相互沟通，压迫脓肿表面可自多数毛孔中渗出脓液。

病程为慢性经过，愈后留有瘢痕。

【组织病理】 早期表现为毛囊及毛囊周围炎，有大量中性粒细胞、淋巴细胞及组织细胞浸润，进而脓肿形成，皮肤附属器被破坏，靠近毛囊残余的区域尚有异物巨细胞。在愈合区域内可见广泛的纤维化。

【诊断与鉴别诊断】

1. *诊断* 本病依据典型临床表现诊断不难。

2. *鉴别诊断*

(1)脓癣：头皮红肿的痈状斑块，质软，可有波动感及明显的疼痛，真菌镜检和培养阳性。

(2)瘢痕疙瘩：颈部慢性炎症形成的质硬的条索状线斑块状隆起，无脓性分泌物，无瘘孔。

【防治】

1. *局部治疗* 外用药选择同脓疱疮。脓肿形成时应手术切开排脓，脓肿间的窦道也要切开，用石炭酸烧灼窦道内壁。病情顽固者亦可用浅层X线照射治疗。

2. *全身治疗* 应首先选择耐β-内酰胺酶药物或头孢类抗生素。在应用有效抗生素的同时可加用糖皮质激素或非甾体类抗炎药内服治疗，如泼尼松、吲哚美辛等。

3. *中医治疗*

(1)内治法：宜清热解毒、疏风散结，方用五味消毒饮化裁，药用：金银花、野菊花、紫花地丁、蒲公英、天葵子、黄柏、黄芩、荆芥、防风、当归、丹参。或选用银花解毒汤、黄连解毒汤。

(2)外治法：初起时，外用湿疹散水冲洗，外搽三黄膏；若疮口久不收敛，外用九一散捻插入疮口；若头皮窜空，宛如皮囊者，做“十”字形切开排脓，后用拔脓净，垫棉压迫包扎。

第六节 丹 毒

丹毒(erysipelas)多为A族β型溶血性链球菌侵犯真皮内网状淋巴管所致的皮肤及皮下组织的急性炎症。中医总称为“丹”，根据发病不同部位有不同名称，如“抱头火丹”“腿游风”“流火”等。

【病因及发病机制】 致病菌多为A族β型溶血性链球菌，偶为C型或G型链球菌。主要由皮肤或黏膜细微损伤处侵入，亦可为血行感染。足癣和鼻炎常是引起小腿丹毒及面部丹毒的主要诱因，营养不良、酗酒、糖尿病及恶病质等也可诱发本病。

【临床表现】 本病多于春秋季发病，皮损好发于小腿及头面部，婴儿常发于腹部，其他部位亦可受累。患者常有足癣、感染病灶及皮肤外伤史。起病急剧，常先有全身不适、畏寒、发热、头痛、恶心、呕吐等前驱症状，继而局部出现水肿性红斑，境界清楚，表面紧张发亮，并迅速向四周蔓延。有时损害处可发生水疱或血疱，自觉灼热、疼痛，可有局部淋巴结肿大。皮损及全身症状多在4～5d达高峰，之后皮损消退，局部留有轻度色素沉着及脱屑。

部分患者由于诱因未消除，常在同一部位反复发作，导致皮肤淋巴管受损阻塞，受累组织肥厚，形成象皮样肿胀，多见于小腿。

【组织病理】 真皮高度水肿，毛细血管和淋巴管扩张，可见弥漫性中性粒细胞浸润，多围绕在血管与淋巴管周围。重者表皮内也可发生水肿，甚至形成大疱。

【诊断与鉴别诊断】

1. *诊断* 根据发病急，境界清楚的水肿性红斑及伴有全身中毒症状可确诊本病。

2. *鉴别诊断* 本病须与以下疾病鉴别。

(1)接触性皮炎：无发热、疼痛和触痛。

(2)类丹毒：常发生于手部，很少有显著的全身中毒症状。皮损处无发热触痛，色泽不如丹毒鲜亮。常有海鲜类食物接触史。

(3)蜂窝织炎：红肿中央最重，境界不清，浸润深，化脓现象明显。

【治疗】 积极去除诱因，治疗足癣、溃疡、鼻窦炎及颜面部感染病灶。注意休息，避免过度劳累。

1. *局部治疗* 50%硫酸镁溶液或0.1%依沙吖啶溶液冷湿敷；亦可选用紫外线照射或超短波物理治疗。

2. *全身治疗* 首选青霉素，对青霉素过敏者可选用大环内酯类药物，如罗红霉素、阿奇霉素、克拉霉素等。体温恢复正常后，仍须持续用药2周左右，以防止复发。

3. *中医治疗*

(1)内治法：治宜清热凉血，祛湿解毒，方用化瘀解毒汤化裁，亦可口服裸花紫珠片或穿王消炎片。

(2)外治法：龙葵30g，水1000ml煎水做冷湿敷，再外用如意金黄散或金黄膏。

第七节　葡萄球菌性烫伤样皮肤综合征

葡萄球菌性烫伤样皮肤综合征(staphylococcal scalded skin syndrome,SSSS)又名新生儿剥脱性皮炎(neonatal exfoliative dermatitis)或 Ritter 病(Ritter's disease),是一种主要由凝固酶阳性的金黄色葡萄球菌所致的皮肤弥漫性红斑和表皮剥脱性皮肤病。中医称为"胎溻皮疮""溻皮病"。

【病因及发病机制】　由凝固酶阳性的金黄色葡萄球菌引起,主要是噬菌体Ⅱ组 3A、3C、55 和 71 型,少数为噬菌体Ⅰ组和Ⅲ组。原发感染灶可在新生儿脐部、皮肤、鼻咽部、眼结膜和外伤处,最近还有由母亲子宫内膜炎和绒毛膜羊膜炎引起的先天病例报道。致病菌在原发感染灶释放一种表皮剥脱毒素 A 和(或)B,经血源性播散至表皮颗粒层,导致表皮与颗粒层剥脱。大疱型脓疱疮是此毒素在局部产生并作用于局部表皮的表现。北京儿童医院对2003—2004 年度的 63 例 SSSS 分离出的 30 株金黄色葡萄球菌进行表皮剥脱毒素 A 和 B 检测,发现 21 株可分泌表皮剥脱毒素 A 和 B,8 株分泌表皮剥脱毒素 B。

【临床表现】　本病多见于 5 岁以内的婴幼儿。在北京儿童医院有详细资料的病例中,发病年龄最小 9d,男性多于女性。

病初患儿可有皮肤化脓性感染、化脓性咽炎、鼻炎、结膜炎和外伤,新生儿常有脐部感染。几天后患儿突然出现发热,多数为 37～38℃,少数为 38～40℃或不发热。同时以口和眼为中心出现弥漫性红斑,在 1～3d 皮损逐渐波及颈、腋下、脐周、腹股沟、四窝(两侧肘窝和两侧腘窝)等皱褶部位和头皮及躯干,最后波及四肢远端和手足。弥漫性红斑出现后 1～2d,在红斑表面可出现皮肤皱褶和(或)松弛性大疱,此时尼氏征阳性,搬动或抚摸患儿即可使表皮剥脱,局部遗留鲜红色渗出糜烂面,状似烫伤,此为本病皮损的一个特征。皮损经过 2～3d 后,渗出减少,开始出现结痂和干燥脱屑。口、眼的运动使口周、眼周的皮损表现为放射状皲裂,这成为本病的另一个特征。可伴有眼结膜炎,但无口腔黏膜受累。由于病变损害的部位较浅,一般在病程的 5～7d,口周、眼周的结痂和鳞屑即脱落,8～10d 时头皮及躯干呈糠秕样脱屑,11～12d 时手足呈大片膜样脱屑。由于病变仅累及表皮,因此愈后无疤,少数患儿遗留暂时性色素减退斑。

急性期患儿自觉症状为皮肤疼痛,触痛明显,表现为拒抱。病情严重者可继发肺部感染、细菌性心内膜炎和(或)败血症等导致死亡。由于近年对本病认识水平的提高和及时的治疗,儿童的病死率由以前的 30%下降至目前的 4%～5%。见附页彩图 9-1A、B、C。

【实验室检查】

1. 外周血白细胞总数和中性粒细胞计数多数增高,但增高的程度似与病情的轻重无明显关系。

2. 常规做原发皮肤感染灶、新生儿脐部、鼻咽部、眼结膜、外伤处分泌物培养,多可得到阳性结果。表皮剥脱处培养为阴性。

3. 血培养在儿童多为阴性,成人可为阳性。若血培养阳性则提示预后不良。

【组织病理】　表皮颗粒层和棘层分离,真皮浅层血管周围仅有少许淋巴细胞浸润。

【诊断与鉴别诊断】

1. 诊断　根据皮损表现,全身弥漫性潮红,以皱褶部为重,表皮剥脱似烫伤;口周放射状皲裂这两个特征,再结合触痛明显的自觉症状,一般临床即可做出诊断。

2. 鉴别诊断

(1)中毒性表皮坏死松解型药疹(toxic pidermal ecrolysis,TEN):本病由药物过敏引起,是全层表皮坏死松解,病理上水疱在表皮下,剥脱面渗出较 SSSS 多,SSSS 水疱在表皮内;TEN 无口周放射状皲裂,而是广泛的口腔黏膜受累;皮肤触痛 TEN 较 SSSS 轻。必要时可通过组织病理鉴别。

(2)脱屑性红皮病:以出生后 3 个月左右发病率最高,患儿多为单纯母乳喂养,皮损多开始于头皮,逐渐波躯干、四肢,表现为全身皮肤弥漫性潮红浸润,表面覆有糠秕样或云片状脱屑,缺乏 SSSS 的两个特征性表现,而且病情进展较 SSSS 缓慢。

此外,有时还须与红皮病、银屑病型红皮病和红皮病型鱼鳞病鉴别。

【治疗】

1. 全身治疗

(1)全身应用抗生素:北京儿童医院的研究显示,从 SSSS 原发灶分离的金黄色葡萄球菌耐药情况与常见的脓疱疮分离的金黄色葡萄球菌无异,因此耐青霉素酶的抗生素均可应用。临床常用新青霉素

Ⅱ、头孢一代和二代，疗程7～10d。金葡菌对红霉素的耐药情况在不同地区存在差异，因此在耐药情况明显的地区应避免使用。

(2)支持疗法：注意维持水和电解质平衡，尤其是口周皮损影响患儿进食的阶段。严重者可少量多次输新鲜血浆，或静脉滴注免疫球蛋白1g/kg，2d，或400mg/(kg·d)，1次/日，共3～5d。

2. 局部治疗

(1)急性期：由于皮损似烫伤，因此，护理亦如护理烫伤患儿，如放置于消毒房间或住层流床，如无此设备可应用烫伤支架；保持室内合适的温度、湿度；护理和陪住人员严格执行消毒隔离制度。由于疼痛剧烈及表皮剥脱，应尽量减少搬动患儿的次数；皮损面积较小时，可用生理盐水或1∶8000高锰酸钾溶液外洗或湿敷后外涂莫匹罗星软膏、夫西地酸乳膏或复方多黏菌素B软膏等抗生素软膏。

(2)恢复期：由于自觉皮肤干痒，因此可应用润肤霜剂。

3. 糖皮质激素　国外认为系统应用糖皮质激素会加重病情并增加病死率，应禁忌。国内意见尚不统一，有待进一步进行对照观察。

4. 中医治疗

(1)内治法

①胎热证：患儿出生1周内，周身无皮，红肉外露，或者接近体无完肤，哭闹不安，双目畏光羞明，腹胀如鼓。治宜清热解毒，护阴固肤。方用清胃散加减：生地黄、炒牡丹皮、赤芍、甘草、紫草、黄连、升麻、山药、炒扁豆、冬瓜皮、黄芪、莲子心、灯心草。

②毒热证：患儿表皮呈片状脱落，遍身浸渍红嫩无皮，状如烫伤，甚则出现发热、厌食、呕吐等全身症状。治宜泻火解毒，清热凉血。方用内疏黄连汤加减：炒黄连、焦山栀、莲子心、炒黄芩、炒黄柏、生地黄、炒丹皮、紫草、赤芍、绿豆衣、生甘草。

③胎毒证：多见于父母患疮受孕所生胎儿，出生后无皮，红肉赤裸，口唇、眼角糜烂，严重时体无完肤、赤烂，甚至呈紫黑色。治宜扶正化毒，佐以生皮。方用全蝎生发散加减。全蝎、甘草、生黄芪、麦冬、金银花、绿豆衣、白薇、白蔹、土茯苓、灯心草。

(2)外治法：外用稻米粉扑之，口唇、眼角糜烂者，选用甘草浓煎取汁，以棉球蘸药汁涂口唇或湿敷眼角，2～3次/日。

第八节　脓疱疮

脓疱疮(impetigo)又名脓疱病、接触传染性脓疱疮，俗称“黄水疮”，是一种常见的化脓性皮肤病。中医称“滴脓疮”“烂皮野疮”“天疱”。具有接触传染的特性，可在儿童集体单位中流行。各年龄组均可发病，主要见于儿童。见附页彩图9-2。

【病因及发病机制】　本病的病原菌主要为金黄色葡萄球菌、A组β溶血性链球菌或两者混合感染，极少数由其他细菌如表皮葡萄球菌、枯草杆菌等引起。国内有由大肠埃希菌引起新生儿脓疱疮的报道。不同年代及地区，菌种分布也有差异。新生儿由于皮肤薄嫩，分泌功能未充分发育，免疫力低下，尤其是IgG水平低，感染后易泛发全身，并造成本病在新生儿室流行。

【临床表现】　根据临床表现将本病分为两型，即大疱型和非大疱型脓疱疮。

1. 大疱型脓疱疮　大疱型脓疱疮又名葡萄球菌脓疱疮，最常见于新生儿，各年龄亦有散发。其致病菌绝大多数为SA。噬菌体Ⅱ组约占80%，其中噬菌体Ⅱ组71型约占60%。

皮损好发于躯干和四肢，初起为散在水疱，在1～2d迅速增大到直径2cm以上的浅表性大疱，疱液开始为淡黄色，清亮；约经1d后，疱液变浑浊。由于重力作用，脓汁沉积，形成特征性半月积脓现象。由于疱壁薄而松弛，脓疱常很快破溃，通常见到的皮损多为疱破后遗留的表浅糜烂面，卵圆形的糜烂面周边残留环状痂屑再现了大疱破溃后的周边部分，糜烂面干燥后形成淡黄色脓痂。大疱、表皮脱落通常是由于噬菌体Ⅱ组SA产生的表皮剥脱毒素引起的。

此型患者多数无全身症状，少数可出现乏力、发热、腹泻等全身症状。

2. 非大疱型脓疱疮　此型包括原发的传染性脓疱疮和继发的寻常型脓疱疮，是脓疱疮最常见的一型，约占70%，是儿童最常见的皮肤感染。

此型的典型临床表现为开始局部出现一个2～4mm的红斑，红斑迅速发展形成一个小水疱或脓疱，疱壁很薄，极易破溃，其渗液干燥后形成典型的蜜黄色痂，覆盖在浅表糜烂的表面。一个皮损可直接蔓延至邻近的皮肤形成多个相似的皮损或融合成一片。暴露于外界环境的皮肤表面有损伤处最易受累，尤其常见于口周、外鼻孔、耳廓和四肢。自觉瘙痒，皮损线状分布常提示与病人搔抓有关。病人通常只有皮肤损害，重症患者可并发淋巴结炎、蜂窝织炎和发热等。

此外还有两个特殊类型，一是新生儿脓疱疮(impetigo neonatorum)，此型实际是大疱型脓疱疮在新生儿的表现。二是深脓疱疮(ecthyma)，此型表现类似接触传染性脓疱病，多由 A 组 β 溶血性链球菌引起，有时与金黄色葡萄球菌混合感染。本病多见体质弱、营养不良及卫生条件差的小儿，主要发生于小儿臀部及下肢。初起时为一红色丘疹、丘疱疹或水疱，不久即侵入深部组织，边缘整齐陡隘，表面形成深褐色痂，去痂后可见深溃疡，重者痂皮呈蛎壳状。2～4 周后治愈，愈后可结疤及留下暂时性色素沉着。

【组织病理】　主要为角质层下与颗粒层之间脓疱，其内可见大量中性粒细胞及纤维蛋白浸润，细胞外或中性粒细胞内尚可见球菌分布。疱底棘层可有海绵形成和中性粒细胞的渗入。真皮上部可见血管扩张、充血，周围有中性粒细胞及淋巴样细胞浸润。

【诊断与鉴别诊断】

1. 诊断　本病依据临床特点、发病季节、好发部位、病情进展较快、有传染性等容易诊断。

2. 鉴别诊断

(1)水痘：发生于面部时表现为绕有红晕的水疱，破溃后结痂，可侵犯黏膜，其他部位有类似损害。

(2)脓疱性湿疹：皮损呈弥漫性潮红，境界不清楚，皮疹呈多形性，无好发部位，任何季节均可发病。

【治疗】　注意皮肤卫生，及时治疗瘙痒性皮肤病及皮肤损伤。发现患者应及时隔离，尤其在托幼机构。患者接触过的物品要煮沸消毒。

1. 局部治疗　对于无并发症的轻至中度局限性皮损，局部外用药物即可达到治疗目的。临床常用莫匹罗星软膏、夫西地酸乳膏或复方多黏菌素 B 软膏等抗生素软膏。需要注意的是，在局部外用药前应先清洁局部皮损，去痂挑疱。

2. 全身治疗　对于皮损广泛及有合并症的患者，必须系统应用抗生素。建议使用半合成青霉素或第一代、第二代头孢菌素。如果用药 7d 后临床表现无改善，应再次取痂下分泌物送培养并做药敏试验，并根据药敏试验结果相应调整抗生素种类。

3. 中医治疗

(1)内治法

①湿热毒盛证：相当于大疱型脓疱疮。舌红苔腻，脉浮数。治宜清热泻火，祛湿解毒，药用：金银花、山楂、薏苡仁、黄芪、绿豆衣、连翘、赤芍、滑石、白茯苓、天花粉、黄连、杏仁、生甘草。

②风热毒盛证：相当于脓痂型脓疱疮。伴有发热乏力、淋巴结肿大，关节肿痛，舌红苔薄，脉浮数。治宜清热疏风，祛湿解毒，药用：生地黄、生石膏、苍术、当归、牛蒡子、荆芥、防风、川木通、苦参、蝉蜕、滑石、生甘草。

(2)外治法：初起脓疱时，外用三黄洗剂或颠倒散洗剂每日 2～3 次。糜烂时，外用青黛油膏外敷，每日 1 次；或外用六一散加枯矾 6g，麻油调敷。脓痂时外用新三妙散，用香油调成糊外敷，或用三黄膏。

外洗验方：马齿苋 20g、蒲公英 15g、苦参 20g 煎汤外洗，每日 2 次(每次 20min)，适用于脓疱破裂者。

第九节　猩红热

猩红热(scarlet fever)是 A 组 β 溶血性链球菌引起的急性呼吸道传染病，以 4～15 岁儿童多见。

中医将猩红热称为“疫痧”“烂喉痧”“丹痧”等。近几十年来，发病率逐渐降低，但难以灭绝，个别地区仍有散发。抗生素的应用使临床症状明显减轻，并发症减少，病死率显著下降。

【病因及发病机制】　链球菌能产生 A、B、C 三种抗原性不同的红疹毒素，其抗体无交叉保护力，均能引起发热和猩红热样皮疹，还可抑制吞噬系统功能和 T 细胞的功能，触发内毒素出血性坏死反应。此外，细菌还可产生链激酶纤维蛋白酶，可溶解血块并阻止血浆凝固，透明质酸酶(扩散因子)能溶解组织间的透明质酸，以上两种反应有利于细菌在组织内扩散。

【临床表现】　潜伏期通常 2～7d，临床表现各种各样，轻重差别较大。可分以下几种类型。

1. 普通型　在流行期间大多数病人属于此型，临床表现如下。

(1)发热：体温可达 39℃ 左右，可伴有头痛、不适等全身中毒症状。

(2)咽峡炎：表现咽痛，吞咽痛，局部充血并可有脓性渗出液，腭部可见充血或出血性黏膜疹，可早于皮疹出现。颌下及颈部淋巴结肿大。

(3)皮疹：发热后24h内开始出疹。始于耳后、颈和上胸部，24h迅速蔓延全身。48h达高峰，此时体温也最高。典型皮疹是在弥漫性充血的皮肤上出现均匀分布的粟粒大小的丘疹，压之褪色，疹间皮肤红色，伴有痒感，因与毛囊一致，故呈鸡皮样，称之为"鸡皮样疹"，触之有砂纸感。偶有带脓头的粟粒疹，皮肤指压迹（用手按压皮肤，压时白色，去压后红疹又出现）阳性。手足心及面部充血但无皮疹，面部口鼻周围皮肤发白，形成"口周苍白圈"。腋窝、肘窝、腹股沟、腘窝等皮肤皱褶处皮疹密集，夹有针尖大小出血点，形成明显的红色线条，称为帕氏(Pastia)线。发疹同时可见舌乳头肿胀，称为"杨梅舌"。皮疹达高峰后，继之依出疹顺序开始消退，一般2～3d退尽，重者可持续1周左右。疹退后开始皮肤脱屑，皮疹越多脱屑越明显，以粟粒疹为重，可呈片状脱皮，面部及躯干部常为糠屑状，掌跖、指（趾）处由于角质层较厚，可呈片状完整脱皮及套状脱皮。

2. 轻型　体温不太高，热程短，有急性咽峡炎及扁桃体炎症状。皮疹轻，仅见上胸及锁骨部，须仔细观察，否则常被遗漏。由于近年来抗生素早期及广泛应用，轻型病例增多。

3. 脓毒型　抗生素使用以来脓毒型猩红热已少见。脓毒型猩红热多见于卫生及营养差的儿童。此型患者咽峡炎显著，渗出物多，有大片脓性假膜，局部黏膜可坏死而形成溃疡。病原菌侵犯邻近组织，可引起扁桃体周围脓肿、咽后壁脓肿、中耳炎、乳突炎、鼻窦炎、颈淋巴结炎。血行播散可引起败血症，并可引起迁徙性脓肿，如化脓性关节炎、骨髓炎、心包炎、心内膜炎、肝脓肿、肺脓肿和化脓性胸膜炎及感染中毒性休克等。

4. 中毒型　临床表现主要为毒血症，可有高热、头痛、剧烈呕吐甚至神志不清以及中毒性心肌炎及感染性休克。咽峡炎不重但皮疹很明显，可为出血性。若发生休克，则皮疹隐伏。有报道该型患者可有中毒性胃肠炎、肝炎、急性肾功不全等。本型猩红热临床少见，但病死率高。

5. 外科型（包括产科型）　病原菌从伤口或产道侵入体内而致病，无咽峡炎及草莓舌。皮疹首先发生在伤口周围，然后向全身蔓延。一般症状轻，预后良好。可从伤口分泌物培养出病原菌。

【并发症】

1. 化脓性并发症　多见于脓毒型猩红热（见上述）。婴幼儿常在病程中并发中耳炎，有摇头、拒乳、抓耳等动作，易继发乳突炎。

2. 中毒性并发症　见于中毒性猩红热（见上述）。一般持续时间短，预后良好。

3. 变态反应性并发症　见于病程2～3周，偶可并发肾小球肾炎、风湿性关节炎、风湿性心肌炎等。

【实验室检查】

1. 血常规　白细胞总数升高$(10\sim20)\times10^9/L$，中性粒细胞＞80%，严重者可出现中毒颗粒。

2. C反应蛋白(CRP)测定　常在发病第3天升高，持续1个月，可作为是否细菌感染或有无风湿热活动的判定指标。

3. 病原学诊断　可用咽拭子或其他病灶的分泌物培养溶血性链球菌。

4. 抗链球菌抗体检查　常用抗链球菌溶血素抗体(ASO)，一般在发病后7d开始升高，14d后阳性率约为60%，4～6周达高峰，可持续12个月或几年。发病早期大量使用抗生素或免疫抑制药，可使ASO持久阴性。如果ASO升高，合并C反应蛋白升高，红细胞沉降率快，结合临床，可考虑风湿活动。

【诊断与鉴别诊断】

1. 诊断　有与猩红热或咽峡炎病人接触的流行病学史、未患过猩红热有助于诊断。临床有发热、咽峡炎及典型皮疹，疹退后有脱屑等猩红热的特征表现。外周血白细胞及中性粒细胞升高。咽拭子或分泌物培养出A组链球菌。

2. 鉴别诊断

(1)其他咽峡炎：在出皮疹前咽峡炎与一般咽峡炎较难区别，如疱疹性咽峡炎及其他细菌感染，须做病原学检测进行鉴别。

(2)金黄色葡萄球菌感染：有些金黄色葡萄球菌可产生红疹毒素，引起猩红热样皮疹。如皮肤有感染灶，应与外科型猩红热区别。金黄色葡萄球菌皮疹消退快，无脱皮现象，病原学检测为金黄色葡萄球菌。

(3)其他出疹性传染病：如麻疹、风疹、幼儿急疹、传染性单核细胞增多症，一般少有猩红热样皮疹，且各自有相应的临床特征，详见各章。

(4)川崎病：多见4岁以下儿童，持续发热1～2周，可出现草莓舌、猩红热样皮疹，手足指（趾）末端硬性肿胀及膜状脱皮，血小板增多。

(5)药疹：可呈猩红热样皮疹，伴有荨麻疹样皮疹及多形性皮疹，出疹前有服药史或接触史，无咽峡炎及草莓舌。

【治疗】 治疗不仅要消除患者临床症状，还要注意根除体内细菌以预防继发迁徙性化脓性病灶和引起变态反应并发症。

1. *一般治疗*　进行呼吸道隔离，急性期应卧床休息，给予易消化食物，补充水分及营养，防止继发感染。

2. *抗菌治疗*　A 组链球菌目前仍对青霉素敏感，故作为首选药。普通病人青霉素剂量为 5 万～10 万 U/(kg・d)，对病情严重者 20 万～40 万 U/(kg・d)，分 2 次静脉滴注。用药后，80％的患儿 24h 左右退热，3d 左右症状缓解，皮疹渐退。疗程 14d 左右彻底清除病灶。对青霉素过敏者可选用大环内酯类等其他抗生素治疗。对病情严重者可输新鲜血浆或静脉滴注丙种球蛋白支持。若发生感染中毒性休克，应及时补充血容量、纠正酸中毒和应用血管活性药物。

【预防】 患者住院或家庭隔离，待咽拭子培养 3 次阴性且无化脓性并发症出现时，方可解除隔离。咽拭子持续阳性者应延长隔离期。

托幼机构发生猩红热病人时，应严格密切观察接触者(包括工作人员)，患儿要隔离治疗 1 周，对接触者做咽拭子培养，可疑患儿应早期治疗。对带菌者亦可口服青霉素类药物治疗 1 周。流行期间，儿童少到公共场所，房屋常通风换气。

(刘　盈　王学良　于　波　万　力　马　琳)

参考文献

北京中医医院.2006.赵炳南临床经验集[M].北京：人民卫生出版社.

李林.1998.实用中医皮肤病学[M].北京：中国古籍出版社.

李元文，张丰川.2006.名医经验丛书皮肤病[M].2 版，北京：人民卫生出版社.

刘盈，张霞，马琳.2008.北京地区儿童皮肤感染金黄色葡萄球菌的耐药研究[J].中华皮肤科杂志，41(4)：214-216.

马琳，刘盈．2013. 皮肤金黄色葡萄球菌感染的抗菌药物选择[J]. 中国皮肤性病学杂志，27(3)：225-227.

马琳，张霞，刘盈.2006.A 族链球菌与感染性皮肤病[J].临床儿科杂志，24(6)：449.

徐宜厚，王保方，张赛英.2007.皮肤病中医诊疗学[M].2 版，北京：人民卫生出版社.

张霞，马琳，刘盈．2010. 葡萄球菌烫伤样皮肤综合征 208 例临床分析[J]. 中国皮肤性病学杂志，24(6)：525-527.

赵辨.2009.中国临床皮肤病学[M].南京：江苏科学技术出版社.

中国医师协会皮肤科分会.2009.皮肤及软组织感染诊断和治疗共识[J].临床皮肤科杂志，38(12)：810-812.

中华医学会甲氧西林耐药金黄色葡萄球菌感染治疗策略专家组.2011.甲氧西林耐药金黄色葡萄球菌感染的治疗策略-专家共识[J].中国感染与化疗杂志，11（6）：401-416.

Liu Y, Xu Z, Yang Z, et al.2016.Characterization of community-associated staphylococcus aureus from skin and soft-tissue infections: a multicenter study in China. Emerg Microbes Infect[J].5(12)：e127.

Liu Y, Kong F, Zhang X, Brown M, Ma L, Yang Y. 2009.Antimicrobial susceptibility of Staphy lococcus aureus isolated from children with impetigo in China from 2003 to 2007 shows community-associated methicillin-resistant Staphylococcus aureus to be uncommon and heterogeneous. Br J Dermatol [J].161(6)：1347-1350.

Mishra AK, Yadav P, Mishra A. 2016. A Systemic Review on Staphylococcal Scalded Skin Syndrome (SSSS): A Rare and Critical Disease of Neonates. Open Microbiol[J]. 10：150-159.

Lamanna O, Bongiorno D, Bertoncello L, Campanile F, et al. 2017.Rapid containment of nosocomial transmission of a rare community-acquired methicillin-resistant Staphylococcus aureus (CA-MRSA) clone, responsible for the Staphylococcal Scalded Skin Syndrome (SSSS). Ital J Pediatr[J].43(1)：5.

第 10 章　杆菌性皮肤病

第一节　皮肤结核

皮肤结核(tuberculosis cutis)病是由结核分枝杆菌引起的慢性传染病。皮肤结核是由结核分枝杆菌直接侵犯皮肤或者由其他脏器结核灶内的结核分枝杆菌经血行或淋巴系统播散到皮肤组织所致的皮肤损害。由于发病年龄和健康状况、机体的免疫力、感染的方式和途径、感染菌的毒力和数量、有无伴发其他结核病等有所不同,在临床呈现的皮损形态也有所不同。

【病因及发病机制】

1. 结核分枝杆菌(mycobacterium tuberculosis)俗称结核杆菌,属于分枝杆菌属(mycobacterium)。该菌属是一类细长略弯曲的微生物,有时有分枝或出现丝状体。生长缓慢,在改良罗氏培养基上培养 4～6 周才能繁殖成明显的菌落。涂片染色具有抗酸性,也称抗酸杆菌。结核杆菌主要有人型、牛型、禽型、鼠型和冷血动物型及非洲型。已知人型、牛型和非洲型对人有致病性。禽型可能也对人致病。

2. 致病性　结核分枝杆菌不产生内、外毒素。其致病性可能与细菌在组织细胞内大量繁殖引起的炎症、菌体成分和代谢物质的毒性以及机体对菌体成分产生的免疫损伤有关。

3. 致病物质　与荚膜、脂质和蛋白质有关。

(1)荚膜:荚膜的主要成分为多糖、部分脂质和蛋白质。其对结核分枝杆菌的作用有:①荚膜能与吞噬细胞表面的补体受体 3(CR3)结合,有助于结核分枝杆菌在宿主细胞上的黏附与入侵;②荚膜中有多种酶可降解宿主组织中的大分子物质,供入侵的结核分枝杆菌繁殖所需的营养;③荚膜能防止宿主的有害物质进入结核分枝杆菌,甚至如小分子 NaOH 也不易进入。故结核标本用 4% NaOH 消化时,一般细菌很快杀死,但结核分枝杆菌可耐受数十分钟。结核分枝杆菌入侵后荚膜还可抑制吞噬体与溶酶体的融合。

(2)脂质:据研究,细菌毒力可能与其所含复杂的脂质成分有关,特别是糖脂更为重要。①索状因子。是分枝菌酸和海藻糖结合的一种糖脂,能使细菌在液体培养基中呈蜿蜒索状排列。此因子与结核分枝杆菌毒力密切相关。它能破坏细胞线粒体膜,影响细胞呼吸,抑制白细胞游走和引起慢性肉芽肿。若将其从细菌中提出,则细菌丧失毒力。②磷脂:能促使单核细胞增生,并使炎症灶中的巨噬细胞转变为类上皮细胞,从而形成结核结节。③硫酸脑苷脂(sulfatide)。可抑制吞噬细胞中吞噬体与溶酶体的结合,使结核分枝杆菌能在吞噬细胞中长期存活。④蜡质 D,是一种肽糖脂和分枝菌酸的复合物,可从有毒株或卡介苗中用甲醇提出,具有佐剂作用,可激发机体产生迟发型超敏反应。

(3)蛋白质:有抗原性,和蜡质 D 结合后能使机体发生超敏反应,引起组织坏死和全身中毒症状,并在形成结核结节中发挥一定作用。

4. 感染途径

(1)内源性感染:为大多数皮肤结核的感染途径,包括:①经血液循环播散到皮肤,如丘疹坏死性皮肤结核和硬红斑;②经淋巴液播散到皮肤,如瘰疬性皮肤结核;③由邻近的局部病灶直接播散到皮肤,如寻常狼疮;④由自然腔道将结核杆菌自我接种到腔口附近皮肤或黏膜,如肺结核病人感染口腔黏膜,肠结核病人感染肛周皮肤黏膜。

(2)外源性感染:因皮肤本身有轻微损伤、擦破或裂隙,结核杆菌或其污染物直接由患处侵入皮肤产生原发性感染;也有患者早已受结核杆菌感染,这种外来感染系再感染,如疣状皮肤结核。

皮肤结核病灶处分离的结核杆菌大多毒力减弱,同一病人不同病灶处所培养出的结核杆菌的毒性强弱不一。大多数不同类型皮肤结核的皮损中细菌数量很少,在原发性综合性皮肤结核和全身粟粒性皮肤结核中可见大量细菌。病灶中的菌群常呈不同生长速度。A 群菌:代谢旺盛,不断繁殖、致病力强，传染性大，易为抗结核药物所杀灭；B群菌：在吞噬细胞内的酸性环境中受抑制；C群菌：偶然繁殖，只对少数药物敏感，可为日后复发的根源；D群菌：休眠菌，一般耐药，但会逐渐被吞噬细胞所消灭。

【实验室检查】

1. *结核杆菌检查*

(1)直接涂片和组织切片：原发性综合性皮肤结核、全身性粟粒性皮肤结核、溃疡性皮肤结核。

(2)细菌培养：瘰疬性皮肤结核、疣状皮肤结核和寻常狼疮。

(3)聚合酶链反应：可快速检测结核杆菌DNA，具有高度敏感性和特异性。

2. *皮肤结核菌素试验*(tuberculin skin test) 是判断过去和现在有无结核杆菌感染的传统检测方法。结核菌素是结核杆菌培养基提取物中的混合蛋白质。旧结核菌素(old tuberculin，OT)是Koch在19世纪将培养于甘油肉汤中的结核杆菌浓缩、加热杀死并过滤而首次获得。现在应用的是去除非特异性物质的仅含免疫活性的结核蛋白，即结核菌纯蛋白衍生物(purified protein derivative，PPD)。

最常采用的皮肤结核菌素试验方法为皮内注射法，又称Mantoux试验。在前臂屈侧皮内注射0.1ml(5U)PPD，48～72h后测量皮肤硬结直径。皮肤硬结直径≥5mm，则为阳性，如果直径≥20mm，或局部出现水疱或坏死者为强阳性反应，呈强阳性反应常表示活动性结核病。但是非结核分枝杆菌或接种BCG均可以引起假阳性结果。阴性反应表明未感染过结核分枝杆菌，但应考虑以下情况：①感染初期，因结核分枝杆菌感染后4周以上才能出现超敏反应；②老年人；③严重结核病患者或患有其他传染病，如麻疹、水痘导致的细胞免疫力降低；④获得性细胞免疫力降低，如艾滋病或肿瘤等用过免疫抑制药者。

3. *γ-干扰素释放试验*(Interferon-gamma release assays) 该方法源于Mahairas等在1996年发现的一段存在结核分枝杆菌中名为“RD1”的基因序列，而在卡介苗菌株和大部分环境中的分枝杆菌基因中则缺乏RD1序列。RD1编码产生ESAT-6和CFP-10(culturefiltrateprotein)两种蛋白，ESAT-6和CFP-10作为特异性抗原刺激机体T淋巴细胞产生特异性的细胞因子IFN-γ。报告结果分为阳性、阴性和不确定。研究表明，此方法能准确地检测潜伏期结核病的感染，灵敏度为90%，特异性高达95%。这种方法还可以分辨是真正的感染者还是卡介苗接种者，并可区分结核分枝杆菌与非结核分枝杆菌感染。局限性为费用远高于TST。

4. *核酸扩增试验*(nucleic acid amplification tests) 目前在美国有两种被广泛应用的核酸扩增技术MTD(Genprobe)和AmPlicor(Roche)。MTD主要用于痰菌阴性但临床高度怀疑肺结核病的病例。AmPlicor装置则应用PCR技术去倍增一些独特的靶核酸，而这些靶核酸可以用来确定临床标本中的结核杆菌。对痰涂片阳性的病例，它们几乎均可做出正确的诊断，而对于痰涂片阴性但是培养阳性的病例亦有50%的确诊率。

【组织病理】 早期为非特异性炎症改变，主要为中性粒细胞和淋巴细胞浸润，并可找到结核杆菌。典型的组织病变在损害较成熟时才能见到。表皮肥厚或萎缩均为继发性改变。各型皮肤结核的病理变化稍有不同。非血源型皮肤结核一般为结核性肉芽肿改变，由上皮样细胞和多核巨细胞组成，中心可有干酪样坏死，外周绕以淋巴细胞浸润，组织中可查到结核杆菌，但疣状皮肤结核表皮的继发性变化明显，有角化过度和乳头瘤样改变。血源型皮肤结核，特别是硬红斑和丘疹坏死性皮肤结核还有明显的血管变化，如闭塞性动、静脉内膜炎和血栓形成，血管壁可有炎性细胞浸润，组织中不易查到结核杆菌。应注意典型的结核性肉芽肿或结核样反应还可见于其他慢性皮肤病，如梅毒、麻风等。

【诊断】 根据临床表现、实验室及其他检查(胸部X线检查、痰培养等)并结合有无伴发内脏结核及对抗结核治疗的反应等可进行诊断。皮肤结核伴有其他脏器结核者约占1/3，其中肺结核最为多见，大多为非活动性。但在肺结核病人中却很少有皮肤结核，这可能与机体免疫有关。

【治疗】

1. *一般治疗* 适当休息、加强营养、锻炼身体、提高机体抵抗力、治疗伴发疾病等。

2. *抗结核药物化学治疗(简称化疗)* 结核病治疗原则为早期诊断、早期治疗，联合用药、治疗恰当、全程督导。现抗结核病多主张短程督导治疗(简称DOTS)。结核杆菌繁殖周期为14～22h，为保证血药高峰浓度主张每日给药1次。由于结核杆菌耐药菌株所占比例较高，多主张对新发现的结核病病人采用三联疗法，症状较轻且对药物敏感者可采用二联疗法，而原发耐药高的地区患者则采用四联疗法。

(1)化疗方法

①标准化疗:结核病的标准化疗方案是应用异烟肼和利福平6个月,最初2个月合并应用吡嗪酰胺。当有细菌耐药可能时,应加用第4种药物乙胺丁醇或链霉素,直至获得良好疗效。6个月的疗程对任何部位的结核来说都已足够。但是患结核性脑膜炎者,利福平和异烟肼的治疗应持续到1年,另外,HIV感染的病人对治疗反应慢时,有必要延长疗程至少至9个月。

各种类型的皮肤结核应选择同样的联合药物治疗,至少联用两种药物,至少持续6个月。从未接受过抗结核药物治疗者、无耐药性结核病接触史者及来自于低耐药性地区者,一些学者建议仅应用异烟肼和利福平两种药6个月的方案,效果相同。

②间歇用药(两阶段用药):在开始化疗的1～3个月,每日用药(强化阶段),其后每周2次用药(巩固阶段)与每日用药效果一样好,且因减少服药次数而使不良反应和药费都降低,也方便病人,有利于监督用药,保证全程化疗。使用间歇疗法时也要联合用药。

③督导用药:利福平、异烟肼、吡嗪酰胺、链霉素、乙胺丁醇等每日1次投药可形成血中药物高峰浓度,较每日3次疗效为佳,且方便病人,每天督导病人坚持用药和观察治疗效果。

(2)化疗常用药物

①异烟肼(Isoniazid):能抑制结核杆菌DNA的合成,并阻碍结核杆菌细胞壁的合成,口服吸收快,能渗入组织,通过血脑屏障,杀灭细胞内外的代谢活跃、连续繁殖或近乎静止的结核杆菌。剂量:成人5mg/(kg·d)或300mg/d,1次口服,每日最大量600mg;婴儿及儿童剂量为10～20mg/(kg·d),每日最大量300mg。维生素B_6 15～50mg/d,应该用于所有接受异烟肼治疗的病人。

最常见的不良反应是可逆性肝细胞毒性(异烟肼炎),停药后恢复。尽管在酗酒和年龄＞35岁的病人中发生率高一些,但总的发生率＜5%。其他不良反应包括外周神经炎、贫血、发热、关节痛及以麻疹样中毒性红斑为特征的过敏反应,但均较少见。

②利福平(Rifampicin):能抑制菌体的RNA聚合酶,阻碍mRNA的合成。对细胞内、外代谢旺盛和偶尔繁殖的结核杆菌(B和C菌)均有作用,常与异烟肼联合应用。剂量:成人10mg/(kg·d),或600mg/d,1次口服;新生儿5mg/(kg·d);儿童10～15mg/(kg·d),最大量450mg/d。不良反应较少,具有肝毒性,可导致黄疸。另外,有胃肠道不适、发热、流感综合征,偶有肾衰竭及血小板减少性紫癜等。肝功能不全及婴儿慎用。

③吡嗪酰胺(Pyrazinamide):能杀灭吞噬细胞内、酸性环境中的结核杆菌。剂量:成人15～25mg/(kg·d),最大量3g/d;儿童20～30mg/(kg·d),分3～4次服用,最大剂量不超过0.75g/d。肾有疾病者剂量宜做相应调整。不良反应:常产生高尿酸血症,1%～10%的病人出现痤疮、关节痛、肌痛、恶心、呕吐和厌食,小于1%的病人发生严重肝炎。偶有血小板减少、间质性肾炎、卟啉症、光过敏等。

④乙胺丁醇(Ethambutol):对结核杆菌有抑菌作用,与其他抗结核药物联用时,可延缓细菌对其他药物耐药性的发生。剂量:成人15mg/(kg·d)。13岁以下儿童15～20mg/(kg·d)顿服或分两次服,最大剂量不超过0.75g/d,适用于年长儿。此药不能用于不能配合进行周期性眼科检查的儿童。不良反应:可出现视神经炎、视力减退,尤其在大剂量时多见。因此有必要定期做眼科检查。

⑤链霉素(Streptomycin):有抑制结核杆菌繁殖及毒素产生的作用,高浓度时(＞0.4μg/ml)有杀菌作用,但不能渗入到细胞内,故对细胞内的菌体作用很小。剂量:成人15mg/(kg·d),最大量1g/d,也可为20mg/(kg·d),每周2次;儿童15～25mg/(kg·d),分2次使用,最大剂量不超过0.75g/d,每周用药5～7d。不良反应:损害第Ⅷ对脑神经,表现为前庭功能障碍,如耳鸣、眩晕、共济失调等。不良反应明显时,必须及时停药。肾功能受损时不宜使用。单独用药易产生耐药性。

⑥对氨基水杨酸(Para-aminosalicylic acid):为抑菌药,与链霉素、异烟肼或其他抗结核药物联用,可以延迟结核杆菌对其所联用的药物耐药性的产生。抗菌作用可能是在结核杆菌叶酸合成过程中与对氨基苯甲酸(PABA)竞争,从而影响结核杆菌的代谢。剂量:成人8～12g/d,分1～3次服用;儿童剂量0.2～0.3g/(kg·d),分3～4次服用。不良反应:胃纳减退、腹泻等消化道症状明显,饭后服用可减轻胃肠道反应,严重者应停药。

⑦利福喷汀(RFT):长效杀菌药,每周服用1次,剂量为10～15mg/(kg·d),重症者可每周服药2次。

⑧利福定(RFD):杀菌药,剂量为3～4mg/(kg·d),清晨1次服用,最大剂量150mg/d。

⑨利福布汀(RFB)杀菌药,剂量为5～7mg/(kg·d),清晨1次顿服。

3. *中医治疗*　对皮肤结核病，使用抗结核药物效果比较可靠，但仍可配合中药以促进病情恢复。

(1)单味抗结核药：水车前、猫爪草、苦参碱、优福宁胶囊（狼毒提取的有效成分）、小檗碱、大蒜素。

(2)抗结核复方：芪贝胶囊（黄芪、冬虫夏草、蛤蚧、川贝母等）、回生膏、杨氏欣痨胶囊。

(3)辨证论治：①补气益血、活血化瘀法如十全大补汤加减、健脾活血方；②清热化痰、软坚散结法如消瘰丸、海藻玉壶汤；③温阳消疽、散寒通滞法如阳和汤加减等；④清热解毒法如复方金荞片：蟾酥、百部、一见喜、鱼腥草、野荞麦根。每日2次，每次2～6片，儿童酌减。

4. *外科治疗*　皮肤结核早期皮肤损害较小时，彻底的手术切除是对化疗必要而有效的辅助治疗。但应在损害外0.5mm处的正常皮肤处切开，深度宜切至筋膜。

【预防】

1. *加强初级保健*　依靠社区保健网，发挥基层各级医生的作用，做好儿童保健工作。注意环境卫生，合理营养，培养儿童良好的卫生习惯，预防麻疹、百日咳等传染病。

2. *早发现、早治疗*　发现结核病例应及早治疗，特别是要治愈痰结核杆菌阳性病人；发现活动性结核及结核感染的患者，须进行化学治疗与化学预防。

3. *进行宣传教育，重视隔离*　使群众正确认识结核病，家庭成员定期进行体检。一旦发现结核病，应与婴幼儿进行隔离，并积极对结核病病人进行治疗。

4. *卡介苗(BCG)接种*　卡介苗接种实际上是一次减毒活菌人工感染。如接种成功，机体会产生一定的免疫力和过敏性。虽然控制结核病最有效的武器不是卡介苗接种，而是保护婴幼儿避免感染结核病，但卡介苗接种仍是结核病控制常用措施之一。世界卫生组织(WHO)建议对所有新生儿常规做卡介苗免疫接种。

(1)卡介苗接种方法及其相关技术：近年来世界卫生组织和国内一些专家推荐皮内注射法，认为应用针管针头的皮内注射法仍是注入规定剂量最准确的方法。目前全国都采用了皮内注射法。皮内注射须一人一针一管，用0.1ml BCG（内含菌量0.05～0.075mg）在左臂三角肌下端外缘皮内注射（切忌注入皮下）。乙肝疫苗可以与BCG分手臂同日注射，不影响两种疫苗接种效果。接种后12周做结核菌素试验，检测接种效果是否良好。1997年卫生部已通知取消7岁和12岁的卡介苗复种计划，但必要时对该年龄组结核菌素试验阴性儿童仍可给予复种。

(2)接种卡介苗的禁忌证

①绝对禁忌证：先天性胸腺发育不全、儿童免疫缺陷病、使用皮质激素者。

②相对禁忌证：阳性结素反应、湿疹和皮肤病、急性传染病恢复期（1个月）、早产儿、产伤儿及低体重新生儿。

(3)卡介苗接种的异常反应：卡介苗是安全的菌苗，但仍有少数异常反应。

①局部脓肿或长期溃疡不愈，可长达6个月不愈合。其原因一般与注射菌剂量过大、注射过深或婴儿免疫状态有关。

②淋巴结反应。接种附近的淋巴结肿大是正常现象，但一般肿大直径不超过1cm，1～2个月消退。若遇淋巴结强反应，肿大超过1cm，可做热敷，每日3次。早期热敷可使肿大淋巴结自行消退。若产生脓肿，可用消毒注射器将脓液抽出，多可痊愈。如已破溃，可用20%对氨基水杨酸钠软膏敷盖。分泌物多时，可用利福平粉剂撒布。

(4)卡介苗接种的并发症

①瘢痕疙瘩：因卡介苗接种而引起的瘢痕疙瘩，表现为局部结缔组织过度增生；常与个体体质、局部机械性刺激、接种位置过高有关。

②骨髓炎：X线片示病变可呈骨髓炎或骨肉瘤样改变，其发生率很低，与儿童免疫情况、菌苗毒力较大及接种部位有关。第23届国际结核病会议认为，注射在大腿部位者易发生骨髓炎。治疗以外科加常规化疗效果较好。治愈后骨关节功能一般不受影响。

③全身播散性卡介苗感染：主要发生在免疫缺陷患者，预后很差。

一、原发性综合性皮肤结核

原发性综合性皮肤结核(primary complex of cutaneous tuberculosis)又称结核性下疳(tuberculous chancre)、结核性初疮(primary actareous tuberculosis)。

【病因及发病机制】　本病系皮肤初次感染结核杆菌所致的皮肤结核。结核杆菌多通过皮肤轻微外伤直接接种于皮肤。

【临床表现】

1. *发病年龄*　多见于儿童，但亦可发生于成人。

2. *好发部位* 颜面及四肢，约1/3的病人发生于黏膜，部分病人并发结节性红斑、皮肤粟粒性结核、丘疹坏死性结核疹、瘰疬性苔藓等。

3. *皮损特征* 结核杆菌侵入破损的皮肤2周后，在感染部位发生一红褐色丘疹，以后发展为结节或斑块；继而结节或斑块破溃形成浅溃疡，覆有痂皮，但易剥离，溃疡基底呈颗粒状，暗红色，易出血，边缘呈潜行性，无自觉症状。此时结核菌素试验阴性。经3～6周或数月，附近淋巴结肿大，并可发生干酪样坏死而形成脓肿，最后破溃形成瘘管，此时结核菌素试验阳性。原接种处溃疡逐渐愈合，留下暗红色瘢痕，但四周出现狼疮结节样丘疹、假寻常狼疮或疣状皮肤结核。在皮肤损害及淋巴结的溃疡处可找到结核杆菌。

4. *结核菌素试验* 3～6周后呈阳性反应。

【组织病理】 早期为中性粒细胞浸润，伴坏死区，有大量结核杆菌，2周后单核细胞及巨噬细胞增多。3～6周出现上皮细胞和巨细胞，干酪样坏死逐渐减少，结核杆菌也明显减少。

【诊断与鉴别诊断】

1. *诊断要点*

(1)既往无结核病史。

(2)典型的皮损及附近淋巴结肿大。

(3)结核菌素试验早期阴性，3～6周转为阳性。

(4)典型的病理变化。

(5)皮损及淋巴结的溃疡处找到结核杆菌。

2. *鉴别诊断*

(1)梅毒性硬下疳：在性病接触史，损害发生于生殖器部位，梅毒血清反应阳性，皮损表面可找到梅毒螺旋体。附近淋巴结可肿大，但不破溃。病理改变主要为血管内膜炎和浆细胞浸润。

(2)孢子丝菌病：损害常沿淋巴管排列，呈串珠状，淋巴结常不肿大，可培养出孢子丝菌。典型的病理改变常显示特殊的3层结构：中央是化脓层，为中性粒细胞；其外为结核样层，为上皮样细胞及多核巨细胞；最外层为淋巴细胞和浆细胞，浸润的梅毒样层。

【治疗】 抗结核药物治疗。

二、全身性粟粒性皮肤结核

全身性粟粒性皮肤结核(generalized military tuberculosis of the skin)又名播散性粟粒性皮肤结核(tuberculosis cutis miliaris disseminata)。

【病因及发病机制】 是急性粟粒性结核病在皮肤的表现，是少见而严重的结核感染，在机体抵抗力低下时发病。

【临床表现】

1. *发病年龄* 主要发生于儿童，常继发于麻疹或猩红热等急性传染病之后。

2. *皮损部位* 全身散在性广泛分布。

3. *皮损特征* 可为淡红色至暗红色斑疹、丘疹、紫癜、水疱或脓疱，针头至粟粒大小。以后有的可以消退，有的可以发展成狼疮结节或不整形溃疡，表面覆以痂皮。

4. *结核菌素试验* 早期为阴性，晚期可呈阳性。

【组织病理】 早期为非特异性炎症，真皮内有中性粒细胞浸润，小血管炎症、栓塞及坏死，有大量结核杆菌；晚期组织内可见结核性浸润。

【诊断与鉴别诊断】

1. *诊断要点*

(1)病人既往有结核病史。

(2)全身散在广泛分布针头至粟粒大小的淡红色至暗红色斑疹、紫癜、水疱或脓疱。

(3)结核菌素试验晚期可为阳性，皮损处可找到结核杆菌。

(4)皮肤组织病理变化可见结核性浸润。

2. *鉴别诊断* 急性组织细胞增生症：皮损为出血性小丘疹，常伴脂溢性皮炎。X线检查扁平骨可缺损；皮损处病理检查可见较为一致的巨大、圆形、不含脂质的组织细胞及网状细胞，亦可见到少数含有脂质的泡沫样网状细胞。

【治疗】 抗结核药物治疗：一般采用异烟肼＋利福平＋吡嗪酰胺的三联疗法。

三、寻常狼疮

寻常狼疮(lupus vulgaris，tuberculosis cutis luposa)为最常见的皮肤结核病，占所有皮肤结核病的50%～75%。

【病因及发病机制】 本病为先前感染过结核且已致敏者身上的一种继发性皮肤结核。结核杆菌可经皮肤损伤处侵入皮肤；也可由破溃的淋巴结、骨关节结核病灶直接或经淋巴管蔓延至皮肤；也可由内脏结核病灶经血液播散至皮肤。

【临床表现】

1. *发病年龄* 任何年龄均可发病，以儿童及青少年为多。

2. 好发部位　好发于面部，以颊部为最常见，其次是臀部及四肢，躯干较少见，可累及黏膜。

3. 皮损特征　基本损害为粟粒至豌豆大的狼疮结节，红褐色，呈半透明状，触之柔软，微隆起于皮面，结节表面薄嫩。用探针探查时，稍用力即可刺入，容易贯通及出血（探针贯通现象）；如用玻片压诊，减少局部充血时，结节更明显，呈淡黄色或黄褐色，如苹果酱颜色，故亦称“苹果酱结节”。有时许多结节互相融合构成大片红褐色浸润性损害，直径可达 10～20cm，表面高低不平，触之柔软，覆有大片叶状鳞屑。在长期的过程中，有的损害自愈形成瘢痕，有的结节破溃形成溃疡，溃疡开始时也仅见于损害的一部分，以后可致整个损害全部溃烂。溃疡多浅表，呈圆形或不规则形，溃疡表面为红褐色肉芽组织，有少量稀薄脓液，脓液干燥后结污褐色厚痂。溃疡边缘不整齐，质柔软，暗红色，边缘呈潜行性。在发展过程中，溃疡中央或一侧结疤自愈，但边缘或另一侧不断向外扩展，可形成大片损害。组织毁坏性大，愈合结成高低不平的条索状瘢痕，瘢痕收缩可造成畸形或功能障碍。见彩图 10-1A、B、C、D。

本病常迁延数十年不愈。根据损害的大小、高低、多少、分布、溃破与否，临床上有多种名称，如扁平狼疮、结节性狼疮、疣状狼疮、肥大性狼疮、匐行性狼疮、残毁性狼疮和播散性狼疮等，扁平寻常狼疮、瘤样寻常狼疮见附页彩图 10-2、彩图 10-3。

4. 自觉症状　不明显。伴继发感染时可有疼痛，如不伴发其他结核病，全身症状轻微。此类再感染性结核病，一般不累及局部淋巴结。

5. 并发症　可并发继发性感染，如脓疱疮、疖、丹毒等以及象皮肿、其他结核病、癌变等。

6. 结核菌素试验　阳性。

【组织病理】　结核样结节位于真皮的中、上部，有一片上皮样细胞，内有 1 个或数个朗罕巨细胞，外围为淋巴细胞。干酪样坏死极少见。损害越早，淋巴细胞浸润越多；损害越久，则上皮样细胞、巨细胞越占优势。在发展过程中，皮肤正常组织萎缩或破坏，汗腺、皮脂腺、毛囊、胶原纤维、弹性纤维均消失。表皮变化为继发性，可表现为表皮萎缩、棘层肥厚、角化过度、角化不全，偶有假性上皮瘤样增生。

【诊断与鉴别诊断】

1. 诊断

(1)曾患过结核，常自幼年发病。

(2)基本损害为苹果酱样狼疮结节，破溃后结疤，瘢痕上可再生新结节，边破坏，边愈合。

(3)病理检查呈结核样浸润或结核性浸润。

(4)结核菌素试验阳性。

2. 鉴别诊断

(1)结节病：其结节较狼疮结节坚实，有浸润感，一般不破溃，结核菌素试验阴性。

(2)盘状红斑狼疮：红斑呈蝶状，常对称分布于鼻及两颊部，无狼疮结节及溃疡，红斑上有黏着性鳞屑，底面附有毛囊角质栓。

(3)深部真菌病：结节常破溃、结疤。真菌培养阳性，组织病理学可查到病原菌。

(4)结核样型麻风：结节较狼疮结节稍硬，患处感觉障碍，有周围神经粗大及肢体麻木畸形，可出现营养性溃疡。

【治疗】

(一)全身治疗

抗结核药物治疗可采用异烟肼＋乙胺丁醇或利福平＋乙胺丁醇的二联疗法；亦可用异烟肼、利福平和乙胺丁醇的三联疗法。

(二)中医治疗

1. 单验方

(1)壁虎 1 条，裹泥中，火煅存性，去泥研末，临服时陈酒送下。

(2)鲜山药、蓖麻子仁各 30g，生捣成膏敷上。

(3)山豆根、五味子各 30g，研细末，油调外敷。

2. 内治法

治法：益气养荣，化痰散结。

方剂：香贝养荣汤加减。

处方：党参、玄参、白术、白芍、熟地黄、香附、贝母各 9g，茯苓、黄芪各 12g，陈皮、桔梗各 6g，甘草 3g。水煎，1 日 1 剂，分 2 次内服。儿童剂量按附录中儿童用药酌减。

3. 外治法

(1)未溃破处用黑布膏或蛇蜕膏

①黑布膏

成分：黑醋、五倍子、蜈蚣、蜂蜜。

用法：先用茶水洗净患处，再将药膏涂在黑布上，敷药，1～3d 换 1 次。

功用：软坚止痛。

②蛇蜕膏

成分：蜂房、蛇蜕、蜈蚣、麻油。

用法：将药放入麻油中，火熬枯去渣，再炼，然后兑入淀粉适量，搅匀，摊纸上备用。烘热揭开，贴敷患处。

(2)已溃处用东方一号膏

成分:苍术、郁金、黄柏、白及、汉防己、延胡索、木瓜、麻油、煅炉甘石、熟石膏(童尿浸8个月,没有条件也可免去)、冰片。

用法:摊在纱布上外贴,1~2d换1次。

功用:祛湿解毒,生肌祛腐。

(三)外科手术

早期局限性孤立的损害可手术切除。

四、疣状皮肤结核

疣状皮肤结核(tuberculosis cutis verrucosa)系典型接种性皮肤结核,为结核杆菌外源性再感染于有免疫力的机体,使其产生局限性疣状皮肤结核。为结核病人手术、尸体解剖、接触其痰液的医务人员,以及接触患有结核病动物的屠夫或兽医等,可在手指、手背等处发病。

【临床表现】

1. *好发部位* 多单侧发于手臂、手指、踝部等暴露部位,其次为臀部及小腿。

2. *皮损特征* 初起为黄豆大小紫红色丘疹,质硬,逐渐向周围扩大,变成斑块,质仍硬。损害数目大多为单个,少数为2~3个,但也可多发。中央角质层增厚,变粗糙不平,以后呈疣状增生,有较深的沟纹相互分开,加压时常有脓液从缝中流出。疣状增生的周缘为浸润带,呈暗紫色,上覆以结痂和鳞屑,最外周为平滑红晕区。损害常以中央开始消退,留有光滑柔软而表浅的瘢痕。

3. *病程* 慢性经过,可数年或数十年不愈,有长期静止又蔓延扩大者。一般无自觉症状。

4. *结核菌素试验* 弱阳性。

【组织病理】 真皮内早期有结核样结构,伴有中度干酪样坏死,以后在结核结构周围有非特异性浸润。弹性纤维和胶原纤维毁损。表皮呈假性上皮瘤样增殖,有极显著的棘层肥厚、角化过度和角化不全。表皮深层有许多中性粒细胞并有微脓肿形成。在组织切片中不易见到结核杆菌。

【诊断与鉴别诊断】

1. *诊断要点*

(1)多发生于暴露部位的疣状结节,呈环状排列,四周有红晕,消退后有萎缩性瘢痕,挤压有少量脓液渗出。

(2)慢性经过。

(3)典型的组织病理变化。

(4)结核菌素试验呈弱阳性。

2. *鉴别诊断*

(1)疣状寻常狼疮:有特殊的狼疮结节,质软,有"探针贯通现象",玻片压诊有"苹果酱结节",无中性粒细胞浸润及脓肿形成。

(2)着色真菌病:损害为斑块疣状增生,炎症明显,真菌或组织病理学检查均可查到真菌。

【治疗】 抗结核药物治疗同寻常狼疮。局限性孤立的损害可手术切除。

五、瘰疬性皮肤结核

瘰疬性皮肤结核(scrofuloderma)又名液化性皮肤结核(tuberculosis cutis colliquativa)或皮肤腺病(cutis scrofulosorum)。

【病因及发病机制】 为淋巴结、骨或关节等的结核病灶,直接扩展或经淋巴道蔓延至皮肤而致。

【临床表现】

1. *发病年龄* 多发生在儿童或青年期,尤其多见于青年女性。

2. *好发部位* 以颈部两侧及胸上部最为多见,其次为腋下、腹股沟等处,四肢、颜面等偶有发现。见附页彩图10-4。

3. *皮损特征* 初起为一坚硬结节,以后结节增大,粘连,皮肤变紫,疮顶变软,穿破形成溃烂或瘘管,含有干酪样物质的稀薄脓液自瘘管中不断排出。溃疡边缘呈潜行性,质软,有明显压痛,其基底较深,表面为不新鲜的肉芽组织,高低不平。溃疡愈合时,留有凹凸不平的索条状瘢痕,因瘢痕挛缩可造成畸形而影响功能。邻近发生的结节,经过同样病程,相互连通似腰带状,形如"鼠瘘"。

4. *病程* 慢性经过,常迁延多年不愈。但病人无全身症状。

5. *结核菌素试验* 常为阳性。

【组织病理】 表皮棘层肥厚,细胞水肿,有空泡形成,基底细胞内色素增加。真皮深层或皮下组织有结核样浸润或结核性浸润,有明显干酪样坏死,可查见结核杆菌。真皮中、上部毛细血管扩张,有弥漫性淋巴细胞浸润,可见朗罕巨细胞;胶原纤维肿胀、变性,有明显水肿。表皮及真皮上部常破溃形成溃疡。愈合时肉芽组织增生、纤维化而形成瘢痕。

【诊断与鉴别诊断】

1. *诊断要点* 据病人淋巴结结核或骨关节结核向皮肤穿破而形成溃疡及瘘管,慢性经过,结核菌素试验阳性,溃疡部位脓液或组织内查见结核杆菌及典型的病理变化,即可诊断。

2. 鉴别诊断

(1)放线菌病：患部坚硬，为一片大而深的浸润斑块，破溃后流出带有“硫黄颗粒”的脓液，真菌培养阳性。病理改变为非特异性细胞浸润，可找到菌丝。

(2)化脓性汗腺炎：为腋窝红色痛性结节，破溃后形成瘘管。病理组织为非特异性肉芽肿，无结核样浸润，可找到化脓球菌。

【治疗】

(一)抗结核药物

多采用一种杀菌药和一种抑菌药的二联疗法。

(二)中医治疗

1. 单验方

(1)野百合适量，捣料敷患处。

(2)何首乌12g，水煎，1日1剂，分2次服用。

(3)玄参、浙贝母、白及、牡蛎各等份研末，每次服6g，每日3次，可长期服用。

2. 内治法

治法：益气生血，解郁敛疮。

方剂：归脾汤加减。

处方：黄芪18g，白蔹、茯苓各12g，当归、白芍、熟地黄、天冬、麦冬、浙贝母各9g，夏枯草15g，甘草、柴胡各6g。水煎，1日1剂，分2次服用(儿童用量按附录中儿童中药用量酌减)。

3. 外治法　不论未溃、已溃，均可用绿云膏或蛇蜕膏敷贴，1～2d换1次。

(1)绿云膏

成分：大黄、黄芩、玄参、黄柏、木鳖子、黄连。

用法：依法熬膏，摊敷贴。

功用：清热解毒散结。

(2)蛇蜕膏：见寻常狼疮。

六、溃疡性皮肤结核

溃疡性皮肤结核(tuberculosis cutis ulcerosa)又名腔口部皮肤结核(tuberculosis cutis orificialis)或溃疡性粟粒性结核病(tuberculosis miliaris ulcerosa)。

【病因及发病机制】　内脏有活动性结核病，同时病人对结核杆菌抵抗力低下，当机体排泄物中含有结核杆菌时，可接种于腔口部黏膜而形成溃疡。

【临床表现】

1. 好发部位　口腔、外生殖器及肛门等处黏膜。见附页彩图10-5。

2. 皮损特点　初起时为红色丘疹，以后发展为一群小溃疡，继而融合成一卵圆形或不整形较大的溃疡，边缘潜行，基底为高低不平的苍白色肉芽组织，并可见黄色小颗粒即结核结节，有脓性分泌物或苔膜，并有结核杆菌。有时溃疡附近的黏膜上可见到初起的丘疹。有自发痛及触痛，伴有发热等全身症状。

3. 病程　经过慢性，长期不愈。

4. 结核菌素试验　常为弱阳性或阴性。

【组织病理】　真皮上部有明显的非特异性炎症细胞浸润。在真皮深层或皮下组织可有结核性浸润，有明显的干酪样坏死，可查到结核杆菌，表皮和真皮上部常形成溃疡，溃疡边缘的表皮增生肥厚。

【诊断与鉴别诊断】

1. 诊断要点

(1)腔口部溃疡，有自发痛或触痛。

(2)伴有内脏的活动性结核。

(3)分泌物或苔膜可查到结核杆菌。

(4)结核菌素试验为弱阳性或阴性。

2. 鉴别诊断

(1)急性女阴溃疡：病程短而起病急，溃疡较大，但基底光滑平整，疼痛剧烈，溃疡分泌物中可查到粗大杆菌，可自愈，无内脏结核。

(2)Behcet综合征：病人有阿弗他口腔炎、眼病及阴部溃疡，并发结节红斑，反复发作，无内脏结核。病理改变为淋巴细胞、单核细胞及中性粒细胞形成非特异性溃疡。

【治疗】　抗结核药物治疗。

七、丘疹坏死性结核

丘疹坏死性结核(papulonecrotic tuberculosis)又名丘疹坏死性结核疹(papulonecrotic tuberculid)。

【病因及发病机制】　一般认为本病系体内结核杆菌经血行播散至皮肤，并在皮肤迅速被消灭所致，是一种结核疹。Lever认为，诊断结核疹的条件是结核菌素试验阳性，同时有结核病存在，抗结核治疗效果佳。但近来有学者根据血管变化的程度推测，本病很可能是脉管炎的一种类型。

【临床表现】

1. 发病年龄　多见于儿童及青年，多于春秋季节发病。病人常伴有肺结核或其他部位结核病灶，或并发其他皮肤结核。

2. 好发部位　皮损好发于四肢伸侧，特别在肘、膝关节附近更多见，可延及手背、足背、面部和躯干。损害对称分布、散发或群集。

3. 皮损特征　初发损害为红褐色或紫红色质

硬的散在丘疹，常发生在毛囊处，绕以狭窄的红晕，少数丘疹经过数周可逐渐消退自愈，留有一时性色素沉着。但多数丘疹1～2周后，其顶端出现针头大小脓疱，逐渐扩大成小脓肿，干涸后覆褐色厚痂，痂下为火山口状小溃疡。经数周或数月自愈后留有凹陷性萎缩性瘢痕及色素沉着。皮疹反复发生，分批出现，常见丘疹、结痂、溃疡、瘢痕同时并存，不痛不痒。

4. 病程　迁延，长期不愈。

5. 结核菌素试验　强阳性。但皮损中找不到结核杆菌。

6. 丘疹坏死性皮肤结核的变型

(1)痤疮炎：为发生于面部的深在性结核疹。呈暗红色顶端有脓疱坏死的丘疹，散发于颧部、鼻唇沟、前额及耳轮等处。损害较顽固，长期难愈，预后留有凹陷性瘢痕，伴色素沉着。

(2)毛囊疹：是一种浅表型的结核疹。在手背、前臂、足背及踝部发生丘疱疹，以后可变为脓疱或结节，质硬无自觉症状。

(3)阴茎结核疹：为发生于龟头和包皮的坏死性丘疹，轻度浸润，破溃后形成浅溃疡，表面结痂，慢性经过，数月或数年留有萎缩性瘢痕而自愈。好发于青年，无自觉症状，常伴发其他部位结核。

(4)腺病性痤疮：为发生于小腿及臀部的痤疮样损害，慢性经过。

【组织病理】　真皮上部早期为白细胞碎裂性血管炎，继而单核细胞在血管周围浸润，以后出现楔状坏死区。真皮中下层血管受累明显，为动、静脉内膜炎及血栓形成。皮下组织受累时，可发生脂膜炎和纤维化等改变。

【诊断与鉴别诊断】

1. 诊断要点

(1)本病好发于青年人，有结核病史。

(2)四肢对称分布的多形性皮损。皮损中找不到结核杆菌。

(3)无自觉症状，病程迁延。

(4)结核菌素试验为强阳性。

(5)典型病理改变。

2. 鉴别诊断

(1)毛囊炎：皮损为无中心坏死的炎性毛囊性丘疹及脓疱。病理变化为毛囊上部有以中性粒细胞为主的急性炎症浸润。

(2)痘疮样痤疮：为沿前额发际发生的无痛性炎性毛囊性丘疹及脓疱。病理改变为毛囊周围的急性炎症浸润，可形成脓肿及小片坏死区。

【治疗】　抗结核药物治疗。一般采用长期三联治疗方案。

八、瘰疬性苔藓

瘰疬性苔藓(lichen scrofulosorum)又名苔藓样皮肤结核(tuberculosis cutis lichenoides)、播散性毛囊性皮肤结核病(tuberculosis cutis follicularis disseminata)或腺性苔藓。

【病因及发病机制】　本病常有其他部位的结核，皮损中往往找不到结核杆菌，结核菌素试验阳性，故认为是一种结核疹。

【临床表现】

1. 发病年龄　多发于儿童及青年。

2. 好发部位　对称分布于躯干或四肢伸侧，尤以肩、腰、臀部较为多见。

3. 皮损特征　为毛囊性小丘疹，圆形，针头至谷粒大，表面略尖或扁平，有时有角质小棘，可密集成片呈苔藓样，常有少许糠状鳞屑。消退后不留痕迹或有暂时性色素沉着。

4. 结核菌素试验　阳性。

【组织病理】　真皮上部毛囊或汗腺周围有上皮样细胞为主及一些朗罕巨细胞组成的结核样浸润，通常无干酪样坏死。毛囊上皮变性，毛囊口可因角化过度而有角质栓。

【诊断与鉴别诊断】

1. 诊断要点　据既往有结核病史，损害为对称发生于躯干部的苔藓样丘疹，无自觉症状，病理改变为无干酪样坏死的结核样浸润，即可诊断。

2. 鉴别诊断

(1)毛发红糠疹：为毛囊口发生红色角化过度的丘疹，可融合成鳞屑性斑块。病理改变为毛囊性角化过度，有点状角化栓，无结核样浸润。

(2)光泽苔藓：为发生于臀部或腹部的群集性扁平丘疹，正常皮色，无自觉症状。病理改变与本病相似，但与毛囊没有关系。

【治疗】　本病可自然痊愈，通常不需治疗。若发现有结核病灶，可服用异烟肼。

九、硬红斑

硬红斑(erythema induratum)目前文献认为硬红斑有两种：一种为Bazin硬红斑(Bazin病)，系一种结核疹；另一种为Whitfield硬红斑，认为是一种血管炎。

【病因及发病机制】　硬红斑病人常伴肺结核、淋巴结核或其他部位结核病灶，但不能找到结核杆菌，而结核菌素试验强阳性，故认为是结核疹的一种。Whitfield 硬红斑病人常伴循环不良，认为是血液淤滞和小血管血栓形成等引起的结节性血管炎。

【临床表现】

1. 发病特点

(1)硬红斑：好发于青年女性，冬季病人较多，可伴手足发绀。

(2)Whitfield 硬红斑：好发于中年女性，偶可见于患有深部静脉栓塞的男性，多有循环不良，卧床休息后好转。

(3)病程慢性。

2. 皮损特点

(1)好发于小腿屈侧，尤以中下部为甚。

(2)为樱桃大或更大的皮下结节，初起表面皮肤颜色无改变，以后呈暗红或紫色。

(3)结节位置较深，不高出皮面，数目不多，2～3个至 10 余个。

(4)有局部酸痛、烧灼等自觉症状，并可有轻度压痛。结节偶可破溃，形成溃疡。

3. 结核菌素试验　Bazin 硬红斑呈强阳性。

【组织病理】

1. 硬红斑　表皮萎缩，真皮深层和皮下组织有明显的血管炎改变，血管内皮细胞肿胀、变性或增生，血栓形成，管腔闭塞。血管周围最初有淋巴细胞浸润，浸润灶内有明显的干酪样坏死，形成结核结构。时久脂肪细胞有明显的干酪样坏死，周围绕以增生的巨噬细胞、成纤维细胞和异物巨细胞，病灶最后由纤维组织代替而形成瘢痕。

2. Whitfield 硬红斑　病理上无特异性改变，早期结节变化与血管炎相似；慢性病损可见有血管炎的各种病理改变。

【诊断与鉴别诊断】

1. 诊断要点

(1)硬红斑：冬季患病，多见于青年女性，皮损为对称分布于小腿屈面的炎性结节、溃疡，局部压痛，无全身症状，结核菌素试验强阳性，病灶内找不到结核杆菌即可诊断。

(2)Whitfiel 硬红斑：据中年妇女在小腿发生不规则结节及斑块，有自发痛及压痛，病程慢性等特点进行诊断。

2. 鉴别诊断

(1)硬红斑与结节性红斑鉴别：后者为发生于小腿伸侧的红色坚实结节，局部疼痛与压痛明显，不破溃，可有关节痛等全身症状，病程较短。病理为小灶性淋巴细胞浸润，无干酪样坏死，很少见结核样浸润。

(2)Whitfiel 硬红斑与特发性血栓性静脉炎鉴别：后者可见条索状静脉炎性损害，但无红绀症现象。

【治疗】　抗结核药物治疗。采用二联或三联药物治疗，结节经 3～4 个月后大部分可消退，预后留有萎缩性色素沉着性瘢痕，但易复发。

（王洪生　万　力）

第二节　皮肤非结核分枝杆菌感染

皮肤非结核分枝杆菌感染(atypical mycobacterial infections of the skin)是指除人型、牛型结核分枝杆菌和麻风分枝杆菌以外的抗酸分枝杆菌所引起的感染，曾称非典型分枝杆菌感染。

早在 70 年前，它们就被认为是人类的致病菌。它们广泛存在于自然界土壤、水及动物体内，几乎均为环境寄生菌，可从土壤、粪便、沼泽、水草及人的皮肤上分离出。1959 年，Runyon 将非结核分枝杆菌分为四类，即光产色菌、暗产色菌、非光照产色菌及快速生长类。

非结核分枝杆菌致病性较低，一般只在宿主条件适宜时才引起发病，但传染途径尚不十分清楚。现在普遍被接受的观点是，人可以从环境中感染非结核分枝杆菌而患病，水和土壤是重要的传染源。皮肤非结核分枝杆菌感染近年来有增多的倾向，世界各地均有报道，以热带较为多见。常见的易感因素为恶性肿瘤、慢性支气管炎伴肺气肿、乙醇中毒、糖尿病、慢性肾衰竭、外科手术、外伤、艾滋病及肾移植等。感染常为局限性，本病对抗结核药物反应较差，而其他的抗菌性化学药物有一定疗效。

一、海鱼分枝杆菌感染

海鱼分枝杆菌感染(mycobacterium marinum infection)因欧美曾报道本病可在游泳池集体发生，故也称游泳池肉芽肿(swimming pool granuloma)。近年来随着游泳池水加氯消毒而减少。国内本病由张建中首先报道。

【病因及发病机制】 病原菌是海鱼分枝杆菌或称游泳池分枝杆菌，属光产色分枝杆菌。其最初是从海鱼中分离出来的，以后发现在淡水鱼中亦有寄生。最适宜的生长温度为30℃，37℃以上不生长，暗处培养不产生色素，曝光培养会产生黄色到橙色色素。水(常见于游泳池及养鱼缸)是本菌的自然栖息地。当人游泳时，若皮肤遭受轻微的擦伤，此菌可侵入伤口，发生局限性皮损。皮损处取标本做细菌培养阳性。

【临床表现】 本病多见于儿童及青年，皮损好发于易受外伤及皮肤温度较低的部位。游泳池感染好发于肘、膝、四肢末端、颜面等处；养鱼缸感染好发于手指背面，特别是关节部位。潜伏期约3周，在病菌侵入部位皮肤发生红褐色小丘疹、小结节或斑块，偶可破溃形成表浅的小溃疡，但不形成瘘管。皮损常为单发，也可多处同时受到感染引起多发性皮损，有时在主病灶周围出现几个卫星灶，有的沿淋巴管走行发生数个小结节。一般不侵犯附近淋巴结。多数无自觉症状，但可有压痛或叩击痛。若皮损发生于手指、肘、膝和足部，其表现颇似疣状皮肤结核。如感染面部皮肤，损害宛如寻常狼疮。皮损一般在几个月至2～3年可以自然痊愈，个别病例皮损逐渐扩大至手掌大小，病程持续数年到十几年。结核菌素试验阳性。

【实验室检查】 取感染局部渗出物、脓液或组织标本做培养并鉴定菌型，通过PNB、TCH培养基生长，证明为非典型分枝杆菌后做菌型鉴定，并与标准菌株对照。

采用原位PCR或切片组织抽提DNA液相PCR分子生物学等方法，敏感、可靠、省时。但由于新技术、新方法的应用和发展受到某些客观条件的限制，尚不能广泛应用于临床实践，因此基本方法还是涂片抗酸染色镜检和培养，配以生化试验做菌型鉴定。

【诊断与鉴别诊断】 主要根据病史(特别是患者的职业及业余爱好和创伤史)、临床表现及组织病理、细菌学检查等进行诊断。外伤后发生慢性肉芽肿，结核菌素试验阳性，细菌学检查抗酸染色查菌阳性可诊断，尚可做培养及动物接种试验。临床上须与孢子丝菌病、疣状皮肤结核、寻常狼疮等鉴别。

【组织病理】 呈感染性肉芽肿，早期皮损为真皮内的非特异性炎症，主要有淋巴细胞、多形核粒细胞、组织细胞浸润，可伴表皮的角化不全和角化过度。陈旧病灶为典型的由上皮样细胞和朗格汉斯细胞构成的结核样结构，但干酪样坏死少见。组织细胞内抗酸染色可找到抗酸杆菌，但一般数量少，其形态较结核杆菌长而粗。

【治疗】 本病虽可自愈，但常需2～3年。目前尚无一致认可的药物治疗方案，应多种药物联合应用。口服抗结核药利福平及乙胺丁醇可治愈，但服药时间长，至少需要3～6个月。口服米诺环素亦能治愈大多数患者，该药对13岁以上至成人用量为200mg/d，分2次口服；8岁以上儿童用量为口服或静脉滴注，首剂4mg/kg，以后每次2mg/kg，每日2次；8岁以下小儿不宜应用，其他药物如克拉霉素、多西环素、四环素、复方磺胺甲基异噁唑也可能有效。

根据病情尚可选用手术切除、高频电刀、透热疗法或冷冻等疗法。卡介苗及本菌菌苗疗法也有效。

【预防】 游泳池水加氯消毒。

(万 力 蔡 林 吴勤学)

二、溃疡分枝杆菌感染

溃疡分枝杆菌感染(mycobacterium ulcerans infection)又名伯鲁里溃疡(Buruliulcer，BU)，为溃疡分枝杆菌引起的皮肤和皮下组织感染性疾病。原多见于澳大利亚、墨西哥、尼日利亚等国家的土著居民，近年来报道的病例在西非、澳大利亚、巴布亚新几内亚等国家有所增加，WHO已动员国际力量来防治本病，于1998年建立了伯鲁里溃疡倡议(GBUI)。但由于缺乏准确的资料，各国的该疾病状况尚不清楚。

【病因及发病机制】 本病由溃疡分枝杆菌所致。溃疡分枝杆菌于1948年在澳大利亚发现，属不产色分枝杆菌，是热带土壤的腐生菌，世界各地都有，其传播方式尚不完全清楚，昆虫可能是传播媒介，植物戳伤可引起感染。此菌在罗氏培养基上33℃培养时生长，3～5周形成透明黄褐色菌落，曝光培养不产生色素，小鼠足垫接种可获成功。人体由环境感染而非人与人接触传染。

【临床表现】 皮损好发于四肢，特别是小腿和前臂，也可以发生在躯干、头颈等部位。慢性、无痛性、坏死性溃疡为其特征。初起为孤立的坚实无痛性皮下结节，逐渐形成坏死性溃疡，边缘不整，可向四周逐渐扩大，溃疡底部为黏着性灰色假膜，周围皮肤隆起，色素沉着。溃疡向下可累及筋膜、骨骼肌，局部淋巴结不肿大，无并发症和全身症状。一般皮损呈单发，但其周围可发生卫星状溃疡。溃疡可持续数月至数年，有自愈倾向，在愈合过程中有肉芽肿形成。后期溃疡愈合时，机化的瘢痕组织挛缩，可导致肢体畸形，活动障碍。多见于儿童和年轻人，女性比男性多见，潜伏期 3 个月或更长。皮肤坏死和溃疡的形成是溃疡分枝杆菌所产生的一种称之为"mycolactone"的可溶性毒素所致。

【组织病理】 溃疡前期抗酸染色可见大量抗酸杆菌、皮下脂肪组织坏死；溃疡期可见坏死达到表皮，真皮胶原纤维变性，小血管炎细胞浸润，真皮也可见到细菌。溃疡后期可见表皮下带状分布的淋巴细胞浸润或结核样肉芽肿。

【诊断与鉴别诊断】 单发的结节或溃疡局部淋巴结不肿大，无全身症状，溃疡底面松软；溃疡底部分泌物涂片或组织切片可查到大量抗酸杆菌；细菌培养可确诊。须与麻风、淋巴结核、坏疽性脓皮病相鉴别。

【治疗】 早期可手术切除结节，晚期溃疡可广泛清创后植皮。该菌对氨基糖苷类抗生素敏感，治疗时可选用包含氨基糖苷类抗生素在内的联合疗法；其他还可选用利福平、环丝氨酸、链霉素、克拉霉素、复方新诺明等。治愈后应继续使用两周链霉素和乙胺丁醇。应积极预防继发感染。

（吴勤学　蔡　林　万　力　王洪生　张建中）

第三节　麻风杆菌和其他杆菌疾病

一、麻风

麻风（leprosy，lepra）亦称汉森病（Hansen disease），是由麻风分枝杆菌（mycobacterium leprae，ML；以下简称为麻风菌）引起的一种慢性传染性皮肤病，可侵犯皮肤、神经、黏膜及淋巴结，也可侵犯骨骼及内脏等器官，晚期常可致肢体残疾和畸形，丧失劳动力。中医称本病为"大风""癞病""恶疾"等。

此病流行范围甚广，曾与结核、梅毒并称为世界三大慢性传染病。据新近资料估计，全世界有麻风病人1000 万～1200 万例。主要分布在亚洲、非洲和拉丁美洲，是危害第三世界广大人民健康的严重传染病之一。我国麻风防治工作取得了显著成绩，但目前在云南、贵州、四川、湖南等地仍有发病。值得注意的是，在麻风患者中有相当一部分是儿童，有关其在麻风患者中所占比例，国内外各家报道不等，在 3%～12%。我国福建 1989 年累积麻风病人27 506 例，其中 0～14 岁的儿童病人有 3299 例，占病人数的 12%。云南文山报道 1983－1992 年，1384 例麻风病人中儿童占 6.55%。2002 年云南在 58 个麻风高发乡镇中开展 LEC，发现儿童麻风病患者仍占病人数的 8.86%。据我国麻风高发区云南省疾病预防控制中心报道，2004 年云南省发现新病人数 392 例，发现率为 0.89/10 万，全省现症病人 1400 例，患病率 0.03‰，≤14 岁儿童的比例占 1.79%。我国相关研究表明，10～14 岁儿童麻风发病最多，占 76.8%，5～9 岁次之，占 21.3%，0～4 岁仅占 1.95%，最小发病年龄 7 个月。近年来，调查表明，我国儿童麻风病人一直稳定在 4%左右。儿童麻风是麻风病防治工作中一个不可忽视的群体，又是一个延滞实现麻风病控制与基本消灭指标的重要因素。加上尚有相当数量的成人麻风患者，因而控制与消除麻风是一项长期的艰巨任务。

【病因及发病机制】

（一）病原学

麻风菌是麻风病的致病菌。1873 年由挪威麻风病学家汉森（Hansen）在麻风病人的结节中发现。在光学显微镜下，抗酸染色后可见其完整菌，一般为短小直棒状或略有弯曲。长 1～8μm，宽 0.3～0.4μm，无鞭毛、芽胞或荚膜。菌往往聚簇存在，呈球团样或束状排列。此菌抗酸染色、革兰染色和荧光染色均为阳性。

麻风菌呈多形性，除上述完整菌外，尚可见到短杆状、双球状、念珠状、颗粒状等形态。有学者认为，抗酸染色均匀的完整杆菌是活菌，其他形态的为死菌。

麻风菌的生活力很弱，鼠足垫接种法研究表明，其离体后平均存活期仅为 1.75d，有报道 7d 后仍有 1%的菌保持活力。麻风菌在 60℃煮 1h 或紫外线照射 2h 即丧失活力，夏日日光直射 2～3h 可使其失去繁殖力。消毒灭菌可参照对结核杆菌所常用的煮沸、高压蒸汽、石炭酸、漂白粉、甲醛（福尔马林）熏蒸、紫外线照射法进行。

麻风菌主要侵犯皮肤、外周神经、黏膜、淋巴结和单核-吞噬细胞系统。在皮肤主要分布于神经末梢、巨噬细胞、立毛肌、毛囊、血管壁。在黏膜最常见于鼻黏膜，在神经，主要见于神经鞘及神经束内。淋巴结、脾、肝、骨髓、睾丸、肌肉及眼的前部都可见有麻风菌存在，在瘤型和部分界线类病人的血液中亦可找到。麻风菌可通过鼻、喉黏膜、破溃皮肤排出体外，瘤型麻风病人鼻分泌物和皮损溃疡可排出大量麻风菌，其他如乳汁、汗液、泪液、唾液等分泌物乃至大小便中也可排出少量麻风菌。

(二)传染方式

麻风的传染有传染源、传染途径和易感者3个必备的环节。迄今为止尚未证明有动物宿主的存在，所以未经治疗麻风病人是本病的唯一传染源，瘤型、界线类病人是本病的主要传染源。如前述主要排菌途径为鼻黏膜和破溃的皮损。结核样型反应期查菌阳性和未定类查菌阳性的病人也具传染性。所以传染性与病型、病情活动与否、有无经过治疗相关。结核样型病人致传染的机会和频率虽然较低，也不应忽视。

关于麻风病的传播方式至今尚未完全弄清。一般认为有三种可能。

1. *直接传播* 过去认为长期密切接触是麻风病的主要传播方式，但有不少病人只是偶尔与病人接触，甚至有的没与病人接触也发生了麻风病。目前认为吸入鼻分泌物悬滴中的麻风菌是侵入人体的主要途径，如破溃皮损或黏膜排出菌或含菌悬滴附着于健康人皮肤，通过搔抓、外伤、昆虫叮咬使麻风菌侵入皮内亦能导致传播。

2. *间接传播* 因麻风菌能在体外存活数日，所以穿着、使用排菌病人的衣物、日用品，甚至使用带有麻风菌的针头进行注射或文胸时也可间接传播麻风病，但此种方式少见。

3. *其他传播方式* 在多菌型病人的乳汁、精液、脐带、胎盘中以及某些昆虫体内有查到麻风菌的报道。但尚无足够证据说明可能造成麻风病的传播。消化道传播麻风病的可能性亦尚未证实。

【临床表现】 儿童期发病者临床上也有一些特点，一般来说皮疹数目少，多数是单发斑疹或浸润性斑片，以色素减退斑最常见。年幼患者的周围神经明显的损害不常见，儿童的I类麻风早期仅见斑疹，不少为均匀的色素减退斑，皮肤查菌通常阴性，能查到的菌数也很少。Bechelli在缅甸观察255例儿童I类患者，仅4.3%麻风菌素反应为阴性，2/3在1年内变为T型。

我国研究表明，初发部位以下肢最多见(34.7%)，其次为上肢(25.1%)，多菌型以头面部多见，初发损害性质以浸润或红斑为多；少菌型以红斑、色素减退斑或斑块多见。

此外，少菌型儿童麻风被发现时，有单个皮损者占32.5%，病期在2年以内的占42.95%，两者都高于成年麻风。儿童麻风的畸形残疾率(17.4%)低于成年麻风。儿童麻风的复发率约为1.8%。

麻风的损害主要在皮肤和周围神经，其表现复杂多变。不同类型、病期、病情和治疗与否其症状、体征各异。就形态学来讲，麻风皮疹无特异性，但患者出现麻木、闭汗、毳毛脱落是其特点。麻风患者迟早会发生或多或少的周围神经损害，且具有特定的好发神经及容易受累的部位，表现为神经局限性粗大及相应功能的障碍，有诊断价值。越是近结核样型，其神经损害越早、越严重。

为适应研究及临床需要以及麻风学科的进展，麻风的分型几经演变和修正。1953年在马德里的第六次国际麻风会议将麻风分为两型(瘤型、结核样型)和两类(未定类、界线类)。1962年Ridley和Jopling提出5级分类法(即光谱分类法)：①结核样型(TT)；②界线类偏结核样型(BT)；③中间界线类(BB)；④界线类偏瘤型(BL)；⑤瘤型(LL)和未定类麻风(I)。其中TT免疫力最强，LL免疫力最弱，两者之间为逐步移行的界线类(BT、BB、BL)。1982年WHO麻风化疗组出于麻风现场工作的需要，将I、TT、BT归为少菌型(paucibacillary，PB)，或任一部位皮肤查菌细菌指数＜2＋；BB、BL和LL归为多菌型，或任一部位皮肤查菌(multibacillary，MB)细菌指数≥2＋。1988年修正为，凡皮肤查菌阳性的病例或皮损≥6块或神经损害≥2条者均归为MB，否则为PB麻风。

(一)结核样型(tuberculoid leprosy，TT)

见附页彩图10-6。

1. *皮肤损害* 皮损数目较少(1～3块)，分布不对称，损害圆形、带状或较大而高起，边缘清楚，损害早期多伴有感觉减退和消失或闭汗。损害的形态有斑状和斑块两种。

(1)斑状损害：有红色斑、浅色斑、色素沉着斑，环状斑。斑的边缘清楚，斑内或斑附近的皮神经可粗大。

(2)斑块损害：亦称高起损害。有大、小两种。小的斑块损害由大小不等的丘疹组成，大多聚集成堆，可呈苔藓样、斑状、半环状、条索状等排列，颜色为淡红、红色、紫红色，感觉障碍较早发生；大的斑块损害表面光滑而光亮，陈旧者表面有大小不等的白色鳞屑，类似寻常性银屑病，或称银屑病样损害，边缘特别清楚，有时可见中央消退凹陷、边缘高起呈环状、半环状，损害表面毳毛脱落，排汗和感觉障碍明显，有时可见附近皮神经粗大或附近淋巴结肿大。

2. 神经损害　外周神经受累比较早而且严重，多不对称，此为本型的特点之一。皮肤损害附近的皮神经变粗后常延伸入损害内，临床上对诊断具有重要意义。

受累神经明显粗大，有的呈梭形，结节状或念珠状，质较硬而有敏感性触痛，发生神经反应时神经更为肿大，疼痛剧烈，有时可发生干酪样坏死，形成神经脓疡或瘘管，排出干酪样物质，长期不能愈合，发生脓疡的神经不仅功能破坏明显，而且造成的畸形也很严重。

神经受累后，引起相应部位的皮肤麻木、闭汗、毳毛脱落及肌萎缩，造成各种畸形，如鸟爪手、铲状手、垂足、垂腕，指(趾)骨萎缩吸收以及面瘫足底无痛性溃疡等。有的病人仅有原发性神经损害，而无皮肤症状，其表现可单神经受累，也可多神经受累，称为纯神经炎麻风。

3. 毛发　一般不脱落，但皮肤损害内的毛发常早脱落。

4. 其他症状　无。

5. 皮肤查菌　通常不易查出，但在反应期可为阳性，菌量较少，阳性持续时间较短。用PCR检测能使查菌的阳性率提高。

6. 免疫试验　麻风菌素试验晚期反应多为强阳性，细胞免疫试验正常或接近正常。血清ND-ELISA检测IgG、IgM类抗体多为阴性，仅少部分病人为阳性。

7. 组织病理　表皮萎缩变薄，真皮中的浸润紧靠表皮，浸润内有淋巴细胞、上皮样细胞及巨细胞，颇似结核病的病理改变，用抗酸染色一般不能发现麻风菌。见附页彩图10-6。

8. 预后　少数病人可不经治疗而愈。经治疗后损害消退快，一般预后好，但应注意神经功能障碍。

(二)界线类偏结核样型(borderline tuberculoid leprosy,BT)

1. 皮肤损害　皮损多样，大小不一，常见者有淡红色或褐黄色斑疹或略高起的斑块，边缘清楚，损害中心常消退，残留外观正常皮肤(称为免疫区或打洞区、空白区)，形成环状，内外界均较清楚，表面覆有细薄鳞屑，皮损数目较多，分布广泛而不对称，有时可为一大损害，四周有些小损害，排列呈“卫星”状。见附页彩图10-7。

2. 神经损害　多数浅神经早期即出现粗大、较硬，但不如结核样型明显。

3. 毛发　一般不脱落，除非局部有皮损。

4. 皮肤查菌　1+～2+。PCR检测阳性率比TT的明显提高。

5. 免疫试验　麻风菌素反应为阳性、可疑或阴性，细胞免疫试验较正常人低，血清ND-ELISA检测IgG、IgM类抗体，30%～60%病人为阳性。

6. 组织病理　与结核样型类似，但在表皮下有狭窄的“无浸润带”，抗酸染色阳性。

7. 预后　一般较好，但不如结核样型麻风。“降级反应”可变为BB，“升级反应”则向T型一端演变。发生麻风反应易产生畸形残疾。

(三)中间界线类(mid-borderline leprosy,BB)

1. 皮肤损害　皮损较多样多色，有斑疹、斑块、结节或浸润，数目多，分布广而不对称，可在同一病人不同部位同时发现瘤型或结核样型两种损害，或在一个皮损上同时具有瘤型或结核样型特点，皮损内缘清楚，外缘常模糊。形状颜色不一。

斑状损害呈圆形、椭圆形或不整形，有的中心为浅色斑，周围呈红白或淡黄、淡红层层相间围绕的多环状，特称为靶形斑或者徽章样斑，为本型特点之一。亦有排列成卫星状，发生于面部者可呈蝴蝶状或展翅的蝙蝠状，颜色褐灰，称为“双型面孔”或“蝙蝠状面孔”。

斑块形者表面浸润柔软光滑、多汁感，呈淡红、紫红、黄、褐等色，大小不一，中央高起向四周倾斜，形如倒碟，内缘清楚，外缘模糊。早期皮损毳毛一般不受累，眉毛外1/3可脱落，但不对称，早期闭汗不显著。

2. 神经损害　中等度均匀粗大较软，多发但不对称，感觉障碍出现较迟较轻。

3. 毛发　有的脱落。

4. 其他　可有黏膜及内脏损害，但较轻。

5. 皮肤查菌　2+～4+，PCR检测阳性率很高。

6. 免疫试验　麻风菌素反应阴性或弱阳性，细胞免疫试验介于两极型之间。血清ND-ELISA检测IgG、IgM类抗体绝大部分病人为阳性(90%～100%)。

7. 组织病理　表皮下有明显的无浸润带，真皮内可同时见瘤型和结核样型改变。

8. 预后　介于结核样型和瘤型之间，本型不稳定，极易反应，“升级反应”可向BT变化，“降级反应”可向BL转变。

(四)界线类偏瘤型(borderline lepromatous leprosy,BL)

1. 皮肤损害　有斑疹、丘疹、斑块、结节和弥漫性浸润等损害。皮损多但不对称,边缘多弥漫不清,呈淡红或棕褐色,表面光滑,但不及瘤型光亮。有时损害中央部可见圆形空白区,形成环状,内缘较清楚,外缘模糊。浸润性损害多见于耳垂及颜面,结节损害可呈黄褐色、紫红色,大小不一,数目多少不等,分散或聚集。晚期面部深在性浸润亦可形成狮面。损害部毳毛及出汗大多正常。有报道,耐药病例发生在皮肤上的结节,组织病理上极似皮肤纤维瘤的结构,称为组织样麻风瘤。

2. 神经损害　出现较迟较轻,轻度粗大均匀而软,多发,倾向对称。

3. 眉发　眉毛脱落不对称,睫毛也可脱落,头发晚期可脱落。

4. 其他　黏膜及内脏均可受累,可出现鞍鼻;鼻、咽喉黏膜可出现浸润、结节或溃疡,淋巴结肿大。

5. 皮肤查菌　4+～5+,PCR检测阳性率与之平行。

6. 免疫试验　麻风菌素反应阴性,细胞免疫试验显示低下。血清ND-ELISA检测IgG、IgM类抗体90%～100%为阳性。

7. 组织病理　有两种。一为以组织细胞为主的肉芽肿,有的组织细胞有上皮样细胞发展趋势;一为带菌的泡沫组织细胞,但无大的麻风菌球形成。与典型瘤型麻风不同之处是,在肉芽肿内有成堆的淋巴细胞浸润,有时在神经束膜周围亦可有袖口状的此种淋巴细胞浸润。

8. 预后　不稳定。“升级反应”可向BB变化,“降级反应”可向瘤型转变。

(五)瘤型(lepromatous leprosy,LL)

见附页彩图10-8A、B。

此型病人对麻风菌无抵抗力,除皮肤黏膜及周围神经有广泛的损害外,晚期常侵犯多种组织和器官,传染性较大。

1. 皮肤损害　早期LL皮损多为浅色斑或淡红色斑,小而多,分布广泛对称,边缘模糊不清,多见于躯干、四肢、表面光亮,局部浅感觉障碍及闭汗不明显,有时仅有蚁行感,微痒或轻度感觉异常。有的病例面部浸润很不明显,仅见两眉外1/3稀疏,这时应注意皮肤查菌。

中期LL皮损逐渐增多,浸润逐渐加深,有的形成结节与斑块,皮损边缘不清,表面光亮多汁,分布广泛对称,可出现轻度浅感觉障碍,因面部有弥漫性浸润及眼结合膜充血,故似“酒醉状”外貌。四肢因皮损血液循环障碍,肢端常有明显肿胀。

晚期LL皮损更加明显,浸润甚至遍及全身,面部浸润加深,形成结节(或)斑块,口唇肥厚,耳垂肿大,形成“狮面”。四肢和躯干由于深在性弥漫性浸润及血液和淋巴循环障碍而显著肿胀。下肢水肿,小腿皮肤变硬,呈蜡样发亮。有的病人发生鱼鳞病样变化或躯干四肢皮肤萎缩,伴有明显的感觉障碍及闭汗。肢端溃疡较为常见。

2. 神经损害　早期神经受累粗大不明显;至中、晚期则可出现广泛、对称的浅神经干均匀粗大、质软,可产生严重的、广泛的肌萎缩,畸形残疾和功能障碍。

3. 眉发　早期两眉外侧开始呈对称性脱落;随着病情发展,眉毛、睫毛均可脱光。头发脱落先从发际开始,以致大部脱落,腋毛、阴毛也可稀少。

4. 其他　早期LL鼻黏膜常有损害,发生鼻塞、鼻出血;中晚期病人鼻、咽喉黏膜可以肥厚、结节、糜烂、发生溃疡,产生鼻中隔穿孔,形成鞍鼻。

淋巴结、睾丸、眼、骨及内脏损害:中晚期病人淋巴结可明显肿大,但不溃破,无明显压痛。有报道,早期LL便可产生眼损害。中晚期病人眼可产生麻风瘤,甚至失明;骨的变化很明显,骨质吸收,指节变粗呈典型的“毛尖状指”;LL内脏受累,有肝脾大。晚期LL虽可侵害全身许多器官,但很少直接造成死亡。

5. 皮肤查菌　可查见大量麻风菌5+～6+,PCR检测阳性率与之平行。

6. 免疫试验　麻风菌素试验多为阴性反应,极少数病人呈可疑阳性或弱阳性反应。细胞免疫试验显示明显缺陷。血清ND-ELISA检测IgG、IgM类抗体,90%～100%为阳性。

7. 组织病理　真皮浸润区与表皮之间有“无浸润带”。浸润的主要特征为麻风细胞。麻风细胞可分组织细胞样、梭形细胞样、泡沫细胞样。此外,抗酸染色可查见大量聚集或分散的麻风菌。

8. 预后　早期发现,早期治疗,预后较好,畸形残疾发生也少;如果讳疾忌医,延至中、晚期,往往造成难以恢复的残疾和丑陋面容。

此外,瘤型及界线类偏瘤型麻风可以出现组织麻风瘤皮损,其临床特点为:在面部、四肢或躯干弥漫浸润性皮损上发生粉红色或棕褐色质地软或坚实的大小不等的结节，严重时可以破溃，其组织像大量梭形细胞呈旋涡状排列的肉芽肿内有大量的麻风菌。有学者认为此种损害可能与耐药有关。

(六)未定类麻风(indeterminate leprosy)

未定类麻风是各型麻风的早期表现，有向其他类型演变或自愈的特点。主要侵犯皮肤及周围神经，不累及体内其他组织和器官，皮肤损害为单一形态，临床症状较轻或自愈，经过及预后较其他各型良好，因其临床症状和组织病理均无特点，故称为未定类麻风。主要表现如下。

1. *皮肤损害*　仅有单纯斑状损害，好发于四肢伸侧面、躯干及臀部等处。有淡红斑、红斑及浅色斑。常单个发生，表面平滑不高起，边缘有的清楚，有的不清，有的一边清楚，一边不清。若斑的边缘呈浸润性弥漫状，数目增多，则系向瘤型和界线类演变；若斑的边缘高起而清楚，则系向结核样型演变；有的斑损在临床上长时间无明显变化。有的斑损可自然消退。红斑变淡以至消失，浅色斑色素新生，恢复正常。早期不麻木，数月后可有部分感觉障碍。早期出汗，较晚不出汗。

2. *神经症状*　通常较轻，一般无明显的功能障碍。

3. *毛发*　一般不脱落。

4. *其他*　个别病人鼻黏膜轻度充血，有的毛细血管扩张。

5. *皮肤查菌*　大多数病人不易查出，少数可出现1＋。有部分病人 PCR 检测为阳性。

6. *免疫试验*　麻风菌素试验弱或中等阳性。细胞免疫试验有的正常，有的接近正常，有的有明显缺陷。血清 ND-ELISA 检测 IgG、IgM 类抗体部分为阳性。

7. *组织病理*　为非特异性慢性单纯炎性改变。真皮中有由淋巴细胞及组织细胞组成的浸润，主要围绕神经血管发生，也可见于皮肤附属器区域。

【麻风反应】　在麻风病的慢性过程中突然症状活跃，出现急性或亚急性的病变，原有的皮损或神经干炎症加剧，或出现新的皮损或神经损害，或伴有恶寒、发热、疲乏、全身不适及食欲缺乏等症状，这种现象称为麻风反应(leprosy reaction)。

(一)病因及发病机制

相关学说很多，一般认为是一种变态反应综合征。根据免疫学原理，麻风反应可分为Ⅰ型麻风反应、Ⅱ型麻风反应和混合型麻风反应。

1. *Ⅰ型麻风反应*　是一种细胞免疫力发生改变的迟发超敏反应(DTH)，临床上此型反应多见，主要发生于一部分 TT 麻风和免疫状态不稳定的界线类(BT、BB、BL)麻风患者。根据细胞免疫的增强或减弱，又分为“升级”反应亦称“逆向”反应(RR)和“降级”反应。“升级”反应时病变向结核样型端变化。“降级”反应时则向瘤型端变化，RR 常发生在麻风治疗的早期阶段，伴有细胞免疫能力一时性的增强和 ML 荷量一过性减少。在 RR 细胞因子模式具 Th1 特征，与麻风结节性红斑中看到的相反，表现为 IL-1β、TNF-α、IL-2、IFN-γ 产量增加，并伴有 IL-4、IL-5、IL-10 分泌的下调。有研究显示似与特殊的 HLA 限制有关，如 HLA-DR3(亚型 HLA-DR15，HLA-DR17)。

2. *Ⅱ型麻风反应(麻风结节性红斑，ENL)*　是抗原-抗体免疫复合物反应。主要发生于一部分瘤型麻风和界线类偏瘤型麻风。结核样型则不发生。未治疗、治疗中甚至疗后的患者均可发生，且随着抗麻风治疗的推移，其发病率逐增，尤其在治疗 7～12 个月后。在 ENL 细胞因子模式表现为 Th2 特征，显示 IL-6、IL-8、IL-10 高表达，且 IL-4、IL-5 表达特别持久和 IL-6、TNF-α 特别升高。有研究显示等位基因 C4B 与 ENL 正相关。

3. *混合型麻风反应*　临床上较罕见，是由细胞免疫反应和体液免疫同时存在的一种反应，即同时有 DTH 反应和免疫复合物反应，多见于 BL 麻风病病人。

(二)常见诱因

1. 药物。
2. 精神因素。
3. 气候。
4. 预防接种或注射。
5. 合并症。
6. 妊娠、分娩等。
7. 酗酒、过度疲劳。
8. 营养不良。
9. 外伤、外科手术等。

(三)临床表现

1. *Ⅰ型麻风反应*　本型主要见于一部分 TT 病人和免疫状态不稳定的界线类麻风病患者。临床表现如下。

(1)皮肤症状：可见原有的皮损部分或全部变红、水肿并高起，可向周围扩大，局部热痛有时类似丹毒，严重时可出现坏死，有的甚至形成溃疡。在原有皮损附近或其他部位出现新的皮损，常见的有红斑、斑块或者结节。颜色淡红或鲜红。数目多少和大小不定，分布常不对称。

(2)神经症状：多为尺神经、腓总神经、正中神经、耳大神经或眶上神经等受损。神经干粗大疼痛，触痛及相应功能障碍，如肢体麻木、肌萎缩。一些患者在治疗前、治疗中、治疗后粗大的神经干有明显炎症表现，随之相应支配区逐渐出现肌萎缩、麻木区扩大甚至发生畸形残疾，系麻风微型反应所致，称之为“无痛性神经炎”，应高度关注此种现象，及时诊治，以防畸形残疾发生。

(3)其他：黏膜症状较轻、淋巴结轻度肿大。

(4)皮肤查菌：常为阴性，或少数病例为“降级”反应，查菌为阳性。

(5)免疫试验：在RR麻风菌素试验晚期反应可为阳性；晚期反应一般为阴性，淋巴细胞转化试验降低。

(6)组织病理：RR皮肤浅层及肉芽肿内、外可见不同程度的水肿。肉芽肿内淋巴细胞、上皮样细胞以及巨细胞增多，抗酸菌(AFB)减少。降级反应时肉芽肿内原有淋巴细胞、上皮样细胞和巨细胞由巨噬细胞取代，AFB数增多。

当在BT、BB、BL发生RR时，如不及时发现和治疗可发生永久性的神经损害。降级反应多发生在未治疗或治疗不规则的患者，临床上少见。未经治疗者反应可持续数周乃至数月，且易反复发生。随反应次数增加和BI的升高，损害更具LL的特征。

(7)病程及预后：病程较长，一般为6～12个月，或更长的时间，但发生频率少。若无神经损害或较轻者一般为1～3个月。如免疫力增强发生的RR向TT端演变，反之则向LL端演变。反应若不及时治疗都可发生神经损害和引起畸形残疾，及时恰当的治疗可减少神经损害和畸形残疾的发生率。

2. *Ⅱ型麻风反应*　本型主要发生于LL和某些BL，主要临床表现如下。

(1)全身症状：病人在发生反应前有全身不适、乏力、畏寒、食欲缺乏、淋巴结肿痛等前驱症状，并可出现高热、头晕、头痛、全身酸痛以及厌食、恶心、呕吐、腹痛、便秘或腹泻等消化道症状。

(2)皮肤症状：最多见的是麻风结节性红斑(ENL)，其次是多形红斑、坏死性红斑等。

(3)神经症状：有神经痛。神经干支配的部位有灼热、酸麻、刺痛。原有的麻木区扩大或发生新的功能障碍。

(4)黏膜症状：有的表现较为突出，除鼻、咽喉的黏膜充血、肿胀、糜烂、破溃外、严重时声带水肿，可致窒息，危及生命。

(5)其他：淋巴结肿大和疼痛，但不破溃，可出现胫前骨膜炎；眼部损害有急性虹膜睫状体炎，严重时可失明；亦可出现急性睾丸炎、附睾炎、精索炎、月经不调等。反应严重者肾受累，尿中出现蛋白和红细胞。

(6)实验室检查：白细胞增多，中性粒细胞增高，红细胞沉降率加快，血浆总蛋白降低，丙种球蛋白增高，抗“O”增高。红斑狼疮细胞、抗核因子、类风湿因子、甲状腺球蛋白抗体，冷沉淀球蛋白，组胺样肌收缩原等阳性。麻风菌素反应无变化，有学者报道血中抗PGL-I抗体水平降低；麻风菌检查与反应前无明显变化，但不完整菌较多。组织病理上可见组织水肿，血管周围淋巴细胞浸润以及退化性的泡沫细胞灶，显示中性粒细胞急性炎症浸润，亦可见急性变应性血管炎或增殖性血管炎改变。AFB比无反应部位少些，且多呈颗粒状，甚至查不到菌。

(7)病程及预后：病程一般为1～2周，病情轻者容易消退，重者皮损此起彼伏，迁延至数月乃至数年，呈慢性反复性发作，但不发生型类改变。Ⅱ型反应之眼病发生率高。

3. *混合型麻风反应*　主要发生于界线类麻风。其临床表现兼有Ⅰ型和Ⅱ型麻风反应的特点，较少见。

【诊断及鉴别诊断】　麻风病的诊断必须十分慎重。无论是把麻风误诊为非麻风，或把非麻风误诊为麻风，都会带来严重后果。

(一)诊断要点

诊断麻风病的主要依据如下。

1. *感觉障碍*　伴有皮损或仅有麻木区。感觉障碍是麻风病常见而出现较早的一种表现，检查时应注意以下几点。

(1)早期麻风有时只有轻度温度觉迟钝，而痛觉及触觉正常。

(2)一般无深感觉障碍。

(3)注意麻木区皮肤的色泽，是否闭汗、毳毛有无脱落。

(4)认真检查麻木区周围及其附近有无粗大的皮神经。触诊时如果麻木区发生疼痛，常常提示附近有发炎的神经。

2. *神经粗大*　神经粗大是麻风病的特征，对本病诊断有重要价值，但神经鞘瘤、多发性神经纤维瘤、进行性增殖性间质性神经炎也伴有神经粗大。

有学者报道，神经粗大还偶见于原发性淀粉样变、肢端肥大症、糖尿病、梅毒等；同时，也有些LL麻风病病人仅有皮损而无明显的神经粗大。

3. 实验室检查

(1)查到麻风杆菌：这是诊断麻风病的有力证据。早期瘤型麻风皮损不典型，感觉障碍及神经粗大均不明显，故查菌尤为重要。应注意单纯鼻黏膜查菌的结果有时不能作为诊断依据，因为鼻腔内有其他抗酸杆菌污染。有人发现正常皮肤和其他皮肤病也有带抗酸杆菌的现象。因此，应仔细检查，全面分析，不可误诊。必要时要用PCR检测鉴别麻风杆菌与其他抗酸杆菌。

(2)组织病理变化：有下列之一者可诊断为麻风病。①病变中有典型的麻风菌和麻风细胞；②神经组织内有结核样肉芽组织变化；③神经内查见麻风杆菌。

组织病理检查对麻风病的诊断有重要意义，但梅毒、结核、结节病、脂膜炎、黄色瘤等都可以产生和麻风相似的病变。因此，应结合临床进行分析。

(3)ND-ELISA检测IgM类抗体也可辅助诊断。

(4)PCR技术通过DNA测序仪对麻风杆菌进行分子生物学鉴定。

(二)鉴别诊断

一般首先根据感觉试验(多数皮肤病有痒感，或不痛不痒，罕有麻木闭汗者)、外周神经是否粗大(一般其他皮肤病神经不粗大)加以鉴别；然后再根据需要进行查菌、活组织检查及其他麻风有关试验和被鉴别的疾病特殊试验检查加以鉴别。以下列举应与各型麻风鉴别的疾病供参考。

1. 应与结核样型麻风鉴别的皮肤病　如体癣、寻常型银屑病、肉样瘤、环状肉芽肿、扁平苔藓、梅毒、多形红斑、盘状红斑狼疮、面部肉芽肿、寻常性狼疮、固定性红斑、硬红斑及结节性红斑等。

2. 应与界线类麻风鉴别的皮肤病　如白色糠疹、变色糠疹、脂溢性皮炎、黄褐斑、持久性色素缺乏、陪拉格病、皮肤黑热病、蕈样肉芽肿、肉样瘤。

3. 应与瘤型麻风鉴别的皮肤病　如蕈样肉芽肿、皮肤黑热病、囊肿性痤疮、Kaposi类肉瘤、神经纤维瘤、寻常狼疮、原发性淀粉样变、组织细胞瘤、皮肌炎、系统性红斑狼疮、结节性黄色瘤、鱼鳞病、变色糠疹、脂溢性皮炎、斑秃(普秃)。

4. 应与未定类麻风鉴别　如白癜风、皮肤黑热病(白斑型)、单纯糠疹、固定性红斑、贫血痣、无色素痣、继发性色素减退斑。

5. 应与纯神经炎麻风鉴别的疾病　局限性皮神经炎、脊髓空洞症、进行性脊肌萎缩症、肥大性神经炎、遗传性感觉神经根炎等。

【治疗】　治疗分对麻风病、麻风反应和畸形残疾的治疗。

(一)麻风病的治疗

1. 治疗原则　早诊断、早治疗，治疗中、治疗前做好有关检查与记录，医护人员要全心全意为患者服务；患者应避免劳累、紧张和忧虑，克服悲观急躁情绪，树立麻风病可治疗的信心，服从医嘱，坚持规则服药。如伴有其他疾病或有干扰本病治疗的因素时，要予以及时纠正和合理治疗，如纠正胃肠紊乱、感染病灶等。妊娠、结核病乃至HIV(人类免疫缺陷病毒)感染的麻风病人均可继续实施麻风的治疗方案，唯在联合化疗(MDT)方案中将利福平的剂量改成治疗结核病所需剂量。

2. 治疗药物

(1)氨苯砜：氨苯砜(Dapsone，diamino-diphenyl sulfone，DDS)，化学名为4，4，-二氨基二苯砜(4，4，-diaminodiphenyl sulfone)。对麻风菌有抑制作用，在剂量较大时显示有杀菌作用，血清中浓度与组织浓度基本一致。人一次口服100mg后，血清中峰浓度为最低抑菌浓度的500倍，且能维持超过最低抑菌浓度达10d之久。

①作用机制。DDS对麻风菌的抗菌作用机制尚不清楚，某些研究认为可能是由于其化学结构与对氨基苯甲酸相似而干扰了麻风菌的叶酸代谢和某些酶的功能，进而使菌的DNA合成受阻所致。

②剂量及用法。15岁以上儿童及成人DDS的常规剂量为100mg/d。现多采用口服法。

③临床疗效。DDS疗效肯定，近期疗效明显且相当迅速。

④不良反应。DDS在治疗量是安全的，不良反应较少。主要的不良反应为贫血、药物性皮炎(多发于服药后5～6周)、粒细胞减少症(一般在连续服药2～8周发生)、急性中毒、精神障碍。还可引起肝、肾损害、胃肠道反应及外周神经疾病。对有下列情况的麻风病病人应禁用或缓用DDS：a. 对砜类或磺胺药物过敏者禁用；b. 严重肝、肾功能障碍者；c. 身体极度衰弱者，尤其是严重贫血者；d. 有精神病的麻风病病人等缓用或慎用。

(2)氯法齐明(氯苯吩嗪，克风敏，Clofazimine，B663，Lamprene)：系一种亚胺基吩嗪染料，为吩嗪类衍生物，不但对麻风菌有抑菌作用，而且尚有抗感染作用。故对麻风本病及麻风反应的控制均有效。疗效与DDS相近,但作用稍慢,罕有耐药。对DDS耐药的麻风病病人用B663治疗也有肯定疗效。

①作用机制。B663的抗菌作用机制尚不清楚。可能是由于抑制DNA依赖的RNA聚合酶而阻止了RNA的合成,使菌体蛋白质的合成受抑。B663的抗感染作用可能与稳定溶酶体膜的作用有关。

②剂量与用法。一般采用口服法。治疗麻风病时,14岁以上及成人每日服100mg。

用B663治疗麻风反应时应从较大剂量开始(200～400mg/d),反应控制后缓慢减量。由于用B663治疗麻风反应作用出现较迟,因此,对于严重的麻风反应病人,在开始阶段应配合糖皮质激素治疗,例如B663 300mg/d,配合泼尼松20～30mg/d,连服2～4周,直到急性症状被控制后,再逐渐减少乃至撤掉泼尼松。

③临床疗效。B663无论治疗本病还是麻风反应均疗效肯定。

④不良反应

a. 皮肤及黏膜红染及色素沉着。有的病人在服药1周后即可出现皮肤红染,但多在2～4周时出现,6～12个月时最明显。

b. 皮肤干燥及鱼鳞病样变。一般在服药2～3个月后出现。

c. 消化道反应。少数病人可出现恶心、呕吐、厌食腹痛、便秘、腹泻等,一般不影响服药,可自然好转。腹痛严重者可停药。

d. 其他不良反应。如嗜睡、眩晕、失眠、四肢水肿、梅尼埃病等。一般症状轻微,为时短暂,不影响继续治疗。

(3)利福平(Rifampicin,Rifampin,RFP):为一种半合成的抗生素。抗菌谱较广,对革兰阳性细菌、结核菌、麻风杆菌等均有较强快速的抗菌作用。

①作用机制。推测是抑制了DNA依赖的RNA转录酶的作用,通过阻止转录过程而阻断菌体的蛋白质生物合成。

②剂量和用法。一般采用口服法。清晨空腹时1次顿服,利于吸收。14岁以上及成人用量主张口服量为450～600mg/d或10mg/(kg·d),也有主张小剂量150mg/d。此药不宜单独长期应用,最好与DDS或其他抗麻风药物联合应用,以免产生耐药性。

③临床疗效。临床证明近期疗效显著,且对DDS耐药的病例亦有效。

④不良反应。利福平的毒性甚小,很少发生明显的不良反应。有些病人服药后可出现食欲缺乏、恶心、呕吐、腹泻等胃肠道症状,有的还出现一过性的血清转氨酶升高或血小板减少现象,有肝慢性乙醇中毒的麻风病人一般不宜使用。大剂量可能致畸胎,孕妇不宜应用。如间歇治疗可有"流感综合征"。

(4)新的抗麻风药物:近年来有报道氟喹诺酮类药物如氧氟沙星(Ofloxacin,OFLO)、司巴沙星(Sparfloxacin)、米诺环素(美满霉素,Minocycline,MINO)以及克拉霉素(Clarithromycin,CLAR,甲红霉素)有一定疗效。

(二)联合化疗(MDT)

长期单一用任何药物治疗麻风病均可能导致耐药,使治疗失败,为此,1981年WHO推荐用多种药物联合治疗本病。

所谓联合化疗是指采用两种或两种以上作用机制不同的有效杀菌性化学药物治疗。在目前麻风的联合化疗方案中,必须包括高效、速效杀菌性药物利福平(RFP)。

1995年推荐的麻风联合化疗方案可见表10-1。

1. 联合化疗的对象　①新病例、复发病例和耐药病例;②凡经任何其他方案治疗,病情仍然活动的病例。

2. 联合化疗的疗程　多菌型麻风用RFP,B663和DDS治疗,24个月。每月自服药物不得少于20d,否则此月不计入疗程。一年中至少服药8个月,连续中断治疗>4个月者必须重新计算疗程开始治疗。24个月疗程可在24个月至36个月完成。每年服药时间<8个月者为治疗不规则。

少菌型麻风用RFP和DDS联合化疗,疗程为6个月。每月自服药物不得少于20d,否则此月不计入疗程。6个月疗程可在9个月内完成。连续中断治疗3个月以上者,须重新计算疗程开始治疗。

联合化疗是当前防治麻风病的主要措施之一,保证正规与足量服药才能获得满意治疗效果。化疗前应查血、尿、粪常规及肝肾功能。疗程中,要密切观察病情变化及全身情况,定期或根据需要随时进行有关项目的检查。出现麻风反应时,一般不应中断治疗,而应给予对症处理。如果出现严重麻风反应,特别是有明显的神经痛和神经功能障碍,皮肤炎症显著有破溃趋势者,可使用抗麻风反应药物同时治疗。

关于联合化疗的疗程,PB患者为6个月,MB_1患者为12个月,国内专家多倾向于MB患者疗程为24个月。

表 10-1 简化的麻风联合化疗方案(WHO,1995)

病型	药名	剂量(mg)和用法		
		>14 岁	10～14 岁	<10 岁
多菌型(MB)		每月第 1 日服	每月第 1 日服	每月第 1 日服
	利福平(RFP)	600	450	300
	氯法齐明(B663)	300	150	100
	氨苯砜(DDS)	100	50	25
		每月的第 2～28 日	每月的第 2～28 日	每月的第 2～28 日
	氯法齐明(B663)	50(每日服)	50(隔日服)	50(每周 2 次)
	氨苯砜(DDS)	100(每日服)	50(每日服)	50(每周 2 次)
少菌型(PB)		每月第 1 日服	每月第 1 日服	每月第 1 日服
	利福平(RFP)	600	450	300
	氨苯砜(DDS)	100	50	50
		每月的第 2～28 日	每月的第 2～28 日	每月的第 2～28 日
	氨苯砜(DDS)	100(每日服)	50(每日服)	25(每日服)

注:每月按 4 周计。每月第一日服药均须监服

附:几种特殊状况下的麻风治疗方法

1. 单皮损麻风疗法 我国单皮损麻风少见。单皮损少菌型(SLPB)麻风疗法见表 10-2。

2. 不能服用利福平的麻风病患者 当麻风病患者对利福平过敏,或者有慢性肝炎,或 ML 对利福平耐药不能服用利福平时,可对成人 MB 采用表 10-3 所列法治疗(24 个月疗法)。

表 10-2 单皮损少菌型(SLPB)麻风疗法表

SLPB 患者	利福平	氧氟沙星	米诺环素
成人(体重 50～70kg)	600mg	400mg	100mg
儿童(5～14 岁)	300mg	200mg	50mg

注:①三种药一次服用;②5 岁以下儿童及孕妇不推荐上述方案

表 10-3 24 个月疗法表

治疗时间	药物	剂量	
6 个月	氯法齐明	50mg/d 联合下述	
	氧氟沙星	400mg/d	三种任选两种
	米诺环素	100mg/d	
	克拉霉素	500mg/d	
随后 18 个月	氯法齐明	50mg/d 联合下述	
	加服氧氟沙星	400mg/d	两种任选一种
	或米诺环素	100mg/d	

注:表内为 14 岁至成人剂量,儿童剂量参照表 10-1 和表 10-2

WHO 麻风化疗研究组(1994)的研究认为,在头 6 个月治疗中每日口服 500mg 克拉霉素(Clarithromycin)可代替氧氟沙星或米诺环素。

3. 不能服用氯法齐明的麻风病患者 倘若成年 MB 因服氯法齐明后皮肤产生颜色,也可用下列方案治疗。

利福平 600mg/每月 1 次,24 个月。

氧氟沙星 400mg/每月 1 次,24 个月。

米诺环素 100mg/每月 1 次,24 个月。

(以上为 14 岁至成人剂量,儿童剂量参照表 10-1,表 10-2)。

4. 不能服用氨苯砜的麻风病患者 如果氨苯

砜治疗 MB 或 PB 患者有严重的不良反应产生，必须立即停药。对 PB 患者，可采用表 10-4 的方案治疗 6 个月，而对 MB 患者推荐仍用标准 MDT 方案继续治疗 12 个月(方案中要取消氨苯砜!)

5. 其他特殊情况　在实施联合化疗后，麻风病患者可能产生麻风反应(Ⅰ型或Ⅱ型)或产生神经炎。在 MDT 期间一旦发生反应，将用泼尼松予以治疗。

表 10-4　不能服用氨苯砜的 PB 患者治疗方案

PB 患者	利福平(RFP)	氯法齐明(B663)
成人(体重 50～70kg)	600mg(每月 1 次监服)	50mg(每日 1 次)和 300mg(每月 1 次监服)
儿童(10～14 岁)	450mg(每月 1 次监服)	50mg(隔日 1 次)和 150mg(每月 1 次监服)

由于糖皮质激素药物能导致休眠 ML 的繁殖，引起播散及复发的危险，因此，若用糖皮质激素治疗，应同步予以 MDT，且要坚持到停止治疗时。

附:麻风 MDT 临床治愈标准

完成 MDT 的病例在活动性症状完全消失且皮肤查菌阳性者待阴性后，每 3 个月查菌 1 次，连续 2 次持续为阴性者以及皮肤查菌阴性者在活动性症状完全消失后皮肤查菌仍为阴性者，为临床治愈。

(三)麻风反应的治疗

在麻风病过程中，麻风反应发生率很高。临床上主要表现有皮肤和神经痛，特别是神经炎往往会导致功能障碍甚至发生畸形残疾。医生应该遵循下列原则给予有效治疗。

1. 麻风反应的基本治疗原则

(1)尽可能查明麻风反应的诱因，如妊娠、分娩、手术，并发感染、酗酒、精神创伤、过度疲劳、接种疫苗等，并做好相应的处理。

(2)积极处理急性神经炎、虹膜睫状体炎，以防止肢体畸形残疾及失明。

(3)发生反应时，在及时进行抗反应治疗的同时，应继续或加用抗麻风药物治疗。

(4)一旦发现喉头黏膜水肿引起呼吸困难和食管上段麻痹病例，应及时报告专业医师进行处理或转至综合性医院及时治疗。

2. 治疗麻风反应的主要药物及其用法

(1)沙利度胺(反应停、酞咪哌啶酮):该药是谷氨酸衍生物，属于免疫抑制药，有镇静作用，是治疗Ⅱ型反应的首选药物，对Ⅰ型反应治疗无效。对长期使用治疗的Ⅱ型反应病例，在糖皮质激素减量的同时，可用沙利度胺治疗。成人开始剂量为 400mg/d，待症状控制后逐渐减量至25～50mg/d 为维持量。不良反应有白细胞减少、心动过缓、头晕、视物模糊、嗜睡、口干、疲乏等。应用该药总量在 40～50g 时，偶可出现中毒性神经炎。此药能引起畸胎，育龄妇女慎用，孕妇禁用。

(2)雷公藤多苷:每片含雷公藤多苷 10mg，常用量为 0.5～1mg/(kg·d)。儿童对细胞免疫和体液免疫都有明显抑制作用，也有明显抗感染作用。此药对各型麻风反应都有一定疗效，可在糖皮质激素减量的同时服用，从而逐渐减少或撤除糖皮质激素治疗。其不良反应有恶心、胃肠不适、白细胞和(或)血小板减少等。每日剂量超过 30g 时，不良反应可能增多，因此，在使用该药的过程中要注意加强临床观察，定期查白细胞和血小板计数，一旦出现异常反应即停药并做相应处理。

(3)B663:该药是一种红色的亚胺基吩嗪染料，兼有抗麻风和抗感染的作用。实验结果表明，它可能与稳定溶酶体膜有关，治疗Ⅱ型麻风反应有效，但作用较缓，一般在服药 4～6 周才逐渐显示出来。该药适用于对糖皮质激素有依赖性或 ENL 持续反复发作和忌用沙利度胺治疗的患者，其用法为每日口服 200～400mg，连续用 3 个月，待症状控制后逐渐减量至 50mg/d 为维持量。该药有预防Ⅱ型麻风反应的作用，在 MDT 广泛使用后，ENL 反应发生的频率较过去 DDS 单疗时明显减少，可能是 B663 的抗感染作用的效果。不良反应是皮肤黏膜红染，尤以麻风损害部位更为明显;皮肤干燥，特别是四肢伸侧可呈鱼鳞病样改变;还可引起消化不良、腹痛、腹泻，但症状都较轻微。

(4)泼尼松:该药具有抗感染、抗过敏、抗毒素和免疫抑制作用，对Ⅰ型和Ⅱ型麻风反应都有较好的疗效。

①主要适应证。Ⅰ、Ⅱ型反应所引起的神经损害、急性或亚急性眼炎(尤其是虹膜睫状体炎)、睾丸炎、严重 ENL 反应伴有急性发热、急性喉头水肿、食管上段麻痹。

②剂量。成人每日口服 40～60mg，待反应症状

控制后逐渐减量到停药。Ⅰ型反应伴有神经炎者，一般疗程需 4～6 个月。病情严重者，可用氢化可的松 100～300mg 或地塞米松 5～10mg 和维生素 C 1g，加入 5%～10% 葡萄糖液 500～1000ml 内静脉滴注，每日 1 次，3～5d 后神经疼痛症状缓解，可改用泼尼松每日 40～60mg 口服，剂量随病情好转而逐渐减量。在泼尼松治疗的同时继续或加用 MDT。

③糖皮质激素治疗的注意事项。

a. 凡患有高血压、糖尿病、结核、精神病、消化道溃疡及病毒性感染疾病的患者，应慎用或禁用。

b. 治疗麻风反应尤其是Ⅰ型反应伴有神经损害者，使用糖皮质激素治疗的剂量要大，症状缓解后逐渐减量至停药，疗程要长，同时要继续或加用 MDT。

c. 长期使用糖皮质激素治疗的患者应给予低盐饮食，适当补充钾盐、钙盐，并注意观察糖皮质激素长期应用的不良反应。

3. 麻风反应的其他疗法

(1) 物理疗法：超声波或蜡疗等均适用于神经痛。

(2) 手术疗法：适用于神经痛。

①神经鞘及神经鞘膜剥离术。对神经痛剧烈难忍、应用其他方法不能解除时，可以施行，有暂时缓解之效。

②尺神经移位术。当尺神经痛时，应用其他处理不能解除或尺神经痛反复发作时，可应用本法。

(3) 中医治疗

①雷公藤：15～30g/d 生药（成人量），文火水煎 2 次，每次 1h，合并两次煎汁，分上、下午 2 次内服。儿童按中医总论内服药进行换算。雷公藤对两型麻风反应，特别是Ⅱ型麻风反应效果好。结节红斑型反应一般服药后第 2 日可见效，5～7d 症状消退。如上述此药常见不良反应为白细胞减少和胃肠道反应，故服药期间应定期检查血象。必要时应减少剂量或暂停用药。一般停药后或对症治疗不良反应均可消失。

②二黄散。黄芩、黄柏等量为末，2～3 次/天，每次 3～9g，开水送下。用于红斑结节型反应。

③针刺疗法。尺、桡神经痛，取穴曲池、外关、肩贞、通里；对胫腓神经痛，取穴委中、阴陵泉、风市、昆仑；对坐骨神经痛，取穴环跳、阳陵泉、绝骨。手法可根据病人身体强弱及反应时间长短，采用适当的补泄方法。进针后留针 15～30min，在留针期间可行针 2～3 次。

（四）足底溃疡与畸形的治疗

麻风足底溃疡的防治要紧抓 3 个环节：溃疡前期经常检查，坏死水疱期卧床休息，足底溃疡期积极治疗。治疗方法如下。

1. 一般治疗　单纯性溃疡可用生理盐水或 1：5000 高锰酸钾溶液清洁局部，以消毒凡士林纱布保护创面，用无菌纱布包扎，每隔 2～3 天换 1 次；感染性溃疡，如有淋巴结炎或全身症状首先应用抗生素控制感染，局部用 1:5000 高锰酸钾溶液泡洗后，清除分泌物及坏死组织，外用抗感染药物无菌纱布包扎，每日换药 1 次，卧床休息极为重要。

2. 扩创　复杂性溃疡需在感染控制后用无菌方法进行扩创，以促进创面的愈合。

3. 手术治疗　久治不愈或经常复发的顽固性足底溃疡，在查明与足的畸形有关时，可考虑外科手术治疗。

畸形是麻风病的一种常见症状和后遗症，发生率可达 60%，严重者可使病人丧失劳动力，甚至造成终身残疾，对社会影响很大，故应积极防治。可进行外科手术矫治，或非手术疗法，如肢体功能锻炼、按摩、电疗、体疗、职疗、牵引和针灸等。

【复发和处理】　尽管 MDT 后麻风病复发率很低，但单靠化学疗法不可能完全避免复发，麻风复发后往往导致患者畸形残疾发生或发展，给病人带来肉体和精神上的痛苦。麻风病复发者为传染源，可能引起感染扩散，影响麻风病防治的结局和策略。因此，了解麻风病复发的原因、规律、表现及处理十分重要。

（一）复发定义

各型麻风患者在完成规定 MDT 疗程后，显示正常疗效，并在监测期达到临床治愈或病情静止后，又出现下列情况之一者考虑为复发。

1. 出现新麻风皮损和（或）原有皮损数量增多、浸润加剧、面积扩大、无明显水肿触痛。

2. 皮肤查菌阴性后又呈阳性，且细菌指数（BI）达 2.0 以上，或原来 BI 未阴转，当前的 BI 较前增加达 2.0 以上，并出现完整染色菌。

3. 组织病理学检查有典型麻风病特异性变化或看到完整的杆菌数量较前明显增加，且组织水肿不明显。

4. 鼠足垫接种证实有活菌。

5. 麻风菌特异性抗体监测，可供参考。

（二）复发的原因

麻风病的复发可由耐药菌、持久菌（persister）引起。由于目前尚无确切地鉴别复发与再感染的方法，临床上亦将再感染列入复发。一般 MDT 后由耐药菌引起复发的可能性不大。尽管目前实验室报告，发现有 RFP、DDS、B663 三重耐药菌株，但临床上该病例用标准 WHO/MDT/MB 方案仍然能治愈。目前麻风病复发主要是由持久菌引起。世界卫生组织报道，经过 WHO/MDT 方案治疗的病例中，有 9%的患者体内仍可测出持久菌，但由于机体残存免疫因素的作用，这些持久菌引起复发的可能性不大，这也是为何 MDT 后复发率低的原因。目前推测复发与体内持久菌的数量和不明原因的持久菌激活，并出现"暴发"繁殖有关。

体内持久菌的数量与病人疗前细菌负荷量以及治疗方案有关。疗前 BI≥4.0 以上者，经过治疗后体内残留的持久菌数量可能要比低 BI 的患者要多。疗程长的病人由于长期化疗，一部分复活的持久菌受到药物持续性杀伤而数量减少，这就是为何要足够疗程才能避免复发的原因。持久菌数量亦可能与化疗方案有关：若一开始用抑菌药物治疗病人，由于药物不是快速杀菌，可使较多麻风菌在不良生存环境下转为低代谢的持久菌；而联合化疗内含利福平，快速、高效、速效、杀灭大量麻风菌，从而减少了其转变为持久菌的数量，这就可解释为何 DDS 必须疗程长和终身服药才能减少复发。因此主张治疗麻风病时应早期给予高效、速效杀菌药物，减少持久菌数量。如果先用抑菌药后，再用 MDT，有可能使 MDT 疗效打折扣。众所周知，MDT 对持久菌无作用，只对激活的持久菌有效。许多先经过 DDS 单疗一段时间再转为 MDT 的病人复发率高或许与这一因素有关。DDS 单疗治预后的病人在停药多年后，再给予 MDT 复治，复发率低。很可能是因为 MDT 杀灭了少量激活的持久菌从而亦减少了复发。

麻风病复发的另一个原因是治疗不足，这一现象主要见于过去 DDS 单疗时期的患者以及 MDT 时期的分型错误，将 MB 患者错分为 PB 患者，而使疗程过短，治疗不足，未能有效杀灭对治疗敏感的麻风菌和激活的持久菌。目前把 2 根以上神经受累和 6 块以上皮损的病人按 MB 方案治疗，就是为避免治疗不足引起的复发。

麻风病复发的诱因有劳累、妊娠、精神创伤、营养不良等，这些因素可能与引起持久菌"暴发"繁殖有关。

由于再感染引起复发在理论上是可能存在的，特别是在高流行区频繁接触传染性病人可发生再感染。但证实为再感染非常困难，即使目前用分子生物学方法已能对麻风杆菌株进行基因分型，但亦不能识别由同一种基因型麻风杆菌引起的再感染。

（三）麻风病复发的临床表现和诊断

MDT 后的复发多为持久菌所致，一般潜伏期较长，为晚期复发（一般在停药 3 年以上）；DDS 单疗复发主要是耐药菌引起潜伏期短，但也有长达一二十年者，或者更长。

麻风病复发临床上主要表现为新皮疹的发生和（或）原有皮损加剧，或者是皮损查菌阴性后再呈现阳性，或菌量明显增加，或再现完整菌。MB 病人复发绝大多数是临床症状和细菌同时出现，极少数病人临床症状明显而查菌阴性，仅查菌阳性而无临床症状者更为罕见。对临床不活动病例，皮损查菌重新呈阳性时，必须认真核实。不少文献报道，MB 麻风复发有表现为查菌阳性而无临床表现者。但既然皮损查菌阳性，必定会有组织学上的病理变化，也一定会有临床表现，可能是早期浅在性弥漫性浸润，不易被肉眼觉察而已。

各型麻风病复发的临床表现，除发生型别演变者外，基本损害与原发时相似。LL 及 BL 型患者复发时，少数病人可表现为组织样麻风瘤样和眼麻风瘤损害。大部分复发病人身上混有新老两种皮损，老皮损逐渐消退，新皮损相继出现。往往还发生于不常见的部位，如腹部、前臂内侧和腘窝等自然免疫区处。有些消退后的萎缩斑上也可发生新的损害。原 MB 麻风患者复发皮疹通常较广泛、对称，皮疹境界较原发皮损明显，出现较快，经有效治疗后，皮损消退也相对迅速。

原 PB 患者复发后，可有皮疹出现，主要表现为部分原损害出现浸润，也可见有新发皮损、神经变粗。各型原麻风病患者复发后，神经症状与初发多无明显差异。

原 MB 患者复发后，原皮损查菌阴性后再呈阳性，且菌量明显增加。特别是新发损害部位，BI 和形态指数（MI）均较常规部位和旧的皮损高；血清学检查其特异性抗体滴度也相对升高，这也有助于复发的预测和诊断。少数病人的复发是伴随反应而出现的，此时皮损有红肿、疼痛，神经明显肿大、疼痛与压痛，可出现畸形残疾。

麻风病的复发首先是细菌的复发，细菌繁殖到一定程度后激起机体免疫反应，引起临床表现，故临床表现要晚于细菌复发。早期复发损害不易察觉。有时复发皮损与麻风病反应皮损鉴别困难，因而复发诊断主要的根据是病史、临床检查、细菌学检查和组织病理学检查。抗麻风菌特异性抗原之抗体滴度的测定亦有帮助。

诊断麻风复发时应注意以下几项。

1. *仔细检查皮损*　不要放过任何一处可疑皮损，有时复发可以是很小损害如像芝麻大小、表面光滑发亮的小丘疹。这是发生在弥漫性浸润基础上的小丘疹损害，较浅在性浸润难察觉，有时可看到一些小的淡红斑。

2. *遇到可疑皮损应查菌*　因复发皮损常夹杂于消退性皮损中，取材部位一定要选准，宜多取几处部位，不应少于 6 处部位。

3. *皮损的查菌取材一定要符合标准*　特别是取材深度要达到 2～3mm，长度为 5mm。取材刀尖上一定要见到少量不带血的组织液，然后再涂片。抗酸染色加石炭酸复红的时间要足够，特别是在冬天寒冷天气，时间太短，麻风杆菌染色效果差，加上盐酸脱色(盐酸脱色时间不宜太长)，很可能使麻风杆菌的红色不明显，不易辨认。应用不加热法，滴加石炭酸复红后在室温下保持 30min 再脱色，一般在冬季、夏季都可保证染色质量。

4. *皮损涂片镜检要仔细查找完整染色菌*　一些颗粒状菌对诊断复发意义不大。一般只要是复发，如查菌阳性则一定有完整染色菌，找到完整染色菌对诊断复发有价值。如无完整染色菌，则应询问病人近期有无自行服用抗麻风药和其他抗生素史，不要轻易排除复发，要综合考虑。

5. *对复发可疑皮损应取活检*　组织病理学检查能为复发提供有价值的线索。活检取材组织要够大，一般为 0.5cm×1cm，固定时间勿超过 48h。组织制片质量好，能提供有价值的线索。麻风病复发时，各新、老皮损组织学表现的程度可不一致。其浸润图像一部分呈组织样麻风瘤，其余同各型麻风病。复发初期活检中麻风菌不多，多在神经末梢内，但组织学的活动性病变明显，而后菌增多。LL 端多可见大量抗酸菌(AFB)，但 TT 端则否，此时组织病理的变化更为显著。

6. *复发的型别变化*　少数界线类病人复发后，可发生型别的变化，特异性免疫力功能低下者多向 LL 端演变，否则可往 TT 端发展。但以前者较多见。

7. *确诊性诊断*　如有条件可取皮损活检接种鼠足垫，如呈现特异的麻风杆菌生长曲线可确诊复发。

8. *区别麻风反应与复发*　麻风病的复发和麻风反应(尤其是Ⅰ型麻风反应)，两者之关联各家争论不一，有待进一步研究。但其机制、症状和处理等迥然不同，不可混淆，见表 10-5。将反应误为复发，或将复发误认为反应，除人为扩大与缩小复发率、影响流行病学的统计外，更重要的是影响对患者的正确处理。

表 10-5　Ⅰ型麻风反应和麻风复发之主要区别

	Ⅰ型麻风反应	麻风复发
机制	机体对麻风杆菌抗原迟发性超敏反应	耐药变异菌和(或)持久菌繁殖的结果
麻风病类型	主要发生于 BT、BB 及少数 BL 型，不见于 TT 及 LL 型患者	主要见于 LL 及 BL 型等多菌型患者
皮肤涂片查菌	皮肤涂片阴性或弱阳性	多为阳性或菌量较前增多
临床主要表现	治愈者发生新的充血水肿性皮损，未愈者原有皮损部分或全部和(或)出现充血水肿新皮损。损害可破溃，常伴有周围神经痛及功能障碍、手足肿胀、低热或全身不适	患者病情达治愈或静止后，又出现新皮损或病情趋向进步时，原有皮损恶化和(或)出现新的损害，皮损有浸润，但水肿不显，罕有破溃，周围神经痛及功能障碍也较少见，多无全身症状
组织学检查	为麻风反应图像，组织水肿明显，抗酸染色多为阴性	为麻风病特异性病变，抗酸染色多为阳性
发生和发展	通常在数天内发生，进展较快，即使不治疗，半年左右多可消退，反应消退时皮损有脱屑	发生和进展均缓慢，不予治疗，病情持续加剧，治疗时皮损消退缓慢，无脱屑
发生频率与抗麻风病治疗的关系	约占界线类病人的 1/4，常在有效的抗麻风病治疗期间，也可在停药后多年内发生	氨苯砜单疗者累计 5%～10%，联合化疗者可望在 1%左右，因耐药菌繁殖所致之复发，多在停药后不久，如系持久菌引起的复发往往在终止疗程 24 个月后
对糖皮质激素的疗效	足量治疗，见效显著	疗效不明显，甚至使病情加剧

（四）麻风复发的处理

凡疑诊为复发的病例，基层医务人员应及时向上级专业机构汇报，经上级机构两名有经验的医生做临床和（或）细菌检查，必要时做病理检查，综合判断后以确定是否复发。诊断为复发者应报省级皮肤病防治机构。

各型麻风病患者一旦确定复发后，应尽可能详细了解以往发病和治疗情况，分析其复发原因，如发病时间、治愈时间、复发时间；用何种药物治疗，是否正规、足量，以及可能的诱因，并认真进行全面临床和有关检查，做好患者的思想工作，增强其信心，使之积极配合治疗。

不论是PB还是MB，也不管是DDS单疗抑或是MDT患者复发后，均应毫不迟疑地采用RFP加DDS加B663组成的MDT。按MB方案治疗至临床治愈。复发者又成为现症病人，其家属应按要求做定期检查。从流行病学、经济效益和社会影响的观点来考虑，预防耐药菌和持久菌引起的麻风复发，比治疗已发生的耐药菌和持久菌的麻风病复发更为重要。

【预防及护理】

（一）预防

目前尚缺乏对麻风病有效的一级预防措施，但采用以下措施亦有利于本病的控制。

1. *发现病人* 主要方法是：①日常工作发现（门诊检查、入学体检、人群健康检查、定期检查病人家属等）；②突击调查发现（专业普查、滤过性普查、线索调查）。可根据麻风病流行程度和分布特点因地制宜进行。同时提高各级医务人员的麻风病诊断水平，普及群众麻风相关知识，以最大限度地发现病人。

2. *普遍治疗* 由于人是麻风菌唯一宿主，所以对麻风病病人，特别是多菌型病人的治疗来说，消灭传染源和切断传播途径十分重要。治疗不仅恢复了病人健康，而且起到了防病的作用，成为一项重要的预防措施。

3. *化学预防* 又称预防性治疗。鼠足垫模型和某些临床研究的结果表明，预防性治疗可中止麻风菌的繁殖和发病，具有一定的价值。过去一些地区一度使用DDS口服获一定效果。但鉴于对DDS广泛耐药，其预防作用值得怀疑。麻风的发病有簇集性特点，而家内接触者是主要的对象，如果对这一群体加以化学预防似为重要和可行。有学者建议用ROM方案（Rifampicin 600mg，Ofloxacin 400mg，Minocycline 100mg一次服药即可），亦有学者认为，采用Rifampicin 600mg 1～3次服药，效果相同。

4. *免疫预防* 据WHO估计，目前全世界有1000万～1200万麻风病病人，有近16亿人生活在麻风流行国家，所以目前正在研制有效的、可接受的、费用合理的疫苗。

（1）卡介苗接种：虽各国试验结果不完全一致，但目前均倾向于可用于预防麻风。

（2）其他在研疫苗：①热杀死的麻风菌加活卡介苗；②“W”分枝杆菌；③ICRC分枝杆菌等，但以上疫苗预期至少仍需10～15年才能广泛应用于预防麻风。所以，目前唯一实用的方法是二级预防，即全球性应用联合化疗普遍治疗麻风病病人。

5. *隔离* 这是过去最常用的方法。从公共卫生的观点出发，无疑有助于切断一般人群的传染源。但目前由于麻风联合化疗能在很短时间内消除传染性，世界各国大多已废除了对麻风病病人的人身隔离制度，而代之以化学隔离（病人在家里或门诊接受化疗）。这样不但有利于消除社会上对麻风的恐惧，有利于解决许多有关社会问题和家庭困难，还能促进病人主动配合，达到早发现、早治疗的目的。

（二）护理

麻风病患者的护理是麻风防治工作的一个重要组成部分，贯穿于宣传、预防、诊断、治疗、康复、教学及科研等所有的工作中。麻风护理主要包括门诊护理、病房护理、心理护理、康复护理、家庭护理和责任制护理等许多方面。显然，麻风的护理除须具有一般疾病的护理要求外，尚有其特殊性。由于联合化疗方案的广泛推行，麻风由隔离治疗大多转变为家庭治疗，麻风护理的重点也由病房护理转变为指导病人进行自我护理。

1. *心理护理*

（1）最常用的方法：①解释清楚疾病的性质、原因、发展规律，使病人消除顾虑、安心治疗；②鼓励病人主动与疾病做斗争，并积极进行自我锻炼；③安慰病人和家属消除恐惧及紧张心理，克服孤独和自卑心理，感受生活中的欢乐；④说明麻风已非不治之症，消除社会对麻风的恐惧和偏见，使全社会能关爱这一群体，使病人信心十足地服药，接受治疗和指导；⑤暗示诱导病人保持乐观情绪，有益于治疗效果。

（2）个别深入心理护理的3个阶段：①耐心倾听病人的叙述，包括病情、家庭、婚姻、职业、生活来源乃至性格和期望，设法为之解决。②提高病人的认识水平，分析疾病因素，指导他们采取适当措施自我控制情绪。

自觉坚持规则治疗以及自我防护和锻炼。③帮助病人安排有规律的生活，参加力所能及的劳动和个人喜爱的文娱活动，以丰富生活内容和增加生活乐趣。共享社会大家庭的成果，共建和谐社会。

在心理护理中，要注意针对住院病人、术后和出院病人的不同心理特点进行。

2. *自我护理*　指病人为维持生命、保持健康而自己按科学方法进行的护理活动。对麻风病病人来说，除治好本病外，防止畸形残疾的发生、发展是最重要的。从诊断为麻风病时起就要指导病人进行自我护理，防止畸形残疾的发生、发展，其主要内容和方法如下。

(1)宣传麻风知识：让病人及家人知道麻风可致神经损害，引起手足和眼的感觉障碍和肌肉萎缩，可出现爪形手、猿掌、垂腕、垂足、溃疡、骨短缩、关节挛缩和兔眼等，并让他们知道自我护理要长期坚持，能有效地保护手足和眼的功能。要告诉病人及其家人在家治疗中，若出现外周神经损伤、麻风反应或药物有不良反应时，应随时到医院检查治疗。

(2)进行教育的方法：参照心理护理做法。要与病人建立良好的关系，取得他们的信任，坚持不懈地鼓励其耐心进行自我护理。在病人来取药、检查或对病人进行家访时，通过发放小册子，看图片和录像、讨论、讲课和个别交谈等形式宣传麻风知识及护理方法。还要通过现场示教，让病人自己做。要为病人制订一个周详的自我护理计划并填写畸形残疾登记表。

(3)麻风反应神经痛的自我护理：应告诉病人麻风反应和神经炎的症状以及神经的检查方法，若有异常马上到医院治疗。有麻风反应神经炎时应卧床休息，减少患肢的活动并注意保暖。

(4)手足的自我护理：①采取措施防止手足被烫伤、烧伤、刺伤或被粗糙的工具摩擦引起损害，为此可戴防护手套，使用保护性工具，或穿防护鞋并避免长期受压。②皮肤干燥、皲裂者，每日用温水泡20min，然后涂抹凡士林或油脂，保持皮肤水分；有皮肤角化者，浸泡后要用瓦片、浮石、小刀等轻轻刮去角化层，不要刮到出血，不可横过皲裂处刮；刮后涂油揉之，以促进愈合。③手足的功能锻炼，手足肌瘫痪及关节僵硬的病人，要尽量鼓励他们每日做2～3次适当的运动。先要用油剂润滑皮肤，使之不致因运动而受损伤。手部可做指间和掌指关节的屈伸以及拇指和小指的内收和外展等，足部运动可做背伸、背屈、内旋和外旋。每次每个动作做10～20次。④足底溃疡的自我护理。首先是制动，卧床休息，避免负重，用拐杖或轮椅，或者穿硬底软垫的保护鞋，少走路。局部处理包括清洁创面、刮去硬皮、包扎。

(5)眼部的自我护理：眼部的感觉和运动障碍包括眨眼减少，角膜干燥麻木、兔眼。易发生外伤和炎症。要嘱病人每天对镜子检查眼睛，如发现眼红、角膜浑浊、畏光、视力减退等，就立即到医院治疗。嘱病人经常有意地眨眼，以使角膜保持湿润清洁；外出时戴防护眼镜，戴有边的帽子；睡觉时涂眼膏，挂帐子；避免到灰尘多的地方去。眼部不适时切勿用不净的手，尤其是粗糙的东西擦眼。

3. *家庭护理*　指对适于在院外、家中治疗的麻风病病人的护理。

(1)家庭心理护理：详见心理护理。主要使病人及其家属、单位领导和邻居树立麻风可防可治的信念。

(2)联合化疗的护理：①指出联合化疗疗效好，疗程短，可防止耐药和复发乃至减少麻风所致畸形残疾的发生。同时指出早治疗和规则治疗(足量按时)是实现上述目的的保证。②指导病人自我观察。如服药后身体可能出现的各种不适，皮肤颜色、感觉、外观可能出现的改变以及麻风反应症状等告诉病人，让其自我观察，及时告诉医师处理。③联合化疗的管理。疗前、疗中协助医师检查、化验。发药时询问服药情况、不良反应、麻风反应以及认真检查有无畸形残疾发生等。完成疗程后做全面的临床检查、细菌和病理检查，做出疗效判定和完成监测工作。并将复发的诱因告诉治愈者，一旦发现有疑点，应及时接受检查。

(3)畸形残疾的预防：认识和指出畸形残疾不是麻风的必然结果。早诊早治就是最好的预防方法。注意观察外周神经功能，填写好“麻风畸形残疾基础记录”，及时管理、及时处理，并指导病人进行自我护理(详见自我护理)。

(吴勤学　万　力　张建中)

二、猫抓病

猫抓病(cat scratch disease)又称良性淋巴网状细胞增多症(benign lymphoreticulosis)，是由汉赛巴东菌属(Bartonellahenselae)(亦有译为巴尔通体属)Ⅰ型或Ⅱ型引起的一种急性自限性传染病。本病全世界分布，人群普遍易感，无种族差异，养猫家庭中发病率很高，一般被猫、狗抓咬或舔后得病，有一定潜伏期。

本病的典型表现为自限性局部淋巴结肿大，发热及周身不适。患者约80%为儿童，发病高峰年龄为 2～4 岁，多在秋冬发病，一般 2～3 个月自愈。随着养猫、狗等宠物人数的增多，本病的发病率有明显增加的趋势。有报道，美国每年发病人数 4 万例以上。我国以往罕见报道，近来邓卓霖等报道 2 例华南猫抓病，其中 1 例为 4 个月女婴。本病在中医属“瘀毒”范畴。

【病因及发病机制】 本病于 1937 年被发现，但其病因一直有争议。1983 年，Wear 等从患者淋巴结活检标本中发现革兰阴性杆菌，这种菌不耐酸，多形性，成链或成群排列，即巴东杆菌。目前多数研究认为猫抓病是由汉赛巴东杆菌引起，少数患者由卡氏巴东菌感染所致。该细菌培养不易成功，实验室常规细菌染色不易被发现，必须用嗜银染色才能显示，所以易误诊。本病确切的发病机制尚不清楚，推测可能是病原体随猫跳蚤的粪便侵入人体破损的皮肤，然后经淋巴管到达区域淋巴结，引起炎性反应。

【临床表现】 猫抓病临床表现多种多样，其严重程度主要取决于宿主的免疫状态。人被猫抓伤或咬伤 3～14d 后，在抓伤的皮肤周围可出现直径 3～4mm 的红色丘疹。4 周后，在抓伤部位的近端出现淋巴结肿大，常发生于颈前、腋窝、腹股沟、股部等，4～8 周后消失。当淋巴结肿大时，猫抓的皮肤伤口已愈合，仅在皮肤表面留有灰白色瘢痕。部分患者还可出现发热、厌食、乏力等全身症状。当原发损害发生于眼睛结膜时，会出现慢性肉芽肿性结膜炎和耳前淋巴结肿大，称为 Parinaud 眼淋巴结综合征，可引起部分患者暂时性失明，通常 2～3 个月自行好转且无后遗症。此外，尚有以肝脾型、脑病型表现为主的猫抓病。本病除并发严重脑病或肝性紫癜症外，很少引起死亡，病死率＜1%。而免疫缺陷患者（如艾滋病）感染后会发生全身性病变，如细菌性血管瘤病等，可致死亡。

【实验室检查】 目前，猫抓病的检测方法有皮肤试验、间接免疫荧光抗体检测（IFA）、病原菌分离及培养和基因诊断（PCR）等。其中血清学的 IFA 方法简便、灵敏度和特异性高，在临床实际工作中易于推广，可作为猫抓病的血清学诊断标准。而皮肤试验是经典检测方法，其诊断特异性达 90%～98%，且可提供早期诊断，缺点是该方法不能检测巴东菌的属科，具有一定的局限性。

【组织病理】 真皮中可有一处或数处由中性粒细胞构成的星形脓肿，脓肿四周绕以多层上皮样细胞，间有少数巨细胞，最内层上皮样细胞呈栅栏状排列，外围可见一些淋巴细胞。脓肿逐渐被无细胞的坏死区代替。淋巴结中的反应与皮肤相类似，用 Warthin-Starry 银染色，可发现汉赛巴东杆菌。

【诊断与鉴别诊断】

1. 诊断　主要依靠临床诊断，以下四项中有三项即可诊断本病。

（1）有动物（多为猫狗）接触史，有抓伤或咬伤皮肤史。

（2）猫抓性抗原皮肤试验阳性。

（3）淋巴结肿大，并除外其他疾病，如结核病、传染性单核细胞增多症、化脓性淋巴结炎、淋巴肉瘤等。

（4）淋巴结组织活检有典型的猫抓病组织病理特点。确诊要有特异性抗体检查和病原体分离的结果。

附：Carithers 提出一种记分诊断法，淋巴结肿胀为 1 分，猫接触史为 2 分，确诊有猫咬伤部位者为 2 分，猫抓病皮试抗原皮肤试验阳性者为 2 分。总计 7 分即可确诊，5 分为高度疑似病例。

2. 鉴别诊断　本病主要与淋巴结核、霍奇金淋巴瘤、淋巴结炎、淋巴结肉芽肿鉴别。若鉴别有困难时可做组织病理学检查，包括淋巴结穿刺细胞学检查和病理活检。

【治疗】 本病多有自限性，一般 2～4 个月多可自愈。多种抗生素对本病有效，首选庆大霉素及复方新诺明。对于儿童，庆大霉素剂量为每日 5mg/kg，分次肌内注射或静脉滴注，疗程为 5～7d；复方新诺明用量为每次 SMZ：20mg/kg，TMP：4mg/kg，口服，2 次/天，疗程 7d。目前已证实汉赛巴东菌对氨苄西林、利福平、头孢西丁和红霉素等均敏感。对有高热、并发脑炎等重症病人可行两种抗生素联合使用。为提高疗效，降低复发率，对重症患者应持续治疗 2 周以上，对免疫功能低下者治疗时间更长。

对于化脓的淋巴结可采用穿刺引流，以改善症状，不宜切开引流。

中医治疗可用清热解毒、消肿镇痛之消炎散核汤、托里定痛汤加减。13 岁以上及成人药用：金银花、夏枯草、玄参、蒲公英各 15g，紫花地丁、重楼、赤芍、当归各 10g，天花粉 12g，生甘草 3g。每日 1 剂，水煎服，分 2 次服用（13 岁以下儿童中药方剂剂量见附录）。

【预防】 在与猫、狗接触时避免被抓咬伤，不慎被抓咬伤后立即用碘酊或抗生素软膏涂搽局部，并对抓咬伤附近淋巴结密切观察，及时诊治。

（万　力　蔡　林　吴勤学　张建中）

参考文献

段中东，管茶香，邸晓丹，等.1998.512例儿童麻风的分析[J].中国麻风杂志，14(3)：186.

傅洪坤.1998.砚山儿童麻风65例的分析[J].中国麻风杂志，14(4)：214-217.

潘兴虞，赵西丁.1989.儿童麻风[J].中国麻风杂志，3(4)：226-227.

邵康蔚，洪宝营，江植林，等.1989.福建省儿童麻风的分析[J].中国麻风杂志，3(4)：182-184.

吴勤学，王洪生.2005.麻风病的血清学[J].中国麻风皮肤病杂志，21(4)：294-296.

吴勤学.皮肤分枝杆菌病学[M].2012.北京：中国协和医科大学出版社，12：158-165.

吴学忠，张福仁，赵天恩.2005.麻风易感性遗传学研究进展[J].中国麻风皮肤病杂志，21(2)：122-126.

Bobin P. 2012. Treatment and Prophylaxis. Leprosy, Editor: Nunzi E and Massone C, 282-295

Carlos M. Perez-Velez. 2012. Pediatric tuberculosis: new guidelines and recommendations[J].Curr Opin Pediatr, 24(3):319-328.

Kampirapap K, Singthan N, Klatser PR.1998.DNA amplification for detection of Leprosy and assessment of efficacy of leprosy chemotherapy.In J Lepr, 66(1):16-21.

Lindi van Zyl, Jeanetta du Plessis, Joe Viljoen. Cutaneous tuberculosis overview and current treatment regimens [J]. Tuberculosis, Volume 95, lssue 6, December 2015, Pages 629-638, ISSN 1472-9792.

Lockwood DN. 2011. The different aspects of leprosy chemotherapy[J].Lepr Rev, 82 (1):1-2.

Mira MT, Alcais A, Nguyen VT, et al.2004.Susceptibility to leprosy is associated with PARK2 and PACRC[J]. Nature, 427:636-640.

Mira MT, Alcais, Van Thuc N, et al, 2003. Chromosome 6925 is linked to susceptibility to leprosy in a Vietnamese Population[J].Nat Genet, 33:412-415.

Pailoor Jayalakshmi, M. 1997. Path., M. R. C. Path. Leprosy in Children[J], Int J lepr, 65(1):95-97.

Qinxue Wu, Xinyu Li, Huiwen Shu, et al.1999. A study on the methods for early serological diagnosis of leprosy and their potential use[J].Int J Lepr, 67(3):302-305.

Qinxue Wu. Yueping Yin. Lianfen Zhang, et al. 2002. A study on a possibility of predicting early relapse in leprosy using a ND-O-BSA based ELISA[J]. Int J Lepr, 70(1):1-8.

Ramam M. Rashmi, Mittal V. 2005. Ramesh, How soon does cutaneous tuberculosis respond to treatment? Implications for a therapeutic test of diagnosis[J].International Journal of Dermatology, 44:121-124.

Roderick J. Hay. 2005. Cutaneous infection with Mycobacterium tuberculosis: how has this altered with the changing epidemiology of tuberculosis? [J] Current Opinion in Infectious Diseases, 18:93-95.

Sethuraman G and Ramesh V. 2013. Cutaneous tuberculosis in children [J]. Pediatric Dermatology, 30: 7-16.

WHO/DMP/DSI: Drugs used in Leprosy. Geneva, 1998.

WHO: The final push strategy to eliminate leprosy as a public health problem: Questions and Answers, Second Edition, 2003.

第 11 章　真菌性皮肤病

第一节　浅部真菌病

一、头癣

头癣(tinea capitis)是皮肤癣菌所致头皮和头发的真菌感染性疾病。近年根据病原菌和临床特征分为黄癣、白癣、黑癣和脓癣四个类型。白癣中医称为“白秃疮”,黄癣称为“肥疮”或“肥黏疮”,俗称“瘌痢头”。

【病因及发病机制】　病原菌为皮肤癣菌,其中毛癣菌属常见如红色毛癣菌、须癣毛癣菌、紫色毛癣菌,偶见断发毛癣菌、许兰毛癣菌等;小孢子菌属常见如犬小孢子菌,偶见石膏小孢子菌、奥杜盎小孢子菌、铁锈色小孢子菌等。近年由于饲养宠物的增多,以犬小孢子菌为代表的亲动物性真菌成为世界范围内的主要流行病原。

头癣主要由直接或间接接触患者、患病动物(主要是猫、狗)或致病菌污染的物品而传染。理发是主要的传染途径之一,在家庭和集体单位共用梳子、帽子、枕巾等接触均可引起传染。

【临床表现】

1. *白癣*　致病菌多为犬小孢子菌,其次为须癣毛癣菌。初起为少量毛囊性丘疹,很快扩大形成头皮灰白色鳞屑性脱发斑。头发在距头皮 3～4mm 处折断,病发根部有灰白色菌鞘包绕。皮损常呈卫星状分布,自觉瘙痒。大部分患者到青春期可以自愈。

2. *黑癣(黑点癣)*　致病菌多为紫色毛癣菌,表现为多数散在点状鳞屑斑和散在丘疹、小脓疱,病发出头皮即折断,呈黑色小点状。一般不能自愈,病程长者可形成秃发。

3. *黄癣*　致病菌为许兰毛癣菌,典型损害为碟形硫黄色痂,中心有毛发贯穿,发无光泽,长短不一。不典型的损害为小脓疱、灰白色或黄色结痂,揭去痂皮呈潮湿的糜烂面,有特殊的臭味;久之可形成萎缩性瘢痕,造成永久性脱发。见附页彩图 11-1A、B。

4. *脓癣*　详见脓癣描述。

【实验室检查】

1. *真菌直接镜检*　白癣可见发干外包绕密集排列的孢子。黑点癣发内成串密集镶嵌排列的孢子。黄癣可见发内菌丝或关节孢子和气泡,黄癣痂中可见鹿角菌丝和孢子。

2. *真菌培养*　可进一步帮助确定致病菌种。必要时可根据药敏结果调整用药。

3. *伍德灯检查*　白癣为亮绿色荧光。黑点癣无荧光。黄癣为暗绿色荧光。

【诊断与鉴别诊断】

1. *诊断*　根据临床表现以及病发的真菌学检查等。

2. *鉴别诊断*

(1)斑秃:为头皮突然出现圆形或椭圆形边界清楚的脱发区,轻拉试验阳性但无断发,真菌直接镜检阴性。

(2)头部单纯糠疹:头部出现弥漫性灰白色细小略显油腻状的鳞屑,呈糠秕状,头皮一般无明显炎症反应,无断发。

【治疗】　采用综合治疗,内服和外用结合,遵循“服、擦、洗、剪、消”五字方针。

1. *内服*　可选灰黄霉素:儿童 15～20mg/(kg·d),分 2～3 次口服,疗程 3～4 周;近年多采用特比萘芬或氟康唑、伊曲康唑。特比萘芬:用于 2 岁以上儿童,体重＜20kg,62.5mg/d;体重 20～40kg,125mg/d;体重＞40kg,250mg/d,疗程 2～4 周;犬小孢子菌对本药敏感性较低。白癣的疗程可延长至 6～8 周。伊曲康唑:5mg/(kg·d),最大剂量为 200mg/d,可选用连续或间歇疗法。持续给药,黑点癣疗程为 2～4 周,白癣宜延长到4～8 周;间歇给药为 5mg/(kg·d),冲击 1 周停药 3 周后随访,如未好转再追加一个疗程。也可用氟康唑治疗 1～3mg/(kg·d),疗程 6 周,服药治疗时,治疗前、后和治疗中每间隔 2 周,应分别查肝肾功能及血象。治疗前做真菌镜检和培养，之后每两周复查一次真菌镜检，连续三次镜检阴性再结合临床特点方可认为治愈。

2. 外用　头癣的治疗除全身口服治疗外，局部的洗头、理发、涂药、消毒等措施对缩短疗程也是相当必要的。具体做法是：①每周理发一次；②皮损上的病发用镊子拔除，所有去除的毛发均应焚毁；③理发工具和与患儿头部接触的生活用品均要煮沸消毒或采取其他方式消毒灭菌；④每日用 2.5%硫化硒洗剂或 2%酮康唑洗剂洗头一次，擦干后早晨外涂抗真菌药物，如 5%硫黄软膏、5%水杨酸软膏、2%咪康唑霜、1%联苯苄唑霜、1%特比萘芬霜、布替萘芬霜、克霉唑霜、利拉萘酯乳膏、舍他萘酯乳膏、萘替芬乳膏等，晚上局部外涂 2.5%碘酊，疗程至少 8 周。

3. 中医治疗　仅用于轻型白癣。先用镊子人工拔尽病区头发后用明矾或蛇床子煎水洗头，擦干后涂以肥疮膏或华佗膏或丁香罗勒软膏或 5%硫黄软膏，每日 1 次，连用 2～4 周。如头发未松动不易拔掉时，可用华佗膏厚涂患处，3d 后刮除药膏，再外用冰黄肤乐膏，每日 2 次。如无破溃，也可外用 10%土槿皮酊或苦楝子、五倍子各 40g，米醋 100ml，煎汤外搽。

【预防】　尽量避免与有癣病的猫、狗等动物接触。还要避免接触头癣患者用过的浴盆和毛巾等物品，并对该类公共用品做定期清洗消毒，尤其在托幼机构更应注意。

（马　琳　林元珠）

二、脓癣

脓癣（terion）是由皮肤癣菌侵犯毛囊深部而引起的毛囊炎和毛囊周围炎，亦伴有局部一定程度的变态反应性炎症。中医称为“赤秃”。

【病因及发病机制】　多种皮肤癣菌均可引起脓癣，主要为亲动物性真菌，常见的有犬小孢子菌、须癣毛癣菌、石膏小孢子菌、铁锈色小孢子菌等；笔者发现一例由一种罕见地霉引起的儿童脓癣。该地霉经 DNA 测序其序列与巴西果蝇体内分离出的林生地霉具有 99.9%相似性。该例发现属世界首例报道。

本病主要由直接或间接接触患者或患病动物传染，头癣患者局部外用较强的刺激性药物或糖皮质激素软膏亦与脓癣的形成有关。

【临床表现】　任何年龄的儿童均可发病。开始常表现为白癣、黑点癣的症状，以后发展为脓癣，亦可一开始即为脓癣。损害为局限性、类圆形、扁平隆起的肿块，表面可见多数毛囊性脓疱，炎症明显，触之较柔软，挤压时毛囊口可有少量浆液或稀薄脓液流出。毛发松动，极易拔出，愈后留有瘢痕，局部形成永久性脱发。常伴耳后、颈、枕淋巴结肿大，轻度疼痛或压痛。笔者发现地霉引起的脓癣其临床表现与皮肤癣菌引起的脓癣不同之处是：皮损数目较多，呈黄豆至分币大小的隆起性丘疹或斑块，散在分布，表面有粟粒大小的脓疱和脱屑，并伴有脱发和断发。见附页彩图 11-2。

【治疗】

1. 综合治疗

（1）服药：用法用量同头癣。急性期除口服抗真菌药外，可短期口服少量糖皮质激素减轻炎症反应。

（2）搽药：避免外用刺激性药物，外用 3%硼酸溶液、0.05%呋喃西林溶液湿敷后外用 1%金霉素、复方依沙吖啶软膏等，红肿消退后再使用抗真菌类制剂，如特比萘芬霜、联苯苄唑霜、硝酸咪康唑霜、克霉唑霜、酮康唑软膏、布替萘芬霜、曲安奈德益康唑霜等任选一种。

（3）洗头：硫黄皂、2.5%硫化硒洗剂或 2%酮康唑洗剂洗头。

（4）拔发：尽可能拔除患部及周围 3mm 范围头发。

（5）消毒：患者用过的毛巾、帽子、枕巾、梳子、理发工具等均应煮沸消毒。

以上五条措施联合治疗。治疗时注意切忌脓肿切开引流，因为手术切开后伤口不易愈合，并且遗留瘢痕较大。

2. 中医治疗

（1）内治：可以服用消毒饮以清热解毒或扶正解毒饮以补气养血、清热解毒。

（2）外治：治疗前在头部寻找病区，然后用镊子将病发连根拔出，切勿折断。然后用 10%明矾水或艾叶煎水洗头，将痂皮鳞屑洗净后外涂青黛膏、三黄膏或肥疮膏。

（朱敬先　林元珠）

三、手足癣

手癣（tinea of hands and feet）为致病性皮肤癣真菌在手部引起的皮肤病，中医称为“鹅掌风”。足癣为致病性皮肤癣菌在足部引起的皮肤病，中医称为“脚湿气”。

【病因及发病机制】　常见的致病菌为红色毛癣菌、须癣毛癣菌，其他有念珠菌、絮状表皮癣菌、堇色毛癣菌、断发毛癣菌、犬小孢子菌、石膏样小孢子菌、铁锈色小孢子菌等。上述真菌存在于浴室地板、公用拖鞋、患者或宠物(亲动物癣菌)致接触传染。Zaias认为红色毛癣菌的致病取决于宿主对该菌的免疫反应,而这免疫反应可能是由遗传因素决定的。尤其是"两足一手"型的手足癣,有一定的家族易感性,此外,手足多汗、糖尿病、免疫功能缺陷的婴儿、环境因素如湿热地区和高温季节易发。

【临床表现】 足癣好发于足跖以及趾间,临床分四型:①水疱型。以小水疱为主,常伴瘙痒。②趾间糜烂型。表现为趾间糜烂,浸渍发白,这是儿童足癣最常见的类型,特别是第3～4趾间。③丘疹鳞屑型。多发生于足跖,表现为丘疹、脱屑、干燥。④角化过度型:临床上弥漫性皮肤增厚、粗糙、脱屑。急性期足癣如过度使用刺激性药物可出现癣菌疹及湿疹样改变,甚至出现自身敏感性皮炎,损害泛发全身。剧烈搔抓可继发细菌感染如丹毒、蜂窝织炎等。

手癣与足癣表现大致相同,但分型不如足癣明显。手癣往往从单侧发病,逐渐发展至双手。损害初起常有散在小水疱发生,以后常以脱屑为主,皮纹增深,皮肤粗糙;长期出现角化增厚,皮损界限清楚。损害多限于一侧,久之累及整个手掌,自觉症状多不明显。

【实验室检查】 参见体癣。

【诊断与鉴别诊断】

1. *诊断* 根据临床表现,皮屑的真菌检查阳性即可确诊。

2. *鉴别诊断* 本病应与下列疾病相鉴别。

(1)掌跖脓疱病:多发生于中年女性,掌跖红斑上反复发生脓疱,伴不同程度瘙痒,慢性经过,真菌直接镜检阴性。

(2)慢性湿疹:临床表现为手足部皮肤增厚,粗糙,可出现皲裂,糠秕样鳞屑。皮疹边界不清,双侧对称分布,病情时轻时重,经久不愈,真菌直接镜检阴性。

【治疗】

1. *局部治疗* 首选抗真菌外用药。如联苯苄唑霜、特比萘芬霜、酮康唑软膏和1%布替萘芬霜或溶液等,疗程需2～4周。急性损害忌用刺激性药物。水疱型及糜烂型足癣先用硼酸溶液湿敷收敛,然后外用粉剂如足粉或咪康唑、联苯苄唑粉,每日1～2次,干燥后再用抗真菌药膏。对角化肥厚性损害可选择环吡酮胺软膏或水杨酸苯甲酸软膏;角化增厚伴皲裂明显者,可用30%～40%尿素加水杨酸封包,待角质变薄后再使用抗真菌药;足癣继发感染者,应首先治疗细菌感染。足癣继发癣菌疹、湿疹后,应首先行抗过敏治疗,可外用含糖皮质激素及抗真菌药的复方制剂。

2. *全身治疗* 对于局部治疗无效的顽固病例除外用药外,还可口服伊曲康唑、特比萘芬或氟康唑1～2周。剂量同头癣。

3. *联合治疗* 近年国内外采用口服特比萘芬7d,加用一种外用抗真菌剂治疗足癣,可用于2岁以上儿童,疗效满意。

4. *中医外治* 糜烂渗出者用地榆20g、黄柏20g、儿茶15g、侧柏叶20g,煎水外洗或湿敷,干燥后可撒布脚气粉或足光粉;以丘疹、水疱为主,无破溃者,可外用土槿皮百部酊;干燥皲裂者,可外涂蛇黄膏或华佗膏或土大黄膏;鳞屑角化型可用醋泡方(醋泡方组成:荆芥、防风、红花、地骨皮、明矾各18g,皂角、大枫子各30g。上药用米醋1500ml,放盆中浸泡3～5d备用)泡洗,然后外涂枫油膏、润肌膏或土大黄膏。

【预防】 保持局部的清洁和干燥,勤洗脚、勤换衣服和鞋袜。讲究公共卫生,不用公共浴盆、毛巾、拖鞋等公共用品洗脚、洗澡,加强集体卫生用品和设备的管理和消毒。积极治疗传染源。

四、体癣和股癣

体癣(tinea corporis and tinea cruris)是由致病性真菌寄生在人体的光滑皮肤上(除手、足、毛发、甲板以及阴股部以外的皮肤)所引起的浅表性皮肤真菌感染,中医称为"圆癣"或"钱癣"。由致病性真菌侵犯腹股沟内侧所致环状或半环状皮损者统称为股癣,中医称为"阴癣""腿丫癣"或"瘙癣"。

【临床表现】 体癣多见于面部、躯干和上肢,致病菌常见为犬小孢子菌、红色毛癣菌;股癣见于腹股沟、股内侧和臀部,致病菌常见为犬小孢子菌、须癣毛癣菌、红色毛癣菌。儿童的炎症反应常较成人为重。典型皮损为首先在受侵犯的局部出现红斑或丘疹,甚至水疱或脓疱,皮损呈离心性扩大,形成一个表面脱屑的圆形损害;此后中心可逐渐好转,边缘则隆起,可有活动性红斑、丘疹及水疱出现,慢慢向外扩大并可互相融合。股癣是位于股内侧的体癣,由于该处温暖潮湿,利于真菌生长繁殖,故常经久不愈,有的伴有色素沉着。一般急性期自觉瘙痒明显,炎症反应较重时,可出现既痒且痛的感觉,慢性期可无自觉症状或明显减轻。

【实验室检查】

1. 真菌直接镜检　在显微镜下检查皮损鳞屑可见菌丝。结合临床表现即可初步确诊。

2. 真菌培养　根据培养物的菌落形态、颜色、边缘、生长速度及显微镜下的形态即可做出菌种鉴定。

【诊断与鉴别诊断】

1. 诊断　根据临床表现、真菌镜检阳性和(或)培养阳性、病理检查(除非必要，一般不做)经 PAS 或 GMS 染色角质层见到菌丝即可确诊。

2. 鉴别诊断

(1)体癣应与钱币状湿疹、环状肉芽肿相鉴别：①钱币状湿疹：临床表现为直径 1～3cm、境界较清楚的圆形红色斑片基础上的小丘疹或丘疱疹，急性者可出现渗液，慢性者皮肤肥厚，结痂及鳞屑。②环状肉芽肿：常发生于四肢远端的伸侧，皮疹表现为环状分布的小的、光滑、质硬的丘疹，病程慢性经过，真菌直接镜检阴性。

(2)股癣应与家族性良慢性天疱疮鉴别：后者常有家族史，除腹股沟外，腋窝、脐周等易摩擦部位也可出现皮损。表现为正常皮肤或红斑上或群出现小疱或大疱，水疱尼氏征阳性。

【治疗】

1. 局部治疗　一般单纯应用外用药就可以治愈。常用的外用药有咪唑类如克霉唑霜、益康唑霜、咪康唑霜、联苯苄唑霜，1%的丙烯胺类如萘替芬霜、特比萘芬霜和 1%布替萘芬霜或溶液和萘替芬酮康唑乳膏、酮康唑软膏等 1～2 次/日，疗程2～4 周。

2. 全身治疗　对于全身泛发、累及五官的腔口边缘、眉毛、睫毛、上唇部和外鼻孔等非光滑皮肤部位的体癣，除外用药外，可口服灰黄霉素、特比萘芬或伊曲康唑 1～2 周，剂量同头癣。

3. 中医治疗　可用苦参 10g、白鲜皮 30g、川槿皮 10g、地肤子 10g、青木香 10g、百部 10g 煎汤外洗。1 次/日，20min/次，10 次为 1 个疗程。亦可外洗后涂华佗膏或 5%硫黄软膏。

【预防】　尽量避免与有癣病的猫、狗等动物接触。积极治疗患儿原有的头癣。避免间接接触患者用过的浴盆和毛巾等物品，并对该类公共用品做定期清洗消毒。

(马　琳　林元珠)

五、甲真菌病

甲真菌病(onychomycosis)是指甲板及(或)甲下组织由于真菌感染而引起的皮肤病。皮肤癣菌是甲真菌病中的主要病原菌，以前称为甲癣，但由于后来发现致病菌还有皮肤癣菌以外的其他真菌，如酵母菌和非皮肤癣菌性真菌，故又命名为甲真菌病。中医称本病为“灰指(趾)甲”。

【病因及发病机制】　儿童甲真菌病的发病率较成人低得多，可能由于儿童到公共场所活动少，感染机会少；亦可能因为儿童甲的结构、成分及生长速度与成人有差异，不利于真菌生长。

儿童甲真菌病的病原菌与成人相似，主要为皮肤癣菌、酵母菌和非皮肤癣菌性真菌三大类，其中红色毛癣菌居首位，其次为须癣毛癣菌趾间变种、念珠菌、紫色毛癣菌、絮状表皮癣菌等。

儿童甲真菌病的易感因素包括：①家庭成员患足癣和(或)甲真菌病，有报道红色毛癣菌感染引起的远端甲下型甲真菌病具有遗传易感性，其遗传方式为常染色体显性遗传；② Down 综合征患者；③HIV感染的儿童。

【临床表现】　儿童甲真菌病的临床表现与成人基本相同。见附页彩图 11-3。根据真菌侵犯甲的部位和程度，临床上把甲真菌病分为五种类型。最常见的类型是远端侧位甲下型，全甲损毁型罕见。

1. 浅表白斑型(SWO)　甲板表面出现小白斑点，逐渐扩大，致甲板变脆，变松软，下陷，该型儿童少见。

2. 远端侧位甲下型(DLSO)　在甲的前缘和侧缘甲板增厚浑浊，甲板呈黄、褐色，凹凸不平，表面粗糙，甲板下变空，甲远端翘起。

3. 近端甲下型(PSO)　近端甲板粗糙肥厚、凹凸不平，受累部位多呈灰白色，儿童少见。

4. 甲板内型(EO)　甲板受累，变色，无明显增厚或萎缩，我国少见。

5. 全甲损毁型(TDO)　是各型甲真菌病发展的最后结果，整个甲板增厚，甲下堆积鳞屑，或甲板萎缩，甲结构完全丧失；甲板远端或大部分毁损，甲床表面残留粗糙角化堆积物。

各型甲真菌病患者无自觉症状，偶可继发甲沟炎，特别是念珠菌感染时。甲真菌病病程缓慢，若不治疗，可迁延终身。甲板增厚和破损可影响手指精细动作和行走疼痛，影响美观，使生活质量下降。

【诊断与鉴别诊断】

1. 诊断　①典型的临床表现；②真菌镜检阳性和(或)真菌培养阳性；③病甲组织病理学检查发现真菌成分。具有①②③条，或①②条，或②③条，均可确诊为某型甲真菌病。若具①③条,或①条和镜检阳性,则初步诊断为甲真菌病,但未确定致病菌。

2. *鉴别诊断* 甲真菌病须与甲营养不良、甲银屑病和甲扁平苔藓相鉴别,后者真菌检查均阴性。

【防治】 采用局部治疗、口服药物和联合治疗的方法。

1. *局部治疗* 儿童甲生长速度较快,局部药物治疗可取得较好疗效。外用药物可选择5%阿莫罗芬搽剂。也可采用抗真菌药物与尿素联合封包治疗。

5%阿莫罗芬搽剂有两篇文献报道采用5%阿莫罗芬搽剂各成功治愈1例婴儿和1例幼儿甲真菌病患者。但目前尚缺乏儿童大样本用药资料。

封包疗法采用1%联苯苄唑乳膏联合40%尿素软膏治疗。治疗分两阶段,第一阶段采用两药联合封包,24h清除部分病甲并更换药物,持续15d(若病甲已完全清除则可以进入第二阶段)。第二阶段采用1%联苯苄唑乳膏或酮康唑软膏每天1次,连用4周。此法适用于轻度DLSO和SWO甲真菌病。

2. *系统治疗*

(1)特比萘芬:对皮肤癣菌引起的甲癣是首选,可采用连续疗法。可用于2岁以上的儿童,疗程相对成人短,足趾甲治疗12周,手指甲治疗6周,剂量:体重<20kg者62.5mg/d;20~40kg者125mg/d;体重>40kg者250mg/d。迄今报道口服特比萘芬最小年龄是2岁。

(2)伊曲康唑:儿童慎用,一般用于其他疗法无效的儿童,可采用连续疗法或冲击疗法。服药剂量为5mg/(kg·d),连续疗法,疗程6~12周。目前倾向于冲击疗法,即5mg/(kg·d),每月服1周,历时2个月,趾甲真菌病历时3个月。

(3)氟康唑:采用间歇疗法,剂量:3~6mg/kg,每周1次。疗程:趾甲真菌病26周,指甲真菌病12周。

3. *激光治疗* 近年报道用870nm和930nm双波长的近红外半导体激光对26例病甲进行4次治疗,并在其后随访10d,临床有效率为85%。但儿童尚无报道。

4. *联合治疗* 可采取口服药物和局部用药包括化学拔甲或外科拔甲的联合方法,以提高疗效,缩短口服药物的疗程。

5. *中医疗法或中西医结合疗法*

(1)搽药法:先用修脚刀的片刀或条刀轻刮,然后涂药,10%土槿皮酊或土槿皮百部酊或30%冰醋酸溶液、3%~5%碘酊等任选一种。

(2)浸泡法:醋泡方、灰指甲浸泡剂、鹅掌风浸泡剂,任选一种,每次浸泡30min,待甲板软化后用修脚刀刮去甲屑,每日1次。

(3)布包法:取凤仙花30g,明矾9g,或土大黄3g,凤仙花梗1颗,枯矾6g,捣烂如泥,包敷病甲,每日换1次。

(4)贴膏法:选用黑色拔膏棍,将药棍加温外贴病甲,3~5d换1次。

(5)拔甲法:采用拔甲膏,贴在患甲处,3~5d换药,清除病甲后,再外涂上述外用药。

(温　海)

六、掌黑癣

掌黑癣(tinea nigra palmaris)又名黑癣(tinea nigra)。本病是由暗色孢科真菌引起的接触传染,可发生于任何年龄,是一种由威尼克外瓶霉或曼逊外瓶霉引起的少见的浅表性真菌感染。近年国内已有数例报道。

【病因及发病机制】 本病致病菌有两种,1921年首次分离出的真菌命名为威尼克枝孢霉,后来发现该菌的分生孢子以环痕方式产生,改名为威尼克外瓶霉,近年又命名为威尼克何德霉(*Horaeawerneckii*)。本病感染的掌黑癣主要分布在美洲、欧洲等。另一种为曼逊枝孢霉(*Cladosporium mansonii*),该菌有的学者认为是花斑糠疹致病菌糠秕马拉色菌的异名。1996年,我国顾氏曾报道一例威尼克外瓶霉所致的掌黑癣。威尼克外瓶霉存在于自然界中,人类接触后易受感染,外伤常是本病的诱发因素,一般在外伤后两周发病。

【临床表现】 本病好发部位为手掌和手指,少数可发生于颈、胸和足跖。皮损开始为淡棕色或深黑色斑或斑点,边界清楚,表面光滑,不高出皮面,无炎症反应,偶见轻度角化或边缘有脱屑。该斑点或斑外观似涂硝酸银溶液或墨汁后遗留的色素斑,但擦洗不褪色,有时可融合成大片的斑疹。病程慢性,一般无自觉症状。

【组织病理】 表皮有角化不全,角质层有线状裂隙,其间可见棕色菌丝或孢子,真皮无明显炎症反应或偶见少量单一核细胞浸润。

【诊断与鉴别诊断】

1. *诊断* 本病根据皮损特点、分布部位及真菌检查可做诊断。

2. *鉴别诊断* 但须与下列疾病做鉴别。

(1)花斑糠疹:应与色素型花斑糠疹做鉴别。花斑糠疹的真菌检查为成团的球形孢子和短棒状弯曲菌丝,菌丝和孢子均不带棕色,真菌培养须在含橄榄油或菜籽油的培养基上生长出奶油色或黄白色酵母样菌落可资鉴别。

(2)融合性网状乳头瘤病:该病分布于躯干,皮损棕褐色,表面粗糙,真菌直接镜检阴性,病理检查为表皮疣状增生可资鉴别。

【治疗】　主要外用角质剥脱剂和抗真菌药,如外用复方苯甲酸软膏或 5%硫黄软膏。抗真菌药可外用咪康唑、联苯苄唑、克霉唑、酮康唑或布替萘芬等霜剂或软膏。根据国外学者认为,曼逊枝孢霉是糠秕马拉色菌的异名,可试用治疗色素型花斑糠疹的中医药治疗,即采用传统修脚刀轻轻刮除角质层后,再用苦参、蛇床子、黄柏各 30g,用白酒 250ml 浸泡 7d,去渣外涂,每日 2 次,连用 2～3 周。亦可用密陀僧散外扑或醋调搽患处,每日 2 次。

(林元珠)

七、花斑糠疹

花斑糠疹(pityriasis versicolor)又名汗斑(sweat stain),是由马拉色菌侵犯皮肤角质层所致的慢性表浅真菌病,本病俗称为花斑癣,因致病菌不是皮肤癣菌,故学术界不再使用该病名。中医称之为紫白癜风。近来马拉色菌被分为合轴马拉色菌(*M. sympodialis*)、钝形马拉色菌(*M. obtusa*)、糠秕马拉色菌(*M. furfur*)、球形马拉色菌(*M. globosa*)、限制马拉色菌(*M. restricta*)、斯洛菲马拉色菌(*M. slooffiae*)和厚皮马拉色菌(*M. pachydermatis*)、*M. japonica*、*M. nana*、*M. dermatis* 和 *M. yamatoensis* 共 11 个种。国外 Gupta 等从花斑糠疹患者分离的菌体以合轴马拉色真菌为主,其次为糠秕马拉色菌;但 Grespo 等分离的以球形马拉色菌为主,此差异可能与患者属不同人种和所处地域不同有关。国内冉玉平的研究组报道,用培养方法鉴定以合轴和糠秕马拉色菌为主,但近年采用分子生物学方法确定以球形马拉色菌为主。本病全世界均有发病,但热带、亚热带地区更为多见。我国南方患本病者较多。婴儿常以额面部首发。

【病因及发病机制】　此病是由嗜脂酵母-马拉色菌(人体皮肤表面常驻菌群)在某些特殊条件下由孢子相转为菌丝相而致病。球形马拉色菌被公认为是花斑糠疹的主要致病菌,常与高温潮湿、多脂多汗、营养不良、慢性疾病及应用糖皮质激素等因素有关。

本病具有遗传易感性,有明显的家族内聚集性,发病取决于遗传倾向与环境因素的相互作用。发病时和病预后常留有色素减退或色素沉着斑,色素减退使脂质氧化代谢产物增多,使黑素细胞受损、黑素聚合减少和黑素在整个角质形成细胞中分布异常所致。

【临床表现】　好发于青壮年男性颈、前胸、肩背、上臂、腋窝等皮脂腺丰富的部位,少数报道位于掌部、腹股沟、阴茎龟头及冠状沟部位。婴幼儿发病部位多在额面、颈部,我国报道最小发病年龄为生后 20 余天,头面部发病。皮损初起为以毛孔为中心、境界清楚的雨滴样点状斑疹,可为褐色、淡褐色、淡红色、淡黄色或白色,渐增大至甲盖大小,圆形或类圆形,邻近皮损可相互融合成大片地图状,表面覆有细小糠秕状鳞屑。热带地区黑色婴儿中有时可见一种特殊临床类型,损害起于尿布部位并很快发展,使局部明显脱色,这型即白色花斑糠疹或寄生性脱色斑。一般皮损以着色性斑或脱色斑为主。

儿童花斑糠疹有两个特征:①皮损好发于面部,而其中以前额部位尤为常见;②皮损以色素减退为主,可占 72%。一般无自觉症状,偶有痒感,出汗后更明显。常冬轻夏重,病程慢性,容易复发。林元珠等曾发现,儿童头皮花斑糠疹表现为头皮有散在小片鳞屑斑,取头发做扫描电镜观察,可见毛发上有菌丝附着。见附页彩图 11-4。

【实验室检查】

1. 真菌直接镜检　可见成簇、厚壁的圆形或卵圆形孢子和短粗、两头钝圆的腊肠形菌丝。

2. 真菌培养　标本在含油培养基 37℃ 培养有乳白色或奶油色酵母样菌落生长。

3. 滤过紫外灯检查　皮损呈棕黄色荧光。

【诊断与鉴别诊断】

1. 诊断　①典型的临床表现;②真菌镜检阳性和(或)培养分离到马拉色菌;③滤过紫外灯(Wood 灯)照射皮损可见黄色荧光;④病理检查:必要时做,经雪夫过碘酸染色(PAS)和(或)六胺银染色(GMS)可见角质层中有大量的孢子和菌丝;⑤排除单纯糠疹、白癜风、脂溢性皮炎、玫瑰糠疹、无色素痣、贫血痣、色素性毛发性表皮痣等。

2. 鉴别诊断　应与白癜风、玫瑰糠疹、红癣、脂溢性皮炎、贫血痣等相鉴别。

【治疗】

1. 应给患儿勤洗澡、勤换衣服,内衣应煮沸消毒。

2. 本病以外用药治疗为主，先用2%酮康唑洗剂或2.5%硫化硒香波擦洗皮损后用清水冲洗，再局部外用1%布替萘芬、0.25%酮康唑霜、1%益康唑、联苯苄唑或1%硝酸硫康唑、1%奥昔康唑、克霉唑霜或酊剂，每日1～2次。皮损面积大且单纯外用效果不佳者可口服氟康唑、伊曲康唑等抗真菌药。本病易复发，但再次用药仍有效。

3. 系统治疗。对面积大、严重而单独局部治疗效果不满意的12岁以上儿童可口服药物治疗。药物有伊曲康唑（100～200mg/d），氟康唑一次顿服（200～300mg），也可联合用2%酮康唑洗剂每周1次，或外用咪唑类或丙烯胺类抗真菌药制剂。

注意事项：伊曲康唑为脂溶性，牛奶送服或在进餐时或餐后即服有利于吸收。该药最常见的不良反应为消化道不适，如长期、大剂量应用时应该监测肝功能。

4. 中医治疗。亦以外治为主。常用硫黄皂洗浴，每日1次；或用百部30g、枯矾10g、苦参30g，水煎外洗。对于出现色素脱失者可外用乌梅、白芷各30g，酒浸外搽。

（朱敬先　冉玉平）

八、癣菌疹

癣菌疹（dermatophytid）是患者机体对真菌或真菌代谢产物发生变态反应而在皮肤上出现的皮疹，常与身体其他部位的皮肤癣菌病并发。

【病因及发病机制】　本病的病因及发病机制至今不清楚，一般认为，人体感染了皮肤癣菌后，其真菌或其代谢产物（抗原性物质）从一个活动病灶经血液循环在人体其他处产生皮疹，是机体对真菌感染发生的一种变态反应。

【临床表现】　本病的临床表现有以下几种类型。

1. 汗疱疹型　最多见，发病急。常为突然发生于手指侧和掌心的散在针头大小水疱，疱液清亮，分布对称，周围无红晕，自觉瘙痒和灼热。病灶不愈时可反复发作。

2. 丹毒样型　为分布于下肢的单侧丹毒样红斑，亦可见双侧红斑。红斑可融合成大片红斑，亦可散在数片红斑。水肿不明显，局部不发硬，数片红斑间可见正常皮肤，一般无全身症状，偶可伴发热。

3. 湿疹型　分布于两下肢，偶尔四肢均有。呈多形性，有融合现象，似湿疹样损害，自觉瘙痒。

此外，尚有猩红热样红斑、多形红斑、结节性红斑、苔藓样疹等。除上述各种类型皮疹外，还应看到有活动的癣病灶，如足癣、手癣、股癣或头癣任何一种癣菌病的急性炎症表现。

【诊断与鉴别诊断】　癣菌疹可与其他皮肤病混淆。鉴别的主要依据：①患者有活动的癣病灶；②病灶处真菌检查阳性，发疹处真菌检查阴性；③癣菌素试验多数为阳性；④发病较急，当病灶消退时皮疹也随之消退。

【治疗】　患有表皮癣菌病的病人，避免进食被真菌污染的食物，可减少发病。

1. 治疗癣病灶　详见各相关章节。

2. 治疗癣病灶以外的皮疹　可内服抗组胺药，如氯苯那敏、左西替利嗪、曲普利啶、氯雷他定糖浆或西替利嗪糖浆，酌情任选一种；同时外用炉甘石洗剂等，每天3～4次。如合并细菌感染，酌情短期口服罗红霉素或克拉霉素，外用夫西地酸乳膏或百多邦软膏。

3. 中医治疗　活动癣病灶可用地榆、黄柏、侧柏叶和姜黄各30g，煎水洗，每天1次。青少年同时口服中药过敏煎（防风10g，柴胡6g，五味子10g，乌梅15g，甘草3g），煎汤，每天1次，儿童用量按总论酌减。也可口服清热凉血、祛风止痒的中成药，如祛风止痒口服液。还可辨证施治，应用清热、除湿、凉血汤药，如清热除湿汤加减。

（林元珠）

九、马拉色菌毛囊炎

马拉色菌毛囊炎（malassezia folliculitis）曾称糠秕孢子菌性毛囊炎（pityrosporum folliculitis），是由球形马拉色菌等引起的毛囊炎性皮肤真菌病。1973年，Potter将糠秕孢子菌毛囊炎作为一种具有特殊临床及组织学特点的病种，并正式命名为糠秕孢子菌性毛囊炎。国内冉玉平首先报道由糖皮质激素促发的糠秕孢子菌毛囊炎，并进行了系列研究。此病遍及世界各地，热带、亚热带地区发病最多。我国南方发病率比北方高。

【病因及发病机制】　马拉色菌属真菌是一组常驻于人体皮肤表面及毛囊内的嗜脂性酵母。通过形态学、生化学和分子生物学方法鉴定为14个种，包括亲人性9个种，如糠秕马拉色菌（*M. furfur*）、合轴马拉色菌（*M. sympodialis*）和球形马拉色菌（*M. globosa*）等；亲动物性5个种，包括厚皮马拉色菌（*M. pachydermatis*）、羊马拉色菌（*M. caprae*）和兔马拉色菌（*M. cuniculi*）。此外还有钝形马拉色菌、斯洛非马拉色菌、限制性马拉色菌等。球形马拉色菌是主要的致病菌。各种因素引起皮脂腺分泌旺盛、毛囊内细菌被抑制，在毛囊内的马拉色菌即可大量繁殖，其脂肪分解酶将毛囊部位三酰甘油分解为游离脂肪酸，刺激毛囊口产生大量脱屑并阻塞开口，使皮脂潴留，加之游离脂肪酸的刺激及细胞碎片的积聚，导致阻塞的毛囊扩张破裂，内容物释入组织产生炎症反应。长期应用糖皮质激素或广谱抗生素易并发本病，还可并发花斑糠疹、面部痤疮，常见于多汗症、油性皮肤、脂溢性皮炎。

【临床表现】 本病多见于中青年，平均年龄 30 岁左右。在小儿，则一般见于大龄儿童。好发于皮脂腺丰富的部位如上背部、胸前、双肩、颈部，少数见于前臂、小腿和面部。皮损呈弥漫性或散在性，多呈对称性，为圆顶状毛囊红色小丘疹，间有毛囊性小脓疱，可挤出粉刺状物。周围有红晕，可有不同程度瘙痒，常伴灼热和刺痛感，运动或洗澡后出汗可加剧瘙痒。见附页彩图 11-5。

【诊断与鉴别诊断】

1. 诊断　根据典型皮损、真菌镜检或培养阳性易于诊断。

2. 鉴别诊断　应与痤疮、细菌性毛囊炎、嗜酸性脓疱性毛囊炎等鉴别。

(1)痤疮：除胸背部处、面部常有同样皮损，皮疹主要有黑头粉刺、丘疹、脓疱及结节，对称分布。

(2)细菌性毛囊炎：炎症反应较明显，自觉有轻度疼痛，行细菌检查呈阳性。

(3)嗜酸性脓疱性毛囊炎：好发于青壮年男性，实验室检查，嗜酸性粒细胞不同程度升高，病程慢性经过反复发作。

【治疗】 应尽量去除诱因，停用糖皮质激素和抗生素。每天用 2％酮康唑洗剂或 2.5％硫化硒香波洗澡，勤换衣服。

由于本病部位较深，应选择渗透性较好的外用抗真菌药，如 2％酮康唑霜、1％布替萘芬霜、1％益康唑、联苯苄唑或 1％硝酸硫康唑、50％丙二醇。皮损广泛、炎症较重且外用药治疗效果不好时，可联合口服伊曲康唑等抗真菌药。

（朱敬先　冉玉平）

第二节　深部真菌病

一、Majocchi 肉芽肿

Majocchi 肉芽肿(majocchi's granuloma)是一种真皮及皮下组织的皮肤癣菌感染，首次于 1883 年由 Domenico Majocchi 报道并命名，又称皮肤癣菌肉芽肿、结节性肉芽肿性毛囊周围炎。儿童及成人均有发现，好发于儿童头面部和女性的小腿。

【病因及发病机制】 本病就是皮肤癣菌侵袭真皮及毛囊组织形成的病变。发病部位多有局部外伤史，皮肤上皮屏障及局部毛囊遭破坏，为造成诱导真菌入侵真皮层创造了条件。皮肤癣菌也可通过毛囊开口处入侵至真皮，导致真菌性毛囊炎及毛囊周围炎，局部放射治疗及长期使用糖皮质激素也易造成真菌的入侵。迄今报道的病原菌有红色毛癣菌、须癣毛癣菌、断发毛癣菌、紫色毛癣菌、许兰毛癣菌、犬小孢子菌、奥杜盎小孢子菌、石膏样小孢子菌等。

【临床表现】 可分为两类：毛周丘疹及皮下结节。前者为较浅表的损害，多见于免疫系统正常的慢性皮肤癣菌病患者，往往由较小的创伤所致。后者为深在的坚实或有波动感的结节性或斑块性损害，可成簇地分布于头皮、面部及四肢，且多伴有免疫系统紊乱及低下的表现，包括白血病、淋巴瘤、糖尿病、Cushing 综合征、器官移植、AIDS 及长期系统使用糖皮质激素等。Majocchi 肉芽肿的结节常聚集成堆，可形成一个明显的活动性边缘。本病病程慢性，自觉瘙痒或不痒。皮损轻者经治疗或自行消退后不留瘢痕，重者可产生皮肤萎缩或肥厚性瘢痕。

【实验室检查】 皮损做真菌直接镜检及培养可发现皮肤癣菌。PAS 染色镜检，培养组织匀浆标本。

【诊断与鉴别诊断】

1. 诊断　根据本病临床表现，真菌直接检查阳性或阴性，培养为皮肤癣菌可做出诊断。

2. 鉴别诊断

(1)着色真菌病：本病真菌检查为棕色的硬壳孢子，培养为褐黑色菌落非皮肤癣菌可以鉴别。

(2)孢子丝菌病：皮损呈固定型或沿淋巴管分布，真菌镜检阴性，组织病理可见星状体或三带现象，孢子丝菌素皮内试验阳性等可资鉴别。

【组织病理】 组织病理除了显示深在的化脓性肉芽肿样毛囊炎外，还可表现为不同程度的表皮海绵层细胞间水肿、坏死及角化不全，真皮呈中度至重度水肿，伴有血管的纤维蛋白样改变及轻度的单核细胞浸润。经PAS或其他特殊染色，在表皮及真皮区可见真菌菌丝、关节孢子或孢子。

【治疗】 由于本病病变部位较深，局部抗真菌治疗往往无效，已有报道证明两性霉素B对皮肤癣菌感染无效。目前推荐的治疗药物有特比萘芬、伊曲康唑、氟康唑。对于一些较大的结节或斑块，手术切除结合口服抗真菌药可获得满意疗效。首选特比萘芬，儿童剂量为：体重＜20kg，每日62.5mg；体重20～40kg，每日125mg；体重＞40kg，按成人量给药，每日250mg，一次口服。一般连用4～6周。Gupta报道用伊曲康唑间隙冲击疗法治愈7例本病，其中1个疗程治愈1/7例、2个疗程3/7例、3个疗程3/7例，所有患者随访6～18个月未见复发。Cuicui L采用伊曲康唑胶囊200mg，每天1次，结合外用特比萘芬乳膏8周，治愈面部Majocchi肉芽肿1例。Bressan采用口服特比萘芬250mg，每天1次，4周治愈1例。

（章强强　朱敬先）

二、孢子丝菌病

孢子丝菌病（sporotrichosis）是由申克孢子丝菌引起的皮肤、皮下组织及其附近淋巴管的慢性感染性皮肤病。

【病因及发病机制】 本病是由申克孢子丝菌引起的，是一种存在于土壤、木材及植物的腐生菌，通过损伤的皮肤或黏膜、上呼吸道或消化道而传染。系统感染可由皮肤型引起。人与人之间甚少直接传播。抵抗力强者损害局限于侵入部位附近，则为固定型孢子丝菌病；有些则沿淋巴管蔓延成带状分布，系皮肤淋巴管型孢子丝菌病；极少数病例由血液循环播散全身引起系统性孢子丝菌病。本病的发病机制是由于进入宿主体内酵母细胞增殖所致，同时还与宿主的防御机制有关，孢子丝菌无基础病的患者，在皮损处诱导的特异性、迟发型超敏反应，参与了病原体播散到其他组织或系统。

【临床表现】 发病前多有外伤史，如树枝、芦苇等刺伤，与泥土有关的挫伤或昆虫刺伤引起皮肤慢性肉芽肿和溃疡。潜伏期为7～30d。见附页彩图11-6。

1. 皮肤淋巴管型孢子丝菌病　是孢子丝菌病常见病型，约占各型病例75%。原发损害常发生四肢远端，局部外伤处出现绿豆大至蚕豆大坚实结节，呈红紫或黑色，渐成脓肿、肉芽肿及增殖性溃疡，有少而黏稠的分泌物。以后病灶沿淋巴管转移，呈向心性带状或链状排列，先出现数个直径1～2cm的结节，渐发红、破溃。儿童皮损常发生在面部，如眼眶周围、颊部、颧、颞等处，呈串珠状排列的暗红色硬结，无疼痛及压痛，一般状态较好，无发热，慢性病程，但很少有自愈。见附页彩图11-7。

2. 固定型　在本病流行区，人们可以获得免疫力，患本病时的皮损与淋巴管型的初疮相似，可长期局限于原发部位。周围可有数个卫星病灶，但不沿淋巴管传播，皮损可呈丘疹、毛囊炎性脓疱、浸润性斑块、疣状结节或增殖性溃疡等多形性皮损，很容易与其他类似损害的疾病相混淆而误诊。见附页彩图11-8。

3. 皮肤播散型　少见，多数原发灶不清楚。起病隐匿，多因全身散在多发性皮下结节而被注意，随着结节的增大波及表面皮肤，局部红肿破溃，排出少量黏性分泌物或脓血，形成增殖性溃疡或树胶样病变。头部、四肢及躯干均可发病。愈后形成萎缩性或增殖性瘢痕。此型只侵犯皮肤，不侵犯内脏，及时治疗预后较好。

4. 皮肤外型　又称系统型或内脏型孢子丝菌病。多见于体弱多病或经常应用糖皮质激素者，常侵犯部位为肺、关节、骨、脑膜、肝、脾等器官。本病由于诊断困难，不能针对性治疗，多预后差。两例不典型的孢子丝菌病见附页彩图11-9。

【诊断与鉴别诊断】

1. 诊断　外伤后发生于四肢或面部皮下结节、脓肿、肉芽肿等皮损提示孢子丝菌病可能性大，尤其小儿在面部发生单个或串珠样排列的暗红色结节，不痛且病程较长，应首先考虑此病。抽取脓液直接镜检或培养查到或分离出病原菌；孢子丝菌素皮试诊断孢子丝菌病阳性率可达90%以上，尤其适用于小儿；病理组织检查可见到典型星状体或圆形、雪茄形申克孢子丝菌孢子。

2. 鉴别诊断　应与许多感染性疾病如着色真菌病、奴卡菌病、放线菌病、疖肿、皮肤结核及肿瘤等鉴别。

（1）着色真菌病：从分泌物镜检中可查到棕色成群、厚壁的圆形孢子。

（2）皮肤结核：除典型的临床表现之外，脓液中查到结核杆菌为诊断的确切依据。

【治疗】 碘化钾对本病治疗有特效。14岁以上儿童及成人用10%碘化钾溶液10ml，每日3次，口服；儿童应用碘化钾饱和溶液初始量为5滴，每日3次，最大剂量为1滴/kg。此药可使肺结核病播散，故完全排除结核时方可使用。常见的不良反应有胃部不适、药疹等。对碘化钾过敏者酌情选用伊曲康唑、特比萘芬和(或)氟胞嘧啶口服，连服 8 周。氟康唑用于其他治疗不能耐受的患者。还可采用温热疗法，如 45℃电热毯贴敷，每次 15～30min。本疗法可用于固定型皮损患者中禁忌使用口服药治疗者。本病不宜切开引流或电烙等治疗。

据文献报道，系统性孢子丝菌病单用两性霉毒 B 或与 5-氟胞嘧啶合用有效。对播散性的孢子丝菌病两性霉素 B 被推荐为一线治疗药物，药物起效后伊曲康唑可作为阶梯疗法进行后续治疗。局限性肺孢子丝菌病首选肺叶切除术。

中医治疗，可服用金银花、连翘、蒲公英、紫花地丁、薏苡仁等，清热解毒、祛湿或根据病情辨证论治。

（张丽萍　李福秋）

三、着色真菌病

着色芽生菌病(chromomycosis)又名着色芽生菌病(chromoblastomycosis)，是由暗色真菌侵犯皮肤和皮下组织引起的一种慢性、感染性疾病，本病多发于男性，有关统计资料显示，男∶女为34∶1，发病年龄 11 个月至 81 岁，21～70 岁占 85%。据 1977 年调查，我国山东章丘县的发病率为 0.23‰。

【病因及发病机制】　最常见的致病菌为裴氏着色霉(*fonsecaeapedrosoi*)、卡氏枝孢霉(*cladosporiumcarrionii*)和疣状瓶霉(*phialophoraverrucosa*)，紧密着色霉少见。我国山东省及北方的主要致病菌为卡氏枝孢霉，长江以南的报道多为裴氏着色真菌和疣状瓶霉。病原菌广泛存在于土壤、杂草、木材和腐烂植物中，全球分布，最常见于热带和亚热带地区。本病主要通过外伤感染，亦可自身接种感染，但极为罕见。近年研究发现，裴氏着色真菌、紧密着色真菌、卡氏枝孢霉、疣状瓶霉的胞壁脂质浸出液、胞壁无脂质提取物中不溶于碱的成分为着色真菌的毒力因子，与着色真菌致病性的生化机制有关。

【临床表现】　任何部位均可受累，但多发生在暴露部位，以四肢多见，常局限于一个肢体。常于外伤后发病，初起皮疹为紫红色丘疹和结节，表面有鳞屑或结痂，渐渐呈显著疣状改变，疣状损害扩大融合形成斑块。可沿淋巴管扩散或自身接种，罕见血源性播散。本病极易继发细菌感染，病损可化脓、破溃、渗液、结痂，在痂下增殖的肉芽肿损害之间可挤出脓液。根据皮损表现可分为乳头瘤斑块型、疣状皮肤结核样型、结节梅毒样型、银屑病样型、象皮肿和瘢痕型。病程慢性，愈后可因淋巴管回流障碍产生象皮肿，或瘢痕形成造成肢体畸形、致残或发生癌变。

【实验室检查】

1. *直接镜检*　乳头状增殖的病损处挤压出的分泌物阳性率最高，10%氢氧化钾涂片镜检可见6～12μm 厚壁棕色分隔边界清楚的圆形或椭圆形厚壁孢子(硬壳细胞)。见附页彩图 11-10。

2. *培养*　沙氏琼脂培养 2 周，可见黑色或褐色菌落生长，菌落表面可见绒毛状或天鹅绒状气生菌丝，可依据小培养中孢子产生的方式鉴定出菌种。

3. 近年来可以采用线粒体 DNA(mtDNA)和 RFLP 分析来快速检测着色真菌的病原体。

【组织病理】　为慢性化脓性增殖性肉芽肿改变。表皮角化过度及角化不全、棘细胞层不规则增生，呈假上皮瘤样改变；真皮内有多种细胞浸润形成的肉芽肿，其中可见小脓肿；位于皮下组织有脓肿形成，周围有一纤维壁，其内侧有组织细胞、巨噬细胞、上皮样细胞组成的肉芽肿，中央含有坏死碎片和中性粒细胞。脓肿和多核巨细胞中可找到棕色分隔厚壁的硬壳小体，特殊染色如 PAS 更易识别之。

【诊断与鉴别诊断】

1. *诊断*　根据病史和典型的临床表现、真菌学检查阳性、典型的组织病理改变及组织内厚壁孢子即可确诊。

2. *鉴别诊断*　通过真菌学和组织病理检查，可与孢子丝菌病等鉴别。

【治疗】　治疗原则是早发现、早诊断、早治疗，病灶清除或联合治疗。

1. *局部治疗*　初起的限局性小损害或面积大和较集中的皮损首选外科治疗(包括切除皮损及距其边缘 5mm 的正常组织)，可治愈；液氮冷冻治疗、CO_2激光治疗、电灼、电凝固等也很有效。

2. *全身治疗*　以 5-氟胞嘧啶(5-Fc)和两性霉素 B 联用效果最好。5-Fc 50～150mg/(kg・d)口服，偶见恶心、呕吐、腹痛、贫血、白细胞减少和血小板减少，单用可产生耐药。两性霉素 B 0.5～1mg/(kg・d)静脉给药，最大剂量为 50mg/d，儿童用量 0.5mg/(kg・d)，开始按 0.05～0.1mg/(kg・d)，单用可能同样有效，使用时应监测心肾功能和血钾水平。

总之，单独全身使用抗真菌药物治疗本病时疗程长、易耐药，结合手术和物理治疗即可缩短疗程，又可提高疗效。

（李春阳　朱敬先）

四、念珠菌病

念珠菌病(candidiasis)是由念珠菌属的某些菌种所引起的皮肤黏膜或内脏系统的内源或外源性感染性疾病。可分为原发感染和继发感染。美国疾病控制与预防中心官方网站报道截至2017年2月份,美国出现了耳道念珠菌(*Candida auris*)感染人数已达33人,该病是目前世界上至少13个国家所报道的所谓"超级真菌",它对一种或多种的抗真菌药物具有耐药性,死亡率高达60%,应该引起临床各科医生的重视。

【病因及发病机制】 该属种类繁多,加上其变种,现已知约有300种。其中有致病性主要是白念珠菌,其次是星形念珠菌、克柔念珠菌、热带念珠菌、光滑念珠菌、乳酒念珠菌、高里念珠菌、都柏林念珠菌,极少数由近平滑念珠菌、葡萄牙念珠菌、涎沫念珠菌、法氏念珠菌(无名念珠菌 *C. famata*)、赫母尤念珠菌(*C. haemulonii*)等引起。其中以白念珠菌及热带念珠菌致病力最强,是念珠菌常见的病原体。

念珠菌广泛分布于自然界,从水果、蔬菜、木材、乳制品、地下水及各种动物的体表都可分离出来。健康人的皮肤、口腔、肠道、肛门、甚至尿液中也都可以分离出念珠菌。其中以消化道带菌率最高(约50%),其次是阴道(20%~30%)、咽部(1%~4%)及皮肤2%。医院内患者及工作人员的带菌率更高。Baner从32位医院工作者的手上分离出39例念珠菌阳性,其中,医生人数是护士的2倍(2.7%与1.4%)。念珠菌在健康人皮肤寄居时常表现为孢子或芽生孢子形式,而当其侵入皮肤、黏膜和各种组织时往往表现为菌丝及芽生孢子两种形式。一般认为能产生菌丝、假菌丝及芽管的念珠菌,其毒力及致病力均较强。

念珠菌是一种条件致病菌,其感染分内源性和外源性两种途径。内源性途径如小儿出生后头部、皮肤、口腔黏膜、胃肠道带有念珠菌孢子,由于滥用抗生素、免疫抑制药,致使皮肤黏膜菌群失调,或因营养缺乏、HIV/AIDS等致念珠菌大量繁殖,由孢子相转变为菌丝相而导致发病。外源性为患儿本身不携带该菌,接触患者亲属、医护人员手上带有念珠菌或家中养宠物或呼吸道定植繁殖后,由于念珠菌本身的毒力而致病。一般认为,婴幼儿皮肤念珠菌病主要属于外源性感染。深部念珠菌病与机体免疫功能低下有关。

【临床表现】 由于念珠菌侵犯部位不同,可以有以下类型。以下1~10属于浅部念珠菌病,由于考虑到念珠菌病的整体性,我们把浅部和深部念珠菌病合并在一起加以介绍。

1. 皮肤念珠菌病(cutaneous candidiasis) 一般新生儿皮肤念珠菌病发病亦以冬季发病最高。临床表现以尿布皮炎型为主。皮损主要分布在肛周、外阴、股部内侧,少数累及下腹部、腰背部。杜淑兰报道的一组病例中,37.6%的新生儿同时合并鹅口疮。婴幼儿皮肤念珠菌病多发生于夏秋季节,与婴幼儿代谢旺盛或部分患有佝偻病、出汗多有关。临床表现为成片的针头到绿豆大小扁平红色斑丘疹,间有丘疱疹,大小不均,其上有领圈状脱屑。皮损分布在颈部、尿布区或腋下等间擦部位或多汗部位。少数病例可呈泛发性,称为泛发性丘疹型皮肤念珠菌病。儿童和青少年的皮肤念珠菌病较新生儿、婴幼儿发病率低些,皮损表现多种多样,可表现为丘疹型、擦烂型及扁平苔藓样皮肤念珠菌病。丘疹型则主要见于颈后部及非皱褶部位。擦烂型的发病部位在颈部、腋下、腹股沟、指间等皮肤皱褶、易摩擦部位。典型损害为边缘清楚的湿性鲜红斑,由于常受摩擦,很快发生糜烂,边缘呈扇形,表面渗液不多,常有衣领状鳞屑。足部多汗或患有类风湿关节炎的青少年发生手足畸形者,易发生指间感染,表现指(趾)间浸渍发白。本型病程慢性且易于复发,患者有不同程度的瘙痒,如不及时治疗可并发蜂窝织炎、丹毒及淋巴管炎。

2. 婴儿头部念珠菌病(infantile candidosis capitis) 本型是我国最早报道的皮肤念珠菌病的一种罕见类型。1979年林元珠首先报道了5例,迄今已累计报道46例,全部为婴幼儿,其中约1/3患者初发于新生儿。本型皮损75%分布于头顶部,除1例前额有皮损外,其余病例皮损均局限于披发部位,皮损面积最小者直径0.3~0.4cm,最大者波及全头皮的2/3。一般初诊时仅是1~3个0.3~2cm大小痂皮,呈褐黄、浅黄或污黑色,痂的表面平滑或粗糙,有的患者痂的表面有少量毛发穿透出来,有的痂表面光滑无毛发。揭去痂皮,基底浸渍发白或脱屑;痂较厚者往往不易揭去,强行揭去痂时,基底潮红易出血,痂下无增生、肉芽肿或溃疡等损害。少数初诊时可见密集或散在的粟粒大小脓疱,疱内容物为黄白色半固体状。有的疱周有红晕,疱壁很薄,刮去后基底发白或微红,无糜烂出血。患儿一般身体健康,无明显自觉症状和全身症状,少数可伴有鹅口疮,病程慢性,多数为2~6个月,最长不超过1年。

河北医科大学第四医院皮肤科曾对 3 例患者的菌痂中病发做电镜观察，发现病期短于 3 个月者毛发无受损；病程大于半年的 2 例菌痂中毛发可见被念珠菌菌丝和孢子包绕，毛干变细和出现裂隙。体外毛发受侵试验发现白念珠菌可感染人类毛发（用改良毛发穿孔试验），年龄愈小，毛发破坏愈重。从而经临床和实验室证实，念珠菌可以感染人类头发，打破了传统上认为念珠菌不侵犯头发的概念。见附页彩图 11-11。

3. 口腔念珠菌病（oral candidosis，又称鹅口疮 thrush）

（1）急性假膜性念珠菌病（acute pseudomembranous candidosis）：本病可发生于口腔的任何部位，如咽部、腭部、颊部及舌部，但以口腔侧壁、硬腭及咽部多见。早期为在上述部位出现白色斑点，常多处发生，随后扩大，并融合成白色斑片，向四周扩散蔓延，如凝乳状，黏附在黏膜上，不易除去，形状不规则，斑块呈乳白色，有光泽，日久可呈微黄色或黄褐色，境界清楚，周围黏膜充血或有出血斑。

（2）慢性念珠菌性舌炎（chronic candidal glossitis）：临床上可见到以下几种类型：①正中菱形舌炎，病变位于舌轮廓乳头前的正中部位，略似菱形，局部黏膜光滑，色泽偏红，可见厚薄不等的白色膜状物，有时无白膜，舌乳头萎缩或消失，有裂沟；②黑毛舌，常见于成年人，偶见于青少年，舌表面覆盖一层苔藓样物质，其色泽从淡黄、棕色到黑色，常由丝状乳头增生和角化过度所致，加上真菌生长及外来色素使舌表面呈黑色；③毛状白斑（hairy leukoplakia），常与 AIDS 伴存，是 AIDS 的一种特征性临床表现。在舌的两侧及颊部可见白色毛状损害，病理上为角化过度，空泡变化、上皮增生。自觉症状轻重不等，一些患者诉有口干、烧灼感、疼痛、麻木等。

4. 先天性皮肤念珠菌病（congenital cutaneous candidiasis，CCC） 婴儿通过产道感染白念珠菌或通过阴道、宫颈上行的念珠菌感染胎儿，可导致先天性皮肤念珠菌病，后者出生后即可出现红斑、薄壁小脓疱、外阴水肿，有白色凝乳样分泌物，胎盘上亦可见散在白色凝乳状斑点。通过产道感染的 CCC 常于出生后几小时内发生皮疹，表现为片状红斑，上有水疱、脓疱。约 1 周内脓疱破裂，干燥并脱屑，皮损分布常较广泛，可累及躯干、颈部和头部，有时可累及掌跖部，包括甲皱襞，但常不累及口腔和尿布区。局限于皮肤的婴儿念珠菌病预后较好，但可发生系统性感染。提示深部感染的证据有：①呼吸系统受累，或新生儿脓毒症的其他实验室与临床证据；②出生时体重少于 1500g；③曾接受广谱抗生素治疗；④出生过程中曾使用助产器；或新生儿期用了侵入性器械；⑤系统性培养阳性；⑥免疫学反应异常的证据。患先天性皮肤念珠菌病的患儿若出现这 6 项中的任何 1 项，则可考虑系统性抗真菌治疗。

5. 肛周念珠菌病（perianal candidosis） 婴幼儿、儿童肛门红斑、浸渍、渗出，伴瘙痒和灼热感，最常提示为念珠菌感染。在出现红斑和瘙痒前，患儿常有胃肠道念珠菌病，常表现腹泻，为稀水样便，有时伴有鹅口疮，这种类型的感染可由口服抗生素引起。

6. 念珠菌性甲沟炎（candidal paronychia） 表现为甲褶的慢性炎症，有时挤压后可排出稀薄的脓液，甲沟上方软组织肿胀，甲侧缘慢性糜烂，并逐渐变厚，甲板呈棕色。

7. 念珠菌性外阴阴道炎（candidal vaginitis） 主要表现为白带增多，典型的白带为白色凝乳状或豆渣样，量多，略带臭味，窥阴器检查时，阴道黏膜红肿，其上附有白色假膜或凝块，剥离后其下为红斑或糜烂的基底。刘洪君报道两例新生儿念珠菌性外阴阴道炎，表现为阴道口、大小阴唇处布满乳白色豆渣样分泌物，拭净分泌物见阴道口、大小阴唇、双侧腹股沟区及双股部内侧上 1/3 红肿，其间有散在针尖大小颗粒状物取其颗粒状物，可见菌丝、假菌丝和孢子。

8. 念珠菌性龟头炎（candidal balanitis） 阴茎包皮及龟头出现弥散性潮红、干燥光滑，包皮内侧及冠状沟处附有白色奶酪样斑片，尿道口舟状窝受累时可出现尿频、尿痛的前尿道炎症状、阴囊受累可有鳞屑性红斑丘疹，伴瘙痒。新生儿、婴幼儿有时可同时存在念珠菌性尿布皮炎。

9. 慢性皮肤黏膜念珠菌病（chronic mucocutaneous candidosis CMCC） 是一组少见的由念珠菌引起皮肤、黏膜的慢性、复发性疾病。可侵犯黏膜、皮肤、甲、支气管和肺。也可并发心内膜炎、脑膜炎及脓毒症。本病首先由 Chilgren 等在 1967 年命名。我国 20 世纪 60 年代已有报道。笔者见到 5 例，其中 4 例为儿童，4 例中有 1 例 16 个月男婴合并有皮肤粉末毕赤酵母感染，经服特比萘芬 1 个月，鹅口疮和皮肤损害消退。1 年后因上呼吸道感染应用抗生素，慢性皮肤黏膜念珠菌病复发，最后合并肺部念珠菌病死亡。

本病临床上分四型：①家族性慢性皮肤黏膜念

珠菌病。系常染色体隐性遗传,早期发作,临床表现口腔黏膜有鹅口疮,指(趾)甲受累明显,皮肤可见少量散在丘疹或结节。偶尔患者有缺铁。②弥漫性慢性皮肤黏膜念珠菌病。临床上分布弥漫,黏膜、皮肤、甲板损害与家族性 CMCC 相同,有时发生肉芽肿,眼、咽喉可被侵犯,对其他感染敏感。③念珠菌内分泌综合征,亦系常染色体隐性遗传,除皮肤黏膜、甲板损害外,伴有甲状腺功能低下、艾迪生病、生殖功能低下及糖尿病。④迟发性慢性皮肤黏膜念珠菌病,遗传类型未定,晚期发作,以慢性口腔黏膜念珠菌病为主,伴有轻度皮肤损害、重症肌无力、低丙种球蛋白血症、骨髓改变。以上四型,除了口腔、皮肤、指(趾)甲的念珠菌感染外,一般均伴有阴部念珠菌感染,女性轻者仅有外阴充血,有明显瘙痒,分泌物呈乳酪状。中度和重度患者外阴、阴道黏膜有乳白色薄膜附着,大阴唇可见粟粒大小红色丘疹。男性患者表现为念珠菌性龟头包皮炎,阴茎和包皮有红斑、糜烂,上有针头大小丘疹,有时表面覆以白色乳酪状分泌物,自觉瘙痒。临床上慢性皮肤黏膜念珠菌病可合并原发性免疫缺陷,如合并有原发免疫缺陷时,可构成以下一些罕见病,如 Nezelof 综合征、狄格综合征(Di-George Syndrome)、先天性髓过氧化物酶缺失、高免疫球蛋白 E 综合征。

10. 念珠菌性肉芽肿(candidal granuloma)　本类型于 1950 年由 Houser 及 Rothman 首先报道。因病变处有增生、结节、溃疡或肉芽肿形成,故命名念珠菌肉芽肿,国内 1964 年张永圣报道 1 例后,迄今约已报道 10 余例。临床上有两种类型:Hauser-Rothman 型和 Busse-Buschke 型。有人认为前者属于慢性皮肤黏膜念珠菌病的一种较严重表现。临床表现在三个部位,即舌及口腔黏膜、面及头毛发区和指甲板及甲廓。部分病人躯干及四肢亦可呈散在角化增生性损害,面部头部受累时呈褐黄色或灰黑色结痂,高度增生,高出皮肤 1～2cm,如疣状,甚至皮角样损害,剥去厚痂,露出凹凸不平肉芽肿增生的创面。Busse-Buschke 型亦称欧洲型芽生菌病或念珠菌型深在性皮肤芽生菌病。临床表现类似瘰疬性皮肤结核,但发生部位不限于颈部,可局限,亦可泛发全身。初起为小结节、脓疱,逐渐扩大形成溃疡。溃疡周围中度肿胀隆起,表面见多数米粒大到绿豆大乳嘴状增生,中央部较平坦,有许多粟粒大小溃疡面,呈蜂窝状,挤压时可流出稀薄黄白色脓液,易误诊为慢性脓皮病。本型儿童常见,国内报道大多属于此型。

11. 深部念珠菌病(deep candidosis)　是由念珠菌病累及内脏器官引起的急性、亚急性或慢性感染,可以是原发性感染,有的是继发性感染。由这些病变的血行播散可引起念珠菌败血症乃至死亡。儿童深部念珠菌病最常见的为肠道及肺念珠菌病。

(1)消化道念珠菌病

①念珠菌性食管炎:表现为吞咽灼痛感应考虑病变已累及食管。做食管镜时食管黏膜上有小白色斑点。X 线钡剂可见食管上、下端运动不协调等蠕动异常,有时可见数毫米直径的浅表充盈缺损。

②念珠菌肠炎:以儿童较常见,表现为长期腹泻,每天排便 10～20 次,大便为水样或豆腐渣样,泡沫较多而呈黄绿色,甚至血便,有的患儿伴有腹胀,腹痛一般不明显,也可伴低热或呕吐。

(2)支气管或肺念珠菌病:表现为慢性支气管炎、肺炎或类似肺结核的空洞形成,大多伴有细菌感染及其他真菌感染。主要症状是低热、咳嗽、黏性痰或类似硬块状痰,有时痰中带血丝甚至咯血。X 线胸片表现为大小不一、形状不一的均匀阴影,边缘不清,一般不累及肺尖。

(3)肾念珠菌病:肾感染常导致脓肿形成,其症状包括发热、寒战、腹痛、腰痛、菌尿,尿中可出现胶样物,呈黄色或白色的组织碎片。少尿和无尿是婴儿感染的常见体征。除了肾盂和输尿管的真菌球可表现为放射线透明性的不规则充盈缺损外,无影像学特征。

(4)念珠菌性心内膜炎:表现类似亚急性细菌性心内膜炎,可有发热、贫血、心脏杂音、脾大、充血性心力衰竭等。

(5)念珠菌性脑膜炎:多见于早产儿、新生儿和儿童,近年来有所增加,与念珠菌心内膜炎并发者达 42%,1/3 有鹅口疮史,出生低体重儿脑膜炎发生率高,有时可伴有关节炎和骨髓炎。临床表现有脑膜炎症状,但视盘水肿及颅内压增高现象不明显,除脑膜炎外,还可发生脑脓肿、脑血栓,脑实质可发生结节软化、坏死。病灶内念珠菌阳性,但脑脊液中直接镜检及培养很少阳性,所以诊断比较困难。

(6)念珠菌菌血症/脓毒血症

①念珠菌菌血症系念珠菌经肠道、肺或皮肤上局限性病灶进入血液循环所致的血行感染,常发生 1 个或多个器官的播散性脓肿灶,其中以肾或心内膜的损害较突出。高危的因素为早产儿,尤其是低体重儿,机械通气,中心静脉插管,外科手术,广谱抗生素及免疫抑制药的应用等。临床表现形态多样,

小儿主要表现为发热、惊厥、昏迷、呕吐、腹泻、黄疸、肝大等症状。

②急性播散型念珠菌病临床表现为持续性发热，皮肤可有结节性皮损和内眼炎。

③慢性播散型念珠菌病患者开始往往有中性粒细胞减少，临床表现为持续性低热、乏力、体重下降、肝脾大，CT 显示肝脾多发性射线通透性的小片阴影，应做活检 PAS 染色，见到菌丝和孢子时可做出诊断。

【组织病理】 皮肤念珠菌病表现为角层下脓疱，棘层可呈海绵状，在角质层内或脓疱内可查见菌丝及孢子。慢性皮肤黏膜念珠菌病病理上可呈肉芽肿变化，真皮内或皮下组织有中性粒细胞、浆细胞及多核巨细胞等浸润，其中可见大量菌丝、假菌丝及孢子。深部念珠菌病累及的内脏组织可见坏死病灶 PAS 或 GMS 染色，灶内可见菌丝和孢子。

【实验室检查】 真菌直接镜检于病变部位刮去鳞屑、分泌物、假膜，内脏念珠菌采取相应的痰、尿、粪便、血液和脑脊液等可见到圆形孢子和芽胞及假菌丝或菌丝。真菌培养为酵母样菌落，用柯玛嘉试剂盒(CHROMagar)或 API20 试剂盒进一步鉴定菌种。血清学检查包括检测念珠菌细胞膜甘露聚糖，查 1,3-β-D 葡聚糖抗原(G 实验)，Laxtex 法的乳酸凝集实验检查 Cand-Tec 抗原，该法的准确率可达 89.5%。其他如查细胞浆烯醇酶，念珠菌热休克蛋白(HSP90)和念珠菌的代谢产物 D-阿抗伯糖。分子生物学检查如 PCR-扩增方法检测、DNA 指纹或荧光 DNA 测序仪等用于快速诊断和分型。

其他诊断方法如肺和脑部的病变可采用影像学检查等。在超声引导下取病变组织做真菌学检查。

【诊断与鉴别诊断】

1. 诊断 皮肤念珠菌病、口腔念珠菌病、生殖器念珠菌病的诊断主要根据临床表现和真菌直接镜检或培养结果，容易做出诊断。深部念珠菌病和(或)侵袭性念珠菌病的诊断标准：参照 2008 年 EORTC/MSG 共识组对深部真菌病/侵袭性念珠菌病分级诊断标准，将诊断分为三个标准，即确诊(proven)、临床诊断(probable)、疑似诊断(possible)。详见表 11-1。

表 11-1 深部念珠菌病和(或)侵袭性念珠菌病的分级诊断标准

诊断级别	宿主因素	临床证据	微生物学证据		组织病理学证据(3)
			有临床意义(1)	有确诊意义(2)	
确诊	+	+		+	+
临床诊断	+	+	+		
疑似诊断	+	+			

注：(1)指非无菌部位采集标本直接镜检可见菌丝和芽生孢子，连续培养 2 次以上分离到同种真菌；或检测真菌抗原连续 2 次阳性。

(2)指用无菌方法取自无菌部位标本培养真菌阳性。

(3)指穿刺或活检组织病理学或直接境检见有典型菌丝和芽孢，并有组织损伤的相关证据

2. 鉴别诊断

(1)婴儿头部念珠菌病与头癣鉴别：头癣中黄癣的病发为发内菌丝与气泡，白癣病发为发外大量孢子，黑点癣为发内链状孢子，而婴儿头部念珠菌病为菌痂或脓疱内有菌丝、假菌丝和孢子，仅少数可见到头发外包绕菌丝和少量孢子。

(2)皮肤念珠菌病与湿疹鉴别：湿疹皮损多形性，真菌直接检查阴性。

(3)内脏念珠菌病与曲霉病鉴别：曲霉病真菌检查可见曲霉的分生孢子头，未见假菌丝；组织病理检查菌丝在组织内呈锐角分支成放射状，菌丝比念珠菌粗，可以鉴别。

(4)内脏念珠菌与接合菌病鉴别：接合菌病常累及血管、眼、肺部或脑部，一旦感染发展迅速，直接镜检菌丝粗不分隔，在组织病理中菌丝与主干呈直角分支等可以鉴别。

【治疗】

1. 皮肤黏膜念珠菌病 去除促发因素，注意卫生，防止皮肤受潮湿，新生儿、婴儿应勤换尿布，避免外伤，做好孕妇的保健工作，加强营养、提高抵抗力。

(1)局部治疗：皮肤念珠菌病一般以外用抗真菌药为主，可选用 10 万～20 万 U/g 制霉菌素软膏、1%联苯苄唑霜、1%特比萘芬霜、2%咪康唑霜、1%布替萘芬、酮康唑乳膏中的任何一种，每日 2 次，连

续10d为1个疗程，必要时可应用2个疗程。口腔念珠菌病可用5万～10万U/ml制霉菌素溶液外涂，每天2～3次。

(2)全身治疗：慢性皮肤黏膜念珠菌病、念珠菌性肉芽肿首选氟康唑，青少年200～400mg/d。儿童5～12mg/(kg·d)。也可口服伊曲康唑，12岁以上患者，口服200mg/d，儿童5mg/(kg·d)，疗程1～8个月。对上述治疗无效时，可应用两性霉素B和5-FC联合治疗，两性霉素B 0.5mg/(kg·d)，儿童开始按0.05～0.1mg/(kg·d)，逐渐加量至常规用量，为了减轻不良反应，可同时静脉滴注少量氢化可的松。

2. 口腔念珠菌病

局部治疗：单独口腔念珠菌感染，局部治疗即可，一般可用制霉菌素口腔混悬液(10万U/ml)涂口腔局部，每日3次。两性霉素B口腔含服悬液，婴儿每次喂奶后或间隔4～6h滴入口中，连续2～3周，亦可用咪康唑口腔凝胶外涂或口含克霉唑片剂。如合并有系统性真菌感染，或口腔病变扩大，则应进行全身性抗真菌治疗。见深部真菌病治疗。

3. 生殖器念珠菌病

(1)局部治疗：2%布托康唑(Butoconazole)霜，每日外涂1次，连续3d。10万～20万U/g制霉菌素软膏外涂，每日1次，1%克霉唑霜外涂，每日1次，7～14d，2%咪康唑霜，酮康唑乳膏外涂，每日1次，7d。2%噻康唑霜外用，每日1次，3d，可以任选一种。青少年女性患者可用制霉菌素片、克霉唑片剂、特康唑栓剂、咪康唑栓或两性霉素B泡腾片，任选一种，阴道内使用3～7d。

中药外治：①枯矾、黄柏、五倍子各等量，共研细末，外用；②虎杖根煎汁冲洗；③紫花地丁、马鞭草煎洗；④苦参、蛇床子、胆草、土茯苓、黄柏、白矾，煎汤坐浴、冲洗。

(2)全身治疗

①氟康唑：对单纯性外阴阴道炎(VVC)采用单次剂量50～150mg(3～6mg/kg)，一次口服。对于复发性VVC推荐局部外用或口服唑类药物，诱导治疗10～14d，继以口服氟康唑50～150mg，每周1次，连用6个月(一般用于13岁以上儿童及成人)。

②伊曲康唑：小儿慎用，12岁以上儿童100～200mg/d，1～3d，口服，对绝大多数急性患者有良效。

③制霉菌素：合并有消化道念珠菌病者可口服制霉菌素，5万～10万U/(kg·d)分3～4次口服。

④中药：口服龙胆泻肝汤加减、二妙丸或三妙丸。

4. 深部念珠菌病

(1)确诊和(或)临床诊断的念珠菌血症(中性粒细胞缺乏)

首选：①氟康唑(6mg/kg，1次/天，首日加倍)。②卡泊芬净和米卡芬净。

备选：①L-AmB。②AmB-d。③VCZ(3mg/kg，1次/天，首日加倍。疗程：至初次血培养阴性且相关症状消失后14天)。

本型(非中性粒细胞缺乏)首选：①卡泊芬净/米卡芬净；②L-AmB。

备选：氟康唑，6mg/kg，1次/天，首日加倍。

疗程：同上。

(2)疑似念珠菌血症(非中性粒细胞缺乏)经验性治疗。

首选：①氟康唑；②卡泊芬净/米卡芬净。

疗程：疗程不定。

(3)疑似念珠菌血症(中性粒细胞缺乏)经验治疗

首选：①L-AmB；②CF；③VCZ(3mg/kg，4次/天，首日加倍。

备选：①氟康唑(6mg/kg，1次/天，首剂加倍)；②ITZ(3mg/kg，2次/天)。

疗程：疗程不定，近期预防性使用过唑类药物的，不推荐使用唑类药物。

(4)肺念珠菌病

首选：氟康唑。

备选：①VCZ/ITZ；②卡泊芬净/米卡芬净；③两性霉素B±5-FC。

疗程：疗程不定。

(5)念珠菌性心内膜炎或有起搏器等人工装置

首选：①L-AmB±5-FC；②AmB-d±5-FC。

备选：卡泊芬净/米卡芬净。

疗程和注意事项：建议进行性瓣膜置换、摘除起搏器和植入型心律复律器，摘除装置后再治疗4～6周；对于无法摘除感染瓣膜或人工装置者，推荐氟康唑长期抑菌治疗(6～12mg/kg)；敏感菌，病情稳定和真菌血症清除者可转用氟康唑治疗。

(6)念珠菌性心包炎、心肌炎或化脓性血栓性静脉炎

首选：①L-AmB；②卡泊芬净/米卡芬净。

备选：氟康唑(6～12mg/kg，1次/天)。疗程：血培养阴性后再治疗≥3周。

(7)念珠菌脑膜炎

首选：L-AmB 或 L-AmB±5-FC 治疗数周继用氟康唑 6～12mg/kg 1 次/天。

备选：L-AmB 不耐受者，给予氟康唑治疗 6～12mg/kg，1 次/天。

疗程：所有症状体征消失，CSF 和影像学恢复正常后继续用药≥4 周。

(8)新生儿念珠菌病

首选：①AmB-d 1mg/(kg·d)；②氟康唑 12mg/(kg·d)。

备选：①L-mB；②卡泊芬净/米卡芬净。

疗程及注意事项：对疑似该病患儿，应进行脑脊液检查，并在开始治疗后做眼底视网膜检查；建议去除血管内导管。治疗至少 3 周。肾功能损伤者不宜用 L-AmB。

(9)中医中药疗法：①中药大蒜素 60～100mg/d，溶于 5%葡萄糖溶液中，缓慢静脉滴注，或口服大蒜素胶囊联合伊曲康唑治疗；②十全大补丸或汤剂及贞芪扶正胶囊、参芪十一味胶囊可用于中性粒细胞减少合并深部真菌感染的辅助治疗。

(10)支持疗法：有脱水者补液，纠正水电解质紊乱、积极治疗原发病，有营养不良、贫血者输白蛋白、血浆、洗涤红细胞，有免疫功能低下，可肌内注射胸腺肽、转移因子、卡介菌多糖核酸、薄芝注射液或静脉滴注丙种免疫球蛋白等。近年报道某些细胞因子，如细胞集落刺激因子(G-CSF)、粒细胞单核细胞集落刺激因子(GM-CSF)、单核细胞集落刺激因子(M-CSF)、γ-干扰素(IFN-γ)等与抗真菌药物联合使用可增加疗效。

(林元珠　刘维达)

五、隐球菌病

隐球菌病(cryptococcosis)是由新生隐球菌和格特隐球菌等引起的真菌感染性疾病，好发于细胞免疫功能低下患者，如 AIDS、恶性肿瘤、大剂量使用糖皮质激素、器官移植等患者易患本病，但也可以见于免疫力正常者中。本病主要侵犯中枢神经系统和肺脏，亦可原发或继发于皮肤、黏膜、骨及肝等组织。本病可发生在任何年龄组，多见于 20～50 岁，男性多于女性。隐球菌感染是艾滋病常见的并发症，欧美的艾滋病人中发生率为 5%～10%，在非洲可高达 15%～30%，病死率为 35%～60%。

【病因及发病机制】　隐球菌属包含 70 个种和变种，其中只有极少数能引起感染，主要是新生隐球菌和格特隐球菌，其他隐球菌如浅白隐球菌、罗伦隐球菌、土生隐球菌、指甲隐球菌、浅黄隐球菌和弯曲隐球菌等感染则均少量。隐球菌及其变种分布广泛，遍及世界各地，生存于土壤和鸽粪中，偶可在水果、蔬菜、牛乳和昆虫等分离到。隐球菌很少存在于健康人体，并且一般不与人类共生。格特隐球菌主要分布于热带、亚热带地区，澳洲桉树为其宿主。新生隐球菌可分血清 A、B、C、D 及 AD 型，1980 年廖万清在我国发现的格特隐球菌(S_{8012})为血清型 B、VG1 型，来自上海非免疫抑制的患者。血清型 A 型广泛分布于世界各地，B 型与 C 型主要分布于中非洲及美国的南加州，D 型在欧洲较常见。我国有 A、B、D 及 AD 型存在，以 A 型最多见。

隐球菌的致病性与荚膜多糖、黑色素、漆酶、酚氧化酶、磷脂酶 B 和该菌细胞壁的蛋白抗原等的毒力因子有关，其侵入人体的途径主要由呼吸道吸入，其他途径少见，如皮肤外伤后感染含有隐球菌的土壤、鸽粪等污物，或食入含有新生隐球菌的水果、蔬菜、牛乳等。

【临床表现】

1. 肺隐球菌病　新生隐球菌几乎全从肺部入侵感染人体。大多数患者临床表现轻微，且无特异性。一些患者初发时有上呼吸道感染症状，进而表现如支气管炎和肺炎，有咳嗽、胸痛、乏力、低热、体重减轻等，咳黏液痰偶带血痰。与肺结核相比，鲜有盗汗。严重病例可有高热、呼吸困难，肺大片实变，呈爆发型感染，迅速致死。极少数患者发生血行播散而累及中枢神经系统及其他组织和器官。X 线检查最常见者为单个、中等密度的结节，偶有多发结节。部分患者表现为肺炎或支气管周围炎，恶性淋巴瘤、白血病患者可表现为粟粒样改变。

2. 中枢神经系统隐球菌病　中枢神经系统隐球菌病多来自于肺隐球菌病的血行播散，临床最常见，起病常隐匿，表现为慢性或亚急性过程，起病前可有上呼吸道感染史。少数患者急性起病，多为免疫抑制或缺陷患者，病死率高，约 2 周即死亡。根据中枢神经系统隐球菌感染的症状、体征和头颅 CT 改变，临床分 3 型。

(1)脑膜炎型：最常见，主要体征为脑膜刺激征。几乎所有的病例均有头痛，以前额、颞区为显，初起时为间歇性，以后持续并进行性加重。一般均有发热，多在 39℃以下，个别患者可出现高热。其他症状尚有恶心、呕吐、食欲缺乏、体重减轻，也可发生眩晕、晕厥及癫痫。中后期约 1/4 患者可出现视物模糊、畏光、复视、视力下降，甚至完全失明，这与隐球菌直接导致视神经通道受损、视神经炎、视神经萎缩、脉络膜视网膜炎及颅内高压有关。眼底检查可见明显视盘水肿、视网膜渗出、出血。

(2)脑膜脑炎型：AIDS患者最为多见，除脑膜病变外，还有脑实质的损害，可出现相应部位的症状和体征。

(3)肉芽肿型：相对少见，可因颅内肿块压迫造成相应的神经系统症状和体征。

3. 皮肤黏膜隐球菌病　常属播散性病变之一，见于10%～15%的隐球菌病患者。原发性的皮肤黏膜隐球菌病较少见，最常见的皮损呈软疣样、痤疮样改变，易与传染性软疣等相混淆，其他皮损包括斑片、脓疱、皮下软结节、青紫色苔藓样丘疹、溃疡、脓肿，可破溃，形成下疳样损害、痘疮样损害、肉芽肿或疣状肿瘤损害。好发头面及颈部，其次为躯干。黏膜损害仅为皮损的1/3，表现为结节、肉芽肿和慢性溃疡，好发于上腭、牙龈、舌、鼻咽及鼻纵隔等部位。见附页彩图11-12。

4. 其他隐球菌病　5%～10%隐球菌病累及骨。好发于颅骨、脊椎，关节很少受累。患处肿痛，可形成瘘管，排出脓液，X线示溶骨性改变，病变进展缓慢，无骨膜增生。

由于隐球菌可通过血液、淋巴系统或局部侵入等方式感染，因此全身各脏器均可累及，如肾、肾上腺、胃、甲状腺、前列腺、心脏、乳房、肝、脾等。有报道在播散性隐球菌感染中约51%患者累及肾，但并无明显的泌尿系统症状、体征，亦无肾功能损害。因抗真菌药物不能有效地进入前列腺，认为其与耐药或复发有关。见附页彩图11-13。

【实验室检查】　真菌直接检查：取脑脊液、痰、脓液、尿、血、胸腔积液等标本经墨汁染色，可见圆形或椭圆形的双壁孢子，大小不一，直径4～20μm，外围有光亮的荚膜，厚度可与菌体相等，边缘整齐规则，部分菌体出芽，单芽或多芽，芽颈细；若为格特隐球菌，则可见针形、棒形菌体。

真菌培养：取标本接种于沙氏琼脂中，置室温和37℃培养，一般2～4d即有菌落生长，乳白色酵母样菌落，表面黏稠，镜检有圆形的孢子，荚膜不明显，继代培养不见荚膜。

免疫学及分子生物学检测方法：隐球菌的荚膜多糖特异性抗原检测主要有乳胶凝集试验(包括CoA)、ELISA和单克隆抗体法。血清特异性抗隐球菌抗体检测包括放射免疫法和试管凝集试验。分子生物学检测方法有DNA探针法和PCR探针法等。

【组织病理】　组织病理反应主要为胶质性和肉芽肿性病变。胶质性病变是由成堆的隐球菌菌体在组织内发生黏液样变性而形成，可见大量隐球菌，还可见其被纤维组织包裹而形成的囊肿。肉芽肿病变主要由组织细胞、淋巴细胞、成纤维细胞及巨噬细胞组成，隐球菌少，只见于巨噬细胞或组织细胞内，游离于组织中的隐球菌甚少。病理组织切片中所见隐球菌荚膜为宽厚的胶样改变，其厚度较菌体大1～3倍，病灶内中性粒细胞极少，周围组织充血、水肿等炎症反应轻微，出血、坏死及钙化少见。部分隐球菌病组织病理片用GMS染色，可见到无荚膜的孢子。一般认为，病理改变程度和分布范围与机体的反应性及菌量有相当密切的关系，且呈现出临床症状和体征的显著差异性。

【诊断与鉴别诊断】

1. 诊断　肺隐球菌病的确诊主要依赖组织病理检查和病灶内脓液穿刺标本的病原学涂片和培养。通常取自无菌部位如经皮肺穿刺活检标本等真菌涂片。培养阳性有确诊意义；取自痰、咽拭子或支气管肺泡灌洗液的标本涂片或培养阳性，以及血清隐球菌荚膜多糖抗原乳胶凝集试验阳性有临床疑似诊断价值。

隐球菌脑膜炎的诊断脑脊液真菌涂片、培养和隐球菌乳胶凝集试验结果中的任一个阳性都可确诊为CNS感染。

2. 鉴别诊断　中枢神经系统隐球菌病应与结核性脑膜炎、颅内肿瘤、化脓性脑膜炎、病毒性脑膜炎、蛛网膜炎等相鉴别。肺隐球菌病应与肺癌、结节病、肺结核、肺脓肿等鉴别。皮肤隐球菌病应与粉刺、传染性软疣、皮肤结核、孢子丝菌病或恶性肿瘤相鉴别。鉴别的主要方法是真菌学检查，脑脊液直接检查阳性或培养阳性即可确诊。隐球菌性脑膜炎的病理表现为脑组织中可见圆形、椭圆形或出芽隐球菌，周围无炎细胞浸润。

【治疗】

1. 注意个人和环境卫生，忌食腐烂水果，防止吸入带鸽粪的尘埃，避免长期应用糖皮质激素及免疫抑制药，对各种慢性消耗性疾病、恶性肿瘤应加强支持疗法，提高机体抵抗力。

2. 抗真菌药物治疗。根据美国感染病协会2010年最新的隐球菌管理临床实践指南，非HIV感染及非器官移植的隐球菌性脑膜炎患儿诱导方案为AmB-d 1mg/(kg·d)联合5-FC 100 mg/(kg·d)

（分 4 次口服），疗程≥4 周，不能耐受 AmB-d 者，可用 ABLC 或 L-AmB 5mg/(kg·d)替代，未给予 5-FC 或因其不良反应中断者，使用 AmB 1mg/(kg·d)、ABLC 或 L-AmB 5mg/(kg·d)，疗程≥6 周；巩固治疗为诱导治疗后口服氟康唑 6mg/(kg·d)（成人为 400～800mg/d）6～8 周；维持治疗为氟康唑 3mg/(kg·d)（成人为 200mg/d）6～12 个月。

隐球菌肺炎可口服氟康唑 6～12mg/(kg·d)，6～12 个月。

器官移植受者隐球菌病：环孢素和免疫抑制药在体外有较强的抗隐球菌作用，但因其有免疫抑制作用，在体内影响隐球菌的清除，考虑到 AmB-d 的肾毒性风险，故在肾移植受者应慎用，不推荐 AmB-d 为肾移植患者的一线治疗。

目前国内用于隐球菌病治疗的抗真菌药物主要有两性霉素 B、两性霉素 B 脂质体、5-FC、氟康唑、伊曲康唑、伏立康唑等。

国内对隐球菌脑膜炎患者的抗真菌治疗，目前多主张采用分阶段联合用药方案，一般在急性期使用 2～3 种药联合应用（2 周左右），达到初起应答后，再用单药进一步巩固和维持治疗。急性期常应用两性霉素 B 0.3～0.4mg/(kg·d)和 5-FC 100mg/(kg·d)联合治疗 3～6 周。儿童初始剂量为 0.05～0.1mg/(kg·d)，以后逐日加量，直到 0.6～1.0mg/(kg·d)。巩固期治疗继之氟康唑或伊曲康唑，14 岁以上儿童及成人 400mg/d，治疗 8～10 周，14 岁以下氟康唑 5～12mg/(kg·d)，伊曲康唑 5～10mg/(kg·d)。

两性霉素 B 为 CNS 和播散性隐球菌病的首选药物之一。一般用 5%葡萄糖注射液稀释静脉给药，日剂量常用 0.5～0.7mg/kg，最多不超过 1.0mg/kg，疗程一般需 3 个月左右，总剂量至少 2～3g 以上方能取得较好的疗效，而且随着剂量的增加，病死率明显下降。小儿首次使用 0.5mg 加入 5%葡萄糖注射液 50ml 中，在 1～2h 滴注，并以第 2 天用 2mg 以后，每日剂量倍增，最高剂量可达 0.5～1mg/kg。疗程中应密切观察病情变化，随时警惕不良反应。每次静脉滴注两性霉素 B 的时间一般为 6～8h，滴速过快可明显加重不良反应。光、热均可使其分解，故滴注过程宜避免光和热的影响。对重症病例（CSF＞280 个/mm^3）治疗中可加两性霉素 B 鞘内注射，以提高脑脊液浓度，每周 2～3 次，每次用量为 0.1～1.0mg，开始时剂量为 0.05～0.1mg，加地塞米松 1～2mg，注入时用脑脊液反复稀释，以免因药物刺激而导致下肢瘫痪等严重后果。停止治疗应该以临床检查、真菌学和抗原检查结果为依据，在治疗的最初 6 周应该每周做一次腰穿检查。血和脑脊液培养和抗原检测应该在治疗停止后的 1、2、3 和 6 个月分别进行，此后每年复查 1 次。

5-FC 易产生耐药，一般不单独使用，因此多与两性霉素 B 或氟康唑联合应用。有报道成人应用氟康唑 400mg/d 和 5-FC 150mg/(kg·d)联合用药有效。5-FC 常用剂量为 100～150mg/(kg·d)，分 3～4 次口服。

两性霉素 B 脂质体（L-AmB），与两性霉素 B 相比有高单日剂量（最高可达 10 倍）、高组织浓度（肝、脾、肺等网状内皮器官）、肾毒性明显减低和不良反应少等优点，但未显示出明显优于两性霉素 B 的临床疗效。作为患者无法耐受两性霉素 B 的首选治疗。

氟康唑口服或静脉给药效果均好，毒性小于两性霉素 B，除组织浓度较高外，脑脊液浓度也很高，是现有的临床正在使用的咪唑类抗真菌药中治疗隐球菌性脑膜炎和预防复发最有效的药物。青少年及成人应用剂量是首日 400mg，以后 200～400mg/d；儿童 3～6mg/(kg·d)，疗程至少 6～8 周，慢性或亚急性脑膜炎可延长至 6～12 个月，甚至更长；艾滋病合并隐球菌脑膜炎患者为防止复发，有时须无限期的使用，日剂量为 200mg（成人）。

伊曲康唑为脂溶性，不易通过血脑屏障进入脑脊液，但在脑组织中有一定的浓度。由于它在脑脊液中的浓度很低，在实际治疗中效果次于氟康唑。在 CNS 隐球菌病的治疗中，主张与两性霉素 B 合用或作为脑脊液转阴后的维持治疗。14 岁以上儿童及成人口服剂量为 200～400mg/d，婴幼儿和儿童的使用剂量仍在探索中，疗程与氟康唑相似。

特比萘芬：有报道用特比萘芬成功治疗对多种药物耐药的皮肤隐球菌病。

伏立康唑的抗真菌活性较氟康唑强 10～500 倍，抗菌谱对隐球菌有杀菌活性。对 HIV 阳性患者隐球菌脑膜炎的治疗：口服剂量，儿童的负荷剂量（开始 24h）6mg/kg，2 次/日，之后每 12 小时给药一次，每次 4mg/kg 静脉滴注，两周后停用伏立康唑，继续使用两性霉素 B 加氟胞嘧啶进行治疗。两性霉素 B［0.5～0.7mg/(kg·d)］加氟胞嘧啶［100～150 mg/(kg·d)］联合应用 12 周后，改用氟康唑 3～6mg/(kg·d)，终身维持。不论何种方案，一般均需要氟康唑终身维持治疗，但若患者持续治疗 6 个月以上,$CD4^+$ T细胞计数>200/μl,可根据患者的具体情况考虑停止抗真菌治疗。若患者 $CD4^+$ T淋巴细胞计数在50～200/μl时,原则上先针对隐球菌脑膜炎进行抗真菌治疗4周,4周后若患者一般情况稳定,可启动HAART,若HIV病情危重,可考虑在抗隐球菌治疗开始两周后启动HAART。

3. 对症支持治疗

(1)颅内高压的处理:在HIV阴性和HIV阳性的隐球菌性脑膜炎患者中,超过50%的患者有颅内压增高。处理颅内高压的方法有药物治疗(如糖皮质激素、利尿药、甘露醇等)和脑脊液引流(对各种顽固性颅内高压有效,如通过连续的腰穿间断引流CSF,腰椎置管引流、脑室腔分流)。IDSA2010版隐球菌治疗指南提示,腰穿间断引流CSF是目前最为有效快速的降颅内压方法,而药物降颅内压的长期效果不明确。

(2)纠正电解质紊乱:在治疗病程中以低钾血症发生率较多见。因此,在病程中应密切注意检测血钾,及时补充钾离子。

(3)其他:输注两性霉素B时即刻反应如寒战、发热、头痛等症状需要处理,发生静脉炎需要局部处理等。如滴速减慢,在给予AmB-d前30min,先口服吲哚美辛,静脉滴注前肌内注射氯苯那敏或口服布洛芬,长征医院常采用补液中加入地塞米松2mg,减慢输液速度或在药液中加入少量肝素(500～1000U/L)能防止和减轻静脉炎。

(4)能进食者应鼓励病人进食高蛋白高营养食物,增强抵抗力,同时可输入新鲜人血浆或全血或静脉滴注免疫球蛋白,补充各种维生素。

4. 手术治疗。对局限性皮肤、黏膜、脑、肺及其他组织和器官的隐球菌感染可手术切除或与药物联合治疗。

5. 免疫治疗。对有明显免疫功能低下者应给予免疫增强药治疗,如隐球菌荚膜多糖克隆抗体、γ-干扰素、白介素$_{12}$、胸腺肽、转移因子、薄芝注射液等。

(林元珠　朱敬先)

六、无绿藻病

无绿藻病(Protothecosis)是一种条件致病真菌无绿藻引起的较罕见疾病,该菌作为绿藻的一个变种,为一单细胞生物广泛存在于自然界,可引起人与动物的感染,该病以前也称原藻病。1964年Davies首次报道1例中型无绿藻(*prototheca zopfii*)所致的皮肤无绿藻病;我国大陆地区曾先后报道9例无绿藻病,其中皮肤型6例;中国台湾及中国香港也相继报道过10例,均为皮肤型。2011年6月无绿藻病的报道已达160例,呈现上升的趋势,其中儿童发病总共有6例,3例为皮肤型,另3例为播散型,年龄最小只有5岁。无绿藻病在欧洲,亚洲,非洲,大洋洲,南、北美洲均有发病报道。特别是南美洲发病较多。

【病因及发病机制】 无绿藻病的病原体是一类属于条件致病真菌的无绿藻属。目前,其包括大型无绿藻、中型无绿藻、小型无绿藻、*prototheca ulmea*, *prototheca blaschkeae* 以及 *prototheca cutis* 6个种,在生物学上处于真核生物、绿色植物界、绿藻门、纲、绿藻目、绿藻科、无绿藻属。导致人与动物致病的无绿藻现今被确认为有3个种:大型无绿藻、中型无绿藻及小型无绿藻,而与人类疾病相关的仅是中型及小型两种,且小型无绿藻更为常见。此菌广泛存在于污水、土壤、植物、生牛奶及动物身上,对于人体其可寄居于指甲、皮肤、呼吸道及消化道,但在正常情况下不致病,只有在创伤或机体免疫力下降时,无绿藻可入侵致病。昆虫叮咬或医院内获得性感染也有报道。无绿藻病可以是外源性也可以是内源性,通常不会传播。现认为中性粒细胞的质与量在抗无绿藻的感染中发挥了重要的作用,多形核白细胞具有吞噬和杀灭此菌的功能。文献记载农民、渔民、海产品处理工及水族馆的养护工更易感染无绿藻。

【临床表现】 据报道本病的潜伏期长短尚不十分明了,综合文献报道为10d至4个月,但就创伤置入而言,一般在2周左右。无绿藻病的临床表现主要分为3类:皮肤及皮下组织感染、滑膜炎及其纤维组织炎、系统性感染。皮肤损害可表现为红斑、丘疹、结节、斑块等多种形态,也可呈浅表溃疡、疣状增生、疱疹样损害,多发生于暴露部位,如四肢与面部,为局灶性,多与创伤后病原菌侵入有关。滑膜损害通常发生于非开放性的损伤后或肘部擦伤,数周后逐渐在局部呈现轻度红、肿、热、痛。系统性感染的表现尚无特异性,大多发生于糖尿病、慢性肾衰竭、器官移植、长期应用皮质类固醇、艾滋病、恶性肿瘤等细胞免疫功能低下或缺陷的患者,但在非免疫功能低下或缺陷的人群发病也有报道。现认为局限性皮肤型及关节型多发生于免疫系统正常的患者,播散性皮肤型及累及内脏主要发生于免疫系统缺陷的患者,细胞免疫的缺陷是系统性无绿藻病发病的基础。见附页彩图11-14A、B、C。

据统计，至今大多报道都为皮肤型无绿藻病，无绿藻甲病已有报道。播散型脏器累及相对较为罕见。总之，该病进程发展较为缓慢，约 50% 的患者与上述内在疾病相关。

【实验室检查】　无绿藻培养通常在 30℃ 72h 可见菌落完全形成，但有些须在 25℃ 培养长达 1 周。其适宜温度在 25～30℃，需氧或微需氧。菌落形态：潮湿、灰白色乳酪样，镜下结构呈圆形或椭圆形孢子，壁厚、无菌丝及芽胞，内含特征性的内孢子，酷似桑椹状或草莓状，这是一个重要特征，其数量与大小取决于培养基种类及培养时间。API 20C AUX、API 50、Vitek 酵母鉴定系统及 Rapid ID Yeast Plus test 等商业化酵母鉴定试剂板可帮助鉴定菌种，对海藻糖的利用是鉴别常见的中型无绿藻及小型无绿藻的主要手段。荧光抗体技术可以检验无绿藻属的感染，但不能确定种。但近年来发展的分子生物学的鉴定方法可将菌株鉴定至亚种或变种。

【组织病理】　组织反应特征为炎性肉芽肿，伴坏死；巨大细胞、浆细胞、淋巴细胞、组织细胞混合浸润；角化过度及假性上皮瘤性增生、局灶性角化不全、淋巴样组织增生、大量的慢性炎性细胞浸润，在真皮乳头层中部或其他感染组织可见孢子囊。见附页彩图 11-14D。

【诊断与鉴别诊断】

1. 诊断　无绿藻病的症状尚无特异性，其诊断主要依靠真菌学检查。标本的直接镜检、真菌培养及组织病理检查是主要手段。对无绿藻菌种的鉴定除了菌落形态、镜下结构外（含内孢子的孢子囊是无绿藻属的重要特征），糖类、醇类的同化利用，温度试验都有助于菌种的鉴定。分子生物学技术对于菌种的鉴定，特别是变种的分类更有帮助。

2. 鉴别诊断　本病应与隐球菌病、非洲型组织胞浆菌病、念珠菌病和皮炎芽生菌病相鉴别。主要依靠真菌学检查及各项试验进行确定，无绿藻为非芽生，具有特殊的含内孢子的孢子囊结构，其他真菌则为芽生。

【治疗及预后】　现今国外一线治疗推荐两性霉素 B 或其脂质体；二线推荐的药物为伏立康唑、伊曲康唑、氟康唑、酮康唑，这些唑类药物具有中等抑菌活力。对于不同类型的无绿藻病，其治疗方案为①皮肤型：较局限的可做手术切除，配合两性霉素 B 或唑类药物的外用，感染病灶较深的须系统用药。②滑膜炎及其纤维组织炎：做黏液囊切除术，局部注射两性霉素 B，配合唑类药物的系统应用。③系统性感染：首选静脉滴注两性霉素 B，与导管相关的感染应去除导管，也可加服强力霉素或氟康唑。作者曾经报道的 1 例小型无绿藻所致脑膜炎采用两性霉素 B 及伊曲康唑静脉滴注获得良好疗效，但对于淋巴结炎病例因不耐受两性霉素 B 而采用口服伊曲康唑溶液停药后即复发，一直未能痊愈。Takaki 报道 1 例病程长达 6 年的小型无绿藻性慢性脑膜炎，伴有播散性多脏器受累，经多种抗真菌治疗未见痊愈，但仍存活。吴绍熙及张金松分别报道 1 例皮肤无绿藻病，采用伊曲康唑静脉滴注及口服都获得良好疗效。无绿藻病的治疗至今尚无明确的标准方案。

Krcmery 总结了 108 例无绿藻病，病死率仅为 2.2%。目前动物实验证实无绿藻是一种低毒性的条件致病性真菌。

（章强强　官裕宗　吴绍熙）

七、毛孢子菌病

毛孢子菌病（trichosporosis）是一种罕见的由毛孢子菌属的若干菌种所致的真菌感染性疾病，多发于免疫功能低下者，可仅累及皮肤，也可造成系统播散，后者称为播散性毛孢子菌病（disseminated trichosporosis）。1970 年，Watson 等报道了世界首例播散性毛孢子菌病；2001 年，杨蓉娅等报道了我国首例播散性阿萨希毛孢子菌病，初发于 13 岁的女性患者。

【病因及发病机制】　毛孢子菌病主要发生于各种原因造成的免疫功能低下的病人，如严重、持久的中性粒细胞减少症、恶性肿瘤，尤其是血液系统肿瘤、AIDS 等。

该病发病机制尚不清楚，Sasaki 及 Muranaka 等研究发现 M-CSF、G-CSF、GM-CSF、TNF-α 对该菌感染具有防御性的保护作用。在感染最初阶段，中性粒细胞是抗感染的关键。发病时从患者的皮损、血液、痰、尿液及粪便中可以分离出致病菌。

【临床表现】　播散性毛孢子菌病的临床表现在许多方面与播散性念珠菌病相似，可呈急性或慢性感染过程。急性毛孢子菌病发病急骤，发展迅速，常表现为持续发热，而广谱抗生素治疗无效。主要表现为真菌血症及皮肤、脏器的播散性感染，其主要侵犯的脏器为肝、肺、肾、脾、心脏及脑组织等。常可见坏死性皮肤损害。慢性者病程可长达数月至数年，可出现间断或持续性的发热、进行性的衰竭、肝脾大、肝功能异常等。约 30% 的病人可见皮肤损害，多累及躯干、上臂及面部。皮疹表现为播散性丘疹及紫癜样结节，可逐渐发展为浸润性斑块，出现坏死、溃疡、结痂等损害。病变累及肺部时可形成肺部浸润灶，累及肝、脾及肾时可出现脏器肿大、结节及相应的脏器功能损害。林元珠发现一例 11 岁患儿(男性)，表现为口唇红斑脱屑，自觉瘙痒，经皮屑的真菌培养及分子生物学鉴定为阿萨希毛孢子菌所致。

【实验室检查】

1. 真菌镜检　皮损和病损组织直接镜检可见分枝、分隔菌丝，多数矩形关节孢子及芽生孢子。

2. 真菌培养　可从患者的血液，痰、尿液，皮损及粪便标本中分离出致病菌。沙氏培养基27℃培养，菌落呈乳白色至淡黄色，表面皱褶，暗淡，边缘有菌丝长出。挑取菌落，沙氏培养基小培养，镜检见菌丝、节孢子和多种形状的小分生孢子，胞质内可见多量具有折光性的小泡。菌丝分枝分隔，粗细不等，1～3μm。节孢子数目不等、长短不一。

3. 生化实验　葡萄糖、甘油、2-酮-D-葡萄糖酸盐、D-木糖、纤维二糖、α-甲基-D-葡萄糖苷、N-乙酰-D-葡萄糖胺、纤维二糖、乳糖、麦芽糖、蔗糖、海藻糖均阳性；阿东醇、木糖醇、肌醇、山梨醇、松三糖、棉子糖均阴性。

【组织病理】 皮损及肝等病损组织的基本病理改变为感染性肉芽肿，其中见各种炎性细胞、上皮样细胞及多核巨细胞，嗜酸性粒细胞易见。PAS 染色或六胺银染色可见菌丝及大量圆形或卵圆形真菌孢子堆积，部分呈出芽孢子或关节孢子。有报道利用巢式 PCR 扩增该菌 26sRNA 的基因，可用于播散性毛孢子菌病的早期诊断。

【治疗】 非白细胞减少患者中，限局性的深部毛孢子菌病通常用两性霉素 B 1mg/(kg·d)与 5-氟胞嘧啶 100～150mg/(kg·d)联合治疗有效。相反，白细胞减少患者，两性霉素 B 治疗效果欠佳，除非患者白细胞计数恢复正常。也有报道两性霉素 B 与氟康唑(100～400mg/d)或伊曲康唑联合治疗有效。如患者存在明显的肝、肾功能损害时，也可考虑用脂质体两性霉素 B 替代两性霉素 B。疗程常需数月至数年。治疗中，应注意结合药敏试验选择用药。

关于预防，首先要明确易感人群，注意保护性预防措施，包括口腔、皮肤清洁。免疫功能严重低下的病人住院期间应住在层流病房中。医护人员在检查病人时要严格清洁、消毒。尽量避免损伤因素，减少创伤性诊疗措施。对易感人群给予抗真菌治疗药物，进行预防性治疗。

(杨蓉娅　林元珠)

八、马尔尼菲蓝状菌病

马尔尼菲蓝状菌病(penicilliosis marneffei)是由马尔尼菲蓝状菌(*Penicillium marneffei*)引起的主要侵犯单核吞噬细胞系统的一种深部真菌病，常引起全身广泛播散，病死率高。在泰国、越南、印度等东南亚为高发区，马尔尼菲蓝状菌已成为 AIDS 患者继结核杆菌、隐球菌之后的第三大机会性感染病原菌。但近年有报道免疫功能正常者亦可发病。我国南方以广西、广东、云南等西南地区发病率较高，可将马尔尼菲蓝状菌感染作为筛查 HIV 感染的重要标记。迄今国内报道小儿马尔尼菲蓝状菌病已逾 10 例。

发病有一定的季节波动性，与环境温度、湿度的变化影响真菌孢子的产生和传播有关。本病主要经空气传播，感染呼吸道，少数病例可能通过食物或水源感染消化道。

【临床表现】 马尔尼菲蓝状菌病常隐匿发病，病程 2 个月到 3 年，主要侵犯青壮年，男性多于女性，儿童较少，婴幼儿有胸腺萎缩或发育不良及有严重的基础疾病者也可发病，且多为进行性播散型，预后差。临床上分为两型。

1. 局限型马尔尼菲蓝状菌病　多为免疫状态较好者，皮损局限于口腔、咽部，可继发于其他疾病，也可能是系统感染的局部表现。体内马尔尼菲蓝状菌数量较少，主要分布于单核巨噬细胞系统，表现为间质性肺炎，肝、脾、淋巴结或骨髓中有散在灶性病变，有较多淋巴细胞浸润及脓肿形成，并可出现溶骨性病变等。血培养阴性，血清抗体滴度较高。

2. 进行性播散型马尔尼菲蓝状菌病　常为原发性感染，起病急骤，可先后和同时出现多脏器受损的表现。主要累及肺、肝、脾、消化道、骨关节、浅淋巴结、皮肤，也可累及扁桃体及口腔黏膜，但神经组织和内分泌腺很少受累。其临床特点如下。

(1)发热：长期反复发热，可高热或长期不规则低热。

(2)呼吸系统：常有咳嗽，可痰中带血，胸痛，气促，肺部干湿啰音，X 线胸片可呈现肺炎、胸膜炎、肺脓疡及弥漫性粟粒样病变，多有肺门淋巴结肿大，但肺门及肺野无钙化是其特征。

(3)消化系统：腹痛、腹泻、脓血便，多见于儿童患者，尤其是 AIDS 患儿。肝大，多发性肝脓肿，肝功能受损，GOT、GPT 均可增高。

(4)单核巨噬细胞系统：脾大，并可有多发性脾梗死发生。浅表淋巴结肿大。扁桃体可出现溃疡。肠淋巴组织病变常形成表浅溃疡。

(5)皮肤黏膜表现：约 71%的患者出现皮肤损害，常见于面部、躯干上部及上肢，主要表现皮肤深部脓疡，炎性丘疹、结节及脓疱。最特征型的皮损表现是坏死性丘疹，隆起于皮肤的丘疹中央发生坏死，坏死处凹陷呈脐窝状。口腔黏膜也可受累，表现为溃疡，波及范围广，可侵犯深层组织，溃疡面高低不平，无出血倾向。在印度、泰国和中国的马尔尼菲蓝状菌感染人群中，以皮肤的软疣样损害表现最突出。

(6)血液系统改变：贫血是最主要表现，骨髓反应性增生，晚期可出现全血细胞减少及出血倾向。白细胞增高，可达(12～40)×10^9/L，中性粒细胞左移，红细胞沉降率增快、血清免疫球蛋白 IgG、IgM 下降。T 淋巴细胞转化率及 T 淋巴细胞亚群检测，淋巴细胞刺激指数明显低于正常，NK 细胞免疫功能低下。骨髓、血液涂片及培养可检出马尔尼菲蓝状菌。血液免疫扩散、凝集、免疫荧光、ELISA 法可检测出患者体内 PM 抗体，但因本病主要为细胞免疫，且患者免疫功能低下时可不产生抗体反应，抗体检测意义不大。

(7)心血管病变：心包炎和心包积液常见。

(8)骨关节病变：常受累的骨有额骨、锁骨、肱骨、肋骨、腓骨、髌骨、趾骨、胸腰椎等。X 线表现分为溶骨型和混合型两种：溶骨型表现为单纯溶骨改变，呈虫蚀样或小片密度减低区，其内骨小梁消失或骨皮质中断、缺损，边界清楚，但欠规则，严重的呈大片溶骨改变；混合型则表现为骨质破坏与骨质增生同时存在，除骨质破坏改变外，尚有骨质增生存在，骨膜增生呈花边状或平行状。婴幼儿患者或 AIDS 患者很少并发此类病变。

临床上常可见有脓肿形成，最常见为多发性肺脓肿，皮下组织及淋巴结等处均有脓肿发生，特点为脓液黏稠，以坏死组织液化为主，血管反应和中性粒细胞及液体渗出没有普通化脓菌的脓肿多，因此局部红、肿、热、痛现象较轻，类似寒性脓肿。脓肿多见于青壮年，少见于婴幼儿和 AIDS 病患者。此外，儿童马尔尼菲蓝状菌病患者的肝脾大、贫血均较成人显著。

【实验室检查】 真菌直接检查：取骨髓涂片、皮肤印片、痰、脓液、淋巴结抽取物等标本，经姬姆萨或瑞氏染色，可见单核细胞内圆形、椭圆形、腊肠形有明显横膈的酵母样菌体，直径 2～3μm。

真菌培养：取标本接种于沙堡弱琼脂培养基中，25℃培养呈菌丝相，产生可溶性红色色素，渗入基质中，镜检有典型的帚状枝。37℃培养为酵母相，菌落为酵母样，无色素产生，镜检可见圆形、椭圆形、长形酵母细胞，部分细胞有横膈。此菌对放线菌酮敏感，应采用不含放线菌酮的培养基。

【组织病理】

1. *肉芽肿*　肉芽肿主要由巨噬细胞、马尔尼菲蓝状菌酵母相细胞组成，另外还有中性粒细胞、淋巴细胞和巨细胞，而在肝中主要由库普弗细胞组成。肉芽肿可扩大融合，中央坏死和白细胞反应形成脓肿，脓肿壁由组织细胞组成，细胞内有大量马尔尼菲蓝状菌繁殖。

2. *化脓性炎症*　常引起肺、肝、脾、皮下组织及皮肤的多发性脓肿，为局限性化脓性炎症。

3. *无反应性坏死性炎症*　当机体免疫功能极差时，巨噬细胞吞噬能力明显减弱，受到马尔尼菲蓝状菌损害，细胞变形坏死，致全身播散。

马尔尼菲蓝状菌在组织内呈酵母相，菌体圆形、椭圆形、腊肠形、马蹄形。HE 染色其胞膜、胞质部着色，致使淡蓝色的核周围有一空晕而酷似荚膜组织胞浆菌的组织相，必须用 PAS、Gomori 甲基胺银(GMS)或 Grocott 染色才能使菌壁着色，与之鉴别。组织中马尔尼菲蓝状菌有三大特征：群集成桑椹状，乃因真菌在巨噬细胞中繁殖受细胞膜限制而挤在一起；腊肠状细胞，主要游离于巨噬细胞外；菌内分隔，横膈位于变长的菌体中部，较菌壁厚且着色更深。

【诊断与鉴别诊断】

1. *诊断*　对有贫血、黄疸、肝脾大、皮肤结节溃疡者首先要想到此病。根据患者来自疫区或曾到过疫区、累及单核巨噬系统的临床表现、真菌直接镜检、培养或组织病理检查发现马尔尼菲蓝状菌，即可诊断。此外亦可用免疫学及分子生物学方法来检测患者尿中马尔尼菲蓝状菌抗原(如尿液乳胶凝集试验)以辅助诊断。

2. *鉴别诊断*

(1)肺结核：播散型马尔尼菲蓝状菌病常有咳嗽、咳痰、咯血、胸痛、X 线检查肺部浸润性病灶及肺门淋巴结肿大，与肺结核极相似，通过真菌学及组织病理学可以诊断。

(2)肺、肝脓疡：通过真菌学及组织病理学可以鉴别。

(3)组织胞浆菌病：这两种病临床表现相似，组织病理中亦都为细胞内孢子。但特殊染色后马尔尼菲蓝状菌有特征性的腊肠形分隔孢子，25℃真菌培养,能产生可溶性红色色素,可见典型的蓝状菌帚状枝,而组织胞浆菌可见有棘厚膜孢子,真菌培养,培养基中无色素产生。

(4)皮肤利什曼病:好发于长江以北,通过白蛉传播,有利什曼原虫(*Leishmania spp*)所致,杜氏利什曼原虫的无鞭毛体主要寄生在肝、脾、骨髓、淋巴结等器官的巨噬细胞内,在病理上很容易被误诊。真菌培养阴性和巨噬细胞内的无鞭毛体没有分隔是鉴别的重要标志。

【治疗】

1. *原则* 马尔尼菲蓝状菌病起病隐匿、易播散、凶险、病死率高,因而治疗原则是早发现、早诊断、早治疗、足量足程。治疗期间加强支持疗法,并适当应用免疫增强药。

2. *抗真菌药物治疗* 目前较常用的五种抗真菌药物是伊曲康唑、酮康唑、氟康唑、两性霉素 B、5-FC。国内外学者报道五种抗真菌药物中以伊曲康唑、酮康唑敏感性最高,其次是 5-FC 和氟康唑,两性霉素 B 相对较弱。Supparatpinyo 等在试验及临床实践中发现马尔尼菲蓝状菌对伊曲康唑、酮康唑、咪康唑和 5-FC 高度敏感,对两性霉素 B 中度敏感,而对氟康唑具有抗药性。临床实践发现氟康唑治疗失败率及复发率都较高。治疗方案一般主张用二联治疗,亦有学者主张先用两性霉素 B 与 5-FC 联合治疗,待症状控制,真菌检查转阴后,改为口服伊曲康唑或氟康唑成人 0.4g/d,1～3 个月后改为 0.2g/d,巩固治疗 6～12 个月。儿童剂量伊曲康唑 5～10mg/(kg·d),氟康唑 5～12mg/(kg·d)。

两性霉素 B 不良反应较大,通常的剂量为0.1～0.6mg/(kg·d),开始用量宜从 0.05～0.1mg/(kg·d),青少年及成人首次 1～5mg,以后每日增加 5mg(儿童 1～2mg),一般为数日后,10～20mg 加入 5%葡萄糖中缓慢静脉滴注,视患者耐受情况逐渐增至每日 30～40mg。每周 3 次连用 16～22 周。治疗显效后可改用伊曲康唑 200～400mg/d 或酮康唑 400mg/d。儿童剂量伊曲康唑 5～10mg/(kg·d),酮康唑 3～5mg/(kg·d)。若治疗效果不佳,可合用或换用 5-FC、伊曲康唑、酮康唑、氟康唑。

5-FC 宜与两性霉素 B 联合用药以取得协同作用,剂量为 50～150mg/(kg·d),分 3～4 次口服,静脉滴注用 1%浓度,剂量与口服相同。

由于停药后本病易于复发,推荐 AIDS 病患者马尔尼菲蓝状菌感染的,青少年及成人应口服伊曲康唑 200mg/d 长期维持治疗,儿童剂量 5～10mg/(kg·d)。

3. *预防* 马尔尼菲蓝状菌为毒力较大的致病真菌,于免疫功能低下时易于感染致病。在疫区避免经呼吸道吸入马尔尼菲蓝状菌孢子是理想的预防思路,但实际操作困难,增强体质,提高免疫功能是预防本病的关键。

(冉玉平 朱敬先)

九、曲霉病

曲霉病(aspergillosis)是由一些致病曲霉引起皮肤、黏膜、肺、脑、眼、耳、鼻窦、胃肠道及脑膜急性炎症和慢性肉芽肿改变的疾病,严重者可发生脓毒症甚至死亡。本病可发生于任何年龄、性别和种族,国内报道患病最小年龄为出生 14d 的新生儿。

【病因及发病机制】 曲霉是一种常见条件致病菌,其中的烟曲霉、黄曲霉、土曲霉、黑曲霉等在一定条件下均可致病。多经皮肤黏膜直接进入人体,也可从呼吸道入侵支气管、肺部,再经血液循环播散至全身。常并发于组织损伤、炎症以及慢性疾病者、长期全身应用糖皮质激素、免疫抑制药等患者。曲霉的致病方式有以下几种:①原发侵袭型:机体抵抗力正常,但吸入了大量的病原体,致使机体感染,引起急性肺炎表现。此型病情凶猛,不及时治疗常可死亡。若侵袭皮肤,可引起原发性皮肤曲霉病。②继发侵袭型:机体患有严重疾病或长期大剂量全身应用抗生素、糖皮质激素、免疫抑制药等致使机体抵抗力下降,从而导致在正常情况下不致病的曲霉亦可致病。③变态发应型:因吸入大量曲霉孢子而引起过敏反应。④寄生型:曲霉可寄生在支气管扩张的空腔内及肺结核空洞内。

【临床表现】

1. *肺曲霉病*

(1)变态反应性曲霉病:由曲霉孢子过敏所引起。病变常见于肺上叶,呈间歇性发热、咳嗽、哮喘、寒战、乏力、疼痛等,当病变进一步发展,菌体大量繁殖可发生支气管阻塞,肺功能可受损。痰中可找到嗜酸性粒细胞。末梢血中常有嗜酸性粒细胞增加。本病的特点是 X 线检查所得阳性发现较临床表现者为多。

(2)限局性曲霉病(曲霉球):由慢性变态反应性曲霉病所引起,可伴嗜酸性粒细胞浸润性肺炎及支气管扩张。临床上与变态反应性疾病相似,但咯血常见。有时不发生变态反应性疾病,X 线见到肺野具典型的均匀透亮区,圆形和卵圆形,其内部具有一透亮的半月区或圆影围绕曲霉球周围,以肺尖部位最常见，也可波及两侧肺野。临床症状主要是咯血，从痰中少许血丝直至大量致死性咯血。

(3)侵袭性曲霉病：可由上述几种病型发展而来，呈慢性或急性暴发致死。临床症状如肺炎，有发热、咳嗽、白细胞升高及呼吸困难等。X 线为弥漫肺炎或孤立的实变。近来发现本病多并发于淋巴瘤及白血病的患者中，也可见于肾移植应用抗淋巴细胞血清治疗的患者中。

2. 播散性曲霉病　可发生于任何年龄，文献中报道最小年龄为 14d 的新生儿。常伴发于肺炎、腹泻、白血病、肝炎、心肾移植手术患者及长期应用糖皮质激素、抗生素和细胞毒药物的患者。肺部感染最常见，脑、肾为其次。痰、尿镜检及培养可获阳性，但血培养阳性率低。

3. 中枢神经性曲霉病　症状与脑膜炎相似，迅即死亡。尸检中可见到脑、脑膜及血管有广泛性坏死。

4. 皮肤曲霉病　可分为原发性或继发性。原发性较少见，主要表现为乳嘴状赘生性丘疹或乳头增殖性肉芽肿，上覆黄痂，可挤出脓液。继发于播散性曲霉病的皮损则呈小而红色的散在性丘疹，最后形成脓疱。见附页彩图 11-15。

5. 鼻、眼眶曲霉病　包括鼻窦曲霉病波及眼眶。最常波及筛窦，常见眼球突出伴周围组织不同程度水肿。

6. 外耳道曲霉病　耳曲霉病中最常见的一种，1953 年我国即有耳曲霉病的报道。大多为寄生性，原发性占少数。曲霉刺激外耳道皮肤，产生炎症反应及鳞屑，使耵聍增多，从而阻塞耳道，以致听力减退。去除耵聍后其下皮肤充血潮红，间有糜烂化脓，患处皮肤可增厚或硬化，如累及鼓膜，可见鼓膜充血，如鼓膜穿孔则侵及中耳引起中耳炎。

7. 眼曲霉病　以角膜损害最常见，表现为深溃疡或表浅结节。主要由外伤引起，患者常先有植物枝叶擦伤史或异物入眼史。在真菌性角膜溃疡中，由烟曲霉引起的占 50%以上，其次为黄曲霉，主要症状为局部疼痛、畏光、流泪等角膜刺激症状。

8. 医源性曲霉病　医疗操作中常因器械污染而引起。

【实验室检查】

1. 直接镜检　取痰、脓、痂皮、耵聍、粪、尿等标本，用 10%氢氧化钾溶液制片，镜下可见分隔菌丝、分生孢子，有时可见分生孢子梗、顶囊及小梗。

2. 真菌培养　常见曲霉生长迅速，48h 即有多量菌丝及分生孢子头出现。

3. 病理组织切片　主要引起组织慢性炎症，在病变组织尤其是脓疡及其周围可见较粗、分隔较密的菌丝，有时呈放射状排列，分支与主干成锐角，有时可见分生孢子头及小分生孢子。

4. 常规实验室检查　若为曲霉脓毒症或肺炎型曲霉病，周围血白细胞总数升高；若为变态反应型曲霉病，则嗜酸性粒细胞总数升高。

5. 血清学检查　包括曲霉抗原及抗体的检测，检测方法通常有免疫双扩散试验(ID)、对流免疫电泳(CIE)、乳胶凝集试验(LA)。最敏感的方法是酶联免疫吸附法(ELISA)。国内王莉等发现 ELISA 检测法对血液和尿液标本的敏感性和特异性较高，并且与病情严重程度一致，而血培养阳性率却极低。

【治疗】

1. 抗真菌药物　目前首选伏立康唑。尤其对于致命性中枢系统曲霉病或其他侵袭性曲霉病，伏立康唑已经替代两性霉素 B 成为判断曲霉病疗效的金标准，静脉常用剂量为第 1 天每 12 小时给药 1 次，每次 6mg/(kg · d)，继以 4mg/(kg · d)，或改为口服，均为每 12 小时给药 1 次；备选方案为两性霉素脂质体或伏立康唑联合卡泊芬净。国内近年报道联合应用两性霉素 B 和伊曲康唑可使儿童慢性肺曲霉病病情在 10d 到 1 个月内得以控制。

2. 对变应性曲霉病的急性期可短期应用泼尼松或色甘酸二钠治疗　同时应用雾化吸入 0.125%～0.25%两性霉素 B 溶液或制霉菌素混悬液 5 万 U/ml，每日 2 次，每次 10～15min，亦可短期口服伊曲康唑或特比萘芬。

3. 手术疗法　肺曲霉球、慢性坏死性肺曲霉球，特别是伴发陈旧性结核空洞引起反复大咯血可考虑节段肺叶切除或全肺叶切除。

4. 免疫调节疗法和支持疗法　参照念珠菌病。

【预防】

1. 尽量避免儿童在有曲霉污染的环境和场所玩耍。

2. 清理有曲霉生长的日常用品时宜用湿布擦拭，以防曲霉孢子在空气中飞扬，造成污染。

3. 对有明显曲霉生长的物品、场所可用福尔马林溶液或过氧乙酸喷洒。

4. 对霉变的食品应及时废弃，以防儿童误食。

5. 对有严重原发病又常用抗生素、糖皮质激素及细胞毒性药物的患儿应定期做真菌培养，一旦发现曲霉侵袭即给予相应抗真菌治疗。

十、毛霉病

毛霉病(mucormycosis)又名结合菌病(zygomycosis)、藻菌病(phycomycosis)或丝状菌病(hyphomycosis),是一种由毛霉科的几种可能致病真菌所致的疾病,也是一种发病急、进展快、病死率极高的系统性真菌感染性疾病。世界上首例毛霉病在1955年由德国人Kurchenmeister报道。近年来虽屡见报道,但由于发病急、进展快,常是死亡后尸检才确诊。国内报道胃肠道毛霉病约200例,占总数的62%,其中以婴幼儿和儿童多见。

【病因及发病机制】 常由毛霉或根霉等真菌所致,易自土壤及空气中所分离出。病原菌可从呼吸道、胃肠道或皮肤黏膜伤口侵入组织,主要通过直接蔓延、经淋巴管及血液循环播散。其发病机制是真菌侵犯血管,易在血管腔内形成血栓栓塞,引起局部组织坏死。

【临床表现】

1. *鼻脑毛霉病* 常见于糖尿病酸中毒时,多由米根霉引起。起于上鼻甲和副鼻窦,也可起于腭或咽部引起严重蜂窝织炎,并渐次波及眼、脑、脑膜,发生带血的黑色黏稠状鼻涕。眼部感染时可发生眼眶疼痛、眼球麻痹、眼球外突、睑下垂、失明等。若继续恶化,进一步侵犯大血管引起脑血管栓塞坏死而出血、嗜睡、昏迷,短期内可死亡。

2. *肺毛霉病* 系白血病及淋巴瘤患者吸入孢子,或继鼻面部位的感染,由呼吸道吸入该处孢子所致。临床表现为进行性非特异性支气管炎或肺炎,可以形成血栓或梗死,可出现胸痛、呼吸困难、咯血等症状。

3. *胃肠道毛霉病* 见于营养不良患儿中,也可继发于阿米巴肠炎、伤寒、烟酸缺乏病或糖尿病。临床表现依受累部位及程度而定,如非特异性腹痛、非典型性胃溃疡、呕血和黑粪。

4. *皮肤毛霉病* 这是毛霉病中最轻的一种类型,可原发亦可继发于其他病灶。皮损为进行性增大的皮肤坏死性结节性红斑,可达数厘米,有一绕以红环状边缘的苍白圈,可有坏死、焦痂、中央溃疡和糜烂。见附页彩图11-16。

5. *播散性毛霉病* 可广泛地播散至肾、胃肠道、心、脑,其中以肺部最易受累。

【实验室检查】

1. *直接镜检* 标本用10%的氢氧化钾溶液制成湿片可见典型厚壁具有折光性的菌丝,亦可见膨大细胞及弯曲菌丝,孢囊梗直接由菌丝长出,菌丝呈直角分支。

2. *培养* 将标本接种于不含放线菌酮的培养基,生长较快。初起菌落表面呈棉花样,白色,渐变为灰褐色或其他颜色。

【组织病理】 主要为血管血栓形成的组织坏死。无特异性,一般依据组织切片内找到无分隔或分隔稀少的粗大菌丝,无或很少细胞反应,其特征变化是菌丝极易侵犯大小动脉管壁,导致梗死引起邻近组织坏死。菌丝很粗,直径可达30μm,HE染色较淡,PAS染色清晰可见,一般均无孢子。

【治疗】 毛霉病发病凶险,病死率高,因此一经确诊应及早治疗。

1. *外科手术* 配合抗真菌治疗的早期,一般在治疗10d后应进行多次扩大范围的清创或病灶切除手术。

2. *系统抗真菌治疗* ①两性霉素B(AmB)、两性霉素B脂质体(L-AmB)及两性霉素B脂质体复合物(ABLC),AmB的剂量为0.75～1.5mg/(kg·d),成人总治疗剂量2g左右,L-AmB的治疗剂量为3～10mg/(kg·d),疗程6周;②泊沙康唑联合AmB治疗,如用泊沙康唑治疗失败后可应用艾沙康唑,14岁到成人的起始剂量为200mg/d,半个月后可增至400mg/d,治疗3个月后治愈;③近年有报道L-AmB联合米卡芬净6mg/(kg·d)治疗4周后治愈。

3. *其他* 积极治疗原发病,应用提高免疫力的药物,采用高压氧,用2个标准大气压高压氧,每次90min,平均3周,治疗同时给予抗真菌药治疗,也是辅助治疗的手段之一。

(朱敬先　林元珠)

十一、暗色丝孢霉病

暗色丝孢霉病(phaeohyphomycosis)是由一大组暗色真菌所致的皮肤、皮下组织乃至深部脏器感染的疾病。这些感染的共同特点是,病原菌在组织内形成暗色的菌丝,借此与着色芽生菌病相区别,后者在组织中形成暗色厚壁分隔的硬壳小体。我国白义杰等于1964年首先报道1例,致病菌为皮炎外瓶霉,引起中枢系统损害并导致病人死亡。迄今为止,我国至少已报道15例暗色丝孢霉病,其中儿童3例。

【病因及发病机制】 主要致病菌属于半知菌亚门、丝孢菌纲、丝孢菌目、暗色孢科。目前病原菌报道的有60余属、100多种。外瓶霉(*exophiala*)、瓶霉(*phialophora*)、支孢霉(*cladosporium*)、丝壳霉(*xylohypha*)、弯孢霉(*curvularia*)、指状霉(*dactylaria*)、明脐霉(*exserohilum*)、双极霉(*bipolaris*)、烧瓶状霉(*lecythophora*)、链格孢霉(*alternaria*)、毛壳霉(*chaetomium*)和其他属的一些种为皮下暗色丝孢霉病常见致病菌,其中以甄氏外瓶霉、棘状外瓶霉、皮炎外瓶霉等常见。它是一种侵袭人和动物的机会致病菌,广泛存在于自然界,常为腐生菌。本病多由创伤接种感染,亦可自身接种发病。常发生于免疫受损者,健康人极少发病。2013 年李若瑜、杨勇等发现本病与 CARD9 基因的突变有关。

【临床表现】 根据受累部位可分为表浅型、皮肤型、皮下型和系统型。

1. 浅表型暗色丝孢霉病　包括掌黑癣和黑色毛结节病。

2. 暗色真菌性角膜炎　主要致病菌为甄氏外瓶霉和枝孢霉。本病发病前多有角膜外伤史,早期表现主要有角膜刺激症状,继而出现角膜溃疡,甚至出现角膜穿孔导致失明。我国 1985 年于松曾报道 1 例 23 岁女性患者。

3. 皮肤和皮下组织暗色丝孢霉病　是最常见的一型,皮损表现各异,可为丘疹、结节、浸润性斑块、囊肿或肉芽肿等损害,典型表现为位于一个肢体的单个囊性非对称性结节,因病原体生长缓慢致病程迁延。初发时呈坚硬的结核样肉芽肿,正常皮色或暗红色,随病情发展,颜色加深呈红褐色、灰黑色或墨黑色,表面凹凸不平,可见紧密黏着的鳞屑,其中心渐渐灶性坏死,形成小卫星脓肿,最终这些微脓肿相互融合为真皮和皮下组织波动的一个单房脓肿。继发感染时常有疼痛与压痛。自觉痒或不痒。儿童皮损常散在分布于面、颈、躯干、四肢、掌跖等易于搔抓之处,以暗红或污黑色肉芽肿斑块为主,上覆蛎壳样厚痂,常继发感染,有恶臭。

4. 系统性暗色丝孢霉病　损害可发生在各个脏器而出现相应的症状。多由原发感染灶播散而来。基本损害为化脓性肉芽肿性炎症,可致组织坏死。好发部位有鼻腔、咽部、副鼻窦、肺部、骨骼及中枢神经系统,严重时可发生真菌脓毒症导致病人死亡。

5. 暗色真菌性鼻窦炎　本病病程持久、慢性无明显自觉症状,可局限在鼻腔或逐渐向周围组织扩展。许多病人有较长过敏性鼻炎、鼻息肉、细菌性鼻窦炎或间歇性鼻窦疼痛的病史。病人往往由于鼻塞或面部疼痛就诊。此时往往已有较大团块充满一个或数个窦腔。一般不伴有发热等全身症状。筛窦受累最常见,在筛窦和眼眶之间的纸状板可出现侧弯,严重时可表现为眼球突出及鼻梁增宽。有时蝶窦的下壁向下弯曲伸入鼻腔。上颌窦也常受累,蝶窦一般只在疾病的晚期才受累。疾病晚期不仅仅发生黏膜肥厚,而且损害充满整个鼻窦空腔。手术中可见鼻窦腔中充满暗色黏稠状物,称之为“橡胶水泥”。窦壁往往变薄但保持完整。

6. 中枢神经系统暗色丝孢霉病　该型较为常见,感染主要由鼻旁窦损害蔓延而来或经血行播散发生,也有个别经皮肤或肺播散产生。常见致病菌为班氏木丝霉也称毛样枝孢霉。我国与日本分别有皮炎外瓶霉及裴氏着色霉所致的病例报告。该病临床症状与细菌性脑脓肿相似,Dixon 等详细总结了 30 例由班氏木丝霉感染的患者,头痛为最常见的症状(21/30),往往持续数周或数月之久,体温增高不明显,可有低热,个别病人也可有高热。最常见的体征是神经系统局灶定位体征,如轻度偏瘫、脑神经损害、癫痫及颅内压增高伴随的视盘水肿。由嗜睡到惊厥,最终可发展为昏迷,由暗色丝孢霉所致的脑脓肿,预后很差,病死率极高。

【实验室检查】

1. 直接镜检　10%氢氧化钾涂片镜检可见棕色分隔、粗细长短不一的菌丝、酵母样芽生孢子或串珠样菌丝,但无厚壁孢子可与着色真菌病鉴别。

2. 真菌培养　各种菌在沙氏琼脂室温培养,可见黑色菌落生长,菌落呈绒毛状或酵母样,依据小培养中分生孢子梗的形态、产孢方式,辅以温度试验、生化试验鉴定出不同的种属。

【组织病理】 因受累组织和器官不同产生不同的病理改变。皮下型组织病理主要累及真皮和皮下组织,基本病变为脓肿、囊肿及多种细胞形成的肉芽肿,典型组织病理学特征为密集纤维组织包裹脓液,呈囊肿样损害。系统型主要为化脓性肉芽肿性炎症,组织内多种炎性细胞浸润,可出现脓肿、坏死或溃疡。两型组织内均可见棕色分隔菌丝或暗色酵母样细胞。

【治疗】 首选手术彻底切除囊肿或真菌性的肉芽肿加内服抗真菌药物。5-FC、氟康唑及两性霉素 B 对外瓶霉感染疗效较好,班氏木丝霉除对 5-FC 敏感外,对其他药物反应差,可与两性霉素 B 合用。两性霉素 B 每日用量应在 0.6～1mg/(kg・d),5-FC 应为 100～150mg/(kg・d),均为 12 岁以上及成人用量。儿童两性霉素 B 用量为 0.5mg/(kg・d),开始按0.05～0.1mg/(kg·d)，疗程视病情而定。近来认为伊曲康唑疗效最好，其最适剂量和疗程待定，宿主的免疫状况、受累部位和程度、疾病的反应性以及致病菌等均可影响疗效。12岁以上儿童及成人一般伊曲康唑100～600mg/d，儿童用量5～10mg/(kg·d)，治疗1～48个月可获明显临床改善或缓解，且耐受性好，无不良反应。

局部治疗可选5%那他霉素溶液、0.1%～0.15%两性霉素B水溶液或咪康唑溶液(10mg/ml)局部外用。病变在四肢末端时，可用局部温热疗法，可用电加温或化学加温法，使局部温度达42～45℃。

（李春阳　温　海）

十二、透明丝孢霉病

透明丝孢霉病(hyalohyphomycosis)系由 Ajello 和 McGinnis 创立的与暗色丝孢霉病相对应的名称，是由非暗色丝孢霉类真菌引起的皮肤、皮下或内脏的一种真菌感染性疾病。其特点是在病理学上表现为透明的菌丝，在HE染色切片上难以辨认，须PAS或GMS染色才能看到。

本病散发，全世界范围内均有报道。青年或50岁以上中年人好发，儿童也可见到。

【病因及发病机制】　在引起机会性感染的透明丝状真菌中，较为常见的包括镰刀菌属、赛多孢子菌属、拟蓝状菌属、木霉属、枝顶孢霉属、帚霉属、蓝状菌属等，其他相对少见的致病菌包括囊菌属、白僵菌属、鬼伞属、柱孢属、地丝菌属、油瓶霉属、多齿菌属、单孢瓶霉属、裂褶菌属、柱霉属、轮枝孢属、波氏假阿利什霉和周刺座霉属等。

在免疫正常的个体中，本病常由局部外伤引起孢子侵入，人工装置如心脏瓣膜、戴角膜镜、人工晶状体植入或应用腹膜透析、中心静脉导管引起。而免疫缺陷宿主中的入侵途径则与曲霉相似，孢子的吸入可引起鼻和肺部的感染，最终引起包括皮肤、脑、心等多个器官受累的播散性感染。

2013年李若瑜、杨勇等发现顽固性镰刀菌感染与STAT1基因突变有关，发病机制须进一步研究。

【临床表现】

1. *皮肤型透明丝孢霉病*　常累及皮肤和甲，皮肤损害表现多样，包括肉芽肿、溃疡、结节、坏死、脂膜炎和擦烂等。笔者1980年报道1例头孢霉(现称枝顶孢霉)致面部疣状皮肤结核样损害，组织病理呈结核样损害，HE染色未见真菌菌丝和孢子。所保存蜡块经18年后，重切做PAS染色和银染色看到组织内有菌丝和孢子，证实为透明丝孢霉病。镰刀菌和帚霉可能通过土壤传染和外伤侵袭指甲引起霉菌性甲真菌病，最常见的临床表现包括伴或不伴有甲沟炎的近端甲下型甲真菌病或白色浅表型甲真菌病；在免疫健全人群中多为局限性感染，但在免疫缺陷宿主中常成为播散性感染的侵袭入口。

2. *眼部感染*　常为异物相关性感染，最常见的就是佩戴角膜镜。镰刀菌、拟蓝状菌、枝顶孢霉可污染角膜镜及其相关物品，导致临床发病，可表现眼部疼痛、畏光、红肿、视物模糊，角膜可出现溃疡，溃疡的边缘不整齐，溃疡基底部呈白色，有黏液、脓性分泌物，溃疡周围可有卫星状损害，严重者可有前房积脓，甚至可引起角膜穿孔，导致失明。人工晶状体植入引起的真菌性内眼炎有眼部肿胀、疼痛，视力受损，严重者可致中枢神经系统的感染。

3. *真菌性心内膜炎和腹膜炎*　常由拟蓝状菌属污染人工瓣膜置入引起的真菌性心内膜炎预后很差，常为致死性感染。继发于连续性腹膜透析的真菌性腹膜炎临床表现通常缺少特异性。

4. *播散性透明丝孢霉感染*　常见于器官和干细胞移植、恶性血液病、粒细胞减少和免疫抑制药治疗的患者，偶见于重度烧伤患者，通常表现为对抗生素和抗真菌药治疗无效的持续性发热，其他表现包括鼻窦炎和(或)鼻脑部感染、皮肤损伤部位的蜂窝织炎、内眼炎、多形态的皮肤损害、肺炎、肌炎和中枢神经系统症状。尽管任何器官均可受累，但最常见的受累部位是皮肤，其次为肺和鼻窦。不同患者的皮损变化很大，形态似乎与菌种类型无关，通常进展迅速，数天内即可发展为菌血症。肺部受累患者可出现胸痛、发热、咳嗽、咯血和呼吸困难等症状，不易与肺部曲霉病区别。赛多孢子菌和木霉引起的感染易累及中枢神经系统引起局灶性的神经功能损伤，表现为局部麻痹或癫痫发作。

【实验室检查】

1. *直接镜检*　可见大量透明的菌丝和孢子。

2. *真菌培养*　镰刀菌属、枝顶孢霉、帚霉属、木霉属、拟蓝状菌属等27个属70种真菌。

3. *组织病理*　HE染色镜下呈结核样改变或非特异性炎细胞浸润，一般不易见到菌丝和孢子。PAS或GMS染色可以见到红色或黑色的菌丝与孢子。

【治疗】

1. 局限性感染可手术治疗。

2. 系统治疗。镰刀菌对5-氟胞嘧啶、氟康唑的敏感性较低，对两性霉素 B、伊曲康唑、伏力康唑的敏感性变化较大，而卡泊芬净、米卡芬净等棘白菌素类药物体外对镰刀菌没有活性。目前最佳治疗方案尚不明确，推荐选择两性霉素 B 脂质体或伏力康唑作为最初的治疗。有报道联合两性霉素 B、利福平和 5-氟胞嘧啶治愈儿童播散性镰刀菌病，亦有报道两性霉素 B 与阿奇霉素联合治疗本病，阿奇霉素主要起协同作用。多育赛多孢子菌被认为对所有目前已知的抗真菌药物耐药，手术切除仍是该菌感染仅有的疗效确切的方法。无法手术切除的感染或免疫缺陷患者的播散性感染单用药物治疗均无效，应在抗真菌治疗的同时，机体免疫功能的重建对提高生存率十分必要。在拟蓝状菌属中，宛氏拟蓝状菌对两性霉素 B 敏感，而淡紫拟蓝状菌对两性霉素 B 和氟胞嘧啶通常耐药，对伏立康唑和其他广谱三唑类药物有一定的敏感性。大多数木霉属菌株对两性霉素 B、伊曲康唑、酮康唑和咪康唑敏感或中度敏感。两性霉素 B 及两性霉素 B 脂质体可用于木霉属感染。也有报道特比萘芬对淡紫拟蓝状菌及茄病镰刀菌有效。

3. 眼部感染的治疗。可按真菌性角膜炎治疗。对浅部角膜溃疡可应用 0.1%～0.15%的两性霉素 B 溶液或 0.3%两性霉素 B 油膏、5%匹马霉素（那他霉素）溶液、10mg/ml 咪康唑溶液或 0.1%～0.2%特比萘芬溶液等，局部外用可取得良好疗效。对深部角膜溃疡型镰刀菌等的眼部真菌感染合并前房积脓者效果不佳，特别是眼内感染，常须眼内注射两性霉素 B 5μg/0.1ml 或 10μg/0.1ml 后有效。Goldblum 报道 1 例茄病镰刀菌性角膜溃疡在角膜移植术后复发合并眼内炎，局部用匹马霉素、静脉滴注两性霉素 B 无效后改用两性霉素 B 脂质体，静脉滴注 3～4mg/(kg·d)治疗 45d 后痊愈。近年有报道用帕索康唑(posaconazole)静脉注射或滴眼取得疗效。

4. 甲的感染可参照甲真菌病的治疗。但治疗前最好做多点培养和真菌药敏试验。

（朱敬先　刘维达）

十三、鼻孢子菌病

鼻孢子菌病(rhinosporidiosis)是由西伯鼻孢子菌(*rhinosporidium seeberi*)引起的鼻黏膜和其他黏膜的肉芽肿性感染。鼻孢子菌病最常见于印度和斯里兰卡，东非、中美洲、东南亚等地也有散在病例报道。本病最常见于儿童和青少年，男性多于女性；患者年龄在 3～90 岁，平均20～40 岁。鼻损害者男性占 70%～80%，眼损害者女性多见，几乎所有尿道感染者均为男性。

【病因及发病机制】　西伯鼻孢子菌可在其宿主组织中产生内孢子，此内孢子形成厚壁的孢子囊，孢子囊中产生大量孢子，成熟后孢子通过破裂的孢子囊被释放出，每个孢子可再发育形成一个新的孢子囊。传染源是污染的水和土壤，传染方式不详。人类受感染的机制尚不清楚。

【临床表现】　鼻孢子菌病最常见的病变部位是鼻部，占所有病例的 3/4 以上。起病隐匿，全身症状不明显。损害位于鼻部者，可有鼻阻塞症状，前鼻镜检查见鼻腔内息肉样新生物，呈粉色或红色，表面光滑或乳头瘤状，有时可见白点位于息肉表面，此为该菌之菌落。基底可位于鼻中隔、鼻甲或鼻底黏膜上，质脆。新生物较大时可垂挂于前、后鼻孔。损害亦可侵及结膜、耳、阴茎、阴道等部位，表现为不痛的息肉或扁平的赘生物。罕见于皮肤。

【实验室检查】

1. *直接镜检*　组织切片或处理后的组织及分泌物的湿片镜检可见较大的孢子囊，圆形或卵圆形，直径约 350μm，孢子囊中充满孢子。

2. *培养*　到目前为止，西伯鼻孢子菌尚未被培养分离出来。

3. *血清学试验*　目前尚无特异性血清学试验辅助诊断。

【组织病理】　取息肉样肿块活检，肿块表面的灰白色斑点为大的孢子囊。镜下可见此孢子囊覆盖着表皮，其内充满无数内生孢子，并可见到破裂的孢子囊。当内生孢子脱离孢子囊进入组织时，可引起周围组织多核白细胞浸润，并有组织坏死而形成脓肿，且常可见到浆细胞和淋巴细胞浸润的炎症反应。在空的孢子囊周围有巨细胞和富于血管的肉芽肿组织及瘢痕。

【诊断及鉴别诊断】

1. *诊断*　鼻黏膜或结膜上出现有蒂或无蒂的息肉或结节时应考虑鼻孢子病的诊断，镜检组织内或分泌物中见圆形或卵圆形孢子囊，即可确诊。

2. *鉴别诊断*　本病应与鼻咽纤维血管瘤、鼻硬结病、内翻性乳头状瘤、鼻息肉、鼻腔恶性肿瘤、恶性中线肉芽肿、结核、麻风病及隐球菌病等相鉴别。生殖器或肛门部位的损害应与疣、湿疣及痔等相鉴别。

【治疗】　首选手术治疗。术中切除病变组织，基底部辅以化学烧灼或激光治疗。药物治疗除咪唑类抗真菌药外，一般无效。本病易复发，术后应定期随访。咪唑类抗真菌药和氨苯砜(DDS)对本病有一定疗效。

(张　宏　李丰霞)

十四、虫霉病

虫霉病(entomoph Thoromycosis)又名皮下藻菌病(subcutaneous phycomycosis)。它包括两组疾病,一是蛙粪虫霉病(entomophthoromycosis basidiobolae),也称蛙粪霉病(basidiobolomycosis),一是耳霉虫霉病(entomophthoromycosis conidiobolae)。前者是由蛙类霉所致,表现为慢性无痛性坚硬的皮下肿块。后者系由耳霉所致,在鼻黏膜下形成慢性肉芽肿性感染,缓慢向面部发展,引起严重的毁容性损害。国内秦启贤、吴绍熙等先后报道过蛙粪霉病,耳霉虫霉病国内仅报道1例成年男性患者。

【病因及发病机制】　蛙粪霉病由固孢蛙粪霉、林蛙粪霉和裂孢蛙粪霉引起,耳霉虫霉病由管状耳霉(约占90%以上)和异孢耳霉引起。上述这些菌存在于腐烂植物,爬行动物、两栖动物的胃肠道以及昆虫的活组织和尸体中,动物中只发现马可以被感染蛙粪霉病。动物传染给人或人与人直接传染尚无报道。人的感染可能由外伤接触病菌而引起。

【临床表现】　蛙粪霉病:发病年龄多见于儿童,少发于青少年,而成人更少见,男性多于女性。病变部位主要为皮下组织。感染为逐渐增多的皮下结节,较坚硬,边界清楚局限,可活动。表面皮肤萎缩,无色或色素增加,不发生溃疡,结节可肿大累及整个肩部、臀部、躯干上部、面、颈及整个腿部,个别病例可累及呼吸道、消化道,甚至引起播散性的蛙粪霉病。

耳霉病:儿童少见,主要发生于成年男性。表现为鼻肿,多以单侧鼻塞、下鼻甲肥大为首发症状,也可双侧分布,以后皮肤组织红肿、坚硬,与下方组织紧密粘连,逐渐累及前额,全鼻部、颊、上唇呈连续肿块,造成以面中部为中心的奇特毁容外观。肿块无明显疼痛,附近淋巴结无肿大,无全身发热等症状。病程慢性。本病也可引起婴儿眼眶周围蜂窝织炎。在免疫抑制个体,可引起致死性播散性感染。

【实验室检查】

1. *直接镜检*　可见有或无隔的宽菌丝,但阳性率极低。

2. *真菌培养*　蛙粪霉在沙氏培养基上初为白色或奶油色光滑发亮的菌落,质地蜡样,不久中央隆起产生折叠和皱纹,颜色逐渐加深,3周左右变为灰褐色至灰黑色,表面可有一层短绒毛状气生菌丝。周边形成卫星状菌落。耳霉呈黄白色,初期质地蜡样,以后中心表面呈粉状,背面呈脑回状。

【组织病理】　菌丝在HE染色的组织中可容易见到,但PAS染色则不易着色。菌丝粗短,分隔或不分隔。菌丝周围有特征性嗜伊红样物质,不侵犯血管。感染所致的细胞反应可呈急性也可呈慢性。急性反应主要由嗜酸性细胞、淋巴细胞、浆细胞组成;慢性反应以肉芽肿浸润为主,多为嗜酸性细胞浸润。

【治疗】

1. *全身治疗*　有单独应用10%～20%碘化钾约20mg/(kg·d)、磺胺甲基异噁唑成人2g/d[儿童25mg/(kg·d)]分两次口服,首剂加倍;伊曲康唑5～10mg/(kg·d)、氟康唑8～12mg/(kg·d)、特比萘芬5～10mg/(kg·d)等。文献上有用两性霉素B以及伊曲康唑与氟康唑或特比萘芬与两性霉素B联合成功治疗的报道,疗程从3个月至24个月不等。有些学者预测,伏立康唑和棘球白素将取代两性霉素B用于播散性感染的治疗。国内报道病例服用碘化钾联合增效联磺片有效。

2. *手术治疗*　病变局限者经抗真菌治疗,待炎症缓解后再手术切除。

(朱敬先　温　海　李福秋　冉玉平　林元珠)

参考文献

官裕宗,李育佳.1989.皮肤型无绿藻病台湾首例报告[J].台湾医志,88:747-751.

官裕宗,李育佳.1991.皮肤原膜球藻症:台湾首例报告[J].台湾医志,3:137.

康俞莉,章强强.2012.无绿藻的研究进展[J].中国真菌学杂志,7:242-246.

廖万清,温海.2013.临床隐球菌病学[M].北京:人民卫生出版社,3:166.

廖万清,张超,潘炜华.2017.警惕"超级真菌"感染在中国的出现[J].12(1):1-2.

林潮双,麦丽,崇雨田,等.2006.原膜菌脑膜炎1例并文献复习[J].中国误诊学杂志,6(11):2052-2054.

林元珠,梁祖琪,林培泉,等.1979.头皮的真菌感染[J].皮肤病防治研究通讯,4:202-204.

林元珠，王文莉，陈秀鉴，等.1995.婴儿头部念珠菌病的临床与实验研究[J].中华皮肤科杂志，28(2)：89-90.

吕桂霞，沈永年，吴绍熙，等.1994.面部皮肤中型无绿藻病国内首例报告[J].中华皮肤科杂志，27(3)：139.

马蕾，李若瑜，余进，等.2008.红色毛癣菌 raubitschekii 变种致 Majocchi 肉芽肿一例[J].中华皮肤科杂志，41(6)：364-366.

苏小芬，张挪富，刘春丽，等.2013.免疫健全者播散性马尔尼菲青霉菌病一例及文献复习[J].中国呼吸与危重监护杂志，12(3)：244-248.

吴绍熙，吕桂霞，姜祎群，等.2007.无绿藻病[J].临床皮肤科杂志，36 (2)：127-128.

吴志华.2016.皮肤科治疗学.3 版.北京：科学出版社，232-259.

张建中.2014.中外皮肤病诊疗指南.专家解读[M].北京：中华医学电子音像出版社，4.

张馨予，陈集敏，梁伶，等.2012.几种抗真菌药物对马尔尼菲青霉的体外药敏试验[J].中华皮肤科杂志，45(4)：234-237.

章强强.2008.无绿藻病的现状与发病原因分析[J].中国真菌学杂志，3：260-264.

章强强.2010.无绿藻的表型及其分子生物学鉴定[J].中国真菌学杂志，5：9-12.

赵国庆，冉玉平，向耘.2007.中国大陆马尔尼菲青霉病的临床表现及流行病学特征的系统评价[J].中国真菌学杂志，(2).

中华医学会儿科学分会.2014.儿科疾病诊疗规范.北京：人民卫生出版社，160-183.

Abliz P，Fukushima K，Takizawa K，et al.2003.Rapid identification of the genus fonsecaea by PCR with specific oligonucleotideprimers[J]. J Clin Microbiol，41 (2)：873-876.

Bressan AL，Silva RS，Macedo-Fonseca JC，et al.2011.Majocchi's Granuloma[J]. An Bras Dermatol，86 (4)：797-798.

Centers for Disease Control and Prevention.Candida auris.[R/OL].[2017-02-01]，https://www.cdc.gov/fungal/diseases/candidiasis/candida-auris.html.

Chang CH，Young-xu Y，Kurth T，et al.2007.The safty of oral antifungal treaments for supeifical dermatophytosis and onychomycosis: a meta-analysis. Am J Med，120 (9)：791-798.

Charlier C，Chretien F，Baudrimont M，et al.2005.Capsule structure changes associated with Cryptococcusneoformans crossing of the blood-brain barrier [J]. Am J Pathol，166(2)：421-432.

Coelho.WS，et al.2009.Case for diagnosis.[J]Granuloma trichophyticum (Majocchi's granuloma) An Bras Dermatol，84(1)：85-86.

Cuicui L，Lilla L，Sui-Qing Cai，Min Zheng.2012.Majocchi's granuloma over the face[J].Indian Journal of Dermatology，Venereology，and Leprology，78：113-114.

Gega.A，Ketsela.G，Glavin.F.L，et al.2010.Majocchi's granuloma after antithymocyte globulin.therapy in a liver transplant patient [J]. Transplant Infectious Disease，12：143-145.

Gilbert DN.2005.The sanford guide to antimicrobiol therapy[M]，35rded.Antimicrobial Therapy，Inc.(Hyde Park.VT).

Ilkit M，Durdu M，Karakas，M.2012.Majocchi's granuloma：a symptom complex caused by fungal pathogens[J].Medical Mycology，50(5)：449-457.

Knechtle P，Goyard S，Brachat S.2005.Phosphatidy linositol-dependent phospholipase CPlc2 and Plc 3 of Candida albicans are dispensable form orphogenesis and host-pathogen interaction[J].Res Microbiol，156 (7)：822-829.

Lu S，Xi L，Qin W，Luo Y，et al.2012.Cutaneous protothecosis：two new cases in China and literature review[J].Int J Dermatol.51(3)：328-331.

Mayorga J，Barba-Gómez JF，Verduzco-Martínez AP，et al.2012.Protothecosis[J].Clin Dermatol，30(4)：432-436.

Moriarty B，Hay R，Morris-Jones R.2012.The diagnosis and management of tinea.345：e4380.

Perfect JR，Dismukes WE，Dromer F，et al.2010.Clinical practi guideline for the Infections Diseases Sociaty of Americal[J].Clin Infect Dis，50(3)：291-322.

Qiang-Qiang Zhang，Li-Ping Zhu，Xin-Hua Weng，et al.2007.Meningitis due to Prototheca wickerhamii：rare case in China[J].Medical Mycology，45：85-88.

Romero FA，Deziel PJ，Razonable RR et al.2011.Majocchi's granuloma in solid organ transplant recipients[J].Transpl Infect Dis，13(4)：424-432.

Rotta I，Otuki MF，Sanches AC，et al.2012.Efficacy of topical antifugal drugs in different dermatomycoses：systematic review with meta-analysis. Rev Assoc Med Bras，58(3)：308-318.

Satoh K，Ooe K，Nagayama H，et al.2010.Prototheca cutis sp.nov.，a newly discovered pathogen of protothecosis isolated from inflamed human skin[J].Int J Syst Evol Microbiol，60(Pt5)：1236-1240.

Shirley RM，Baddley JW.2009.Cryptococcal lung disease [J].Curr Opin Pulm Med，15(3)：254-260.

Siafakas AR，Wright LC，Sorrell TC，et al.2006.Lipid

Raftsin Cryptococcusneoformans Concentrate the Virulence Determinants Phospholipase B1 and Cu/Zn Superoxide Dismutase[J].Eukaryot Cell,5(3):488-498.

Todd JR,King JW,Oberle A,et al.2012.Protothecosis:report of a case with 20-year follow-up,and review of previously published cases[J].Med Mycol,50(7):673-689.

Yamada N, Yoshida, Y, Ohsawa, T, et al. 2010. A case of cutaneous protothecosis successfully treated with local thermal therapy as an adjunct to itraconazole therapy in an immunocompromised host [J]. Medical Mycology, 48:643-646.

Zhang QQ,Li L,Zhu L P,et al.2012.Cutaneous Protothecosis in Patient with Diabetes Mellitus and Review of Published Case Reports [J]. Mycopathologia, 173: 163-171.

Zhang QQ,Weng XH,Li L,et al.An unusual case of granulomatous lymphadenitis due to P.zopf ii var.portoricensis in an immunocompetent man in China[J].Int J Infect Dis,14S(2010)e32-e35.

Zhao J,Liu W,Lv G,et al.2004.Protothecosis successfully treated with amikacin combined with tetracyclines[J]. Mycoses,47(3-4):156-158.

第12章 寄生虫、昆虫和其他动物所致的皮肤病

第一节 寄生虫性皮肤病

一、利什曼病

利什曼病(leishmaniasis)是由利什曼原虫引起的人畜共患病,在节肢动物及哺乳动物之间传播,又称黑热病。该病发生于80多个国家,估计患者数超过1500万,每年新发病例为40多万。利什曼原虫寄生于人体可引起内脏利什曼病(Visceral leishmanisis, VL)和皮肤利什曼病(Cutaneous leishmaniasis,CL)。皮肤利什曼病是利什曼原虫侵犯皮肤或黏膜所引起的慢性皮肤病,多继发于内脏利什曼病,少数原发于皮肤。

【病因及发病机制】 病原体为杜氏利什曼原虫(Leishmania donovani, LD)和婴儿利什曼原虫(Leishmania infantum,Li)两种。杜氏利什曼原虫属锥虫科,利什曼原虫属,细胞内寄生的鞭毛虫。杜氏利什曼原虫(利杜体)生活史分前鞭毛体和无鞭毛体(利杜体,LD小体)。前者见于白蛉消化道,利杜体见于人和哺乳动物细胞内。当白蛉叮咬人时,将前鞭毛体注入皮下组织而感染发病。

患者与病犬为主要传染源。中华白蛉是我国利什曼病主要传播媒介,主要通过白蛉叮咬传播,偶可经破损皮肤和黏膜、胎盘或输血传播。人群普遍易感,病后有持久免疫力。健康人也可具有不同程度的自然免疫性。

【临床表现】 起病缓慢,潜伏期长短不一,平均3~6个月(10d至9年)。发病无明显季节性。10岁以内儿童多见,男性较女性多见。农村较城市多发。

感染利什曼原虫后可以无临床症状,也可以表现为一系列临床症状。这与患者的免疫状况、遗传因素、营养状况以及寄生虫的数量和致病力有关。利什曼病临床分为皮肤利什曼病、黏膜利什曼病及内脏利什曼病。本节重点探讨皮肤利什曼病。

1. 分型　皮肤利什曼病亦名东方疖(oriental sore),包括局限型、播散型、复发性和黑热病后皮肤利什曼病四型,常无利什曼病的全身症状。

(1)局限型皮肤利什曼病(local cutaneous leishmaniasis,LCL):一般累及易受白蛉叮咬的暴露部位,如面、颈和前臂。原发性损害常为孤立性。

(2)播散型皮肤利什曼病(diffuse cutaneous leishmaniasis,DCL):主要特点是初起暴露部位发生丘疹和斑块,非溃疡性,随后卫星状皮损播散全身,常对称分布,呈进行性。可伴肝、脾和淋巴结肿大。

(3)复发性皮肤利什曼病是指在急性损害愈合后的瘢痕中央或周围出现新损害,常表现为瘢痕内的红色鳞屑性丘疹和溃疡,银屑病样损害或疣状损害亦可发生。

(4)黑热病后皮肤利什曼病:3%~20%的内脏利什曼病人在治疗后出现,皮肤损害主要以面部(尤在颊部)的色素沉着斑或色素减退斑为特征,另可见疣状丘疹或结节,主要在鼻和唇周围,躯干和四肢极少累及,这种皮损呈慢性过程,治疗后皮损可持续10年,最常见于印度。

2. 皮损类型　常见的皮肤损害有三型。

(1)丘疹样结节型:常见狼疮样结节,好发面颊及四肢远端;另一种镶嵌型表现为孤立淡红色不规则柔软小结节隆起,边缘清楚,基底水肿明显,不经治疗约半年后可消退。

(2)溃疡性结节型:杏核至李子般大,不规则、圆形或椭圆形,柔软暗红色稍隆起结节,表面隐约可见多个黄白色脓窦。部分表现为大溃疡性结节,形态不规则;或小溃疡结节,孤立厚壁脓疙瘩,中央褐痂,外周红肿明显。常见于指掌侧或腕部。

(3)斑片型:为大小不等、形状不规则的浅色斑片。主要分布于面、颈和四肢,亦可遍及全身。表面可有污灰色薄痂或小片鳞屑,成人可有银屑病样改变。

皮肤利什曼病通常在12~18个月自愈,大部分瘢痕愈合。

【组织病理】

1. *细胞学检查* 用少许送检组织涂片，经瑞特染色，光镜下发现大量成熟浆细胞、组织细胞及上皮样细胞，并偶见多核巨细胞。在多数组织细胞胞质内或细胞外均可见到大量利什曼原虫。

2. *组织病理表现为感染性肉芽肿* 可有表皮萎缩，真皮浅层及皮下组织内大量炎性细胞弥漫浸润，以浆细胞和淋巴细胞为主，并有多量组织细胞、上皮样细胞及少量中性粒细胞，偶见多核巨细胞，在组织细胞内或细胞间能找到利什曼原虫。

【诊断与鉴别诊断】

1. *诊断* 皮肤利什曼病根据皮损抽吸液或切口液涂片、皮损活检标本印片和组织切片等分离鉴定为利什曼原虫即可确定诊断。流行病学资料（流行区居住或逗留史，是否为白蛉活动季节）和临床表现、组织病理能协助诊断。

2. *鉴别诊断* 本病应与麻风病、皮肤结核、黄色瘤和结节病鉴别。

【治疗】

1. *治疗原则* 避免暴露部位皮损处形成毁形性瘢痕；防止继发感染；控制人群中疾病流行；对于播散性和复发性皮肤利什曼病或合并免疫抑制者宜全身用药。

2. *治疗方法* 首选葡萄糖酸锑钠 20mg/(kg·d)，分 2 次使用，静脉注射或肌内注射，连续 28d。对锑剂无效或禁忌者可选下列非锑剂药物，如特比萘芬、伊曲康唑、氨苯砜、利福平、甲硝唑、两性霉素 B 等药物。特比萘芬按体重给药，体重＜20kg，62.5mg/d；体重 20～40kg，125mg/d；体重＞40kg，250mg/d，于饭后顿服，连服 8 周。

对局限型推荐液氮冷冻做首选治疗。亦可采用葡萄糖酸锑钠或 γ-干扰素局部注射治疗。

【预防】 主要预防措施是治疗患者和捕杀病犬。同时搞好环境卫生，彻底消灭白蛉。

二、皮肤阿米巴病

皮肤阿米巴病（amebiasis cutis）又名皮肤变形虫病，在全世界广为流行。皮肤阿米巴病即是由溶组织阿米巴侵及皮肤、黏膜而引起。

【病因及发病机制】 溶组织阿米巴原虫为人体唯一的致病阿米巴，有两种形态，即滋养体和包囊。包囊是传播疾病的唯一形态，是原虫的感染型；滋养体是寄生形式，寄生于肠腔和结肠壁中。当肛门黏膜及周围皮肤破损时，粪便中阿米巴原虫从破损皮肤或黏膜处侵入而感染发病。亦可因手指污染原虫后搔抓皮肤致皮肤损伤，滋养体由创伤处随即侵入。

【临床表现】 皮肤阿米巴病即使在严重流行区也不多见。常见于会阴、肛周皮肤，继慢性阿米巴痢疾感染或内脏阿米巴病穿破，或手术引流后局部感染而发生，形成皮下深部脓肿、溃疡及肉芽肿。溃疡为潜行性。皮损边缘清楚，暗红色，略高于皮面，易出血，迅速扩大，其肉芽组织增生形成菜花样外观，类似尖锐湿疣，有咖啡色样分泌物和特殊臭味，自觉疼痛，溃疡内可找到滋养体。阿米巴原虫除直接感染皮肤外，亦可发生变态反应，引起湿疹样、荨麻疹样、痒疹样，痤疮和酒渣鼻样损害，在变态反应的损害内查不到病原体。

【组织病理】 表皮溃破，溃疡边缘表皮增生，棘层肥厚，真皮水肿，有淋巴细胞、浆细胞、中性粒细胞和嗜酸性粒细胞浸润。在坏死组织中常可查到聚集成群的溶组织阿米巴。虫体呈圆形或椭圆形，直径 20～40μm，细胞质嗜碱性，内含有空泡、红细胞和核碎片，在原虫的外周常可见到一空白圈。

【治疗】

1. *全身疗法* 首选甲硝唑，每日剂量 50mg/kg，分 3 次口服，连服 10d 为 1 个疗程。对肠内、肠外各型阿米巴均有效。严重病例可分两次静脉滴注。对甲硝唑无效者可用替硝唑 50mg/(kg·d)，清晨顿服，连用 3～5d。

并发细菌感染时可选用红霉素等，10d 为 1 个疗程。

2. *局部疗法* 在溃疡处行清创术，把小脓腔、窦道切开，剪除突起的肉芽，修平溃疡边缘，使之引流通畅。在创面上敷 10%大蒜浸液纱布，每日 1 次。

3. *中医治疗* 鸦胆子、白头翁根、大蒜均有效。鸦胆子：儿童每日每千克体重 1 粒，捣烂装入胶囊，分 3 次口服，7d 为 1 个疗程。白头翁：取其根茎10～20g 加水煮 5min，分 3 次口服，10d 为 1 个疗程。大蒜：每日生食大蒜 1 头，或取紫皮大蒜 5～10g 捣烂浸入 100ml 热水中，纱布过滤，取滤液保留灌肠，每晚 1 次，5～10d 为 1 个疗程。

【预防】 本病的预防主要是改善卫生条件、避免粪-口途径传播。阿米巴病无预防药物。

三、弓形虫病

弓形虫病（toxoplasmosis）又名弓浆体病或毒浆体病。弓形虫病是由弓形虫所引起的一种人畜共患的寄生虫病，可引起孕妇流产、早产和死产，也是宫内感染和先天畸形、缺陷中常见的病因之一。

【病因及发病机制】　弓形虫（toxoplasma gondii）是细胞内寄生性原虫，弓形虫病的传染源主要是动物。弓形虫以猫和猫科动物为主要的终末宿主，而中间宿主极为广泛，除人类外，狗、猪、鸡、兔、牛、马、羊及鼠类等25种动物均可受感染。该病以粪-口为主要传播途径。人们直接或间接地接触被污染弓形虫的水、食品、蔬菜、瓜果及未煮熟的肉、乳、蛋，都很容易被感染。此外，弓形虫病还可经皮肤和黏膜以及输血、器官移植等方式传播。空气、飞沫或尘埃也可能为传播方式。人群对弓形虫普遍易感，尤以免疫功能缺陷者、孕妇最易感染。

【临床表现】　弓形虫病分先天性弓形虫病和获得性弓形虫病两种。先天性弓形虫病的皮疹常为斑疹和出血疹，偶有头发异常生长和剥脱性皮炎。获得性弓形虫病的皮疹包括弥漫性红色斑丘疹，似麻疹样，猩红热样皮疹，亦见皮下结节、环状风团、丘疹、水疱等多形性损害及扁平苔藓样皮疹和剥脱性皮炎。皮疹总是伴有高热和全身不适。

儿童弓形虫病的临床特点可归纳为：①多样性，可累及各脏器。常见的表现有发热、咳嗽、肝脾大、黄疸、脑积水、脑瘫、智能低下及惊厥等，少见的有心脏扩大，气促、水肿、腹胀及腹泻等；②多系统受累，87.4%病人有两个以上系统损害，以单核-吞噬细胞系统最多见，占77.3%，其次是中枢神经系统和呼吸系统，分别占50%和40.5%，血液系统和心血管系统亦可受累；③隐匿性，出生时可无症状，有时经数月甚至数年才出现临床表现；④缺乏特异性症状和体征。

【诊断与鉴别诊断】

1. 诊断　由于弓形虫病的临床表现多为非特异性和隐性感染，因而除有相应临床症状和体征可协助诊断外，主要依靠实验室诊断。确诊主要靠病原学和血清学检查。常用的方法有间接血凝试验、免疫荧光试验、酶联免疫吸附试验、PCR法等。PCR和ELISA法检测弓形虫循环抗原及抗体的敏感性和特异性均高，被认为是确诊现症感染的依据，尤其是PCR法更可用于早期诊断。

2. 鉴别诊断　弓形虫病无特异性，其临床表现可见于诸多疾病中，因此易误诊。其中以发热伴肝脾大为主要表现者要与脓毒症、伤寒、传染性单核细胞增多症、病毒性肝炎、霍奇金病和白血病相鉴别；发热伴惊厥、呕吐者要与病毒性脑炎、化脓性脑炎、结核性、新型隐球菌性脑膜炎相鉴别；以发热、咳嗽为主要症状者要与病毒性肺炎，支气管炎及上呼吸道感染相鉴别。

【治疗】

1. *病原治疗*　常用乙胺嘧啶、复方新诺明、乙酰螺旋霉素、阿奇霉素等进行治疗。前三者对杀灭滋养体有效，可控制临床症状，但对包囊无效。阿奇霉素是目前已知的既能杀灭滋养体，又能消灭包囊的药物。常联合用药。

世界卫生组织推荐乙胺嘧啶和磺胺对甲氧嘧啶联合治疗弓形虫病。乙胺嘧啶每日2mg/kg，新生儿可每隔3～4天服药一次。同时合用叶酸，以减少毒性反应。磺胺嘧啶儿童100～150mg/(kg·d)，2次分服。疗程：免疫功能正常的急性感染患者为1个月，免疫功能减退者宜适当延长，伴AIDS病的患者应给予维持量长期服用。SMZ-TMP可取代SD。

对于先天性弓形虫病，1岁以内患儿可采用乙胺嘧啶加磺胺嘧啶21d疗法：乙胺嘧啶每2～4天给药1次，每次1mg/kg，磺胺嘧啶50～100mg/(kg·d)，分2次内服。对隐匿型患者，口服乙酰螺旋霉素30mg/(kg·d)(4次分服)，连服1个月。对于临床型患者，可服乙胺嘧啶1mg/(kg·d)，分2次分服，最大剂量25mg/d，第4天以后减量1/2，即0.5mg/(kg·d)，连服1个月。为了避免其毒性，可并用叶酸1mg/(kg·d)，分2～3次服用。对于获得性弓形虫病的治疗可采用磺胺二甲基嘧啶和乙胺嘧啶的联用疗法，服3个疗程，每1个疗程为5d，间隔1～3周，儿童100～150mg/(kg·d)，每天分2～3次内服。

2. *支持疗法*　加强免疫功能，如给予重组IFN-γ、IL-1等。对眼弓形虫病和弓形虫脑炎等可应用糖皮质激素以防治脑水肿等。

【预防】　弓形虫病应重在预防，教育儿童不要玩弄猫狗等动物，忌食家畜家禽的生肉、蛋类和乳类，每次进食前要洗手。而先天性弓形虫病因病情重预后差，更应做好预防工作。孕妇在孕期应尽量避免接触猫、狗及家禽，以免被感染，并把弓形虫抗体检测作为早孕妇女的常规检查项目，做到早发现早治疗。若怀孕前阴性，怀孕后阳性(特别是孕期3～4个月者)应人工流产；如孕期在5个月以上发现阳性者，应给予螺旋霉素口服治疗，每天剂量2～3g，分4次服，连服2周为1个疗程，重复2～3个疗程，可降低先天性弓形虫病的发病率。

四、血吸虫病

血吸虫病（schistosomiasis）是一种由血吸虫寄

生于人体引起的地方性寄生虫病，严重危害人类健康。估计全球有2亿人口患病。动物血吸虫仅引起皮肤病变，称为游泳者瘙痒（swimmers itch）或尾蚴皮炎（cercarial dermatitis）；而人血吸虫可导致皮肤、消化道、肺、脑等部位的损害。

【病因及发病机制】 在我国引起血吸虫病的病原是日本血吸虫。成虫寄生在人、牛、猪等终宿主的肠系膜静脉和门静脉的血液中，虫卵从宿主的粪便中排出，在水中孵化成毛蚴，毛蚴在钉螺体内寄生（中间宿主），并发育、繁殖成尾蚴再进入水中，人或哺乳动物接触水中尾蚴时，尾蚴通过皮肤进入体内，发育成童虫、成虫，其代谢产物、虫卵诱发宿主一系列免疫学应答而致病。本病在我国长江流域和长江以南13个省、直辖市和自治区流行。

【临床表现】 血吸虫病可分为尾蚴性皮炎、急性血吸虫病、慢性血吸虫病和晚期血吸虫病。

血吸虫引起的皮肤病变可分为下述4类。

1. *血吸虫皮炎*（schistosomal dermatitis） 又称尾蚴皮炎，人在接触疫水后15～30min在接触部位出现皮肤瘙痒，随后出现红斑、丘疹，瘙痒一般仅持续数小时，红斑可能持续更久。在致敏的患者，丘疹和瘙痒持续1周才能消退。

2. *荨麻疹反应*（urticarial reactions） 在尾蚴穿过皮肤后4～8周，可出现发热、荨麻疹、紫癜、不适、关节痛、腹绞痛、腹泻、肝脾大和嗜酸性粒细胞增多，日本血吸虫引起的这些症状特别严重，一般在4～6周消失。

3. *生殖器周围肉芽肿和瘘管*（paragenital granulomas and fistuloustracts） 在血吸虫病严重流行地区，肛门和外生殖器的皮肤血吸虫病并不少见，其系成虫直接散播至邻近脉管所致。肛门、外生殖器、腹股沟和臀部出现坚硬的肿块、湿疣样损害、瘘管和蜂窝状窦道。

4. *异位皮肤血吸虫病*（actopic cutaneous schistosomiasis） 虫卵可沉积在皮肤和其他部位（如结膜、肺、中枢神经系统），这是异常部位（如椎旁血管丛）寄生的成虫产卵所致。躯干几乎总是受累，尤以脐周多见，其他部位（如面部）亦可受累。部分病例呈节段性或带状疱疹样分布。原发灶皮损为坚硬的肉色丘疹，卵圆形，直径2～3mm；多个丘疹聚集而成轻微隆起的不规则斑块，色泽逐渐加深，并出现乳头状增生。陈旧性损害有明显色素沉着、鳞屑，并可能形成溃疡。皮损在治疗后约需5个月方能缓慢消退。

急性血吸虫病可表现为发热、荨麻疹、腹泻或黏血便、咳嗽、肝大伴压痛和嗜酸性粒细胞增多。慢性血吸虫病可表现为轻度肝大和轻度消化道症状，部分病人无症状。晚期血吸虫病主要表现为门脉高压以及全身代谢紊乱，甚至肝功能减退等症状和体征。

【诊断】 粪便、尿或直肠活检标本查到血吸虫卵具有特征性，血清学检查可作为普查的方法。活检可用于诊断异位皮肤血吸虫病，表现为含有虫卵的上皮样细胞肉芽肿。

【治疗】 对症处理：内服抗组胺药，外用安抚止痒药，如1%薄荷炉甘石洗剂或5%樟脑乙醇。抗虫治疗：急性血吸虫病应用吡喹酮治疗，儿童总剂量为140mg/kg，6d疗法，1/2总剂量于第1～2天分服完，余量在3～6d分服完，每日量分3次服。慢性血吸虫病的总剂量为60mg/kg，2d疗法，每日2～3次。中药青蒿素对预防本病有良效。

五、皮肤猪囊尾蚴病

皮肤猪囊尾蚴病（cysticercosis cellulosae cutis）又名皮肤猪囊虫病，是猪肉绦虫（taenia solium）的囊尾蚴（cysticercus cellulosae）寄居于皮下组织所引起的皮肤病，常见于猪肉绦虫病流行地区。我国于1922年即有报道，1996年何振艳等报道343例儿童脑囊虫病，其中最小年龄为1.5岁。

【病因及发病机制】 猪肉绦虫的天然中间宿主为猪，人通过摄入带有虫卵或孕节的食物（异体感染），或虫卵通过孕节从肠逆蠕动到胃（自体感染）而发生感染。卵孵化释出六钩蚴，后者进入全身循环，沉积于全身各处，如皮下组织、肌肉、内脏、眼和脑组织中，形成囊肿。由于吞食的虫卵或孕节在人体内发育成囊尾蚴而引起的损害称囊虫病。

【临床表现】 取决于受累部位及囊虫的数量。皮下组织损害常为无痛性结节，常为多个，大小为0.5～2cm，与皮肤不粘连，质硬，有弹性，表面光滑。结节成批发生。多见于躯干、四肢，亦见于颈、乳房、外阴部以及内脏，包括脑、眼、肝、肺，引起相应症状。皮肤的损害常为无症状，在头节存活的情况下仅有轻度组织炎症反应，但幼虫死亡即可引起明显的组织炎症反应，出现肌肉疼痛、发热和嗜酸性粒细胞增多。如脑囊虫病可出现急性脑炎、脑膜脑炎、癫痫以及其他神经、精神失常。皮下结节有的钙化，故X线可显示；活检可找到囊内猪囊尾蚴。见附页彩图12-1。

【治疗】

1. *手术切除* 囊肿数目不多时可手术切除。

2. 内服药

(1)吡喹酮(Praziquantel):10～15mg/kg,顿服。治疗脑囊虫病的剂量为每日 20mg/kg,分 3 次服,9d 为 1 个疗程,总量 180mg/kg,2～3 个月后重复用药。

(2)阿苯达唑(Albendazole):15～20mg/(kg·d),分 2 次口服,10d 为 1 个疗程,一般为 2～3 个疗程。为目前治疗囊虫病的首选药物,但 2 岁以下小儿禁用。

3. 中药治疗　确诊为绦虫病首选槟榔南瓜子合剂疗法,晨起空腹口服炒熟的南瓜子仁或其粉 50g(如带皮则需 80～125g),2h 后口服槟榔煎剂,每次 2～3g,每日剂量不超过 50g,加 10 倍容积水煎成 40～60ml。再过 30min 口服 50%硫酸镁 30～60ml,或口服 20%甘露醇 250ml,30min 后再口服 5%葡萄糖生理盐水 1000ml,一般在 3h 内有完整的虫体排出。此疗法婴儿不宜应用,体弱者酌减。

六、匐行疹

匐行疹(creeping eruption)又名幼虫移行症(larva migrans),是指动物线虫或钩虫的幼虫在人体皮肤内移行所致的线状损害。能引起匐行疹的幼虫包括巴西钩虫、犬钩蚴、羊或牛钩虫、狭头刺口钩虫和棘颚口线虫。肺吸虫和血吸虫幼虫也可引起。

【临床表现】　幼虫侵入皮肤数小时即出现症状,初起为红色的丘疹、丘疱疹,随后发展成红斑样匐行疹样损害,在一周左右发展成不规则的、红色、线状、高于皮肤的匐行病损,可长 15～20cm,幼虫停歇在线状损害末端,形成硬结,有瘙痒、灼热或刺痛感。皮疹多见于四肢远端、臀部和外生殖器。亦可出现全身反应,发热,荨麻疹,血中嗜酸性粒细胞增多,乏力,肌肉酸痛,食欲缺乏等。幼虫在侵入皮肤 4d 后以每天 2cm 的速度开始移行,但也可潜伏数天或数月之久。棘颚口线虫引起者多伴有游走性皮下结节或肿块。

有些幼虫如腭口线虫不仅在皮肤移行,亦在内脏肝、脑、肺移行,出现相应症状。部分病人出现 Löeffler 综合征,表现为肺部暂时性、游走性浸润变化,血和痰中嗜酸性粒细胞增多,这是机体对蠕虫感染的一种过敏反应,也同时表明幼虫在肺部移行。

【诊断与鉴别诊断】　根据线状匐行性损害可考虑本病,在皮损内找到虫体或皮肤活检发现虫体即可确诊。

本病应与疥疮、蝇蛆病和皮肤毛发移行症鉴别。皮肤毛发移行症表现为蜿蜒前进的、略隆起皮面的、线状红斑性损害,部分病例可呈“u”形折返或弯曲 90°。在皮疹的最前端,可见与线状红斑走向相同并处于红斑轴心的黑线(即毛发),长短不一,有时因毛发位置较深(如内生的毛发进入真皮层)而难以发现,发病部位包括颊或颈部、胸部、腹部、踝部、足部,其中以下腹部、足部最常见。

【治疗】

1. 局部可用氯乙烷或液氮喷射冷冻,或用噻苯达唑 500mg,加入 5g 凡士林配成软膏外用。

2. 驱虫治疗

(1)伊维菌素(Ivermectin):200μg/(kg·d),连用 2d。

(2)双羟萘酸噻嘧啶(噻嘧啶):10mg/kg,晚间 1 次口服,连服 3d。

(3)阿苯达唑:20～25mg/(kg·d),每日 2 次,连续 3d。

(4)噻苯达唑:50mg/(kg·d),分 2～3 次口服,疗程 5d,休息 2 周后可重复 1 个疗程。

七、淋巴丝虫病

淋巴丝虫病(lymphatic filariasis)是丝虫成虫寄生于人体淋巴系统引起的慢性寄生虫病。

【病因及发病机制】　淋巴丝虫指其成虫寄生于淋巴系统的丝虫,共有 3 种。

1. 班氏吴策线虫(Wuchereria bancrofti)　简称班氏丝虫,世界性分布,人是唯一的终宿主。

2. 马来布鲁线虫(Brugia malayi)　简称马来丝虫,流行于亚洲,人是其终宿主,但其亚周期型存在动物宿主。

3. 帝汶布鲁线虫(Brugia timori)　简称帝汶丝虫,流行于东帝汶和印度尼西亚,人是唯一的终宿主。我国流行的丝虫有班氏丝虫及马来丝虫两种。

传染性幼虫随蚊虫叮咬进入人体,最终达到淋巴系统定居发育成成虫。成虫在体内可成活数十年,所产的幼虫称微丝蚴,白天位于肺、心等内脏微血管内,夜间出现在末梢血中,可检出微丝蚴。丝虫的代谢产物与排泄物可引起过敏性淋巴管(结)炎,其变化与宿主抗丝虫免疫反应有关。免疫原性成虫和微丝蚴抗原大量释放,造成梗阻并引起肉芽肿及增生过程,成虫在淋巴管内被嗜酸性粒细胞、淋巴细胞及内皮细胞包围形成肉芽肿,导致淋巴管阻塞。

【临床表现】　潜伏期为 4 个月至 1 年。

1. 急性期　为淋巴组织炎性病变期。

(1)急性淋巴结炎和淋巴管炎:下肢多见,周期性发作,每次持续一周,局部淋巴结肿大,疼痛;淋巴管炎通常先于淋巴结炎发生,淋巴管呈急性肿胀、疼痛,表面皮肤发红,有“离心性红线”,俗称“流火”。

(2)丝虫热:为周期性发热,可达40℃。有时先有寒战,2～3d后自退,亦可持续一周,有的仅有低热,无寒战。部分病人有Löeffler综合征,出现畏寒、发热、咳嗽及哮喘等。

(3)丹毒样皮炎:多发生在小腿下段内侧和内踝上方,局部皮肤红肿,有压痛和灼热感。

(4)生殖系统损伤:可有精索炎、附睾炎、睾丸炎、鞘膜积液。

2. 慢性期　为淋巴管阻塞性病变期。

(1)淋巴结肿大和淋巴管扩张,见于股内侧与趾蹼部。

(2)阴囊淋巴性积液、鞘膜淋巴积液及淋巴腹水。

(3)乳糜尿:腹膜后淋巴管阻塞使肾内淋巴流体静力压增加,导致淋巴管破裂,淋巴液进入肾盂或肾小球引起乳糜尿,尿呈乳白色。在乳糜尿和淋巴液中,有时可查见微丝蚴。

(4)象皮肿:常见于感染后10年左右,淋巴系统阻塞是引起象皮肿的因素,但并非唯一因素;成虫的活动破坏了淋巴管瓣膜的功能,引起回流障碍及淋巴液滞留。下肢多见,亦可见于阴囊、阴唇、阴蒂和乳房。多始于膝下,表现为皮肤增厚及角化过度、小结节、乳头瘤样增生、皲裂、皮肤脆性增加,常有不易愈合的溃疡。

3. 无症状微丝蚴血症　即微丝蚴携带者,常在普查中发现。

血中发现微丝蚴或免疫学阳性,即可确诊为丝虫病。

【治疗】

(1)乙胺嗪:10mg/(kg・d),分2～3次,连服5d;4个月后再顿服1次。

(2)左旋咪唑:每日5mg/kg,分2次口服,连服5d。有报道乙胺嗪和左旋咪唑合用能提高疗效,乙胺嗪10mg/(kg・d),左旋咪唑5mg/(kg・d),连服3d。

(3)呋喃嘧酮(Furapyrimidone):每日20mg/kg,连服7d。

(4)伊维菌素(Ivermectin)200μg/kg,每半年1次。

八、蛲虫病

蛲虫病(enterobiasis)是由蛲虫引起的人类肠道感染,以肛门周围瘙痒为特征。本病经粪-口途径感染,虫卵在小肠上段孵化为幼虫,而在大肠内发育为2～13mm长的成虫。雌虫夜间移行直肠外,在肛周和会阴部产卵,每条虫可产11 000个卵,卵孵化成幼虫,可经肛门逆行进入大肠而发育成成虫。

【临床表现】　肛门周围及会阴部瘙痒,尤其夜间为著,可影响睡眠,因搔抓可致局部皮肤、黏膜损伤、湿疹样变及化脓感染。蛲虫可进入阴道或尿道,引起女性阴道炎、尿道炎和经输卵管进入腹腔引起腹膜炎。

【诊断】　肛周查虫,在患儿入睡1～3h于肛门、会阴处找到2～13mm乳白色小线虫;肛周查虫卵,清晨以透明胶纸反复贴粘肛门周围皮肤皱襞,然后将胶纸贴于载玻片上,在镜下找虫卵。

【治疗】　甲苯咪唑100mg,每日2次,连服3d,小儿剂量相同;也可采用200mg顿服,治愈率可达100%局部可用各种杀虫软膏,如10%硫黄软膏或蛲虫膏。继发湿疹样皮炎行对症处理。

【预防】　应强调以预防为主,培养良好的卫生习惯,饭前便后洗手,纠正吮手指习惯。蛲虫自然寿命很少超过2个月,如能切断自体感染即可自愈。

第二节　节肢动物和水生生物性皮肤病

一、疥疮

疥疮(scabies)俗称“疳疮”“闹疮”,中医称“虫疥”“干疱疥”“癞疥”,是由疥螨寄生在皮肤表层内引起的接触性传染性皮肤病,以好发于指缝、腕部屈侧、下腹部及两股内侧的粟粒大丘疹、丘疱疹、疱疹,伴奇痒为特征。本病极易在集体及家庭中流行。国内近年来有关疥疮合并肾小球肾炎的报道已有百余例。

【病因及发病机制】　疥疮由疥螨引起。疥螨分雌雄两种,雄螨与雌螨在人表皮交配后即死亡,雌螨钻入角层凿隧道,边前进边排卵,卵产完后,1个月后即死在隧道的盲端。卵在隧道内孵化3～4d后形成幼虫,3d后变成虫,雌螨又在表皮与雄螨交配,再钻入角层，觅食产卵，如此循环往复。

疥疮多由与受感染者直接接触传染，或使用患者用过的被褥、衣物等可间接接触传染，故常在家庭、集体及性关系混乱者中互相传播。有疥螨寄生的动物如猫、犬、兔、羊、牛、马等与人接触也可被传染，但较人型疥螨所引起的症状为轻。

疥螨致病作用主要由于挖掘隧道对皮肤造成的机械性刺激和表皮损伤，其分泌物和代谢产物的毒性作用以及死虫体引起的过敏反应。

【临床表现】

1. 主要症状

(1)瘙痒：疥疮的主要自觉症状是瘙痒，尤其是在夜间，常在感染后 3～4 周发病。

(2)皮疹：皮疹主要为红色小丘疹、丘疱疹、小水疱、隧道、结节和结痂。水疱常见于指缝，结节常发于阴囊、阴茎和阴唇。此外，少数病人可有风团样、大疱性、角化性皮损。

(3)好发部位：皮疹好发于皮肤薄嫩处，如指间、腕屈侧、肘窝、腋窝、乳房下、下腹部、股内侧、外生殖器等部位，而头和掌跖面不易累及，但婴儿可见于面部和掌跖。

(4)疥疮隧道：隧道为疥疮的特异性皮疹，长5～15mm，弯曲，微隆，呈淡灰色或皮色，大多数隧道分布于上肢，尤其在手指间、腕屈侧面，隧道外表呈一条波浪状短线，末端有丘疹或水疱，雌性成虫即在此处。讲卫生的感染者皮疹较少，隧道也很难识别。

(5)过敏反应：对疥螨及其产物的过敏反应(Ⅳ型)约在感染后 1 个月开始。

(6)继发感染：可因搔抓、破溃引起继发感染，如脓疱疮、毛囊炎、疖病、淋巴结炎等，若感染链球菌可引起急性肾小球肾炎。

2. 临床变型 见附页彩图 12-2A、B、C。

(1)婴幼儿疥疮：皮疹分布常不典型，可累及头皮、颈、手掌、足跖，皮疹更广泛，婴儿的任何部位均可受累。常表现为小水疱或脓疱、湿疹样反应、结节样损害。

经正规治疗后，在足的侧面仍持续发生小水疱和脓疱，经反复刮片检查而无隧道者并非少见，这类患儿对继续使用灭疥螨药物已无反应，此症状称为疥疮后综合征。

(2)结节性疥疮：疥疮病程中或治疗后，阴囊、阴茎或其他部位可发生和存留 3～6mm 直径的暗红色结节，伴瘙痒。足跖部的疥疮可表现为持久性的红棕色瘙痒性结节。结节的发生可能由于抗原未被降解。婴儿疥疮较易出现疥疮结节，可能是婴儿皮肤薄嫩，皮肤对异物反应强烈所致。

(3)挪威疥(Norwegian scabies)：又称“角化型疥疮”或“结痂型疥疮”，多发生于身体虚弱或免疫缺陷者或大量应用糖皮质激素者。其特点是皮肤干燥、结痂，感染化脓严重，尤以指(趾)端有大量银屑病样鳞屑，指间肿胀，指甲增厚弯曲变形，手掌角化过度，毛发干枯脱落，头皮和面部有较厚的鳞屑和化脓结痂，局部淋巴结肿大，有特殊的臭味，患处常可查到较多的疥螨。见附页彩图 12-3。

(4)难辨性疥疮：局部或全身使用糖皮质激素可使疥疮的症状和体征发生改变，因此，当疥疮病人接受糖皮质激素治疗时，常表现为不寻常的广泛分布。

【实验室检查】 找到隧道，或在隧道、丘疹、水疱处查到疥螨有诊断意义。有四种方法供选择。

1. 隧道墨汁试验 用蓝墨水滴在可疑隧道皮损上，再用棉签揉搽 30s 至 1min，然后用乙醇棉球清除表面墨迹，可见染成淡蓝色的隧道痕迹。

2. 针挑法 可用针尖刺破，直达闭端，挑取肉眼刚可见到针尖大白色小点，在低倍镜下即可证实为疥虫。

3. 刮片法 对丘疹提倡此法检查，刮取患处丘疹或水疱处标本放在玻璃片上，加水并用低倍显微镜观察，镜下可发现的常是幼虫，也可见到虫卵及虫粪。

4. 皮肤镜检查 可在隧道处发现疥螨，或在皮肤镜下取样检查疥螨的阳性率更高。

【组织病理】 表皮棘层不规则增生肥厚，有海绵形成及炎症细胞渗出，形成表皮内水肿。在角质层或棘层上部可见隧道内有虫体或虫卵。真皮上层血管扩张，有炎症细胞浸润。

【诊断与鉴别诊断】

1. 诊断 根据流行病学特点，接触疥疮病人史、皮疹形态、好发部位、隧道及查到疥螨可以诊断。

2. 鉴别诊断 包括特应性皮炎、痒疹、脓皮病、传染性湿疹样皮炎、疱疹样皮炎等。如特应性皮炎常反复发作，皮疹多形性，但不一定发生于皱褶部位，无接触传染史。痒疹表现为丘疹、结节，多见于四肢，可泛发全身，不一定发于皱褶部位，无接触传染史。虫咬皮炎多发于暴露部位，皮疹以丘疹、丘疱疹和风团样丘疹为主，无接触传染史等。

【治疗】

1. 外用药物 常见的灭疥药物如下。

(1)5%～10%硫黄软膏或硫黄洗剂。

(2)苯甲酸苄酯洗剂或乳膏,12岁以下用5%~10%,12岁以上用25%~50%。

(3)1%γ-666乳膏或软膏(商品名:疥宁、疥得治、林丹霜),注意孕妇及10岁以下儿童不能使用。

(4)40%硫代硫酸钠溶液和2%稀盐酸溶液,先涂前者2次,待干后再涂后者2次,每日早、晚各1次,连用3~4d。

(5)10%克罗米通霜,不能大面积用于婴儿及低龄儿童的皮肤。

第一晚先用热水和肥皂洗澡,然后搽药,先搽皮损好发部位与集中部位,再搽全身(成人不包括头、面,婴儿则包括头、面、颈、掌、跖)。每晚1次,连续3~4d。搽药期间不洗澡、不更衣,以保持药效。第4天晚上用热水洗澡,浴后换上事先消过毒的衣服、被褥。换下的衣服、被褥煮沸消毒,不能煮沸消毒者应在阳光下充分暴晒或真空包装。家中或集体中其他患者应同时治疗。疗程结束后,须观察2周,如仍有新皮疹或查出活疥虫,则予以第二疗程治疗。疥虫消灭后,皮肤瘙痒经1~2周才消失。

幼儿疥疮若继发湿疹样皮炎或有结节改变,可加用抗组胺药或糖皮质激素外搽,结节不消退者,可采用曲安奈德或复方倍他米松皮损内注射,必要时采用液氮冷冻或多功能电离子治疗机治疗。

2. 内服药物　严重的患儿可口服依维菌素,单剂量每次150~200μg/kg,共2次,两次给药时间间隔14d,小于5岁或体重小于15kg的儿童、老年人、孕妇不宜使用。

附:成人、青少年和年龄较大儿童的疥疮治疗(WHO)推荐方案如下。

1. 1%林丹洗剂或霜剂,从颈部以下薄薄地涂于身体所有部位,8h后清洗。

2. 5%扑灭司林(Permethrin)霜剂。

3. 25%苯甲酸酯(Benzylbenzoate)洗剂涂于颈部以下所有部位,每晚1次,用2次,再次用药前患者可洗澡,但在最后一次用药后24h内必须洗澡。

4. 10%克罗米通(Crotamiton)洗剂,涂于颈部以下所有部位,每晚1次,用2次。第2次用药后24h洗净药物。在某些地区有必要将疗程延长至5次(克罗米通有抗瘙痒的作用)。

5. 6%硫黄软膏,涂于颈部以下所有部位,每晚1次,用3次。再次用药前患者可洗澡,但在最后一次用药后24h必须洗澡(上述5种方法中任选一种)。

注意:①妊娠期或哺乳期妇女不推荐使用林丹洗剂及霜剂;②在某些地区已报道了林丹的耐药性。

婴儿、10岁以下儿童、妊娠期或哺乳期妇女的疥疮治疗推荐方案如下。

1. 10%克罗米通洗剂,用法同上(不能大面积用于婴儿)。

2. 6%硫黄软膏,用法同上。

3. 5%扑灭司林霜,与上述的硫黄用法相同(上述3种方法中任选一种)。

性接触者和家庭密切接触者应按上述方法治疗。

【预防】 注意个人清洁卫生。发现患者应立即隔离治疗,家中及集体中的患者应同时治疗,以免互相传染。未治愈前应避免与别人身体密切接触,患者穿过的衣服、用过的被褥,须煮沸消毒或在日光下暴晒灭虫。

(曾迎红　汤建萍　王文氢)

二、螨皮炎

螨皮炎(acarodermatitis)是由螨叮咬所致。寄生在鸟类、哺乳动物和谷物等农作物的螨类可引起皮肤病。

【病因及发病机制】 螨是长度范围从0.1~2mm的小蜘蛛。其种类有数万种,大多数独立生活,但有数千种寄生在动物和植物上。革螨皮炎(Gamasid Dermatitis)是由寄生在鸡、鸽等动物身上的革螨叮咬皮肤所致。与人关系比较密切的主要是鸡皮刺螨、囊禽刺螨、柏氏禽刺螨,以上三种螨除分别寄生于鸡、鸽、鼠体表,可叮咬人的皮肤吸血,引起皮炎和瘙痒。恙螨皮炎是由栖居动物上的恙螨幼虫引起。在我国主要是红恙螨及地里纤恙螨,它们最喜欢寄生在鼠的耳廓内刺吸鼠血。谷痒症由寄生于农作物、面粉、杂货商品及软体昆虫的蒲螨和粉螨叮咬引起,因此谷痒症多发生在经常接触农作物和其制品的农民、搬运工人、制粉工人、包装工人和在晒谷坪或草堆上玩的儿童。

【临床表现】 本病常发生于温暖潮湿的夏、秋季节,被叮咬后先感局部皮肤瘙痒,尤以夜间更甚,为持续性剧痒,局部出现水肿性红斑、丘疹、丘疱疹或风团样疹,中央常见有虫咬的瘀点。不同螨引起的皮炎其皮疹部位有差异,如革螨皮炎的皮疹主要分布在腰部、腹部、四肢、腋下、肘窝、腘窝处。囊禽刺螨引起者多见于爱养鸟和养鸡者的手背、四肢或躯干处,柏氏禽刺螨多叮咬人的小腿、足背及踝部,

"咬痕"常呈线状分布。恙螨最常叮咬小腿、腰部、后发际、耳廓、腹股沟、外生殖器、肛门等处，其次是头颈、胸、腹部。谷痒症皮疹先发生于身体接触部位或暴露部位，以后侵及衣服被覆的部位，以颈、躯干多见，上肢次之，面及下肢少见，重者可泛发全身。

螨叮咬皮肤除引起皮肤损害外，还能引起其他疾病或传播疾病。如恙螨引起恙虫热，又称恙虫病或丛林斑疹伤寒，是由幼虫所带的立克次体引起。初发时在被咬处出现不痒的红色丘疹，顶端有一小水疱或脓疱，渐增至黄豆大，1～2d后顶端坏死结痂，称为焦痂，具有特征性，周围红晕，痂下有小溃疡但不化脓，附近淋巴结肿大有压痛，1～2d后病人突然出现高热、畏寒、头痛、恶心、四肢酸痛、嗜睡等症状。革螨可通过刺螫传播病毒、立克次体、细菌等病原体，引起森林脑炎、Q热、野兔热、地方性斑疹伤寒等传染病。粉螨叮咬可引起过敏性鼻炎或哮喘。螨叮咬皮肤后常因搔抓而出现抓痕、血痂、湿疹样变或继发感染，局部淋巴结肿大，病程迁延不愈，个别患者可出现肾炎。

【治疗】 治疗主要是局部外搽消炎止痒剂，如1%酚或薄荷炉甘石洗剂、5%硫磺霜、2%樟脑酊、20%蛇床子乙醇等。若皮疹广泛，炎症显著，可给予抗组胺药。

【预防】 预防主要是搞好环境卫生，应注意居室、仓库、贮具、货柜、容器和谷物的通风干燥，经常在强光下暴晒，如发现螨应及时喷洒消毒杀螨药物。此外要加强个人防护，工作后要及时洗澡更衣。

三、毛虫皮炎

毛虫皮炎(caterpillar dermatitis)是毛虫引起的皮肤损害，多由脱落的毒毛所致。毛虫的茧和卵壳也有毒毛，可产生毒性作用。毛虫皮炎常见于山区的农民、林厂的工人、爬树的儿童以及松树林的伐木工。

【病因及发病机制】 我国的毛虫主要有松毛虫(枯叶蛾科)、桑毛虫(毒蛾科)、茶毛虫(毒蛾科)及刺毛虫(刺蛾科)。因桑毛虫毒毛刺伤引起者称桑毛虫皮炎，桑毛虫毒毛呈箭针形，其中心有一与虫体下毒腺相通的管道，内含有激肽、脂酶和其他多肽物质的黄色液体。毒毛很容易脱落，随风飘扬，一旦触及便可刺入皮肤发病。由于各种毛虫皮炎临床表现相似，现综合加以介绍。

【临床表现】 毛虫皮炎的皮疹一般为绿豆至黄豆大水肿性丘疹及风团，色淡红或鲜红，皮损中央可见一水疱或黑点，即毒毛刺入处，用胶带粘在皮损处揭起可检出毒毛。毒毛群集处可呈大片红斑、风团，由于搔抓或摩擦，可出现糜烂、结痂及鳞屑。好发于颈、肩、上胸部、上背部及上肢屈侧等暴露部位。一般皮疹自几个至十余个，与大量毒毛接触则可多至几百个，但多不融合。如毒毛揉进眼内，可引起结膜炎、角膜炎，处理不及时，可致失明。毒毛灌入水面，喝后可引起口腔黏膜炎和消化道炎症等症状。与大量毒毛接触可引起全身症状，甚至死亡。皮疹在1～2周痊愈，留下色素沉着。

松毛虫除引起皮炎和结膜炎外，还可引起骨关节炎，一般在接触后4～5d，短者1～2d，长者可达20d以上，手、足、肘、膝、踝关节感疼痛，继之肿胀、发红，出现功能障碍。以暴露部位的手足关节多见，通常仅发生1～2个关节，多为小关节，不对称，有的可发生在肋软骨。约在1周症状逐渐缓解，少数长达数月之久，严重的可伴有发热、乏力等全身症状。个别严重者可表现为游走性或复发性关节炎，若继发感染可引起关节强直、骨髓炎或脓毒血症。

毛虫皮炎多见于每年7～8月份，而松毛虫皮炎还可见于4～5月和10～11月。

【实验室检查】 用透明胶带在皮损处粘取，在显微镜下可发现毒毛。

【治疗】

1. *对症处理* 可用透明胶纸或胶带反复粘去皮损处的毒毛，局部外用10%炉甘石洗剂或1%薄荷，亦可用马齿苋捣烂敷于患处。皮损广泛者可同时给予抗组胺药或糖皮质激素。关节炎急性期给予糖皮质激素及镇痛药，如吲哚美辛、曲安西龙等药物，关节周围用醋酸曲安西龙或泼尼松龙封闭，外敷5%硫黄、鱼石脂软膏。慢性期要加强功能锻炼。

2. *中医治疗*

(1)马齿苋30g，苦参30g，艾叶20g，水煎湿敷患处，每日2～3次。

(2)蒲公英、白花蛇舌草、野菊花、七叶一枝花各30g，地肤子、黄柏各15g，水煎湿敷患处，每日2次。

(3)野菊花、蒲公英、紫花地丁各20g，煎汤湿敷患处。

四、甲虫皮炎

甲虫皮炎(beetle dermatitis)是由甲虫毒液引起的皮肤病。

【病因及发病机制】 由于虫体内含有刺激性很强的毒液，沾污皮肤可引起皮肤红肿发疱，故有学者称之“发疱甲虫”。隐翅虫是其中的一种，常见的如地胆科的芫青又名“黑娘子”，体内含有发疱的毒素（芫青素）；斑蝥又名“花壳虫”，是发疱甲虫常见的一种毒虫，有大斑蝥和黑色的小斑蝥，体内均含有斑蝥素，是一种很强的发疱剂。此外，鲣节虫科、伪步行虫科所属的一部分甲虫也含有刺激性很强的发疱毒素。

这些甲虫常栖息于稻田、水沟的杂草丛中，以植物的液汁为食，是农作物的害虫，有昼伏夜出的习性，有一定的趋光性，夜晚常飞进房内落在人身上，若虫体受到损害，体内的毒素沾染皮肤可引起皮炎。

【临床表现】 根据甲虫的种类和它们生活习性的不同，有的甲虫在皮肤上爬行时可叮咬皮肤，释放出体内的毒素，使皮肤红肿发疱，有的甲虫在皮肤爬行时并不叮咬也不释放体内的毒素，只是当虫体受到损害时，体内的毒素沾染皮肤引起皮肤红肿灼痛，其严重程度根据甲虫的种类、毒素构成的成分和机体的反应状态而有所区别，严重者除有局部皮肤损害外还会出现不同程度的全身症状。

斑蝥作药物外用时可引起局部皮肤红肿起疱，产生糜烂，是一种很强的刺激剂。内服时若剂量偏大可引起口腔、食管黏膜的红肿灼痛、出血及严重的胃肠道症状，并可出现不同程度的心、肝、肺、肾等损害，故应慎重使用。

【治疗】 抽出疱液，冷湿敷，外用消炎药物，非水疱处外用糖皮质激素霜。

五、隐翅虫皮炎

隐翅虫皮炎（paederus dermatitis）是由于接触毒隐翅虫体液而引起的毒性皮肤炎症。

【病因及发病机制】 隐翅虫是甲虫的一种，其中毒隐翅虫有致病作用。毒隐翅虫是一种黑色蚁形小飞虫，常居于草木、稻田或石下等阴暗处，昼伏夜出，有向光性，夜间常围绕日光灯飞舞。该虫含有强酸性的毒素，当夏秋季皮肤裸露，该虫夜晚飞进房间落在皮肤上叮咬皮肤时或虫体受压时可释放出毒液，引起皮炎。但多数虫体在皮肤爬行时并不放出毒液，只有当虫体被拍击或压碎时，毒液沾染皮肤而引起皮肤损害。

【临床表现】 本病多见于夏秋季节，皮疹常发生于面颈、胸、背、上肢、下肢等暴露部位，男女老幼均可受侵，当毒虫开始接触皮肤时有爬行感或异物感，用手搔抓或翻身压死毒虫，2～4h 后皮肤上出现点状、条索状红肿，发痒，逐渐有灼热疼痛感，约 12h 后皮肤上出现水疱，为浅表水疱，有的发展成脓疱或黄色、灰黑色坏死，在皮损周围可出现鲜红色丘疹或水疱，呈点状或片状，常显示鲜红色糜烂面。若侵犯眼睑及阴茎部位时可致明显肿胀，若污染毒液的手抓到外阴部可出现局部片状红斑。病程 1～2 周，以后干燥脱痂而愈，留有色素沉着。皮损的严重程度取决于毒虫的种类、数目和机体的反应状态，轻者仅为点状或条索状淡红斑，重者可出现广泛大面积的糜烂面或浅层的皮肤坏死。皮肤有剧痒、灼痛或出现发热、头痛、头晕、淋巴结肿大等全身症状，若继发感染则使病情加重。

【治疗】

1. *对症治疗* 如已有皮炎，及早用肥皂水清洗皮肤，然后涂搽 1% 薄荷炉甘石洗剂或糖皮质激素霜剂。若红肿明显或有糜烂面，可用 1%～2% 明矾液或 1∶5000 高锰酸钾溶液进行冷湿敷。若有脓疱或发生继发感染，要进行抗感染治疗，如外用莫匹罗星软膏或氯锌油。如皮疹广泛，可内服抗组胺类药和短程糖皮质激素。

2. *中医外治*

（1）苦参、蒲公英、甘草、地肤子各 20g，连翘、野菊花、紫背天葵、蛇床子、白鲜皮各 10g，水煮，淋洗患处或用纱布蘸药液湿敷患处，每日 3～4 次。

（2）黄柏 3～5g，玄明粉 3g，水煎，待冷后淋洗或湿敷局部，每日 4～6 次，每日一剂。

【预防】 预防重在避免接触，搞好环境卫生，关好纱门纱窗或挂蚊帐防止毒虫侵入。睡眠时要熄灭室内的灯光。如发现皮肤上落有虫体不要用手直接拈取或拍击，应将虫体拨落在地用脚踏死。

六、蠕形螨病

蠕形螨病（demodicidosis）又称毛囊螨，寄生于多种哺乳动物，包括人的毛囊和皮脂腺，是一种永久性的寄生螨。目前已知有 120 种，寄生在人体内的有毛囊蠕形螨和皮脂腺蠕形螨两种，俗称毛囊虫。寄生在人体的皮脂腺和毛囊引起的慢性炎症称为蠕形螨病或毛囊虫病。

【病因及发病机制】 蠕形螨多寄生于皮脂腺发达的面部，尤其多见于鼻、颊、颏等处，严重者可侵入眼睑、口周甚至全面部。少数可寄生于头皮、肩、胸、背、耳道、乳头或阴茎处。毛囊螨寄生于毛囊深部，一个毛囊内可生存数条螨，多时可达 200 多条。皮脂螨寄生于皮脂腺内，通常只有一条，部位较浅，两种螨均以上皮细胞、腺细胞和皮脂为营养。

人蠕形螨常栖居在正常人的毛囊和皮脂腺内，一般不引起症状，如虫体繁殖增多，使皮脂腺肿胀增生，加之虫体的代谢产物和死虫崩解物的刺激，可使局部产生炎症反应，有时继发细菌感染，可使炎症加重。

【临床表现】 本病多发生于青年人的面部，初发时局部皮肤轻度潮红，以后红斑逐渐明显，持久不退，由鼻尖蔓延至鼻翼、额、面颊、颏部，甚至扩展到胸、背、头皮等处，在红斑上逐渐出现丘疹、脓疱、结痂及脱屑，日久皮肤增厚，毛囊口扩张，毛细血管也随之扩张，形成持久性红斑，临床上表现为酒渣鼻或寻常痤疮样的表现。有的病例鼻部皮肤正常，仅在口周或两口角出现红斑、丘疹、脱屑，个别人可表现为眼睑炎或头皮脱屑。

【实验室检查】 蠕形螨检查常用挤压法：75%的乙醇常规消毒，从扩张的毛囊口挤出皮脂放至玻片上，加一滴纯甘油，盖上盖玻片，在显微镜下检查。

【治疗】 可口服甲硝唑，12 岁以上儿童及成人每次 0.2g，每日 3 次，10～15d 为 1 个疗程；氯喹每次 0.25g，每日 2 次，一周后减为 0.125g。局部可外用 20%苯甲酸苄酯洗剂或乳膏、5%硫黄软膏或硫黄洗剂、2%灭滴灵霜或 5%过氧化苯甲酰洗剂。

中医外治：百部、苦参、蛇床子、土槿皮、黄柏、乌梅、野菊花各 15g。上药加水 1000ml 煎汤取液，待凉后冷湿敷或外洗患处，早、晚各 1 次，每次 15～20min，每日 1 剂。

七、叮咬皮炎

叮咬皮炎(bite dermatitis)是指由具有吸血的喙器或刺吸型口器的昆虫叮咬皮肤，吸吮人体的血液，在吸血的同时将体内的毒汁或唾液注入人体从而引起的皮肤炎症反应。

【病因及发病机制】 这类昆虫是动物和鸟、禽类的体外寄生虫，包括有蚊虫、臭虫、蠓虫、白蛉、蚋、蚤、蜱、椎猎蝽等。这类昆虫一般多是先通过喙器或锐利的口器刺入人体皮肤吸血，在吸血的同时分泌唾液，唾液中含有蛋白质、多种酶及组胺、5-羟色胺等多种活性介质，引起机体的局部及全身变态反应。昆虫不仅直接叮咬人体的皮肤，妨碍人的休息，而且可传播多种传染病，危害人类健康。

【临床表现】 主要表现为刺伤处皮肤出现水肿性红斑、丘疹或风团，在损害中央可有暗红色的瘀点，有的甚至出现水疱、糜烂、结节。常因搔抓引起抓痕、血痂或继发感染，愈后可留下色素沉着。皮疹反应程度因人而异，有人被叮咬后可毫无症状，有的仅有轻微的瘙痒或微痛，但对某些过敏者可出现明显的红肿，甚至大片的瘀斑，伴有剧烈的瘙痒和灼热感。有的严重者可引起全身反应，如蜱叮咬后可引起“蜱瘫痪症”，表现为上行性麻痹，最后可因呼吸中枢受侵而死亡，特别多见于儿童，国外报道较多。要明确和鉴别由哪一种昆虫引起的叮咬皮炎，主要是根据发现的成虫来区分，见表 12-1。

表 12-1 几种叮咬皮炎的鉴别要点

病种	病因	损害特点	好发部位	自觉或全身症状	传播的疾病
蠓虫叮咬	雌蠓，呈黑色或褐色，其中库蠓、细蠓、蠛蠓与人有关	水肿性红斑、风团、中央有绿豆大的丘疹或瘀点，可起水疱	小腿、足背、前臂、两耳、面部等暴露部位	痒或无症状	18 种人畜寄生虫的媒介，携带 22 种与人畜有关的病毒
臭虫叮咬	臭虫，成虫和稚虫均能致病	水肿性红斑或风团，皮疹呈线状排列或片状	腰部、臀部、背部等较隐蔽部位	瘙痒	一般不传播疾病
蚊虫叮咬	雌蚊，以喙器刺入皮肤吸血。能传播疾病的有按蚊、库蚊、伊蚊	水肿性红斑、风团、中央有绿豆大的瘀点，在瘀点周围出现苍白圈	全身任何暴露部位均可出现	因人而异，可无症状，痒或灼痛感	丝虫病、疟疾、脑炎、登革病等
蚋叮咬	雌蚋，呈黑色，在室外活动	红斑、丘疹、水疱。可形成湿疹样变	小腿等暴露部位	瘙痒和刺痛	盘尾丝虫病、罗阿丝虫病、野兔热

续表

病种	病因	损害特点	好发部位	自觉或全身症状	传播的疾病
白蛉叮咬	雌蛉，呈黄白色或灰白色。以喙器刺入皮肤吸血	红色丘疹、风团、小结节或糜烂、水疱等	全身任何暴露部位均可出现	可无反应，或有瘙痒	皮肤黑热病、白蛉热
蚤叮咬	跳蚤	红斑、丘疹、风团、可有水疱，线状或成群排列	腰部、腹部、小腿等处	奇痒难忍	鼠疫、斑疹伤寒、土伦斯菌病
蜱叮咬	蜱，又称“壁虱”，幼虫，稚虫和成虫均能吸血	红斑、瘀点、瘀斑、丘疹、水疱、结节	全身任何暴露部位均可出现	痒痛，可有畏寒、发热、头痛、腹痛、呕吐，有的可引起“蜱瘫痪症”	森林脑炎、Q热、野兔热、鼠疫、布氏杆菌病、蜱媒出血热、斑疹伤寒、蜱咬热
椎猎蝽皮炎	椎猎蝽，在我国南方沿海各省均有发现	丘疹或红斑、瘀点瘀斑、风团或血管性水肿	好发于面部，也常见于四肢、背部等	部分病人感刺痛或灼热感	锥虫病

【治疗】

1. *对症治疗*　局部涂搽各种止痒药如1%酚或薄荷炉甘石洗剂或利康液，也可搽樟酚搽剂等，瘙痒明显或皮疹严重者可酌情使用抗组胺药。如有继发感染应及时给予抗生素或野菊花、蒲公英煎液外洗。

2. *中医外治*

(1)桃树叶适量，水煎待温淋洗或湿敷患处。

(2)苦参、野菊花、马齿苋、蛇床子、地肤子各10g，薄荷6g，水煎待温淋洗或湿敷患处。

【预防】　预防主要是搞好环境卫生，消灭昆虫。室内可喷洒凯素灵、倍硫磷、敌百虫等杀虫药。加强个人防护，进入林区或野外要穿长袖衣衫，并及时洗澡换衣。

八、虱病

虱病(pediculosis)又名虱咬症，是指虱叮咬皮肤所引起的皮肤病。虱不仅叮咬皮肤引起皮肤损害，而且又是斑疹伤寒、回归热、战壕热等传染病的媒介。

【病因及发病机制】　虱属于昆虫纲，虱发育过程分卵、稚虫、成虫三个时期。虱是终生不离开宿主的体外寄生虫，稚虫和成虫都能吸吮血液，稚虫每天至少吸血1次，成虫则吸血数次，在吸血的同时释放出唾液中的毒汁，而有边吸血边排粪的习性。虱畏强光喜阴暗，多在夜间或安静的时候吸血。人虱分头虱、体虱(又称衣虱)、阴虱三种。头虱寄生于头发部位，尤其是耳后发际及头后部，个别人可寄生在睫毛、胡须上，多见于卫生条件差的儿童或妇女。体虱较头虱大，淡灰色，通常隐蔽在贴身的内衣上，多见于裤裆、被褥缝及皱褶处。在人群中通过直接接触传播或通过梳篦、头巾、帽子、衣服、被褥间接传播，阴虱主要是通过性接触传播。小儿易患头虱病和体虱病。

【临床表现】　虱叮咬后引起的症状因人而异，一般有轻重不同的瘙痒和皮疹，有的患者仅感轻度瘙痒，有的患者可有剧烈的瘙痒，亦有患者因长期被叮咬而产生免疫，不出现反应。虱叮咬皮肤可出现红斑、丘疹或风团，中央有一出血点，常因搔抓引起头皮抓痕、渗液、尘埃与发粘连在一起，有腥臭味，日久毛发失去光泽，毛发脱落或形成瘢痕。检查可发现藏于发中或附于头发上，常能见到针尖大白色的虱卵(俗称虮)粘连在头发上。

体虱叮咬后常在肩胛、腰部、臀部等处出现红斑、丘疹或风团、瘀点。体虱叮咬皮肤时在吸血的同时又将唾液注入皮内，唾液中含有抗凝素与溶血素物质而引起皮肤反应。常因搔抓在皮肤上可见到线状抓痕、血痂或继发感染，日久皮肤苔藓化或留有色素沉着斑，常因剧痒而影响休息，多发生在冬季。

【治疗】

1. *对症治疗*　发现头虱可将毛发剃去并焚烧，女性头发不便剪剃者可用50%百部酊或1%升汞酊、1%扑灭司林霜、25%苯甲酸苄酯乳剂或等量煤油、植物油混合搽于头发、头皮上，并用毛巾包扎，10min后清洗干净，7d后如仍有虱，可重复治疗一次。用温水肥皂洗头，用篦子将已杀死的虫卵或成虫篦去，切不可用敌敌畏或其他剧毒农药灭虱，以防有机磷中毒。发现体虱应及时沐浴，换上清洁无虱的衣服，换下的内衣、被单要煮沸消毒。患阴虱的患者可剔除阴毛，外搽 25%苯甲酸苄酯乳剂，用法同上。

2. 中医治疗

(1) 苦参 60～90g，加水 2000～4000ml 煎 45min，待温后淋洗或湿敷患处。

(2)百部、明矾各 30g，水煎淋洗或湿敷患处，每日 1 次，连用 7～10d。

【预防】 要注意个人卫生，经常洗澡、换衣、理发是防治虱咬症的良好办法。此外，要注意避免和有虱病的人直接或间接接触。

九、蜂蜇伤

蜂蜇伤(beesting)是由蜂蜇伤人引起。蜂的种类很多，常见的蜇人蜂有胡蜂(亦称黄蜂或马蜂)、蜜蜂、蚁蜂、细腰蜂及丸蜂等。

【临床表现】 皮肤被刺伤后立即有灼痒和刺痛感，不久局部红肿，发生风团或水疱，中央被蜇伤处有一瘀点，如多处被蜇伤，可产生大面积显著的水肿，有剧痛，如眼周围被蜇伤使眼睑高度水肿。口唇被蛰，口腔可出现明显的肿胀或伴发全身性风团。严重者除有局部症状外还可出现不同程度的全身症状，如畏寒、发热、头晕、头痛、恶心、呕吐、心悸、烦躁或出现抽搐、肺水肿、虚脱、昏迷或休克，常于数小时内死亡或经数日后死去。因此，遇有蜂蜇伤出现全身症状者要及时进行治疗。

【治疗】 蜇伤后要首先检查患处有无毒刺折断留在皮内，可用镊子拔除断刺，然后用吸奶器或拔火罐将毒汁吸出。蜜蜂蜇伤后毒刺易折断在皮内，其他蜂蜇伤一般不折断毒刺。

局部外搽 10%氨水或虫咬皮炎药水，也可用 5%～10%碳酸氢钠溶液冷湿敷可减轻疼痛，或用季德胜蛇药片开水化开调成稀糊状涂于皮损处。民间用鲜马齿苋或鲜夏枯草捣烂敷于患处，有较好的消炎镇痛作用。

若疼痛明显，取 1%盐酸吐根碱水溶液 3ml，加 2%利多卡因在蜇伤近端或周围皮下注射，可很快镇痛消肿。

如出现全身反应或明显的皮肤红肿、水疱时，可口服抗组胺药及糖皮质激素，也可服用季德胜蛇药片。若出现心悸、虚脱、呼吸困难或有休克症状要及时组织抢救。

【预防】 养蜂人在取蜜时或去野外林区工作时要穿长袖衣衫，戴面罩及手套、披肩，以免蜂蜇伤。蜂在飞行时不要追捕，以防激怒而被蜇。教育儿童不要戏弄蜂巢，发现蜂巢要彻底捣毁以消灭黄蜂及幼虫。在捣毁蜂巢时要加强个人防护。

十、蝎蜇伤

蝎蜇伤(scorpionsting)是指由蝎蜇伤所致的病症。蝎尾部与腹部背侧的毒腺相通。毒腺内含有强酸性的毒液，为神经性毒素、溶血型毒素及抗凝血素等。如人被刺伤，这些毒素可注入人体，引起皮炎和中毒症状。

【临床表现】 取决于蝎子的种类和刺伤时间的长短，一般说野生的蝎子毒性比家蝎强。一旦被蜇后局部感到剧烈疼痛，有的可感灼热刺痛，随即伤口处发生显著的红肿或水疱、瘀斑，严重者可出现皮肤坏死，淋巴结或淋巴管发炎，这是溶血性毒素所致。另一种是皮肤症状并不严重，但全身中毒症状明显，这是由于神经毒素很快作用于中枢神经及血管系统而引起的严重全身反应，如头晕、头痛、发热、恶心、呕吐、流涎、流泪、心悸、嗜睡、发绀、气急、大量出汗、喉水肿、吞咽困难、血压下降、反射性痉挛，少数可出现尿闭、肺水肿、精神错乱，最后呼吸麻痹而死亡。特别是 5 岁以下儿童若被大山蝎蜇伤，可迅速出现严重的全身中毒症状，可在 3h 以内死亡，因此要及时进行抢救。

【诊断】 若在阴暗潮湿的地方或夜间皮肤突然被毒虫咬伤出现剧烈的疼痛，皮肤出现明显红肿或出现全身中毒症状要考虑被蝎蜇伤的可能。发现虫体可获确诊。

【治疗】 发现蜇伤后要立即用止血带扎紧被蜇伤的近心端，放置冰袋，减少毒素的吸收及扩散，然后用吸奶器或拔火罐尽量将毒液吸出，必要时要扩创伤口，立即用肥皂水或稀释的氨水或 1∶5000 高锰酸钾溶液充分冲洗，再用 5%小苏打溶液进行湿敷，然后用 5%～10%氨水调碱粉涂于患处，以中和酸性毒汁，减轻疼痛。伤口处禁涂碘酒等刺激性药物。

若疼痛难忍，可取 1%盐酸吐根碱水溶液 3ml 注射于伤口的近心端的皮下或伤口周围，可迅速镇痛，亦可注射 2%利多卡因或 1%普鲁卡因，但效果不如前者明显。民间用鲜马齿苋或大青叶捣烂外敷；亦可用雄黄、苦参研末敷于患处或用鲜椿树嫩叶捣烂调鸡蛋外敷，有消炎镇痛作用。

如出现中毒症状要及时进行抢救，同时给予阿托品和糖皮质激素。口服季德胜蛇药。

【预防】 搞好环境卫生，保持室内通风干燥。若要去山区树林工作应穿长袖衣衫，扎紧袖口、裤腿，戴上手套，必要时随身携带急救药品。

十一、蚁蜇伤

蚁蜇伤(ant sting)是指由蚂蚁蜇伤皮肤引起的病症。

【临床表现】 蚁刺伤或咬伤皮肤后，局部有刺痒和灼痛感，由于毒液或唾液的作用可使皮肤出现红斑、丘疹、风团，中央刺蜇处可见到针尖大的瘀点，可发展成水疱，周围有明显的水肿性红斑。火蚁和某些大黑蚁性格凶猛，若在筑巢时受到人的惊扰可刺伤皮肤，引起局部红肿、风团、水疱和出血点，局部疼痛难忍，一般2周左右自行愈合。有的可出现严重的全身症状而死亡。国内肖康寿报道的资料中，全身过敏反应4例，占0.4%，未见休克和死亡病例。

【治疗】 治疗原则同蜂蜇伤。

【预防】 可采用5%氯苯乙烷油剂或10%粉剂喷洒，也可用0.5%～1%美曲膦酯(敌百虫)溶液或1%～1.5%酒石酸锑钾等喷洒杀死虫体。

十二、蜘蛛蜇伤

蜘蛛蜇伤(spider sting)是指由蜘蛛咬伤皮肤所致的病症。

【临床表现】 一般的蜘蛛是不咬人的，有的即使咬人毒性也不强，不会产生严重的后果。但有少数几种毒蛛毒性却相当强烈，常能致人死亡。现将两种类型毒蛛咬人后的症状做一介绍。

1. 毒蛛中毒 皮肤被咬数分钟后局部有灼热和剧烈刺痛感，皮肤明显肿胀并迅速向周围扩散，中央有两个被咬伤的红点，2～3h后出现畏寒、烦躁不安、谵妄、腹壁强直、大量出汗等全身症状，尤其儿童可在短期内死亡。

2. 棕蛛中毒 咬伤后8h局部出现显著水肿，表面出现大疱，有剧烈的疼痛，一周后损害中央变黑发生坏死，形成数厘米大小的坏疽，病程可迁延数月不愈，此型为局限型(或称坏死型)，这型全身症状一般较轻。另一型为皮肤内脏型，除局部有相同的皮肤损害外，病人很快出现高热，可达39～40℃，有畏寒、呕吐、关节疼痛，并出现血尿、溶血性贫血、血小板减少等全身中毒症状。皮肤上出现瘀点、瘀斑或麻疹样皮疹，病人可在短期内死亡。

【治疗】 同蝎蜇伤。

但需要注意的是，棕蛛中毒要及时使用抗组胺药及糖皮质激素。国外有学者推荐棕蛛抗毒素治疗能取得满意效果。有肌肉痉挛出现时可静脉注射10%葡萄糖酸钙10ml，每日1次。亦有用甲基硫酸新斯的明解除肌肉痉挛及用吗啡镇痛。皮肤若有坏死且发展迅速，可考虑将原发坏死区的皮肤切除，要深达筋膜，进行厚皮移植。

十三、蜈蚣蜇伤

蜈蚣蜇伤(centipede sting)是指由蜈蚣咬伤所致的病症。

【临床表现】 皮肤被咬伤后于伤处出现两个瘀点，继之周围皮肤出现肿胀，有灼热、剧痛和刺痒感，所属淋巴结和淋巴管发炎，轻者数日皮疹即可消退，若被大蜈蚣咬伤，由于注入体内的毒汁较多，除局部皮肤发生红肿或坏死外，还可出现发热、恶心、呕吐、头晕、头痛、心悸、谵语及抽搐等全身中毒症状，甚至引起过敏性休克，尤其儿童可危及生命。

【治疗】 发现咬伤后立即用肥皂水冲洗患处，用吸奶器或拔火罐方法尽量吸除毒汁。局部涂搽5%～10%氨水或5%～10%小苏打溶液。也可用碱粉和乙醇调成稀糊状外涂，以中和蜈蚣释放的酸性毒汁，可镇痛及减轻中毒症状，但伤口不宜用湿敷的办法，否则易出现水疱、糜烂或组织坏死。

当红肿显著、疼痛剧烈时，可在出血点或被咬的近心端皮下注射1%盐酸吐根碱水溶液3ml，能迅速镇痛，或注射0.5%～1%普鲁卡因或2%利多卡因，不仅可镇痛，并能防止毒液扩散。

口服南通季得胜蛇药片，亦可将该药用水调成糊状，外涂患处。

选中草药如鲜马齿苋或鱼腥草、蒲公英、鲜桑叶捣烂敷于患处。亦可用鲜的椿树嫩叶捣烂加鸡蛋调匀涂于患处，均能达到镇痛作用。

出现全身中毒症状要及时抢救，尽早给予抗组胺药及糖皮质激素。

【预防】 对潮湿的地方如厨房、墙角、床下可撒些生石灰，以阻止蜈蚣爬行。在阴暗潮湿的环境中工作要加强防护，穿长袖衣衫，戴手套、帽子、披肩。

（曾迎红　汤建萍　王文氢）

十四、刺胞皮炎

刺胞皮炎(nematocyst dermatitis)又名水母皮炎，系刺胞动物接触人体后，将刺胞刺入皮肤并将毒液注入人体，引起皮肤损伤，重者可引起死亡。含有刺胞的动物大部分生活在海洋中，共计10 000多种，引起刺胞皮炎的有100多种。海蜇皮炎(水母皮炎)仅是其中一种，将重点介绍。

【临床表现】 刺胞皮炎主要发生在与海水密切接触人群，儿童相对少见。7～9 月份为高发季节。发病部位系裸露在水中的身体，其临床表现与蜇伤动物的种类、蜇伤的方式、部位、面积、时间、现场处理方式，就诊的早晚和在人体的反应程度均有密切关系。

被蜇的部位常突然发生刺痛、灼痛或刺痕，一过性或数分钟、数十分钟。刺痛发生后 0.5min 内在蜇伤处出现丘疹、红斑或风团样损害，0.5～1h 后部分皮疹能消退，轻微痒感，再经半日至一天，轻型皮疹可全部消退，重型皮疹即在原有的基础上进一步发展成丘疱疹或水疱、大疱、渗液，有时出现瘀点、瘀斑。常呈球状，斑片或不规则地图状，伴有瘙痒和刺痛，经过 2 周结痂或脱痂而愈，留有色素沉着。

全身多处被刺伤或被大型水母及毒性强的水母蜇伤，常在数小时内出现畏寒、发热、腹痛、恶心、呕吐、肌痛、倦怠、出冷汗，严重者 2h 后出现胸闷、口吐白沫、血压下降、肺水肿、呼吸困难而死亡。致死原因有两种，一种是刺胞动物毒素引起的中毒反应，出现心跳或呼吸骤停或血管内溶血或血红蛋白尿引起的急性肾炎，或休克肾综合征引起的高钾血症。另一种是毒素引起的速发型变态反应，出现过敏性休克。

【组织病理】 组织病理为非特异性炎症改变。部分病例可在表皮内发现有刺胞的结构，具有诊断价值。刺胞的刺丝较粗壮，有右旋排列的芒刺刺入皮肤。国外尸检报告有内脏急性充血、肺水肿、急性中毒性肾炎、脑血管充血等病理变化。

【诊断与鉴别诊断】

1. 诊断 根据有刺胞动物的接触史，结合皮疹的特点，诊断不难，此外，被蜇处皮面常残留大量的刺胞，镜检能发现，有助于诊断。被水母蜇伤后血中可出现抗水母毒素的免疫球蛋白，通常为 IgE 或 IgG 增高，但其特异性不高。

2. 鉴别诊断 本病应与接触性皮炎鉴别，后者有接触化工产品或植物史，以暴露部位多见，皮损以红斑水疱为主，边界清楚，无接触海产品或下海游泳及作业史可资鉴别。

【治疗】

1. 儿童尽可能避免接触海水，夏季海水浴者要选择洁净的海水区，并且浴场架设严密的网具以防水母进入。

2. 一旦被蜇伤，尽快用毛巾等物去除嵌在皮肤的触手和刺胞，切勿用淡水冲洗，也不可用手直接擦拭，可用海水、泥沙擦拭，再用乙醇或 10%碳酸氢钠冷敷，可使其变性失活，明显减轻蜇伤的症状。

3. 刺胞皮炎要尽早治疗，以破坏刺胞，控制病情的发展。面部可用明矾水湿敷患处，20min 后局部涂抹哈西奈德液，也可很快破坏刺胞毒素，消除临床症状。有全身症状者，则及时给予抗组胺药和糖皮质激素，并给予输液以加快毒素的排泄及其他对症处理。有严重反应须按严重过敏反应及时抢救，疼痛明显者用盐酸依米丁或利多卡因局封，在伤口近心端皮下注射 1%盐酸吐根碱 1ml。

十五、海水浴者皮疹

海水浴者皮疹(seabather's eruption)又名“海虱”“海湾痒”，是发生于海水浴后出现的以炎性丘疹为特征的皮肤病。

【病因及发病机制】 病因系多方面的，如浮游的海生动物，特别是带棘刺的水母、海绵、海葵等，由其卵在游泳衣的压力下破碎或断裂的棘刺尖刺激皮肤所致。另外有学者认为海水中的吸血虫可能是引起本病的重要因素。

【临床表现】 海滨游泳 30min 发病，表现为衣服的覆盖部位瘙痒，继而出现水肿性红斑、丘疹或风团样损害，2～3d 达高峰。重者皮疹可广泛分布，病初可伴头痛、畏寒、发热等。病程自限性，1～2 周可消退。

【治疗与预防】 局部外擦炉甘石洗剂或糖皮质激素制剂，瘙痒剧烈可给予抗组胺药。应避免在污染的海水中游泳，发病后暂时避免下海。

十六、水蛭咬伤

水蛭咬伤(leech bite)：水蛭别名蚂蟥或蚂蜞，属环节动物门，水蛭纲。其大小不一，长几毫米至几厘米，生活于水田、池塘、水溪中，能匐行，善游泳。水蛭咬伤即指因水蛭吸附人体皮肤吸血所引起的损害。

【病因及发病机制】 水蛭有两个吸盘，在皮肤吸血时，能分泌一种含水蛭素和组胺样物质的唾液。水蛭素有抗凝血作用，能使血管扩张，因此容易出现伤口流血不止，有时可产生变态反应性皮疹。

【临床表现】 当儿童在水中活动时，水蛭可吸附在皮肤上，吸取血液，取下水蛭后，伤口流血不止。水蛭不会钻入皮内。初咬不觉疼痛，有轻微瘙痒，敏感者可出现风团、大疱，偶有过敏性休克发生。大部分咬伤见于小腿、足背及浸入部位，较小水蛭可钻入尿道、阴道、鼻腔等部位,该部位出现流血。

【治疗】 吸附在皮肤上的水蛭不可强力拉下,以免其口器残留皮内,致流血不止。一般用手掌连续拍击虫体,水蛭可自行退出脱落;也可用烟油或食盐放在水蛭体上,可使其松开吸盘,自行脱落;若进入阴道、尿道、鼻腔可在局部涂蜂蜜、青鱼胆,水蛭会自行退出体外,另可用2%普鲁卡因加0.1%肾上腺素浸湿润的棉球,塞入鼻腔或阴道内,几分钟后水蛭失去活力,再取出。被水蛭咬伤处外涂莫匹罗星软膏,以防继发感染。

十七、毒鱼刺伤

毒鱼刺伤(venomous fishes sting):海洋中鱼类繁多,相当一部分为刺人的毒鱼。在我国已知的毒鱼有100多种,常见的刺人的毒鱼有鬼鲉、赤魟、棘状狗鱼、黑线鳕。

【病因及发病机制】 毒鱼的体表有毒刺,与体内毒脉相通,当人们下海接触毒鱼时,可被刺伤引起皮炎,重者危及生命。毒液的性质暂不明了,一般认为是由分子量不同的肽、蛋白质、多种酶和其他物质组成。

【临床表现】 被刺伤后立即流血,局部疼痛难忍,持续数小时后,伤口周围发生广泛红肿,皮肤变为黑紫色,并出现瘀斑,轻者一周可消退,部分毒鱼刺伤可伴发呕吐、腹痛、大汗、虚脱及心动过速,重者可出现心律失常、肌肉麻痹致死。

【治疗】 抬高患处,用利多卡因或普鲁卡因在伤口周围皮下注射或用盐酸吐根碱注射液1ml在伤口近心端下皮下注射,当即镇痛。伤口处清洁处理,避免继发感染。有全身症状者可用抗组胺药和糖皮质激素,必要时可口服季德胜蛇药片。

【预防】 主要是避免儿童与毒鱼接触,加强个人防护,不要赤足下海。

十八、毒蛇咬伤

毒蛇咬伤(venomous snake bite)常见于我国南方农村、山区和沿海等地,以夏秋季节多发。

【病因及发病机制】 分布在我国的毒蛇目前已知有48种,主要是眼镜蛇科、海蛇科、蝮蛇科和黄颌蛇科。危害大的毒蛇有10余种,如眼镜蛇、眼镜王蛇、银环蛇、金环蛇、海蛇、五步蛇、蝮蛇、蝰蛇、竹叶青、烙铁头等。

蛇毒腺中所分泌的蛇毒成分较复杂,根据其性质、作用和临床表现可分为两大类:即神经毒和血循毒。神经毒对中枢神经、周围神经、神经肌肉传导功能等有选择性损害作用,引起惊厥、瘫痪和呼吸麻痹;血循毒对心脏、血管或血液系统造成损害,引起心律失常、循环衰竭、溶血、出血等。

在局部蛇毒中的磷脂酶A和机体释放组胺、5-羟色胺等引起血管壁通透性增加,产生显著水肿。蛋白酶能分解蛋白质,破坏组织,引起局部坏死、溃疡;出血毒素引起瘀斑、血疱和出血,局部剧痛。

【临床表现】 皮肤伤口大部分在足背、小腿等处,毒液从毒腺经毒牙注入伤口,毒液吸收后可引起局部和全身中毒症状。临床症状各异,可分为神经毒、血循毒和混合毒三类症状。

1. *神经毒症状* 局部症状轻,仅瘙痒或麻木感。全身症状重,咬后2～5h出现肌肉疼痛、眼睑下垂、言语不清、声嘶、吞咽困难、呼吸不畅,进一步脉搏微细,血压下降,最后因呼吸麻痹致死亡。

2. *血循毒症状* 局部症状显著,剧痛,肿胀明显,伴瘀斑、血疱、组织坏死、溃烂等,附近淋巴结肿痛。全身症状主要表现为发热、烦躁不安、谵妄、心律失常及出血症状,严重者出现循环衰竭或肾衰竭等。

3. *混合毒症状* 出现神经毒和血循毒所致的两种症状,症状常更严重,常因呼吸麻痹、心力衰竭、中毒性休克、肾衰竭而死亡。

【诊断与鉴别诊断】 据蛇咬伤史,局部有一对毒牙痕,并有局部和全身症状者可诊断为毒蛇咬伤。如为无毒蛇咬伤,其伤口有四行均匀而细小的牙痕,且不伴有局部和全身症状。

【治疗与预防】 一旦发现被咬伤,应尽快进行治疗。

1. *急救处理* 在咬伤处近心端结扎止血带或布带,每30min松解一次恢复血流;冲洗伤口,用盐水或1∶5000高锰酸钾溶液多次冲洗伤口,再用吸奶器或拔火罐方法吸出毒液;扩创,即扩大范围清创处理。以上急救处理争取在15～30min处理完毕。

2. *中和毒素或解毒疗法*

(1)注射抗毒蛇血清,采用“分段稀释静滴法”,把抗蛇毒血清混于5%葡萄糖溶液250ml内,并加入地塞米松10mg,静脉滴注。剂量和滴速严格参照说明书。儿童酌减。

(2)局部封闭:用0.25%～0.5%普鲁卡因溶液50～100ml,在结扎的上方做环形封闭,以减少毒液对中枢神经的作用;或咬伤局部注射胰蛋白酶2000～4000U,并用0.5%普鲁卡因加氢化可的松

20～40mg，或地塞米松 5mg 进行环形封闭；或用胰蛋白酶 2000U，加入 0.25%～0.5%普鲁卡因 20～60ml 做伤口局部浸润注射及伤口上部肢体环形封闭，每日 1 次，它能分解蛇毒蛋白酶，有防止组织坏死的作用。可减轻或控制患者的中毒症状。

(3)对重症患儿尽早应用大剂量糖皮质激素，起到抗感染、抗过敏、抗休克等作用。

3. 对症处理及支持疗法　可给患者输血浆、扩容、吸氧、强心、利尿等。如有休克，应抗休克治疗；呼吸衰竭者，应用呼吸机进行人工呼吸；肾衰竭者，应做血液透析等。

4. 中医中药疗法　常用药物有多种蛇药，如南通蛇药(季德胜蛇药)，成人立即口服 20 片，以后每 6 小时口服 6～10 片，儿童酌减。还有上海蛇药、云南蛇药、福建蛇药，均可酌情选用。民间也有用半边莲、七叶一枝花、八角莲、万年青等，选其一种捣烂敷于患处。

(汤建萍　周　斌　罗迪青　王文氢)

参考文献

高露娟，余进，矢口贵志，等.2011.特比萘芬成功治愈误诊为曲霉感染的皮肤利什曼病一例[J].中华皮肤科杂志，44(11):811-813.

姜建渝，张小容，唐海平.2009.简易血浆置换在抢救小儿严重蜂蛰伤中的应用[J].中国小儿急救杂志，16(1):55-56.

李萍，付萍，何今成.2008.280 例小儿肺吸虫病临床类型及疗效分析[J].中国病原生物学杂志，3(6):2-3.

刘排，宋琳毅，姜旆群，等.2012.皮肤利什曼病六例临床病理分析[J].中华皮肤科杂志，45(8):586-587.

刘世新，李玉凤.2005.阿奇霉素联合干扰素治疗脑弓形体病 35 例效果观察[J].中国儿童保健杂志，13(5):447-448.

唐应成，温晓伟.2011.皮下型与其他少见部位肺吸虫病临床病理特征的比较研究[J].中国医师进修杂志，34(6):66-68.

王芳，韩卫德.2010.匐行疹三例[J].国际皮肤病学杂志，36(5):293-294.

吴蕙慧，罗迪青.2012.大疱性疥疮[J].中华皮肤科杂志，45(7):527-528.

吴蕙慧，罗迪青.2012.皮肤毛发移行症[J].中华皮肤科杂志，45(5):374-375.

伍卫平，孙德建.2005.全球消除淋巴丝虫病工作进展[J].中国寄生虫病防治杂志，18(1):64-66.

许翔，姚立农，章金阳，等.2008.输入性罗阿丝虫病 1 例报告[J].中国病原生物学杂志，3(12):926.

赵辨.2010.中国临床皮肤病学(上册)[M].南京：江苏科技出版社，619-675.

Chen MC，Luo DQ.2013.Bullous scabies failing to respond to glucocortiocoids，immunoglobulin and cyclophosphamide[J].Int J Dermatol，doi:10.1111/ijd.12315.[Epub ahead of print]

Luo DQ，Tang W，Liu JH，et al.Bullous scabies:a case report and literature review[J].Cutis，In press.

第13章　性传播疾病

一、梅毒

梅毒(syphilis)是一种由梅毒螺旋体引起的慢性全身感染性的性传播疾病，可以侵犯人体所有的组织和器官，产生多种多样的症状和体征。梅毒螺旋体由母体经胎盘血行感染胎儿称为先天性梅毒(congenital syphilis)；从出生后一直到18岁被感染梅毒者称为儿童或小儿获得性梅毒(acquired syphilis of children)。

【病原微生物】　病原体为梅毒螺旋体，是一种小而纤细的螺旋状微生物，因其本身透明不易染色，故又称苍白螺旋体。用暗视野显微镜可以观察到梅毒螺旋体及其三种运动方式，即旋转式、伸缩式、蛇行式。

梅毒螺旋体系厌氧微生物，离开人体不易生存，且只感染人类，因而人是梅毒螺旋体的唯一传染源。

【传染途径】

1. 直接性接触传染　性行为是梅毒的主要传播途径，其中绝大多数为生殖器接触传染。一般认为，梅毒螺旋体自皮肤、黏膜破损处侵入而感染，但正常而无破损的黏膜并不能阻止梅毒螺旋体的侵入。

2. 胎传　梅毒螺旋体可经患梅毒孕妇的血液通过胎盘感染胎儿，一般发生在妊娠18周以后，可导致流产、早产、死胎或分娩出先天梅毒儿。虽然晚期梅毒经性接触的传染性很小，但晚期梅毒患者妊娠仍可传染胎儿，引起宫内感染。

3. 输血和职业暴露　误将早期梅毒病人的血液输入可导致受血者感染，亦可因某些职业如助产士、医务人员、检验人员等，在检查、治疗或处置梅毒病人或其标本过程中，不慎污染和损伤自身皮肤或黏膜而感染。

4. 间接接触感染　可通过接吻、哺乳或接触带有活螺旋体病人污染的日常用品，如衣被、杯子、毛巾、剃刀、烟嘴、餐具、手帕、医疗器械等间接传染，但极为少见。

婴幼儿获得性梅毒传染途径主要为：①患有二期梅毒的保姆、亲属等咀嚼食物喂给婴幼儿；②患口唇硬下疳者亲吻婴幼儿所致；③产褥期母亲阴部或宫颈有硬下疳或扁平湿疣，新生儿通过产道被感染；④输入梅毒患者的血液；⑤间接传染。此外，性虐待也常是儿童梅毒患病的原因之一。

青少年梅毒的传染途径主要由性交传染，包括同性恋，偶可经输血感染。

【临床表现】　临床上根据病情进展，将先天梅毒分为早期先天梅毒和晚期先天梅毒两种。

1. 早期先天梅毒

(1)发病年龄：发病为2岁以内的婴幼儿。

(2)发病部位：全身皮肤黏膜及内脏系统均可受累。

(3)全身症状：患儿常为早产儿，发育及营养不良，可伴有贫血、血小板减少、肝脾大及虫蚀状脱发等。

(4)皮肤黏膜损害：损害与后天梅毒Ⅱ期相似，不发生一期梅毒损害。可有流涕、鼻塞等梅毒性鼻炎表现，常导致吮乳困难。皮肤损害形态多样，可为淡红色至暗红色斑疹、丘疹、斑丘疹、鳞屑性红斑、蛎壳样疹、多形红斑样疹等损害，身体虚弱者可见毛囊疹、脓疱疹等，但同一个体在同一时期皮疹形态基本一致。皮疹分布广泛且对称，尤多见于掌跖部，表现为红斑或鳞屑性红斑，尤以铜红色斑、领口状脱屑较具特征性。口周、肛周等腔口周围可见放射状皲裂，愈后形成放射状瘢痕，肛周、外阴常发生扁平湿疣，口腔可见黏膜斑。患儿可伴有全身浅表淋巴结肿大。

先天梅毒患儿不发生外阴及肛周硬下疳等一期梅毒损害。

(5)骨损害：主要为骨软骨炎、骨膜炎、骨髓炎等，患肢疼痛而活动受限，易造成假性瘫痪。尚可见到梅毒性指炎、甲沟炎及甲床炎等。

2. 晚期先天梅毒　是由于早期先天梅毒未经治疗或治疗不彻底导致病情发展所致，持续时间较长，可长达数年之久。其中累及皮肤、黏膜和骨骼而不危及生命者，称良性晚期梅毒；除皮肤、黏膜和骨骼受损外，心血管及中枢神经系统等也同时受累，并可危及生命者，称恶性晚期梅毒。近年由于梅毒的早期诊断、及时彻底的治疗，晚期先天梅毒已很少见。

(1)发病年龄：发病多在幼儿期。

(2)发病部位：全身皮肤黏膜及内脏系统均可受累，但主要损害神经、眼睛、软骨、骨骼、牙齿等。

(3)典型损害：主要有梅毒性树胶肿、结节性梅毒疹、近关节结节和硬化性损害 4 种类型。

①梅毒性树胶肿。为晚期先天性梅毒最为常见的损害，约 61% 患者的晚期先天梅毒损害为树胶肿，组织破坏性极强。损害初为深在性皮下质硬无痛的结节或包块，与组织无明显粘连，多发或单发，多见于小腿，外伤可为其诱因。此后结节逐渐增大，中央软化，可扪及波动，表面皮肤由正常转为暗红色、紫红色或紫褐色，以后穿破皮肤形成窦道，溢出少量淡黄色黏稠的脓性胶状物，故有树胶肿之称，并有特殊的恶臭味。

窦道周围组织继续溃烂，形成边缘整齐锐利并呈穿凿样堤状隆起、基底凹凸不平、表面有黏稠胶冻样物质和坏死组织的圆形或卵圆形深在性溃疡，周围暗褐色浸润，质坚硬，多经数月至 2 年自愈，留有萎缩性瘢痕。梅毒树胶肿既可向上穿破皮肤，亦可向下侵犯深部组织，如女阴树胶肿，可穿透阴道壁形成膀胱阴道瘘、直肠阴道瘘或引起阴道狭窄，并造成骨质损害。

②结节性梅毒疹。为晚期先天性梅毒较为常见的损害，可发生于全身各处，但以头皮、肩胛、背及四肢伸侧多见，分布不对称。损害初为粟粒大皮下小结节，逐渐增大成质硬、绿豆至豌豆大结节，常簇集或呈环形排列，互不融合，表面皮肤呈暗红色，无压痛。结节经过一段时间逐渐软化吸收，留有萎缩性瘢痕及色素沉着，但其周边不断有新发结节，形成花环状或匐行状。

③近关节结节。亦称梅毒性纤维瘤，为一种生长缓慢的无痛性皮下结节，发生率约占三期梅毒损害的 0.3%，外伤、局部刺激或压迫可为其诱发因素，好发于肘、膝、髋等易受摩擦的关节处，一般对称性分布。损害为圆形或卵圆形、豌豆至核桃大、质硬结节，既可 3～5 个结节簇集，亦可单发，与周围组织粘连不能推动，既不软化也不破溃，表面皮肤正常，经驱梅治疗可使其缩小或消退。结节中可查到梅毒螺旋体，动物接种较易成功。

④硬化性损害。为一种硬化性树胶肿样损害，初为紫红色斑，逐渐扩大并向深部组织浸润，形成与皮面相平的质硬斑块，表面有少量鳞屑或色素沉着，极少溃烂，无压痛，好发于掌跖部，自行消退后表皮轻度萎缩，不留瘢痕。

晚期先天梅毒的舌部损害主要表现为浅表性舌炎、间质性舌炎和舌树胶肿。鼻腔损害多为树胶肿，好发于鼻中隔，溃疡表面可有血性分泌物，可破坏骨质造成鼻中隔穿孔，亦可侵及硬腭和软腭造成穿孔，近卫淋巴结多不肿大。晚期累及心血管系统，引起主动脉炎、主动脉瓣关闭不全或动脉瘤形成；中枢神经系统受累，引起脑膜炎、脑膜树胶肿、脊髓痨、脑动脉血管炎等，是导致患者死亡的主要原因。

晚期先天梅毒还常引起间质性角膜炎、神经性耳聋、胫骨骨膜炎、骨树胶肿以及马鞍鼻、口周放射状裂纹及桑椹状齿等，具有特征性。

3．儿童获得性梅毒　以往指凡是在出生后一直到 13 岁以前这段时间内被感染上梅毒者，属儿童获得性梅毒。随着儿童年龄分期的扩大，现将青少年(18 岁以下)梅毒也列入儿科范畴。儿童获得性梅毒少见，较先天性梅毒发生率低。

(1)发病年龄：从出生至 18 岁。

(2)发病部位：主要累及皮肤黏膜，而神经、眼睛、软骨、骨骼、牙齿等损害较先天性梅毒少见。

(3)典型损害：除少数新生儿通过产道时头或肩部擦伤处发生硬下疳外，一般以二期梅毒疹表现为主要症状，呈全身弥漫性大小不等的红斑、斑丘疹或玫瑰糠疹样疹，掌跖可出现散在的粟粒至黄豆大斑丘疹，表面附有细薄鳞屑。外阴、肛门可出现湿丘疹(扁平湿疣)、口腔黏膜糜烂或出现白斑。以硬下疳为初起症状者较为少见，且易被忽视，有时可与二期梅毒疹并存。腹股沟、腋窝、肘部可出现淋巴结肿大，通常如花生米大，质硬、无压痛，不与皮肤粘连。见附页彩图 13-1～彩图 13-5。

【实验室检查】

1．暗视野检查　取患者皮肤或黏膜损害处分泌物在暗视野显微镜下查苍白螺旋体，此方法是诊断早期梅毒快速而可靠的方法。

2．梅毒血清学检查　应用不同抗原检测血清中是否存在非特异性抗体及梅毒螺旋体特异性抗体。

(1)非特异性抗体：其敏感性高，但可能出现假阳性，常用于普查或筛查，目前常用的有性病研究实验室玻片试验(简称 VDRL)、快速血浆反应素环状卡片试验(简称 RPR)。本试验亦适用于疗效观察，判定复发及再感染的监测。

(2)特异性抗体:其敏感性及特异性均较高,对诊断意义大。目前常用荧光螺旋体抗体吸收试验(简称 FTA-ABS)、梅毒螺旋体血球凝集试验(简称 TPHA)。对于先天性梅毒 19S-IgM-FTA-ABS 试验阳性有诊断意义。

(3)脑脊液检查:对神经梅毒,尤其对于无症状性神经梅毒的诊断、治疗及预后判断意义较大。淋巴细胞≥10×10^6/L、蛋白含量>50mg/dl 及 VDRL 试验阳性有诊断价值。

(4)组织病理:各期梅毒损害的组织病理学表现基本相同,主要表现为小动脉及毛细血管内膜炎及血管周围炎,血管内皮细胞肿胀和增生,最后血管阻塞,血管周围大量浆细胞、淋巴细胞和单核细胞浸润。晚期梅毒损害可表现为肉芽组织增生,可伴有干酪样坏死。

【诊断标准】

1. 患儿父母有可疑感染史或婚外性生活史。

2. 皮疹为多形态,包括斑疹、丘疹、鳞屑性皮疹及脓疱疹,对称性分布且泛发全身;掌跖暗红斑及脱屑性斑丘疹,外阴及肛周多为湿丘疹及扁平湿疣,无痛可有瘙痒,头部可有虫蚀样脱发等。

3. 口腔可有黏膜斑。

4. 骨软骨炎、骨髓炎及骨膜炎多见,可有假性瘫痪表现。

5. 有梅毒性鼻炎及喉炎表现。

6. 肝、脾、淋巴结肿大,伴有贫血、血小板降低、蛋白尿、低蛋白血症等。

7. 神经系统受累可有梅毒性脑膜炎表现。

8. 辅助检查

(1)暗视野显微镜查见梅毒螺旋体。

(2)梅毒血清学试验阳性如 RPR、VDRL 为筛查试验,FTA-ABS、TPHA 为确诊试验。

(3)神经梅毒时脑脊液 VDRL 阳性,WBC>10/mm^3,蛋白含量>50mg/dl。

(4)应做全血细胞分析,拍骨 X 线平片、X 线胸片,查肝功能,做腹部 B 超、眼底及视力检查、电测听等。

【鉴别诊断】

1. *先天性梅毒* 婴幼儿梅毒的诊断依靠病史、体征及梅毒血清学检查等可做出诊断,须与以下疾病进行鉴别。

(1)新生儿狼疮:新生儿期发病,主要临床表现为水肿性红斑,多成环形。皮损轻度浸润感,部分上有少量鳞屑。以头面部、躯干多见。梅毒血清学检查阴性,患儿及其母抗 ENA 抗体(Ro/SSA、La/SSB)或 ANA 阳性。皮损病理呈典型的狼疮界面皮炎特征。

(2)婴儿肢端脓皮病:好发于 2~10 个月的婴儿,皮疹初发为针帽大红色丘疹,在 24h 内形成脓疱,孤立或簇集于掌跖部,亦可发生于手足背、腕、踝部,常反复发作,2 岁以后自然缓解;病理组织可见界限清楚的表皮内脓疱,其内充满中性粒细胞。

(3)银屑病:婴幼儿银屑病主要表现为红斑、鳞屑,尿布银屑病皮损主要位于臀部,反向银屑病皮损主要位于双侧腋下、腹股沟、外阴。无领口状脱屑。血清学及病理学检查有助于与先天性梅毒鉴别。

2. *儿童获得性梅毒* 主要依据病史、体格检查和梅毒血清学检查等诊断。应与以下疾病进行鉴别。

(1)玫瑰糠疹:该病春秋季多发,多见于 10~35 岁。60%~70%病人首先在颈腰部、躯干等处出现,1~2 周后,躯干、四肢近端发生散在的椭圆形淡红色斑,与肋间隙排列一致,无自觉症状,一般在 2~3 周停止发展,皮疹经 6~8 周自行消退。与梅毒疹不同之处是掌跖及面部一般不发生皮疹。

(2)发疹型药疹:主要与玫瑰糠疹型药疹和麻疹样药疹进行鉴别。药疹发疹前有用药史,致敏药物多为青霉素、磺胺及解热镇痛药。皮疹多发且对称分布,伴有瘙痒,停服致敏药及经过糖皮质激素治疗后,可在一周内消退。

【治疗】

1. *一般治疗* 梅毒是一种对身体危害性较大的慢性全身性传染病,仍是目前重点防治的性传播性疾病之一,应引起临床高度重视。

(1)早期诊断,及时治疗:梅毒一经确诊,应立即进行驱梅治疗,因早期梅毒对组织损伤较轻,及时治疗能使受损组织得以尽快修复,避免后遗症的发生。

(2)合理用药,规范疗程:正确合理选择驱梅药物是梅毒治疗取得最好疗效的前提。目前梅毒螺旋体对青霉素仍十分敏感,可作为驱梅首选药物,对青霉素过敏者可选用红霉素或四环素。一般经正规治疗的早期梅毒约 90%可以根治。

(3)考评疗效,追踪观察。驱梅后的疗效考评,不应单纯以皮肤、黏膜损害是否消退作为疗效判定的依据,而应结合临床其他症状的改善情况以及血清反应素试验的结果等综合分析后进行客观判定;而且对痊愈的患者应定期进行临床和血清学复查,以便发现梅毒复发迹象，及时进行复治。

(4)孕妇早检，母婴同治：先天梅毒主要通过脐血感染，妊娠期间的孕妇、分娩后的母亲和孩子应进行梅毒血清学检测，一旦确诊，即应及时进行规范治疗，防止延误治疗对患儿造成永久性身体伤害。

此外，医务人员在治疗操作中预防刺破手指造成感染，在接触患儿皮损时戴手套进行防护。

2. *全身治疗*

(1)对于早期胎传梅毒，患儿如有脑脊液异常者，采用水剂青霉素 G，一日 10 万～15 万 U/kg，出生后 7d 以内的新生儿一次 5 万 U/kg，静脉给药，每 12 小时 1 次；出生 7d 以后的新生儿每 8 小时 1 次，直至总疗程 10～14d。大于 4 周的婴儿，如脑脊液异常者 5 万 U/kg/次，每 4 小时一次；如脑脊液正常，采用苄星青霉素 G，5 万 U/kg，1 次分两侧臀肌内注射，每周 1 次，连续 3 次。如无条件检查脑脊液者，可按脑脊液异常者治疗。对于晚期胎传梅毒，推荐采用普鲁卡因青霉素 G，一日 5 万 U/kg，肌内注射，连续 10d 为 1 个疗程。较大儿童的青霉素用量不应超过成人同期患者的治疗量。对青霉素过敏者，可用红霉素治疗，一日 7.5～12.5 mg/kg，分 4 次口服，连服 30d。8 岁以下的儿童禁用四环素。

(2)晚期梅毒：包括三期皮肤、黏膜、骨骼梅毒，晚期潜伏或不能确定病期的潜伏梅毒及二期复发梅毒。首选普鲁卡因青霉素 G 5 万 U/(kg・d)，肌内注射，连续 20d；或水剂青霉素每日 20 万～30 万 U/kg，从每次 5 万 U/kg，静脉给药或肌内注射，每 4～6 小时 1 次，连续 10～14 天。

(3)吉-海反应：指在首次注射抗梅毒螺旋体药物后出现的治疗反应，通常在用药后 12～24h 发生，主要表现为全身不适、出现流感样症状、发热、梅毒皮损加重、内脏及神经梅毒症状加重等。一般轻症患者卧床休息即可，重症者除卧床休息外，可给予糖皮质激素、维生素 C 以及解热镇痛药或镇静药，出现生命体征危象者应进行抢救。

预防吉-海反应的发生，除驱梅药物应首选普鲁卡因青霉素 G、水剂青霉素从小剂量开始、逐渐增加用药量外，也可在驱梅治疗前 1 日应用糖皮质激素。

(4)判愈和复发标准：梅毒判愈标准包括症状学、血清学和生物学三个方面，如早期梅毒治愈标准为受损脏器的活动性病变消退、脏器功能恢复、梅毒螺旋体检查阴性、血清反应素试验阴性；二期梅毒治愈标准为受损脏器的活动性病变消退、脏器功能基本恢复、梅毒螺旋体检查阴性(包括脑脊液)、血清反应素试验阴性或滴度显著下降(若复治后仍不转阴，可判定为血清固定或血清抵抗)。

(5)复发是指治愈的梅毒患者无再次感染的情况下，出现梅毒的临床症状和体征和(或)出现梅毒血清学阳性反应。分为血清复发(无临床症状，但血清反应素由阴性转为阳性，或滴度升高 2 个倍比稀释度)和临床复发(出现梅毒的临床症状和体征)。

(6)血清固定或血清抵抗：前者是指驱梅治疗后临床症状消退，除外神经梅毒，但早期梅毒 6～12 个月、晚期梅毒 1～1.5 年后血清反应素试验仍不转阴者；后者是指梅毒患者经治疗后临床症状消退，但早期梅毒 1 年、晚期梅毒 2 年后血清反应素试验仍不转阴者。

再感染与重复感染：前者是指梅毒彻底治愈后再次感染梅毒螺旋体；后者是指梅毒未愈再次感染梅毒螺旋体。

(7)疗效观察与复治：是指在梅毒治愈后的一段时期内，应对患者进行疗效观察，有复发迹象者及时进行复治。

早期梅毒在充分驱梅治疗后应观察 2～3 年，治疗后第 1 年内应每 3 个月复查 1 次，包括临床体检和进行血清反应素试验，以后每 6 个月复查 1 次。必要时对血清固定而无临床症状复发者进行脑脊液检查，以排除无症状性神经梅毒。

晚期梅毒在充分驱梅治疗后若血清固定，须观察 3 年或更久，治疗后第 1 年内每 3 个月复查 1 次，包括临床体检和血清反应素试验，以后每 6 个月复查 1 次。心血管梅毒及神经梅毒的患者应由专科医生观察终身。

3. *局部治疗*　一般经驱梅治疗后皮损很快消退，不需要特殊外用药治疗；硬下疳或扁平湿疣表面分泌物较多者，可用 0.5%聚维酮碘溶液、苯扎氯铵溶液等冲洗湿敷后，外涂 2%莫匹罗星软膏、夫西地酸乳膏等，每日 2 次，预防继发感染。

【预防】

1. 家庭中若有梅毒患者，必须根治。一期、二期梅毒患者不能护理或亲密接触婴幼儿。

2. 已知孕妇患梅毒，出生儿正常，产褥期最好不给婴儿哺乳，改为牛奶喂养，由健康人护理。

3. 凡保姆和其他家庭成员欲护理新生儿时，都应做梅毒血清试验，注意口腔卫生，禁止咀嚼食物喂给婴幼儿。

4. 因外伤和其他疾病需要输血治疗的儿童，须经过正规严格的供血者的梅毒血清试验，并检测

HIV抗体，检测阴性才能输血。

5. 加强中、小学学校学生卫生教育和青春期性知识教育。

（王砚宁　韩志敏）

二、淋病

淋病（gonorrhea）由淋病奈瑟菌（*Neisseria gonorrhoeae*，简称淋球菌）感染引起。主要表现为泌尿生殖系统的化脓性感染，也包括眼、咽、直肠淋球菌感染和播散性淋球菌感染。淋病潜伏期短，传染性强，可导致多种合并症、后遗症。

【病原微生物】　病原菌为奈瑟淋球菌，是一种革兰阴性双球菌，呈卵圆形或肾形，成对排列，直径0.6～0.8μm，常位于多形核白细胞的胞质内，慢性期则在细胞外。淋球菌的适宜生长条件为温度35～36℃、pH 7.2～7.5、含2.5%～5%CO_2的环境。淋球菌离开人体后不易生存，对理化因子的抵抗力较弱，42℃存活15min，52℃只存活5min，60℃1min内死亡；在完全干燥的环境中1～2h即死亡，附着在衣裤和卧具上的淋球菌最多只能生存24h，一般消毒剂易将其杀死。

此外，人类对淋球菌不产生免疫性，所有人易感且可反复感染，可在世界各地广泛流行，发病率居高不下，尤其是淋球菌的质粒或染色体可介导对一种或多种抗生素产生耐药，治疗前景堪忧，应引起高度重视。

【传染途径】　人是淋球菌的唯一自然宿主，该菌通常寄居于黏膜表面的柱状上皮细胞内，主要通过性接触传播，儿童多因接触含淋球菌的分泌物或被污染的用具（如污染的衣裤、被褥、寝具、毛巾、浴盆、马桶圈和手套等）而被传染。主要传染源来自父母，约占80.69%。患儿男女比例约为1∶5，提示女童更易被感染，这可能与女童生殖器的解剖特点有关，少数因受性虐待而感染。此外，患淋病的妊娠妇女可经羊膜腔和产道感染胎儿或新生儿。

【发病机制】

1. 淋球菌首先侵入前尿道或宫颈黏膜，借助于菌毛与柱状上皮粘连。

2. 淋球菌被柱状上皮细胞吞饮，进入细胞内大量繁殖，导致细胞损伤溶解，然后移至黏膜下层，淋球菌内毒素及淋菌表面外膜的脂多糖与补体结合产生一种化学毒素，诱导中性粒细胞聚集和吞噬，引起急性炎症反应，导致局部充血、水肿、糜烂、黏膜脱落，形成典型的尿道脓性分泌物，引起疼痛。若治疗不及时，淋球菌进入尿道腺体和隐窝成为慢性淋病。

【临床表现】　本病潜伏期一般为1～10d，平均3～5d，临床上有5%～20%男性、约60%的女性患儿无明显临床症状。

1. 发病年龄　儿童淋病主要包括新生儿、幼儿及较大儿童的淋球菌感染，女性患儿较男性多见。

2. 发病部位　新生儿经产道主要感染头皮、肛门、生殖器、结膜和鼻咽等部位；幼儿及儿童主要感染外生殖器、肛门、直肠等部位。

3. 典型损害

(1)新生儿淋病

①新生儿淋球菌性结膜炎。一般在出生后4d内出现症状，表现为球结膜水肿、充血、有脓性分泌物，病情发展出现角膜黯淡失去光泽、浑浊呈蒸气状，甚至形成溃疡、虹膜睫状体炎，严重者可造成失明。

②新生儿其他淋球菌感染。包括菌血症、关节炎、头皮肿胀，肛门、生殖器和鼻咽等部位感染。肛门直肠炎轻症者仅有轻微瘙痒、烧灼感，重者可出现里急后重感，常有黏液样或脓性分泌物排出，偶见出血和疼痛不适；少数患者可无表现。淋菌性咽炎主要由口腔和生殖器接触所致，表现为急性咽炎或急性扁桃体炎，偶伴发热和颈淋巴结肿大，有咽干、咽部不适、咽痛、吞咽痛等症状。

(2)幼女淋病表现为急性外阴炎和阴道炎，可出现阴道、尿道、会阴部红肿、糜烂和多发性浅溃疡，阴道有脓性分泌物溢出，自觉疼痛，排尿困难，偶可累及肛门及直肠，出现里急后重等症状。

(3)由于含有淋球菌的分泌物污染皮肤，也可引起淋菌性皮炎，以外阴部多见。表现为多发性浅溃疡，圆形或卵圆形，淡红色，周围红润，有脓性分泌物。此外，偶可并发淋菌性败血症、脑膜炎、心内膜炎或心包炎等。

4. 自觉症状　急性淋菌性尿道炎常有不同程度尿频、尿急、瘙痒和灼痛感；淋球菌性盆腔炎常有下腹坠胀和疼痛；淋菌性肛门直肠炎可出现里急后重等症状。少数急性淋球菌感染者可出现发热、恶心、呕吐、周身不适等全身症状。新生儿经产道感染偶可发生败血症。

5. 病程　依淋球菌感染部位不同而病程各异，一般急性淋菌性尿道炎10～14d症状自行缓解，但淋球菌可沿尿道上行和向周围组织扩散，引起膀胱炎、前列腺炎、附件炎、盆腔炎、直肠炎等，并可成为慢性和长期带菌者。

【实验室检查】

1. *涂片染色镜检* 取患处分泌物直接涂片，固定后进行革兰染色、亚甲蓝染色或 Pappenhein Saathof 染色镜检，革兰染色淋球菌呈红色，亚甲蓝染色淋球菌呈蓝色，Pappenhein Saathof 染色淋球菌呈深蓝色，菌体位于中性粒细胞胞质中。一般男性尿道分泌物淋球菌检出率为95%～99%，而女性分泌物淋球菌检出率仅为50%左右，故该法对男性急性淋菌性尿道炎具有初步诊断意义，而不适宜用此法诊断女性淋病。女性淋病须进行淋球菌培养方能确诊。

2. *细菌培养* 取外生殖器分泌物、脓疱疱液，24～48h 观察结果，阳性者培养基可见直径 0.5～1mm 的凸起、湿润、光滑、半透明或灰色的圆形或花瓣形淋球菌菌落，涂片镜检可查到淋病双球菌。淋球菌阳性者可进行药敏试验。

3. *生化试验* 将培养的菌落取材做氧化酶试验或糖发酵试验，进行淋球菌菌种鉴定。

4. *免疫学检查* 包括直接荧光抗体检查、固相免疫酶试验和协同凝集试验等，均有较强的特异性。

5. *分子生物学检查* 包括核酸探针检测法和核酸扩增检测法，后者包括聚合酶链反应和连接酶链反应，特异性和敏感性均较高。

【诊断与鉴别诊断】 临床根据患儿典型症状、分泌物查到淋球菌以及周围密切接触人中有淋球菌感染者可明确诊断。须与以下疾病进行鉴别。

1. *非淋菌性尿道炎* 常由衣原体、支原体、滴虫等感染引起，临床表现类似于淋病但症状较轻；淋球菌检查阴性；直接涂片镜检多形核白细胞数＞5个，可明确诊断。临床上两者感染常并存，应引起重视，避免遗漏。

2. *念珠菌性阴道炎* 表现为女阴、阴道瘙痒，分泌物增多，呈水样或乳酪样；镜检可见念珠菌孢子或菌丝等，容易与淋球菌感染进行鉴别。

【治疗】

1. *治疗原则* 早期诊断，早期治疗；及时、足量、规则用药；根据不同病情采用不同的治疗方案；及时查治传染源；注意同时有无衣原体、支原体和其他 STD 病原体感染。

2. *一般治疗* 急性期患者应卧床休息，禁止剧烈活动，避免食用刺激性食品；注意患处卫生，可用1∶8000 高锰酸钾溶液清洗消毒；污染的衣裤应进行灭菌处理，防止带菌的手污染眼睛。

3. *全身治疗*

(1)淋菌性尿道炎、直肠炎、咽炎等用头孢曲松25～50mg/kg，肌内注射，单次给药最大不超过成人剂量；或大观霉素 40mg/kg，一次肌内注射；阿奇霉素 0.5～1g，顿服，一次即可。体重大于 45kg 的患儿按成人方案及用量进行治疗。

经以上治疗，临床症状不消失，应考虑合并非淋菌性尿道炎，8岁以上儿童可改用四环素类（美满霉素）2～4mg/kg，年幼患儿用罗红霉素 25～50mg/kg 或阿奇霉素 0.25～0.5g 或 10mg/(kg·d)顿服等进行治疗。

(2)新生儿淋球性眼炎：头孢曲松 25～50mg/(kg·d)(单剂不超过 125mg)静脉注射或肌内注射，连续7d，或大观霉素 40mg/(kg·d)肌内注射，连续7d。同时用盐水冲洗双眼，每1小时冲洗1次，然后用0.5%红霉素或1%硝酸银液滴眼。

(3)播散性淋病：头孢三嗪 25～50mg/kg，12h 静脉注射1次，连续7d，或头孢噻肟 25mg/kg 静脉注射，每8小时1次，连续7d。

(4)淋菌性脑炎：头孢三嗪 25～50mg/kg 静脉滴注，每12小时1次，疗程2周；淋菌性心内膜炎疗程至少4周。

4. *局部治疗* 新生儿淋球性眼炎可先用生理盐水冲洗后，点涂0.5%红霉素眼膏或1%硝酸银滴眼液，每日3～5次。淋菌性咽炎可选用复方氯己定溶液、多贝尔漱口液等溶液含漱，每日5次。

外阴和肛周分泌物较多者，可用0.5%聚维酮碘溶液、1∶5000 高锰酸钾溶液、苯扎氯铵溶液冲洗湿敷后，外涂2%莫匹罗星软膏、夫西地酸乳膏等，每日2次。

5. *中医治疗* 可选用蛇床子、苦参、黄柏各9～30g，白芷9～20g，明矾3～5g；或鲜车前草、马齿苋、酢浆草适量，水煎淋洗外阴，每日3次，10d 为1个疗程。

【痊愈标准】 治疗结束2周内无再次感染情况下(①症状、体征全部消失；②在治疗结束后4～7d 做淋球菌复查阴性者)，即为痊愈。

【预防】 减少儿童淋病的发病率，根本措施是加强控制成人性病发生率，切断传播途径。详细询问病史，了解其家庭成员和与患儿密切接触者的情况以及其周围社会环境等，确定传染源后同时治疗和随访。当儿童出现尿频、尿急、尿痛并有异常分泌物时，家长应及时去医院就诊。

被淋病患者污染的物品包括被褥、衣服等生活日常用品应及时消毒处理。1%硝酸银滴眼可预防新生儿眼病的发生。强化健康观念,提倡淋浴,日常经常用肥皂水清洗阴部,并加强手部卫生。

三、衣原体感染性尿道炎

衣原体感染性尿道炎(nongonococcal urethritis, NGU)是指临床上有尿道炎表现,而分泌物涂片和培养查不到淋球菌的一种泌尿生殖系统感染性疾病。中医属淋症和淋浊的范畴。主要由沙眼衣原体或解脲支原体感染所致,少数也可由阴道毛滴虫、白念珠菌和单纯疱疹病毒等引起。

【病原微生物】 40%~50%由沙眼衣原体(chlamydia trachomatis, CT)引起。衣原体为介于细菌与病毒之间的细胞内寄生微生物,不耐热,在室温中迅速丧失传染性,50℃30min即可将其杀死。

30%~40%衣原体感染性尿道炎为支原体感染,可致病的主要有解脲支原体、人型支原体和生殖支原体,且30%的衣原体感染性尿道炎由解脲支原体所引起,常寄生于人的尿道上皮,具有将尿素分解为氨的特性。

10%~20%衣原体感染性尿道炎可由其他病原体引起,如滴虫、白念珠菌、疱疹病毒、大肠埃希菌、链球菌、金黄色葡萄球菌、人乳头瘤病毒、酵母菌、厌氧革兰阴性杆菌等。

【临床表现】

1. *传播途径* 新生儿衣原体感染性尿道炎主要由产道感染,儿童多被病原体污染的衣裤、被褥、便盆、澡巾等间接感染所致。

2. *好发年龄* 主要见于新生儿和女性幼儿,男童极为少见。

3. *好发部位* 主要发生于尿道和新生儿眼睛。新生儿可经产道感染引起衣原体或解脲支原体肺炎。

4. *典型损害* 潜伏期1~3周。男性表现为尿道炎,尿道常有不等量浆液性或黏液脓性稀薄分泌物,用棉签蘸取分泌物可有拉丝现象,晨起后可有尿道口糊口现象,内裤可有污秽淡黄色分泌物。女性表现为尿道炎和(或)宫颈炎,尿道口轻微红肿,有少量分泌物,宫颈红肿、糜烂及少量黏液脓性分泌物,白带增多,但多数女性患者症状轻微。女童患病后常有尿道口充血、红肿、尿频、尿急、尿痛及不等量黄色黏液脓性分泌物等。

患有衣原体感染性尿道炎的产妇,可使35%~50%的新生儿经产道发生眼部感染,常在出生后1~2周眼部出现黏液脓性分泌物,约2/3患者单侧发生。若治疗不及时转为慢性衣原体感染性眼结膜炎或反复发作导致角膜和结膜瘢痕的形成,严重者可失明。此外也可发生直肠炎、虹膜炎、强直性脊柱炎等。此外,新生儿尚可经产道感染引起衣原体或解脲支原体性肺炎。

未经治疗的衣原体感染性尿道炎可继发附睾炎(多为急性,单侧发生,常与尿道炎并发)、前列腺炎、尿道狭窄、Reiter综合征(多见于HLA-B27抗原阳性者,表现为尿道炎、结膜炎和关节炎)以及直肠炎、虹膜炎、强直性脊柱炎、输卵管炎等。10%~20%患者合并淋球菌感染。

5. *自觉症状* 男性常有尿道不适、刺痛、瘙痒和轻微尿痛;女性可有排尿灼痛、尿频和外阴瘙痒,但程度轻微。

6. *病程* 急性期症状经1~2周可自行缓解,部分可发展成慢性非淋菌性尿道炎。

【实验室检查】 取尿道或宫颈分泌物,淋球菌直接涂片和培养均为阴性。尿道分泌物涂片在1000倍显微镜下查见多形核白细胞≥5个/视野,可作为初步诊断依据。有条件者应用酶联免疫或荧光技术直接检测标本中的病原体抗原,或进行解脲支原体培养和血清学鉴定。

【诊断】

1. *临床诊断* 有不洁接触史,尿道、阴道分泌物及排尿灼痛,取尿道、宫颈分泌物涂片和培养检查淋球菌阴性,尿道分泌物涂片在1000倍显微镜下查见多形核白细胞>5个,可初步诊断为非淋菌性尿道炎。

2. *实验室诊断* NGU的确诊须依靠实验室检查。①沙眼生物变种检查方法是将患者的标本用放线菌酮处理的McCoy细胞做组织培养,近年已使用酶联免疫或荧光技术直接检测标本中的病原体抗原;②解脲支原体培养和血清学鉴定。

【鉴别诊断】 本病感染初期常无临床症状,出现典型症状后不经实验室检查,尤其是女性患者不易与滴虫性阴道炎和尿道炎、念珠菌性阴道炎、细菌性阴道炎、非特异性阴道炎等区别,但经过病原微生物的检测即可甄别。

由于支原体在无症状人群中的分离很高,在人类泌尿生殖道中处于共生状态,因此对支原体感染的诊断应根据接触史、典型的临床表现及支原体培养等结果作出综合判断,宜慎重。

【治疗】

1. *一般治疗* 患病后及时诊治,避免传播,避免加重尿道刺激症状。本病主要致病的病原体为衣原体和支原体，生命周期较长，治疗除选择高效、足量药物外，还应有足够的疗程，并避免药物间断和过早停药。定期随访，对被病原体污染的衣物及时清洗消毒。

2. *全身治疗*

(1)新生儿[尿道炎和(或)眼结膜炎]：可给予红霉素糖浆 50mg/(kg·d)，分 4 次服用，连续 2 周，症状消失后再连续应用 1～2 周。

(2)儿童衣原体和(或)支原体性尿道炎：可给予红霉素 50mg/(kg·d)，分 4 次服用，连续 7～14d；或克林霉素 10～20mg/(kg·d)(最大量不超过 2.4g)，分 3 次服用，连续 7d。

8 岁以上儿童尚可选用多西环素或米诺环素 4.4mg/(kg·d)(最大量不超过 0.2g)，分 2 次服用，连续 7～14d。

3. *局部治疗*　新生儿眼炎可点涂 0.5%红霉素眼膏或 1%四环素眼膏，每日 4 次。外阴和肛周分泌物较多者，可先用 0.5%聚维酮碘溶液、苯扎氯铵溶液冲洗后，外涂 2%莫匹罗星软膏、夫西地酸乳膏等，2 次/天。

4. *中医治疗*　尿道口红肿，可点涂生地榆油，每日 4 次。外阴瘙痒且分泌物较多者，药用蛇床子、白鲜皮、鱼腥草、苦参、黄柏、川椒、贯众、百部各15～30g，布包水煎汁，熏洗坐浴，每日 1～2 次。

四、尖锐湿疣

尖锐湿疣(condyloma acuminata，CA)又称生殖器疣、性病疣，中医称臊瘊，是一种人乳头瘤病毒(HPV)感染引起的疣状增殖性性传播疾病，也是全球范围内最常见的性传播疾病之一，国外发病率占性病的第二位，且仍有不断增加趋势，特别是在西方国家中，由于存在家庭暴力、对儿童性虐待等以及随着成年人尖锐湿疣发病数的上升，儿童尖锐湿疣发病人数也呈快速增长趋势。

【病原微生物】　人乳头瘤病毒(HPV)是一种 DNA 病毒，人是唯一宿主。该病毒目前采用分子生物学技术将 HPV 分为 100 多种亚型，引起尖锐湿疣的病毒主要是 HPV-6、HPV-11、HPV-16、HPV-18 等型。HPV 主要感染上皮组织，近来大量文献及基础与临床研究已充分肯定 HPV 在肛门生殖器癌发生中的作用，如 HPV-16、HPV-18、HPV-45、HPV-56 型为最常见的致宫颈癌高危型，有 10%～15%可导致癌变。本病的发病和病程与机体免疫力相关，免疫功能缺陷或低下者易患而难治。

【临床表现】

1. *传播途径*　儿童感染 HPV 的途径可能有：①性虐待；②经产道传染；③与成人感染者密切接触感染；④自身接触感染。本病潜伏期一般为 1～8 个月，平均 3 个月。

2. *好发年龄*　儿童尖锐湿疣高发年龄为 2～5 岁。有报道在 47 例儿童尖锐湿疣中有 23 例发病年龄在 2～5 岁，占 48.9%，几乎是其他年龄儿童尖锐湿疣发病的 50%。发病可能由年龄小、皮肤稚嫩且易受到磨损，而尖锐湿疣在皮肤黏膜外伤、破损时更容易侵入所致；此外，儿童尤以 5 岁以前的婴幼儿免疫功能尚不健全，机体对 HPV 易感性增高，从而导致尖锐湿疣发病率增高。Gibson 等报道在 HIV 阳性、免疫功能受抑制的儿童中发生尖锐湿疣的概率比正常儿童高。

从性别方面来看，在儿童尖锐湿疣患者中女性多于男性，有文献报道女男之比为 3∶2。从国内所报道的病例中也为女童发病多于男童。

3. *好发部位*　好发于男女外生殖器和肛周，其中男性患者以冠状沟、包皮系带最为多见，少数亦可发生于阴茎皮肤、包皮、龟头、尿道口、肛门、阴囊和腹股沟等处；女性患者以大小阴唇、后联合最为常见，亦可见于阴道口、尿道口、宫颈口、肛周、阴阜等处。

国外报道男性儿童尖锐湿疣发病部位以肛周最为常见，且儿童乳头瘤病毒感染还可见于咽喉部及口腔等部位，称喉乳头状瘤。喉乳头状瘤主要发生在声带、声门、喉室等处。

4. *典型损害*　HPV 通过皮肤、黏膜轻微破损处的间隙进入基底层细胞，并在细胞内大量复制，而且由于病毒的刺激导致表皮棘层和颗粒层增厚，一般 HPV 感染 2 周至 8 个月，平均 3 个月，出现受感染部位颗粒状、乳头瘤状增生物。潜伏期差异较大，与机体的免疫功能尤其细胞免疫功能有关，如机体免疫功能低下则潜伏期短、细胞增殖迅速，并可引起疣体癌变；而免疫力较高者则呈 HPV 隐伏状态而不出现疣状损害，称隐性或亚临床 HPV 感染。

儿童尖锐湿疣损害特征与成年人相同。初为感染部位小而柔软的淡红色丘疹或丝状物，以后逐渐增大、数目增多，散在分布或相互融合成大小不等、表面凹凸不平的乳头状、菜花状、鸡冠状或斑块状赘生物，较大损害可有蒂。其形状依发生部位不同而各异，如干燥且温度较低部位的损害常较小且扁平，类似扁平疣;温度较高且潮湿处的损害常呈细丝状或乳头状,颜色灰白或呈污秽褐色,有时多个较小的损害相互融合成较大的肿块,其间常有脓性分泌物,易继发细菌感染而糜烂,有恶臭。

HPV亚临床感染既可单独发生,也可与可见的尖锐湿疣同时并存,用3%～5%醋酸溶液湿敷,虽可使受感染处发白及确定受感染范围,但对亚临床感染的诊断价值有限。临床将既无尖锐湿疣损害,也无肉眼可见亚临床感染的表现(醋酸白试验阴性),但外阴皮屑或阴道拭子进行DNA检测可查到HPV者,称为HPV携带者。有学者将亚临床感染和HPV携带称为冰山现象,即感染HPV后只有小部分人出现尖锐湿疣损害,而绝大多数为HPV携带者或处于亚临床感染状态,是HPV传播的重要传染源。

5. *自觉症状*　一般无自觉症状,晚期因疣体增大或继发细菌感染,局部可有不适感或瘙痒、灼痛感。严重的喉乳头状瘤可出现呼吸困难、声嘶等症状。

6. *病程*　少数HPV亚临床感染和可见的疣体可自行消退,但HPV亚临床感染的存在和病毒的活动也与本病复发有关。巨大尖锐湿疣和时间较长的疣体偶可恶变。

【实验室检查】

1. *醋酸白试验*　用3%～5%的醋酸溶液外涂或湿敷患处2～5min,则可使人乳头瘤病毒感染处组织稍微隆起且变白,称为醋酸白试验阳性。但应排除慢性炎症致上皮增厚所引起的假阳性反应,一般假阳性表现为发白区域界限不清或形状不规则。

2. *分子生物学检查*　主要有特异性较高的核酸杂交检测法和特异性与敏感性均较强的核酸扩增检测法(包括PCR)。

【组织病理】　病损处表皮角化过度和角化不全,并呈乳头瘤样增生,棘层肥厚,表皮突增粗延长,甚至呈不规则向下延伸。真皮血管扩张、周围有中等量炎症细胞浸润、增厚的表皮上部出现空泡化细胞具有诊断意义。

空泡化细胞分布于棘层中上部,并且聚集形成透明区,少数散在分布。空泡化细胞体积不一,常较正常细胞大,但细胞与细胞核直径比正常。细胞核呈卵圆形、多边形或不规则形,可见双核,一般胞核靠近一侧边缘,核周围有明显的空晕,细胞质空虚呈气球状。

【诊断和鉴别诊断】　本病主要根据病史、典型临床表现和实验室检查结果(醋酸白试验、组织病理学检查,有条件可做分子生物学检测)进行诊断。PCR可鉴别病毒的型别,对本病诊断和预后有一定价值和意义。

本病须和假性湿疣、阴茎珍珠疹、扁平湿疣、鲍温样丘疹病、生殖器鳞状细胞癌和皮脂腺异位症等疾病进行鉴别。

【治疗】

1. *一般治疗*　尖锐湿疣是一种顽固且易复发的性传播疾病,由于HPV培养尚未获得成功以及尚无有效抑制和杀灭HPV的药物等,故早期治疗、预防传播对防止复发、降低发病率尤为重要。

本病治疗方法较多,临床应根据患者病情、病程以及疣体发生部位、数量、大小和以往治疗等情况,采取综合方法施治,并定期复查。同时对患儿进行HIV、衣原体或其他性传播疾病病原体的检测,对HPV携带和亚临床感染者,应进行不少于9个月的医学监测。

2. *全身治疗*　适用于顽固难治、反复发作和年龄较大的儿童患者。

3. *局部治疗*

(1)33.3%～50%三氯醋酸溶液:用细棉签蘸少量药液涂于疣体表面,每日1次,共1次或2次,涂药时注意保护疣体周围正常皮肤和黏膜。适用于年龄较大儿童。

(2)5% 5-氟脲嘧啶软膏:用棉签将药膏均匀涂于疣体表面,用塑料薄膜覆盖封包,勿使药膏接触正常皮肤和黏膜,每日1次或2次,7d为1个疗程。较小患儿应在家长看护下进行。

(3)鬼臼毒素:0.5%鬼臼毒素凝胶治疗17例患儿CA的回顾性研究发现,15例肛门生殖器疣清除,1例改善,1例因疼痛停药,17例患儿年龄1～5岁,表明鬼臼毒素用于儿童是安全有效的。最常见不良反应是皮肤烧灼。

(4)酞丁安:常选用1%酞丁安乳剂或3%酞丁安软膏,厚涂患处后用纱布包扎,每日2次,4周为1个疗程。

(5)西多福韦:抗病毒药物,外用1%～3%西多福韦软膏,每日1～2次,使用1～2周有较好的疗效。对儿童顽固性疣,隔日1次至每日1次,持续3～16周,25%疣可完全清除,33%疣部分清除。常见不良反应为局部刺激还应注意潜在的肾毒性。一般推荐用于顽固疣或免疫抑制的患者常规治疗失败后。

(6)5%咪喹莫特：耐药或反复发作的病例可采取5%咪喹莫特外用，每周2～3次，睡前使用，6～10h后洗掉，可用药16周，局部可出现轻中度刺激症状。

(7)干扰素：病灶处可涂搽基因工程干扰素α-2a软膏(10万U/5g)、基因工程干扰素α-1b软膏(25万U/5g)、基因工程干扰素α-2b软膏(100万U/5g)或基因工程干扰素α-2b喷雾剂(100万U/10ml)，每日3次。干扰素局部和病灶内注射治疗难治性疣，疗效不确定，不推荐一线治疗，尚未在儿童中进行过临床试验。

4. *物理疗法*　可选用液氮冷冻、CO_2激光、电刀切除、电灼、微波、电干燥、钝性刮除以及光动力学等方法祛除疣体，临床可根据疣体大小、范围、部位等，几种方法联合应用，注意治疗深度、范围等，否则易复发和形成瘢痕。外科手术疗法只适用于疣体较大的病例。

5. *中医治疗*

(1)湿热下注证：患处赘疣，形似乳头和菜花，表面凸凹不平，或潮湿浸渍，臭秽难闻；伴有食不甘味，腹胀纳呆，二便不调；舌质红，苔黄腻，脉滑数。治宜清热利湿，佐以解毒，方选龙胆泻肝汤加减。

(2)湿热蕴毒证：病程较久或愈后复发，疣体范围较大，形如鸡冠，溃后津汁腐秽，甚则出血，臭不可近，附近臀核肿大。治宜解毒化瘀，清热利湿，方选解毒通络汤加减。

(3)外治法：可选用五妙水仙膏(黄柏、五倍子、紫草等)、千金散、鸦胆子油(鸦胆子仁1份与花生油2份浸泡2周而成)等点涂疣体，每日2次。

6. *对于无症状的亚临床感染尚无有效的处理方法*　一般也不推荐治疗，因为尚无有效方法将HPV彻底清除出感染的细胞。

7. *预防*　HPV疫苗已上市，可预防HPV感染，接种年龄推荐11～12岁，但HPV疫苗的应用时间尚短，其临床评估及远期不良反应等，有待进一步验证。

(王砚宁　周文明　杨　森　徐子刚)

五、艾滋病

艾滋病(acquired immunodeficiency syndrome，AIDS)全称是获得性免疫缺陷综合征，是由人类免疫缺陷病毒(human immunodeficiency virus，HIV)引起的一种慢性严重传染病。HIV感染后主要引起辅助性T淋巴细胞损伤，同时还导致其他免疫功能的损伤，从而发生各种机会性感染及肿瘤。目前本病尚无根治办法，需要终身联合用药治疗。有效治疗可以控制病毒复制，患者长期存活。

【流行病学】　自从1981年第一例艾滋病病例报道以来，HIV感染范围逐渐扩大。仅2012年，全球估计230万人新感染HIV，有160万人死于艾滋病。艾滋病对儿童少年的影响非常巨大，虽然随着孕妇HIV筛查和母婴阻断措施的大力实施，新发儿童HIV感染大幅降低，但在2012年估计仍有大约26万儿童新发HIV感染。因此，临床各科医生对儿童和青少年的艾滋病应予以高度关注。

我国的艾滋病疫情形势也不容乐观，截至2011年底，估计艾滋病病毒感染者和艾滋病人约78万人，其中母婴传播占1.1%。

【病因及发病机制】　艾滋病的病原是人类免疫缺陷病毒(HIV)。HIV属于RNA病毒，为反转录病毒，分为两型：HIV-1和HIV-2。在世界各地AIDS几乎均由HIV-1引起，而HIV-2感染仅在西非呈地方性流行。

HIV对理化因素的抵抗力并不强，加热至56℃，30min即可将其灭活；但干燥的蛋白制品如污染HIV，则加热68℃，经72h方能将其灭活。一般消毒剂如0.2%次氯酸钠、10%漂白粉、0.5%煤酚皂液、50%乙醇、0.3%过氧化氢，经过10min都可灭活HIV；但对紫外线和γ射线不敏感。

传播途径：人体感染HIV后，其HIV主要存在于血液、精液、阴道分泌液、乳液、泪液、痰液、汗液中。有传播意义的是血液、精液、阴道分泌物、乳液。常见的传播途径有性传播、血液传播、母婴传播。

母婴传播是目前儿童感染HIV的主要传播途径，全球儿童感染者中通过母婴传播感染的约占90%以上。此外，也有不少儿童从污染的血液制品感染。儿童通过异性性接触、静脉吸毒途径感染的病例罕见。在妊娠(主要是后期)、分娩或哺乳过程中均可传播HIV。母婴传播有以下特点：①宫内感染：感染HIV的母亲在怀孕后，血液中的HIV可通过胎盘直接到达婴儿体内，多发生在妊娠晚期。②分娩时经产道感染：约40%HIV阳性孕妇的宫颈分泌物中可检测到HIV。从破膜到胎儿产出超过4h的婴儿，感染危险率高。③产后感染：产妇乳汁中可检测到HIV，当婴儿吸吮乳汁时可感染HIV。

艾滋病的发病机制：HIV进入人体血液后，可侵犯数种细胞，包括淋巴细胞、巨噬细胞、朗格汉斯细胞及中枢神经系统中的细胞。其主要的靶细胞是$CD4^+$ T淋巴细胞。$CD4^+$ T淋巴细胞表面有对病毒胞膜糖蛋白有亲和力的受体,可使 HIV 穿入细胞。一旦 HIV 进入细胞内,即释放 RNA,并在反转录酶的作用下转录成 DNA,形成前病毒 DNA,并与宿主细胞的染色体 DNA 整合。此后,病毒 DNA 被宿主的 RNA 多聚酶Ⅱ转录成病毒 mRNA,并翻译合成病毒所需的结构蛋白。RNA 与结构蛋白在细胞膜上重新装配新的病毒颗粒,通过芽生在宿主细胞内复制,致宿主细胞死亡,释放的新病毒又进入新的 $CD4^+$ T 细胞,此过程周而复始。当 $CD4^+$ T 细胞计数低于 200/mm^3(小于正常低限的 50%)时,感染者免疫功能遭到严重破坏,导致免疫缺陷。从 HIV 感染到血中可以检测到 HIV 抗体需2～12 周,此期称"窗口期"。从 HIV 感染到发生艾滋病是一个较长的过程。儿童感染 HIV 与成人感染者相比,发展为 AIDS 的时间更短,预后更差。成人的潜伏期平均为 8～10 年,而感染了 HIV 的新生儿在出生后第一年发病率最高,平均发病年龄约为 8 个月,确诊后不经抗病毒治疗平均生存期约为 38 个月,多数在 5 岁内夭折。感染了 HIV 的儿童,病情进展有两种类型:10%～25%的患儿在 2 年内出现严重的免疫缺陷,伴有生长发育迟缓和严重的脑病,4 岁内即死亡;75%～90%的患儿发病较迟,AIDS 相关症状表现较轻,进展缓慢,有的可延续至青少年时期。

【临床表现】 小儿 AIDS 主要临床表现有生长停滞、持续性全身淋巴结肿大、慢性咳嗽和发热、反复发生肺部感染以及持续的腹泻。其表现很大程度上取决于其所发生的机会性感染的部位及种类。其特点如下,临床分期见表 13-1。

表 13-1 WHO 儿童/婴幼儿 HIV 感染临床分期体系

临床分期
临床分期Ⅰ期
· 无症状期
· 持续性全身浅表淋巴结肿大综合征
临床分期Ⅱ期
· 不明原因的持续性肝脾大
· 瘙痒性丘疹
· 指(趾)甲真菌感染
· 口角炎
· 线形牙龈红斑
· 泛发性疣病毒感染
· 泛发性传染性软疣
· 复发性口腔溃疡
· 不明原因持续性腮腺肿大
· 带状疱疹
· 反复或慢性上呼吸道感染(中耳炎、鼻窦炎、扁桃体炎等)
临床分期Ⅲ期
· 原因不明的中度营养不良或消瘦,对标准治疗反应不良
· 原因不明的持续性腹泻(14d 或以上)
· 原因不明的持续性发热(体温间歇或连续性大于 37.5℃超过 1 个月)
· 持续性口腔念珠菌(假丝酵母菌)感染(6～8 周龄婴幼儿除外)
· 口腔毛状白斑(OHL)
· 急性坏死性溃疡性牙龈炎/牙周炎
· 淋巴结结核
· 肺结核
· 严重的复发性细菌性肺炎
· 有症状的淋巴细胞间质性肺炎(LIP)
· 慢性 HIV 相关性肺病,包括支气管扩张
· 原因不明的贫血(Hb＜80g/L)、中性粒细胞减少症(＜0.5×10^9/L)或者慢性血小板减少症(＜50×10^9/L)

续表

临床分期Ⅳ期
• 原因不明的严重消耗、发育迟缓或营养不良，对标准治疗反应不良
• 肺孢子菌肺炎
• 复发性严重的细菌性感染（如脓肿、化脓性肌炎，骨或者关节感染，脑膜炎，肺炎除外）
• 慢性单纯性疱疹感染（口腔或者皮肤感染持续时间超过 1 个月或任何内脏器官感染）
• 肺外结核
• 卡波西肉瘤
• 食管念珠菌（假丝酵母菌）病[或气管、支气管、肺念珠菌（假丝酵母菌）病]
• 中枢神经系统弓形虫病（新生儿除外）
• HIV 脑病
• 巨细胞病毒感染（CMV）：视网膜炎或其他脏器的 CMV 感染，1 个月龄以上的儿童/婴幼儿
• 肺外隐球菌感染（包括脑膜炎）
• 任何播散性地方性真菌病（肺外的组织胞浆菌病，球孢子菌病）
• 慢性隐孢子虫病（伴有腹泻）
• 慢性孢子虫病
• 播散性非结核分枝杆菌感染
• 脑淋巴瘤或 B 细胞非霍奇金淋巴瘤
• 进行性多发性脑白质病
• HIV 相关性心肌病或肾病

1. 潜伏期短，病情进展快。

2. 生长发育异常。生长发育停滞发生率达 65%～70%，感染越早，表现越严重。妊娠早期感染者，出生后在免疫缺陷症状之前出现颅面部畸形。

3. 神经系统损害。多见于婴幼儿，HIV 直接侵犯中枢神经系统引起的脑病发生率 30%～90%，大多隐匿发病，进行性加重，表现为精神呆滞、抽搐、共济失调、锥体束征阳性、语言障碍及癫痫发作等脑病表现。脑脊液淋巴细胞增多，蛋白含量增加。一般在症状出现后 2～20 个月，死于 HIV 脑病。平均存活期 8 个月。而发生中枢神经系统机会性感染如脑弓形虫病、隐球菌感染较成人少见。

4. 肺部表现。常见为肺孢子菌肺炎、淋巴细胞性间质性肺炎（LIP）及肺结核等。LIP 大多发生于围生期 HIV 感染的婴儿，发病年龄平均 14 个月，常见为呼吸困难、缺氧、慢性呼吸功能障碍，肺部体征很少。X 线可见肺门淋巴结增大，两肺对称性播散性网状或结节状浸润。一般抗感染无效。病程 12 个月以上，病死率 15%。肺部结核感染常见原发感染，也常因为淋巴结血行播散引起。

5. 慢性腹泻及营养不良。腹泻可能系 HIV 对肠黏膜直接作用或者系机会性感染所致。反复腹泻，常伴脱水，体重下降。营养不良者除体重明显下降外，还有血清白蛋白减低（＜30g/L）、贫血（Hb＜100g/L）及胆固醇增加。

6. 皮肤黏膜真菌感染。较为常见，约占 75%，如念珠菌性食管炎、真菌性尿布皮炎、鹅口疮等。

7. 恶性肿瘤。B 细胞淋巴瘤在 1 岁以上患儿多见，病情发展迅速。卡波西肉瘤在小儿少见。

【诊断】 小儿 HIV 感染和 AIDS 的诊断应结合流行病史、临床及实验室检查等综合分析。小儿 HIV 感染包括无症状 HIV 感染和 AIDS。HIV 抗体检查方法包括初筛试验（血清或尿的酶联免疫吸附试验、血快速试验）和确认试验（蛋白印迹试验或免疫荧光检测试验）。

1. 小儿无症状 HIV 感染的诊断

(1)流行病学史：系 HIV 感染母亲所生的婴儿，或有输入未经抗 HIV 抗体检测的血液或血液制品。

(2)无任何临床症状和体征。

(3)实验室检查：≥18 个月，HIV 抗体阳性，经确认试验证实者；患儿血浆中 HIV RNA 或 HIV DNA 阳性。

确诊标准：≥18 个月小儿具有相关流行病学史，实验室检查中任何一项阳性可确诊；＜18 个月，具有相关流行病学史，2 次不同时间的血浆样本 HIV RNA 或 HIV DNA 阳性可确诊。

2. 小儿 AIDS 的诊断

(1)流行病学史：同无症状的 HIV 感染。

(2)有 AIDS 的临床表现。

(3)实验室检查 HIV 抗体阳性并经确认试验证实,或患儿血浆中 HIV RNA 或 HIV DNA 阳性;外周血 $CD4^+$ T 淋巴细胞总数减少,$CD4^+$ T 淋巴细胞占淋巴细胞数百分比减少(可低于 25%,甚或低于 15%)。

确诊标准:患儿具有一项或多项临床表现,或者虽无 HIV 相关临床表现,但 $CD4^+$ T 淋巴细胞总数 $<200/mm^3$(≥5 岁)或 $CD4^+$ T 淋巴细胞占淋巴细胞数百分比<15%(<5 岁);≥18 个月患儿 HIV 抗体阳性(经确认试验证实)或 HIV RNA 阳性者;<18 个月患儿两次不同时间的血浆样本 HIV RNA 或 HIV DNA 阳性者。有条件者应做 $CD4^+$ T 淋巴细胞计数和百分比检测。

【治疗】 目前所采用的治疗方法为联合抗反转录病毒治疗(ART),对 HIV 感染有肯定的效果,但不能根治。其目的是最大限度控制病毒复制、恢复或保存机体免疫功能、降低 HIV 相关的发病率和病死率、延长生命提高生活质量、减少 HIV 传播。因无法根治病毒,所以需要终身抗病毒治疗。另外,机会性感染和肿瘤的治疗对降低病死率也至关重要。

1. 儿童艾滋病抗病毒治疗的指征 表 13-2、表 13-3。

2. 常用抗病毒药物介绍

(1)常用的核苷类反转录酶抑制药(NRTI)

①齐多夫定(Zidovudine,AZT 或 ZDV)。青少年及成人 300mg,每日 2 次。儿童用量 160~180mg/m²,每日 2 次;新生儿 2mg/(kg·次),早产儿 1mg/(kg·次),每日 2 次,口服,2 周后增至 2mg(kg·次),每日 2 次。静脉滴注量 120mg/(kg·次),每日 2 次,在 1h 以上滴入;如采用持续静脉滴注,则以 20mg/(m²·h)的速度给予。

②阿巴卡韦(Abacavir,ABC)。儿童剂量 8mg/(kg·次),每日 2 次,最大量 300mg/次,3 个月以下婴儿不宜使用。

③拉米夫定(Lamivudine,3TC)。儿童剂量 4mg/(kg·次),每日 2 次;新生儿 2mg/kg,每日 2 次。青少年及成人 300mg,每日 1 次。

④司他夫定(Stavudine,d4T)。儿童剂量 1mg/kg,每日 2 次,口服。青少年及儿童 30~40mg,每日 2 次。

⑤去羟肌苷(Didanosine,ddI)。青少年及成人 400mg,每日 1 次。儿童剂量 90mg/(m²·次),每日 2 次;新生儿和小于 3 个月 50mg/m²,每日 2 次。

表 13-2 HIV 阳性儿童/婴幼儿抗病毒治疗标准

	WHO 临床分期	处理原则
<24 个月	无论临床分期及免疫状态如何均开始治疗	
≥24 个月	Ⅳ期 a	治疗
	Ⅲ期 a	治疗
	Ⅱ期	CD4 低于年龄相关阈值时治疗
	Ⅰ期	

表 13-3 HIV 阳性儿童/婴幼儿抗病毒治疗免疫学指标

年龄	<24 个月	≥24~59 个月	≥5 岁
$CD4^+$ T 淋巴细胞百分比	任何水平	≤25%	≤15%
$CD4^+$ T 淋巴细胞计数	任何水平	<750/mm³	≤350/mm³

(2)常用的非核苷类反转录酶抑制药(NNRTI):

①依非韦伦(Efavirenz,EFV)。每日服药 1 次,每次剂量 10~15kg:200mg;15~20kg:250mg;20~25kg:350mg;33~40kg:400mg;≥40kg:600mg。

②奈韦拉平(Nevirapine,NVP):儿童剂量120~200mg/(m²·次),每日 2 次。开始用量 120mg/m²,每日 1 次,如无不良反应,则 14d 后加至足量。青少年及成人 200mg,每日 1 次,14d 后如无明显不良反应改为 200mg,每日 2 次。

(3)常用的蛋白酶抑制药

①奈非那韦(Nelfinavir,NFV)。青少年及成人 1250mg,每日 2 次。儿童用量 20~30mg/(kg·次),最大量不超过成人量 750mg,每 8 小时一次。

②洛匹那韦/利托那韦(Lopinavir/ritonavir,LPV/RTV)。儿童剂型为口服液,每毫升含 LPV80mg 和 RTV20mg。用于 6 个月龄至 12 岁儿童:12/3mg/kg(7~15kg 儿童)或 10/2.5mg/kg(15~40kg 儿童),每 12 小时 1 次。最大剂量 400/100mg,每 12 小时 1 次。

儿童抗病毒治疗组合方案与成人近似，为2个核苷类反转录酶抑制药+1个非核苷类反转录酶抑制药或蛋白酶抑制药。临床常用齐多夫定(或者阿巴卡韦)+拉米夫定+奈韦拉平(或者依非韦仑或者洛匹那韦/利托那韦)。

3. 免疫调节治疗和心理治疗　儿童除了可应用静脉丙种球蛋白、香菇多糖、灵芝、黄芪、人参等提高机体免疫功能外，还应重视心理治疗。老师、同学，其他亲人应给予社会心理方面的有效支持和帮助。

4. 中医中药治疗

(1)风热型：艾滋病初期，患者以发热为主症。治易疏散风热、清热解毒。方用银翘散加减。

(2)气血亏虚型：患者平素体弱，抗病力差，但为初期感染，尚无明显体征，宜扶正固本，调补气血，适当加些清热解毒药，协助祛除毒邪。方用八珍汤加减。

(3)肝郁气滞型：患者性格内向，得知病情后情绪欠佳，肝郁不疏，治宜疏肝理气。方用柴胡疏肝散加减。

(4)阴虚内热型：艾滋病中期患者，症见口干咽燥、盗汗、手足心发热、消瘦乏力，出现很多阴虚症状。治宜养阴清热，佐以解毒。方用葳蕤汤加减合养阴清肺汤。

(5)脾胃虚损型：此型以消化道症状为主，腹泻稀便呈水样，常伴腹痛，食欲缺乏，恶心呕吐等症状。治宜健脾益气，和胃止泻。方用补中益气汤、柴胡汤加减。

(6)脾肾两虚型：艾滋病晚期，长期低热，极度消瘦、精神倦怠，盗汗口干，证属脾肾两亏。治宜益气健脾，滋肾止泻。药用金匮肾气丸、四君子汤加减。

(7)气滞血瘀型：相当艾滋病晚期，易发恶性肿瘤、卡波西肉瘤，治宜活血化瘀，理气散结。方用血府逐瘀汤加减。

(8)热盛痰蒙型：见于艾滋病侵犯中枢神经的晚期病症，病情险恶，预后差。治宜清热化痰，息风开窍。方用羚羊钩藤汤加减。

(9)单方验方：国内报道中研1号方、克艾可、艾滋宁、复方三黄散颗粒、复方丹参注射液、银黄注射液均有抗HIV的作用。此外，薄芝注射液、破壁灵芝孢子粉等可提高患者细胞免疫功能，作为艾滋病的辅助治疗。可以发挥整体调节作用，减轻临床症状，提高生存质量。

5. 机会性感染的防治

(1)肺孢子菌肺炎(PCP)：对HIV感染母亲所生的婴儿应在4～6周龄时开始用复方磺胺甲噁唑(TMP-SMZ)预防肺孢子菌肺炎，直到排除HIV感染为止。对已经确诊HIV感染的儿童，需根据其$CD4^+$ T细胞计数决定是否需要此种预防性治疗，凡$CD4^+$<15%或$CD4^+$ T计数1～2岁<750/μl，2～5岁<500/μl，5岁以上<200/μl均应预防性治疗。

PCP治疗剂量如下：TMP 15～20 mg/(kg·d)，SMZ 75～100mg/(kg·d)，分3～4次口服。疗程21d。如不能耐受TMP-SMZ，可用氨苯砜替代，每日2mg/kg口服，或戊烷脒4mg/kg，1次/日，静脉滴注，疗程21d。

(2)结核病：对结核菌素试验阳性或有活动性结核接触史，而未找到结核病灶者，应定期检查以早期发现肺结核，并进行预防性治疗；若诊断活动性结核病，则选用异烟肼、利福平、吡嗪酰胺、乙胺丁醇或者链霉素进行治疗，疗程依据感染部位不同而不同，肺结核一般为6～9个月。

(3)弓形虫病：应避免与猫、狗等可携带弓形虫的动物接触，如有接触应彻底洗手。避免食生肉、蛋及未熟透的肉类。药物预防可用TMP-SMZ。若诊断弓形虫病，可予以乙胺嘧啶2mg/kg，1次/日，口服，共3d；然后1mg/kg，1次/日，口服，联合磺胺嘧啶每次25～50mg/kg，4次/日，口服，疗程6周。为了减少不良反应，需要加用甲酰四氢叶酸。替代治疗为TMP 5mg/kg+SMZ 25mg/kg口服或静脉注射，2次/日，疗程6周。

(4)隐孢子虫病：抗微生物制剂没有明确疗效。联合抗反转录病毒治疗恢复患者免疫功能可以使之缓解或者治愈。

(5)播散性鸟分枝杆菌复合体(MAC)感染：应按$CD4^+$ T淋巴细胞阈值进行预防：12个月以下儿童<750细胞/μl；1～2岁<500/μl；2～6岁<75μl；≥6岁<50/μl，可选用克拉霉素或者阿奇霉素每周1次进行预防。存在鸟分枝杆菌复合体感染需要应用克拉霉素或阿奇霉素+乙胺丁醇治疗，重症患者加用利福布汀治疗。

(6)呼吸道感染：患儿应接种b型嗜血流感杆菌疫苗，2岁以上儿童还应接种23价肺炎球菌多糖疫苗，<10岁儿童3～5年，≥10岁5年后进行复种1次。对低丙球蛋白血症病儿应给静脉注射丙种球蛋白；在合胞病毒流行季节，可给予RSV、IVIG做预防。发生呼吸道感染者及时应用敏感抗生素治疗，也可加用IVIG。

(7)肠道感染：严格做好饮食卫生，防止食物及水源污染，饭前便后认真洗手。一旦发生肠道感染及早选用敏感抗生素进行治疗，防止感染向全身扩散。

(8)念珠菌病：HIV 感染者极易发生念珠菌感染，因抗真菌药的不良反应，药物难以进行长期预防治疗，如发现皮肤、黏膜感染时及时给予抗真菌治疗，对较重或反复发生的病例，宜采用全身治疗，如两性霉素 B、伊曲康唑、氟康唑等(详见第 11 章念珠菌病章节)。

(9)巨细胞病毒感染：生后 2 周内从尿液中检测到 CMV 抗原或 DNA，或从脐血、婴儿血液中检测 CMV IgM 抗体阳性，可诊断为 CMV 先天感染；阴性者须定期检查患儿血清，如 CMV IgM 抗体转阳或 CMV IgG 抗体滴度≥4 倍增高，可诊断为 CMV 围生期感染或后天感染。应采用更昔洛韦或膦甲酸进行抗 CMV 治疗。

【预防】 因为儿童 AIDS 大多经母婴垂直传播，所以预防重点应在阻断母婴传播的途径，其他尚须防止经输血、血液制品以及医源性传播。

对 HIV 感染的母婴传播，主张对 HIV 感染的孕妇予以齐多夫定＋拉米夫定＋洛匹那韦/利托那韦抗病毒治疗。如生产前 HIV 病毒载量＞1000 拷贝/ml，则建议剖宫产，这样可以明显减少 HIV 感染的垂直传播。新生儿出生时满 35 周则出生后尽早服用齐多夫定，剂量为每次 4mg/kg，口服，2 次/日，疗程 6 周。也可静脉滴注 3mg/(kg·h)。剖宫产一般在孕 36 周进行。因为母乳可传播 HIV，所以应该避免母乳喂养。

艾滋病疫苗目前尚不成熟，仍在研究中。

(王砚宁　李在村　杨　森　徐子刚　高顺强)

参 考 文 献

国家艾滋病抗病毒药物治疗手册(第 3 版)[M].北京：人民卫生出版社，2012：6.

金英姬.2006.幼女性病 3 例分析[J].中国艾滋病性病，12(1)：76.

王千秋，刘全忠，徐金华.2014.性传播疾病临床诊疗与防治指南[M].上海：上海科学技术出版社，52-121.

张福杰主译.2005.资源有限地区的抗艾滋病病毒治疗指南[M].北京：人民卫生出版社.

周先志，赵敏.2005.艾滋病诊疗新技术[M].北京：人民军医出版社.

Chen XM，Keithly JS，Paya CV，et al.2002.Cryptosporidiosis.N Engl J Med，346：1723-1731.

Corinne G，Douglas W，Lyn E，Children Affected by HIV/AIDS：Right and responses in the developing world[J]，Save the Children UK，2001：19-41.

McLeod R，Boyer K，Karrison T，et al. 2006. Outcome of treatment for congenital toxoplasmosis[J]，1981-2004：the National Collaborative Chicago-Based Congenital Toxoplasmosis Study.Clin Infect Dis，42：1383-1394.

www.aidsinfo. nih. gov. Recommendations for the Use of Antiretroviral Drugs in Pregnant HIV-1-Infected Women for Maternal Health and to Reduce Perinatal HIV-1 Transmission in the United States.

www. unaids. org. UNAIDS reports on global AIDS reports 2012.

Zar JH，Langdon G，Apol les P，et al. 2006. Oral trimethoprim sulphamethoxazole levels in stable HIV-infected children.S Afr Med J，96：627-629.

ZHOU Huo-ying，ZHENG Yu-huang，ZHANG Chun-ying et al. 2005. A one-year clinical trial using didanosine，stavudine and nevirapine for highly active antiretroviral therapy[J]，Chin Med J，118(7)：609-611.

第 14 章　痤疮和汗腺疾病

第一节　痤疮样发疹性皮肤病

一、痤疮

痤疮(acne)俗称“青春痘”，是一种毛囊皮脂腺的慢性炎症性疾病。本病发病率为 50%～87%，是儿童期最常见的皮肤病之一。

【病因及发病机制】

1. *遗传因素*　何黎等发现昆明地区重症痤疮的易感基因为 SELL，DDB2，项蕾红等发现 CYP19al 基因单核苷酸多态性与中国汉族人中重度寻常痤疮有关联。

2. *皮脂腺分泌增多*　痤疮患者血清学检测睾酮(T)、硫酸脱氢异雄酮(DHEAS)、雄烯二酮(AD)、二氢睾酮(DHT)、游离睾酮(FT)水平分别存在不同程度的增高。女性经前期痤疮加重者雌二醇降低，使得睾酮相对升高，致使痤疮发生或加重。

3. *感染因素*　大量的研究证实：①痤疮丙酸杆菌(propionibacterium acnes，PA)(占痤疮患者皮损细菌分离率的 32.72%～61.12%)；②球菌，包括葡萄球菌如金黄色葡萄球菌、中间型葡萄球菌、表皮葡萄球菌；③糠秕马拉色菌。

4. *毛囊皮脂腺导管的角化过度*　其形成原因可能与以下几种因素有关：①表皮游离胆固醇/硫酸胆固醇比值下降；②痤疮患者皮肤表面脂质角鲨烯(squalene)的含量比正常增加；③局部维生素 A 缺乏和(或)毛囊上皮亚油酸缺乏；④PA 引起的一系列促炎因子的产生。

5. *炎症反应*　痤疮的炎症反应不仅参与了早期的亚临床非炎症性痤疮，并且贯穿了痤疮的整个发病过程，包括炎性皮损的形成和后期的炎症后红斑及炎症后色素沉着或瘢痕形成。

【临床表现】　本病大多数发生于青春期，最早可在 8 岁时出现。青春期后可自然消退或减轻。美国报道 8～10 岁儿童约 40%出现粉刺。

粉刺是痤疮最早出现的症状，分闭合性粉刺和开放性粉刺。闭合性粉刺是毛囊口下方漏斗部或皮脂腺的颈部上皮角化增生、阻塞后形成的毛囊导管微囊肿，临床上表现为皮色隐约可见的小丘疹，称白头粉刺。开放性粉刺是毛囊口的角质形成细胞增生角化，形成栓塞致毛囊口扩张，阻塞后的角质栓经氧化后形成黑色小丘疹。粉刺可持续数月后，发展为炎性丘疹、脓疱、结节、囊肿或毛囊根部互通的窦道。大部分青少年就诊时，面部可见到有粉刺、红色丘疹、脓疱等多种损害并伴有皮脂腺分泌增加。

痤疮的发病部位主要在面部，尤其在面颊、前额、颏部，其次为背部及上胸部，严重者臀部亦可发生。见附页彩图 14-1。一般无自觉症状，有炎症时自觉疼痛或触痛。根据皮损的表现，痤疮临床上常见以下几种类型。

1. *寻常痤疮*(acne vulgaris)　是痤疮中最常见的一种类型，皮损除上述发展和分布外，根据皮损形态可分为以下几种。

(1)丘疹性痤疮(acne papulosa)：皮疹以黑头粉刺和白头粉刺为主，伴有或不伴有红色粟粒至绿豆大小炎性丘疹。数目可多可少，一般分布于前额和面颊。本类型如以粉刺为主亦称为粉刺性痤疮(acne comedo)。

(2)脓疱性痤疮(acne pustulosa)：皮疹以脓疱为主，为在炎性丘疹的基础上，顶端形成粟粒到绿豆大小脓疱。可伴有少量黑头粉刺或白头粉刺及散在红色粟粒到绿豆大小炎性丘疹。

(3)硬结性痤疮(acne indurata)：皮疹以结节为主，呈暗红或紫红色大小不一结节，扪之位置较深，可高出皮面或不高出皮面。除了结节外亦可见炎性小红丘疹或小脓疱。

2. *囊肿性痤疮*(acne cystica)　皮损为大小不等的囊肿，扪之有囊性感，破溃后流脓，常经久不愈。除面部外，还可分布于耳垂、耳后、颈部、项部和背部，自觉疼痛或触痛。见附页彩图 14-2。

3. 聚合性痤疮(acne conglobata) 皮损呈丘疹、脓疱、囊肿和大的脓肿,基底部相互连接,形成窦道,经常溢脓,经久不愈或愈后形成瘢痕或瘢痕疙瘩。本类型痤疮是一种少见的严重性痤疮。这些囊肿被认为是化脓性汗腺炎的一种类型。化脓性汗腺炎与脓肿性穿掘性毛囊周围炎、聚合性痤疮三者合起来称为毛囊闭锁三联征。聚合性痤疮最常发生于16岁左右青少年,可延续并持续至成年,甚至一直到50岁。男性多见,皮损分布于头面、颈、背部,甚至臀部。

4. 萎缩性痤疮(atrophic acne) 痤疮的瘢痕有两种形态,一种是丘疹性痤疮或脓疱性痤疮,愈后形成点状萎缩性瘢痕,另一种为增生性瘢痕,往往是囊肿性痤疮或聚合性痤疮愈后形成的瘢痕疙瘩样损害,后者称为瘢痕疙瘩性痤疮(acne keloidalis)。

5. 少女剥脱性痤疮(excoriated acne) 发生于少女,原患者有轻度表浅性痤疮,但由于患者不良的强迫性搔抓习惯或挤压皮损,仔细检查患者面部皮肤可发现有线形瘢痕。其特点是瘢痕比原发皮损更明显。皮损间常有永久性的瘢痕和萎缩。

6. 恶病质性痤疮(cachectic acne) 多见于身体虚弱的患者,损害为青红色或紫红色丘疹、脓疱或结节,含有脓血,常长久不愈,以后痊愈遗留微小的瘢痕,很少浸润。

此外,还有些特殊类型的痤疮,如热带痤疮是指发生在高温地区的痤疮,主要为硬结性囊肿或结节患者,离开这种气候条件后可以缓解;坏死性痤疮又名痘疮样痤疮,此种痤疮从不发生在青春期以前,常见于20~50岁,其损害开始为褐红色、成簇的毛囊周围丘疹和脓疱,常有脐窝并迅速坏死伴黏着性出血性痂皮,3~4周后痂皮脱落留下瘢痕。如损害反复发作瘢痕可成网状,患者主观灼热或瘙痒。月经前痤疮是指在月经前加剧或发病,其中许多人在青春期不患痤疮,皮损分布于颏、眉间和颊部,皮疹数量较少。

衡量痤疮的轻重,可按国际改良分类法分为Ⅰ、Ⅱ、Ⅲ、Ⅳ级,见表14-1。

表14-1 痤疮的国际改良分类法

轻度	中度	重度
Ⅰ级 以粉刺为主,有少量丘疹和脓疱,总病灶数少于30	Ⅱ级 有粉刺,中等数量的丘疹和脓疱,总病灶数为31~50	Ⅳ级 结节/囊肿性痤疮或聚合性痤疮,总病灶数超过100个,结节/囊肿多于3个
	Ⅲ级 有大量丘疹和脓疱,偶见大的炎性皮损,总病灶数为51~100,结节少于3个	

【组织病理】 主要是毛囊皮脂腺慢性炎症。根据类型不同,病理表现不同。粉刺损害可见毛囊漏斗部扩张或有轻微囊肿,其中含有角质栓。丘疹性痤疮可见毛囊周围有淋巴细胞为主的炎细胞浸润,部分毛囊壁破裂。脓疱性痤疮毛囊形成脓肿,周围有大量的炎性渗出物,含有淋巴细胞和多形核白细胞。囊肿性痤疮可见到部分毛囊壁破裂,囊肿、皮脂腺部分或全部破坏,中央液化坏死,在愈合过程中炎症浸润为纤维化所取代。

【诊断与鉴别诊断】

1. 诊断 根据发病年龄、部位、皮损形态,特别是能看到黑头粉刺或白头粉刺及挤压时有油脂样分泌物等诊断不难。

2. 鉴别诊断 主要应和以下疾病鉴别。

(1)酒渣鼻:该病多见于中年人,皮损分布在颜面的中央部位,伴有毛细血管扩张等可资鉴别。

(2)颜面播散性粟粒性狼疮:该病为面部的皮损呈粟粒到豌豆大小结节,半透明红褐色或褐色,触之柔软,中央有坏死,玻片压诊可见淡黄或褐黄色的小斑点,愈后可留有色素性萎缩性瘢痕。

【治疗】 治疗目标:预防复发,减少瘢痕。

1. 健康教育

(1)青少年时期应注意合理饮食,控制糖类的摄入,少食动物脂肪,多食蔬菜、水果及富含维生素的食物。

(2)常用温水或香皂洗涤患部,不宜用粉质和油脂类化妆品,避免用糖皮质激素、碘、溴、苯巴比妥等药物。不要用手抠或挤压粉刺。

2. 局部治疗

(1)维 A 酸类：0.1%阿达帕林凝胶，0.1%他扎罗汀乳膏、0.025%～0.1%维 A 霜或 0.05%异维 A 酸凝胶。每晚外用 1 次。外用维 A 酸类药物是痤疮的一线治疗。

(2)抗菌治疗：常用氯柳酊、2%红霉素酊、1%氯洁霉素溶液、1%洁霉素溶液、0.75%甲硝唑凝胶或克林霉素磷酸酯凝胶。近年主要外用复方多黏菌素软膏，2%夫西地酸乳膏，过氧化苯甲酰可以快速杀灭痤疮丙酸杆菌，且无抗菌耐药性，主要用于轻、中度痤疮的治疗。但应从低浓度开始使用，常用 2.5%～5%过氧化苯甲酰洗剂、凝胶或霜剂，或用含 5%过氧化苯甲酰和 3%红霉素的霜剂，用于粉刺性痤疮和脓疱性痤疮，效果比单用过氧化苯甲酰或红霉素更好，且刺激性减少。

(3)化学疗法：应用果酸的化学疗法，目前为应用 20%～35%。50%的甘醇酸(又名羟基乙酸)，视患者耐受程度递增浓度和停留时间，每 2～4 周 1 次，4 次为 1 个疗程，开始治疗时有刺激现象，治疗期间需防晒。

(4)穿刺疗法：囊肿性痤疮可用较粗针头穿刺囊肿，抽取内容物后，用盐酸去炎松 2.5～10mg/ml 加 2%利多卡因，每个皮损内注射 0.05～0.25ml，每 2～3 周重复一次。

3. 全身治疗

(1)维 A 酸类：以异维 A 酸效果好，剂量每日 0.15～0.4mg/kg，甚至更低剂量 0.15～0.28mg/(kg・d)，连服 6～8 周，12 岁以下儿童尽量不用，13～18 岁慎用。维 A 酸类主要适用于重度痤疮，如聚合性痤疮、结节性痤疮、囊肿性痤疮、瘢痕性痤疮。注意致畸、血脂、肝功能和皮肤黏膜干燥等不良反应。当异维 A 酸累积剂量达到 60mg/kg 时，皮损复发率可控制在 6%以下。

(2)抗生素：常用四环素及红霉素，剂量为四环素每次 0.25g，4 次/日，1 个月后，每 2 周递减 0.25g，直至每日 0.25～0.5g 时再维持使用 1 个月(8 岁以下儿童忌用四环素)。其他有米诺环素(美满霉素)、洁霉素、琥乙红霉素、罗红霉素、多西环素、克林霉素等。口服抗微生物药物治疗主要用于中、重度炎性痤疮。近年美国研究，亚杀菌剂量，如米诺环素 50mg，口服，1 次/日，多西环素 40mg/d，可以有效治疗痤疮。

月经前加重的女性痤疮可在经前 10d 注射黄体酮 10mg，前 5d 再注射 5mg。

(3)抗雄激素治疗：螺内酯 40mg/d，一般不用于儿童和青少年。复方环丙孕酮(达英-35)为醋酸环丙孕酮和乙炔吡醇的组合物，前者有很强的抗雄激素作用，后者可避免月经紊乱。复方环丙孕酮主要限用于治疗女性雄激素过多引起的中、重度痤疮(系指青春期多囊卵巢综合征)。用法：在月经周期的第一天开始服药，每日 1 片，连服 3 周，然后停药 1 周，再开始服另一周期，一般应用 6～36 个月。

(4)糖皮质激素：用于严重结节、囊肿、聚合性痤疮用其他方法治疗无效者，可短期少量应用，口服泼尼松 5～10mg，2～3 次/日。待症状控制后逐渐减量。

(5)其他

①氨苯砜：用于结节、囊肿、聚合性痤疮患者。口服 25mg，3 次/日，一周后血象正常可改为 50mg，2 次/日，连服 1～2 个月，服药期间，定期查血常规和肝功能。

②锌制剂：常用硫酸锌片口服 0.2g，2～3 次/日，连服4～12 周，或用甘草锌胶囊 250mg，口服 3 次/日，40d 为 1 个疗程。

③甲硝唑或奥硝唑联合昆明山海棠：13 岁以上儿童及成人甲硝唑 0.2g，3 次/日；奥硝唑 250～500mg，2 次/日，口服；昆明山海棠，儿童和青少年慎用，连续治疗 4 周。

4. 中医治疗

(1)分型辨证论治

①肺经风热证：相当于轻中度痤疮(Ⅰ级和Ⅱ级)可选用枇杷清肺饮加减或防风通圣丸；②湿热蕴结证：相当于中度痤疮(Ⅲ级)方选一清胶囊(成分包括大黄、黄连、黄芩)；③痰瘀互结证：相当于重度痤疮(Ⅳ级)方选大黄蟅虫丸和血府逐瘀胶囊或桂枝茯苓丸；④冲任不调证：相当于有高雄性激素水平表现的女性痤疮，可选用六味地黄丸、逍遥丸和丹参酮胶囊。

(2)中成药

①连翘败毒丸：消热泻火解毒，适用于肺经风热证。每次服 6g，2 次/日。

②当归苦参丸：消热除湿解毒，适用于肠胃湿热证。每次服 6g，2～3 次/日。

③芦荟珍珠胶囊：用于便秘或大便干燥的痤疮患者。每次 0.5～1g，2 次/日。

(3)针灸疗法：主穴：曲池、合谷、足三里、内庭、四白、地仓、颊车。配穴：肺俞、心胃俞、大肠俞。以上穴位均取双侧。面及四肢穴留针 30min，背俞穴进针得气后用泻法，3～5min起针，隔日针1次，10次为1个疗程。青少年的痤疮可试用火针疗法。

(4)耳穴疗法：取穴：肺、内分泌、交感、脑点、面颊、额区。有皮脂溢出患者加脾，便秘加大肠，月经不调加子宫、肝。每次选穴4～5个，以上穴位可轮换使用，采用埋豆法，亦可用王不留行耳部穴位压迫法，每日早、晚按压1次，以耳部发热并略向面部传导为止。3～5d换药1次，3周为1个疗程。

(5)刺络拔罐：取穴：大椎、肺俞、膈俞、胃俞。每次取穴1～2个。局部消毒后，用三棱针点刺放血，然后拔火罐，留罐10min。隔日1次，10次为1个疗程。

(6)按摩疗法：主要采用经络按摩以疏通气血、协调脏腑。每周按摩1次。对青春期痤疮，用拇指从膝下至足趾，沿足少阴肾经做经线按摩10遍，再用拇指从膝后至足趾，沿足太阳膀胱经做经线按摩5遍，点按曲池、合谷、列缺、肺俞等穴。

(7)外治法

①颠倒散：凉水调和，涂于患处，30min或1h后温水洗去。每日1～2次。

②四黄洗剂：大黄、黄芩、黄柏各50g，硫黄15g，上药研细末。硫黄先用75%乙醇溶解，然后将上药加入500ml蒸馏水中摇匀，密闭一周后备用。用法：用棉鉴蘸药外涂，每日4～6次。

③玫芦消痤霜、蛇胆霜：适用于气候干燥的季节，如皮损红肿，脓疱较多者可与四黄洗剂、颠倒散配合使用。

④金黄膏：用于有结节、囊肿、脓肿者，每日2次。

⑤芦荟珍珠胶囊：用6粒加鸡蛋清一个，黄瓜去皮取汁3汤匙，调成糊状外用，每晚一次。

5. *物理疗法*

(1)光动力疗法：联合应用蓝-红光照射可通过光动力作用破坏痤疮丙酸杆菌及减轻炎症反应，对痤疮有较好的疗效，其作用机制是抗菌及抗感染两者的综合。研究显示，联合应用蓝光-红光疗效优于单纯应用蓝光。理论上蓝光是激活痤疮丙酸杆菌主要内源性卟啉成分的最有效的可见光波长，但其穿透深度不足；红光激发卟啉的作用较差，但穿透组织更深，此外，灯源价格低，每次照射15min，不需要服药、无毒性、刺激性轻微、易被患者接受。5-氨基酮戊酸(5-ALA)是近年来国内外首选的新型外用光敏剂，用于痤疮治疗已被广泛接受。迄今为止已有很多光动力治疗痤疮的报道，证实了其临床有效性。

(2)近年应用1450nm二极管激光、超脉冲CO_2激光、铒激光、光子嫩肤仪以及点阵射频治疗仪等可用于中重度瘢痕、囊肿和炎症性痤疮收到较好的疗效。Ruiz等为评估射频疗法的疗效和安全性做了临床观察，结果显示射频疗法是一种可选择用于治疗中重度痤疮的安全、有效的新方法。

6. *心理治疗*　患有痤疮的患者有时心理压力大，出现焦虑、抑郁、失眠、自卑时，应予以心理疏导，必要时做生物反馈治疗或其他心理治疗。

7. *其他*　近年有报道应用香皂和浴液等皮肤清洁剂对轻、中度寻常痤疮有效率约为89%。由于香皂和浴液中含有抗菌活性成分，能祛除皮肤表面的微生物，并使皮肤表面的油脂含量下降，而达到治疗或减轻青少年轻、中度痤疮的目的。

综上所述，我们按照“中国痤疮治疗指南(2014修订版)”指出儿童痤疮的分级治疗方案如下。

Ⅰ级治疗：一线推荐外用维A酸，二线推荐过氧化苯甲酰、水杨酸、粉刺去除、果酸、中医药，不推荐口服和外用抗生素。

Ⅱ级治疗：一线推荐外用维A酸＋过氧化苯甲酰/外用抗生素，或外用抗生素。二线推荐口服抗生素＋外用维A酸/过氧化苯甲酰/外用抗生素、蓝光、果酸、中医药，不推荐单一口服或外用抗生素。

Ⅲ级治疗：一线推荐口服抗生素＋外用维A酸＋过氧化苯甲酰/外用抗生素，二线推荐口服异维A酸(16岁儿童不推荐)、果酸、红(蓝)光、光动力、激光治疗、中医药，不推荐单一系统疗法或局部单一疗法。

Ⅳ级治疗：一线推荐外用过氧化苯甲酰/抗生素，炎症反应强烈者可先口服抗生素＋外用抗生素。二线推荐口服抗生素＋外用维A酸/过氧化苯甲酰、光动力疗法、系统用糖皮质激素、中医药。不推荐局部单一疗法，口服抗生素单一疗法，合并有多囊卵巢综合征者可口服抗雄激素药。

二、儿童期痤疮

(一)新生儿痤疮(acne neonatorum)

【病因及发病机制】　新生儿痤疮的发病可能与遗传因素和生母妊娠过程中内分泌变化有关。新生儿雄激素的来源一般认为由母亲体内肾上腺性男性激素和卵巢性男性激素经脐带提供给胎儿，使新生儿体内有一过性雄性激素过多或胎儿性腺和肾上腺早熟产生的雄激素有关。新生儿的肾上腺相对较大，能够产生β-羟化激素，后者能刺激皮脂腺增生。

此外男新生儿睾丸生成雄激素增加，主要生成睾酮，这是新生儿痤疮的发病男多于女的缘由。

【临床表现】 新生儿痤疮发疹时间可在出生后数日出现皮疹，一般在 2～4 周时发生最多见，发病以男孩多见。初发为面部出现小丘疹，经 10 余天后形成黑头粉刺或肤色丘疹即白头粉刺，以少量白头粉刺多见，偶呈黑头粉刺、丘疹和脓疱，发病一般较轻，经数周或数月后可自行消退。

【诊断与鉴别诊断】

1. 诊断　根据新生儿面部出现痤疮的皮损如粉刺、丘疹、脓疱或结节等损害，皮肤油腻或干燥，诊断不难。

2. 鉴别诊断　新生儿痤疮应与胎儿乙内酰脲综合征鉴别。胎儿乙内酰脲综合征是由母亲妊娠期使用苯妥英钠治疗癫痫引起。痤疮是综合征的一种表现，皮损主要为丘疹、脓疱。同时患儿伴有身体和智力发育迟缓、颅面骨发育异常，趾骨末端肥大和毛发干枯等表现。

【治疗】 新生儿痤疮可以自愈，轻度可以不予以治疗，皮损经 2～3 周可自行消退。如有炎性丘疹、脓疱、结节和囊肿者可酌情口服头孢羟氨苄、维生素 B_6、硫酸锌口服液等。外用药可擦夫西地酸乳膏、莫匹罗星软膏或红霉素软膏。

(二)婴儿痤疮(infantile acne)

【病因及发病机制】 婴儿痤疮的病因不清，有些患儿伴黄体生成素、卵泡刺激素和睾酮水平升高，或先天性肾上腺增生，因此婴儿痤疮可能与下丘脑功能异常有关。最近的研究表明，遗传因素、肾上腺源性的雄激素增高和黄体化激素水平增高可导致婴儿痤疮。

【临床表现】 婴儿痤疮发生在 6～16 个月大的婴儿，多发于 6～9 个月，男婴多见。皮损通常局限于面部，以颊部最明显。皮损除粉刺外，可发生丘疹、脓疱、结节和囊肿，严重时形成婴儿聚合性痤疮，愈后形成瘢痕。婴儿痤疮炎症明显者持续时间长，一些婴儿痤疮 1～2 岁后消失，多数持续到 4～5 岁，极少数可持续到青春期。根据 Kligman 痤疮分级法对婴儿痤疮分级显示，62%的患儿属中度痤疮，24%属轻度，17%属重度。患过婴儿痤疮后的患者到了青春期时痤疮比较严重，其父母可能有重度痤疮的病史。

婴儿中毒性痤疮原因为大量外用皮肤化妆品和药物(包括油膏、乳膏、润发剂和矿物等)，父母在给婴儿外用此类物质时可导致婴儿中毒性痤疮的发生，由于促粉刺生成的物质需要一定的时间才会出现特异性的症状，因此患儿出生时正常，数月后发病，主要表现为发生于前额、颏部、颊部和鼻背的开放性或闭合性粉刺，皮损也可发生于上、下肢和躯干，主要与接触部位有关，停用促粉刺生成物质后可自愈。

【治疗】 婴儿痤疮治疗与新生儿痤疮治疗方法相同，炎症明显时口服抗生素可选用红霉素 125～250mg 口服，2 次/日，对红霉素有抵抗可口服甲氧苄啶 100mg，2 次/日。对于以上方法不能控制的病例，国外有使用口服异维 A 酸的报道，用法为 0.5mg/(kg・d)，疗程 4～5 个月，短期疗效较好，但长期不良反应尚不清楚。国内张霞等报道外用红霉素过氧苯甲酰凝胶治疗 30 例婴儿痤疮获得较好疗效。

学龄前儿童痤疮的治疗同婴儿痤疮。

青春期前痤疮的治疗参见痤疮的治疗，持续难治性痤疮患者需要测定血中各种激素水平，查找病因，肾上腺源性的可以口服糖皮质激素类药物，多囊性卵巢的患者可口服避孕药，如醋酸环丙孕酮，也可用螺内酯或中西医结合治疗。

三、暴发性痤疮

暴发性痤疮(acne fulminans)是一种具有痤疮样皮疹伴系统性损害的疾病。首先由 Burns 和 Colvillle 于 1959 年描述其症状及体征，1971 年 Kelly 等认为本病为急性发热性溃疡性聚合型痤疮(acute febrile ulcerative acne conglobata)。亦有学者将该病称为系统性痤疮(systemic acne)、发热性溃疡性痤疮(febrile ulcerative acne)。1975 年 Plewing 等将该病命名为暴发性痤疮，并记载为恶性痤疮(acne malignancy)的一种类型。本病发生于少年和青年男性，是一种罕见的病因不明的严重痤疮。该病至今全世界仅报道 100 例左右，1977 年有学者报道 13 例，均为 13 岁左右的白种人。国内近年已有数例青年男性的报道，其中 1 例合并自身敏感性皮炎。

【临床表现】 发病急骤，常在无明显诱因或有精神高度紧张时，面部、胸部或背部突然出现红色丘疹、结节、囊肿，并迅速化脓，脓疱或脓肿破溃后形成高低不平的溃疡，化脓性皮损伴有疼痛和压痛，全身症状为发热、多发性关节痛和肌痛。体温常在 37.5～38.5℃，可持续一周以上，有时可达 39℃。单独应用抗生素治疗效果不佳，少数患者有体重减轻、骨髓炎、肝脾大、贫血、结节性红斑、坏疽性脓皮病、强直性脊柱炎及巩膜炎。

【实验室检查】 中性粒细胞可增高，红细胞沉降率增快。CD3淋巴细胞计数低于正常值，免疫球蛋白IgG升高，结核菌素试验阴性。病理学检查示真皮中部或真皮全层可见中等密度混合性炎性细胞浸润，主要为淋巴细胞、中性粒细胞、组织细胞，伴毛细血管扩张，部分血管内有少量嗜酸性粒细胞。Karvonen报道24例患者中有14例骨扫描异常，而在另一组报道中，22例患者中11例X线的影像学异常。

【诊断与鉴别诊断】

1. *诊断* Karvonen总结本病的诊断标准：①严重溃疡性结节性囊肿性痤疮，急性发病；②关节痛、严重的肌肉疼痛或两者兼有，至少1周；③发热38℃或38℃以上，至少1周；④白细胞总数＞10×10^9/L或ESR≥50mm/1h或C反应蛋白≥50mg/L；⑤疼痛部位的骨X线片发现骨溶解性损害或骨扫描发现摄入量增加。

确认有①和②条加上③④⑤中的任何2条可确诊为暴发性痤疮。

2. *鉴别诊断* 本病需与下列疾病鉴别。

(1)聚合性痤疮：是痤疮中一种较重的类型。皮损主要分布于面部、背、臀部损害有黑头、丘疹、脓疱、脓疡和囊肿。病程呈慢性和进行性。通常无自觉症状和全身症状，对抗生素治疗效果比较理想，可以鉴别。

(2)坏死性痤疮(又名痘疮样痤疮或额部痤疮)：皮损主要发生于额、颞和头皮前缘，为褐红色、成簇的毛囊周围丘疹或脓疱，常见中央有脐窝并坏死，愈合后遗留痘疮样瘢痕。患者主观灼热或瘙痒，无疼痛且不伴有全身性症状。

【治疗】 Karvonen主张用泼尼松40～60mg/d治疗对本病有效，建议在急性炎症缓解后加服异维A酸，对大的囊肿可手术切开排脓后，皮损内注入糖皮质激素可使损害消退。国内的治疗经验有采用甲硝唑、琥乙红霉素和异维A酸(泰尔丝)口服，局部应用3%硼酸溶液湿敷后，再用痤疮治疗仪照射面部，20d后皮损痊愈。另有报道应用米诺环素、静脉滴注甲硝唑磷酸二钠共10d无效，改用阿奇霉素250mg/d静脉滴注，口服异维A酸10mg，3次/日，及中药梅花点舌丹，外用庆大霉素稀释液湿敷，加服甲泼尼龙8mg，3次/日，1周后面部、躯干、上肢皮损明显好转，关节肌肉疼痛逐渐缓解，甲泼尼龙减量，2周后停用，以后仅口服异维A酸配合头孢呋辛、替硝唑等治疗2个月后皮损基本消退，停服抗生素，异维A酸减量为10mg，2次/日，服用4个月，皮疹全部消退，面部留有浅表瘢痕。

四、酒渣鼻

酒渣鼻(rosacea)又名玫瑰痤疮，俗称红鼻头，是以红斑、丘疹及毛细血管扩张为主的慢性炎性皮肤病，皮损多集中于颜面中心，以鼻尖及鼻两侧为著。中医文献称“赤鼻”“糟鼻子”。男女均可发病，多见于青壮年，最常发生于30～50岁的女性，严重病例见于男性，但在10～18岁亦可见到，其少见类型可见于儿童期。

【病因及发病机制】 本病病因尚不明了，有些因素与其发病有关。①血管舒缩功能失调：精神因素、面部长期暴露于过热、过冷环境或日光暴露等，致使面部和鼻部血管扩张而发生红斑。②胃肠功能紊乱：传统上认为咖啡食品、茶和咖啡都含有咖啡因，咖啡因通过胃肠道吸收后面部可发红，乙醇也被公认为可致面部发红。经常便秘、慢性胃炎、胆道疾病亦可出现酒渣鼻。③感染因素：由于健康人亦可查到蠕形螨，所以蠕形螨只能成为酒渣鼻的诱发因素之一。最近，刘洪波等报道酒渣鼻患者幽门螺杆菌的感染率较正常人高，幽门螺杆菌分泌毒素和抗体所产生的炎性介质可导致酒渣鼻的发生和发展。此外，牙齿、扁桃体、鼻窦等病灶感染等亦可出现酒渣鼻。④内分泌障碍、口服或外用糖皮质激素可诱发酒渣鼻。

【临床表现】 本病的皮损主要在鼻部和两颧、两颊，呈向面部中央分布，临床上分3期。见附页彩图14-3、彩图14-4。

1. *红斑期* 初始为暂时性、阵发性鼻部或两颧部弥漫性红斑。常在进食辛辣食物或热饮、外界环境温度增高、遇冷或情感冲动时面部潮红、充血，以后逐渐转为持久性浅表毛细血管扩张，有时可见树枝状细小血管，毛囊口扩大、皮脂溢出等。自觉灼热，不痒或轻度瘙痒，此种红斑可持续数月至数年后，向第二期发展。

2. *丘疹脓疱期* 在红斑和毛细血管扩张的基础上出现粟粒到绿豆大小丘疹、结节和脓疱，自觉瘙痒或轻微胀痛、灼热感。此种皮疹此起彼伏，可持续数年或更久。丘疹脓疱期的玫瑰痤疮可分轻型和重型。轻型指在红斑型基础上伴有炎性丘疹或脓疱；重型的损害为深在型，表现为无痛性脓肿或囊肿性结节，与聚合性痤疮相似并发大脓肿，开放性窦道。眼睑常受累，造成眼睑炎、结膜炎，甚至角膜炎、虹膜炎和外层巩膜炎。

3. 鼻赘期　由于鼻部长期充血，致使鼻部皮脂腺及结缔组织增生，皮脂腺异常增大，形成鼻部肥大，鼻尖部有大小不等的结节状隆起，称为鼻赘，此期仅见于极少数 40 岁以上的男性。

玫瑰痤疮的特殊类型为肉芽肿性玫瑰痤疮(granulomatous rosacea)，这种类型的玫瑰痤疮不仅出现在面部蝶形区域，亦出现在下颌骨的侧面和口周，呈散在性丘疹和结节，组织学上表现为非干酪坏死性上皮细胞性肉芽肿，常发生在黑种人儿童，表现为口周、眼周和鼻周出现大量的簇状丘疹，本类型亦称为肉芽肿性口周皮炎，Williams 等以前称为 FACE(加勒比黑种人儿童期面部疹)综合征，该类型常被误诊为结节病。

【诊断与鉴别诊断】

1. 诊断　根据鼻部和面部中央部位发生红斑、毛细血管扩张、反复发作丘疹、脓疱及发病年龄、慢性病程等可做出诊断。

2. 鉴别诊断

(1)寻常型痤疮：发病年龄多在青春期，皮损有黑头粉刺与白头粉刺，皮损不限于面部中央部，鼻部不发红，青春期后自然缓解等可资鉴别。

(2)激素依赖性皮炎：根据发病前有长期外用糖皮质激素史，皮损分布于整个面部，非中央性分布，皮损较稳定，无阵发性加重。

【治疗】

1. 一般注意事项　日常忌饮酒和食用辛辣食物，避免过冷过热的刺激，纠正胃肠道功能障碍和内分泌失调，避免剧烈的情绪波动，避免长时间的日光照射。

2. 治疗

(1)局部治疗：外用 0.75%甲硝唑霜、1%克林霉素溶液、2%红霉素凝胶、2.5%过氧苯甲酰制剂，20%壬二酸乳膏、5%硫黄乳膏或复方替硝唑凝胶，1～2/d。由糖皮质激素诱发的酒渣鼻可外用他克莫司霜。

(2)对重型患者可酌情口服米诺环素 50mg，1～2 次/日，或多西环素 0.1g，1～2 次/日(8 岁以下儿童忌用)，或红霉素 0.125g，4 次/日或阿奇霉素 0.25g，3 次/周，服用 4 周后减量，持续用药 6 周。对顽固性酒渣鼻可口服小剂量维 A 酸类药物。

(3)物理疗法：对红斑期、丘疹期及毛细血管扩张患者可采用强脉冲光子嫩肤治疗仪，或用 KTP532nm 激光治疗或闪光灯一原脉冲染料激光治疗。

(4)手术治疗：鼻赘期可应用外科划切法。

3. 中药治疗

(1)内服法：①肺胃热盛型。用枇杷清肺饮加减。②热毒蕴肤型。用凉血四物汤加减。③气滞血瘀型。用通窍活血汤加减。

有关儿童的肉芽肿性口周皮炎一般主张外用药治疗，亦可采用强脉冲光、QuantumSR 光子嫩肤仪、红外线激光仪治疗。

(2)外治法：①金黄散适量用清水少许调匀后，外用患处，2～3 次/日，连续 2～3d；②30%～50%百部酊外用于患处，3 次/日；③百部 30g，蛇床子、地榆各 10g，75%乙醇 100ml 密封浸泡 5～7d 后，用棉签蘸药液外用患处；④蒲公英、野菊花、鱼腥草、淡竹叶各 10g 煎取浓汁，外涂患处，3 次/日，每日用 1 剂，10d 为 1 个疗程，连续 1～2 个疗程。

(3)针刺配合药物外用治疗：取穴：列缺、合谷、迎香、鼻通、印堂用平补平泻法，得气后留针 30min 起针，再配合大黄、地榆、蛇床子各 10g，百部 30g，用 75%乙醇密封浸泡5～7d 后，用棉签蘸药液直接涂于患处，3 次/日，连用 10d。

五、鼻红粒病

鼻红粒病(granulosis rubra nasi)为多发于儿童鼻部的局限性红斑及粒状小丘疹，伴局部多汗的少见的家族性疾病。本病病因目前尚不完全清楚。根据多数人有家族史和家系调查，考虑是一种遗传病，其遗传方式可能是常染色体显性遗传或隐性遗传。

【临床表现】　鼻红粒病是一种罕见的外分泌腺疾病，1901 年由 Jadassohn 首先报道，本病大多数见于儿童，初发年龄 6 个月至 10 岁。突出的首发症状为鼻部多汗，以后出现鼻尖部红斑，呈红色或紫红色，扪之局部发凉。红斑可局限于鼻部，亦可逐渐扩展到颊部、上唇、颏部，红斑可持续存在，上有针尖到针头大小深红色丘疹，用玻片压之可完全消退。偶见小脓疱和小囊肿。患儿常合并有掌跖多汗和末梢循环不良，表现发绀或产生冻疮。无自觉症状或微痒。本病至青春期可自然消退，不留任何痕迹。见附页彩图 14-5。

【诊断与鉴别诊断】　根据在儿童期发病、鼻部多汗、红斑上有深红色丘疹、玻片压诊可完全消退等可做出诊断。主要应与寻常痤疮鉴别，后者发病年龄为青春期，皮损分布在整个面部，皮损有黑头粉刺和白头粉刺，病理检查为毛囊皮脂腺的慢性炎症。此外还应与酒渣鼻鉴别，酒渣鼻发病年龄为青壮年，皮损分三期，红斑期和丘疹期可伴有毛细血管扩张，丘疹期的丘疹玻片压诊不消退等可资鉴别。

【治疗】 局部外用炉甘石洗剂或复方硫黄洗剂，丘疹明显可外用5%硫黄霜或10%鱼石脂软膏，亦可试用光子嫩肤治疗仪治疗或冷冻治疗。

（林元珠　李领娥　项蕾红）

第二节　汗腺疾病

一、多汗症

皮肤汗液排泄量过多的病症称为多汗症（hyperhidrosis）。一般指局部出汗过多，亦有全身出汗过多。多汗分为生理性和病理性。生理性多汗是机体调节体温所必需，见于气温过高、穿衣盖被过多，恐惧惊吓、快速进食或剧烈运动后，机体通过出汗维持正常体温。病理性多汗是指病人在安静状态下（坐卧、睡眠时）或日常环境中，全身或某些部位出汗过多。中医学称为“汗症”。小儿时期由于生机蓬勃，代谢旺盛，活泼多动，出汗常比成人多（新生儿例外），尤其婴幼儿皮肤含水量较多，头额部汗腺较多，在入睡时常微微出汗属于正常现象。

【病因及发病机制】

1. *病因*　①精神因素：如恐惧、愤怒、紧张兴奋、精神压力等可使掌跖、头、面、颈部及腋窝等处发汗增多。②食物因素：进食辛辣或热烫食物后，在咀嚼时可引起口周、鼻、面、颈及胸背部反射性出汗。③药物因素：有多种药物可以作用于丘脑下部、脊髓、交感神经节而导致多汗，如胆碱酯酶抑制药、选择性5-羟色胺再摄取抑制药、抗抑郁药等。局部注射乙酰胆碱、肾上腺素使小汗腺分泌增加。阿司匹林、胰岛素、毛果云香碱、弗西丁、吗啡、新斯的明等药物的不良反应可出现多汗，也可见于汞中毒及麻醉品戒断时。④某些系统性疾病：内分泌功能失调、神经功能疾病、发热性疾病，可引起全身多汗。甲状腺功能亢进、糖尿病出汗多见于面颈部。小儿低钙、低血糖、休克早期均可引起多汗。⑤遗传因素：掌跖多汗家族史阳性较多见，也可发生在一些遗传综合征，如Spanlang-Tappeiner综合征、Schäfer综合征等。

2. *发病机制*　汗腺活动受交感神经控制，主要是胆碱能纤维。发病机制分神经性和非神经性。

（1）神经性：①由于神经损伤或由于感情冲动使神经冲动增加、乙酰胆碱分泌量增多而产生多汗。此外，先天性疾病、压力性多汗；下丘脑性疾病如传染病、神经系统疾病等；脊髓性疾病如横断损伤、轴突反射等。②汗腺神经敏感性增加，使它对于正常强度的神经性和非神经性刺激的出汗反应增强。

（2）非神经性：如温热、药物、血流、汗腺变化等。

【临床表现】

1. *全身性多汗*　主要表现为全身泛发性多汗。常由其他疾病或药物引起，如感染性高热、解热药、催吐药引起。婴幼儿常见于佝偻病，年长儿常见于结核病、风湿病。

2. *局限性多汗*　掌跖多汗最为常见，常初发于儿童或青春期，无明显性别差异，常有家族史。患者手足湿冷，由于汗液浸渍，易继发真菌感染。精神因素引起的多汗常见于掌跖、腋下、腹股沟、会阴部，腋部多汗常开始于青春期后。食物引起的味觉性多汗多见于额部、上唇、口周、鼻尖、胸部，儿童更多见。小儿头部多汗多见于佝偻病。

【预防和治疗】

1. *预防*　单纯的味觉性多汗应避免饮食辛辣和刺激性食物及饮料。精神因素所致的多汗应积极自我调节心态，避免精神紧张、情绪激动、愤怒、恐惧及焦虑等。

2. *治疗*

（1）一般治疗：积极治疗全身性疾病（如甲状腺功能亢进、糖尿病等），避免精神紧张、情绪激动。注意卫生，勤洗手足和衣袜，保持局部清洁。药物所致多汗通过降低药物剂量或选择其他药品替代可以减轻或消除多汗症状。

（2）内服药物治疗

①抗胆碱能药物。对乙酰胆碱分泌增多性多汗症有效。普鲁本辛2mg/kg，分4次口服；或山莨菪碱（654-2）5mg，3次/日，小儿1mg/（kg·d）。

②镇静药。对情绪性多汗有效，有溴剂、谷维素、氯丙嗪、苯巴比妥等。

（3）外用药物对症治疗：20%三氯化铝乙醇外用，每日1次。可阻塞小汗腺导管开口，使汗液分泌细胞萎缩，汗液分泌减少。乌洛托品粉外用或10%乌洛托品水溶液、3%～5%甲醛溶液外涂，可治疗手足多汗症，5％鞣酸溶液、0.5％醋酸铝溶液均可选用。由于是对症治疗，所以应根据多汗的程度和对药物的反应决定使用次数，做到个体化用药。使用次数过多，会出现局部干燥、轻度皲裂或严重刺激现象。

(4)物理疗法

①离子导入疗法。对掌跖多汗有效。1 次/日，连续 12d，以后每周 1～2 次可维持疗效。

②浅层 X 线照射。适用于严重的青少年掌跖多汗症，且一般方法治疗无效者。剂量应精确计算，严格掌握，对汗腺的过度破坏可致局部永久性干裂。

(5)手术治疗：微创交感神经切除术仅适用于对一般方法抵抗的顽固的手多汗病人。上胸 2～3 交感神经切除术对头面和手掌多汗症有效，严重腋部多汗症可手术切除腋部汗腺活跃部位的皮肤。

(6)A 型肉毒杆菌毒素局部注射：A 型肉毒杆菌毒素是神经肌肉麻痹药，能选择性地作用于周围胆碱能神经末梢，抑制乙酰胆碱释放，从而停止汗腺的分泌，达到止汗目的。此法安全有效，但在 6～12 个月需要重复注射，仅用于局部治疗失败而又不考虑手术治疗的 14 岁以上的局部多汗症患者。该方法对味觉性发汗综合征亦有良好效果。文献报道中尚无标准的每点注射剂量及总剂量，通常根据碘-淀粉试验测定出汗范围及严重程度，决定注射的点数及总剂量。

(7)心理治疗：生物反馈疗法和心理疏导亦可奏效。

(8)中医中药：中医学认为此病系脾胃湿热，蕴蒸肌肤或因先天禀赋不足，或阳气虚弱，腠理不固，津液外溢所致。在治疗上湿热郁蒸者治宜清热利湿，方用龙胆泻肝汤加减；因表虚不固而汗出者，治宜益气滋阴，敛汗固表，方用牡蛎散。中成药可用二妙丸、玉屏风散等。掌跖多汗、腋部多汗可用干葛洗方(干葛根 120g，明矾 15g)上药加水2～2.5kg，煮沸 5～20min，候温后浸泡手足或外洗腋部。

对于小儿多汗(比较单纯的出汗)可酌情煎服以下单方：①桂圆 10 枚，浮小麦 15g；②葡萄干 10g，糯稻根 15g；③太子参 15g，大枣 10 枚；④黄芪 10g，大枣 10 枚。有报道用麦味地黄丸加减：沙参、麦冬、浮小麦各 5～10g，熟地黄 4～8g，五味子 3g，麻黄根3～6g，甘草 3～6g 煎汤口服，5d 为 1 个疗程，治疗小儿单纯性多汗效果显著。

由气虚引起的小儿多汗，选用黄芪、党参、白术、茯苓、大枣、浮小麦、糯稻根、煅牡蛎，水煎，分 3 次送服，有一定效果。

由阴虚引起的小儿多汗宜用养阴清热的治法，选用生地黄、白芍、何首乌、麦冬、知母、黄柏、地骨皮，水煎，分 3 次服。低热明显者，服用清身饮冲剂也有一定效果。

二、无汗症

无汗症(anhidrosis)又名少汗症(hypohidrosis)，是指局限性或全身性无汗液分泌的现象。少汗或出汗减少是这类疾病的一部分。

【病因及发病机制】

1. *全身性无汗*　一般见于先天性因素及一些全身性疾病等。①先天性疾病：先天性外胚叶发育不良、鱼鳞病、Fabrys 病等。②全身性疾病：肿瘤如下丘脑肿瘤、多发性脊髓瘤、淋巴瘤、交感神经肿瘤等。内分泌疾病如尿崩症、糖尿病、甲状腺功能减退等。其他如慢性肾炎、干燥综合征等。③药物或中毒：大剂量应用抗胆碱能药物如阿托品、莨菪碱、巴比妥等；或铅、铝、砷、氟、吗啡中毒，地西泮急性中毒能引起汗腺坏死。

2. *局限性无汗*　通常是继发性的或症状性的，常见于一些皮肤病及神经系统疾病的患者。皮肤病如麻风、淀粉样变、硬皮病、放射性皮炎、银屑病、天疱疮、皮肤萎缩、维生素 A 缺乏症等。神经系统疾病如脊髓空洞症、小儿麻痹症、癔症、横贯性脊髓伤、周围神经疾病等。

【临床表现】　局限性无汗症除局部无汗干燥外，无其他表现。全身性无汗症患者易突然高热、极易疲劳。在夏季，婴儿无汗或少汗可使体温升高，患者因体温调节功能缺陷，不耐炎热或剧烈运动而引起周围血液循环衰竭，虚脱甚至死亡。先天性疾病引起者可合并其他先天发育不全或异常(如皮脂腺、毛发、指甲等异常)。

【治疗】

1. 先天性的或遗传因素引起的全身性无汗症目前尚无有效治疗方法；对系统疾病所致的全身性无汗症积极治疗引起无汗症的原发病。局限性无汗症引起的皮肤干燥等可局部外用保湿剂及润肤剂。

2. 口服或注射毛果芸香碱、甲状腺素片或维生素 A，可刺激汗液分泌。有报道用麻黄汤去杏仁加紫苏叶治疗，取得了满意的疗效。

3. 全身无汗症患者应避免炎热及剧烈活动。局部无汗症引起的皮肤干燥粗糙，可外用润滑剂、维生素 E 软膏以保护皮肤。

三、臭汗症

臭汗症(bromhidrosis)指汗腺分泌液有特殊臭味或汗液被细菌分解而放出臭味的病症。主要发生在腋窝,与顶泌汗腺分泌有关,中医称"腋臭""体气""体臭"。足跖臭汗症是因细菌作用于被汗液浸软的角质层所致。

【病因及发病机制】 臭汗症常与多汗症伴发,分为小汗腺臭汗症和顶泌汗腺臭汗症。

1. 小汗腺臭汗症多由细菌分解汗液和皮肤表面污物所引起,多伴发多汗症;亦与进食有异味的食物(如大蒜、洋葱)、药物有关。

2. 顶泌汗腺臭汗症与遗传因素有关,常有家族史为常染色体显性遗传。系某些细菌分解汗液中的有机物质 E-3-甲基-2-己烯酸(E-3M2H)的分泌密切相关,载脂蛋白 D(APOD)与 Apod 基因及其调控因素的差异可能是腋臭发生的重要原因。

【临床表现】 本病多见于多汗、汗液不易蒸发或顶泌汗腺所在的部位,如腋窝、腹股沟、足部、肛周、外阴部、脐部等处。腋部臭汗症又称腋臭,俗称"狐臭"。临床常见,多见于青春期,15～16 岁开始出现出汗后伴有特殊臭味,同时伴有色汗,夏季加重。女性多见,在小儿不明显,老年减轻,常有家族史。足部臭汗症为小汗腺臭汗症,多汗为主要相关因素,可有家族遗传史,男女均可患病,尤以夏季不勤洗脚时明显,有刺鼻臭味。

【治疗】

1. *一般治疗* 注意皮肤清洁卫生,勤洗浴和更衣,保持皮肤干燥,穿通气及吸汗性能好的鞋袜和内衣,忌吃辛辣等刺激性较强食物,可减轻臭味。

2. *局部治疗* 是指应用各种具有抑菌、收敛、止汗、防腐、防臭等作用的药物涂搽于患处,从而达到消除臭味的治疗方法,其优点是简单易行,无创伤及痛苦,缺点是只对轻者有效,且易复发。①抗菌皂和市售除臭剂有一定的疗效;②外用 5%硝酸银溶液、3%～5%福尔马林液或莫匹罗星软膏、夫西地酸软膏,0.5%～1%新霉素乳剂或溶液 5～7d 一次,可消除腋窝臭味;③足跖臭汗症是由于细菌作用于汗液浸软的角质层引起,常见凹点状角质剥脱。可用抗菌肥皂清洗足,并用抗菌药如克林霉素、1∶5000 高锰酸钾溶液浸泡足部,可抑制细菌生长并消除臭味。

3. *注射疗法* 可用于治疗腋臭。用明矾液、无水乙醇、消痔灵液等注射至双侧腋窝皮下,使周围组织产生无菌性炎症而发生粘连,破坏腺体或阻断其排除途径而达到治疗目的。优点是操作简单、治疗时间短,但要掌握药物的用量,过多或过少均会出现不良后果。

近年应用肉毒杆菌 A 毒素局部封闭治疗,用法为用容积比 6∶3∶1的无水乙醇、2%的普鲁卡因、1%利多卡因混合溶液做腋窝局部皮下注射每侧 10ml,以破坏汗腺,达到治愈。

4. *物理疗法* 用冷冻、激光、电凝等方法,通过产生冷效应或热效应破坏顶泌汗腺,从而阻断分泌达到治疗目的。操作简单,损伤小,但操作要求高,有时会复发,有的会遗留瘢痕。

(1)液氮冷冻:局部消毒后,用冷冻头做接触冷冻。应掌握好冷冻时间及深度。

(2)高频电疗法:剃净局部毛发,常规消毒、麻醉,将电流调到中等强度,按毛孔走向将针刺入毛囊 2～3mm,烧灼 3～4s,术后消毒包扎。亦可用微波凝固术。

(3)CO_2 激光:术前剃毛、消毒、局部麻醉,用 CO_2 激光治疗仪,对准毛孔垂直逐点进行点射烧灼治疗,每点烧灼 1～2s,术后用消毒敷料包扎,2～3d 换一次药。

5. *手术疗法* 主要用于腋臭治疗,手术方法很多,如微创术皮下汗腺层吸引搔刮术、大汗腺清除术或腋臭"Z"形皮瓣术等,目前采用腋窝小切口直视下顶泌汗腺清除术,是目前普遍得到认可的一种腋臭根治手术。

6. *中医治疗* 中医学认为本病系先天湿郁,阳气虚者宜益气固表,用玉屏风散加味,并浮小麦煎水代茶。腋臭散(密陀僧 240g,枯矾 60g)外用,3～5 次/日。

四、色汗症

色汗症(chromhidrosis)指分泌的汗液呈某种颜色的病症。本病少见,可间断或持续发生,其发生的确切机制尚不十分清楚,目前认为可能是顶泌汗腺的功能紊乱,分泌大量脂褐素所致;也可能由产生色素的细菌引起,可发生于任何年龄。

顶泌汗腺色汗症为极少见的顶泌汗腺功能紊乱,顶泌汗腺分泌的汗液呈某种颜色,通常局限于面部及腋窝。一般在青春期随顶泌汗腺活动开始发生。可为黄、蓝、青、紫、棕及黑色。腋窝黄色汗可合并腋臭。

小汗腺色汗症是由皮肤表面的染料、色素或金属使无色的汗液着色所致。也可由药物引起,如注射亚甲蓝可使汗液呈青色,碘化物可使汗液呈淡红色，内服氯法齐明可使汗液呈红色。腋窝或内衣染褐色见于褐黄病。有报道新生儿用红色棉布作尿布引起红色色汗症，去除诱因后色汗消失。

本病尚无特效疗法。主要应寻找病因，去除病因后可好转。如合并腋臭者，有报道外用西施兰夏露有效。

五、化脓性汗腺炎

化脓性汗腺症(hidradenitis suppuretiva)又称反向性痤疮(acne inversa)，是一种特殊的发生于大汗腺的慢性化脓性炎症，好发于顶浆分泌腺聚集分布处，是由于毛囊上皮细胞存在某种缺陷而引起毛囊口阻塞，继发腺体炎症和细菌感染。1956 年，Pillsbury 等将同时具有聚合性痤疮、化脓性汗腺炎、穿掘性脓肿性头部毛囊周围炎称为毛囊闭锁三联征，并提出上述几种疾病与寻常痤疮发病过程相同，包括毛囊角化过度、毛囊漏斗部扩张导致破裂以及继发细菌感染。1975 年，藏毛窦作为第四种毛囊闭锁症而加入，从此又称毛囊闭锁四联征。原发性毛囊闭锁时是无菌的，而汗腺的损害是受累于毛囊而非原发。1989 年，Plewig 和 Steger 提出毛囊上皮异常是上述疾病的共同特点，但发病部位等临床特点又与寻常痤疮不同，提出应该用"反常性痤疮"来代替以往"化脓性汗腺炎、毛囊闭锁三联征"等几种病名。

【病因及发病机制】　该病有家族聚集性，2010 年王宝玺等在《科学》杂志上报道了反常性痤疮致病基因为 γ-分泌酶，它是由四个亚单位组成的膜内蛋白水解酶，主要参与 β-淀粉样蛋白前体(APP)和 Notch 等重要跨膜蛋白的切割和水解过程。他在 6 个家系中发现，1 个家族中出现了 PSEN-1(编码 γ-分泌酶的催化亚单位早老素-1)基因的移码突变，2 个家族中出现了 PSENEN(编码 γ-分泌酶的辅因子早老素增强子-2，PEN-2)基因的移码突变，3 个家族中分别出现了 NCSTN(编码 γ-分泌酶的辅因子 nicastrin)基因的无义、移码和剪接突变。早老素为该酶的催化亚单位。任何一个亚单位的表达水平降低都会导致酶复合体形成障碍。γ-分泌酶是导致阿尔茨海默病(Alzheimer disease，俗称老年痴呆症)的关键因素之一，γ-分泌酶亚单位三个基因突变也是引发家族性反常性痤疮的"元凶"。γ-分泌酶缺失会引发毛囊过度角化相符合。小鼠皮肤 γ-分泌酶灭活后，会影响 Notch1 信号通路，从而引起与反常性痤疮患者病变皮肤相似的组织病理改变。

【临床表现】　本病多于青春期或青春期后不久发生，发病人群主要为青壮年，男女均可受累，女性患者绝经期后病情明显减轻，甚至完全消退。与寻常痤疮不同，反向性痤疮主要发生于腋窝、腹股沟、臀沟和头皮等毛囊皮脂腺较丰富的部位，这些部位还有大量的大汗腺。女性患者乳晕部分亦可受累。

临床表现上，早期以簇集的黑头粉刺为特征，之后窦道、脓肿及瘢痕不断发生，很难自然缓解，长期迁延不愈。窦道是反常性痤疮持久的表现，它使得炎症范围不断扩大。局部结构破坏形成复杂的瘘管，从而更易产生炎症，形成恶性循环。新皮损不断发生、发展，故在同一患者可见多种皮损同时存在。

慢性炎症引起的局部瘢痕形成、皮肤挛缩是最常见的并发症，几乎可见于所有患者；局部慢性淋巴水肿也较常见；少见并发症有外生殖器、尿道及肛管的窦道和瘘管形成；另外，皮肤鳞状细胞癌也是少见且严重的并发症。

【诊断与鉴别诊断】　因三种独立的皮肤病出现于同一患者，故易于诊断。反向性痤疮须与多发性疖与痈、增殖性脓皮病、放线菌病、皮肤结核、腹股沟淋巴肉芽肿等鉴别。根据病史、皮损形态及相关检查，与上述疾病鉴别并不困难。

【治疗】　反向性痤疮目前尚无统一的标准治疗方案。早期、及时和正确的诊断与治疗可使该病得到有效的控制，阻止病情发展，减少囊肿、脓肿及窦道的形成。

局部可给予消毒剂、抗生素和糖皮质激素外用，通常疗效轻微。口服药物须长期治疗。根治性切除术被认为是治疗本病的首选方法，手术前须口服药物控制炎症。广泛切除皮损是主要的治疗方法，还须长期服用抗生素类、维 A 酸类及抗雄激素类药物，但停药后皮损易复发。

反向性痤疮由于长期迁延不愈，严重影响患者的身心健康，早期诊断和及时有效的综合治疗对改善患者的生活质量非常重要。

1. *一般治疗*　包括减肥(有伴有体重超重者)、避免摩擦和在潮湿环境中滞留。对早期出现簇集丘疹结节应及时应用莫匹罗星软膏或夫西地酸乳膏，减少金葡菌的定植从而减少继发感染。早期应尽量避免切开引流，防止产生窦道。

2. *外科治疗*　已形成波动性的脓肿或窦道时可进行手术治疗。

手术方法有 4 种：切开引流法、外置伤口换药术、病灶的局限性切除术和广泛的根治性切除术。后者治疗效果好，复发率低。而手术前后可应用抗生素及维A酸类药物控制炎症，对于顺利实施手术有重要意义。

3. *系统药物治疗*

（1）异维A酸类药物：本类药物可以通过抑制毛囊角化及皮脂分泌、减轻毛囊闭锁以及局部抗感染作用，有益于遏制病情发展。

（2）抗生素：本病急性期抗生素类药物可以减轻炎症、减少脓性分泌物及缓解疼痛等。米诺环素口服治疗本病效果较好。另外，可视情况联合应用对厌氧菌疗效较好的甲硝唑或替硝唑。

（3）糖皮质激素：应用于早期皮损炎症反应明显时，可口服泼尼松15～30mg/d，1～2周，须同时使用敏感抗生素，有助于炎症的消退和减轻组织破坏。

（4）口服避孕药和抗雄激素药物：基于该病可能与雄激素有关，对于抗生素及维A酸类药物反应不佳的患者可以应用。由于可能的药物不良反应，这一类治疗仍然存在争议。

（5）其他药物：氨苯砜治疗该病有效，尤其是对其他系统治疗耐药的患者及育龄期妇女等不能用维A酸类药物的患者，氮苯砜是较好的选择。另有报道英夫利昔单抗、TNF-α拮抗药、依那西普(Etanercept)成功地用于该病的治疗。但这几种药物的疗效及安全性尚需大样本的临床药物试验进一步验证。

4. *局部治疗*

（1）外用抗生素：可根据细菌培养及药敏试验结果选择外用抗生素制剂，用于皮损急性期或用于预防新皮损出现。

（2）局部注射：可选择性地用于皮损深在、外用制剂难以奏效的结节、脓肿或窦道等。

总之，反向性痤疮由于长期迁延不愈，严重影响患者的身心健康，早期诊断和及时有效的综合治疗对改善患者的生活质量非常重要。

（周建华　梁　博　李领娥　项蕾红　林元珠）

参考文献

冯丽萍.2004.中药治疗小儿单纯性多汗68例初探[J].实用中医药杂志,20(8):422.

侯小光,王文岭,杨蓉娅,等.2005.暴发性痤疮合并自身敏感性皮炎[J].中国皮肤性病学杂志,19(3):165-166.

黄莉明,方方.2012.腋臭病因和发病机制的进展[J].国际皮肤性病学杂志,38(65):354-356.

马英,刘晔,项蕾红.2014.夫西地酸对痤疮丙酸杆菌的体外抗菌活性研究[J].中华皮肤科杂志,47(11):823-825.

宿斌,王宝玺.2006.反常性痤疮研究进展[J].临床皮肤科杂志,35(5):336-338.

中国痤疮治疗指南专家组.中国痤疮治疗指南(2014修订版)[J].临床皮肤科杂志,2015,44(1):52-57.

Cheshire W, Fealey R. 2008. Drug－induced hyperhidrosis and hypohidrosis: incidence, prevention, and management[J]. Drug Saf, 31(2):109-110.

Esen AM, Barutou I, Karaca S. 2005. Peripheral vascular endothelial function in essential hyperhidrosis[J]. Circ J, 69(6):707-710.

Friedman PM, Jih MH, Kimyai-Asadi A, et al. 2004. Treatment of inflammatory facial acne vulgaris with the 1450-nm diode laser[J]. Dermatol Surg, 30(2pt1):147-151.

Grootens KP. 2011. Oxybutynin for Antidepressant－Induced Hyperhidrosis[J]. Am J Psychiatry Grootens, 168(3):330-331.

Langner A, Chu A, Goulden V, et al. 2008. Randomized, single-blind comparison of topical clindamycin＋benzoyl peroxide and adapalene in the treatment of mild to moderate acne vulgaris[J]. Br J Dermatol, 158:122-129.

Lawrence F. Eichenfield, Andrew C. Krakowski, Caroline Piggott et al. 2013. Evidence-based recommendations for the diagnosis and treatment of pediatric acne[J]. Pediatrics 131:S163-186.

Ma Ying, Liu Ye, Xiang Leihong. 2015. Prospective study of topical 5-aminolevulinic acid photodynamic therapy for the treatment of severe adolescent acne in Chinese patients[J]. J Dermatol, May, 42(5):504-507.

Moffat CE, Hayes WG, Nyamekye IK. 2009. Durability of Botulinum Toxin Treatment for Axillary Hyperhidrosis[J]. European Journal of Vascular and Endovascular Surgery, 38(2):188-191.

Nast A, Dre'noB, Bettoli V, et al. 2012. European Evidence-based(S3) Guidelines for the Treatmeat of Acne[J]. J Eur Acad Dermatol Venereol, 26(Suppl 1):S1-S29.

Sinclair W, Jordaan HF. 2005. Acne guideline 2005 update. S Afr Med J, 95(11pt2):881-892.

Thomson S. 1947. Granulosis rubra nasi. [J] Nov, 59(11):380.

Toyoda M, Morohashi M. 2003. New aspects in acne inflammation[J]. Dermatology, 206:17-23.

第15章　物理性皮肤病

一、痘疮样水疱病

痘疮样水疱病(hydroa vacciniforme)是以日晒后暴露部位出现红斑、水疱，继而糜烂、结痂，愈合后留有点状凹陷性瘢痕为临床特征的一种少见的慢性、特发性光照性皮肤病。又名夏令水疱病(hydroaaestivale)、牛痘样水疱病(hydroa vacciniforme)。本病在1862年首先由Bazin报道，一般多在儿童期发病，皮疹可见于婴儿期至成年期，常有自限性，在青少年期可消退。

【病因及发病机制】　病因不明，目前考虑的发病因素如下。

1. 与遗传有关，好发于男孩，推测为常染色体隐性遗传。

2. 日光照射　作用光谱主要是UVB。

【临床表现】　常见于男性儿童，一般2～3岁开始，男孩多于女孩，春夏发病或加重，秋冬减轻或消失，青春期后可逐渐减轻或消失。本病幼年发病，以水疱为主，预后留疤。

皮疹好发部位：皮疹多累及曝光部位如面、手背，尤以颧部、鼻背、额、耳廓上缘、下唇、手背桡侧为甚。

皮疹形态：皮损在发展过程中可出现5种形态：①第一阶段的特征是在日晒后15min至24h内于曝光部位出现红斑伴瘙痒、刺痛或肿胀；②随后在24h内红斑区发展为粉红色至紫红色丘疹伴灼痛；③在3d内丘疹继续发展为张力性脐形凹陷性水疱伴疼痛或出血；④水疱破溃形成痂壳，此时疼痛可消失；⑤痂脱落后形成痘疮样瘢痕伴不同程度的毛细血管扩张。

红斑、丘疹→水疱，针尖至黄豆大，集中或散发，部分水疱有脐凹，周围红晕→干燥结痂后遗留瘢痕。

夏令水疱病为本病的异型。症状轻，预后不留瘢痕。见附页彩图15-1A、B、C。

【组织病理】　表皮内水疱，疱液含有较多的中性粒细胞、淋巴细胞、纤维蛋白等。最小红斑量MED(minimal erythemadose)正常，光斑贴试验阴性。

【诊断与鉴别诊断】

1. 诊断　①发生在夏季及男性儿童，女孩少见。春夏发病或加重，秋冬减轻或消失，青春期后可逐渐减轻或消失。②皮疹发生于颜面、颊部、鼻背、前额、手背及四肢暴露部位。③皮疹形态为小水疱、丘疹、脓疱、结痂及牛痘疮样浅瘢痕。通常根据以上特征可以确诊。

2. 鉴别诊断　本病须与多形性日光疹、光化性痒疹、红细胞生成性原卟啉病等鉴别。

【治疗】　本病的治疗原则应以“预防性治疗”为主，内服减轻或阻止光敏反应的药物，如羟氯喹。在每年初夏来临之际，间断服药3个月，14岁以上至成人，剂量为125mg，每日1次。14岁以下的儿童，按5mg/(kg·d)。同时长期服用维生素B_6，10mg，每日3次，有避光作用及减轻羟氯喹所致不良反应的作用。采用内服胡萝卜素也有效。避免日晒，外用遮光剂，如5%二氧化钛霜；抗组胺药物如氯苯那敏、西咪替丁有效；可试用烟酸、维生素B_6。

【注意事项】

1. 避光，尤其每年6～9月要避免日光照射，外出要戴遮阳帽。

2. 在夏季或户外活动回来，用冷水湿敷，有减轻皮肤反应的作用。

3. 避免服用光敏感性药物如磺胺、补骨脂等。有些光敏性食物如灰菜等，都能使症状加重。

（董萍云）

二、多形性日光疹

多形性日光疹(polymorphous light eruption，PMLE)是以前胸“V”区、手背、上肢伸侧及小腿等暴露部位出现丘疹、水疱、斑块或苔藓样皮疹，自觉瘙痒为临床表现的最常见的一种光照性皮肤病。本病好发于春季或夏初，是日光照射后引起的一种慢性迟发性、反复发作、光感性皮肤变态反应。

【病因及发病机制】　发病原因尚不十分清楚，

但遗传与地理环境可能是重要致病因素。目前认为本病可能是对光线诱发的光产物的细胞免疫反应所致。

1. 遗传　3%～56%患者有遗传史，可能与HLA-A_{24}、HLA-Cw4有关。目前研究为多基因遗传或单基因遗传。

2. 光生物学因素　多数患者对透过玻璃窗的日光敏感，提示UVA有激发作用。已经证实作用光谱为UVA、UVB和可见光。

3. 免疫学因素　热休克蛋白为PMLE已知的潜在内源性抗原。有研究发现PMLE皮损处IL-6、IL-8活性增加。近年Seetharam等报道，发病可能与一些自身免疫性疾病相关，杨成等研究也表明免疫相关疾病是多形性日光疹发病的危险因素之一，这也进一步说明了免疫因素在PLE发病中的重要作用

4. 生物学因素　有报道PMLE存在花生四烯酸代谢和前列腺素异常。

5. 微量元素和代谢改变　已知某些微量元素参与了DNA损伤后的修复过程，部分多形性日光疹患者血锌下降、血锰增高。血锌含量下降可导致紫外线照射细胞损伤后修复功能障碍，锰在发病因素中可能起致敏作用。

6. 氧化损伤　近年经国外学者通过光激发试验发现，外用抗氧化药的部位激发的皮疹严重程度明显高于基质对照组，提示氧化损伤在多形性日光疹的发病中发挥一定的作用。

【临床表现】　一般幼年发病，主要见于夏季。在晒太阳后数日，于面、颈、胸前、手背等暴露部位患者自觉瘙痒，随即在上述日晒部位出现红斑、丘疹、水疱等多种形态的皮疹，可类似湿疹、痒疹、多形性红斑、红斑狼疮等。一般皮疹以单一形态为主，且在每次发作中于相同部位出现同样类型皮肤损害。在皮损处邻近同样暴露的皮肤区域一般正常而不受累及，所以皮损多呈现小片状，一般不融合。病程长短不一，日光照射后，自觉瘙痒、皮损明显加重，反复发作后皮损呈苔藓样变，色素沉着，亦可伴发紫癜或毛细血管扩张。一般反复发作多年后，季节性可变得不显著，皮损范围扩大，可波及非暴露区。多数患者随着时间的延长，对光线敏感性会逐渐降低，症状也可以逐渐减轻，此种耐受力与表皮角质层的增厚、晒黑和“老化”有一定的关系。

1. 发病有明显季节性，一般多在春末夏初发病并随着天气变暖而加重，秋冬季缓解或消退。症状与日晒有明确关系而呈间歇性。好发于户外活动较多的人群中。病程3～5个月。

2. 皮损好发于日光暴露部位，皮损多见于面、颈、手背、前臂等暴露部位，尤以颧、颊、额部为甚，头发和衣领遮盖部位不累及，颈前常呈特征的“V”形损害，损害分布往往对称，常呈小片状而不融合。

3. 皮损呈多形性，根据皮疹形态临床上可以分为四型。

(1)斑块型：皮疹为红色或暗红色片状或稍隆起的浸润性斑块，有20～25mm大，皮疹严重且发病时间较长久者，可有周围毛细血管扩张和皮肤异色症改变。皮疹消退后可留有色素沉着斑。自觉剧痒。此种类型临床上比较多见。

(2)多形红斑型：皮疹大小不等，可见边界清楚的红色或暗红色水肿性丘疹，边缘稍隆起。暴露部位皮肤有红斑、水疱，特征性损害为中央有脐窝的水疱，四周有红晕，以后中央坏死、结痂，愈后留有萎缩性瘢痕。

(3)湿疹型：皮肤潮红、肿胀，表面可见密集的针头至米粒大小丘疹、水疱、糜烂、结痂及脱屑，似湿疹样外观，有时呈苔藓样变，自觉剧痒。本型较少见。

(4)痒疹型：皮疹为红斑，米粒至绿豆大丘疹、结节。病程较长者皮损为苔藓样变。消退后留有色素沉着斑，自觉瘙痒，此型临床比较少见。

4. 自觉有明显瘙痒，一般无全身症状。

5. 可伴有脱发、结膜炎、角膜炎、甲畸形等。

【实验室检查】

1. 光试验(最小红斑量测定，光激发实验)　最小红斑量(minimal erythematous dose MED)测定。

用UVB照射于非曝光部位“正常皮肤”，测出24h后肉眼可见轮廓清楚色泽均匀的最弱红斑所需的时间和光照剂量，以明确光敏性的存在和光敏强度。

该病的UV红斑反应试验呈异常反应，表现如下。

(1)红斑反应高峰出现晚，＞48h(正常12～24h)。

(2)红斑反应强度高于正常。

(3)红斑反应持续时间长，＞8d(正常3～5d)。

(4)红斑消退后色退不明显。

(5)红斑开始消退时，出现皮疹，一般多见于春夏季节，日晒后在暴露部位出现不同形态皮疹，活检组织显示真皮血管周围浸润。必要时可做紫外线敏感反应试验，患者常呈特有的反应，表现为红斑反应

高峰出现时间晚，反应的强度较大，持续时间长，反应消退后，其表面可出现丘疹。

2. 光斑贴试验（photo patch testing）　可以确定光变态反应性反应的存在，是光敏性皮肤病的诊断和防治方法。

3. 光激发试验　以 2～3 倍或更大倍数的 MED 量或时间照射（可反复同一部位照射数次）以激发皮损出现。多采用多色 UVA 或 UVB，对多形日光疹的确诊有重要价值，并可确定多形日光疹的作用光谱。

【组织病理】

1. 表皮内细胞间及细胞内水肿致多房性或单房性水疱。

2. 浅层血管周围以淋巴细胞、组织细胞为主浸润。

3. 表皮细胞网状变性，表皮内有坏死角质形成细胞，尤其见于表皮水疱部位。

4. 网状变性下邻近真皮可见出血、血栓及坏死，坏死区单核细胞浸润。

5. 可见血管外红细胞。

【诊断与鉴别诊断】

1. 诊断特点

(1)一般幼年发病，主要见于夏季。日晒后数日出现多形性皮疹。

(2)暴露部位皮肤红斑、水疱，特征性损害为中央有脐窝的水疱，四周有红晕，以后中央坏死、结痂，愈后留有萎缩性瘢痕。

(3)自觉灼热或痒胀感。

(4)光试验阳性。

2. 鉴别诊断　本病须与下列疾病相鉴别。

(1)湿疹：皮损发生与日光照射及季节无关，一般对称发生。常为急性慢性交替、病史中常伴有糜烂、渗出。

(2)多形红斑：损害多见于手足，如有典型虹膜样红斑更易区别，发病与光照无关。

(3)红斑狼疮：皮疹为持久性红斑，表面有角化性鳞屑、毛囊口扩大以及萎缩性瘢痕和毛细血管扩张。

【治疗】

1. 避免日光暴晒和局部防光措施　避免 11：00～15：00 时外出为宜，因此时 UV 的辐射最强。外出前可搽 15%氧化锌软膏、5%二氧化钛霜、4%二苯甲酮洗剂或霜剂、二羟基丙酮及萘醌洗剂。

2. 根据皮炎的一般处理方法对皮损做对症治疗　红肿、丘疹、风团及水疱未破者，可选用炉甘石洗剂外涂，3～4 次/日；破溃糜烂、渗液者，可用 3%硼酸溶液湿敷，每次 30min，4 次/日；形成溃疡者可外用雷锌膏、莫匹罗星软膏、夫西地酸乳膏，1～2 次/日；皮损增厚苔藓化者可外用湿疹霜、尿素霜及水杨酸膏、冰黄肤乐软膏等治疗。糖皮质激素霜如氢化可的松霜、艾洛松和保湿剂、海普林等涂搽，2～3 次/日。须注意避免使用焦油类等潜在光敏物质，一般以单纯皮质激素制剂较好。冷湿敷可减轻晒伤皮肤的红痛和起到消炎的作用。局部可按皮损表现分别处理，一般用止痒药及糖皮质激素制剂等。

3. 全身治疗　全身用药可选用抗组胺药及维生素类药物。但应注意异丙嗪、氯苯那敏本身也可能引起光敏感，严重者糖皮质激素治疗以缩短病程，加用抗生素防治感染。

(1)抗组胺药：有赛庚啶、地氯雷他定、西替利嗪、左西替利嗪口服液、氯雷他定、曲普利定等。

(2)抗疟药：比较严重的皮疹可以服用，羟氯喹根据千克体重应用，2 次/日，口服，病情控制后减至 1～2 次/日后间隔2～4d 递减药量 1 次。硫酸羟基氯喹，1 次/日，口服。

(3)烟酰胺、B 族维生素及维生素 E：除给予脱敏及止痒剂和复合维生素 B、维生素 C 和维生素 E 外，可同时服用烟酰胺片或 β-胡萝卜素。

(4)糖皮质激素：用于皮疹严重，特别是湿疹样的皮疹。可用泼尼松口服，一周以后，病情控制后逐渐减量至停药。

(5)硫唑嘌呤：对严重光敏感者及湿疹样改变病人效果显著。但儿童一般不用。

4. 光化学疗法（12 岁以下儿童不宜使用）　8-甲氧补骨脂素和长波紫外线（PUVA）照射对活动期病变有效。照前 2h 口服 8-甲氧补骨脂素，PUVA 照射应从最小光毒量开始。如在春末夏初季之前照射亦有预防作用。

5. 中医治疗

(1)风湿型以散风清热为主，方剂可用荆防汤加减；血热型则以凉血清热为主，方剂用消风汤。湿疹改变可用龙胆泻肝汤加减；痒疹改变可用丹栀逍遥散合桃红四物汤化裁。

(2)外用药物治疗

①红斑、丘疹、无渗出者，用三黄洗剂外搽患处；有水疱而少许渗液者，用生肌白玉膏薄涂于患处。

②外涂甘草油，然后扑止痒粉；或如意金黄散 30g，化毒散 1.5g，鲜马齿苋或白菜捣烂，调成糊状

外用，2次/日。

③金银花30g，蒲公英、牛蒡子、白鲜皮、地肤子、紫草各15g，防风、苦参、牡丹皮各10g，薄荷、生甘草各6g。上药煎汤，待温后溻洗患处，每日1剂，5剂为1个疗程。

(3)火针、刺络拔罐配合温阳压瘀法治疗，可取得满意疗效。

【预防】 应该明确向患者说明本病的病程、性质，治疗的基本原则是在发病季节限制和尽可能避免日晒。在发病季节前适当逐步增加日晒量以提高对日光照射的耐受力，局部广谱遮光剂是控制症状、预防复发的主要措施，以避光为原则，但也要经常参加户外活动，以接受小剂量短时间的紫外线照射，逐渐增加光照量，提高机体对光线照射的耐受能力。要避免上午10时至下午3时期间的阳光暴晒。必须在户外工作的，应穿保护服，戴草帽、手套等。

患有日光性皮炎、多形性日光疹等光敏性皮肤病后应经常到户外活动，加强锻炼，提高皮肤对日光中紫外线的耐受性，降低敏感性。避免再接触光敏物质和可能有引起交叉反应的物质，除了少食用光感性蔬菜及中草药外，日晒时也不要服用增加光敏感性的药物，如磺胺、盐酸异丙嗪、氯丙嗪、苯海拉明及灰黄霉素等。对日光敏感患儿，应尽量避免直接日光照射或反射的光线映射。皮肤白皙的小儿不宜多晒日光，夏季尤应注意。小儿在强光下(尤其是中午)不宜时间过长，外出时注意撑伞、戴草帽及墨镜，穿长袖浅色衣裤，事先在外露皮肤上(如面、颈、手臂等)涂上防晒霜，对氨苯甲酸防晒外用药膏可减少日光的刺激。发生皮疹后，应避免日晒，停止食用致敏的食物。不食或少食、不接触已知的光感性物质。

(董萍云)

三、胶样粟丘疹

胶样粟丘疹(colloid milium)又称胶样假性粟丘疹(colloid pseudomilium)或皮肤胶样变性(cutaneous colloid degeneration)。由表皮角质形成细胞及真皮的弹性纤维退行性变形成，属于皮肤结缔组织的一种退行性改变。

【病因及发病机制】 该病病因及发病机制未完全明了，皮损多见于露出部位，可能与日晒有关。一般认为本病分儿童和成人两型。前者在儿童或少年期发病，至青春期后即逐渐自行消退，常有家族史，可能是常染色体显性遗传。本病有家族性发病倾向，男多于女，Hashimoto等认为本病是由于弹性纤维光化性变性引起的。幼年胶样粟丘疹其胶样物质是光损伤使角质形成细胞变性形成的淀粉样角蛋白。

【临床表现】 本病的儿童型系在儿童或少年期发病，在暴露部位发生半透明的、淡黄色、针头至黄豆大、圆形或不整型、扁平或丘状隆起的丘疹，常对称分布。好发于面部和手背，也散布于前额、颊部或鼻部。丘疹较周围皮肤稍坚实，互不融合，但常群集。经过慢性，至成年期方渐自行消失。一般无自觉症状。

【组织病理】 表皮角化过度，表皮中有胶样体。棘层萎缩，表皮突变平。真皮乳头层显著扩大，真皮上层可见无结构的均质性的胶样物质，或呈透明变性，其周围由正常的胶原纤维束环绕，境界明了，在变性的胶原物质内可见裂隙和少数纺锤形破裂的细胞核。胶样物质如以HE染色呈嗜酸性，较正常胶原染色淡或呈弱嗜碱性，PAS染色阳性，耐淀粉酶，VanGieson染色呈黄色。弹性纤维可以断裂，在胶样物质周围有少量淋巴细胞浸润。

【诊断与鉴别诊断】

1. 诊断　①可能与日晒有关，夏季易发展；②好发于面、颈及手背；③皮损为针头大到黄豆大半球形或扁平轻度隆起于皮面的淡黄色丘疹、结节或斑块，质硬，密集成群，不融合；④外观似水疱，穿刺后可见黄色胶样物质流出等。

2. 鉴别诊断　本病需与粟丘疹、扁平苔藓、皮肤淀粉样变、毛发上皮瘤等做鉴别。

【治疗】 皮肤避免长期日光暴晒。少数皮疹可行冷冻、电灼或手术切除，此外可服小剂量氯喹和大量维生素C。必要时可用化学剥脱术或长脉冲Er:YAG激光等治疗。

(董萍云)

四、日晒伤

日晒伤(sunburn)又名日光性皮炎(solar dermatitis)，俗称晒斑或紫外线红斑，中医称本病为日晒疮，由强烈日光过度照射正常皮肤后引起的皮肤局部急性炎症反应，一般在暴晒后数小时内于暴露部位出现皮肤红斑、水肿、水疱和色素沉着、脱屑。本病为一种光毒反应，春末夏初多见，好发于儿童、妇女、滑雪者及水面工作者，高原地区的居民发病较多，其反应的程度与光线强弱、照射时间和范围、环境因素、皮色深浅、体质、种族等差异有关。

【病因及发病机制】 本病的作用光谱主要是

UVB,其引起的红斑呈鲜红色。UVA 引起深红色红斑。短波紫外线(UVC)引起的皮肤红斑呈粉红色。本病红斑的发生是由真皮吸收紫外线在毛细血管周围的芳香蛋白质发生氧化改变的产物所致。紫外线对血管有直接短暂的扩张作用(因波长不同而差异);另一方面,表皮细胞受紫外线损伤后可能生成和释放出各种介质,并扩散至真皮中,引起红斑反应。目前已证实的引起红斑炎症的化学介质有前列腺素、组胺、血清素和激肽等。前列腺素物质在本病发生中起着重要作用,它可能是由于紫外线照射促使花生四烯酸到前列腺素的生物合成。

人体对日晒的反应因为人种不同而异,白种人易发生晒伤,而黑种人则不易,据此可将人类皮肤分为 6 型,见表 15-1。中国人大部分为Ⅳ型,部分为Ⅲ型。

表 15-1 人类皮肤光反应类型

皮肤类型	皮肤颜色	日晒后皮肤反应
Ⅰ	白色	总是晒伤,从不晒黑
Ⅱ	白色	通常晒伤,有时轻度晒黑
Ⅲ	白色	中度晒伤,逐步晒黑
Ⅳ	橄榄色	轻度晒伤,明显晒黑
Ⅴ	棕色	极少晒伤,深度晒黑
Ⅵ	深棕色	从不晒伤,晒得黝黑

【临床表现】 好发于皮肤类型为Ⅰ～Ⅲ型的儿童,日晒数小时至 10 余小时后暴露部位的皮肤上发生境界清楚的弥漫性红斑、小丘疹及丘疱疹,鲜红色,严重时可出现水疱、破裂、糜烂。随后红斑渐变为暗红色或红褐色,脱屑,逐渐消退或遗留色素沉着斑。症状比较轻的患者 2～3d 可以痊愈,严重者需要一周左右才能恢复。日晒后自觉烧灼感或刺痛,触之疼痛更明显。病变部位与日光照射密切相关,每次照射后,皮损明显加重,痒感加剧。适当避光后则有好转。皮疹经常反复发作,日久后皮损发生苔藓样改变,色素增加。一般到秋季以后逐渐减轻,来年春季复发,可持续多年。严重者除了皮肤红斑、局部肿胀外可以发生水疱,疱壁紧张,疱液为淡黄色浆液,疱破后形成糜烂面,干燥结痂、脱屑、遗留色素沉着或色素减退斑,一般在日晒后的第二天皮疹达高峰,经过数周后逐渐恢复。个别病人可伴发结膜充血,眼睑水肿。自觉烧灼感、疼痛。

如果日晒的面积范围较广泛时,可引起全身症状,出现发热、畏寒、头痛、乏力、恶心和全身不适等,甚至心悸、休克。有的病人在日晒后并不发生日晒伤症状,而只是皮肤色素发生变化,表现为即刻或迟发性色素沉着晒斑。表现为即刻者是由 UVA 和可见光引起。日晒 15～30min 后出现色素沉着斑,经数小时消退,是由于存在于皮肤中的色素前驱物质一过性可逆的氧化所致。

迟发性者的日晒伤同是 UVA 引起。它常在日晒后 10h 出现,4～10d 达顶点,持续数月,常促其合成黑素,并将色素颗粒向周围表皮细胞内输送,使色素颗粒分布于细胞核上以防止紫外线对细胞核中 DNA 的伤害。本病常在春季初次受到较强日晒后发病,表现为面、颈、前臂伸侧、手背等露出部位出现红斑、丘疹、风团样或水疱等皮疹。多形性是指不同患者的皮疹常各不相同,呈现多形性,但就某一患者而言,皮疹形态常是单一的。

【组织病理】 日晒伤的特征性病理改变是出现晒斑细胞(sun-burn cell),表现为棘细胞层部分细胞胞质均匀一致,嗜酸性染色,胞质深染,核固缩甚至消失。这种变性细胞周围可出现表皮海绵形成、角质形成细胞空泡化,伴真皮炎细胞浸润。表皮内可见坏死的角质形成细胞、真皮水肿,散在淋巴细胞浸润。严重时可有表皮下水疱形成。

【诊断与鉴别诊断】

1. *诊断特点* 根据发病史,好发季节,临床特点等,不难诊断。

(1)病史:有日晒史,病情呈急性过程,多发生于春、夏季节。

(2)皮疹特点:光暴露处皮肤出现红肿或出现水疱,或黑色素沉着斑,自觉烧灼感和疼痛,皮疹的发生与季节有明显关系。

(3)组织病理:表皮内可见坏死的角质形成细胞、真皮水肿,散在淋巴细胞浸润。

2. *鉴别诊断* 本病须与接触性皮炎、烟酸缺乏症相鉴别。

【治疗】

1. *对症治疗* 用 2.5%吲哚美辛溶液(舒肤特)外擦可减轻日晒后皮肤的红、热和触痛,达 24h 以上,其疗效比外用强效糖皮质激素好;它对 UVB 的防护作用与其他遮光剂如对氨基苯甲酸制剂相似,且有较强的防 UVA 能力。

轻症晒伤一般不需要进行特殊处理,无水疱日晒伤可外用痱子粉、炉甘石洗剂,形成大疱时可吸出疱液,表皮剥脱形成糜烂者可用 3%硼酸湿敷或外用抗生素药膏,有明显全身症状时可口服小剂量泼尼松。

2. 中医治疗

(1)内服：中医认为日光性皮炎是由于皮肤“腠理不密”“外受暑毒”引起的，故治疗主要以“清热解毒”“凉血祛暑”为主，并根据病人的不同症状采用不同的治疗方法。

一般而言，如果病人皮肤颜色较红，有红斑，应清热、止痒，可服金银花、连翘、大青叶、黄芩等，也可用苦参、白鲜皮、白蒺藜进行外洗。

对于比较严重的日光性皮炎，如有水疱、渗出时，在服用上述中药的基础上，还要加上祛湿的药，如六一散、茯苓皮、泽泻、车前子、地肤子等，每天早、晚各煎服一次，直到症状有所减轻。

(2)外治：适用于轻度日光性皮炎。①取千里光50g，大黄30g，将上述药放入70%乙醇400ml中浸泡一周后备用，用时可用棉签蘸药液涂搽患处，每天3～4次；②取苦参、川椒、白矾、地肤子、蛇床子，水煎取汁，先熏后洗患处，每天1剂，熏洗3次，每次约20min；③取薏苡仁30g，石膏、生地黄、金银花、连翘、大青叶、车前子(包煎)、六一散(包煎)各15g，天花粉、牡丹皮、甘草各10g，龙胆草8g，水煎服，每天1剂，早、晚分服。适用于重症日光性皮炎，根据年龄加减剂量。

【预防】 日光性皮炎重在预防，经常参与室外锻炼，以增强皮肤对日晒的耐受能力，但应避免烈日暴晒。另外，最好避免在日光照射最强的时间在户外工作。在外出时应撑伞、戴宽檐帽、着长袖衣衫。在暴露部位的皮肤上，可于暴晒前15min涂布遮光剂如5%对氨苯甲酸乙醇、5%二氧化钛乳剂、氧化锌糊剂等。

加强皮肤营养，平时多食新鲜水果蔬菜，适量进食动物脂肪，以保证皮肤有足够弹性，增强皮肤的抗皱活力。维生素C和维生素B_{12}能阻止和减弱皮肤对紫外线的敏感，并促进黑色素的消退，且可恢复皮肤的弹性，故夏季应多食富含多种维生素的食品。尽量不食用有光敏性作用的食物，如野菜、木须、灰菜、芹菜等；少食刺激性食物，如海鲜、辣椒等。

适当进行皮肤按摩，按摩可促进皮肤组织的新陈代谢功能，并可增强皮肤对黑色素沉着的抵抗能力，使皮肤充满青春活力。

(董萍云)

五、鸡眼

鸡眼(clavus，corns)是发生于足部的皮肤圆锥形角质增殖物。中医称“鸡眼疮”“百脚疔”。

【病因及发病机制】 多见于经常行走或长久站立人群，因局部长期摩擦和外压刺激引起，儿童中多见于穿不合适鞋靴者。

【临床表现】 鸡眼分为软、硬两种，硬鸡眼好发于足底及趾骨突出或受压摩擦处，尖端可深达真皮乳头层，站立行走时可有剧痛。软鸡眼好发于相邻两趾间，由于汗液的浸渍而软化。鸡眼损害为嵌入皮内的圆锥形角质柱，针头至黄豆大小，黄色或灰黄色，光滑透明，与皮面平行或稍隆起，境界清楚。圆锥尖端伸入皮内，呈楔状，顶端下为一层灰白色薄膜即鸡眼滑囊。底面扁平露于皮外，如去除表面角质物，中央可见一尖硬的针状角质栓塞，外周一透明淡黄色环，似鸡眼。见附页彩图15-4。

【组织病理】 鸡眼由排列在圆锥形核心周围的致密角质性板层组成，真皮乳头扁平，有少量炎症细胞浸润。

【诊断与鉴别诊断】

1. 诊断　根据足部皮肤圆锥形角质增殖物可做出诊断。

2. 鉴别诊断　须与以下疾病相鉴别。

(1)胼胝：胼胝面积较大，界限不清，无圆锥形角质增殖物，疼痛不明显，容易做出鉴别。

(2)跖疣：跖疣表面为粗糙不平的污灰色角化性丘疹或斑块，单发或多发，削去表面角质，可见到点状黑色斑点或出血，两侧挤压痛明显强于垂直压痛，可与鸡眼鉴别。

(3)掌跖点状角化病：掌跖点状角化病为多发性掌跖孤立的圆锥形角质物，不一定发生在摩擦挤压部位。

【治疗】

1. 局部治疗　先用热水浸软患处，削去表面角质层后，保护周围，露出鸡眼，表面外敷角质剥脱剂，市售鸡眼膏，40%氢氧化钾淀粉糊，80%的水杨酸散，封包软化后用手术刀挖出角质物。有应用90%乙醇、氯丙嗪局部注射治疗的报道。

2. 物理治疗　应用CO_2激光、冷冻、微波及电离子手术治疗。

3. 中医治疗　火针治疗，乌梅霜外用，鸦胆子或水晶膏局部封包治疗鸡眼等。有文献报道定期采用修脚术，用条形修脚刀削去角化过度的角质层有较好的疗效。

【预防】 去除摩擦和挤压因素，选择柔软、宽松、舒适的鞋靴，矫正足畸形，可以自然消退。

六、痱子

痱子(miliaria)又名粟粒疹。是由于外界气温增高,湿度大,导致出汗不畅时发生的小水疱和丘疹。中医称"痱疮""汗疹""痱汗疹"。

【病因及发病机制】 普遍认为痱子是因高温闷热环境下出汗过多或汗液蒸发不畅,小汗腺导管和开口闭塞,导致汗液贮留形成。Holzle 等实验研究发现,痱子的发生和出汗过多无关,而是皮肤上微球菌的大量繁殖所致。Mowad 等在实验中发现,表皮葡萄球菌产生的胞外多糖物质能诱发痱子形成,推测这种物质阻塞了汗液的排出,导致汗液不能正常分泌,形成反向压力导致汗腺或不同部位的导管破裂,汗液外溢,渗出组织引起发病。此外,紫外线照射、汗管远端的电荷变化、汗液的浸渍、角质层过度脱脂、表皮细菌繁殖均可导致汗孔闭塞。

【临床表现】 根据汗腺和导管破裂部位不同,可形成几种不同的痱子。

1. 白痱(miliaria crystalline)　亦称晶状粟粒疹(sudamina),多见于新生儿因包裹过度,导致热量、湿度散发障碍而发病。也可见于发热出汗增加的儿童、慢性消耗性疾病、术后体弱多病儿。白痱好发于前额、颈、胸、腹、腰部,常见于身体某个部位,损害主要为细小、透明、表浅、无炎症反应的水疱,壁薄易破,无自觉症状,1～2d 吸收消退,可有细小脱屑。

2. 红痱[miliaria rubra,热疹(prickly heat)] 亦称红色粟粒疹,夏秋季多见,肥胖婴儿易发。急性起病,好发于前额、颈、胸背、肘和腋窝,小儿头面部、臀部也是好发部位。损害为圆形尖顶的针头大小密集的丘疹或丘疱疹,周围有红晕。皮疹成批出现,自觉烧灼或刺痒感,数日干涸、脱屑消退。可以继发感染成为毛囊炎、疖或脓肿。

3. 脓痱(miliaria pustulosa)　亦称脓疱性粟粒疹。有学者认为与接触性皮炎、慢性单纯性苔藓、间擦疹等有关,皮肤炎症导致了汗管损伤,破坏或阻塞汗孔诱发脓痱。脓痱好发于间擦部、四肢屈侧、阴囊和卧床患者的背部。小儿头部亦是好发部位。损害主要是痱子顶端,有浅表脓疱,与毛囊分开,脓疱多为无菌性,或为非致病性球菌。皮损瘙痒明显。见附页彩图 15-5,彩图 15-6。

4. 深痱(miliaria profunda)　亦称深部粟粒疹,只在热带发病,且常发生于严重、反复的红痱后,深痱发生时面部、手足、腋窝代偿性出汗增加,全身其他部位皮肤少汗或无汗。好发于躯干、四肢,损害为正常肤色,深在性丘疹或水疱,无光泽,刺激后增大,刺破后有透明浆液流出。不出汗时皮疹不明显,不痒为特征。皮损广泛时,可出现疲劳、食欲缺乏、嗜睡、头痛等热衰竭全身症状,离开过热环境 1h 后皮损常可缓解。

5. 封包性痱(occlusion miliaria)　见于大面积应用聚乙烯薄膜封包皮肤 48h 以上患者,可伴有无汗症和热应激性增加。

【组织病理】

1. 白痱　小汗腺汗管极浅部病变,表皮角层下水疱。

2. 红痱　表皮内汗管阻塞,棘细胞层内海绵形成。

3. 深痱　真皮上部汗管阻塞。

【诊断与鉴别诊断】

1. 诊断　根据高温、高湿度环境,夏季,多汗,好发部位及典型皮损可予以诊断。

2. 鉴别诊断　婴儿红痱有时须与婴儿湿疹鉴别:婴儿湿疹具有冬季重夏季轻、皮损呈多形性、有渗出趋势、好发于面部双颊的特点,可与之鉴别。

【治疗】

1. 局部治疗　消炎止痒,局部洗净揩干后用单纯扑粉或炉甘石洗剂外涂。婴儿皱褶部以炉甘石洗剂外用为宜,以免扑粉与汗液凝聚为块状物,刺激皮肤。忌用软膏、糊剂、油类制剂。若有继发细菌感染,可在 100ml 炉甘石洗剂内加入庆大霉素 8 万 U 外用或者碘伏外涂。

2. 中医治疗　本病中医辨证为暑热夹湿,闭于毛窍引起。治疗以清热解暑化湿为原则,小儿可给予绿豆汤、金银花露或地骨皮煎水代茶饮;外治可以复方苦参汤、百川止痒洗液、儿肤康搽剂等外洗,或三黄洗剂外涂;也有应用藿香正气水外用报道。有脓疱时选用玉露散或鹅黄散用植物油调成糊状,外涂 1～2 次/日。

【预防】 痱子是由于外界气温增高,湿度大,导致出汗不畅发生的,预防措施主要是保持周围环境凉爽通风,温度、湿度不过高。应选择宽松吸汗的衣物,利于汗液蒸发。常洗澡,保持皮肤清洁干爽。天气太热时,减少户外活动。夏季婴儿睡觉,应多给予翻身。出汗多时,不要用冷水擦洗,以免汗闭生病。多数病例气候凉爽后可自愈。

七、冻疮

冻疮(chilblain,pernio)是由于寒冷引起的局限性皮肤炎症损害，易复发。中医学称为“瘃冻”“冻耳”。

【病因及发病机制】 由于长期寒冷(<10℃)或者冷暖突变的局部作用和反射性神经刺激引起强烈的血管收缩，当冷血流经血管舒缩中枢时，血管收缩进一步加强。血管收缩引起组织缺氧，造成细胞损伤。如持续在寒冷环境中，动脉持续痉挛，血管收缩力丧失而出现静脉瘀血，毛细血管扩张，渗透性增加，血浆渗出组织间隙，导致冻疮发生。俞珊对200例冻疮患者甲襞循环观察，显示血管襻排列不齐，血管襻数减少，管襻畸形，微血管输入、输出径缩小或扩张，红细胞流速缓慢，流态呈粒流或钟摆流，多数襻周呈云雾状渗出，所有病例均有不同程度微循环障碍。外周循环不良的患者，即使中度寒冷也可发生冻疮。患者皮肤的湿度、自主神经功能紊乱、营养不良、贫血、鞋袜过紧、缺乏运动等均可诱发加重冻疮的发生。Souwer IH等一项慢性冻疮的家族聚集性研究，显示慢性冻疮有显著的家族聚集性。

【临床表现】 好发于初冬(10～11月)、早春(3～4月)患者多有末端皮肤冰凉、发绀、多汗现象，儿童患者好发于手指、手背、面部、足背、足趾、足侧缘、足跟、耳等皮肤末梢。典型的皮损为局限性瘀血性暗紫红色隆起性水肿性红斑，境界不清，表面紧张，边缘鲜红色。触之较柔软，压之可褪色。自觉痒，受热后加剧。病情严重者，损害表面可发生水疱，破裂形成糜烂或溃疡，预后可留色素沉着、色素脱失和萎缩性瘢痕，容易复发。见附页彩图15-7，彩图15-8。

【组织病理】 表皮内可出现角化不良细胞和坏死的角质形成细胞，表皮、真皮乳头明显水肿；真皮血管收缩，浅表和深在的血管周围有单一核细胞浸润，可有特殊的血管壁呈“蓬松状水肿”等改变。

【诊断与鉴别诊断】

1. *诊断* 根据发生于低温环境下，末梢循环不良儿童的局限性、瘀血性、暗紫红色隆起性斑片损害做出诊断。

2. *鉴别诊断* 须与下列疾病相鉴别。

(1)寒冷性多形红斑：寒冷性红斑皮损数目多，皮损为散在的水肿性丘疹或中央有水疱的紫红色斑片，可有虹膜样损害，皮损2～3周可自然消退。

(2)冷球蛋白血症：冷球蛋白血症表现为散在的红斑、丘疹、紫癜和瘀斑、自觉疼痛、瘙痒和灼热感，可以累及多个系统。血中冷球蛋白含量明显升高。

【治疗】

1. *药物治疗*

(1)全身应用血管扩张药和维生素类，如维生素E、维生素K_4、维生素A、维生素D等。山莨菪碱0.1～0.2mg/kg，每日3次；烟酰胺50mg，每日3次；双嘧达莫12.5～25mg，每日3次。以改善血液循环。

(2)外用药早期治疗可用肝素钠软膏、复方肝素软膏、多磺酸黏多糖乳膏、辣椒酊、维生素E软膏、阿托品软膏、2%～5%樟脑霜。破溃者可用莫匹罗星软膏、硫黄鱼石脂软膏、5%硼酸软膏等。

2. *物理治疗* 可用红外线照射、音频电疗、氦氖激光照射、频谱仪照射、PC-10型TDP治疗机，每周2～3次，每次20min。紫外线负氧离子喷雾治疗每日1次，10次为1个疗程。

3. *中医治疗* 冻疮中医辨证为寒凝肌肤，可应用桃红四物汤加减，水煎服，7d为1个疗程；局部外用辣椒酊、云南白药膏、伤湿止痛膏；也可用桂枝汤加味外洗治疗冻疮。

4. *中西医结合治疗* 可用由玄参、牛膝提取的脉络宁注射液加入低分子右旋糖酐静脉滴注扩张血管。早期局部应用猪油蜂蜜软膏(70%蜂蜜，30%猪油)；破溃者可用20%的马勃软膏(马勃20g，凡士林80g)。

【预防】 针对相关病因采取预防措施。对于微循环不良患儿加强体育活动，提高耐寒力，特别是手足，每日3次，每次20min，促进血液循环；选择棉、软、宽松鞋袜，保证循环畅通。可用电热毯温暖局部，对于皮肤湿度大的儿童，让其保持皮肤干燥；对于自主神经功能紊乱者可应用谷维素调节；对营养不良者，可给予高热量和高维生素食物，改善营养状态；有应用桂枝汤煎服预防的报道。

增强对冷环境的适应性。可以从夏季开始。每日用冷水浸泡手足，早、晚各1次，浸泡时间由短(几分钟)渐延长(30min)，水温逐渐降低，提高对寒冷的耐受性。

八、皲裂

皲裂(rhagades)是指皮肤干燥、增厚出现裂隙的病征。儿童少见，但可见于鱼鳞病、掌跖角化型症、角化型手足癣等患儿。

【病因及发病机制】 由于表皮增厚、干燥，弹性差，构成了其组织基础，局部动作牵拉皮肤成为发病诱因。好发于我国北方冬季气候干燥地区。寒冷、干燥、皮脂、汗腺分泌减少，使皮肤变干脆。根据皲裂发生的部位不同，原因也不同。儿童皮脂腺发育不完全，皮脂少，皮肤脆性大，好发于面部双颧、双手背近腕处、足底跟部。户外活动多，风吹均可加剧。患有掌跖慢性湿疹、鱼鳞病、汗疱性湿疹时可发生皲裂，猩红热（链球菌感染）的脱屑期，手指末端掌面可发生皲裂。

【临床表现】　本病好发于秋冬季节，可分为皴裂、龟裂和皲裂三阶段。皮损表现为沿皮纹发展的深浅、长短不一的裂隙。儿童面部、手背多为皴裂，在皮肤角质层厚处如掌、足跟、指间关节侧面为皲裂，自觉症状为可以几乎无任何感觉到轻度刺痛或中度触痛乃至灼痛。儿童因唇及口周黏膜皮肤干燥而舔唇，形成干与舔的恶性循环，造成唇和口周皮肤皲裂、皴裂。此外，少年足前段皮炎亦可见到足跖前端和足趾部皮肤皲裂。见附页彩图 15-9、彩图 15-10。

【诊断与鉴别诊断】

1. 诊断　根据秋冬季发病，好发于皮肤角质层厚或经常摩擦的部位，损害为深浅、长短不一的裂口做出诊断。

2. 鉴别诊断　须与下列疾病相鉴别。

(1)手足癣：角质增厚型手足癣也可因搔抓或剧烈活动而引起裂口疼痛，但其有下列特点：①常局限于一侧掌或趾（指）间、跖部；②原发性损害为丘疹、水疱；③常有痒感；④镜检可找到菌丝及孢子。

(2)掌跖角化症：是一种先天性疾病，因角化过度造成皲裂，可常年发病。

【治疗】

1. *局部治疗*　积极治疗原发病，如掌跖慢性湿疹、手足癣、链球菌感染等。可应用温水浸泡，使增厚的角质层软化后，外用 10%尿素软膏或 5%硫黄水杨酸软膏、肝素钠软膏、尿素维 E 膏、0.1%维 A 酸软膏治疗，加用聚乙烯薄膜封包可缩短愈合期。有应用 B 族维生素和维生素 E 口服治疗手足皲裂的报道。

2. *中医治疗*

(1)内治法：应用养血润肤汤（黄芪、生地黄、熟地黄、当归、川芎、刺蒺藜、首乌藤、白芍、桂枝、甘草）水煎服，10 日为 1 个疗程。亦可选用八珍丸或人参养荣丸等口服。

(2)外治法

①外用五倍子香油糊、紫草油、麦白膏（麦冬、白及粉、紫草、凡士林）：治疗皲裂均有疗效，亦有相关报道。

②愈裂贴膏：是以尿囊素、白及、维 A 酸及苯丙咪唑掺入到普通氧化锌橡皮膏中制成的硬膏剂型。对手足皲裂疗效显著。用药前先用热水浸泡患处，使角质软化，若角质过厚可用刀片削薄，然后按皮损大小剪取大于皮损面积的愈裂膏敷贴，每 2～3 天更换 1 次或 1 次/日。

③龙象膏：煅龙骨 60g，象皮（代）40g，珍珠粉 8g，血竭、儿茶、乳香、没药各 6g。共研细末，过筛。取白凡士林 200g 加热熔化后，投入上药拌匀，冷却备用。用药前，以温开水洗净皲裂处，薄涂药一层，每天 2～4 次，可外用纱布包扎。

④皲裂熏洗方：方用地骨皮、白鲜皮、苦参、甘草各 30g，水煎趁热熏洗，每次浸泡 30min，每天 2 次，连用 7d 为 1 个疗程。平时外用甘草油。

【预防】　对皮肤干燥，有鱼鳞病者，应用保湿剂，或经常应用油性护肤软膏或防裂膏，注意保温防冻，以避免皮肤皲裂发生。

九、尿布皮炎

尿布皮炎[diaper (napkin) dermatitis]是发生于婴儿尿布区的皮炎，也称为婴儿红臀。国外有资料报道，7%～35%用尿布的婴儿均有患病。

【病因及发病机制】　在不用尿布的儿童中不发生尿布皮炎，明确提示尿布是皮损的原因。有将尿布皮炎归为接触性皮炎。婴儿尿布皮炎有学者认为是粪便中的氨生成菌，在湿润的尿布上将尿液分解成氨刺激皮肤引起。Leyden 等研究认为氨不是常见的尿布皮炎的主要因素，而长期的皮肤浸渍是关键因素。当婴儿运动时，潮湿的皮肤受尿布摩擦，使皮肤更易受损，氨等刺激物更容易通透，此外潮湿的皮肤容易成为细菌或真菌的滋生地。细菌使局部 pH 升高，增强了粪便中脂肪酶和蛋白酶活性，也是尿布皮炎诱发、加重的原因。在腹泻时，稀便中含有较多脂肪酸及变形杆菌和微生物，均可诱发和加重尿布皮炎。

【临床表现】　好发于 1～4 个月的婴儿，下腹部、阴部、臀部包尿布处发生红斑、丘疹、水疱性皮损，而皱褶处因不接触尿布通常不受累。有时皮损从接触尿布处可蔓延到整个下肢，严重者可出现浅表糜烂。患儿常继发白念珠菌感染，当皮炎播散时边缘可发生卫星状脓疱。男性婴儿阴茎末端可充血、结痂，因局部刺激出现尿频现象。见附页彩图 15-11。

婴儿尿布皮炎的并发症包括穿凿性溃疡或边缘隆起的糜烂、假疣性丘疹和结节，甚至 0.5～4.0cm 大小的紫色斑块与结节（婴儿臀部肉芽肿）。

【组织病理】　表皮细胞间及细胞内水肿，可有海绵形成，表皮内可有淋巴细胞移入，真皮乳头及乳头下血管扩张、充血、周围水肿、淋巴细胞、组织细胞和嗜酸性粒细胞浸润。

【诊断与鉴别诊断】

1. 诊断　婴儿尿布皮炎根据特定的应用尿布区域皮炎可做出诊断。

2. 鉴别诊断　应与发生在尿布区的尿布银屑病、特应性皮炎等做鉴别。

【治疗】　积极预防本病即是最好的治疗。

1. 使用干燥、纯棉尿布，应勤换勤洗，清洗尿布应选用刺激性小的洗涤剂，用清水充分漂洗后，经开水浸泡、日光下晾晒后重复使用。

2. 保持婴儿尿布区干燥，清洗后用扑粉或植物油保护。

3. 不要应用橡皮或塑料布包扎于布尿布外。

4. 皮炎处不可以用肥皂或热水烫洗。

5. 选用含有超强吸水性凝胶的尿布，且应经常更换。

局部对症治疗应用炉甘石洗剂，0.1%乳酸依吖啶溶液、40%氧化锌油膏、维生素 AD 滴剂、鞣酸、生茶油或糖皮质激素软膏，合并白色念珠菌感染的可局部应用制霉菌素软膏或咪唑类霜剂；有细菌感染时，外用莫匹罗星软膏。有糜烂时，半导体激光有非常好的疗效。

十、夏季皮炎

夏季皮炎（dermatiti saestivale）是指由于夏季炎热引起的季节性炎性皮肤病。

【病因及发病机制】　夏季皮炎与夏季高温、高湿度密切相关，尤其在持续高温（>30℃）、高湿环境中。

【临床表现】　儿童夏季皮炎好发于 6 个月至 2 岁的婴儿，北方多见于夏季 6～8 月。损害表现为针头至黄豆大小不等的炎性红斑，中心有丘疱疹，瘙痒剧烈。皮损主要发生于四肢伸侧，对称分布，搔抓后可结痂。气温下降可自然消退。见附页彩图 15-12。

【组织病理】　表皮肥厚，真皮浅层毛细血管轻度增生扩张，血管周围以淋巴细胞为主的炎症细胞浸润。

【诊断与鉴别诊断】

1. 诊断　根据湿热的季节环境、四肢伸侧大小不等的红色炎性斑丘疹或丘疱疹、瘙痒剧烈可做出诊断。

2. 鉴别诊断　须与下列疾病相鉴别。

（1）红痱：根据肥胖婴儿易发，急性起病，皮损好发于前额、颈、胸背和腋窝等部位，小儿头面部、臀部损害为圆形尖顶的针头大小密集的丘疹或丘疱疹，周围有红晕可与之鉴别。

（2）夏季瘙痒症：根据无明显原发皮损，仅见抓痕、血痂等继发损害可以鉴别。

【治疗】

1. 药物治疗　可口服维生素 C，剧痒时可口服抗组胺药。经常清洗患处，局部应用清凉止痒剂或炉甘石洗剂 100ml 加入庆大霉素 8 万 U、地塞米松 2.5mg 外涂或者复方吲哚美辛酊外涂。

2. 中医治疗　中医认为夏季皮炎属盛夏酷热，暑蒸湿郁，熏蒸肌肤，闭于毛窍，不得疏泻，可口服清暑解毒冲剂；可用藿香、佩兰、薄荷、青蒿、生地黄、金银花、蒲公英、绿豆皮、党参、六一散、白鲜皮、地肤子、天花粉水煎服，1 日 1 剂，连用 7d。

3. 外洗验方　黄柏、苍术、地肤子、苦参、鱼腥草、土茯苓、川椒、明矾、蛇床子、甘草等，或荆芥、防风、生地黄、升麻、蝉蜕、苍术、地肤子、明矾、皮硝、侧柏叶等水煎，外洗均有效。

【预防】　保持室内通风凉爽和皮肤清洁干燥，着装选择透气、吸汗性好的衣物。多吃富含维生素 C 的水果蔬菜，帮助汗液吸收。

（刘　强　李玉平）

十一、红绀病

红绀病（erythrocyanosis）好发于下肢和大腿，皮肤呈暗红或深发绀色，冬季加重。

【病因及发病机制】　病因不明，皮损好发于皮下脂肪较厚的部位，如大腿和小腿，较少位于臀部和前臂。冬季加重，故有学者认为较厚的脂肪将下部血液供应的热量与上层皮肤血管隔绝，使皮肤血管对寒冷更敏感，真皮乳头层内静脉血管丛扩展和瘀血，产生症状。有学者将其归为冷觉过敏性疾病。因常见于女孩和青年女性，还有学者认为可能与内分泌障碍有关。

【临床表现】　此病常见于北部寒冷地区。好发于青少年女孩，青春期前肥胖男孩的大腿和臀部也常见，偶尔发生于婴儿的前臂和中年女性的下肢。皮肤特征性表现为轻度肿胀的暗红色、深紫红色斑片，局部温度较正常皮肤低，对称分布或单侧发病。随着寒冷程度和持续时间的变化，可以出现朱红色斑点、斑块、大疱、苔藓样丘疹、毛发角化病和弥漫性脱屑。通常无自觉症状，有些病例有夜间腿部痛性痉挛史。触诊可发现结节，结节有压痛，可破溃形成多发性硬红斑样小溃疡，可伴发冻疮。

患者一般健康状况良好，本病可长期持续存在，但青年病人常在几年后自行改善。

【组织病理】 轻者真皮内仅有少量淋巴细胞浸润或较急性的炎细胞浸润。严重者会有真皮水肿、血管扩张、内皮细胞肿胀、少量红细胞外渗，偶有血栓形成引起梗死。

【诊断与鉴别诊断】

1. *诊断* 根据发病年龄、性别、好发部位、皮肤呈轻度肿胀青紫色斑片，触之皮损处有凉冷感，冬季剧，无明显自觉症状，不难做出诊断。

2. *鉴别诊断* 本病应与肢端青紫症鉴别，本病有家族史，多见于年轻人，皮损为手足末端持续性皮肤青紫。

【治疗】

1. *系统治疗* 全身应用血管扩张药。口服硝苯地平 0.25～0.5mg/kg，每日 3 次，氟桂利嗪（西比灵）0.2mg/kg，每日 1 次；山莨菪碱 0.1～0.2mg/kg，每日 3 次；烟酰胺 50mg，每日 3 次；双嘧达莫 12.5～25mg，每日 3 次，以改善血液循环。有应用氯喹治疗成人的个案报道。

2. *局部治疗* 可用肝素钠软膏，阿托品软膏。

3. *物理治疗* 可用红外线照射、音频电疗、氦氖激光照射、频谱仪照射、紫外线负氧离子喷雾治疗，每日 1 次，10 次为 1 个疗程。

4. *中医治疗* 可应用桃红四物汤加减，水煎服，每日 1 剂，7d 为 1 个疗程。亦可选用丹参等活血化瘀药。局部外用辣椒酊、云南白药膏、伤湿止痛膏，也可用桂枝汤加味外洗治疗。

【预防】 注意保暖，加强体育锻炼，改善局部循环是主要预防措施。选择棉、软、宽松鞋袜和内裤，保证循环畅通。可用电热毯温暖局部。因肥胖而发病者应减肥。

十二、摩擦性苔藓样疹

摩擦性苔藓样疹（frictional lichenoid eruption）又名儿童丘疹性皮炎（juvenile popular dermatitis）、儿童沙土性皮炎、肘膝复发性夏季糠疹（recurrent summer time pityriasis of the elbows and knees），是发生在儿童手背、前臂的丘疹性皮炎。本病是近年在儿童皮肤病门诊中就诊率非常高的一个常见病，且复诊率高。

【病因及发病机制】 因其病因尚不清楚，各地病名诊断不统一。诊断小儿摩擦性苔藓样疹者认为由儿童频繁的手足部反复摩擦刺激引起；诊断儿童沙土性皮炎者认为是儿童反复接触水、沙土、塑料玩具、油画棒、橡皮泥、洗涤剂等引起；近年有学者认为该病是特应性皮炎的临床表现之一。亦有根据其发疹前上呼吸道感染史，托幼机构群发，刘强等曾报道部分患儿血清 EB 病毒抗体阳性，且局部皮质激素外用治疗无效等，认为可能与病毒感染有关。

【临床表现】 儿童丘疹性皮炎好发于 1～4 岁儿童，性别男多于女。就诊患儿以城镇儿童为主，乡村儿童甚少。四季均可发病，春季和夏初为高峰。部分儿童有婴儿湿疹、特应性皮炎和家族过敏史背景；部分儿童发病前有接触水或沙土史；部分儿童有近期上呼吸道感染史。

皮损多数首先发于右手背近腕部，1 周后波及左侧手背，且逐渐向前臂扩散，2 周后可向下肢股外侧扩散，部分病例可泛发全身（自体敏感性皮炎样）。个别病例首发于下肢股外侧或踝关节上方。初发皮损为皮色、圆形、直径 1～3mm 大丘疹，平顶或圆顶，散在，此时皮损可无自觉症状。以后随皮损增多，丘疹可成群或融合呈苔藓样，表面可有细糠秕样鳞屑，皮损色泽变红，出现瘙痒，泛发全身者瘙痒剧烈。本病可能有自限性，自然病程 6～8 周，偶有复发。见附页彩图 15-13。

【组织病理】 表皮可有角化过度，棘层增厚，真皮轻度淋巴细胞浸润。

【诊断与鉴别诊断】

1. *诊断* 根据好发部位，皮损形态可做出诊断。

2. *鉴别诊断* 须与下列疾病相鉴别。

（1）儿童丘疹性肢端皮炎（Gianotti-Crosti syndrome）：该病是一组以面部、耳廓、手背、臀部为好发部位，暗红色扁平丘疹或丘疱疹为皮损特征，与乙型肝炎病毒、柯萨奇病毒、EB 病毒等病毒感染有关的综合征。

（2）接触性皮炎（contact dermatitis）：与发病与年龄、性别和季节无关，有刺激物接触史，接触部位皮肤潮红、肿胀，甚至出现水疱，自觉症状明显。

【治疗】 因儿童丘疹性皮炎对多种治疗均不敏感，有时需 3～4 周，故疗程长，复诊率高。常用于皮炎或湿疹类的糖皮质激素外用药效果不明显或可刺激皮损加剧。目前治疗多为对症治疗。

1. *内用药*

（1）抗组胺药：对有瘙痒症状患儿可应用抗组胺

药，常用药：酮替酚，6个月至2岁0.33mg，2岁以上0.5mg，6岁以上1mg，每日2次。3岁以下慎用）；赛庚啶[0.25mg/(kg·d，分3次。2岁以下慎用）；氯苯那敏[0.35mg/(kg·d)，分3次]；西替利嗪（2～3岁2.5mg，3～6岁3.3mg，6～11岁5mg，每日1次）。氯雷他定糖浆（开瑞坦糖浆1～2岁：2.5ml/d，2～12岁，体重＞30kg，10ml/d，体重＜30kg，5ml/d）。

（2）有病毒感染症状或体征时可酌情应用中药抗病毒制剂。

（3）糖皮质激素的应用有学者主张当皮损泛发、瘙痒明显时，可给予小剂量泼尼松短期口服，以控制皮损泛发。

2. 外用药　早期以丘疹为主时，应用中药洗剂如苦参洗剂外洗或复方炉甘石洗剂（炉甘石洗剂100ml中加地塞米松2～5mg、利巴韦林注射液0.2g）使皮损干燥；后期皮损干燥、苔藓化或脱屑时应用糖皮质激素软膏或冷霜。也有应用阿昔洛韦软膏治疗的报道。此外还可以使用钙调磷酸酶抑制药、多磺酸黏多糖等制剂。

3. 物理治疗　加用物理治疗可以明显缩短疗程。可选用紫外线负氧离子喷雾或UVA局部照射、氦氖激光、半导体激光照射等，隔日1次，4～10次为1个疗程。

4. 中医治疗

（1）内治法：治宜滋阴生津，养血润肤，方用润肤饮化裁，药用：黑芝麻、生地黄、熟地黄、玄参、麦冬、天花粉、白鲜皮、赤芍、胡麻仁、蝉蜕、生甘草等。

（2）外治法：外用寒水石洗剂2～3次，皮疹不红时可外用三黄膏。

【预防】针对可能相关病因预防，避免频繁接触沙土、水、塑料玩具、橡皮泥，尤其是含有洗涤剂的水；袖口、鞋口应柔软宽松，减少摩擦；增强免疫功能，减少或避免病毒感染机会。

（刘　强　董萍云　李领娥　李玉平　林元珠）

参考文献

陈卫东，祁亚慧，黄蜀.2015.黄蜀针药合用治疗多形性日光疹经验[J].中医外治杂志，24(6)：59-60.

马蕾译.2006.治疗指南：皮肤病分册.北京：化学工业出版社.

Andrew PK, Carrie AC, Marsha C, et al.2002. Polymorphous light Eruputin in Africans: Pinpoint popular variant[J]. Photodermatol Photomed Photomed, 18: 303-306.

McGregor JM, Grabezynska S, Haxk JLM, et al.2000. Genetic modeling of abnormal photosensitivity in families with polymorphic light eruption and actinic prurigo. J Invest Dermatol, 115: 471-476.

Richard B.2001.Odom, Willamd. James，著.徐世正主译.安德鲁斯临床皮肤病学.9版.北京：科学出版社. Harcourt Asia W. B. Saunders, 890.

Souwer IH, Bor JH, Smits P, Lagro-Janssen AL.2017.Assessng the effectiveness of topical betamethasone to treat chronic chilblains: a randomised clinical trial in primary care.Br J Gen Pract, 67(656): e187-e193.

Souwer IH, Smaal D, Bor JH, Knoers N, Lagro-Janssen AL.2016. Phenotypic familial aggregation in chronic chilblains. Fam Pract, 33(5): 451-455.

第 16 章　变态反应性皮肤病

一、湿疹

湿疹(eczema)是一种十分常见的具有明显渗出倾向的炎症反应。中医称“湿疮”“浸淫疮”“旋耳疮”等。我国一般人群的患病率约为 7.5%。

【病因及发病机制】　本病病因尚不明确，可能由内外因素相互作用而引起。内部因素有慢性感染病灶(如肠寄生虫病、慢性扁桃体炎等)、内分泌及代谢改变等，儿童的精神状态，如生活不规律、环境的变迁以及可以造成儿童心情不愉快的事亦可引起及加重湿疹病情。外部因素可由食物(如鱼、虾、牛羊肉等)、吸入物(如花粉、粉尘螨等)、动物皮毛以及各种化学物质(如肥皂、人造纤维等)所诱发或加重。

湿疹的发病机制尚不明确，与各种内外部因素相互作用有关，少数可能由迟发型超敏反应导致。

【临床表现】　湿疹可分为急性湿疹、亚急性湿疹和慢性湿疹。

1. 皮损特点　见附页彩图 16-1、彩图 16-2。

(1)急性湿疹：皮疹呈多形性，开始为弥漫性潮红，以后发展为丘疹、水疱、糜烂、渗液、结痂等。常数种皮损同时存在，多对称分布，严重时可泛发全身。急性经过，炎症明显，倾向湿润糜烂，自觉灼热瘙痒。

(2)亚急性湿疹：介于急性湿疹和慢性湿疹之间的阶段。皮损较急性湿疹轻，以丘疹、结痂、鳞屑为主，仅有少量水疱及轻度糜烂。

(3)慢性湿疹：多由急性湿疹和亚急性湿疹反复不愈转化而来。皮损为暗红或棕红色斑片或斑丘疹，常融合增厚而呈苔藓样改变，可见脱屑、抓痕、血痂，周边散在少数丘疹、丘疱疹等。

2. 发病部位　皮损可发生在任何部位，但以外露部位及屈侧为多见，皮疹往往对称分布。

3. 自觉症状　自觉瘙痒剧烈。

4. 病程　病程不规则，常反复发作，迁延难愈。

5. 特殊部位的湿疹

(1)耳部湿疹：耳轮、耳后皱襞处及外耳道表现以红斑、皲裂、渗出、结痂为主，其发生常与局部摩擦、搔抓、挖耳不当造成的中耳炎或耳道真菌感染刺激有关。婴儿头面部急性、亚急性湿疹有时亦伴有耳部湿疹，与婴儿期特应性皮炎较难鉴别。

(2)手部湿疹：手指背及掌指部可见红斑、丘疱疹、小水疱、浸润肥厚、皲裂脱屑等，甲根部起疹可影响指甲生长，造成甲板不平。手部湿疹多与接触外界各种刺激有关。见附页彩图 16-3。

(3)脐窝湿疹：脐窝部可见湿润性红斑，可有渗出、结痂。

(4)阴部及肛周湿疹：此部位皮损初期常为潮红水肿湿润斑片，日久皮肤呈苔藓样变，可有色素沉着或色素脱失，自觉瘙痒。小儿此部位湿疹常由尿布及尿液、粪便等因素刺激引起。见附页彩图 16-4。

【组织病理】　急性湿疹表现为表皮内海绵形成，真皮浅层毛细血管扩张，血管周围有淋巴细胞浸润，少数为中性和嗜酸性粒细胞。慢性湿疹表现为角化过度及角化不全，棘层肥厚明显，真皮浅层毛细血管管壁增厚，胶原纤维增粗。

【诊断与鉴别诊断】

1. 诊断　根据病史，皮损特点为多形性，急性期以红斑、丘疹、水疱、渗出等为主，慢性期主要为浸润、肥厚斑片，对称分布，病程反复发作，剧烈瘙痒而找不到病因等特点，可以确诊。

2. 鉴别诊断

(1)急性湿疹需与接触性皮炎、脂溢性皮炎、特应性皮炎、淤积性皮炎、多形性日光疹、浅部真菌病等鉴别。

(2)亚急性湿疹和慢性湿疹需与神经性皮炎、嗜酸性粒细胞增多综合征，培拉格病和淋巴瘤等鉴别。

(3)此外，应与少见的先天性疾病鉴别，如 Wiskott-Aldrich 综合征、选择性 IgA 缺乏症、高 IgA 复发感染综合征。

【治疗】

1. 一般治疗　做好宣教和生活指导，使患儿家长配合医生治疗，避免接触病因及诱因，指导日常护理，及时使用保湿剂，保护皮肤屏障功能。

2. 局部治疗

(1)急性期：无渗出时：炉甘石洗剂，3～4 次/

日。有渗出时：先用生理盐水、0.1%的盐酸小檗碱溶液或0.1%依沙吖啶溶液湿敷15～20min，2～4次/日。湿敷间歇或晚间可用40%氧化锌油外涂，渗出减少后可用糊剂。

(2)亚急性湿疹和慢性湿疹初始治疗应根据皮损的性质，选择合适强度的糖皮质激素，儿童面部及皱褶部位选用弱效或中效糖皮质激素，中重度用强效糖皮质激素，连续应用不超过1周。2～16岁可应用钙调磷酸酶抑制剂，他克莫司软膏或1%吡美莫司软膏。

(3)湿疹有无继发感染均可应用抗菌外用药，如夫西地酸软膏、莫匹罗星软膏等。此外，氧化锌软膏及焦油类的软膏、止痒剂、氟芬那酸丁酯软膏等非甾体抗感染药也可选用。

3. 全身性治疗

(1)抗组胺药治疗：常用的抗组胺药有氯苯那敏、盐酸曲普利定、去氯羟嗪、赛庚啶、氯雷他定、地氯雷他定干混悬剂、西替利嗪、左西替利嗪、非索非那定、苯海拉明等。

(2)非特异性脱敏治疗：可选用10%葡萄糖酸钙5～10ml，加入5%葡萄糖注射液250～500ml，与维生素C 1～2g静脉滴注，每日1次；或口服葡萄糖酸钙口服液5～10ml，每日1次；较重者也可给予调节细胞免疫功能的药物如卡介菌多糖核酸1ml，2～3d肌内注射1次。

(3)糖皮质激素治疗：一般情况不主张应用。只有在湿疹急性严重且皮疹广泛或湿疹红皮病患者，采用其他治疗无效时方可短期使用。

(4)抗生素：对于伴有广泛感染者可应用抗生素5～7d。

4. 物理治疗　紫外线疗法包括UVA1、UVA/UVB及窄谱UVB照射，对慢性顽固性的湿疹有较好疗效，但限用于6～12周岁儿童。

5. 中医治疗

(1)内治

①湿热内蕴，热盛于湿型

治法：清热凉血，除湿解毒，祛风止痒。

方药：清热除湿汤。龙胆草、黄芩、牡丹皮、赤芍、生地黄、白茅根、板蓝根、大青叶、生石膏、马齿苋、车前草、六一散。

②湿热内蕴，湿盛于热型

治法：健脾利湿，佐以清热。

方药：除湿止痒汤加减。茯苓皮、生白术、黄芩、栀子、泽泻、茵陈、枳壳、生地黄、竹叶、灯心草、生甘草。

③脾虚血燥，肌肤失养型

治法：健脾益气，养血润肤。

方药：健脾润肤汤加减。党参、茯苓、白术、陈皮、当归、丹参、鸡血藤、赤芍、白芍、生地黄、白鲜皮、苦参。

(2)外治

①糜烂渗出者：用马齿苋、龙葵水剂湿敷，然后植物油调祛湿散(大黄30g，黄芩30g，寒水石研成面30g，青黛3g)或新三妙散外用(黄柏30g，青黛3g，寒水石15g研成面)。

②皮损肥厚者：黄连膏(黄柏面10g，黄芩面10g，凡士林80g)或大枫子油。

③肥厚、角化、粗糙者：5%～10%黑豆馏油软膏。

(3)药膳方

①菊花茶：菊花6g，开水冲泡饮用，可清热散风解毒。

②银花茶：金银花15g水煎，加糖适量饮用，可清热解毒、消肿痛、除疮毒。

③荷叶粥：粳米30g，先以常法煮粥，待粥将熟时取鲜荷叶一张洗净，覆盖粥上，再微煮片刻，揭去荷叶，粥成淡绿色，调匀即可，食时加糖少许，可清暑热、利水湿。

④苡仁粥：薏苡仁30g以常法煮粥，米熟后加入淀粉少许再煮片刻，再加入砂糖、桂花少量，调匀后食用，有清热利湿、健脾和中之效。

⑤茵陈陈皮茶：茵陈、陈皮各10g煎水饮用，可加少许糖，有助清热利湿、理气健脾燥湿。

二、自身敏感性皮炎

自身敏感性皮炎(autosensitization dermatitis)又名自身敏感性湿疹(autosensitization eczema)，是患者对于身体局部炎性或皮肤产生的某种物质和细菌过敏而发展为广泛或远处皮炎。中医称之为“风湿疡”。

【病因及发病机制】　通常因为患者原发湿疹病灶皮损由于搔抓或外界某种因素刺激或细菌感染而恶化，皮损局部自身组织蛋白分解物、细菌代谢产物等形成一种特殊自身抗原，此抗原物质被机体再吸收引发过敏反应。

【临床表现】　本病发病前皮肤先有慢性湿疹限局性损害，由于处理不当或继发感染使原发病灶恶化，一般一周至数周，身体其他部位即出现急性湿疹样损害，表现为丘疹、丘疱疹、水疱、糜烂、渗出等，皮损迅速泛发全身，对称分布，偶见玫瑰糠疹样改变。可伴有浅表淋巴结肿大及全身症状，瘙痒剧烈。原发病灶好转，全身皮疹亦随之减轻；原发病灶加重，全身皮疹亦随之加重。

【组织病理】 表现为海绵形成性皮炎。

【诊断与鉴别诊断】

1. 诊断　依据①发病过程为身体局部原有湿疹病灶感染或病情加重，不久全身随即泛发急性湿疹样皮损，自觉剧烈瘙痒；②原发病灶好转，全身皮损随之减轻或痊愈；③原发病灶加重，全身皮损亦随之加重。

2. 鉴别诊断　本病须与传染性湿疹样皮炎相鉴别。后者发病前先有慢性细菌感染灶窦道、中耳炎，病灶产生的分泌物刺激周围皮肤，而使病灶周围皮肤发红，并出现丘疹、水疱、脓疱。

【治疗】 治疗原则：①积极治疗原发病灶；②避免搔抓及外用刺激性强的药物；③注意有感染发生时，应控制感染，消除感染病灶，可应用抗生素；④治疗同急性湿疹。

三、接触性皮炎

接触性皮炎(contact dermatitis)是指皮肤、黏膜接触某些外界物质后，主要在接触部位发生的急性或慢性炎症反应性皮肤病。可引起本病的物质主要有动物性、植物性和化学性物质三大类，其中尤以化学物质致病为多见。

【病因及发病机制】

1. 原发性刺激性接触性皮炎的发病机制

(1)刺激物对皮肤的直接破坏作用，如强酸、强碱等。

(2)刺激原通过激活炎症细胞、释放炎症介质等途径造成炎症反应。

(3)炎症后皮肤修复及慢性炎症。

2. 变态反应性接触皮炎的免疫学机制　主要为Ⅳ型变态反应，但不是经典的Ⅳ型变态反应。

(1)炎细胞可以是 $CD8^+$ T 细胞为主。

(2)$CD4^+$ 效应 T 细胞可以是 Th2 亚类 TX-LEQN。

(3)B 细胞在某些变应性接触性皮炎的发生过程中可以起重要作用。

3. 速发型接触反应　可由免疫性及非免疫性机制引起。

4. 光接触性皮炎　主要是光毒性反应和光变态反应引起，两者均属于光敏感。

【临床表现】

1. 原发刺激性接触性皮炎　是刺激物对皮肤细胞的直接损伤所致。任何人接触后均可发病。其程度与该物质的化学性质、浓度、接触时间及范围有关。

(1)有接触强酸、强碱、芥子气、斑蝥、有机溶剂等病史。

(2)接触刺激后很快在局部出现红斑、丘疹，严重时可有肿胀、大疱、糜烂，甚至皮肤坏死、溃疡等。临床以单一损害为主。

(3)皮损范围及形状与接触物、接触部位一致。

2. 变态反应性接触性皮炎

(1)有接触史，常见有肥皂、浴液、塑料玩具、化妆品、动物的皮毛、昆虫的分泌物以及植物中的荨麻、生漆等接触史。

(2)皮疹可为红斑、丘疹，严重时肿胀、水疱、大疱，疱壁稍厚不易破溃，但临床以单一损害为主。

(3)皮疹发生部位与范围多与接触物、接触部位一致，境界清楚，好发于双手及暴露部位。

(4)发病有一定潜伏期，从数小时至数天不等，一般再次接触后，多于 24～48h 发病。

(5)自觉瘙痒剧烈，有烧灼感，全身症状多不明显。

(6)病程有自限性，急性经过，去除病因，处理得当，1～2 周可自愈。做斑贴试验有助于确定致敏原。

3. 儿童常见的接触性皮炎

(1)尿布皮炎：是由于尿布粗糙、不干净或大小便后未及时更换尿布所致，表现为婴幼儿臀部、外阴、股部等尿布区出现红斑、丘疹、丘疱疹及糜烂。

(2)马桶皮炎：主要由马桶垫圈上的油漆或塑料引起。表现为臀部接触马桶部位出现一圈红斑，皮损表现极为典型。

(3)舌舔皮炎：好发于秋冬等干燥季节，主要见于儿童。因经常用舌舔口唇及口周围皮肤，而在口周出现一圈红斑、脱皮及放射状小裂口。

(4)芒果皮炎：主要由芒果汁中的单羟基苯或二羟基苯可作为抗原而引起过敏所致。表现为吃芒果后口周皮肤出现红斑、丘疹及脱皮，伴有瘙痒或轻度疼痛。

(5)其他：弹钢琴长期接触琴键、玩橡皮泥或塑料玩具可引起儿童手部接触性皮炎，光脚穿胶鞋或塑料凉鞋可导致足部接触性皮炎。此外，项链、耳环、衣服的商标、助听器、衣服中的染料等接触皮肤均可引起接触性皮炎。见附页彩图16-5、彩图16-6。

【实验室检查】

1. 斑贴试验　将含有可疑变应原的斑试器贴敷在患者的背部或上臂外侧皮肤上，48h去除，做首次判读；72～96h后做第二次判读。局部皮肤出现红斑、浸润、丘疹、水疱既为阳性。斑贴试验是诊断接触性皮炎的唯一可靠方法。

2. 体外实验　淋巴细胞转化试验或巨噬细胞移动抑制试验已用于接触性皮炎的体外测定，因其并无可靠的判断标准，故缺乏临床应用价值。

【组织病理】

1. 原发刺激性皮炎　典型的病理表现为表皮角质形成细胞坏死，淋巴细胞和中性粒细胞浸润，真皮浅层血管周围淋巴细胞浸润。

2. 接触性皮炎　病理表现为海绵形成性皮炎。

【诊断与鉴别诊断】

1. 诊断　本病根据病史及去除原因后皮损很快消退等特点，一般不难诊断。

2. 鉴别诊断　须与以下疾病鉴别。

(1)急性湿疹：皮损为多形性，对称性分布，部位不定，边界不清楚，病程较长，易转变为慢性。无明显接触史。

(2)颜面丹毒：全身症状严重，常有寒战、高热、头痛、恶心等症状。皮疹以水肿性红斑为主，形如云片，色若涂丹。自感灼热，疼痛而无瘙痒。无接触史。

【治疗】　去除病因并避免再次接触变应原或刺激物是最有效的治疗方法。

1. 全身治疗　抗组胺药及维生素C(应用方法基本同湿疹)或选用10%葡萄糖酸钙、硫代硫酸钠或复方甘草酸苷注射液加入5%葡萄糖液静脉点滴。严重时选用糖皮质激素内服或注射。

2. 局部治疗　急性期以缓和安抚为主，伴疱壁破溃、糜烂时，用0.1%依沙吖啶溶液、马齿苋溶液、3%硼酸溶液冷湿敷。干燥后再涂以弱中效糖皮质激素霜等外用。如已形成慢性炎症，可酌情选用低浓度角质形成剂，如3%黑豆馏油膏。保湿润肤剂和或糖皮质激素等。近年应用0.03%他克莫司软膏和0.1%吡美莫司霜外用，疗效好，且不良反应少。

3. 中医治疗

主症：局部潮红、肿胀、水疱、糜烂、渗出，严重者有口渴、便干尿黄，舌质红，苔薄白或微黄，脉弦滑或微数。

辨证：湿毒蕴阻。

治法：清热、凉血、解毒。

方药：清热除湿汤加减。龙胆草、黄芩、白茅根、生地黄、车前草、蒲公英、大青叶、甘草。

四、脂溢性皮炎

脂溢性皮炎(seborrheic dermatitis)是一种因皮脂分泌过多引起的慢性、浅表性、炎性皮肤病。相当于中医的“面游风”“白屑风”。特点是皮肤油腻、瘙痒、迭起白屑，脱去又生。患者以青壮年为多，男性多于女性，婴儿也有发生。

【病因及发病机制】　病因不清，研究发现与正常菌群的定移与感染有关，如卵圆形糠秕马拉色菌等。婴儿期的脂溢性皮炎和母体雄激素通过胎盘传给胎儿致使新生儿皮脂增多有关。此外，精神、饮食、维生素B_2缺乏等因素均可不同程度地影响本病的发生和发展。

【临床表现】

1. 皮损表现：为黄红色斑、斑片或斑丘疹，表面覆油腻性鳞屑，严重时可有渗液，分为湿性和干性。前者多为皮脂分泌旺盛，皮面异常油腻；后者为红斑上有灰白的糠秕样鳞屑，瘙痒剧烈，头屑易于脱落，而呈白屑纷飞，毛发干枯，伴有脱发。

2. 发病部位：皮疹好发于头面、颈、前胸及上背部等皮脂分布较丰富部位。

3. 自觉症状为不同程度的瘙痒。

4. 病程缓慢，常有急性发作。

5. 婴儿脂溢性皮炎常多见于1～3个月的肥胖婴儿。

【防治】

1. 预防　生活规律，避免精神紧张及各种机械性刺激，调节饮食，多吃蔬菜水果，限制多脂多糖饮食，酌情可补充B族维生素。

2. 局部治疗　主要是去脂、杀菌、消炎和止痒。

(1)干性型发生于头皮部者，可外用百部酒；发于面部者，用甘草油。

(2)湿性型用青黛膏搽后，扑三石散；或用脂溢洗方(苍耳子、苦参、王不留行、明矾，煎水)洗头。

(3)油腻性鳞屑可用透骨草、龙葵，水煎外洗。有糜烂渗出者可用祛湿散植物油调匀外用。

(4)可外用酮康唑霜、联苯苄唑霜、5%硫黄霜、婴儿香波或酮康唑香波等治疗。

(5)婴儿脂溢性皮炎，头皮结痂易继发感染，所以清洗结痂是护理的重点。注意不要用肥皂洗，可用甘油、植物油或润肤油涂抹于痂皮上，待痂皮软化后再用婴儿洗发精清洗即可。洗后可短期涂含抗生素或激素的软膏，如氢化可的松乳剂或糠酸莫米松加糠馏油软膏、祛湿油。

3. 系统治疗　对泛发或严重病例，可短期内用糖皮质激素以及使用抗生素预防继发感染。婴儿如已发展为剥脱性红皮病，可按红皮病治疗。

4. 中医治疗

(1)肺胃热盛证

治法：清热利湿，佐以凉血。

方药：清热除湿汤。龙胆草、黄芩、白茅根、生地黄、大青叶、生甘草、六一散。

(2)脾虚湿困证

辨证：湿热内蕴，湿重于热。

治法：健脾利湿，佐以清热。

方药：茯苓皮、白术、黄芩、栀子、泽泻、茵陈、枳壳、生地黄、竹叶、灯心草、甘草。

(3)血虚风燥证

辨证：血虚风燥，肌肤失养。

治法：养血润燥，祛风止痒。

方药：当归饮子加减。当归、生地黄、何首乌、川芎、赤芍、白芍、牡丹皮、天花粉、威灵仙、白蒺藜。

(冉玉平　李伟凡)

五、特应性皮炎

特应性皮炎(atopic dermatitis，AD)又称遗传过敏性湿疹(atopic eczema)、异位性皮炎，中医称"四弯风"等，是一种慢性复发性瘙痒性皮肤病。

【病因及发病机制】　本病的病因及发病机制至今尚未完全明了，一般认为与下列因素有关。

1. 遗传因素　患者常有家族特应性病史(如哮喘、过敏性鼻炎、特应性皮炎)。双亲患特应性皮炎者，其 81%的子女患病，如果双亲中只有一方患此病，则其子女发病率只有 59%。在同卵双生子中，同患特应性皮炎的有 89%，而在异卵双生子中这一比例只有 28%。一般认为本病是多基因遗传，可能与下列染色体位点有关，包括 5q31.3、5q32～33、14q11.2、14q32、16q11.2～12.1、1q21、17q25、20p 等。近年易感基因定位报道增多，包括有 ATOP1-9、FLG、C11orf30、TMEM232/SLC25A46、TNFRSF6B/ZGPAT、OVOL1、KIF3A/IL13、ACTL9、ZNF365、IL1RL1/IL18R1/IL18RAP、OR10A3/NLRP10、GLB1、CCDC80、CARD11、CYP24A1/PFDN4 等，但精细定位、基因间相互作用机制尚不清楚。

2. 皮肤屏障功能障碍　内在或外在环境刺激因素导致皮肤屏障功能障碍，表皮中神经酰胺及丝聚蛋白缺乏，表现为表皮含水量降低、经皮水分丢失量增加、pH 升高，也使环境变应原容易进入有缺陷的皮肤表面。

3. Th1/Th2 的失衡　T 细胞功能障碍和细胞因子紊乱可能导致 Th1/Th2 极化(polarize)，导致 AD 发生。影响因素包括抗原剂量、种类、给予途径与 T 细胞受体(TCR)的结合能力、遗传背景因素和体内当时的激素水平等。AD 的急性期以 Th2 和 Th22 反应为主，慢性期以 Th1 和 Th2 反应为主，搔抓会诱导 Th1 型向 Th2 型转化。

4. 感染因素　AD 患者皮肤与正常人皮肤细菌种类构成存在显著差别，突出表现为金黄色葡萄球菌增多，皮损处金葡菌检出率高达 78%～90%，急性渗出型皮损检出率几乎为 100%。该菌可以通过蛋白或分泌具有超抗原的肠毒素 A 和 B 诱发 AD 或加重皮损。

5. 心理因素　如精神紧张、焦虑、抑郁等也在 AD 的发病中起一定作用。

【临床表现】　本病约 60%的患者在 1 岁以内发病，约 90%在 5 岁以内发病。儿童特应性皮炎有一个从婴儿到儿童的临床演变过程，通常分为婴儿期(生后至 2 岁)、儿童期(2～12 岁)岁和青少年及成人期。

1. 婴儿期　亦称婴儿湿疹。多发于 2 个月以后的婴儿，少数可在满月内发病。首发于头面部，特别是双颊和前额。初发皮损为面颊部瘙痒性红斑，继而在红斑基础上出现针尖大小的丘疹、丘疱疹、密集成片，皮损呈多形性，境界不清，摩擦后很快形成糜烂、渗出和结痂等，皮损可迅速扩展至其他部位，如头皮、额、颈、腕部、四肢屈侧等。重者皮损可累及整个头面部，瘙痒剧烈，继发细菌感染时可伴发热和局部淋巴结肿大。约 80%的婴儿特应性皮炎会在 2 岁前痊愈。

2. 儿童特应性皮炎　本期皮损可为婴儿期的继续，也可以是儿童期新发病。主要特征是渗出少，干燥，皮损以丘疹和苔藓化为主，皮损分布由婴儿期的头面部向四肢转移，常限于肘窝、腘窝等处，其次为眼睑、颜面和颈部，皮损暗红色，渗出较婴儿期为轻，常伴抓痕等继发皮损，久之形成苔藓样变。此期瘙痒仍很剧烈，形成"瘙痒－搔抓－瘙痒"的恶性循环。

3. 青少年及成人期　可由儿童期皮疹发展而来，也可直接发病。好发于颈、肘窝、腘窝，也可泛发于其他部位，但以屈侧为重，两侧对称。皮损与儿童期皮损相似，以灰白色鳞屑浸润肥厚红斑或苔藓样变为特征，阵发性剧痒为此期突出的自觉症状。

4. *特应性皮炎特征性的皮损* 有皮肤干燥、鱼鳞病、毛周角化、掌纹症、眼睑、手部、鼻下、耳根及乳头的湿疹、汗疱疹、唇炎、眶下褶痕、眶周黑晕、苍白脸、颈前皱褶、皮肤白色划痕征等。

【组织病理】 急性期表皮可见细胞间水肿或海绵形成，在表皮海绵形成区和真皮上层有淋巴细胞和嗜酸性粒细胞浸润。慢性期主要是苔藓化损害的表现，表皮增生，可有轻度海绵形成，真皮乳头层增厚伴有中度密集炎症细胞浸润，主要是淋巴细胞。

【诊断】

1. 2006年英国特应性皮炎诊断表现工作会议提出的婴儿特应性皮炎诊断标准，见表16-1。

表16-1 Hanifan和RajkaAD诊断标准

诊断时应满足必备条件，且同时满足3项及以上次要条件：	
必备条件	皮肤瘙痒>1个月
次要条件	(1)头面部湿疹，不累及口、鼻、及眼周
	(2)单纯肢体伸侧皮炎或伸屈侧混合性皮炎
	(3)尿布区未受累
	(4)弥漫性皮肤干燥
	(5)手部湿疹
	(6)食物诱发皮疹史
	(7)一级家属有过敏性鼻炎、哮喘、特应性皮炎病史

2. 我国AD诊疗指南（2014年版）推荐Williams诊断标准：主要标准：皮肤瘙痒。次要标准：①屈侧皮炎湿疹史，包括肘窝、腘窝、踝前、颈部（10岁以下儿童包括面颊部皮疹）；②哮喘或过敏性皮炎（或在4岁以下儿童的一级亲属中有AD病史）；③近年来皮肤干燥史；④有屈侧湿疹（4岁以下儿童面颊部/前额和四肢伸侧湿疹）；⑤2岁前发病（适用于4岁以上患者）。

确定诊断：主要标准加上3条或3条以上次要标准。

【治疗】

1. *生活指导*

(1)喂养方面：提倡母乳喂养。避免盲目禁食。建议特应性皮炎婴儿加辅食应较同龄婴儿开始时量少、缓慢递加，以防不能区分哪种食物是真正的激发食物。在加工方式上，建议充分蒸煮。喂食工具要选择合适的小勺，避免食物外溢刺激周围皮肤。

(2)穿着方面：穿着宜选择棉、软、宽松衣物，避免人造纤维和毛织品直接接触皮肤，不用羽毛枕、被，衣物清洗选用弱酸性洗涤剂。建议AD患儿较同龄正常儿童穿着厚度略薄。

(3)居室环境：居室凉爽、通风、清洁，避免屋尘螨吸入。冬季居室应注意提高环境湿度。

(4)防止细菌/病毒感染：避免外伤，保持皮肤清洁，避免接触单纯疱疹患者，以免出现Kaposi水痘样疹（附页彩图16-7）。

(5)预防接种：婴幼儿期是预防免疫接种的集中阶段。特应性皮炎婴儿对何种疫苗有禁忌是家长常问的问题。除症状严重患儿外，其余均应在症状缓解阶段进行正常预防接种。通常特应性皮炎婴儿口服脊髓灰质炎疫苗、接种风疹病毒、乙肝病毒、腮腺炎病毒疫苗和细胞培养法制作的狂犬病疫苗是安全无禁忌的；特应性皮炎婴儿接种麻疹疫苗后局部出现红肿、荨麻疹的情况曾有报道，应注意；免疫功能降低的特应性皮炎婴儿接种卡介苗有发生皮肤结核的危险；国外曾有特应性皮炎婴儿的脑炎疫苗和百白破疫苗接种局部出现红斑、硬结、水疱，3～5d后消退的报道。此外，特应性皮炎儿童不宜注射青霉素和血清制剂。

2. *基础治疗*

(1)皮肤清洁护理：清洁用32～38℃温水淋浴或冲洗为好，时间5～10min，1次/日或隔天1次。清洁剂以儿童专用弱酸性为宜，浴后一定要用保湿护肤剂。

(2)外用润肤剂有助于恢复皮肤屏障功能，一般于沐浴后立即应用，目前常用的润肤剂为含维生素E、维生素B_6、尿素、硅油、氧化锌和凡士林等无香料制剂。

3. *局部治疗* 儿童特应性皮炎的局部治疗可根据皮损类型分为急性期、亚急性期和慢性期三期，便于外用药选择。一线的外用药为糖皮质激素和钙调神经磷酸酶抑制药。具体用药参见湿疹的局部治疗。

4. *系统治疗*

(1)抗组胺：瘙痒明显或伴有睡眠障碍者，可选用第一代、第二代抗组胺药、白三烯受体拮抗药及肥大细胞膜稳定药等。学龄前儿童及青少年患者尽量选择第二代抗组胺药物。

(2)抗微生物制剂：有感染患儿可短期予以抗生

素治疗。尽量避免青霉素和磺胺类药。单纯疱疹病毒感染的 Kaposi 水痘样疹患儿首选阿昔洛韦。

(3)糖皮质激素:一般不主张使用,对个别重症患者(渗出面积＞50％体表面积)可考虑短期应用。在病情好转,应及时减量直至停药。

(4)白三烯抑制药:国外报道孟鲁司特(montelukast)5mg/d,治疗儿童严重特应性皮炎 4 周后,皮损明显减轻。但国内儿童患者尚无治疗经验。

(5)脱敏疗法:对于有明确过敏者,如患儿对尘螨过敏,可用尘螨浸液皮下注射,或配制成尘螨滴液,滴入舌下,以低浓度开始,以后逐渐增加浓度,对吸入性变应原(尤其是螨、花粉等),采用此法可获效。

(6)免疫调节药:病情严重而常规疗法不易控制的反复难治型 AD 患者可酌情考虑使用。

(7)心理治疗:多开导、多鼓励、多安慰,避免打骂和歧视患儿。出现搔抓时采取让患儿听音乐或看图画、玩玩具、讲故事等方法,转移注意力,减少搔抓。

(8)光疗 UVA1 或窄谱 UVB 照射治疗:对泛发性皮损有效,12 岁以下儿童避免全身使用紫外线疗法。日本 AD 诊断指南指出,18 岁以下儿童不建议全身使用紫外线疗法。

(9)其他:甘草酸制剂、钙剂和益生菌可作为辅助治疗。

5. *中医治疗*

(1)婴儿期多表现为湿热型,治法为醒脾消导,清热除湿,处方为生白术、枳壳、薏苡仁、炒莱菔子、焦三仙、焦槟榔、焦栀子、马齿苋、白鲜皮、冬瓜皮、黄芩、大青叶。

(2)少年期多见脾虚血燥型,治法为健脾除湿消导,养血润肤止痒,处方为炒白术、炒枳壳、炒薏苡仁、炒莱菔子、厚朴、白鲜皮、苦参、当归、生地黄、赤白芍、首乌藤。

婴幼儿为纯阳之体,用药时切忌大热大补之品,以免热助其热;少儿期久病脾虚,用药时切忌大苦大寒之品,以免伤及脾胃,可佐茯苓、白术、山药。

外用药可用苦参、蛇床子、黄柏、侧柏叶等煎液外洗或湿敷,达到收敛、消炎作用,代替传统的 3％硼酸溶液湿敷,可收到良效。

(申春平　刘　强　李领娥　于　波　马　琳)

六、丘疹性荨麻疹

丘疹性荨麻疹(rurticaria papulosa)又称荨麻疹性苔藓(lichen urticaria)、婴儿苔藓(strophulus infantum)或小儿荨麻疹性苔藓,是婴幼儿常见的过敏性皮肤病。临床特点为散在、坚硬、顶端有小疱的丘疹,周缘有纺锤形红晕,自觉瘙痒。

本病与中医“土风疮”类似。

【病因及发病机制】　目前多倾向于是跳蚤、臭虫、蚊、螨等叮咬后发生的一种变态反应,一般为Ⅳ型变态反应,致敏时间为 10d 左右,但反复叮咬数年后可以脱敏。有些患者可能与环境变化、胃肠道障碍或食物过敏等有关。但后者的致病原因尚无确凿证据。

【临床表现】

1. 本病好发于婴幼儿,夏秋多见。有时一个家庭中有数个人同时发病。

2. 典型皮损为黄豆至花生米大、略呈梭形的红色水肿性丘疹,性质坚硬,似风团样,顶端可有小水疱,部分高度敏感者可出现紧张性大疱。皮疹多成批出现,群集而较少融合。

3. 皮损以四肢、腰背、臀部等暴露部位多见。见附页彩图 16-7。

4. 自觉症状瘙痒剧烈,夜间尤甚,往往影响睡眠。一般无全身症状。由于剧烈搔抓,可继发感染,出现发热等症状。皮疹出现后 1～2 周消退,但此起彼伏,可持续数周,愈后留暂时性色素沉着。

【诊断与鉴别诊断】

1. *诊断*　根据风团状丘疹、斑疹,散在离心性分布,多见于小儿,夏季常见等容易诊断。

2. *鉴别诊断*　本病应与荨麻疹、水痘进行鉴别。

【治疗】

1. *局部治疗*

(1)可选炉甘石洗剂、糖皮质激素霜剂或 5％硫黄乳膏等外用。

(2)继发感染者可外用抗生素制剂。

(3)对有大疱者可先用消毒注射器抽吸疱液后再用上述药物治疗。

2. *系统治疗*　瘙痒严重者可口服一代或二代抗组胺类药治疗,皮损泛发、过敏严重者可短期口服甘草锌颗粒和(或)复方甘草酸苷制剂,继发系统感染者可给予抗感染治疗。

3. *中医治疗*

(1)风热证

辨证:内蕴湿热,复感风邪虫毒。

治法:清热解毒,疏风止痒。

方药：荆防方加减。荆芥、防风、薄荷、地肤子、金银花、蒲公英、牡丹皮、生地黄。

(2)食滞证

辨证：内有食滞，外感风邪。

治法：清热消导，疏风止痒。

方药：防风、薄荷、黄芩、栀子、赤芍、焦三仙、白鲜皮、焦槟榔、炒莱菔子。

(3)中成药：防风通圣丸、小儿香橘丹、导赤丹等可酌情选用。

七、荨麻疹

荨麻疹(urticaria)是皮肤黏膜小血管扩张及渗透性增加的一种局限性水肿反应，相当于中医的"痦㿔""瘾疹"。南方俗称"风疹块"，北方俗称"鬼饭疙瘩"。据估计，有15%～25%的人一生中至少发生过一次荨麻疹。儿童荨麻疹患者中，约15%的患者同时伴血管神经性水肿，5%患者仅有血管神经性水肿。

【病因及发病机制】

1. *病因* 多数患者不能找到确切病因，分为外源性和内源性。

(1)外源性多为暂时性，包括：①食物：某些动植物和食物添加剂等；②吸入物：如花粉、粉尘及宠物的皮毛等；③物理刺激：摩擦、压力、冷、热、日光照射等；④药物因素：常见有青霉素类、解热镇痛类、血清制剂及各种疫苗等。

(2)内源性多为持续性，包括：①肥大细胞对IgE高敏感性；②慢性隐匿性感染(细菌、真菌、病毒、寄生虫等感染，如幽门螺杆菌感染)；③劳累或精神紧张；④针对IgE或高亲和力受体的自身免疫以及慢性疾病如风湿热、系统性红斑狼疮、甲状腺疾病、淋巴瘤、白血病、炎症性肠病。

2. *发病机制* 荨麻疹的发病机制有免疫性、非免疫性假变态反应和自身免疫性。

(1)免疫性机制：是荨麻疹的主要发病机制。食物、药物或吸入物等抗原进入体内后数秒钟至数小时以内发生的急性荨麻疹属于Ⅰ型变态反应。输血后引起荨麻疹属于Ⅱ型变态反应。

(2)非免疫机制：如运动、寒冷使体温失调和某些毒素激活补体或直接引起肥大细胞脱颗粒等引起荨麻疹，还有一些药物改变花生四烯酸代谢等引起的荨麻疹均属于非免疫性机制。

【临床表现】

荨麻疹的分类

(1)急性自发性荨麻疹：自发性风团和(或)血管性水肿发作<6周。起病急，发展快。皮疹为发作性的皮肤黏膜潮红或风团，形状不一，大小不等，颜色苍白、鲜红或正常肤色，时起时消，单个风团持续不超过24h。消退后不留痕迹，以后又不断成批发生，时隐时现，但以傍晚发作者为多。自觉瘙痒剧烈，少数伴发热、关节痛、头痛、恶心、呕吐、腹痛、腹泻、胸闷、憋气、呼吸困难、心悸等全身症状。

(2)慢性自发性荨麻疹：自发性风团和(或)血管性水肿发作≥6周。风团时多时少，或反复发作超过6周以上，且每周至少发作2次。全身表现较急性自发性荨麻疹轻。自觉症状瘙痒以夜间为重，往往影响睡眠，造成心理负担较重。

(3)物理性荨麻疹

①皮肤划痕症(dermographism)：患者对外来较弱的机械性刺激引起生理性反应增强，于皮肤上产生风团。延迟性皮肤划痕症(delayed dermographism)至少在摩擦、刺激30min后发病。

②延迟性压力性荨麻疹(delayed pressure urticaria)：皮疹发生于皮肤受压后4～6h。表现为局部深在疼痛性肿胀。易发生于掌、跖或臀部，通常持续8～12h。发作时可伴寒战、发热、头痛、关节痛、全身不适和轻度白细胞增多。

③冷接触性荨麻疹(cold contact urticaria)

a. 获得性冷荨麻疹(acquired cold urticaria)。主要介质是组胺，并有激肽。抗体是IgE，其血清含量较正常人高5倍以上。抗原可能是皮肤受冷刺激后释放的正常皮肤蛋白或变性的皮肤蛋白；另一些患者，风团形成是因受冷之后IgM大分子球蛋白聚积作用的结果。冰块试验阳性。

b. 家族性冷荨麻疹(familial cold urticaria)。为常染色体显性遗传。自婴儿期开始发病，常持续终身。在受冷后30min至4h发生迟发性反应，皮疹是瘙痒的风团，有烧灼感，并伴有发热、关节痛、白细胞增多等全身症状。被动转移试验阴性。冰块试验阴性。

④热接触性荨麻疹(heat contact urticaria)

a. 局限性热荨麻疹(localized heat urticaria)。局部皮肤受热后可在数分钟内出现风团，并反复发生。局部证明有组胺释放。乙酰甲胆碱试验阴性。

b. 延迟性家族性局限性热荨麻疹(familial localized heat urticaria of delayed type)的风团在受热后2h发生，边缘锐利，于4～6h最明显，持续12h。幼年开始发病。被动转移试验阴性。

⑤日光性荨麻疹(solar urticaria)：皮肤暴露于

日光数分钟后，局部迅速出现瘙痒、红斑和风团。长波紫外线和可见光能透过较薄的衣服，对这类光线敏感者，在衣服遮盖部位亦能发疹。风团发生后，经 1 至数小时消退。发生皮疹同时可有畏寒、疲劳、晕厥、肠痉挛，这些症状可在数小时消退。Ramsey（1980）根据作用波长分为 4 组：a. 主要为 UVB（波长 290～320nm）；b. 主要为 UVA（波长 320～400nm）；c. 可见光（波长 400～700nm）；d. 广谱（波长 290～700nm）。大多数患者对 UVB 最敏感。

（4）非物理性荨麻疹

①水源性荨麻疹（aquagenic urticaria）。此种荨麻疹接触任何温度的水出现瘙痒性风团，可累及躯干上半部分。血清组胺增高，组织病理可见肥大细胞脱颗粒，但患者做被动转移试验阳性。用水（35℃）做湿敷 30min 可激发。

②接触性荨麻疹（contact urticaria）。皮肤接触某些变应原后发生风团和发红，称为接触性荨麻疹。可分为免疫性、非免疫性和机制不明者三种。

免疫性接触性荨麻疹是Ⅰ型变态反应，某些病例可证明有抗原特异性 IgE。其可表现为远处损害或全身荨麻疹，甚至可以出现系统症状，最常见的变应原为乳胶，此外还有植物、动物、药物或化学工业品。本型可由口腔摄入的食物或植物所诱发。

非免疫性接触性荨麻疹由原发性致荨麻疹性物质引起，不需要致敏，可使几乎所有接触者发病。由于接触物直接刺激肥大细胞释放组胺、缓慢反应物质、缓激肽等是引起反应的原因，也有可能是接触物直接作用于血管壁。

机制不明的接触性荨麻疹是兼有免疫性、非免疫性表现的一种反应型，如过硫酸铵引起者。

诊断接触性荨麻疹可用致敏物质行封闭斑贴实验于正常皮肤，20min 后如发生风团即可确定。

③胆碱能性荨麻疹（cholinergic urticaria）。运动、摄入热的食物或饮料、出汗及情绪激动等使胆碱能神经发生冲动而释放乙酰胆碱，然后使嗜碱性粒细胞和肥大细胞内的环磷酸鸟苷（cGMP）水平增高致释放组胺。本型皮疹特点为除掌、跖外发生泛发性 1～3mm 的小风团，周围有明显红晕，其中有时可见卫星状风团，也可见红晕或无红晕的微小稀疏风团。有时唯一的症状是剧痒而无风团。损害持续 30～90min，或达数小时之久。少数患者有恶心、呕吐、腹痛、腹泻、出汗、流涎、头痛、眩晕、衰弱等全身症状。近期发现，脉冲控制肌力测试可作为一种标准诊断方法，并可测量诱发阈值。运动和热水浴则更为有效而简单的试验。本病可反复发作数月或数年，但可自行缓解。本型荨麻疹被动转移试验阴性。运动或热水浴则是更有效而简单的试验。本病可反复发作数月或数年，但可自发性缓解。

总之，儿童荨麻疹多为急性荨麻疹，病程较短，日光性、食物性胆碱性荨麻疹比成人少，而水源性荨麻疹较成人多见。见附页彩图 16-8、彩图 16-9。

【实验室检查】 检测血清总 IgE 和特异性 IgE、各种食物、花粉、屋尘螨、猫狗皮屑、真菌等的变应原，以确定病因，测定冷球蛋白、冷纤维蛋白原、冷溶血素和冰块实验对冷荨麻疹诊断有帮助。疑为感染因素引起者可选择做血液白细胞计数及分类，末梢血异型淋巴细胞，血原虫、丝虫、尿液常规和培养；疑为幽门螺杆菌所致者可做胃镜检查；大便找虫卵或寄生虫，副鼻窦、牙齿、胸部做 X 线检查。

运动和热水浴诱发广泛的小风团是胆碱能性荨麻疹。皮肤划痕症者在机械刺激皮肤后可发生阳性划痕表现。光、热水试验可分别用于诊断日光性荨麻疹和热荨麻疹。可疑病因为食物变应原者可做各种食物排除试验。

【组织病理】 主要表现为真皮水肿、皮肤毛细血管及小血管扩张充血、淋巴管扩张及血管周围轻度炎症细胞浸润。水肿在真皮上部最明显，不仅表现在胶原束间，甚至在胶原纤维间也见水肿而使纤维分离。胶原纤维染色变淡，胶原束间隙增宽。

【诊断与鉴别诊断】

1. 诊断　本病诊断容易，但确定病因较困难。必须详细询问病史和体检。

2. 鉴别诊断　有时须与丘疹性荨麻疹和荨麻疹性血管炎做鉴别。

【治疗】 由于儿童荨麻疹较容易查找原因，病程又短，因此与成人相比，用药应简单，治疗时间较短，容易防治，但应嘱患者多饮水，避风寒，慎食海产品及辛辣刺激食品，防止搔抓。

1. 系统治疗

（1）急性自发性荨麻疹

①抗组胺药物：口服，选一种或两种，如氯雷他定糖浆、氯苯那敏、地氯雷他定干混悬剂、西替利嗪糖浆、苯海拉明糖浆、曲普利定、氯马斯汀、赛庚啶、左旋西替利嗪或美喹他嗪、非索非那定等。

②可口服各种钙剂，严重病例可短期应用糖皮质激素，发病急骤而广泛者或发于喉头，影响呼吸或伴有消化道症状者，可皮下或肌内注射 0.1% 肾上腺素或静脉滴注氢化可的松。出现喉头水肿窒息严

重者必要时行气管切开术。

(2)慢性荨麻疹

①H_1受体拮抗药:选用两种不同类型配合使用,氯雷他定糖浆、地氯雷他定干混悬剂、左西替利嗪口服液、西替利嗪糖浆、去氯羟嗪、酮替酚、羟嗪等其中一种,12岁以上可用咪唑斯汀。

②H_1、H_2受体拮抗药联合使用:雷尼替丁和西咪替丁联合使用。

③食物、运动诱发荨麻疹,避免食用易致敏食物,可以改善症状。

④脱敏治疗,如寒冷性荨麻疹可通过反复增加接触寒冷以脱敏而收到效果,或先检测致敏原再配制极小剂量的致敏原,连续、多次皮下注射,使其敏感性逐渐减低以至脱敏。

⑤静脉滴注免疫球蛋白,用于自身免疫性荨麻疹和严重的慢性荨麻疹。

(3)物理性荨麻疹

①皮肤划痕症(人工荨麻疹):一线治疗选用第二代非镇定性或低镇定性抗组胺药;二线选用酮替芬,尽量减少搔抓。

②迟发型压力性荨麻疹:一线治疗选用第二代镇静性抗组胺药;抗组胺无效时可首选:泼尼松。难治时可选用氨苯砜或柳氮磺吡啶。

③寒冷性荨麻疹:一线治疗选用第二代非镇定性或低镇定性抗组胺药;二线治疗冷脱敏、赛庚啶、酮替芬、多塞平。

④日光性荨麻疹:一线治疗选用第二代非镇静性抗组胺药;二线治疗选用羟氯喹、血浆置换等。

⑤胆碱能性荨麻疹:一线治疗选用第二代非镇静性抗组胺药;二线治疗选用酮替芬、达那唑、美喹他嗪(12岁以上儿童和成人为5mg,2次/日)。

⑥水源性荨麻疹:治疗同上,逐渐增加水温和运动量。

2. 中医治疗

(1)风热证

辨证:风热束表,肺卫失宣。

治法:辛凉透表,宣肺清热。

方药:荆防方。荆芥穗、防风、僵蚕、金银花、牛蒡子、牡丹皮、浮萍、干生地黄、薄荷、黄芩、蝉蜕、生甘草。

(2)风寒证

辨证:风寒束表,肺卫失宣。

立法:辛温解表,宣肺散寒。

方药:麻黄方。麻黄、杏仁、干姜皮、浮萍、白鲜皮、牡丹皮、陈皮、僵蚕、丹参。

(3)阴血不足证

辨证:阴血不足,风邪束表。

立法:滋阴养血,疏散风邪。

方药:当归饮子加减。当归、川芎、熟地黄、白芍、何首乌、黄芪、刺蒺藜、麻黄、防风、芥穗、甘草。

(4)胃肠湿热证

辨证:胃肠湿热,风邪束表。

立法:清热疏风,除湿和胃。

方药:平胃散合多皮饮加减。苍术、白术、厚朴、陈皮、白鲜皮、牡丹皮、茯苓皮、桑白皮、焦三仙、炒莱菔子等。

3. 局部治疗　对症止痒。可选炉甘石洗剂等。

(申春平　于　波　高顺强　王　萍　马　琳)

参考文献

陈艳,郝飞.2005.特应性皮炎的研究现状[J].国外医学皮肤性病分册,31(2):84-86.

刘瓦利.2004.湿疹类皮肤病中西医结合治疗[M].北京:人民卫生出版社.

中华医学会皮肤性病分会免疫学组.中国荨麻疹诊疗指南(2014版)[J]中华皮肤科杂志,2014,47(7):514-576.

Akdis CA, Akdis M, Bieber T, et al. 2006. Diagnosis and treatment of atopic dermatitis in children and adults: European Academy of Allergology and Clinical Immunology/American Academy of Allergy, Asthma and Immunology/PRACTALL Consensus Report[J].J Allergy Clin Immunol, 118:152-169.

Magerl M, Altrichter S, Borzova E, et al. 2016. The definition, diagnostic testing, and management of chronic inducible urticarias-the EAACI/GA (2) LEN/EDF/UNEV consensus recommendations 2016 update and recision.allergy, 71(6):780-802.

Matisushima H, Hayashi S, ShimadaS. 2003. Skin scratching switches immunere sponses from Th2 to Th1 type in epicutaneously immunizedmice[J]. J Dermatol Sci, 32:223-230.

Papp K, Staab D, Harper J, et al. 2004. Effect of pimecrolimu scream 1% on the long-term course of pediatric atopic dermatitis[J]. Int.J.Dermatol, 978-983.

Sohn MH, Kim CH, Kim WK, et al. 2003. Effect of staphylococeal enterotoxin Bon specific anti body productionin children with a topic dermatitis[J]. Allergy AsthmaProc, 24: 67-71.

Weidinger SL, Novak N. 2016. Atopic dermatitis. Lancet, 12, 387(10023): 1109-1122.

Zuberbier T, Aberer W, Asero R, et al. 2014. The EAACI/GA(2)LEN/EDF/WAO Guideline for the definition, classification, diagnosis, and management of urticaria: the 2013 revision and update. Allergy, 69(7): 868-887.

第 17 章　药疹及其相关疾病

第一节　药　疹

药疹(drug eruption)又称药物性皮炎(dermatitis medicamentosa),指药物通过口服、注射、外用、吸入、灌肠等途径进入人体后引起的皮肤、黏膜的急性炎症反应,重者累及各脏器及全身,甚至危及生命。儿童药疹占药疹患者的10.33%,较成年人(20～30岁者占44.76%,30～40岁者占23.24%)相对较少。这可能是由于儿童免疫系统反应能力尚欠完善有关。

【病因及发病机制】 儿童药疹的发病原因包括药物因素、机体因素和其他因素如细菌或病毒的感染等。

1. *药物因素*　药物中常见的是抗生素,占药疹的60%～91%,其中最常见的是青霉素、头孢菌素;其次是解热镇痛药,占7%～25%;抗癫痫药约占药疹的7%;另外,磺胺、巴比妥类药物、抗毒血清、各种疫苗及生物制剂(如破伤风抗毒素、蝮蛇抗栓酶)、中药注射剂(双黄连、丹参、清开灵、柴胡、黄瑞香、穿琥宁、参麦、茵栀黄、脉络宁、葛根素)和中成药(牛黄解毒丸、补血康、藿香正气、消渴丸、正红花油、刺五加)也可引发药疹。

2. *机体因素*　一是年龄因素,高年龄患儿由于其免疫系统发展趋于完善,更易发生药疹;二是与遗传因素有关,过敏体质或家族中有过敏体质者容易发生药疹;HLA-B12阳性患者大疱性表皮坏死松解症型药疹(Toxic epidermal necrolysis,TEN)发生率增加;卡马西平可诱导HLA-B 1502基因者发生TEN和重症多形性红斑型药疹(Stevens-Johnson syndrome,SJS);三是有肝肾功能异常时,药物在身体内代谢异常更易引发药疹。

3. *细菌及病毒感染*　原发疾病如EB病毒感染引起的传染性单核细胞增多症患儿应用氨苄西林治疗时容易发生药疹,艾滋病患者应用磺胺治疗卡氏肺囊虫肺炎时易发生TEN,结核病、肺炎、脑膜炎病人用磺胺后,易发生结节性红斑,湿疹继发感染的病人外用含新霉素的制剂时,易发生接触性皮炎。

4. *药疹的发病机制*　有免疫介导(IgE介导的Ⅰ型变态反应、免疫复合物相关的Ⅲ型变态反应、TDTH细胞介导的Ⅳ型变态反应和光变态反应)和非免疫介导机制(药物不良反应、药物毒性、药物相互作用、特异体质的药物反应、光毒作用),一般非免疫介导为主,占80%。不同临床类型药疹的发病机制也有所不同,发疹性药疹既有T淋巴细胞介导的迟发型变态反应,也有体液免疫的参与,在皮损组织真皮浅层及中层小血管内可见IgG、IgA、IgM和C3的沉积;固定性药疹的确切记忆机制尚不明确,很多证据提示,药物反应后表皮内的$CD8^+$效应——记忆T细胞群驻留在表皮内,这在记忆过程中起重要作用。大疱性表皮坏死松解症和重症多形红斑型药疹的发病机制与细胞免疫介导的$CD8^+$ T淋巴细胞产生的细胞因子IL-2、IFN-γ相关,IFN-γ可诱导角质形成细胞表达细胞间黏附分子-1(ICAM-1)与其配体淋巴细胞相关功能抗原-1(LFA-1),其可使角质形成细胞分泌TNFα,导致角质形成细胞的坏死,单核巨噬细胞也参与了其炎症过程。

血管炎性药疹的大多数病例中免疫复合物机制是最常见的发病机制。

【临床表现】 轻型药疹有发疹型药疹、单纯荨麻疹和血管性水肿样反应、固定性药疹、湿疹皮炎样反应、多形性红斑、光敏感性皮炎、变应性血管炎、紫癜性反应、结节性红斑;据文献报道,临床上以麻疹样猩红热样药疹最为常见,占药疹的41.9%～57.7%,其次为多形红斑型,占18.7%～19.4%,第三位是荨麻疹型,占14.7%～38.7%。重型药疹有剥脱性皮炎、大疱性表皮坏死松解型、重症多形性红斑、过敏性休克。毕连红观察30例儿童重症药疹患者中重症多形红斑型药疹16例,大疱性表皮松解型药疹9例,剥脱性皮炎型药疹5例。致敏药物以解热镇痛药为首位。另外还有其他少见的红斑性狼疮样综合征、血清病样综合征、痤疮样发疹、苔藓样药疹、脱发、色素改变、口疮性口炎、黑毛舌、黑棘皮病、牙龈增生及银屑病样反应等。

1. *发疹型药疹*(exanthematous reactions)　是最常见的药物不良反应。基本皮损有红斑、斑疹、丘疹、斑丘疹等，外观酷似麻疹和猩红热故称麻疹样或猩红热样药疹。发疹型药疹从用药到发疹常常有一定的潜伏期，如果患者无该致敏药物过敏史，机体未被致敏，则潜伏期从 6d 到 4 个月，其中多数为 6～12d，平均 7～9d，约占初发药疹的 82%；若机体已经被致敏，则反应时间为 6～48h，多数为 12～24h，约占复发药疹的 73.3%。某些患者既往虽无明确药物过敏史，但其确在用药后 2～3d 发生了反应，这可能是把第一次药物过敏的发热症状归于原发疾病而未归于药疹因素。

发疹型药疹皮疹常先起自四肢或头面部，而后迅速向躯干部蔓延，重者遍及全身。表现为帽针头至豆粒大鲜红色丘疹或斑丘疹，类似于麻疹、猩红热以及其他病毒或细菌感染所致的发疹，但无麻疹、猩红热的其他症状。皮疹发展迅速，常于 1～3d 遍布全身，以躯干部为多。大多数患者于停药后数日皮疹开始消退，1～2 周可恢复正常，重者皮疹可持续长达 4 周。消退时，可有糠状脱屑。严重者可发展成剥脱性皮炎和大疱性表皮坏死松解。该型药疹还可伴发其他系统损害，最常见的是药物热，其次是药物性肝炎、肾炎、粒细胞减少症等。药热通常在用药的第6～10 天后发生，偶尔可在给药后立即发生，并且皮疹与发热同步出现，可伴全身淋巴结肿大，患者精神状态较好，无头痛、恶心、呕吐、全身肌肉和关节酸痛等感染中毒症状，停药 24～48h 后体温开始下降。

引起发疹型药疹的常见药物有抗生素、解热镇痛药、抗癫痫药及磺胺类药，其中以氨苄西林最多见，其药物反应的发生率为 2.8%～18%。近年来，在抗生素中头孢菌素类上升到和青霉素类一样占绝对多数，别嘌醇和卡马西平引起药疹报道也在增加。中药双黄连针剂、刺五加等也可引发该型药疹。

2. *急性泛发性发疹性脓疱疹*(acute generalized exanthematous pustulosis，AGEP)　又称急性发疹性脓疱病或中毒性脓疱疹，临床表现和组织病理与泛发性脓疱性银屑病非常相似，其于用药 24h 内发疹，常常开始在面部和四肢屈侧皮肤，迅速波及全身并伴有发热，面部水肿、紫癜、水疱、大疱和多形性红斑样损害。约 32%患者可发生急性肾衰竭，亦可在 15d 内自行缓解。

组织病理表现为海绵样的表皮内脓疱、乳头层水肿、真皮上部血管周围炎细胞浸润或表皮内和表皮下中性粒细胞碎裂性的血管炎，显示中性粒细胞破碎。嗜酸性粒细胞在炎症区存在是药物性发疹的特征。

约 80%患者是由抗生素引起。氨苄西林、阿莫西林、头孢菌素、庆大霉素、螺旋霉素最为常见，其次为解热镇痛药。

3. *荨麻疹、血管性水肿及过敏性休克*(urticaria，angioedema，allergic shock)　药物引发的荨麻疹为大小不等的风团，但与一般的荨麻疹不同的是风团色泽鲜红，数目多，多泛发全身，持续时间较长。自觉瘙痒剧烈，可伴有刺痛、触痛。可有全身症状，如发热、头痛、全身乏力等。未被致敏的患者初次用药常于用药后 1 周左右发生，已经致敏的患者在用药后数分钟发生，先出现皮肤瘙痒，随之出现红色或苍白色风团，风团大小不等、形状不一，数目不定，突然发作，常于 24h 内消退，不留痕迹，反复发作，此起彼伏，发无定处，可累及呼吸道、胃肠道及心血管系统，可伴发头痛、关节痛、呼吸困难、嘶哑、恶心、呕吐、腹痛及腹泻，严重者可出现喉头水肿、窒息及过敏性休克等症状(见严重过敏性反应与过敏性休克部分)。见附页彩图 17-1。

4. *血清病样反应*(serum sickness like response)　本型系由循环免疫复合物产生的药物反应。主要为水肿性红斑、风团，伴血管性水肿，少见有麻疹样、猩红热样红斑或紫癜样皮损，皮疹色泽鲜红、分布广泛，消退较一般荨麻疹慢，愈后可有暂时性色素沉着。瘙痒明显，有刺痛及触痛。呋喃唑酮引起者常有手指末端针刺感、麻木感。

系统表现：①可伴发热，体温可达 38～39℃，还可有头痛、头晕、心悸、恶心、腹痛；②关节红肿、压痛、轻度活动障碍，常累及肘关节、肩关节、膝关节、颞颌关节，也可影响髋、腕、指关节等；③浅表淋巴结肿大，以颌下及腹股沟淋巴结肿大为多见；④少数患者出现肾炎及多发性神经炎和心脏损害。辅助检查可见外周血嗜中性粒细胞及嗜酸性粒细胞增加、红细胞沉降率加快、蛋白尿、血尿、心电图异常。病程有自限性，多在 1～2 周后完全消退，有严重并发症者除外。

该型药疹可由多种异种血清、各种疫苗、青霉素、头孢菌素、呋喃唑酮、磺胺等引起，其中 20%患者由不断接触受青霉素污染的空气、奶制品、针筒等引发。

5. 固定性药疹(fixed drug eruption) 发病前3周之内有明确的服药史。其潜伏期短则数分钟,长则数日。典型皮损为圆形或椭圆形充血性红斑,色泽鲜艳或呈紫红色,表面可有大疱,生殖器处皮损常糜烂或溃疡。经过10余日红斑吸收,消退,残留紫褐色色素沉着斑片。每次复发均固定在同一部位,复发次数越多,色素沉着越明显,皮损数目可逐渐增多。皮损好发于口唇、外生殖器等皮肤黏膜交界处。自觉瘙痒,发生于外生殖器部位糜烂或溃疡者自觉疼痛。多无全身症状,皮损广泛者可有低热、头痛、疲乏等症状。见附页彩图17-2。

固定性药疹引发药物有解热镇痛药(如复方氨林巴比妥、对乙酰氨基酚)、磺胺、四环素、巴比妥类、氨茶碱、美西律、头孢氨苄、环丙沙星、氧氟沙星、酚氨咖敏、阿奇霉素等。

6. 湿疹皮炎型药疹(eczamatoid and dermatitis) 湿疹皮炎型药疹先由某外用药引起局部过敏性接触性皮炎,以后内服该药或结构相似的药物可产生周身湿疹样反应,并且原接触皮炎部位皮损加重。如在冷霜中用作稳定剂的乙二胺是常见的接触变应原,然而在氨茶碱、异丙嗪等中含乙二胺结构基团。故已有乙二胺接触过敏的患者内服上述药物时,可引起广泛湿疹样皮疹。其他湿疹皮炎型药疹常见引发药物有磺胺、青霉素、杆菌肽、苯唑卡因、新霉素、抗组胺药等。

7. 多形性红斑型(erythema multiforme)及重症多形性红斑型药疹(SJS) 多形性红斑型药疹皮损为水肿性红斑、丘疹,典型皮疹为虹膜样损害,中央色暗可有出血、水疱、渗出。好发于肢端、手、足、口周、鼻及耳廓,也常侵犯皮肤黏膜交界处。见附页彩图17-3。

伴有眼、口腔、外生殖器黏膜受累时称为重症渗出性多形性红斑或重症多形性红斑,又名为Stevens-Johnson综合征,口唇常堆满血痂,基底糜烂、出血,伴有高热、关节痛及肝、肾损害等表现,严重时可危及生命。这亦是药疹中严重型,个别病例愈后留有眼病后遗症。

常见引发药物有磺胺,特别在儿童中磺胺引起者较多,其次为巴比妥类、解热镇痛药、苯妥英钠、克林霉素、阿莫西林、氨苯砜、非普拉宗片、米诺环素等。

8. 剥脱性皮炎型药疹(exfoliative dermatitis) 剥脱性皮炎型药疹又称红皮病型药疹(erythroderma)在儿童中较少见。初次用药其潜伏期多在两周以上。多在治疗结核、麻风、类风湿性疾病、癫痫等慢性疾病时发生,起病缓慢而逐渐加重。表现为周身潮红、水肿,特别是面颈部,常有明显的红肿、渗出。病程中不断大片脱屑,在手、足如手套、袜子样剥脱。黏膜也可充血,糜烂。指(趾)甲、头发均可脱落。常有寒战、发热,有的伴肝大、黄疸、蛋白尿等,甚至发生心脏、肺脏的损伤。病程至少在一个月以上,是药疹中的严重类型。

常见的引发药物有氨苯砜、氯苯吩嗪、利福平、巴比妥类、保泰松、对氨水杨酸、苯妥英钠、磺胺、有机砷等。

9. 大疱性表皮坏死松解型药疹 本型药疹曾经被称作中毒性表皮坏死松解症(toxic epidermal necrolysis,TEN),是最严重的一型药疹,病死率25%～48%。发病之初可先有皮肤瘙痒、疼痛,之后迅速出现大片或广泛的红斑,少数可为红色斑丘疹样损害。红斑发生后迅速扩展并互相融合,1～2d可遍及全身,紫红或暗棕色。继之,红斑上发生松弛性大疱或大片表皮解离,破后露出深红色糜烂面,呈Ⅰ～Ⅱ度烫伤样外观,尼氏征阳性。重者表皮解离几乎遍及全身,轻者也可占全身皮肤的一半,而以颈、腋及腹股沟部为著。解离部位表皮可出现长达十几厘米的平行皱褶,稍稍用力即可推移,以致进行查体或注射时无法按常规操作。好转时解离部位皮肤干燥、结痂,最后脱落。如无继发感染,多无瘢痕形成。

唇部、口腔及外生殖器黏膜亦发生红斑、水疱、糜烂及渗液,有的患者甚至支气管黏膜可大量脱落,重者可致呼吸道阻塞。胃肠道黏膜也可发生糜烂与溃疡,出现腹痛,大便隐血阳性。眼部可发生结膜炎,个别病例可有角膜剥脱或坏死,角膜浑浊、软化、失明。

患者有程度不同的发热、全身不适、关节疼痛、烦躁不安、腰痛、呕吐及腹泻等。大多数患者可有肝、肾、心脏、肺脏等损害,表现为黄疸、肝大、肝功能异常、蛋白尿、血尿,胸部X线检查可有肺炎或肺水肿、中毒性心肌炎。重者可神情恍惚,甚至昏迷。昏迷症状一旦出现,多示病情严重,易于死亡。常见的死亡原因为水电解质紊乱、脓毒症、多器官功能衰竭。

引起本型的药物有磺胺类、解热镇痛药(氨基比林、安乃近、布洛芬)、保泰松、巴比妥类、苯妥英钠、抗癫痫类药物、别嘌醇、卡马西平等。其中解热镇痛药所致本型药疹较为常见。

10. *痤疮样药疹*(acneform drug eruption)　皮损为毛囊性丘疹、小脓疱,类似寻常痤疮,但无黑头粉刺损害。发生缓慢,常在服药后 1～2 个月以上发生。好发于面、颈、胸背,也可发生在上臂或小腿。停药后数月方愈。大量外用油膏、乳膏、润发剂和矿物油等的婴儿可导致中毒性痤疮,主要见于美国黑种人和地中海区域的人种。患儿出生时正常,数月后前额、颞部、颊部和鼻背部发生开放性或闭合性粉刺,皮损也可发生于四肢和躯干,停用这些药物后痤疮可自愈,不需治疗。糖皮质激素也可导致痤疮,由于儿童完全发育的毛囊较少,因此激素性痤疮比成人少见。皮损表现为大量群集的炎性丘疹和脓疱,大小一致,直径较小,很少有黑头粉刺。母体妊娠期使用苯妥英钠治疗癫痫可使胎儿发生乙内酰脲综合征,表现有痤疮,主要发生于面部,有自限性,皮损主要为丘疹、脓疱。同时患儿伴有身体和智力发育迟缓,颅面骨发育异常、趾骨末端肥大和毛发干枯等表现。

常见引发药物有碘剂、溴剂及糖皮质激素、异烟肼、口服避孕药、巴比妥类、苯妥英钠、雄性激素等。

11. *紫癜型药疹*(purpura like drug eruption)　皮疹为帽针头至黄豆大小不等的紫红色瘀点、瘀斑,散在或密集分布,可融合成片,压之不褪色,可成批反复出现。严重时可发生血疱、组织坏死、溃疡。皮损多发生于双小腿,两侧对称,严重时可累及躯干、四肢和黏膜。严重患者可有发热、关节痛、水肿、蛋白尿、血尿及肾衰竭。

常见引发药物有磺胺、解热镇痛药、巴比妥类、奎宁、罗红霉素、卡马西平、交沙霉素、螺旋霉素等。

12. *光敏性药疹*(photosensitization eruption)　光敏性药疹有光毒性反应和光变态反应两种,光毒性反应似日晒伤。如果光能量足够及有足量的光毒性物质存在于皮肤,任何人均可发生反应。表现在日光照射后于面、颈、手背、足背等暴露部位发生红斑,自觉针刺样疼痛及灼热感。经过 1～2 周后红斑消退,发生脱屑及遗留色素沉着。严重者红斑基础上可以发生肿胀、大疱。长期发生光毒性反应致慢性者可表现为光线性甲剥离、苔藓样发疹、假性卟啉症、蓝灰色色素沉着、慢性光化性皮炎。引发药物有补骨脂素、噻嗪类利尿药、奎尼丁、四环素、萘普生、布洛芬、伊曲替酯及胺碘酮。

光变态反应性药疹只发生于少数人,用药并于日光照射后,经过一定的潜伏期,在照射部位如面部、手背出现皮疹,从单纯红斑、风团到大疱均可发生,但多表现为湿疹样,慢性可有苔藓化。皮疹可以扩展到遮盖部位,甚至发展为红皮症。引发药物有苯唑卡因、氯丙嗪、异丙嗪及非甾体类抗感染药、硫脲类、吡硫醇及染料对苯二胺等。

13. *苔藓样药疹*(lichenoid drug eruption)　潜伏期很长,可达数月,皮损极似扁平苔藓,为紫红色或暗红色扁平丘疹,有光泽,Wickham 纹呈阴性,但鳞屑显著,有时伴有湿疹样变,愈后有明显色素沉着及色素减退,这种色素改变可持续较长时间才能消退,自觉剧烈瘙痒。不发生在扁平苔藓好发部位,黏膜也无扁平苔藓皮疹。

引发药物有异烟肼、利福平、氯氮平、乙胺丁醇、阿米三嗪萝巴新片(都可喜)、肠溶性阿司匹林、甲基多巴、铋剂及感冒冲剂的复方制剂等。

14. *红斑狼疮样综合征*(lupus like syndrome)　本综合征是由药物引发的红斑性狼疮样反应,但实际上不同于真正自发性红斑性狼疮。表现可符合美国风湿病协会红斑性狼疮的诊断标准,与自发的红斑性狼疮相似,表现发热、全身不适、关节痛、肌肉痛、红细胞沉降率加快及贫血等。但其特殊之处有:①颊部皮疹、盘状损害与溃疡、脱发等皆少见;②明显的肾损害少见;③白细胞减少与血小板减少程度轻;④普鲁卡因酰胺引发的本综合征,肺部受累,尤其胸膜心包炎较多见;⑤多在用致病药物后数月发生,停用致病药物后,临床表现可以消失,但也有消失缓慢者;⑥抗核抗体在停用致病药物后少数可持续数月甚至数年;⑦症状消失后,再用该药则可以再发;⑧中枢神经系统受累和雷诺征罕见。

引发药物以抗惊厥药多见,肼屈嗪、异烟肼、苯妥英钠、青霉胺、磺胺、普鲁卡因酰胺等亦可引发。

15. *其他*　除以上临床类型外,药物还可引起变应性血管炎、结节性红斑、脱发、色素改变、口疮性口炎、黑毛舌、黑棘皮症、牙龈增生、银屑病样反应、指端红斑与指端坏死、手足综合征以及天疱疮和类天疱疮药疹等,这些临床类型非常少见,在此不再赘述。

【实验室检查】

1. *常规检查*　血常规检查白细胞数可增多,常伴嗜酸性粒细胞增多,但也有中性粒白细胞减少或血小板减少者。肾受累者尿蛋白阳性,并可见有红细胞。若有多脏器受累者,可出现肝功能异常,肾功能异常、心脏受累可有心电图异常,肺受累可有 X 线检查异常等。

2. 体内试验　查找和鉴定致敏药物的体内试验包括皮肤划痕试验、皮内试验、斑贴试验与光斑贴试验、被动转移试验和激发试验，皮肤划痕试验、皮内试验、被动转移试验是检测特异 IgE 的体内试验方法，对荨麻疹性药疹及过敏性休克致敏药物的诊断有意义，目前最常用的是皮内试验和点刺试验，斑贴试验和光斑贴试验是检测迟发性变态反应的方法，可用于湿疹皮炎型药疹和光敏型药疹的诊断。

(1)皮内试验：一般选前臂屈侧。受试部先用75%乙醇消毒。用皮试注射器皮内注射试验药液0.02ml，使局部产生一个小皮丘。皮试点远端 3cm 做对照，所用的对照注射液是稀释抗原用液。有过敏性休克病史者忌用。

(2)激发试验：药疹痊愈一段时间后模仿原来的用药途径，再次给予小剂量(一般为治疗剂量的1/8～1/4)可疑致敏药物，观察是否可引起症状再发，这是确认该药是否为致病药物的最可靠方法。这种方法虽能较可靠地确定病因，但有时小剂量的致敏药物也可引起危及生命的过敏性反应或免疫复合物型溶血性反应，有时甚至引起死亡，临床上只能用于口服药引起的轻型药疹，且疾病本身又必须使用这些药物(如抗癫痫药物、抗结核药物)治疗时。以上两种试验绝对不可用于重型药疹及有荨麻疹或过敏性休克反应的患者。

3. 体外实验　已有的方法包括血球凝聚抗体滴度测定、嗜碱性粒细胞脱颗粒试验、特异性淋巴细胞转化试验、巨噬细胞游动抑制试验、特异性 IgE 检测(RAST)、特异性 IgM 等检测(ELISA)、琼脂扩散试验等，这些方法的特异性和敏感性方面还有不少问题有待解决，尚未达到实用的程度。目前较好的方法有：①放射性变应原吸附试验(RAST)；②酶联免疫吸附试验(ELISA)；③去激发试验，即停用可疑药物皮疹迅速消退；④碱性脱颗粒试验；⑤吞噬细胞移动抑制因子试验等。

4. 基因及人类白细胞表面抗原检测　HLA-B12 和 HLA-B 1502 基因检测有助于预测大疱性表皮坏死松解型药疹和重症多形红斑型药疹。

【诊断与鉴别诊断】　药疹诊断的主要根据：①患者有明确的用药史；②从用药到发疹的时间符合药疹潜伏期；③有典型的药疹皮损；④除外各种相似表现的非药疹疾病可确诊为药疹。

我们可通过以下几点判断何种药物引发的药疹：我们可通过①询问并分析各种药物应用到发疹的时间，从药疹潜伏期判断；②既往史中对何种药物过敏；③排除与体内固有的相同的化学物质；④根据各种药物发生药疹的频率；⑤应用实验室手段诊断。

在诸多临床类型的药疹中固定性药疹、大疱性表皮坏死松解型药疹、重症多形性红斑、剥脱性皮炎最具有特征性，诊断相对容易。但是，发生于黏膜部位的固定性药疹需要与黏膜糜烂和溃疡性疾病如白塞病、单纯疱疹、Ⅰ期或Ⅱ期梅毒等进行鉴别。重症多形性红斑和大疱性表皮坏死松解型药疹要与金黄色葡萄球菌烫伤样皮肤综合征鉴别。剥脱性皮炎型药疹要与先天梅毒、营养不良引起的脱屑性红皮病(该病现认为是严重的脂溢性皮炎)及其他原因引起的剥脱性皮炎等鉴别。荨麻疹样反应、血清病样综合征、湿疹皮炎样反应、光敏感性皮炎、红斑性狼疮样综合征、变应性血管炎、紫癜性反应、结节性红斑、痤疮样发疹、脱发、色素改变、口疮性口炎、黑毛舌、黑棘皮症、牙龈增生及银屑病样反应等要与其他原因引起的这些疾病进行鉴别。发疹型药疹要与感染性发疹性疾病(麻疹、风疹、幼儿急疹、传染性单核细胞增多症、猩红热等)鉴别。

【治疗】

1. 对可疑致敏药物的处理如下

(1)患者首先应停用可疑引发药疹的药物。

(2)促进体内药物的排泄。可以多饮水及静脉补液。

(3)重金属中毒或致敏药疹的治疗：主要促进排泄或降解，可用二巯丁二钠，小儿每次急性中毒首次30～40mg/kg，用注射用水配成 5%～10%的溶液，于 15min 内缓慢注射，以后一次 20mg/kg，1 次/小时，连用 4～5 次。慢性中毒一次 20mg/kg，每周用3d 停 4d，可连用 1 个月。主要用于砷、汞、金、铋、锑剂等中毒的治疗。

2. 轻型药疹　包括发疹型药疹、单纯荨麻疹血管性水肿样反应、固定性药疹、湿疹皮炎样反应、多形性红斑、光敏感性皮炎、变应性血管炎、紫癜性反应、结节性红斑，若皮疹少，炎症反应轻或无症状者，可仅给予停药观察，不必用药。如皮疹较多，瘙痒明显，则可给予 1～2 种口服抗组胺药或联用维生素 C 静脉滴注，或肌内注射氯苯那敏、苯海拉明，1～2 次/日。必要时口服小量糖皮质激素，如泼尼松 1～2mg/(kg・d)。疑有病毒感染者可应用复方甘草酸苷注射液加入葡萄糖溶液中静脉滴注。单纯红斑、丘疹、瘙痒局部可外用炉甘石洗剂或扑粉等。有糜烂、渗液时局部用生理盐水或 0.1%小檗碱(黄连素)溶液冷湿敷，渗液停止后涂氧化锌油、紫草油。

3. 重型药疹　包括剥脱性皮炎、大疱性表皮坏死松解型、重症多型性红斑型。抗组胺药和非特异性脱敏药同轻型药疹。同时应争取时间，及早采取下列措施（有条件的医院应住层流床，基层单位应尽量住单间，加强护理）。

（1）糖皮质激素治疗：应及早使用，氢化可的松 5～10mg/（kg・d），维生素 C 1～2g，加入 5%～10% 葡萄糖液内，缓慢滴注或一日量分数次滴入。病情极重者可用甲泼尼龙 20mg/（kg・d）冲击治疗 3d 后改泼尼松 1mg/（kg・d）治疗。直至病情稳定后，逐渐减量。切勿在病情未缓解前过早减量。

（2）静脉输入免疫球蛋白（IVIG）0.4g/（kg・d），连用 3～5d。早期应用能缩短病程，降低病死率。

（3）支持疗法：高能量的流汁饮食。给予多种维生素类药物。进食困难者可给予鼻饲或静脉高营养。对伴有肝损害如中毒性肝炎应用保肝药及能量合剂；有大面积糜烂、表皮剥脱患者，应注意水电解质平衡，及时纠正代谢性酸中毒、高血钾等，必要时输血浆或新鲜血；有肾功能不全者要注意出入量平衡，必要时行血浆置换治疗或透析治疗；并发中毒性心肌炎者要预防心律失常，给能量合剂等治疗。

（4）防止继发感染：大疱性表皮坏死松解、重症多型性红斑由于表皮剥脱，易继发金黄色葡萄球菌、铜绿假单胞菌等的感染，可酌情选用与可疑致敏药物无共同结构基团的抗生素，或选择发生过敏反应少的抗生素，如红霉素、林可霉素（洁霉素）、磷霉素等，还应结合细菌药物敏感试验结果来筛选抗生素。但仍应注意新的药疹发生。床单用物应无菌消毒，室内定期消毒，必要时可住层流床，尽可能地减少感染机会。

（5）眼的保护：要及早治疗，用生理盐水清除眼部分泌物，含糖皮质激素和抗生素的滴眼液和眼药膏一日多次点眼。眼药膏要用玻璃棒涂到眼睑结膜和球结膜结合的穹窿部，1 周后要经常钝性分离结膜，以防眼睑结膜和球结膜粘连。

（6）黏膜的保护及保持呼吸道通畅：口腔糜烂、疼痛者，于进食前含用或在患处涂抹 0.5%～1% 普鲁卡因液（须先做皮试，避免过敏），食后咬破两粒鱼肝油丸含于口中，注意保持口腔黏膜清洁，应用 2% 碳酸氢钠溶液漱口，防止真菌感染。气管黏膜糜烂者，鼓励病人咳嗽，并及时清洁口腔内分泌物，保证呼吸道通畅。外阴黏膜有损害时，清洗创面后，给予 1∶8000 高锰酸钾溶液湿敷，之后外涂氧化锌油等。

（7）皮肤外用药治疗：仅有潮红水肿者大量单纯扑粉或炉甘石洗剂外涂，以达到保护、干燥、散热作用。遇有大片糜烂面者，采用烧伤患者应用的带控温灯的支架，撑起背服，或在热的干燥空气中暴露疗法，或用生理盐水、1‰ 小檗碱溶液做短期湿敷。新生儿和婴儿不宜用硼酸液湿敷，以免患儿吸收中毒。护理也十分重要，应注意保暖，空气流通。

4. 中医治疗　选择中药方剂，要根据儿童年龄来折算用量，一般 4 岁以下儿童要用下述用量的 1/5～1/4，4～8 岁儿童要用下述用量的 1/4～1/3，8～12 岁儿童要用下述用量的 1/3～1/2，亦可按总论中儿童中药用量折算。若由中药过敏所致药疹，一般不采用中药方剂治疗。

（1）风热型：本型多见于发疹型药疹或荨麻疹样的药疹初起阶段，伴有恶寒发热，头痛鼻塞，咳嗽，舌红苔薄黄，脉浮数。

治法：疏风解表，清热解毒。

方药：银翘散加减。

（2）湿热型：本型多见于湿疹皮炎样型药疹。以皮肤肿胀、潮红、水疱、糜烂、流液，苔白腻或薄黄，脉滑数为湿热之证。

治法：清热除湿，凉血解毒。

方药：清热除湿汤加减。

（3）血热型：本型多见于固定型药疹，皮肤黏膜起鲜红色斑块，甚有血疱、水疱为主，舌红苔薄，脉弦细数。

治法：清热凉血，佐以利湿。

方药：金银花、蒲公英、土茯苓各 30g，生地黄、赤芍、牡丹皮、紫草、生槐花各 15g，土大黄、车前草、生甘草各 10g。水煎服，每日 1 剂，分 2 次服。

（4）火毒型：本型多见于大疱性表皮松解型、重症多型性红斑、剥脱性皮炎进行性加剧时。以全身皮肤潮红肿胀，或有大疱、血疱，伴有全身症状或有内脏损害为主要辨证要点。舌质红绛、脉弦滑洪数为火毒之象。

治法：清营解毒，养阴泄热。

方药：犀角地黄汤加减。

（5）气阴两伤型：重症药疹后期大片脱屑，黏膜剥脱，神疲乏力，纳呆便溏，口干唇燥欲饮，舌红苔薄，脉细数。

治法：养阴益气，清热凉血。

方药：解毒养阴汤加减。

（6）外治法：①小范围可用三黄洗剂外搽；皮损

广泛者可用黄柏、生地榆、贯众各30g，水煎取汁，分批湿敷或溻洗后外盖一层无菌纱布。②剥脱性皮炎型在湿润期可用地榆炭麻油或紫草油调涂，2～3次/日，宜经常用麻油湿润，落屑期用麻油或茶油少许保护皮肤，如凝成厚痂，须用棉花蘸麻油如磨墨状轻轻揉拭。

【预防】 药疹的预防应采取综合性措施，从制药至临床用药，每一环节都应严格把关，审慎从事。作为临床用药，尤其要注意以下几方面。

1. 用药前应询问患者是否过敏体质或是否有药物过敏史。

2. 用药要有针对性，做到有的放矢，不要采用多种药物围攻性治疗。

3. 不要滥用抗生素，不要自用常用的抗生素配成外用药外用，特别注意勿用磺胺类外用药。

4. 用药种类不宜过多，能用单方解决问题，就不宜用多种药物联合疗法。

5. 药物用量不宜过大，时间不应过长，要定期检查有关指标。如用氨苯砜，要定期检查血常规、肝功能。

6. 用药期间要注意药疹的警告症状，如皮肤瘙痒、发热、全身不适、初发皮疹等。有药疹征兆，要及时停药观察。

7. 对于过敏病人，不要使用与致敏药物结构相似的药物，以防交叉过敏。

8. 要让病人明确致敏药物，或建立过敏卡，以免患者今后再用同样药物而发生危险。

9. 使用青霉素类、链霉素、普鲁卡因、抗血清等药，要常规做皮肤试验，皮试时要常规备好急救措施。

（段昕所　林元珠）

第二节　药物超敏综合征

药物超敏综合征（drug-induced hypersensitivity syndrome，DIHS）又称伴嗜酸性粒细胞增多和系统症状性药物反应（drug reaction with eosinophilia and systemic symptoms，DRESS），常常由抗惊厥药物和氨苯砜引起，故又被称为抗惊厥药超敏综合征（anticonvulsant hypersensitivity syndrome，AHS）和氨苯砜综合征。1950年由Chaiken等以苯妥英钠高敏症首次报道。本病是以发热、皮疹、淋巴结病、肝炎和伴嗜酸性粒细胞增多症为特征，死亡率为10%～20%，主要死于严重的脏器受累，尤其是暴发性肝炎。

【病因及发病机制】

1. *药物因素*　已报道的能引起DIHS的药物有①抗惊厥及抗癫痫药物：卡马西平、苯巴比妥、苯妥英钠、奥卡西平、拉莫三嗪、丙戊酸、乙琥胺、扑痫酮；②磺胺类药物和柳氮磺吡啶；③氨苯砜；④环氧酶抑制药：别嘌醇；⑤心血管药物：地尔硫䓬、美西律、阿替洛尔、卡托普利；⑥解热镇痛药：双氯芬酸、萘普生、吡罗昔康、保泰松、布洛芬；⑦氨腈；⑧反转录酶抑制药：扎西他滨、阿巴卡韦、奈韦拉平；⑨抗生素及抗真菌药：米诺环素、异烟肼、替考拉宁、特比萘芬；⑩其他：氯丙米嗪、索比尼尔、硫唑嘌呤。而其中常见的药物是抗惊厥药物、氨苯砜、别嘌醇、磺胺类药和米诺环素。儿童常见的为抗惊厥药和磺胺类药物，尤其是卡马西平、苯巴比妥和苯妥英钠。

2. *免疫因素*　目前认为DIHS是T细胞介导的，由毒性代谢产物引起的一种迟发型超敏反应。Sharma等对20例抗惊厥药所致DIHS患者进行斑贴试验的阳性率达60%，提示DIHS的发生是细胞介导的免疫应答，同时显示斑贴试验是诊断抗惊厥药所致DIHS的重要手段之一。另有学者认为DIHS是Tc细胞介导的一种移植物抗宿主反应。

3. *遗传因素*　环氧化物水解酶遗传性缺乏或功能缺陷可能是芳香族抗惊厥药（苯巴比妥、苯妥英钠、卡马西平和奥卡西平）引起DIHS的原因之一。此类药物是最常见的致敏药物，均具有苯环，药物代谢时可产生芳香类氧化物，后者在环氧化物水解酶的作用下转变为无毒的代谢产物。当环氧化物水解酶缺乏或功能缺陷时，其有毒的代谢产物直接或作为半抗原引起DIHS。HLA抗原种族特异性也与DIHS相关，基因HLA-A*3101与卡马西平、HLA-B*13:01与氨苯砜、HLA-B*5701与阿巴卡韦、HLA-B*5801与别嘌醇等引起的DIHS密切相关，HLA-B*1502与卡马西平引起重症多形性红斑和大疱性表皮坏死松解症型药疹存在明显关联，而与发疹型药疹和DIHS相关性不密切。

4. *病毒感染*　DIHS病人常伴人类疱疹病毒6型、7型（HHV-6、HHV-7）、巨细胞病毒（CMV）、EB病毒（EBV）感染，DIHS是由药物与病毒再激活引发的免疫反应，其确切发病机制尚不清楚，用药导致药物特异性 T 细胞增殖，从而触发潜在的病毒再活化，并在停止用药后持续活化，该特异性 T 细胞能够长期存在于患者体内，再次接触药物可导致本病的再现。

DIHS 不仅由药物特异性 T 细胞的活化引起，也与病毒特异性 T 细胞与药物交叉反应有关。其早期是 B 细胞和 NK 细胞数量减少以及免疫球蛋白水平显著降低的免疫抑制，这种免疫抑制一方面抑制了药物特异性 T 细胞活化，另一方面又引发 HHV-6、HHV-7、EBV、CMV 的再激活。开始病毒 HHV-6 再活化，然后扩展到 EBV 或 HHV-7，而后至 CMV。药物特异性 T 细胞活化激活 T 细胞免疫应答，致使临床症状出现第一次高峰，尽管停用药物，但由于 HHV-6 激活继续引起的免疫过敏反应，形成了临床症状的第二次高峰。另外，浆细胞样树突状细胞(pDCs)是具有白细胞功能的细胞亚群，产生大量的 IFN-α，IFN-α 可诱导 B 细胞产生在病毒免疫中起重要作用的 IgG。DIHS 患者在接触相关致病药物时，药物有可能刺激成纤维细胞和(或)内皮细胞来释放 pDCs 趋化因子，导致皮损中 pDCs 聚集，外周血中 pDCs 数量降低，进一步降低了 DIHS 患者的抗病毒效应。

【临床表现】　该病无年龄和性别差异，但同胞兄弟姐妹患病率是普通人群的 4 倍。从用药到出现症状的潜伏期为 1～13 周，多为 2～8 周。其表现有发热、皮疹、淋巴结肿大和内脏损害，发热、皮疹和淋巴结肿大常是早期表现。

1. *发热*　97%～100%有发热，体温 38～40℃，热型多不规则，常在发疹前几天开始或同时出现，并在停用致敏药物后可持续数周。

2. *皮疹*　87%～99%本病患者有皮疹表现，常伴瘙痒。皮疹持续 5d 以上。77%表现为发疹型反应，呈麻疹样或猩红热样皮疹，开始于上肢而后向上部躯干、面部蔓延，面部逐渐水肿呈湿疹样，并且皮疹向下部躯干及下肢发展，下肢可呈紫癜样发疹，多数患者伴有皮肤肿胀及反复脱屑，常进展为剥脱性皮炎，也可出现水疱和表皮剥脱，10.8%为重症多形红斑和 12.3%为大疱性表皮坏死松解症。疹退后多伴脱屑，色素沉着可持续 12 周至 1 年。氨苯砜引起的 DIHS 通常在服药 20～42d[平均 32d(第 5 周)]后发生，故又称为“5 周皮炎”。黏膜损害及血管性水肿常见，也可呈麻疹样、多形红斑样、红皮病样发疹。黏膜损害约 73%，可出现在口腔、眼、咽部和外阴。

3. *淋巴结病*　73%的 DIHS 可局部或全身淋巴结肿大，可累及肺门、纵隔。浅表淋巴结肿大常是疾病的早期体征。

4. *内脏损害*　常有多脏器损害，其中以肝损害最常见，其次是血液系统、肾、肺和脾，亦有累及心脏、胰腺、甲状腺和中枢神经系统的受损者。肝受损在 DIHS 发生率为 34%～94%，表现为肝大，肝功能异常，低蛋白血症，活检显示肝组织出现血管周围炎性细胞浸润、脂肪变性或坏死。血液系统受累主要表现为嗜酸性粒细胞增多、溶血性贫血，其他症状包括不典型淋巴细胞病、血小板减少、中性粒细胞减少，亦有表现白细胞增多甚至类白血病反应。呼吸系统损害典型表现为间质性肺炎。肾损害可有蛋白尿、血尿、多尿、少尿、血尿素氮升高等间质性肾炎的表现，尿蛋白异常约 15%，肾衰竭约 1.5%。心脏损害相对较少，但卡马西平、苯妥英钠可致心律失常。

【实验室检查】　DIHS 的实验室检查结果依内脏损害不同而有差异。部分病人存在免疫抑制表现，IgG、IgA 减少。

药物斑贴试验有助于 DIHS 的诊断，但只能在药疹治愈后进行。

HLA-B* 5701、HLA-B* 1502 等位基因、HLA-A* 3101 基因、HLA-B* 5801 等位基因的检测有助于判断患者是否为阿巴卡韦、卡马西平、别嘌醇易过敏体质。

【诊断与鉴别诊断】

1. *诊断*　儿童药物超敏综合征的诊断主要是依据其特征性的临床发病过程、多器官受累以及疱疹病毒的再活化，包括：①发热体温大于 38℃超过 7d。②持续性全身斑丘疹性发疹，超过 5d，可进一步发展成剥脱性皮炎；有颜面水肿、口周红丘疹、脓疱、小水疱或有鳞屑等特征。黏膜亦可见发红、点状紫斑及轻度糜烂，屡见复发。③常见的致敏药物是抗惊厥药、氨苯砜、水杨酰偶氮磺胺吡啶、别嘌醇、米诺环素及美西律等，有明确用药史，常在用药后 2～8 周开始出现症状。④淋巴结肿大。⑤多脏器损害，最常见的是肝损害 AST＞100 U/L；血液学异常如嗜酸性粒细胞增多＞1.5×10^9/L；肾损害、脑炎、肺炎、甲状腺炎和心肌炎等。⑥HHV-6 再激活：双份血清 HHV-6-IgG 抗体滴度增加 4 倍(2 管) 以上。分别于发病后 14 d 以内及 28 d(或 21 d) 以后采血检测为可靠；血清(血浆) 中检出 HHV-6 DNA；外周血单核细胞或全血中 HHV-6 DNA 定量明显增加。除 HHV-6 之外，亦可检出 CMV 的再激活。

血清胸腺活化调节趋化因子(thymus and activation-regulated chemokine, TARC)水平测定对DIHS论断有一定的价值,Komatsu等研究其阈值为13 900pg/ml,敏感性100%,特异性92.3%,DIHS血清TARC水平高于重症多型红斑/大疱性表皮坏死松解症、发疹型药疹、多形性红斑、皮肤中毒反应,TARC水平在DIHS患者与血嗜酸性粒细胞计数亦相关。

2. *鉴别诊断* 由于本病初期表现差异较大,潜伏期长,常伴有多脏器损害,其诊断主要依靠服药史、典型临床表现及治疗反应,应该与药物引起的其他重症多形红斑和大疱性表皮坏死松解症鉴别,本病呈现出迟发性的特点,Tohyama等对抗惊厥药引起的重症多形红斑和DIHS发生时间进行对比发现,67%的重症多形红斑患者在接触相关药物3周内出现症状,80%的DIHS患者在接触相关药物2~6周出现早期症状,平均出现时间为4~5周。还应该与感染性发疹性疾病如麻疹、猩红热、传染性单核细胞增多症、川崎病、脓毒败血症、病毒性肝炎、风湿性疾病和恶性肿瘤等疾病鉴别。

【治疗】 治疗的关键是早诊断和及时停用致敏药物,禁用与致敏药物结构相似的药物,多饮水或输液以促进致敏药物的排出,同时进行综合治疗。芳香族抗惊厥药(卡马西平、苯巴比妥、苯妥英钠和奥卡西平)的交叉过敏反应率高达75%,发生DIHS的癫痫患儿应立即停用这类药物,急性期可用安定类抗癫痫药,以后长期用药可选用非芳香族抗惊厥药。

1. *早期静脉使用糖皮质激素治疗* 可选用甲泼尼龙4~6mg/(kg·d)或地塞米松0.3~0.5mg/(kg·d),氢化可的松琥珀酸钠8~10mg/(kg·d),严重者可采用甲泼尼龙冲击治疗,20mg/(kg·d),3~5d。由于糖皮质激素有使病毒再激活增强甚至引起播散感染的危险,应该慎重应用糖皮质激素。

2. *大剂量静脉用丙种球蛋白(IVIG)治疗* 丙种球蛋白400mg/(kg·d),连用3~5d,国外报道4例DIHS用IVIG0.5~2g/kg;分两次给药,口服泼尼松[1mg/(kg·d)]或静脉给药甲泼尼龙[2mg/(kg·d)],治疗3~4d临床症状和皮疹消退。

3. *抗病毒治疗* 针对HHV-6再激活,有作者建议应用更昔洛韦(ganciclovir)。在1例应用阿昔洛韦(Acyclovir)的病例中,貌似对临床症状的缓解无效,但是停用阿昔洛韦后患者血液中HHV-6DNA转阳性,说明抗病毒药物可以阻止病毒再活化。

4. *预防和控制感染* 加强消毒隔离,创面定期细菌培养,根据药敏结果选用敏感抗生素,选用抗生素时应避免应用有交叉过敏可能的药物。

5. *支持疗法和对症治疗* 注意补充蛋白质和钾盐,提高胶体渗透压,维持血容量及水电解质的平衡。依病情给予抗组胺药物、维生素C、钙剂,同时进行保肝和营养心肌治疗。

6. *免疫抑制药* 如糖皮质激素疗效不佳可联用免疫抑制药如环磷酰胺、环孢素A。

7. *血浆置换* 与肾内科合作,尽量早期应用。

8. *局部处理* 以安抚止痒抗过敏为原则,若为Stevens-Johnson综合征及中毒性表皮松解症患儿应按烧伤病人处理,置于单间及层流床,必要时采用暴露疗法,局部可外用湿润烧伤膏,用物应严格消毒,以防继发感染。

(段昕所 汤建萍 张晓茹 高顺强)

第三节 严重过敏性反应与过敏性休克

严重过敏性反应(anaphylaxis)亦被称为过敏症。Anaphylaxis这一概念是100多年前提出的,但一直没有明确的定义及诊断标准,很多时候被理解成过敏性休克的同义词。现在其定义为:严重的、速发性、全身性过敏反应,可由多种原因诱发,但也可没有任何征兆而突然发生,常有包括皮肤、呼吸道、心血管系统以及消化道的多系统异常表现,多危及生命,需要紧急治疗。而过敏性休克是指临床表现以休克为主的过敏性反应。

严重过敏性反应是速发型变态反应临床表现的一种,是变态反应最严重的形式,必须永远将其视为急症。成人严重过敏反应的发生率每年30/100 000。危及生命的严重过敏反应的发生率估计每年在5~15/100 000。英国的研究基于医院日常就诊资料,显示自1990年到2004年严重过敏反应的发生率增高了7倍。学龄儿童的发生率最高。儿童严重过敏性反应的发病率为21/100 000人,病死率为0.65%。

【病因及发病机制】 儿童严重过敏性反应中,食物是最常见的致敏物质,占37%~85%,而昆虫叮咬/蜇伤占 5%～13%，药物占 5%～12%。尽管研究之间有差异，但显然食物是儿童严重过敏性反应最常见的原因。

1. 食物引起严重过敏性反应最为常见，一般根据病史即可确定诊断。最常见引起反应的食物过敏原是牛奶及奶制品（19%～29%）、花生（9%～36%）、树坚果（9%～19%）、蛋清（5%～22%）、贝类（4%～17%）、某些水果（例如猕猴桃）和蔬菜（9%）、鱼（尤其无鳞鱼）和种子；而鸡蛋、水果、花生、树坚果在年龄小于 5 岁患儿中更常见。有一些食物微克量即可引起过敏性反应。

另外，运动可成为某些患者食物引发严重过敏性反应的触发原因。进食某些食物后进行运动可导致两种亚型的过敏性反应，一是非特异性食物依赖性过敏性反应（nonspecific food-dependent anaphylaxis），进任何食物后运动可发生严重过敏反应；二是特异性食物诱发过敏性反应，或称食物依赖-运动诱发的过敏性反应（food-dependent exercise-induced anaphylaxis），患者进食某种特殊的食物后进行运动才发生严重过敏反应。这些食物中最常见的是西红柿、小麦、花生，其次是芹菜、葡萄、桃、橘子、苹果、坚果、榛子、贝类、蛋类、奶酪和卷心菜。进食这些食物后如果不运动，则患者可能耐受。

2. 药物。最常见的药物过敏原是抗生素，范明对 292 例药源性过敏性休克分析，抗生素约占过敏药物的 34.93%，其次有中成药 29.45%，疫苗 14.04%，电解质酸碱平衡营养 3.42%，血液系统药物 2.40%，内分泌药物 2.05%，镇痛药 1.71%，消化系统药物 1.37%，呼吸系统药物 1.03%，免疫药物 1.03%。其他的药物有造影剂、抗毒血清、生物制剂、食品添加剂等。

（1）抗生素和抗菌药：临床所见的过敏性休克主要是青霉素、头孢菌素、链霉素、四环素、磺胺类、呋喃妥因、氯霉素、万古霉素、环丙沙星等引起，其中以青霉素占居首位，其次是头孢菌素，青霉素引起过敏性反应的最常见的给药途径是经肠道外给药，非致死性过敏性反应的发生率在 0.7%～10%，致死性过敏性反应的发生率约为 0.002%。在头孢菌素及其酶抑制药引起的过敏性休克中，头孢噻肟、头孢哌酮、头孢曲松均排在前 5 位，致死者占 10%～16%。

（2）造影剂：碘海醇、泛影葡胺、非离子型造影剂典比乐（Iopamiro300）、碘普罗胺 370、优维显是常用的造影剂，可引起过敏性休克，其发生率约为 0.1%，美国每年约有 500 人在使用造影剂后死亡。

（3）一些中药及单味注射剂如双黄连、莪术油、清开灵、柴胡注射液等引起的过敏性休克亦日益增多，占中药药物反应的首位。丁洁卫通过中国医院数字图书馆 CHKD 期刊知识库检索 1994－2007 年收载的中文医药期刊报道的中药注射剂致过敏性休克个案 481 例，经整理、分析，速发型过敏性休克的病例有 382 例，占 79.4%；死亡 4.4%；以静脉滴注药物为主，占 89.8%；涉及中药注射剂 45 种，其中以双黄连注射剂最多，占 14.8%。

（4）疫苗有乙脑疫苗、狂犬疫苗、破伤风抗毒素，麻疹疫苗、流感疫苗，常利民、王华庆检索万方数据库和中国医院知识仓库总库（2000－2010 年）共纳入 52 篇文献的 76 例个案，共涉及 17 种疫苗，54 例为接种灭活疫苗，20 例为接种减毒活疫苗，2 例为同时接种减毒活疫苗和灭活疫苗。其中居前三位的是人用狂犬病疫苗（14 例）、乙型肝炎疫苗（13 例）、流行性乙型脑炎灭活疫苗（8 例）。接种疫苗至发生过敏性休克的时间最短 1min，最长 4h，中位数时间为 10min。最终结局有 9 例死亡，67 例痊愈。

（5）其他也可由麻醉药物如普鲁卡因、利多卡因、有机碘、肝素、生化制剂、血液成分、鱼精蛋白、食品添加剂等所致。

3. 昆虫叮咬：各种蜂、蝎子、蜈蚣等叮咬后可引起过敏性休克。丁荣椿等报道 11 例蜂蜇伤引起的过敏性休克，死亡 1 例。据估计，美国昆虫叮咬所致全身过敏性反应的发生率约为 3.3%，每年因昆虫叮咬所致的死亡大约为 40 例。膜翅目昆虫叮蜇所致过敏性反应平均病死率为每年 0.28/100 万人口。

过敏性反应的发病机制主要是Ⅰ型变态反应和类过敏反应（假变态反应）。前者由 IgE 介导；后者不由 IgE 抗原/抗体反应介导，而是由直接作用于肥大细胞和嗜碱性粒细胞的物质如吗啡、阿司匹林等导致组胺等介质的释放，引起类过敏反应。这两种反应均可释放组胺、中性蛋白酶和一些细胞因子、P 物质、缓激肽等，这些介质作用于靶器官上的受体，引起血管扩张、通透性增加，黏液分泌增加，支气管平滑肌和胃肠道平滑肌痉挛等，使有效循环血量下降，造成急性循环障碍，毛细血管灌注不足，组织器官缺血缺氧代谢紊乱，导致重要生命器官急性功能不全。

上述的一些介质有时还可激发一氧化氮（NO）的合成和释放，进一步使血管通透性增加和平滑肌松弛，严重时可导致血压下降。

【临床表现】 一般接触致敏物质后数秒到数分

钟出现症状，药物过敏常见于肌内注射、静脉滴注或做皮试后，但也可延迟到暴露1h后才出现。食入抗原过敏反应进食后可立即出现症状，但通常在2h内发生并持续数小时。本病起始表现包括皮肤红斑、瘙痒，多发生于手、足和腹股沟，有痉挛性腹痛、虚弱感或头重脚轻感。

过敏反应会影响多个器官，包括皮肤、呼吸道、胃肠道、中枢神经系统和心血管系统。成人以皮肤症状为主，儿童以呼吸系统表现为主，表现为喘息、呼吸急促。心血管系统表现往往是成年人(30%～35%)比儿童(17%)多见。

皮肤、黏膜的表现以荨麻疹和血管神经性水肿最常见，其他有红斑、斑丘疹等，还可有口唇、舌部、肢端发麻、蚁走感等表现，通常持续不到24h。

呼吸道的症状是其次常见的表现，从轻度气道梗阻到喉水肿，更严重的情况是窒息。早期喉水肿可表现为声音嘶哑、发声困难或喉部阻塞感。鼻、眼、上腭痒以及喷嚏，咽部、会厌或周围组织肿胀可表现为喘鸣、窒息。下呼吸道梗阻和支气管痉挛时，患者可表现胸部紧迫感和喘鸣。

胃肠道表现包括恶心、呕吐、腹痛和剧烈腹泻，可能有血便。

心血管受累临床表现为心悸、脉速而弱，继之血压下降，严重者出现休克，随后出现窒息或心律失常，也可并发心肌梗死。

其他常见的表现包括定向障碍、大小便急迫或失禁。有时过敏性反应甚至可原发表现为意识丧失，由于大脑低灌注或介质释放的直接毒性反应，可出现头晕、晕厥、癫痫、意识模糊、意识丧失，数分钟内可导致死亡。有时死亡可发生于过敏性反应后数周，通常是过敏性早期器官损害的结果。

总之，严重过敏性反应症状发生越快，预后越差，症状发生的越晚，反应越轻，在一些患者，过敏性反应的症状可以缓解，但以后会再次发生。在过敏性反应中，值得注意的是呼吸和心血管系统受累是最重要的，并且这两个系统的症状可合并出现。在过敏性反应死亡者中，约70%死于呼吸道并发症，约24%死于心血管的循环衰竭。

【实验室检查】 部分患儿可有白细胞增加，中性粒细胞分类计数或嗜酸性粒细胞增多。尿常规可有尿蛋白及少量红细胞。

【诊断与鉴别诊断】

1. 诊断　儿童严重过敏反应的处理可参照欧洲变态反应学及临床免疫学会指南，满足以下三个标准中任何一项时严重过敏反应即为高度可能。

(1)急性起病(数分钟至数小时)，有皮肤，黏膜或两者受累(如全身风团、瘙痒或潮红、唇-舌-外阴的肿胀)并且有以下至少一个表现。①呼吸系统受累(如呼吸困难、支气管痉挛、哮鸣、低氧血症)；②心血管受累(如低血压、循环衰竭)。

(2)暴露于可疑变应原后迅速(数分钟至数小时)出现以下两个或更多表现。①皮肤或黏膜受累(如全身风团、瘙痒、潮红、肿胀)；②呼吸系统受累(如呼吸困难、支气管痉挛、哮鸣、低血氧)；③心血管受累(如低血压、循环衰竭)；④持续的胃肠道症状(如腹部绞痛、呕吐)。

(3)暴露于已知的变应原后数分钟至数小时出现低血压：儿童低血压定义为1个月至1岁儿童，收缩压＜70mmHg；1～10岁，收缩压＜(70 +2×年龄)mmHg；11～17岁，收缩压＜90mmHg。

2. 鉴别诊断　本病须与心律失常、心肌梗死、出血性休克、心源性休克、内毒素休克以及异物的误吸等鉴别。此外，还应与最常见的注射后虚脱或疼痛刺激后的血管迷走神经反应鉴别。注射后虚脱或疼痛刺激常见的反应是苍白、大汗，伴有晕厥前的恶心反应，不伴皮肤瘙痒和发绀，没有呼吸困难，脉搏不是细快而是变慢，不需要使用拟交感药物，或让患者平卧休息和抬高下肢，血压就可恢复正常，症状几乎可立即缓解。

【治疗】 过敏性反应的治疗原则是一经诊断，立即停用致敏药物，去除致敏原，立即进行有效抢救。

1. 体位　患儿应平卧或采取头稍低位，保持安静，必要时可使用镇静药。

2. 阻止过敏原进一步扩散　接触过敏原(如注射血清或药物，或被昆虫刺伤)时间不长，估计过敏原还没有完全扩散时，应尽快用止血带紧缚注射或刺伤肢体的近心端，以限制过敏原扩散的速度，但止血带应不超过15min。

3. 进行必要的监测　根据条件可监测心电、血压、经皮血氧饱和度、尿量、中心静脉压、血液生化的测定、血气的测定、肺毛细血管楔压，并需要反复做体格检查。

4. 保持气道通畅　有呼吸困难应吸氧，根据病情可采用鼻导管或面罩吸氧，或用呼吸机辅助呼吸，喉头水肿窒息应立即气管切开，有呼吸衰竭者可应用尼可刹米(可拉明)、洛贝林等，保持动脉血氧分压(PaO_2)＞9.3kPa(70mmHg)。

5. 肾上腺素的应用 对过敏性休克的患儿，应立即皮下或肌内注射0.1%肾上腺素，每次0.01～0.03mg/kg，每次最大剂量不超过0.5mg，必要时5～10min后重复一次。如不见效或休克状态持续者，可静脉注射，0.1μg/(kg·min)。吸入或雾化吸入肾上腺素，因剂量低不足以产生全身效应，对于口腔肿胀或水肿可能有效。

6. 糖皮质激素 可选用氢化可的松8～10mg/kg入5%葡萄糖溶液20～40ml中静脉滴注，每4～6小时一次；或地塞米松0.1～0.25mg/kg静脉注射，每4～6小时一次；或加入10%葡萄糖溶液20～40ml中静脉滴注。

7. 扩充血容量 根据病情可静脉输液如低分子右旋糖酐或血浆等以补充血容量，血容量已补足，血压仍低或很不稳定时，可用间羟胺0.02～0.2mg/kg静脉滴注。

8. 纠正酸中毒 休克后常有代谢性酸中毒，应根据二氧化碳结合力及pH结果酌情补给5%碳酸氢钠。

9. 抗组胺类药物 一般先用苯海拉明1mg/kg或氯苯那敏，1～5岁1～2mg，6～12岁2～4mg，1岁以下一次1mg，肌内注射或缓慢静脉注射，也可酌情选用异丙嗪肌内注射。

10. 链霉素引起的过敏性休克 应及早使用钙制剂，钙离子能与链霉素结合而达到抗过敏解毒作用。

11. 中医中药 针刺，强刺激人中、双侧内关、合谷穴；中药回阳固阴汤、生脉散加独参汤可使血压恢复正常。

12. 其他疗法 要注意保暖，对症处理相应症状如发热、皮疹等，有感染者可酌情给予抗生素。心动过缓的可肌内注射或静脉滴注阿托品。

【预防】

1. 严格掌握用药指征，避免滥用药物，以减少过敏发生的机会。

2. 青霉素、链霉素、普鲁卡因等药物使用前，须严格执行常规皮试制度。青霉素同一批号药物皮试到用药间隔不能超过3d，超过3d后需要重新皮试；更换不同批号时，须重新皮试。皮试时遇到可疑阳性时不可仓促用药，应予以生理盐水行对照皮试。皮试时应常规备用抗过敏性休克的急救药物，如肾上腺素等。

3. 详细询问药物过敏史，若以往对某一药物已发生过敏者切勿再次使用，并避免使用与该药结构类似的药物。

4. 尽可能采用口服给药。

5. 用药过程中应严格观察药物治疗反应。若使用任何药物后患儿有心悸、软弱、面色苍白、皮肤瘙痒等现象，应考虑可能会发生过敏性休克，注意观察，及早诊断，及时处理。

6. 婴幼儿预防接种后要注意休息，避免剧烈运动或劳累，若有高热或异常反应时应及时到医院就诊。

7. 运动诱发过敏性反应的患者可限制运动来预防，尤其是在温暖、潮湿的天气或者在先兆症状时立即停止运动。

（段昕所 丁红炜 马 琳 高顺强 王召阳）

参考文献

常利民，王华庆.2011.接种疫苗所致过敏性休克临床特征的系统评价[J].中国疫苗和免疫，(04)：368-372.

丁荣椿，易城辉，黄建灵.2010.黄蜂蜇伤致过敏性休克11例临床救治分析[J].中国实用医药，(07)：163-164.

路元芳.2012.儿童药物过敏性休克的临床分析[J].中医儿科杂志，(01)：35-37.

宋玮，周莲宝.2011.住院儿童药疹293例临床分析[J].儿科药学杂志，17(2)：36-38.

张建中主译.2011.皮肤病治疗学.最新治疗策略[M]第2版.北京：人民卫生出版社，6：223-225.

Amstutz U，Ross CJ，Castro-Pastrana LI，et al.2013.HLA-A＊3101 and HLA-B＊1502 as Genetic Markers for Carbamazepine Hypersensitivity in Children[J]. Clin Pharmacol Ther，94(1)：142-149.

Fernando SL. 2014. Drug-reaction eosinophilia and systemic symptoms and drug-induced hypersensitivity syndrome [J].Australas J Dermatol，55(1)：15-23.

Gentile I，Talamo M，Borgia G.2010.Is the drug-induced hypersensitivity syndrome (DIHS) due to human herpesvirus 6 infection or to allergy-mediated viral reactivation? Report of a case and literature review[J].BMC Infect Dis，10：49.

Gupta RS，Springston EE，Warrier MR，et al.2011.The prevalence，severity，and distribution of childhood food allergy in the United States[J]. Pediatrics，128(1)：e9-17.

Gupta RS.2014.Anaphylaxis in the young adult population [J].Am J Med,127(1 Suppl):S17-24.

Hashizume H. 2012. Recent progress of elucidating the mechanisms of drug hypersensitivity[J].Asia Pac Allergy,2(3):203-209.

Kano Y, Tohyama M, Aihara M, et al. 2015. Sequelae in 145 patients with drug-induced hypersensitivity syndrome/drug reaction with eosinophilia and systemic symptoms: survey conducted by the Asian Research Committee on Severe Cutaneous Adverse Reactions (ASCAR) [J].J Dermatol,42(3):276-282.

Komatsu-Fujii T,Kaneko S,Chinuki Y,et al.2017.Serum TARC levels are strongly correlated with blood eosinophil count in patiens with drug eruptions[J]. Allergol Int.66(1):116-122.

Palmiere C,Reggiani BL.2014.Risk factors in fatal cases of anaphylaxis due to contrast media:a forensic evaluation [J].Int Arch Allergy Immunol,164(4):280-288.

Pinana E,Lei SH,Merino R,et al.2010.DRESS-syndrome on sulfasalazine and naproxen treatment for juvenile idiopathic arthritis and reactivation of human herpevirus 6 in an 11-year-old Caucasian boy[J].J Clin Pharm Ther, 35(3):365-370.

Rubin T,Clayton J,Adams D,Jou H,Vohra S.2014.Systematic review of outcome measures in trials of pediatric anaphylaxis treatment [J]. BMC Pediatr, 14:158.

Russell S, Monroe K, Losek JD. 2010. Anaphylaxis management in the pediatric emergency department: opportunities for improvement [J]. Pediatr Emerg Care, 26(2):71-76.

Tohyama M,Hashimoto K.2011.New aspects of drug-induced hypersensitivity syndrome[J].J Dermatol,38(3): 222-228.

Uyttebroek AP,Sabato V,Leysen J,Bridts CH,De Clerck LS,Ebo DG.2014.Flowcytometric diagnosis of atracurium-induced anaphylaxis[J].Allergy,69(10):1324-1332.

Viard-Leveugle I,Gaide O,Jankovic D,et al.2013.TNF-alpha and IFN-gamma are potential inducers of Fas-mediated keratinocyte apoptosis through activation of inducible nitric oxide synthase in toxic epidermal necrolysis [J].J Invest Dermatol,133(2):489-498.

第 18 章　红斑丘疹鳞屑性皮肤病

第一节　银屑病

银屑病(psoriasis)是一种常见的具有遗传倾向的慢性复发性、炎症性皮肤病，俗称“牛皮癣”，中医称为“白疕”“疕风”“白壳疮”“银钱疯”等。

银屑病在世界各地均有发生，然而不同地区及人种的患病率相差很大，一般来说，白种人最高，黄种人次之，黑种人较少。

本病病程较长，易于复发，对患者身体健康和精神状态影响较大，可显著降低患者的生活质量。

【病因及发病机制】 银屑病的病因还不十分清楚，多年来认为本病可能与遗传、感染、心理、代谢障碍及免疫因素等有关。儿童发病则多与遗传、感染及心理因素有关。

1. 遗传因素　本病常有家族发病史，并有遗传倾向。通过调查发现，家族患病率远较一般人群为高。国内外调查报道中，具有家族发病史的患者有10%～30%。有关银屑病遗传易感位点的研究尚未得到广泛的认同。目前国内研究发现，中国汉族人群银屑病易感基因主要定位于4q(PSORS3)和6p(PSORS1)。其中PSORS1是重要的易感基因位点。PSORS1包含编码免疫功能相关基因，与此区域发现的淋巴细胞抗原基因强相关。我国张学军等近年发现了中国汉族人群一个新的银屑病易感基因，被国际权威组织命名为PSORS9，经过精选定位研究，将其范围缩小到不足7cm。该区包含65个基因，其中已知基因53个，预测基因12个。并证实中国人群中儿童银屑病患者对PSORS9贡献率大于成人银屑病患者。新近研究还发现TNF-α-238位点启动子多态性与银屑病和银屑病关节炎强相关，血管内皮生长因子(VEGF)+405GC突变、IF-1β及巨噬细胞迁移抑制因子多态性均与银屑病相关。HLA-A* 0101-03、A* 3001-04、B* 5701、Cw* 0602、Cw* 0603/04/05及DQBI* 0201基因可能是北方汉族寻常型银屑病的易感基因或与易感基因相连锁。2014年张学军团队对9946个病例和9906例对照的候选基因进行靶向测序，发现了7个常见或低频编码变异。随后应用外显子芯片研究，发现了16个直接改变蛋白结构和功能的编码变异，为银屑病药物研发及预防提供了新的契机。

2. 感染因素

(1)病毒感染：有学者认为本病与病毒感染有关。曾观察到对一些同时有病毒感染的患者进行抗病毒治疗，银屑病也缓解。Hellgren等在银屑病患者的尿、鳞屑中发现有反转录病毒样颗粒。Guilhou等发现了银屑病患者的淋巴细胞培养物在植物血凝素刺激下，有反转录病毒样颗粒及反转录酶活性轻度增高，他们认为在银屑病淋巴细胞中的不正常反转录病毒的出现，可能是引起自身免疫现象的原因。而银屑病复发可考虑为病毒由潜伏状态转变成活动状态的结果，这种转变又受多种因素的影响。银屑病有细胞核分裂旺盛、脱氧核糖核酸增多，病毒学说似有一定的依据，但至今尚未能培养出病毒。

(2)细菌感染：文献报道有6%的病例有咽喉感染史。有学者观察到一些急性点滴型、关节病型及红皮病型银屑病患者常伴有上呼吸道感染或扁桃体炎等症状，其抗“O”值亦增高。有学者报道在小儿银屑病中，有10%～20%的病例常伴有急性扁桃体炎或上呼吸道感染的病史，而应用青霉素等抗菌药物治疗常有较好的疗效。熊霞等观察了62例小儿寻常型银屑病患者，发现60例有不同程度的咽部充血，37例扁桃体肿大，47例咽拭子培养有溶血性链球菌生长，认为咽炎和扁桃体炎是引起小儿银屑病的主要原因。同时也有在扁桃体摘除后而皮疹消退无复发者。这说明在这些患者中感染因素有其重要意义。由细菌感染引起的银屑病，一般认为是对细菌蛋白发生的免疫反应。

3. 心理因素　1991年巩杰等采用“中国人生活事件量表”对120例银屑病患者和120例正常对照组进行1∶1配对研究，有社会心理因素者发病的相对危险性为无社会心理因素者的3.77倍，且银屑病的发生与社会因素的危重程度呈明显的正相关。杨雪琴等对139例银屑病患者和147例正常人做A型性格问卷、自我评定抑郁量表和自我评定焦虑量表及特殊紧张生活事件的调查，结果银屑病患者中A型性格是B型性格的4.7倍，而正常人中A型是B型的1.2倍；严重抑郁者和中等抑郁者占84.8%，正常人为28.6%；严重焦虑者和中等焦虑者占77.7%，正常人为22.4%，有特殊紧张生活事件如人际关系紧张、家庭不幸、经济困难等事件者明显比正常对照组多；差异均有显著意义。儿童银屑病患者更不能忽视心理因素，如父母离异、家庭不和、在学校受批评等，可促使其发病。

心理因素如何引发银屑病的机制尚不十分清楚。杨雪琴等采用规范化诱发性心率变异性研究银屑病患者的自主神经功能，发现银屑病患者的交感神经兴奋性降低，同时副交感神经的张力也降低，即银屑病患者存在自主神经调节功能全面降低的情况。自主神经调节功能降低会影响内分泌系统和生物化学物质的代谢以及免疫系统功能。紧张促使P物质从外周神经末梢释放，并与肥大细胞结合，使之脱颗粒，并释放可以引起炎症的介质，吸引淋巴细胞和巨噬细胞等的聚集，使血管扩张，进而引起一系列的银屑病皮肤组织的病理性改变。

4. *代谢障碍*　有学者认为银屑病皮肤糖原含量是正常皮肤的4～5倍，银屑病患者的血清铜值于本病进行期减低，锌值于进行期及静止期均减低，钙值亦较低。王桂芝等采用原子吸收分光光度法检测了52例寻常型银屑病儿童的血清Zn水平，发现患儿组血清Zn水平明显低于正常对照组，且进行期血清Zn水平较静止期低，差异有显著性。国内外学者通过实验研究，认为表皮的增殖和分裂是由于cAMP/cGMP的比率降低所引起。前列腺素E可使表皮中cAMP含量增高，也可使腺苷环化酶活性增加，故银屑病表皮增殖的机制可能是cAMP/cGMP、腺苷环化酶/鸟苷环化酶、前列腺素E/前列腺素F的比率失去平衡的结果。

5. *免疫因素*　有学者认为，银屑病是一种免疫异常性皮肤病。NK T细胞、树突状细胞、中性粒细胞和角质形成细胞(KC)最初发生固有免疫应答，释放细胞因子如TNF-α、IFN-γ、VEGF等，TNF-α又能促进KC大量合成VEGF等血管生成因子，促进新生血管的形成。同时T细胞活化并外溢出血管至真皮，还可迁移至损伤或感染部位，产生局部炎症。APC产生的IL-12使T细胞倾向Tc1/Th1表型，TNF-α、IFN-γ的持续作用与其他细胞因子一起，激活KC内的信号传导与转录活化因子一成员(STAT3)路径，细胞核增殖而致KC再生表型，形成角化过度或角化不全，表皮突延伸，颗粒层消失。TNF-α亦诱导KC产生IL-8和GROa，对中性粒细胞产生趋化作用，刺激中性粒细胞趋化至表皮，导致KC过度增生，还可导致Munro微脓疡形成。近年的研究发现Th17细胞在银屑病的发病中具有重要的作用。

【临床表现】　根据银屑病的临床特征一般可分为寻常型、脓疱型、红皮病型及关节病型。

1. *寻常型银屑病*　此型最常见，多急性发病。初起一般为炎性红色丘疹，粟粒至绿豆大小，以后可以逐渐扩大或融合成棕红色斑块，边界清楚，周围有炎性红晕，基底浸润明显，表面覆多层银白色鳞屑。轻轻刮除表面鳞屑，露出一层半透明薄膜，称薄膜现象。再刮除薄膜，即达到真皮乳头层的顶部，此处的毛细血管被刮破，则出现小出血点，称点状出血现象。白色鳞屑、薄膜现象和点状出血是本病的临床特征。点状出血现象即Auspitz征，此是临床主要诊断依据之一。

在其发展过程中，根据皮损形态表现可分点滴状银屑病、钱币状银屑病、地图状银屑病、环状银屑病、带状银屑病、蛎壳状银屑病、扁平苔藓样银屑病、疣状银屑病、慢性肥厚性银屑病等。根据皮损发生及分布的部位可分为头皮银屑病、颜面银屑病、皱襞部银屑病、掌跖银屑病、黏膜银屑病、指(趾)甲银屑病、龟头银屑病、反向银屑病等。见附页彩图18-1。

寻常型银屑病的病程分三期。①进行期：新皮损不断出现，原有皮损不断扩大，鳞屑厚积，炎症明显，周围有炎性红晕，痒感较明显。在此期间，患者的皮肤敏感性增高，如外伤、摩擦、注射或针刺正常皮肤后，可在该处发生类似损害，称同形反应。有学者报道47%的银屑病患者在病程中有此反应，一般在受损伤后3～18d发生。②静止期：在此阶段，病情相对稳定，无明显新发皮疹，旧有皮疹消退不明显或有缓慢扩大、增厚。③消退期：炎症及浸润逐渐减轻或消退，皮疹缩小变平，鳞屑减少，周围出现浅色晕，最后遗留暂时性色素减退斑或色素沉着斑，可达临床治愈。一般先从躯干和上肢开始消退，头部及下肢皮损往往消退缓慢。患者可有不同程度的瘙痒，一般全身情况不受影响。

儿童银屑病特殊类型如下。

(1)点滴状银屑病:也称发疹型银屑病,占银屑病患者总数的14%～17%,多见于儿童。本病往往与咽部链球菌感染相伴。常为急性扁桃体炎或上呼吸道感染后2～3周,全身突然出现较多粟粒至蚕豆大小的红色丘疹,Auspitz征阳性。经有效抗生素治疗及放松休息数周后,皮疹可消退。见附页彩图18-2。

(2)尿布银屑病:因皮疹首先发生于婴儿臀部及腹股沟等尿布覆盖处,学者们认为可能是婴儿具有银屑病素质,尿素分解后产生的氨刺激皮肤引起变态反应所致。本病好发于婴儿,多在出生后数日至9个月内发病,以2个月左右发病的多见。损害为暗红色或红褐色大小不等、边界清楚的斑块,呈圆形、卵圆形或融合成地图形。覆有银白色层层堆积的细薄鳞屑,周围可见粟粒至绿豆大小的银屑病样丘疹,略呈卫星状排列。主要分布于臀、股、外生殖器及下腹部接触尿布区域,以伸面为重。亦可蔓延至躯干及四肢近端,头皮可出现散在性浅红色的斑片,覆以干燥性痂屑。少数患儿指、趾甲出现点状凹陷或嵴状隆起。极少数患儿可有地图样舌。多数患儿无瘙痒或疼痛等自觉症状,一般全身健康不受影响。

寻常型银屑病的大多数病人到冬季症状加重或复发,到春夏季节减轻或消失,称为冬季型银屑病;另有少数病人的症状在夏季加重,而在冬季减轻或消失,称为夏季型银屑病;还有少数病人因经过多种药物治疗或病程较久,其发病的季节性往往不明显。

2. *脓疱型银屑病*　本型在临床上比较少,约占0.77%。一般可分为泛发性及掌跖脓疱型银屑病两种。见附页彩图18-3。

(1)泛发性脓疱型银屑病:小儿泛发性脓疱型银屑病发病年龄以1岁以内为多,症状比成人轻,有银屑病家族史的较多。本病病因不清楚,有学者认为与应用糖皮质激素治疗或在银屑病进行期用外用药刺激有关;亦有学者观察到本病发生于上呼吸道链球菌感染之后,故认为与感染有关。大多急性发病,在银屑病的基本损害上出现密集的针头至粟粒大小的浅表性无菌性小脓疱,在表面覆盖着不典型的鳞屑,以后脓疱迅速增多,呈回旋形或波浪形扩展为大片脓湖或成为环形红斑,边缘部分往往有较多的小脓疱。可在数周内泛发全身,常伴有高热、关节疼痛肿胀、全身不适等症状,可出现白细胞增高、红细胞沉降率加快等。有患者在短期内全身迅速发红肿胀,并出现无数的无菌性小脓疱。口腔黏膜及甲床也可出现小脓疱,脓疱破裂可出现糜烂、浅表性溃疡、渗液、结痂或形成脓痂等。指(趾)甲可出现萎缩、碎裂或溶解,甲板可肥厚、浑浊,甲板下有堆积成层的鳞屑。患者常有沟状舌。全身均可发疹,但以四肢的屈侧及皱襞处为多见。本病病程数月或更久,可发展为红皮病。可并发肝肾损害、电解质紊乱、继发感染致脓毒症等。病情减轻后,可出现寻常型银屑病的皮损。随着年龄增长,复发次数趋于减少,可能与患儿抵抗力逐渐增强有关。

(2)掌跖脓疱型银屑病:皮损仅限于手足,多发生于掌跖。损害为对称性红斑,斑上较多针头至粟粒大小的无菌性脓疱,疱壁不易破裂,经1～2周后即可自行干涸,结褐色痂。痂脱落后,可出现小片鳞屑,剥除鳞屑后可出现小出血点,以后又可在鳞屑下出现成群的新脓疱和结痂等损害。皮损可伴有疼痛和瘙痒,可伴有关节病变,累及远端指(趾)间关节。指(趾)甲常受累,可有变形、肥厚、浑浊及甲下积脓等,以至指(趾)甲脱落。可伴有沟状舌。但病人一般情况良好,偶伴低热、头痛等。反复发作,病程较长,难以彻底治愈。

3. *红皮病型银屑病*　本病是一种较严重的银屑病,多见于成人,极少累及儿童,约占银屑病患者的1%。常因在寻常型银屑病治疗中外用刺激性较强的或不适当的药物,或长期大量服用糖皮质激素后突然停药或减量太快而引起。也有少数由寻常型银屑病自行演变而来,此外,脓疱型银屑病脓疱消退过程中也可出现红皮病改变。临床表现为原有皮损部位出现潮红,迅速扩大,最后全身皮肤呈弥漫性红色或暗红色,炎性浸润明显,覆有大量糠秕样鳞屑,不断脱落。原有银屑病的特征如白色鳞屑及点状出血等往往消失,痊愈后又可见小片寻常型银屑病样损害。口咽、鼻黏膜及眼结膜可充血发红,指(趾)甲可变形、肥厚、浑浊甚至甲脱落。患者常有发热、头痛等全身不适,白细胞计数常增高,全身浅表淋巴结可肿大。严重者可因鳞屑大量脱落导致继发性低蛋白血症和缺铁性贫血。病程顽固,数月或数年不愈。见附页彩图18-4。

4. *关节病型银屑病*　本病是一种炎性、侵蚀性关节疾病,其发病率占银屑病患者的1%,可于任何年龄发病,但儿童少见。关节病型银屑病的特点是除了银屑病的皮损外,还有类风湿关节炎的症状,但类风湿因子检查阴性。其关节炎症状往往与皮肤症状同时减轻或加重。受累关节可出现疼痛、红肿及活动受限,周围皮肤也常红肿,超声检查可见附着点炎，久病者X线检查可见骨质疏松、骨囊肿形成、关节间隙变狭窄、关节表面侵蚀、关节强直等。本病可有发热等全身症状，红细胞沉降率可增快。全身症状与受累的关节范围及严重度相关。银屑病皮损可先于或与关节症状同时出现，后于关节症状者较少。关节炎可同时发生于大小关节，亦可见于脊柱，但以手、腕及足等小关节较多见，尤以指(趾)关节，特别是指(趾)末端关节受累更多。此型是银屑病中较严重和较难彻底治愈的。

【组织病理】 寻常型银屑病的主要病理改变为：表皮角化不全并角化过度，颗粒层消失或变薄；棘层肥厚，钉突向下延伸，末端增宽，相应的乳头顶部表皮明显变薄，仅有2～3层细胞；表皮细胞核分裂增多；角质层下，常在角化不全处可见中性粒细胞的集聚，即Munro微脓疡；真皮乳头层毛细血管扩张、迂曲，血管周围有中性粒细胞或淋巴细胞浸润。

脓疱型银屑病的主要病理改变为表皮浅层特殊的海绵状脓疱，表皮细胞明显水肿和海绵形成，中性粒细胞从真皮乳层扩张的毛细血管游向表皮浅层，形成较大的Kogoj海绵状脓疱，周围的角质形成细胞变窄的网络状表现。

红皮病型银屑病可以保留原有银屑病的病理特征或慢性皮炎表现，同时可见真皮浅层血管扩张、充血，血管周围中性粒细胞、淋巴细胞和嗜酸性粒细胞浸润。

【实验室检查】 大多数银屑病患者的各项化验检查均在正常范围内。急性点滴型银屑病部分患者可以检测出抗“O”增高。

泛发性脓疱型银屑病及红皮病型银屑病白细胞增多，红细胞沉降率加快。

大多数关节病型银屑病患者类风湿因子阴性，血尿酸及尿尿酸水平常升高。X线表现有骨质疏松、骨囊肿形成、关节间隙变狭窄、关节表面侵蚀、关节强直等。

【诊断与鉴别诊断】

1. 诊断 小儿银屑病根据发病前常有上呼吸道感染、蜡滴现象、薄膜现象、点状出血等可做出正确诊断。对于临床不典型者可借助病理诊断。

2. 鉴别诊断 须与以下疾病进行鉴别。

(1)脂溢性皮炎：多分布于头皮、面颈、胸背等皮脂溢出部位，多为油腻性、黄色、薄的鳞屑，基底浸润不明显，弥漫性且不会超越发际。刮除后无点状出血。可有脱发而无束状发。

(2)玫瑰糠疹：好发于躯干及四肢近端，多为椭圆形玫瑰红色斑疹，花边状细小鳞屑，皮损长轴多沿皮纹方向排列，病程6～8周，不易复发。

(3)扁平苔藓：多为紫红色多角形扁平丘疹，鳞屑薄而紧贴，可见Wickham纹，多呈片状或条带状分布，常伴剧烈瘙痒。

(4)副银屑病：鳞屑较薄，基底炎症轻微，多无自觉症状。

(5)头癣：多为灰白色糠状鳞屑或黄痂，有断发和脱发，真菌阳性。

(6)慢性湿疹：多皮肤浸润肥厚，苔藓样变及色素沉着共存，有剧烈瘙痒。

【治疗】 本病病因未明，发病机制十分复杂。虽然治疗方法很多，但药物治疗只能达到近期临床效果或暂时缓解，尚无根治办法。儿童银屑病有自身的特点，治疗不能完全等同于成人。急性期患儿一般不宜食用有刺激性的如过于辛辣的食物，但不需要过分强调忌口。避免物理性、化学性物质和药物的刺激，防止外伤和滥用药物。要注意避免上呼吸道感染及消除感染性病灶。还应消除患儿精神心理问题。

1. 内服药治疗

(1)维生素类：调整患儿的生活习惯、增加富含维生素的饮食对恢复有帮助。维生素A可维持上皮细胞的正常发育，改善银屑病的角化过度。维生素B_{12}常以肌内注射使用，有学者还用穴位注射。有学者报道儿童银屑病应用维生素A合并维生素B_{12}注射，疗效较好。对于一些急性初发、皮损广泛的点滴型银屑病患儿，采用维生素C治疗有满意的疗效。维生素D具有调节钙代谢及抑制表皮增殖的作用，维生素D_2对寻常型银屑病急性进行期及脓疱型银屑病有一定疗效，用药时应注意补充钙剂。维生素D_3可直接作用于表皮细胞，抑制表皮增生，并且可与反应炎症和免疫应答中细胞激肽途径相互作用并加以调节，降低细胞的增殖速度，口服及外用均有一定的疗效。维生素E具有抗氧化作用并能改善微循环。维生素K_4可促进细胞分化和抑制细胞增殖。上述药物可供治疗时选用，但要掌握剂量，防止不良反应的发生。

(2)抗生素类：急性点滴型银屑病若伴有上呼吸道感染、扁桃体炎及咽炎等，可用青霉素、新型青霉素及先锋霉素Ⅱ等抗生素治疗，有一定的疗效。甲砜霉素治疗脓疱型银屑病具有见效快、疗效高、不良反应小的优点，儿童用量为25～50mg/(kg·d)，分4次服用。其主要不良反应有骨髓抑制及食欲缺乏、恶心、呕吐、腹痛、腹泻等胃肠道症状。

(3)免疫调节药：对于细胞免疫功能低下的银屑病患儿，转移因子治疗有较好的疗效。有学者观察到有的银屑病患儿在患麻疹后可能达临床痊愈，同时有学者认为银屑病与病毒感染有关，所以有报道用麻疹活疫苗来治疗银屑病，注射方法：于右上臂外侧做皮下注射，第一次 0.5ml，以后每次 2ml，每周注射一次，6～8 次为 1 个疗程。有效率可达 70%～80%。还有用短棒杆菌疫苗、卡介苗来治疗本病的。

(4)迪银片：此药疗效高，见效快、疗程短、使用安全。不良反应主要有口腔及唇部干燥、皮肤脱屑及瘙痒等。不良反应虽多，但只要掌握药物的剂量，患儿可以安全使用。郗彦萍等对 29 例银屑病患儿采取不同剂量：10 岁以下儿童每日口服迪银片 2～3 片，10～14 岁每日口服 4～5 片，1 次或分 2 次口服，取得了较好的疗效。

(5)雷公藤：具有免疫抑制、抗感染和改善微循环的作用。与抗生素合用对反复发作及伴有感染的患儿疗效较好，仅用于 7 岁以上的儿童或用昆明山海棠替代，治疗期间，应严密监测肝功能。

(6)阿维 A 胶囊：维 A 酸类药物可影响骨骼生长，在儿童应用受到限制，主要用于泛发性脓疱型银屑病和红皮病型银屑病。阿维 A 开始剂量 0.3～1.5mg/(kg·d)，病情控制后逐渐减为 0.2mg/(kg·d)维持治疗，治疗时间可能需要数月，对泛发性脓疱型效果较好，对红皮病型效果较差。患儿在应用之前要检查血常规、血脂、肝肾功能、身高和体重，每 2～4 周复查 1 次，长期治疗者还应进行骨骼 X 线检查，治疗时以尽可能低的剂量在尽短时间内控制病情。

(7)甲氨蝶呤：主要用于脓疱型银屑病，开始剂量 1～2mg/(kg·d)。儿童处于生长发育阶段，应尽量避免应用甲氨蝶呤，以免引起骨髓抑制、肝肾功能损害等较严重后果。但对于红皮病型、脓疱型等类型的银屑病患儿，可考虑甲氨蝶呤、环孢素 A 等药物治疗。

2. *外用药物治疗*　外用药以还原剂、角质剥脱药及细胞抑制药为主。外用药的目的在于缓解表皮角化过程，使鳞屑松软，易于脱落。轻症患者仅外用药即能控制病情。在急性期不宜使用刺激性强的药物，以免激发红皮病；静止期可涂作用较强的药物，但注意从低浓度开始，以后逐渐增高浓度。如皮损广泛，外用药吸收较多时也会引起中毒，可以将皮损划分为几个区域，各不同区域外用不同药物。用药前最好用温热水洗浴，以除去鳞屑，增强疗效。

(1)钙泊三醇：具有抑制角质形成细胞增殖及诱导其分化的作用及直接抗感染作用。可以和糖皮质激素序贯治疗。可作为治疗轻、中度儿童寻常型银屑病的一线药物，一般外用 6～8 周后皮损消退，然后可减少用药次数或间歇用药以维持长期疗效。该药使用过量会导致血清钙升高。不良反应为用药出现红斑和轻微刺痛感。由于该药长期使用疗效不降低，且无色无味、使用方便而受到患者欢迎。Fabrizi G 等治疗了 12 例寻常型银屑病患儿，先用含 10%水杨酸软膏涂于皮损 1 周，去除鳞屑，再用卡泊三醇外擦，早、晚各一次，共 4～6 周，无鳞屑的皮损部位直接外擦卡泊三醇软膏，每周用药不超过 30g。大约 60%的患儿临床改善的时间是 2 周左右。

(2)糖皮质激素：糖皮质激素具有广泛的免疫抑制作用，抑制细胞因子产生，抑制巨噬细胞的激活和花生四烯酸的释放，减少炎症介质，减少循环中 T 辅助细胞的数量，具有使真皮血管收缩及抗细胞有丝分裂的作用。应该按照皮损部位、皮损范围选用适当的糖皮质激素制剂。超强效和强效糖皮质激素禁止用于面部、腋下、腹股沟及其他皱褶部位。应用卤米松和卡泊三醇序贯疗法疗效较好。对于限局性肥厚性皮损，肤疾宁硬膏或应用局部封包治疗效果较好。糖皮质激素制剂无色无味，应用方便，不污染衣物，患者乐意接受。但长期外用糖皮质激素可造成皮肤萎缩、毛细血管扩张、持久性红斑、痤疮样疹、毛囊炎及皮肤色素沉着等。此外，大面积使用高效糖皮质激素可因吸收导致肾上腺皮质功能抑制，故儿童银屑病不宜应用或仅短期小面积外用高效糖皮质激素制剂。详见第四章(十三)。

(3)焦油制剂：目前仍认为是治疗银屑病的较好的药物，可以阻止 DNA 的合成，抑制异常细胞的有丝分裂，使增厚的表皮变薄、细胞增殖变慢。常用的有煤焦油、松馏油、糠馏油及黑豆馏油，小儿使用浓度一般应为 1%～5%。焦油制剂有一定的不良反应，包括光敏感、引起毛囊炎及痤疮样疹、原发刺激和接触性皮炎等。此外有臭味，污染衣物，造成一些患儿不愿意使用。

(4)蒽林：临床证明蒽林是治疗银屑病最有效的药物之一，疗效高于焦油制剂，对银屑病的斑块有很好的疗效，是外用药中的首选。蒽林与水杨酸结合使用可提高疗效，焦油与蒽林同时使用可降低蒽林的刺激性而不影响其疗效。激素制剂与蒽林合用能缩短病程，但不能降低蒽林的刺激性。蒽林的主要不良反应是对皮肤的刺激性，刺激性大小与应用的浓度呈正相关。蒽林也可使皮肤变黑，并可污染衣物。不用于面部、四肢屈侧及腹股沟，也不用于脓疱型及红皮病型银屑病儿童。

(5)维A酸类：最近报道，第三代维A酸受体选择药他扎罗丁凝胶外用治疗斑块型银屑病有很好疗效。为了减少维A酸外用的刺激和提高疗效，配合糖皮质激素外用疗效更佳。

另外，2.5%～3%水杨酸软膏、维生素E乳、润肤剂等对于鳞屑较多的斑块型银屑病也有很好的疗效。

目前，阿法赛特、依法利珠单抗、依那西普在美国已批准用于成人银屑病的新药，但用于儿童尚缺乏大规模临床试验，其有效性和安全性有待评估。

3. *光线疗法* 紫外线特别是波长在313nm时，可以明显地延长银屑病表皮细胞的增殖周期，对DNA的合成也有抑制作用，同时可以明显促进浸润淋巴细胞的凋亡。还可以调节内分泌功能，增强全身代谢，提高机体免疫功能，治疗银屑病有效。窄谱UVB(波长为311nm)照射适用于6岁以上儿童静止期冬季性寻常型银屑病，但对夏季型银屑病禁止使用。PUVA治疗成人银屑病有较好的效果，但由于其不良反应，美国皮肤病学会不推荐PUVA用于12岁以下儿童。对于年龄较大的儿童或青少年严重的泛发性银屑病如果外用药或者UVB治疗效果不佳，可考虑PUVA治疗，相比而言，PUVA不良反应要小于系统用药。对于局限性且比较顽固的皮损可以使用靶向光疗，例如308nm准分子紫外光。

4. *心理治疗* 银屑病的发生、加重、缓解及治愈与精神紧张、心理压力均有密切关系，是典型的心身性疾病。单纯药物治疗有限，需要将生物、心理、社会三方面因素结合起来进行防治。生物反馈放松训练是心理治疗的重要部分，它可使精神、神经尽可能放松，从而有利于机体功能的自我调整，对于较大年龄的儿童可采用此疗法作为基本的治疗手段。有些患者单纯应用生物反馈疗法也能治愈。

5. *中医治疗*

(1)血热型：用于银屑病的进行期，皮损色红。治则为清热凉血、解毒祛风，可选用凉血消风汤加减，有生地黄、玄参、白芍、茅根、牵牛子、生石膏、知母、荆芥、防风、升麻、金银花、甘草、水牛角等。

(2)血燥型：用于银屑病的静止期中，鳞屑较多，基底浸润肥厚。治则养血润燥，选用血燥方加减，有熟地黄、何首乌、当归、麦冬、天冬、白芍、蜂房等。

(3)血瘀型：用于银屑病静止期中，皮疹为肥厚的大斑块。治则活血化瘀、祛风止痒，常用土茯苓、茵陈、黄芩、三棱、生地黄、丹参、苦参、白鲜皮、川芎、鸡血藤等。

中成药复方青黛胶囊、昆明山海棠、防归胶囊、消银颗粒均可用于儿童银屑病。

中草药洗剂也有较好疗效，病情进展期可选用明矾、苦参、蛇床子，或黄芪、板蓝根、防风、甘草等适量，煎汁擦洗患处或遍洗周身；静止期可选用黄芪、土茯苓、白鲜皮、板蓝根、紫草、甘草，瘙痒剧烈者加地肤子、防风，水煎汁趁热(温度适宜时)熏洗患处，每日1次，每次15～30min。

第二节 副银屑病

副银屑病(parapsoriasis)又称类银屑病，是一组原因不明的较少见的慢性红斑鳞屑性皮肤病，1902年由Brocq命名。临床表现类似银屑病，以红斑、丘疹、鳞屑、浸润和苔藓样变为特征，一般无自觉症状或伴有轻度瘙痒，病程较长。

【病因及发病机制】 病因不明。有报道与色氨酸代谢异常有关，但可能为继发现象。有学者认为病灶致敏，但缺乏有力证据。有学者考虑为病毒感染，但未能分离出病毒。痘疮样型副银屑病临床上及病理检查有血管炎，故认为可能与免疫复合物有关。因斑块型副银屑病少数可演变为蕈样肉芽肿，故有学者认为斑块型副银屑病是蕈样肉芽肿的早期表现。

【临床表现】 根据临床表现可分为点滴型副银屑病、斑块型副银屑病、苔藓样型副银屑病和痘疮样型副银屑病四种类型。也有因苔藓样型和斑块型副银屑病可相互转化而归为一个类型，即三种类型。见附页彩图18-5。

1. *点滴型副银屑病*(parapsoriasis guttata) 此型较多见，好发于青年男性，多在青春期开始发病。基本损害为淡黄色、淡红色或红褐色针头至粟粒大小的圆形或椭圆形丘疹、斑丘疹或斑疹，互不融合，轻度浸润，上覆少量细薄、黏着性鳞屑，不易剥离，刮除鳞屑后无点状出血。皮损主要发生于躯干及四肢近端，以屈侧为多，很少累及头面、掌跖及黏膜部位。可有新旧皮损同时存在，病情时轻时重。

病程缓慢，数月至一年左右皮疹可消退，遗留暂时性色素脱失斑。但也有数年而不愈者。一般无自觉症状，也不影响健康。

2. 斑块型副银屑病（parapsoriasis en plaques）　此型较少见，好发于中年男性。基本损害为淡红黄色、棕色或紫褐色钱币至手掌大小的圆形、椭圆形或不规则形的肥厚性斑块，散在分布，但也可融合成大斑块。轻度浸润，上覆细薄鳞屑，刮除鳞屑后无点状出血。皮损主要发生于躯干及四肢近端，头面、掌跖也可受累，但黏膜不受侵犯。

病程缓慢，常有季节性，冬季加重，夏季好转。一般不会自行消退，数年后可出现苔藓样肥厚或出现毛细血管扩张、萎缩、色素沉着等皮肤异色症样改变。少数可演变为蕈样肉芽肿。可无自觉症状或仅有轻微瘙痒。

3. 苔藓样型副银屑病（parapsoriasis lichenoides）　此型较少见，基本损害为红色或棕色粟粒大小扁平丘疹，微带光泽并覆有细薄鳞屑，排列成条索状或丛集成网状斑片。可有点状皮肤萎缩与血管萎缩性皮肤异色症样改变。皮损主要发生于颈部两侧、躯干、四肢近端和乳房，有时泛发全身，但头面、掌跖和黏膜很少受累。病程缓慢难愈。可无自觉症状或仅有轻微瘙痒。

本病约有 20%可能会演变为蕈样肉芽肿。如经数年有剧痒发生，可能将要演变为蕈样肉芽肿，一旦演变为蕈样肉芽肿，则痒感会减轻或消失。也有发生剧痒后若干年而没有演变为蕈样肉芽肿者。

4. 痘疮样型副银屑病（parapsoriasis varioliformis）　又称急性痘疮样苔藓状糠疹，此型少见。好发于青年及年长儿童，老年罕见。基本损害为淡黄色、淡红色或红褐色针头至豌豆大小圆形丘疹、丘疱疹或脓疱等多形性损害，表面覆有鳞屑。极易坏死、出血和结痂，形成位置较深的痘疮样脐凹、钻孔样溃疡及带棕黑色痂皮或出血的坏死性丘疹。往往不同发展阶段的损害同时存在。皮损主要发生于躯干、四肢屈侧和腋窝，可不累及掌跖和黏膜。可呈急性、亚急性或慢性经过，病程长短不一，多为 1 个月至数月而自行消退，数年内可再次复发，也有数年而不愈者。愈后可留有光滑而微凹陷的瘢痕。

发热溃疡坏死性急性痘疮样苔藓状糠疹，该型伴发高热、乏力、关节痛、皮肤溃疡，虽无恶变倾向，但起病急，可累及多系统危及生命。

近年有放弃使用“副银屑病”这一病名的趋势，多数学者倾向于将原来归为“副银屑病”的各个类型分别赋予新的定义和概念：大斑块型副银屑病和小斑块型副银屑病目前已倾向归属为皮肤淋巴瘤——蕈样肉芽肿（MF），但仍有争议。其他基本上都可归属为苔藓样糠疹（pityriasis lichenoides，PL），包括急性痘疮样苔藓样糠疹（pityriasis lichenoides et varioliformis acuta，PLEVA，又称 Mucha-Habermann 病）、发热性溃疡坏死性 Mucha-Habermann 病（febrile ulceronecrotic Mucha-Habermann disease，FUMHD）和慢性苔藓样糠疹（pityriasis lichenoides chronica，PLC）三个类型。

【组织病理】　副银屑病的基本病理表现为非特异性皮炎、表皮灶性角化不全、棘层肥厚、棘细胞水肿、海绵形成、真皮血管周围淋巴细胞和组织细胞浸润并有向表皮性。

1. 点滴型副银屑病　通常可见灶性角化不全，轻度至中度棘层肥厚，伴有表皮嵴的轻度延长以及表皮水肿。

2. 苔藓样型副银屑病　真皮上部偶见淋巴细胞带状浸润，甚至可侵及表皮，类似扁平苔藓，但有角化不全。

3. 斑块型副银屑病　表皮下出现带状排列的炎性细胞浸润，炎症细胞进入表皮，浸润中可见异形细胞。表皮可出现基底细胞液化和色素失禁，与血管萎缩性皮肤异色症相似。

4. 痘疮样型副银屑病　可见急性炎症和灶性坏死，尤其早期可见表皮细胞水肿变性，表皮内有水疱形成，甚至表皮坏死，真皮内可见淋巴细胞性血管炎的变化。

【诊断与鉴别诊断】

1. 诊断　本病形态不一，病理无特异性改变，诊断较为困难。如果中青年男性患者，有红斑、丘疹、脱屑，而无明显自觉症状，慢性经过，同时难以诊断为其他皮肤病时，应考虑副银屑病的可能。

2. 鉴别诊断　本病须与以下疾病鉴别。

(1)银屑病：可见银白色鳞屑、薄膜现象和点状出血，可有瘙痒，多与季节有关，可以临床治愈，但易复发。

(2)玫瑰糠疹：皮疹多为椭圆形淡红斑，其长轴与肋骨走行或皮纹方向相一致，多数有轻度瘙痒，6～8 周可愈，一般不复发。

(3)扁平苔藓：损害多为紫红色多角形的扁平丘疹，鳞屑少而紧贴，常可累及黏膜部位，剧烈瘙痒，病理有诊断价值。

(4)血管萎缩性皮肤异色症：好发于颈、胸及四肢，皮损特点为皮肤明显萎缩、毛细血管扩张和散在色素沉着斑、色素减退斑，多为限局性损害。

【治疗】 各型副银屑病的治疗尚无特效药物治疗，疗效均不十分满意。

1. *内服药物*

(1)维生素类：维生素 D_2 对某些病例有效。B族维生素、维生素C、维生素P及维生素E均可以应用。有报道痘疮样型副银屑病及点滴状型副银屑病采用维生素 D_2、维生素C及普鲁卡因静脉封闭治疗的。

(2)抗生素类：有报道部分患者应用大剂量四环素治疗有一定疗效。儿童患者可试用红霉素治疗，有效后逐渐减量维持数月。8岁以上儿童可应用四环素或多西环素、米诺环素等。

(3)抗组胺类药：因有学者认为副银屑病为病灶致敏所引起，因此可试用抗组胺药治疗。

(4)糖皮质激素：对于病情进展快，有发展为蕈样肉芽肿倾向的斑块型副银屑病患者，可每日口服小剂量激素(如泼尼松20mg/d)；对于病情严重的痘疮样型副银屑病，每日口服中等量激素(如泼尼松30mg/d)即有效，如与抗生素合用效果更好。

(5)雷公藤：可采用雷公藤多苷片治疗副银屑病。秦万章等采用糖浆、片剂治疗副银屑病取得了满意疗效。因本病目前尚无特效疗法，他们认为雷公藤可作为治疗副银屑病的首选药物。一般用于7岁以上儿童或选用昆明山海棠替代。

(6)氨苯砜(DDS)：对于点滴型副银屑病、痘疮样型副银屑病有效，儿童按0.9～1.4mg/(kg·d)可分2次服用，也可与抗生素合用。

(7)甲氨蝶呤(MTX)：对于皮损广泛及病情顽固的副银屑病，可试用甲氨蝶呤，用法为2.5～5mg，每12小时服用1次，每周连服3次，可有疗效。有学者采用甲氨蝶呤注射液10mg加入5%葡萄糖注射液500ml静脉滴注，每周1次，雷公藤片每日3次，1次1片，同时外涂0.5%MTX软膏，取得了满意疗效。但12岁以下儿童应权衡利弊、谨慎使用。

(8)对发热溃疡坏死型的患儿除上述治疗外应及早静脉滴注静脉丙种球蛋白，亦可服用环孢素。

2. *外用药物* 根据皮损的不同可分别选用糖皮质激素软膏、各种焦油制剂、5%水杨酸硫黄软膏、10%～20%尿素软膏、维A酸软膏、0.1%～0.5%蒽林软膏或糊剂。

3. *物理疗法*

(1)光线疗法：对于痘疮样型副银屑病可采用自然光或UVB。在阳光充足地区，可于中午在户外晒太阳，每次照射15min，每周3次。对于斑块型副银屑病可外涂角质促成剂或强效糖皮质激素软膏后用UVB照射，每周3次，逐渐增大剂量至皮疹消退。PUVA治疗也有良效，应在皮损消退后每周再照射1次巩固疗效。还有学者报道PUVA对于点滴型副银屑病、斑块型副银屑病和苔藓样型副银屑病均有较好疗效。但12岁以下不宜应用PUVA，6岁以上儿童可用窄谱UVB。

(2)浅层X线：当副银屑病有恶变时，或对限局性浸润性斑块，在用其他方法治疗无效时，可试用浅层X线照射治疗。

(3)沐浴疗法：硫黄浴、矿泉浴、糠麸浴等可配合应用，以减轻痒感及不适感。

4. *中药治疗* 对于斑块型副银屑病，中医认为多属气血两虚、毒蕴血瘀。治宜益气养阴、活血解毒。方用生脉饮加减：生黄芪、蚤休、半枝莲、丹参、太子参、虎杖、鬼箭羽、当归、天麦冬、五味子、莪术、地龙。水煎服，每日1剂，外用天麻膏涂搽。痘疮样副银屑病可采用清热除湿解毒的凉血消风汤、清瘟败毒饮。

有学者采用化瘀祛风汤治疗副银屑病，药物组成为鸡血藤、白鲜皮、丹参、赤芍药、刺蒺藜、桃仁、红花、三棱、土鳖虫、牡丹皮、当归、莪术、川芎、防风、荆芥，水煎服，每日1剂，有效。刘玲等应用PUVA、UVB配合每日口服复方昆明山海棠汤(昆明山海棠生药30g，黄芪、白芷、补骨脂、丹参各15g，延胡索、法半夏各12g，甘草8g)治疗46例成人副银屑病患者，39例有效。

第三节 毛发红糠疹

毛发红糠疹(pityriasis rubra pilaris)是一种慢性丘疹鳞屑性炎性皮肤病，典型的皮疹为小的毛囊角化性丘疹和散在融合成巨大的有鳞屑的红色斑块、掌跖角皮症、头皮弥漫性糠秕状鳞屑，并常发展为脱屑性红皮病，男女患病率相同，可发生于任何年龄，10～20岁及大于60岁是两个发病高峰年龄段。

【病因及发病机制】 毛发红糠疹的发病机制尚不明了，发病原因涉及基因突变，可能还有免疫因素、角化障碍、维生素缺乏、内分泌功能障碍等参与其中。目前研究发现，毛发红糠疹是定位于染色体 17q25.3 的 CARD14 杂合突变，引起核因子-κB 的信号转导通路激活所致，且 P53 在毛发红糠疹皮损的角质形成细胞中的表达增加。也有学者提出，毛发红糠疹是有 T 细胞介导的自身免疫的高敏反应。还有毛发红糠疹可能存在视黄醇结合蛋白的合成缺陷。

【临床表现】 常见于成人，也可见于儿童，男女无明显差别，好发于躯干，常从上半身开始向下蔓延，典型皮损为毛囊角化性丘疹与散在的鳞屑性淡红色斑块，可见面部及头皮潮红，有多数糠状鳞屑，掌跖常增厚，有指(趾)甲变形，严重时皮疹泛发全身，但仍可见正常的皮肤岛，自觉不同程度的瘙痒，病程慢性。见附页彩图 18-6A、B、C、D。

【组织病理】 毛囊漏斗部扩张，其中充以角质栓，角质层垂直方向及水平方向交替出现角化过度与角化不全、表皮程度不等的银屑病样增生，但表皮突短粗，基底层轻度液化变性，真皮浅层血管周围中等程度的炎细胞浸润，主要为淋巴细胞。

【诊断与鉴别诊断】

1. 诊断　根据典型的皮损特点以及组织病理即可诊断。

2. 鉴别诊断　银屑病：通过组织病理表现鉴别，银屑病一般无上述交替出现的角化过度及角化不全，可见 Kogoj 海绵状脓疱与 Munro 微脓肿，且表皮突细长。

【治疗】 系统治疗可以使用维 A 酸类、维生素 A、甲氨蝶呤、环孢素 A 以及生物制剂如依法利珠单抗等，外用糖皮质激素、尿素乳膏。同时联合光线疗法(NB-UVB)也是有效的治疗方法。

第四节　多形红斑

多形红斑(erythema multiforme)又名多形渗出性红斑。本病是一组累及皮肤和黏膜，表现为红斑、丘疹和水疱等的急性、自限性，且常复发的炎症性皮肤病。1860 年 Hebra 首先描述本病。

【病因及发病机制】 病因复杂，它的发生与多种因素有关，如细菌感染、病毒感染、药物以及物理因素等。虽然如此，但有些病例的发病原因仍不清楚，临床上将病因不明的称特发性多形红斑，原因清楚的称症状性多形红斑。

【临床表现】

1. 特发性多形红斑　损害相对较轻，故又称轻型，有时仅发疹而无全身症状，或于发疹前有低热、轻度不适、咽痛等。皮损常突然发出。对称分布于手背、足背、前臂及小腿伸面，面及颈两侧，并可由四肢末端向上发展，另可累及唇、口腔黏膜、眼结膜和外生殖器等处。损害为红色丘疹、水疱、大疱或血疱等。多数损害原为红斑，而后很快转变为其他各种损害。所以各型病变同时共存而常以一型为突出。见附页彩图 18-7。

(1)斑疹型：为扁豆大水肿性鲜红色斑，圆形或卵圆形，可向四周扩展，中央变为暗红色，衬以鲜红色边缘。典型者中央水肿吸收凹陷成为盘状者，称为环形红斑，几个环状损害互相融合者，称多环形红斑。

(2)丘疹型：由于浆液渗出，隆起于皮肤表面，成为圆顶形，约黄豆大小。有时似风团，此型最多见。

(3)水疱型：渗出严重，皮疹中央形成水疱，周围绕以暗红色晕。若大小环相套，各色相间，类似虹膜，称虹膜样红斑。更严重者产生大疱或血疱。黏膜损害多为灰白色斑或红斑，而后形成水疱，糜烂，出血、溃疡和结痂。眼部表现多为结膜炎。局部有瘙痒、烧灼或胀痛，一般持续3～4 周完全消退，但可复发。大疱或血疱预后可留色素沉着，偶尔留有瘢痕。

2. 症状性多形红斑　此型可轻可重，轻者症状同上相似，重者在文献中有许多名称，如 Steven-Johnson 综合征、多腔性糜烂性外胚叶病和大疱性多形性渗出性红斑等。发病急骤，可有较重的前驱症状如高热、头痛、咽痛、肌痛和关节痛等。损害多为红色水疱和大疱，常有瘀斑和血疱，尼氏征可阳性，常融合成大片。分布广泛。口腔处较多，黏膜损害亦颇多见，口唇、舌、颊黏膜起水疱和糜烂，上覆血痂或形成灰白色假膜。可有出血及溃疡形成，发生疼痛和吞咽困难。眼部损害有结膜炎，水疱及血疱，重者累及角膜形成溃疡，甚至穿孔及眼球炎，可影响视力，甚至失明。鼻黏膜可糜烂、结痂、鼻出血等。外阴部、尿道口、龟头、包皮、阴道及肛门直肠等处都可累及。

发病过程中，患者中毒症状显著，可有高热。发热前有寒战，热型为弛张热或稽留热。此外，尚可有气促、脉速，腹泻甚至昏迷等。还可并发支气管肺炎、脓毒症、睾丸炎、膀胱炎、肠黏膜溃疡出血、坏死性胰腺炎、肾衰竭等。

【实验室检查】 在大疱性多形红斑病例中，血象往往有白细胞增多(亦有少数可减少)，嗜酸性粒细胞可增加、贫血、红细胞沉降率加快，血培养阴性，可有蛋白尿和血尿。10%～30%的病例X线片显示肺部炎症变化和痰中有支原体。

【组织病理】 随取材部位、损害性质及其病期而异。早期变化为真皮上层水肿，血管扩张充血，管壁肿胀，可有纤维蛋白样变性，周围有淋巴细胞、嗜酸性粒细胞和中性粒细胞浸润，水疱位置在表皮真皮交界处，或在基底层细胞中，疱顶表皮可完整，部分甚至完全坏死。

【诊断与鉴别诊断】

1. 诊断 根据多形性损害，且常以某一损害为显著，好发于四肢远端及面部等部位，皮肤及黏膜都可累及，不难诊断，并应仔细寻找病因，以区分属于特发性的或症状性的。

2. 鉴别诊断 本病须与疱疹样皮炎鉴别，后者皮肤损害虽亦为多形性，但主要分布在躯干和四肢近端，瘙痒剧烈，黏膜累及罕见。病程慢性，常反复发作。组织病理示大疱位置在表皮下，疱内及其邻近组织内有较多中性粒细胞和嗜酸性粒细胞。碘化钾试验约半数呈阳性反应，对氨苯砜反应良好。根据这些可以区别。与类天疱疮的鉴别为后者多见于老年人，可在湿疹样或荨麻疹样基本损害上起病，黏膜一般不受累及，全身症状不显著，病程慢性，大疱位于表皮下，疱内及其邻近组织有嗜酸性粒细胞和中性粒细胞浸润。直接免疫荧光检查基底膜有荧光带，血清内有抗BP230、BP180抗体。

【治疗】

1. 系统治疗

(1)寻找病因，给予相应治疗；停用一切可疑致敏药物。

(2)依其损害类型、病情轻重和病变部位而施以不同治疗，一般应用抗组胺制剂、钙剂，静脉注射维生素C或硫代硫酸钠等。

(3)重症病例给予糖皮质激素合并抗生素治疗，必要时静脉滴注丙种球蛋白，400mg/(kg·d)，1～3d，并给予高蛋白饮食等支持疗法。

2. 局部治疗 皮肤红斑、丘疹型的可选用炉甘石洗剂或扑粉，糜烂渗液须应用0.02%呋喃西林溶液湿敷。

口腔黏膜糜烂可用2%碳酸氢钠溶液漱口。

眼部损害用生理盐水冲洗后，涂硼酸眼膏或可的松眼药水等，须防止粘连、继发感染以及角膜溃疡穿孔等。

第五节 其他几种红斑类疾病

一、离心性环状红斑

离心性环状红斑(erythema annulare centrifugum)是一种具有向周围扩大，形状呈多环形损害和有鳞屑为特征的红斑性皮肤病。

1891年，Fox首先描述本病并将其称为持久性回状红斑(erythema gyratum perstans)。1908年，Wende将本病命名为持久性图状红斑(erythema figuratum perstans)。1916年，Darier始称之为离心性环状红斑。1952年，Gammel认为本病系匐行性回状红斑(erythema gyratum repens)之变型。1967年，Leavell等观察到由离心性环状红斑转化成匐行性回状红斑的病例。

【临床表现】 从婴儿到老年均可发病，以30～50岁为多见，无性别差异。初发损害为单个或多个水肿性红色丘疹，分布广泛，好发在股、臀、小腿，中央渐消退，向周围扩大形成环状、弧形或融合成多环状。从旧的损害部位可以再生新的损害；呈靶样，边缘每天可向外扩大1～3mm，扩张性边缘隆起如堤状，其内缘有黄色鳞屑附着，偶见小水疱及结痂，可有轻度瘙痒。见附页彩图18-8。

病程慢性，可持续数月或数年，有报告持续20年以上病例。消退后留有色素沉着，易复发。除少数伴发癌肿者外，一般预后良好。

【治疗】 必须尽量寻找原发疾病并给予相应治疗，如控制真菌感染、治疗细菌感染灶和切除肿瘤等。对皮损的处理可给予抗组胺类和非甾体类抗感染药物，必要时可考虑应用糖皮质激素，有一定效果，其他如氨苯砜、氯喹等亦可试用。

二、慢性游走性红斑

慢性游走性红斑(erythema chronicum migrans)系一种虫咬后发生的环状红斑类疾病。可能与螺旋体或立克次体感染相关。

【临床表现】　损害通常位于小腿或暴露部位，即易被蜱叮咬处。初起为浸润性红色斑块，迅速向周围扩大，呈现直径 20～30cm 或更大的红色质硬，宽 1～2cm，环状皮损。通常为单个，除非多处被咬，可出现多个皮损，有剧痒或烧灼感，于数周至数月内完全消失。

【治疗】　可采用青霉素注射，数天后皮损可消失，四环素亦有效。另可给抗组胺药物以止痒。

三、单纯性回状红斑

单纯性回状红斑（erythema simplex gyratum）又名边缘性红斑（erythema marginatum）。本病病因不明，发病前常有呼吸道感染史或在月经来潮前数日发病。

【临床表现】　皮损好发在躯干和四肢，呈鲜红或淡红色环形，数目多个，有时融合成多环形，红斑边缘较窄。1～2d 后可自行消退，但他处又可再起，退后不留痕迹，无主观不适，有时可拖延数月不愈。

【治疗】　治疗可给予普鲁卡因维生素 C，大剂量维生素 C 或丹参注射液静脉滴注以及抗组胺药物治疗。

四、持久性色素异常红斑

持久性色素异常红斑（erythema dyschromicum perstans）又名灰色皮病（ashy dermatosis），是一种出现缓慢扩大性红斑，并遗留灰色色素沉着为特征的皮肤病。见附页彩图 18-9。

1959 年 Ramirez 首先报道本病，1961 年 Convit 等始称之为持久性色素失调性红斑。病因不明。

【临床表现】　皮疹特征为无数具有稍微隆起、坚实、红色边缘，大小不一，程度不等的灰色斑。邻近的小损害可扩大融合成大片。病损主要位于躯干和上肢。除头皮、掌趾和黏膜外，其他部位皮肤都可累及。有的轻度或可无瘙痒。其特征是具有向周围扩展活动性红斑边缘，中心遗留暗蓝灰色斑。对日光照射不受影响。病程慢性，有扩大累及先前未受累皮肤的倾向。

【组织病理】　表皮示海绵形成，微水疱形成，基层水肿变性和色素失禁。可见到散在性毛囊过度角化，真皮上部血管周围有淋巴细胞、组织细胞和无数载黑色素巨噬细胞。电镜显示表皮特征性细胞间隙增宽、桥粒退缩、基层断续，真皮有噬色素细胞。

【诊断与鉴别诊断】

1. 诊断　本病依据临床表现和组织病理诊断。

2. 鉴别诊断　需要与黄褐斑、瑞尔黑变病、银质沉着症相区别。

【治疗】　本病尚无有特效疗法，如疑肠寄生虫为其发病原因，可进行相应的驱虫治疗。

第六节　单纯糠疹

单纯糠疹（pityriasis simplex）又名白色糠疹（pityriasis alba），是一种病因不明，通常发生在儿童或青少年面部的鳞屑性浅色斑。多见于儿童及十几岁的青少年。发病率可达 30%～40%，男女均可患病。任何季节均可发病，但损害在冬、春季较为明显。中医学认为与肠寄生虫有关，故称“虫斑”。

【临床表现】　初起为大小不等圆形或椭圆形、边缘不明显的淡红斑，1～2 周以后红色逐渐消退，变为浅色斑，表面干燥，上覆少量灰白色糠状鳞屑。斑片通常为多发性，常 4～5 个或更多，直径为 1～4cm，多发于面部，常对称，少数患者亦发生于颈、肩及上臂，甚至躯干、臀部及股上部。见附页彩图 18-10。

一般无自觉症状。有时感觉轻度瘙痒。病程数月至一年余。有的病人鳞屑全部消失后白色斑尚可持续一年或更久。

【诊断与鉴别诊断】

1. 诊断　根据皮损特点，发病年龄、季节、发生部位，不难诊断。需要注意的是：白色糠疹可能是特应性皮炎的重要线索。

2. 鉴别诊断　本病应与下列疾病鉴别。

（1）白癜风：白斑为色素脱失斑，其境界清楚，表面光滑无鳞屑，周边皮肤色素往往加深，无一定好发部位。

（2）花斑癣：婴幼儿花斑癣常常发病于额部、颈部等潮湿多汗部位。表现为原形色素减退斑，表面细小鳞屑，刮取鳞屑做真菌镜检易找到菌丝。

【治疗】

1. 局部搽 5%硫黄霜或硫黄煤焦油软膏。

2. 有肠寄生虫时应做驱虫治疗。

第七节　玫瑰糠疹

玫瑰糠疹(pityriasis rosea)为急性自限性皮肤病,皮损为大小不等的圆形或椭圆形的玫瑰色斑疹,其表面附有糠状鳞屑,多发生在躯干及四肢近端。临床较为常见,好发于春秋季。

【临床表现】　初起为一个损害,称为母斑,常位于躯干或股部或上臂等处,为圆形或椭圆形淡红色斑。境界清楚,不久即覆有细微鳞屑。母斑逐渐扩大,直径可达2～5cm或更大。中央有痊愈倾向,边缘覆有鳞屑。有时可有2～3个母斑同时出现。母斑无主观感觉,可忽视而不被注意。1～2周后躯干部陆续出现比较小的红斑,多时可延及颈部及四肢近端,有时四肢远端也可见有皮损。偶尔损害仅见于四肢,或局限于颈部或下腹等处。头皮也可受累。多发性损害较小,色淡,中心略带黄色。以手抓之有细微皱纹。边缘稍高起,呈淡红色,表面附有灰白色糠秕状鳞屑。胸背部皮损的长轴可与肋骨平行。常伴不同程度瘙痒。据文献报道约20%的病例无母斑,或母斑未被发现。有的母斑形状巨大,可达掌心或更大,称为巨型玫瑰糠疹。也有患者的发病部位为四肢的远端,称为反向玫瑰糠疹。见附页彩图18-11。

少数病例可有丘疹、风团,甚至水疱、紫癜等损害。口腔黏膜亦可累及。

通常无自觉症状。但可有轻度到中度瘙痒。偶尔有轻度发热、头痛、全身不适、喉痛、关节痛或淋巴结肿大等前驱症状。近已罕见。

病程一般为4～6周。不治疗也可自行消退,一般不再复发,少数病程比较迁延。近年来病程6个月以上未消退的也有所见。复发第二次者约占2%。

【组织病理】　为非特异性慢性皮炎的变化。表皮有轻度棘层肥厚、灶性角化不全、海绵形成和细胞内水肿,见于单核细胞侵入表皮部位。皮损发展到顶峰时,在表皮可见有小水疱或微脓疡。真皮可有浅层血管中度扩张、水肿及淋巴细胞浸润。

【诊断与鉴别诊断】

1. 诊断　根据其临床表现大多为椭圆形斑疹、中央略带黄色、边缘微高起、呈淡红色、上附白色糠秕样鳞屑等特点,不难诊断。

2. 鉴别诊断　须与银屑病、脂溢性皮炎和二期梅毒疹鉴别。

(1)脂溢性皮炎可表现为玫瑰糠疹样,但无母斑,皮损发展缓慢,好发于皮脂腺旺盛处,如头皮、眉部、躯干中线部位,鳞屑较油腻,除玫瑰糠疹样损害外,尚可有小的鳞屑性毛囊性丘疹。若不治疗皮损将持续存在而不自行消退。

(2)点滴状银屑病基本损害为丘疹,上覆银白色鳞屑,持续时间长。

(3)二期梅毒疹梅毒血清学检查呈阳性。

此外,母斑尚须与体癣鉴别。后者常发生在躯干,边缘有鳞屑、丘疹及小水疱,呈环形或多环形,真菌镜检可找到真菌菌丝。

有时药疹可有玫瑰糠疹样表现。有服药史,急性发病,无母斑,皮损瘙痒,有苔藓样变倾向者提示为药疹,应详细询问服药情况。但玫瑰糠疹是一常见病,不少病人服过药,这就可能难以区分。

【治疗】　轻者无自觉症状,病程有自限性,不治疗也可自行消退。

一般对症治疗。如抗组胺药物内服及止痒的保护性药物外用,如炉甘石洗剂、樟脑霜、硫黄霜等,不宜用刺激性强的外用药。亦可内服复方青黛胶囊。反复发作以及症状迁延者可以使用光线疗法如窄谱中波紫外线(NB-UVB)。

第八节　连圈状糠秕疹

连圈状糠秕疹(pityriasis circinate)又名远山连圈状糠秕疹(pityriasis circinata,Toyama)、松浦正圆形糠秕疹。本病先由日本远山(1906年)报道6例,其后松浦以正圆形糠秕为名又报道10例。

本病主要见于日本和中国。此外,南非班图和埃及也有报道。本病好发于25～45岁的人群,男女无差别。

【临床表现】　为淡褐色或暗褐色的斑片,边界明显,通常多为圆形。有时亦呈椭圆形,直径3～8cm,有时可达数十厘米以上。一般两三个到数个,散在分布,单个损害色素一致,但一般损害形状愈小,颜色愈浓;损害愈大,颜色愈淡。毗邻若可相融呈不规则形。损害表面干燥并附有菲薄鳞屑。损害与皮肤平齐，唯少数皮损稍微凹陷，无潮红及炎症表现，搔抓有糠秕样鳞屑脱落。病程缓慢。常存在数年或数十年，往往自然消退。但又可复发，若适当治疗可达痊愈。见附页彩图18-12。

损害好发于腰部及腹部，胸背和臀部次之。也可见于上臂、肩胛和颈部，但腋窝、股间、面部及手足则不见。一般无自觉症状。

【治疗】 3%水杨酸软膏或0.025%～0.1%维A酸软膏外用。紫外线照射和维生素A内服。

第九节　石棉样糠疹

石棉样糠疹(pityriasis smiantacea)又名石棉状癣(tinea amiantacea)，是一种发生于头皮，厚积的、类似石棉状的鳞屑性损害，是头皮对感染或外伤的一种特殊反应，而不是脂溢性的一种表现。可发生于任何年龄。有时可见于链球菌感染或神经性皮炎或银屑病患者。

【临床表现】 头皮上有大量黏着性银色鳞屑，重叠如屋瓦，黏附于头皮和头发，鳞屑下的头皮红色、潮湿，可有异味。石棉样的鳞屑牢固地黏附于发干，受累面积可大可小。头发可因厚积鳞屑而集拢成束状。但毛发本质不受侵犯，间或有形成暂时性脱发者。见附页彩图18-13。

【治疗】 最好将头发剪短。局部用角质剥脱剂(如5%硫黄水杨酸软膏)将鳞屑祛除。有报道用广谱抗生素软膏有效，并可用硫化硒液洗头，每周2次。

第十节　扁平苔藓

扁平苔藓(lichen planus)又名红色扁平苔藓。扁平苔藓为一独特的皮肤和黏膜疾病，皮疹通常为多角形扁平丘疹，呈紫红色，常伴瘙痒，偶有肥大性斑块、糜烂或大疱，皮损消退后留有色素沉着。病理组织学改变有特征性。

【病因及发病机制】 病因不明，有感染、自身免疫、精神和遗传等学说。

【临床表现】 扁平苔藓的典型损害为红色到紫色，有时为正常皮色扁平多角形发亮的丘疹，可单独或成群发生。丘疹直径自针尖大小到1cm或更大。一般在同一病人身上损害大小较均匀，但在某些病例也可有大小不相等者。丘疹上覆细微鳞屑，有时可有小的中央脐形下凹。丘疹表面有一层光滑发亮的蜡样薄膜。并可见有细的白色条纹称为Wickham纹，若在表面搽油后更为清晰。丘疹可散在或密集。或融合成较大斑片。可沿搔抓处出现线状损害(即同形反应)。皮疹分布于四肢，常由远端向心性发展，呈带状分布。皮疹也可由成群丘疹呈环状排列，也可由单个大的损害中央消退，遗留活动性边缘而成。环形损害以龟头较常见。发生于毛囊者可呈棘刺状，丘疹顶部有角刺，极似毛周角化症。绝大多数病例丘疹在数月后平伏，约50%皮疹在9个月内消退，85%在18个月内消退，留有色素沉着，可持续数月或数年。色泽逐渐由粉红变蓝色而转黑色。遗留的色素沉着可淡可浓。肥大性损害和黏膜损害持续时间较长。

损害最常见于皮肤，但有相当一部分病例累及黏膜。可单独发生于皮肤或黏膜，或同时发病或先后发病。发生于皮肤者，好发于四肢，特别是屈侧，尤以腕部屈侧、踝部周围和股内侧最易受累。在躯干则常见于腰部，面部也可受累，但较少见。发生于头皮时，可引起永久性秃发。发生于掌跖者少见。常伴明显瘙痒。发生于黏膜者主要位于口腔黏膜和龟头，偶有报道发生于喉、眼结合膜、阴道、胃、膀胱和肛门直肠等处者。见附页彩图18-14、彩图18-15。

一般从损害初发到波及全身需要2～4周，甚至4个月。若发疹很快，在数日内遍及全身，则为急性扁平苔藓(acute lichen planus)。点滴状损害常先起自前臂内侧，迅速扩展至全身大部分皮肤，尤其多见于腰背部并可融合成片。损害呈紫色，炎症和水肿明显，甚至有水疱发生，奇痒。

1. 皮损类型

(1)肥厚性扁平苔藓(hypertrophic lichen planus)又称疣状扁平苔藓(lichen planus verrucosus)，损害为紫色到红褐色疣状斑块，常位于前踝部。见于11%～13%的病例中，常伴痒感，治疗困难。消退后可留有萎缩斑。可癌变。

(2)环状扁平苔藓(annular lichen planus)：排列成环状，或由一个丘疹中央消退，边缘离心性扩展而成。最常见于龟头，其次是阴唇、肛门、口腔等处。

四肢也可发生。躯干部少见。消退后常留表浅萎缩,中央下凹并有色素沉着。

(3)扁平毛发苔藓(lichen planopilaris)又名毛囊性扁平苔藓(lichen planus follicularis),较少见,约占2%。主要发生于头皮、上肢和躯干。有典型的扁平苔藓损害,头皮进行性瘢痕性秃发,小的毛囊性角化过度性丘疹。后者也可单独发生而不伴其他慢性扁平苔藓损害。消退后留有瘢痕和永久性毛发丧失。亦可有严重黏膜糜烂。

(4)线状扁平苔藓(linear lichen planus):此型常见。线状损害可单独发生,或作为全身泛发性损害的一部分。损害多分布在一侧肢体上,尤以下肢后侧为多,也可见于胸部。

(5)萎缩性扁平苔藓(atrophic lichen planus):肥大性损害消退后可发生萎缩性损害。萎缩性斑片由边缘微高起而中央凹陷的多角形小丘疹组成。有时覆有细薄鳞屑,丘疹中央有时可有毛囊性小角栓。损害多呈紫色或黄褐色,萎缩明显的丘疹常呈淡白色。

(6)糜烂和溃疡性扁平苔藓(erosive and ulcerative lichen planus):常见于掌跖和黏膜。发生于黏膜者可与念珠菌感染、黏膜白斑、天疱疮或其他糜烂性牙龈病混淆。

(7)亚热带扁平苔藓[光化性扁平苔藓 lichen planus subtropicus(actinicus)]:环形斑块,边缘稍高起,中央蓝褐色。每个损害可慢慢扩大或融合呈更大的斑块。无毛细血管扩张和角质栓塞。活组织检查有特征性。损害位于曝光部位,以春夏季最多见。头皮和指(趾)甲不受累。瘙痒极轻微或不痒。多见于儿童和青年。发病比一般扁平苔藓早。

(8)大疱性扁平苔藓(bullous lichen planus):少见。可发生于表皮下,为水疱或大疱。发生于口腔者极度不适,不能进食。极少数在足趾发生慢性大疱和溃疡,常伴指(趾)甲丧失和瘢痕性秃发,可明显影响行走。

(9)类天疱疮样扁平苔藓(lichen planus pemphigoides):临床和免疫组织学兼有扁平苔藓和大疱性类天疱疮的特征。紧张性大疱可发生在扁平苔藓损害上,也可发生在外观正常的皮肤上。典型的扁平苔藓损害的组织特征符合扁平苔藓变化,大疱处直接免疫荧光检查在基底膜区显示呈大疱性类天疱疮的特征。血清中有循环抗基底膜抗体(BP180NC16a)。与典型的扁平苔藓相比,这些病人常无甲,并有轻度全身症状。

(10)扁平苔藓-红斑狼疮重叠综合征:兼有扁平苔藓和盘状红斑狼疮的皮损。组织象和免疫荧光检查具有上述两病的特征。可见有显著甲变化或无甲以及瘢痕性秃发。个别病例发展为系统性红斑狼疮。

(11)色素性扁平苔藓(lichen planus pigmentosus):印度报道40例,皮损为蓝色到灰色,边界不清的斑疹,对称分布于面、胸部和背部以及四肢,也可见毛囊性角化过度性丘疹,黏膜和掌跖不受累。40例中11例同时兼有典型扁平苔藓损害,约半数病例伴瘙痒。活组织检查示扁平苔藓特征,有明显的色素失禁,表皮黑素可见。

(12)扁平苔藓样角化病(lichen planus-like keratosis):孤立损害临床像着色斑或稍有脱屑的斑块。活组织检查为扁平苔藓。

(13)掌跖扁平苔藓:发生于掌跖的损害为丘疹或结节。常位于掌跖边缘,质坚实,色黄,少数可广泛性增厚。可以不痒。虽50%的扁平苔藓发生在腕部屈面,但邻近的手掌很少受累。若其他处有典型扁平苔藓损害时,诊断不难,但若他处无其他皮疹时,诊断很困难。应与银屑病、疣等鉴别。足底慢性扁平苔藓可发生溃疡。溃疡大,疼痛,极难愈合。隐袭性起病。可无其他扁平苔藓症状,有的病例可伴瘢痕性秃发。在溃疡发生以前,足底可增厚,酷似苔藓样皮炎(lichenoid dermatitis)或银屑病,以后趾甲逐渐脱落。先跗趾甲脱落,然后其他趾甲脱落,脱落为永久性。

2. 口腔损害　唇、舌和口腔受累并不多见。15%～30%的病例仅有黏膜损害。临床常有网状Wickham纹和糜烂,但可见白色丘疹,萎缩性斑块,偶尔也可见大范围性损害。吸烟者较易有斑块性损害。发病部位以颊黏膜最常见,其次为舌、上牙龈及下唇。颊黏膜损害常为对称性。无糜烂时无自觉症状,有时进食有烧灼感和疼痛。舌部损害常有舌乳头萎缩。唇部损害可有糜烂无渗液,有明显的黏着性鳞屑,与红斑狼疮引起的唇部损害极相似。约1%口腔黏膜扁平苔藓可发生癌变。

3. 甲损害　6%～10%病例有甲损害。常在全身性扁平苔藓后出现。常见为纵嵴和表面粗糙不平。严重时甲板变薄,分裂。可有不规则点状下凹,褐色色素沉着和匙状甲,可发生甲胬肉,甲床萎缩,甲板可脱落或发生甲下角化过度。少数病例可只有甲损害,而无皮肤黏膜病变,此时仅甲活检可确诊。

【组织病理】

1. *扁平苔藓的组织学改变主要为*　①表皮角化过度；②颗粒层增厚；③棘层不规则性增殖，表皮突呈锯齿形；④基底细胞液化变性；⑤偶有表皮下裂隙；⑥在表皮和真皮乳头层有角化不良细胞（Civatte 小体）；⑦表皮真皮交界处及浅层毛细血管网周围有致密的淋巴组织浸润；⑧真皮上层血管增多；⑨若有疱时可见表皮下水疱。陈旧损害中浸润减轻，组织细胞和成纤维细胞相对增多。由于基底细胞液化变性，基底层内的黑素细胞脱落，黑素便沉积到真皮上部，因此，在带状浸润处有较多的黑素及噬黑素细胞。

2. *肥大性扁平苔藓*　角化过度，表皮突肥大，真皮乳头内有竖行的条状胶原。

3. *口腔扁平苔藓*　基层有液化变性，Civatte 小体，真皮有带状淋巴组织细胞浸润。角化不全或角化过度，锯齿形表皮突和粒层增厚较少见。表皮可增生或萎缩，也可见有表皮缺损等。

4. *毛囊扁平苔藓*　早期损害在毛皮脂腺周围有带状淋巴细胞和组织细胞浸润，随后外毛根鞘液化变性以及基底膜局灶性退行性变，以后毛干也退行性变，导致纤维化。

【诊断与鉴别诊断】

1. *诊断*　根据临床表现和组织病理可以做出诊断。

2. *鉴别诊断*

(1)药疹可引起扁平苔藓样皮疹，引起的药物有金、砷、碘化物、三氧化锑、链霉素、四环素、氯磺丙脲(chlorpropamide)、α-甲基多巴、吩噻嗪(phenothiazine)、β受体阻滞药、螺内酯、抗疟药物、呼吸兴奋药、彩色显影剂等。根据服药史和皮肤活检可诊断，停药后皮疹消退，皮损全身泛发，累及头皮。伴有甲病变时应与银屑病鉴别，基本损害可区别之。掌跖受累须与二期梅毒鉴别。线状损害应与线状苔藓鉴别。环形损害可似环状肉芽肿、基底细胞癌、盘状红斑狼疮。孤立性扁平苔藓或扁平苔藓样白化病酷似光化性角化病、Bowen 病、鳞状细胞癌或基底细胞癌。

(2)糜烂性或大疱性口腔扁平苔藓可与寻常型天疱疮和多形红斑相混淆。萎缩性损害酷似硬化萎缩性苔藓。口腔损害应与念珠菌病、黏膜白斑、鳞状细胞癌等鉴别。头皮损害并有瘢痕，应与红斑狼疮鉴别。甲病变可与银屑病和甲癣相混淆。

(3)肥大性斑块可与神经性皮炎、银屑病、结节性痒疹、Kaposi 肉瘤等相混淆。

临床诊断有困难时可做活组织检查。也可做直接免疫荧光检查排除红斑狼疮或重叠综合征。

【治疗】　扁平苔藓可自愈。症状较重者可采用以下方法治疗。

1. *局部治疗*　糖皮质激素局部外用或皮损内注射。皮损范围小的和口腔损害可外用 0.03% 他克莫司软膏治疗。

2. *全身治疗*

(1)抗组胺药及镇静药：如口服西替利嗪、氯雷他定或曲普利定等。

(2)灰黄霉素：儿童 10～15mg/(kg・d)，连用 3～6 个月，对黏膜及大疱性扁平苔藓有效。

(3)其他：可酌情短期应用沙利度胺、糖皮质激素、维 A 酸类、氨苯砜、免疫调节药等。

3. *物理治疗*　可采用液氮冷冻、浅层 X 线、准分子激光等方法。

4. *中医治疗*　分三型，风湿热蕴型可用消风散加减；气血瘀滞型可用桃红四物汤加减；肝肾阴虚型用知柏地黄丸。

（陆　玲　丁政云）

第十一节　硬化性苔藓

硬化性苔藓(lichen sclerosus)是一种病因未明的少见病，表现为多数境界清楚的白色萎缩性丘疹，晚期真皮上层胶原硬化，皮损因之发硬。可伴有女阴及肛周皮肤萎缩。

本病可发生于两性任何年龄，多见于女性。女性中约半数病例损害局限于肛门生殖器部位。另 1/4 病例仅他处有皮损。女性常于绝经期前后发病。但也有报道发生于 1～13 岁女孩者。

【临床表现】　起病隐袭性，无自觉症状，偶有轻度痛痒。早期损害常不被注意，初发损害为火柴头到豌豆大小，稍高起，平顶，呈角状粉红色丘疹，伴有明显的红色边缘，质地柔软，以后发展成为典型的丘疹，呈瓷白色、象牙色、黄色或珍珠母状，质地变得坚实，逐渐平伏，与周围皮肤成同一水平。有时甚至低于周围正常皮肤，称为“萎缩性丘疹”。有时丘疹表面有小的角质栓塞性黑点，用力剥除后留下一幽谷状凹陷。除散在丘疹性损害外，尚有不同形状和大小的斑片，亦呈白色，境界清楚，常对称分布。在斑片中或斑片周围有时可见典型丘疹，但也可缺如。见附页彩图18-16。

损害发展到后期，丘疹和斑片平伏，甚至下凹，皮损可呈羊皮纸样外观。通常皮肤发硬持续存在，但也可完全消失。此时，临床上仅留色素减退斑，酷似白癜风或白斑病。

有时损害可有明显水肿，甚至有水疱或大疱。紫癜是该病的一个特征性和标志性皮损。

偶尔在腋窝和手腕屈面的角化过度性斑片，临床可酷似神经性皮炎。

女阴及肛门损害：好发部位为小阴唇、大阴唇、阴蒂和会阴部，有时甚至可延伸至股内侧。损害可单发于女阴，亦可同时见于身体其他部位，呈椭圆形香烟纸样皱缩。上有毛细血管扩张。损害边缘，特别是肛门周围损害为象牙色萎缩性丘疹，表面伴有毛囊性角化过度角栓，由于摩擦及潮湿，损害可破溃呈潮红，浸渍和糜烂。有时可有水疱、大疱，甚至出血。皮损周围正常皮肤可有色素沉着。晚期出现萎缩性白斑。患者常感到剧烈瘙痒或疼痛，但有时，特别是在儿童也可无自觉症状。萎缩为本病特点之一，女阴可呈大面积皱缩，阴道口常可因此而变狭窄。发生于儿童者预后较佳，相当大一部分病例可完全痊愈。发生于成人者不能根除。

口腔黏膜损害：损害偶尔可发生于口腔黏膜，常见于颊黏膜及舌，表现为蓝白色斑片，有时呈网状，有时可有表浅溃疡。临床表现和活组织检查均难与扁平苔藓鉴别。若身体其他部位有本病或扁平苔藓损害，即易鉴别。

【治疗】

1. 对症治疗：对瘙痒严重者可用抗组胺药或镇静药。

2. 局部治疗：外用强效或超强效糖皮质激素，待症状缓解后改用中低效糖皮质激素。可以和钙调神经磷酸酶抑制药(吡美莫司、他克莫司)序贯使用。

3. 可采用光动力学治疗。

4. 手术治疗：上述治疗无效，有不典型增生、粘连或癌变可能者可手术切除。

第十二节　线状苔藓

线状苔藓(lichen striatus)是一种儿童自限性疾病，表现为单侧丘疹性苔藓样损害，呈连续或间断的线状排列。本病主要发生于5～10岁的儿童，但婴儿及成人也可发病。女孩比男孩患病率高1～2倍。

【临床表现】 初起为疏散分布、小的，平顶多角形丘疹，粉红或红色，覆有灰白色鳞屑。数日后皮损融合成单侧性线条状排列，沿整个肢体伸展，甚至沿及躯干部。线条宽0.2～2cm，可连续或间断。在某些部位，如臀部可扩展呈斑片，宽达数厘米。初为淡红色，稍久呈暗红色，一般不呈紫色。在肤色较深的病人身上表现为相对的色素减退。损害依次见于下肢、上肢和躯干。偶见有一条以上的损害，或双侧性损害。甲变化罕见，表现为甲板条纹、纵嵴、甲营养不良、远端甲脱离等。本病于数日或数周内发展至顶峰，病程有自限性，数月后自行消退。大多数病例在3个月内消退，但也有持续1年以上者。一般无自觉症状，但有时瘙痒。

【诊断与鉴别诊断】 本病应与线状表皮痣、线状扁平苔藓、银屑病、白癜风和神经性皮炎等鉴别。线状表皮痣呈疣状，常为色素沉着，出现较早而持续不退。线状扁平苔藓较痒，好发于成人，在其他部位尚可有扁平苔藓损害，表面可有Wickham纹，中央常有脐窝，典型损害呈紫色。其组织特征也不同。线状苔藓的浸润更呈血管性，真皮上部浸润和表皮变化更呈斑点状(spotty)，且常有角化不良细胞可见。线状银屑病他处尚有银屑病损害，临床表现不同。带状神经性皮炎较痒，持续时间较长，在其他部位尚可见有神经性皮炎损害。

【治疗】 大多数病例可自行消退，不需要处理，有症状者或持续不退，可对症治疗，使用糖皮质激素类、钙调神经磷酸酶抑制药类药物和维生素A软膏等。

第十三节　光泽苔藓

光泽苔藓(lichen nitidus)是一种原因不明的慢性丘疹性皮病，有其独特的临床和组织学特征。本病由Pinkus在1901年首先报道；以后6年中，他共观察9例，均为男性，损害主要发生于阴茎。以后

Arndt 又报道 13 例，亦均阴茎受累，其中 1 例伴有黏膜损害。

【临床表现】 发病年龄比扁平苔藓年轻，大都发生在儿童或青年。上海医科大学华山医院皮肤科资料半数以上在 18 岁以内。性别无明显差异。

损害为一致性针尖到针头大小平顶或圆顶、坚硬、发亮的丘疹，呈皮肤色或淡白色，丘疹中心常有暗形凹陷，皮损孤立散在，从不融合，但可密集成群，分布于身体任何部位，最常见于阴茎、下腹、乳房下及上肢屈曲，搔抓后可有同形反应。掌跖受累时表面粗糙增厚。无自觉症状。

偶有黏膜损害，主要见于口腔黏膜，如颊黏膜、唇、硬腭等处，临床酷似扁平苔藓；也有报道为孤立、散在但密集成群的境界清楚的灰黄色圆形小丘疹，直径 1mm，有的有出血点。

可有甲改变，表现为点状下凹、纵嵴、甲板增厚、变脆而裂开。

【组织病理】 颇为特殊，有诊断价值。主要为真皮乳头内局限性球形浸润灶，其主要内容为组织细胞、淋巴细胞，少数成纤维细胞、浆细胞与嗜色素细胞，偶或可见郎罕斯巨细胞。每个浸润灶只占据 1 个真皮乳头，病灶旁的表皮突呈环抱状。虽有结核样结构，但从无真正的结核性结节或干酪样坏死。浸润灶上方表皮扁平，有时有基层液化变性，表皮下有空隙，这些在瘰疬性苔藓中则不常见。

【诊断与鉴别诊断】

1. 诊断　本病根据一致性皮肤色或淡白色平顶针头大小发亮丘疹及病理学表现诊断不难。

2. 鉴别诊断　应与下列疾病鉴别。

(1)瘰疬性苔藓：丘疹与毛囊口一致，呈圆形，有成群倾向。在组织学上，虽也有球形浸润灶，但无毛细血管扩张，也很少有噬色素细胞。

(2)扁平苔藓：丘疹呈紫红色，好发于腕屈面和下肢内侧，自觉瘙痒，组织学上也较易区分，唯黏膜损害甚难区分，有时两病亦可同时存在。

【治疗】 本病无自觉症状，且病程有自限性，故大都不需要治疗，发生于阴茎者可局部给予激素治疗。

第十四节　金黄色苔藓

金黄色苔藓(lichen aureus)又名紫癜性苔藓(lichen purpuricus)，临床表现为罕见的、突然发生、由密集的金黄色或铁锈色苔藓样丘疹组成的斑片，酷似新近挫伤。本病少见，一般成人发病，然而儿童也有发病。

【临床表现】 损害可发生于身体任何部位，状似挫伤。但无外伤史，亦不消退，斑片由密集的苔藓样丘疹组成，铁锈色或金黄色，2～30cm 大小，境界清楚。无自觉症状。病程缓慢，亦可自行消退。见附页彩图 18-17。

【组织病理】 表皮无变化，真皮有密集的淋巴组织细胞浸润带，由一正常结缔组织带与表皮隔开。组织细胞内含有相当量的含铁血黄素。在浸润区内毛细血管内皮细胞可肿胀，甚至使管腔闭塞。

【诊断与鉴别诊断】 本病应与药疹以及其他紫癜性皮病鉴别。其他紫癜性皮病的病理组织检查显示表皮有海绵形成，有圆细胞移入，并有含铁血黄素颗粒存在，而本病则无表皮变化。

【治疗】 本病不需要治疗。

（王　刚　樊平中　张国强）

参考文献

王侠生，廖康煌.2005.杨国亮皮肤病学[M].上海：上海科学技术文献出版社，505-525.

王岩，赵玉铭，王君，等.2006.北方汉族寻常型银屑病与 HLA 等位基因的关联研究[J].中国麻风皮肤病杂志，22(1)：1-4.

徐世正，徐文严.2004.安德鲁斯临床皮肤病学[M].第 9 版.北京：科学出版社，213-219，247-275.

赵恬，唐志平，张锡宝.2014.毛发红糠疹发病机制的研究进展[J].国际皮肤性病学杂志，40(4)：272-274.

中华医学会皮肤性病分会银屑病学组.中国银屑病治疗专家共识(2014)[J].中华皮肤科杂志，2014，47(3)：213-215.

朱学俊，王宝玺，孙建方，项蕾红主译.2011.皮肤病学[M].2 版.北京：北京大学医学出版社.

Fuchs-Telem D，Sarig O，van Steensel MA，et al.2012.Familial pityriasis rubra pilaris is caused by mutations in CARD14[J].An J Hum Genet，91(1)：163-170.

Harley A et al. 1999. Pityriasis rosea[J]. Pediatr Rev，

20:266.

Hebert AA et al.1986.Annular erythema of infancy[J].J Am Acad Dermatol,14:339.

Milligan A et al.1990.Lichen planus in children:are view of six cases[J].Clin Exp Dermatol,15:340.

Schofild JK et al. 1993. Recurrent EM Br J Dermatol, 128:542.

Wohlrab J,Kreft B.2010.Treatment of pityriasis rubra pilaris with ustekinumab[J]. Br J Dermatol, 163(3): 655-656.

Zhang XJ,Wei S,Yang S,et al.2004.HLA-DQAI and DQBI Allelesare associated with genetic susceptibility to psoriasis rulgaris in Chinese Han [J]. Int J Dermatol,43:181-187.

第19章 皮肤血管炎和血管性皮肤病

第一节 皮肤血管炎

一、变应性皮肤血管炎

变应性皮肤血管炎（allergic cutaneous vasculitis）是一种主要累及真皮浅层小血管及毛细血管的坏死性血管炎。中医称之为梅核丹、热毒流注。皮损多形性，病程慢性，常反复发作。

【病因及发病机制】 致病因素主要是感染（溶血性链球菌或流感病毒等）、药物、恶性肿瘤、自身免疫性疾病和先天性补体C2缺乏。发病与Ⅲ型变态反应关系密切。本病的发病机制主要为免疫复合物沉积于血管壁，激活补体，释放炎症介质而引起血管损伤和血管炎的病理改变。

【临床表现】 本病多见于中青年。也有儿童发病的报道，年龄小至5岁。损害呈多形性，但以紫癜、结节、坏死和溃疡为主。损害直径从针尖大小至数厘米大小。初发皮损为红色丘疹和紫癜，随后紫癜及丘疹上可发生血疱、坏死和溃疡，有的发展为结节。溃疡愈合后留有萎缩性瘢痕。皮损主要发生于踝部和小腿、下垂部位以及受压部位。常呈对称分布。自觉瘙痒或烧灼感，少数有疼痛感。

可有轻度发热、头痛、乏力、关节和（或）肌痛等全身症状，常可发生水肿，尤其是踝关节。部分患者可伴发内脏损害，导致腹痛、便血、肾炎、肺炎、感觉或运动障碍、复视等。严重时可危及生命。损害通常在3～4周恢复，但可复发或变为慢性，病程迁延数月至数年。

【实验室检查】 可有红细胞沉降率快、贫血、血小板减少、高球蛋白血症、补体下降及类风湿因子阳性等。

【组织病理】 典型变化是真皮毛细血管和小血管扩张、内皮细胞肿胀、管腔变窄、闭塞、管壁纤维蛋白样变性或坏死，血管壁及其周围中性粒细胞浸润，可见白细胞破碎及核尘和红细胞外溢等。

【诊断与鉴别诊断】

1. 诊断 根据典型临床表现，结合组织病理表现可以确诊。

2. 鉴别诊断 应与过敏性紫癜鉴别，后者皮损形态较单一，主要为可触及性紫癜，可伴关节痛、胃肠症状、血尿及蛋白尿。

【防治】

1. 去除病因 防治感染、去除感染病灶和停服可疑药物。适当休息和抬高患肢对本病有益。

如疾病仅限于皮肤，可试用非甾体类抗感染药、抗组胺药、秋水仙碱、氨苯砜，可试用2～3周。皮损广泛、症状较重者应给予糖皮质激素，病情稳定后可逐渐减至维持量。对疾病发展迅速和有严重系统性损害的患者，可应用免疫抑制药如环磷酰胺2mg/(kg·d)。还可用抗组胺药、维生素C、阿司匹林、吲哚美辛、碘化钾、雷公藤多苷，还可应用复方甘草酸苷注射液20～60ml加入5%葡萄糖溶液100～250ml静脉滴注。赵天恩等报道应用氯法齐明(B663)治疗各类型皮肤血管炎有效率98.5%。

2. 中医治疗

(1)内治法：活血祛瘀、化湿通络。常用药物如丹参、当归、赤芍、虎杖、生山楂、川牛膝、独活、桑寄生、土茯苓、赤小豆、白花蛇舌草、丝瓜络等。加减法：发热者，加牛蒡子、荆芥、黄芩；有溃疡者加黄芪、当归。

(2)外治法：患处涂搽红灵酒等。

二、过敏性紫癜

过敏性紫癜（anaphylactoid purpura）又名急性血管性紫癜（acute vascular purpura）、亨-许紫癜（Henoch-Schönlein purpura，HSP），是一种过敏性毛细血管和细小血管炎，其特征为非血小板减少性间歇性紫癜，可伴有关节痛（74%～84%）、腹痛（61%～76%）和肾病（44%～47%）。中医称之为"葡萄疫""肌衄""血证""阳斑""血胤疮""血风疮"

"斑毒"等。发病高峰年龄为 4～8 岁，主要见于男孩。春秋季发病较多。

【病因及发病机制】 病因尚不清楚，可能是某种致敏原引起的变态反应。儿童发病与细菌(如溶血性链球菌)、病毒(如流感病毒)、昆虫叮咬、食物(牛奶、鱼虾、鸡蛋等)等有关。成人大多与药物如抗生素类、水杨酸盐类、巴比妥类等相关。免疫接种和淋巴瘤等也可促使发病。发病机制中以体液免疫异常为主，T 淋巴细胞功能改变、细胞因子和炎症介质的参与在发病中起重要作用。特别是免疫球蛋白 IgAl 糖基化异常是 HSP 的重要致病因素。各种抗原抗体反应形成免疫复合物在血管壁沉积，激活补体，导致毛细血管和小血管壁及其周围产生炎症，使血管壁通透性增加，从而产生各种临床表现。

【临床表现】 发病多较急。大约 40% 的病例(儿童为 50%～90%)在皮肤损害发生之前 2 周内有前驱症状，如轻度发热、咽痛、头痛、关节症状和腹痛。典型临床表现为可触及性紫癜，见于下肢，以小腿伸侧为主，重者可波及上肢、躯干。最早的皮肤表现为小而分散的瘀点或荨麻疹样皮疹，在一天内可变为出血性，瘀点可融合成大片瘀斑，也可出现水疱、坏死性紫癜和血管瘤样损害。皮损在 5d 左右开始消退，数周后可出现新发皮疹。病程通常为 6～16 周。5%～10%患者的病情呈持续性或复发性。

仅累及皮肤者称为单纯型；如并发关节损害，称为关节型，以膝、踝关节多见，也可累及肘、腕、指关节，表现为关节酸痛、肿胀、活动受限；并发腹部症状时，称为腹型，多表现为脐周和下腹部绞痛，也可伴恶心、呕吐、黑粪等，严重者反复发生，可引起麻痹性肠梗阻、肠套叠或肠穿孔；如并发肾损害，称为肾型，可出现蛋白尿、镜下血尿甚至肉眼血尿、管型尿，小部分人会发展为进行性肾小球疾病和肾衰竭；上述各型有时可合并存在，称为混合型。

【实验室检查】 血小板计数、出凝血时间、凝血因子等均在正常范围内；毛细血管脆性试验阳性；红细胞沉降率快；血白细胞轻度增高；可有蛋白尿、血尿和管型尿。

【组织病理】 真皮浅层毛细血管和细小血管的内皮细胞肿胀，管腔闭塞，管壁有纤维蛋白沉积、变性和坏死，血管及其周围有中性粒细胞浸润，有核尘、水肿及红细胞外渗。

【诊断与鉴别诊断】

1. 诊断　根据病史、典型皮损和实验室检查可诊断过敏性紫癜。

2. 鉴别诊断　首先，过敏性紫癜应与特发性血小板减少性紫癜鉴别。其次，腹型应与急腹症鉴别；肾损害明显而皮损不突出时，应与其他肾病鉴别；有关节症状伴低热者，应与系统性红斑狼疮鉴别。

【治疗】 应卧床休息，寻找并消除致病因素，如防治上呼吸道感染、去除感染病灶(如扁桃体炎、龋齿等)、避免服用可疑致敏的食物及药物等。

单纯型可用降低血管通透性的药物(如维生素 C、钙剂等)、抗凝血药双嘧达莫等；关节型可用非甾体抗感染药、雷公藤多苷及氨苯砜等；腹型、肾型除上述治疗外可给予对症处理，必要时可用免疫抑制药如硫唑嘌呤或环磷酰胺。各型紫癜病情严重时均可酌情应用糖皮质激素，用量为 1～2mg/(kg·d)。以细菌感染为诱发因素者应并用抗生素。近年报道儿童重症过敏性紫癜及早应用免疫球蛋白静脉滴注 1～3d，可缩短病程，减少复发。

中医治疗：治宜清热解毒，凉血活血。由于紫癜之特点，常缠绵难愈，说明其中必夹湿邪；因湿邪为病，黏腻缠绵，攻之不可，散之不去，是为难去之邪，故可兼健脾利湿。本病除热毒外，还加有风邪，因此可考虑加入抗过敏作用的祛风药。方药：凉血五根煎加参苓白术散加减。基本方如下：白茅根 30g，生地黄、山药、紫草根各 20g，赤芍、板蓝根、茯苓各 15g，白术、川牛膝、茜草根、防风、刺蒺藜各 10g，三七粉 3g 等。以上为成人用量，儿童按总论的中药折算法酌减。

加减法：腹痛加白芍、生甘草、延胡索；关节痛者加防风、钩藤、银花藤等；肾病性者加大小蓟、墨旱莲、泽泻等。

三、持久性隆起性红斑

持久性隆起性红斑(arythema elevatum diutinum)为一种少见病，被认为是一种慢性纤维化性白细胞碎裂性血管炎。其特点是肢体伸侧发生持久性红色、紫色及黄色丘疹、斑块和结节，常对称分布。

【病因及发病机制】 持久性隆起性红斑可以和很多系统性疾病并发，如感染、自身免疫性疾病、良性及恶性血液系统疾病。最常见的感染源为 β-溶血性链球菌、乙型肝炎病毒及 HIV。由慢性抗原暴露或高循环抗体水平所致的免疫复合物沉积可能是本病潜在的发病机制。

【临床表现】 小儿少见。皮损初起时常为成群的红色小丘疹及结节，以后扩大融合成斑块，为紫色或带有黄色。圆形、卵圆形或不规整形表面光滑，少数可发生水疱、溃疡。好发于关节伸侧，尤其是肘、膝、手、足关节伸侧，还可累及臀部和阿基里斯（Achilles）跟腱部位。皮损持续数周至数月，新疹反复发生病程可达数年。皮疹吸收后可萎缩、色素脱失或增加。发生溃疡者预后留瘢痕。大多数患者无症状，少数感瘙痒、疼痛或烧灼感。一般无全身症状，但也有伴关节痛者。

【组织病理】 组织学特点是血管外大量中性粒细胞、淋巴细胞伴嗜酸性粒细胞、浆细胞、嗜脂性组织细胞浸润。早期在血管周围见中性粒细胞浸润，伴核尘，真皮中、上部血管壁有少许纤维蛋白沉积。陈旧皮损表现为真皮血管周围结节性嗜酸性纤维均质样变，毛细血管增生。

【诊断】 依据：①皮疹为圆形、卵圆形或不规整形坚实斑块，表面光滑，少数发生水疱、溃疡；②好发于关节伸侧，尤其是肘、膝、手、足关节伸侧，多对称分布；③可持久存在，绵延数年；④组织病理学特点。

【治疗】 氨苯砜为首选药物；10%碘化钾有促进细胞浸润吸收作用。局部可以试用糖皮质激素皮损内注射，常用的有 2.5%泼尼松龙混悬液 1ml 或 1%曲安西龙混悬液 1ml 与 2%利多卡因 5ml 混合，能减轻皮肤损害，但很少系统使用糖皮质激素。糖皮质激素霜剂外用效果不明显。

四、荨麻疹性血管炎

荨麻疹性血管炎（urticarial vasculitis）又名低补体血症性血管炎（hypocomplementemic vasculitis）。本病是一种特殊的综合征，其特点是皮疹为风团，持续时间长，伴低补体血症、关节炎及腹部不适等。

【病因及发病机制】 病因不明，感染和药物为本病的诱因。本病继发于补体激活，可能是结缔组织病如红斑狼疮、干燥综合征或潜在恶性疾病的变异型，属Ⅲ型变态反应，与免疫复合物沉积和 Arthus 反应等有关。

【临床表现】 小儿少见。起病时常伴有不规则发热。皮肤表现主要为风团，特征是损害通常疼痛，而不是瘙痒，持续时间超过 24h，消退后留有炎症后色素沉着。有时损害内可见点状出血。本病常伴有关节痛及关节炎，主要见于四肢关节，有时有关节肿胀。也可有腹部疼痛不适。有些病例肺部和肾也可受累。

【实验室检查】 血白细胞正常或增加，中性粒细胞比例增加，红细胞沉降率快。严重而持久的低补体血症为最常见的异常，特别是 C4 降低更明显。

【组织病理】 有间质及血管周围中性粒细胞浸润及核尘、纤维素沉积等轻度血管炎表现。

【诊断与鉴别诊断】

1. 诊断　主要根据风团持续 24h 以上，伴发热、关节痛、红细胞沉降率快及持久而严重的低补体血症做出诊断。

2. 鉴别诊断　须与荨麻疹鉴别。后者每批风团持续时间较短、一般不超过 24h、皮损无疼痛、消退后不留痕迹等可鉴别。

【治疗】 糖皮质激素为首选药物，一旦确诊应早期应用，以防肾病。疗效不佳者可用糖皮质激素联合免疫抑制药治疗。对糖皮质激素疗效不满意者，可加用氨苯砜，也可单独应用，对部分患者有效。单用抗组胺药疗效不佳，非甾体类抗炎药如吲哚美辛对本病有效，沙利度胺、羟氯喹也可能有效。近年应用中药制剂如复方丹参、复方甘草酸苷等加入 5%葡萄糖溶液静脉滴注可取得较好疗效。中医治疗参见变应性血管炎。

五、脓疱性血管炎

脓疱性血管炎（pustular vasculitis）为临床上呈现伴红斑或瘀斑的无菌性脓疱，在脓疱下的真皮内可见血管炎改变的一组疾病。

【病因及发病机制】 为免疫复合物引起的一种血管炎，可能是某种因素引起中性粒细胞趋化亢进，表皮中生成中性粒细胞趋化因子吸引中性粒细胞至表皮下聚集而发生无菌性脓疱。

【临床表现】 为红斑或瘀斑基础上发生无菌性脓疱，一般发生于一组反应性皮肤疾病中，多伴有全身症状。

1. 急性泛发性脓疱性细菌疹（acute generalized pustular bacterid）　常突然发病，初发于掌、跖，很快泛发全身，以肢端为多，为直径 8mm 的无菌性脓疱，1～4 周后自然消退，无复发倾向。

2. Behcet 综合征（Behcets sndrome）　本病的一个重要皮肤症状是皮肤受外伤后 24h 内可见脓疱形成及轻度血管炎。

3. 短肠综合征与伴肠道疾病皮肤关节炎综合征（bowel bypass syndrome and bowel associated dermatosis-arthritis syndrome）　过度肥胖病患者施行空肠-回肠吻合术后，约有 20%的患者皮肤发生间歇性皮疹。主要分布在四肢，多数斑疹、丘疹发展为脓疱，最后中心坏死。常伴发热、关节炎等全身症状。

4. 播散性淋菌性感染(disseminated gonococcal infection) 在播散性淋菌血症时,有发热、关节痛,同时发生脓疱性血管炎。

5. 类风湿关节炎 在血清类风湿阳性的类风湿关节炎患者中,可发生局限性脓疱性血管炎,同时有发热等全身症状。

【组织病理】 表皮可见海绵状脓疱,位于角层下,有时也可在表皮下,真皮血管内皮细胞肿胀,血管周围有致密的中性粒细胞浸润、核碎裂等。脓疱与血管炎并存是诊断脓疱性血管炎的必备条件。

【诊断】 依据:①在红斑或瘀斑基础上出现无菌性脓疱;②多伴有相应疾病的全身其他症状;③皮肤组织病理。

【治疗】 可用秋水仙素(抑制白细胞游走)、氨苯砜(抑制白细胞酶活性)、碘化钾(促进细胞浸润吸收)内服。治疗原发病,有感染因素时应使用抗生素。

六、面部肉芽肿

面部肉芽肿(granuloma faciale)是一种发生于面部,以单个或多个皮肤结节为特征的少见疾病。

【临床表现】 皮肤损害为孤立散在的单个或多个浸润性丘疹、斑块、结节。累及面部,尤其是鼻部,皮疹也可发生于面部以外,但很少见。结节柔软、隆起。大小几毫米至几厘米。较大的结节中央凹陷呈碟状或环状。多为暗红、棕红或紫色。由于结节的浸润及肿胀,其上毛囊口扩大。一般无自觉症状,少数有轻度瘙痒、刺痛感或结节压痛。病程慢性经过,可数月至数年无变化。

【组织病理】 表皮变薄,表皮下有一个明显的无浸润带。无浸润带下真皮部有明显的炎性细胞浸润,为中性粒细胞、嗜酸性粒细胞、单核细胞、淋巴细胞、浆细胞、组织细胞和纤维母细胞,并可见红细胞外渗及含铁血黄素沉积。特征性的浸润为嗜酸性粒细胞增多。

【治疗】 首选糖皮质激素皮损内注射,常采用2.5%泼尼松龙混悬液 1ml 或 1%曲安西龙混悬液 1ml 与 2%利多卡因 5ml 混合局部注射,儿童剂量酌减,前者每周一次,一般 2 次可见明显疗效,5 次 1 个疗程,后者 3 周 1 次,1～2 次可收效。冷冻联合糖皮质激素皮损内注射有非常好的疗效。局部外用糖皮质激素也有帮助。如效果不佳,可考虑与氨苯砜、秋水仙碱或抗疟药联合应用。若药物治疗失败,可选用外科疗法如表皮磨削、染料激光、冷冻和切除等。

七、变应性肉芽肿病

变应性肉芽肿病(allergic granulomatosis)又名 Churg-Strauss 综合征,是伴肉芽肿的坏死性动脉炎,是严重过敏反应的一个少见的合并症,如哮喘、过敏性鼻炎,偶尔也见于药物过敏。主要表现为迁移性嗜酸性肺炎。患者以女性为多。儿童病例罕见。

【临床表现】 多先有哮喘史、过敏性鼻炎和鼻息肉,2～12 年后可出现发热和嗜酸性粒细胞增多(20%～90%)。数月至数年后,可发生肺、心、肝、脾、肾、肠和胰腺的播散性动脉炎。可因心肌炎造成充血性心力衰竭而死亡。2/3 患者可出现皮肤损害。四肢伸侧和头皮可出现结节,在手指末端可有坚实无触痛性丘疹,也可见紫癜或血疱。

【实验室检查】 外周血嗜酸性粒细胞明显增多,一般$>1500\times10^9/L$,与疾病的严重程度呈正相关。可有炎性指标上升,血清 LgE 升高,血尿、蛋白尿。C 反应蛋白和嗜酸性粒细胞的下降和上升可以看作是病情缓解或复发的指征。ANCA 试验常可发现核周型-ANCA(P-ANCA)阳性,在少数情况下,C-ANCA 为阳性,可能与疾病的严重程度有关。

【组织病理】 病理特征与 Wegener 肉芽肿病相似,都表现为肉芽肿和血管炎。与其不同的是变应性肉芽肿病肉芽肿中是嗜酸性粒细胞,而 Wegener 肉芽肿病肉芽肿中是中性粒细胞。典型的血管损伤是纤维蛋白样的动脉炎。皮肤、肺等器官的毛细血管炎也常见。

【治疗】 主要用大剂量糖皮质激素。最近主张一旦确诊,即用糖皮质激素加环磷酰胺(口服或静脉)治疗,缓解后以硫唑嘌呤代替环磷酰胺,至少6～12 个月。主要脏器受累时大剂量糖皮质激素的疗程要更长一些。氨苯砜、羟氯喹、吲哚美辛、抗生素等可作为辅助治疗。也有用干扰素成功治疗本病的报告。

(胡　萍　陆　玲　徐世正)

八、坏疽性脓皮病

坏疽性脓皮病(pyoderma gangrenosum)是一种慢性、复发性、破坏性溃疡性皮肤病,局部疼痛。其皮损形态有一定特征,但组织病理和实验室检查一般无特异性。74%的儿童伴发系统疾病,如炎性肠病、关节病、结缔组织病和血液病。糖皮质激素和硫唑嘌呤等免疫抑制药治疗有效。

【病因及发病机制】　病因尚未明确，多数学者认为它是一种免疫异常性皮肤病。免疫球蛋白升高，免疫复合物升高，脓液培养阴性。沈齐滨等报道1例插秧后发病，尾蚴叮咬是否为发病诱因，尚待进一步证实。皮肤外伤常为本病的重要诱因之一。

【临床表现】　疾病初起可为炎性丘疹、水疱、脓疱或小结节。很快中心坏死，形成溃疡，散在孤立或丛集。此种初期损害不断扩大且向深层扩展，形成大小不等的溃疡，境界清楚，边缘皮肤呈紫红色，水肿。溃疡边缘的下方组织有潜行性破坏。溃疡底为湿润、溢脓的肉芽面，覆坏死组织。这些疼痛性坏疽性溃疡周围可出现卫星状排列的紫色丘疹，破溃后与中心溃疡融合。溃疡中心可不断愈合，形成菲薄的萎缩性瘢痕，同时又不断向周围远心性扩大，形成大的向周边伸展的崩蚀性溃疡。皮损好发于下肢、臀部或躯干，其他部位也可受累，如上肢、面、颈、阴囊、女阴、颊黏膜、舌及外耳道等。此外，溃疡可发生在外伤的部位，尤其是注射部位。

皮损慢性，反复加重，自觉疼痛，压痛明显。部分有发热。可同时伴有溃疡性结肠炎、类风湿关节炎等症。本病可发生于不同年龄，以30～50岁多见。儿童的发病率约4%，儿童与成人的临床表现无明显区别，但儿童发病部位多见于头面部，也可见于生殖器和肛周部位。女性多于男性。还可出现轻重不一的关节症状，从关节疼痛至进行性畸形性关节炎。

【组织病理】　早期主要为坏死性血管炎改变。小血管管腔闭塞，血栓形成，管壁炎性细胞浸润，并有变性坏死。有的患者为化脓性毛囊炎改变，表皮内水疱及脓疱，真皮乳头明显水肿，有血管外红细胞。以后皮肤坏死、溃疡。溃疡下方真皮内弥漫以中性粒细胞为主的浸润，片状组织坏死。后期可见淋巴细胞、组织细胞、多核巨细胞浸润。

【诊断与鉴别诊断】

1. 诊断　根据炎性丘疹、脓疱、潜行性溃疡，有剧烈疼痛，特定的发病部位以及年龄、全身症状等可以诊断。

2. 鉴别诊断　与白塞病、增生性皮炎、皮肤结核、晚期梅毒以及着色真菌病等鉴别，鉴别要点主要是根据临床和实验室检查结果。

【治疗】　防治原则：卧床休息，加强营养，增强体质，预防继发感染，并积极治疗原发性疾病。本病尽管采用一般治疗和全身药物治疗，但对部分患者治疗仍不满意。

1. 全身治疗

(1)柳氮磺吡啶：儿童≥2岁，开始治疗每日40～60mg/kg，分3～6次服用；维持治疗，口服每日30mg/kg，分次服用直至症状消失。注意避免贫血出现。对水杨酸或磺胺过敏者、小于2岁的幼儿、尿路梗阻、肠梗阻、卟啉病患者禁用。

(2)米诺环素(美满霉素)：对控制病情有一定作用。大于8岁的儿童首次剂量为3.6～4mg/kg，以后每12小时1.8～2mg/kg，或每6小时1mg/kg。肝肾功能不全者慎用。小于8岁的儿童禁用。用药后避免暴晒，以防引起光感性皮炎。

(3)糖皮质激素：适用于急性进展期重症患者。一般泼尼松1～2mg/(kg·d)口服，无效者可试用冲击疗法，即甲泼尼龙15～30mg/kg，加入5%葡萄糖溶液100～300ml中静脉滴注，1～3h滴完，每天1次，连续3d，以后再用泼尼松维持。

(4)免疫抑制药：仅用于内脏损害者。可用硫唑嘌呤或环磷酰胺。

(5)坏疽性脓皮病可能是系统性疾病的一种皮肤表现，所以需要同时治疗伴发的系统性疾病，如伴克罗恩病应手术切除受累的结肠。

2. 局部治疗　外用抗生素溶液湿敷可防治创面继发感染，减少渗出。溃疡较大者，待病情控制，创面新鲜后可考虑植皮，缩短愈合时间。溃疡边缘可局部用糖皮质激素封闭治疗以延缓疾病进展。

3. 中医治疗

(1)急性期以清热解毒利湿为主，慢性期可加服附子理中汤或十全大补丸。

(2)中医常把本病分为两型辨证论治。

①湿热聚毒型。证为发病较急，皮损为红色丘疹、水疱、脓疱、结节、溃疡，疼痛剧烈；舌质紫红、苔白，脉弦滑。治则清热解毒、除湿化瘀。方用蒲公英、紫花地丁、草河车、连翘、黄芩、黄柏、苦参、猪苓、延胡索、枳壳。

②脾胃阳虚型。证见病程日久，皮损以溃疡为主，创面色紫暗，上覆坏死组织，自觉疼痛；伴面色白，形寒肢冷，腹胀便溏；舌质淡、苔白，脉沉弱。治则温补脾胃、解毒生肌。方用党参、制附子、干姜、白术、茯苓、山药、莲子肉、生薏苡仁、草河车、当归。

九、Sweet综合征

Sweet综合征(Sweet syndrome)又名急性发热性嗜中性皮病(acute febril eneutrophilic dermatosis,

或 Sweet 病)。该病虽是少见病,但世界各地均有发生。婴儿少见,已报道的最小发病年龄是出生 2 周的新生儿。婴儿发病常与恶性血液疾病相联系,因此 Sweet 综合征患者应常规做骨髓检查,以延长生存率。

【病因及发病机制】 病因不清,可能与以下几方面有关:①Sweet 综合征常与上呼吸道感染如咽炎、扁桃体炎、支气管炎、流感综合征等和胃肠道感染、炎症性肠病及妊娠有关,也有发生于皮肤外伤或种痘并发感染后,认为是一种超敏反应,可能系Ⅱ型或Ⅲ型免疫反应。②恶性肿瘤或副肿瘤相关性,此病的发作或复发与癌症的存在相关。Sweet 综合征常伴发于白血病,其他如胃癌、宫颈癌、睾丸胚胎癌等恶性肿瘤在本病患者中可见到。③药物因素引起。最常见于患者接受粒细胞集落刺激因子(G-CSF)治疗或用过一些抗菌药物者如米诺环素、呋喃妥因或甲氧苄啶-磺胺甲噁唑以及抗癫痫药物、抗高血压药、口服避孕药等。④有些病例与人类白细胞抗原 BW54(HLA-BW54)相关,提出为一种免疫遗传性疾病。本病的发病机制可能是继发一种或数种内源性细胞因子如 Th1 型细胞因子异常分泌所致。

【临床表现】 皮损为潮红或暗红斑块或结节,开始小,逐渐增大,斑块多有清楚隆起的边缘,表面光滑或粗颗粒状,似假水疱,亦可见有针头大水疱或无菌性脓疱,消退期可有鳞屑及暂时性色素沉着,有时皮损中央消退而隆起的边缘向外扩展呈现为环状损害。结节自黄豆至蚕豆大小,可互相融合形成斑块,有结痂,但不发生糜烂或溃疡,触之较硬,有触痛。损害一般不破溃,中等硬度,伴有自觉疼痛和压痛。不经治疗,1～2 个月后可自行消退,局部不留瘢痕及萎缩,但可复发。有的斑块中央部分逐渐消退而有鳞屑与色素沉着,周围可远心性扩大而呈环状损害,临床可见到新旧皮损并存现象。病变主要见于面、颈、四肢,两侧分布,常不对称,躯干少见,偶有黏膜受累。

大部分患者伴发热,体温 38～39℃,本病除皮肤表现外,可累及骨骼,表现为急性无菌性关节炎、关节痛、局灶性无菌性骨炎、无菌性骨髓炎,骨骼受累常见于成人,儿童少见;中枢神经系统:无菌性脑膜炎、吉兰-巴雷综合征、中枢源性轻瘫、特发性进行性双侧听神经听觉丧失、脑干损害,临床上最常见的表现为惊厥、头痛和意识障碍;眼:结膜炎、虹膜外层炎、青光眼、虹膜炎、周围型溃疡性角膜炎、巩膜炎、葡萄膜炎;肾:肾小球肾炎、尿液异常;肠:小肠伴广泛性和弥漫性中性粒细胞性炎症、全结肠炎;肌痛、肌炎,肝脾大等。

儿童 Sweet 综合征和成人 Sweet 综合征的区别见表 19-1。

表 19-1 儿童 Sweet 综合征和成人 Sweet 综合征的区别

	儿 童	成 人
皮疹特点	皮肤损害不典型,可有坏死、溃疡。以四肢为主	界限清楚的触痛性红斑,好发于面和躯干部
皮肤外损害	口腔黏膜受累较常见,也有肠黏膜受累的报告	皮肤外表现少见,最常见的为眼部损害
伴发肿瘤	28%存在恶性肿瘤或癌前病变,但几乎全为血液系统肿瘤	15%～54%存在恶性肿瘤或癌前病变,且85%为血液系统相关疾病

【实验室检查】 血常规检查中性粒细胞增高,白细胞总数增高或正常,红细胞沉降率增快。免疫球蛋白和补体测定常正常。肾受累者可有蛋白尿、血尿及颗粒管型等。

【组织病理】 表皮无明显改变,早期可有轻度海绵形成,棘层肥厚及轻度角化不全。主要变化在真皮,真皮乳头水肿,有时可形成大疱,有红细胞外溢,真皮浅层和中层内毛细血管扩张,内皮细胞肿胀。真皮全层尤其血管周围有弥漫中性粒细胞浸润,并常见核固缩及核碎裂,还可有淋巴细胞、组织细胞及嗜酸性粒细胞,有时可见白细胞碎裂性血管炎改变。部分病人除真皮外,在皮下组织中也存在以中性粒细胞为主的炎性浸润,还有淋巴细胞、组织细胞和嗜酸性粒细胞,炎细胞散布于细胞间隔和小叶间隔内。

【诊断与鉴别诊断】

1. Sweet 综合征的诊断标准 ①突发性疼痛性斑块或结节;②组织病理上真皮致密的粒细胞浸润,有时可见有白细胞碎裂性血管炎的改变;③体温 38℃以上;④合并有血液系统增殖性疾病、炎性疾病或实质性肿瘤,或在发病前有上呼吸道感染、胃肠道感染;⑤内服糖皮质激素或碘化钾有效;⑥有以下 3

项实验室检查异常，即红细胞沉降率增快（20mm/1h以上）、C反应蛋白增高、白细胞总数＞8.0×10^{9}/L，中性粒细胞比例增高。

药源性的Sweet综合征的诊断标准①②③同上；④药物应用与本病的临床表现在时间上相关，或药物再应用后与病情复发时间上相关；⑤停药与皮损消退在时间上相关。

2. 鉴别诊断

（1）多形性红斑：损害呈多形性，如红斑、丘疹、水疱、大疱，典型者可见到虹膜状损害，常伴黏膜受侵，分布对称，自觉瘙痒而不伴皮损疼痛及压痛，一般无发热及实验室检查异常（重症例外）。对糖皮质激素反应好，一般2～3周自愈，无瘢痕。

（2）持久性隆起性红斑：本症皮损好发于关节伸侧附近，对称分布，多为紫色或带有黄色的结节和斑块，皮疹表面可有鳞屑或结痂，不伴发热等全身症状，周围血中性粒细胞不增高，愈后可留有瘢痕、色素沉着，对糖皮质激素疗效不肯定。通常持续5～10年，愈后留有瘢痕。

（3）变应性皮肤血管炎：皮疹多形，可有斑丘疹、紫癜、血疱、溃疡，但以紫癜样皮疹为特征性皮疹，自觉疼痛。皮疹表面常有糜烂、坏死、溃疡。皮疹好发于下肢、臀部、背下部、手及腕部，对称分布。常伴发热，对糖皮质激素反应好，病程迁延较久，溃疡愈合后留有瘢痕。

【防治】

1. 防治原则　祛除病灶，对症处理，以缓解症状，缩短病程及防止复发。

2. 系统治疗

（1）糖皮质激素疗效肯定，症状明显改善。如口服泼尼松0.5～1.5mg/（kg・d），能够迅速控制病情，而后逐渐减量，多数病例能停药，少部分患者须长期给予维持量。合并关节炎者可关节腔内注射糖皮质激素。

（2）下列药物有时可获较好效果，配合糖皮质激素治疗，可减少糖皮质激素用量，降低其不良反应。

①秋水仙碱：0.02mg/（kg・d），最大量不超过0.06mg/（kg・d），用药2～5d症状改善，7d后停药或减量，维持3周可以防止复发。

②10%碘化钾溶液：5mg/（kg・d），连服2周为1个疗程。

③吲哚美辛：1～3mg/（kg・d），分3～4次，饭时或饭后服用，对炎性疼痛作用显著。口服吸收快。注意儿童应用本品较敏感，溃疡病人、精神病、支气管哮喘、肾功能不全者禁用。

（3）可适当应用抗生素辅助治疗。

（4）有伴发疾病者应积极处理。

（5）其他：皮损内或全身注射α-干扰素、口服阿维A和全身应用免疫抑制药，曾个案报道对本病有效。

3. 局部治疗　可外用各种糖皮质激素制剂或碘化钾。

4. 中医治疗　治则清热凉血，常用方如丹参、牡丹皮、生地黄、玄参、赤芍、川芎、黄柏、生甘草。或用复方丹参片口服，或丹参注射液静脉滴注。也可采用辨证论治。

（1）湿热感毒型：相当于本病初期。治则清热解毒、除湿活血。方用蒲公英、连翘、金银花、紫花地丁、车前草、黄芩、夏枯草、茯苓皮、茵陈、鸡血藤。

（2）湿毒蕴结型：相当于本病后期或反复发作者。治则除湿解毒、活血散结。方用土茯苓、草河车、猪苓、生薏苡仁、槐花、泽泻、丹参、川芎、红花、僵蚕。

（樊平申　王　刚）

十、恶性萎缩性丘疹病

恶性萎缩性丘疹病（malignant atrophic papulosis），又称Degos病（Degos disease）、Degos综合征（Degos syndrome）、致死性皮肤胃肠细动脉血栓形成（lethal cutaneous and gastro-intestinal arteriolar-thrombosis），是Degos于1942年首先叙述的一种致死性皮肤肠道闭塞性动脉炎综合征。发病以青壮年男性为主，儿童少见，报告最小的病例为7个月。本病多先累及皮肤，约1/3病例仅有皮肤损害。皮疹出现后数周至10年间发生肠损害，早期表现为消化不良、腹泻或便秘，最后发展为多发性肠穿孔和腹膜炎，故一旦出现腹部危象则预后不良。部分病例发生中枢神经系统梗死。一般而言，胃肠道和中枢神经系统受累常导致死亡。

【病因及发病机制】　病因不明，为微动脉和小动脉闭塞导致楔形坏死。有学者认为与常染色体显性遗传、自身免疫功能异常和纤溶性降低以及慢性病毒感染有关。Roenigk等发现IgA和纤维蛋白异常增加。电泳显示IgA片段增高。有学者报告有血小板聚集功能增强。近来发现有皮肤损害和神经系统栓塞者，血中有抗磷脂抗体。也有学者认为本病是SLE的急性表现。

【临床表现】　好发于20～40岁男性，小儿少见。皮损为淡玫瑰色圆形水肿性丘疹，主要发生于躯干，球结合膜及口腔黏膜可发生类似损害，除掌跖外，可累及全身任何部位的皮肤，近端比远端多见。皮损扩大，中心凹陷呈脐窝状，中心显出特征性瓷白色，而周围呈青红色并有毛细血管扩张，最后发生萎缩。皮疹分批发生，少则几个，多则百余个，散在分布，较少融合。每次新发疹数目减少。

内脏损害中胃肠道和神经系统常常受累，这两个系统的受累可导致死亡。而以消化道更常见，肠壁损害可发生多数的细微穿孔而引起致死性腹膜炎。表现症状主要为腹痛、恶心、呕吐、消化道出血等。肠道梗死可有剧烈腹痛、呕血、多发性肠穿孔而致弥漫性腹膜炎。胃肠道症状通常在皮损发生后数月出现，但亦可迟达10年后方出现。

约有10%患者有心脏损害，表现为心包炎，偶有心肌梗死和纤维化。神经系统症状有头痛、肢体麻木、共济失调和复视，视网膜及巩膜斑块、球结膜血管的微动脉瘤也可发生，心、肾、心包及膀胱也可受累。本病预后较严重，如不经治疗，平均存活2年，根据文献资料，约50%患者于3年内死亡，少数患者，仅有皮肤损害，则预后较好。

【组织病理】 血管内膜增生，血栓形成而致楔形坏死。特征性损害为楔形缺血性梗死、内皮细胞肿胀及小动脉增生，内膜与内弹力板之间纤维化，血管中膜或外膜无炎症或坏死。如果未见特征性楔形梗死，其组织学改变与红斑狼疮很相似。皮损早期为血管周围淋巴细胞浸润，相对无特异性。

【诊断与鉴别诊断】

1. *诊断* 依据皮损的形态和病理学检查。

2. *鉴别诊断* 注意与红斑狼疮鉴别，红斑狼疮特有血清学检查可鉴别。

【防治】

1. *防治原则* 对症处理，随诊观察，加强护理。

2. *系统治疗* 本病无特殊疗法，主要对症处理。

(1)一般可用下列药物治疗：吲哚美辛1～3mg/kg；阿司匹林20～40mg/kg；双嘧达莫3～5mg/(kg·d)；及肝素静脉滴注，儿童首次100U/kg，维持量50～100U/kg，4h一次，总量每日500U/kg，以0.9%氯化钠溶液40～60ml稀释治疗。

(2)糖皮质激素疗效欠佳，仅对伴有SLE的患者有效。

(3)出现急腹症时，外科手术处理。

3. *中医治疗* 可试用活血化瘀汤加减。

（佟盼琢　李玉平　徐世正）

第二节　血管性皮肤病

一、先天性毛细血管扩张性大理石样皮肤

先天性毛细血管扩张性大理石样皮肤（cutis marmorata telangiectatica congenita）又名先天性静脉扩张（congenit aphlebectasia）、先天性网状青斑、vanlohuizen综合征，是一种出生时或于出生后数日发生的毛细血管扩张性大理石样表现的先天性疾病。

【临床表现】 本病多见于女性患者。通常出生时即存在皮肤损害，或出生后数日才发生皮损。损害常见于躯干和头颈部的单侧，也可见于一个或多个肢体。其主要表现特点为青紫色、网状的血管网，泛发或节段性分布，可见明显的持久性静脉与毛细血管扩张，外观呈大理石样表现。皮损中间可有明显的杂色斑，并因患儿哭喊、剧烈运动和寒冷而加重。四肢损害部位可继发皮肤坏死、溃疡形成，甚至局部萎缩并遗留萎缩性瘢痕。

约半数本病患者可伴发其他疾病，包括骨骼发育不良与肥大等多种先天性畸形以及静脉曲张、鲜红斑痣等，极少数患者还可伴发泛发性先天性纤维瘤病、直肠与生殖器异常等。

【治疗】 本病尚无特效治疗方法，一般注意防寒保暖，可试用大剂量维生素E，部分患者的损害可因时间推移而变得不明显。

二、遗传性出血性毛细血管扩张症

遗传性出血性毛细血管扩张症（hereditary hemorrhagic telangiectasia）又名Osler病（Osler disease）、Reudu-Osler-Weber病（Reudu-Osler-Weber disease）。该病最早由Sutton等于19世纪中期描述，但Osler等则较详细地阐述了该病的特征。它是一种常染色体显性遗传性血管疾病，以皮肤与黏膜散在性分布扩张性毛细血管球团并伴发出血为特征。

【病因及发病机制】 该病属常染色体显性遗传病。其血管病变特点为缺乏毛细血管的动静脉直接

连接。依据遗传学特征，遗传性出血性毛细血管扩张症(HHT)可分为两种类型，即 HHT-1 型和 HHT-2 型。HHT-1 型由 9 号染色体上内皮素基因突变导致，而 HHT-2 型则由 12 号染色体中 ALK-1 基因发生突变导致。内皮素基因编码一种 95-kDa 的膜蛋白多糖，它可与 TGF-β1 结合，通过血管内皮细胞表面的Ⅰ型和Ⅱ型 TGF-β 受体来调节信号传导。

【临床表现】 本病常于幼年发病，无明显性别倾向。典型损害为直径 1～4mm 的斑点状扩张的毛细血管丛，常紧密交织，略高出于皮面。损害多呈斑疹状，有时也可表现为丘疹或蜘蛛状。颜色由鲜红至紫色不等，边缘清楚，压之可变白。多发生于唇、舌、腭、鼻黏膜、耳、掌部、指尖、甲床等部位，躯干、足跖等处较少受累。部分皮肤损害可随时间推移而逐渐消失，但大部分损害会长期存在，甚至损害慢慢变多。黏膜损害在儿童期较少见。鼻和胃肠道的毛细血管扩张可致经常发生鼻出血和黑粪，这在幼儿患者中更为明显。鼻出血是最常见和持续性症状，25%～50%的患者可在疾病过程中出现胃肠道出血，可有脾大。其他出血部位有肾、脾、膀胱、肝、脑膜和脑。视网膜动静脉性动脉瘤很少发生。肺部与颅内动静脉瘘和这些部位的出血可导致患者死亡。

本病可伴发 Von Willebrand 病，这进一步增加了出血的危险。其他伴发疾病还可包括多囊肾、纤维多囊肝等。

【组织病理】 皮肤毛细血管扩张部位可见管壁较薄的真皮毛细血管扩张。免疫组化实验显示毛细血管周围组织中存在富含胞浆素原的纤维蛋白溶解增加现象，这可以解释毛细血管扩张导致毛细血管周围纤维蛋白溶解活性增加。

【诊断与鉴别诊断】

1. 诊断　依据家族遗传病史、皮肤与黏膜毛细血管扩张、出血现象以及实验室检查等，可明确诊断。

2. 鉴别诊断　本病需要与 Von Willebrand 病相鉴别，后者有类似的遗传性出血素质，但有显著的长期出血，而无黏膜毛细血管扩张表现。遗传性出血性毛细血管扩张症可酷似硬皮病中 CREST 综合征的毛细血管扩张表现，区别是缺乏 CREST 综合征的其他特征，本病无抗着丝点抗体。另外还需要与其他出血性疾病相鉴别。

【防治】 本病治疗原则为控制出血与纠正贫血。

雌激素与糖皮质激素治疗可减轻鼻部等出血倾向。氨基己酸用于急性出血的治疗，但多数出血的治疗为对症治疗。可用电灼术进行局部治疗，或采用股部或臀部的皮肤来代替黏膜进行鼻中隔皮肤成形术，以达到制止出血的目的。

三、静脉湖

静脉湖(venous lake)又名鲜红斑(rubysport)、老年性血管瘤(angioma senilis)，实质是皮肤或黏膜下的静脉扩张。本病在儿童中较少见，多见于老年人皮肤暴露部位。

【临床表现】 静脉湖是一种小的、深蓝色、轻度隆起的丘疹，有时类似血疱，大小不等，呈紫蓝色结节或丘疹，易于压缩。常见于面、耳、唇部、颈以及前臂和手背等部位，有少数病例发生于口腔黏膜。多生长缓慢，单发或多发。见附页彩图 19-1。

【防治】 静脉湖可采用轻微电烙术、液氮、电灼或激光消融术。有时由于外伤性出血必须予以治疗。有报道称 YAG 脉冲激光治疗静脉湖效果较好，其机制是利用 YAG 脉冲激光与组织作用时吸收光能转化为热能的瞬间高温，使静脉湖囊壁组织表面发生收缩、脱水、蛋白质变性凝固，碳化或汽化，从而消除病变组织。也可手术切除。

(夏育民　王文氢　徐世正)

四、白色萎缩

白色萎缩(atrophie blanche)又名毛细血管萎缩性闭塞(capillary atrophic obliterates)、节段性透明性血管炎(segmental hyalinizing vasculitis)、网状青斑样血管炎(livedoid vasculitis)。

该病由 Milian 于 1929 年首先描述，它是一种以小腿和踝部紫癜、坏死、象牙白色萎缩斑、上有毛细血管扩张和周围伴色素增加为特征的疾病。白色萎缩一般分为三类：一类为特发性白色萎缩；二类为伴特发性网状青斑的白色萎缩；三类为白色萎缩作为全身疾病的表现之一。

【病因及发病机制】 病因及发病机制尚不清楚。许多学者认为本病是一种与内皮细胞或血小板功能或代谢异常有关的原发性血管病或原发性毛细血管炎，因患者常伴发毛细血管炎和其他淤积综合征，提示毛细血管内压的增高成为病因的主要部分，一旦外伤，血管内可以形成栓塞或破裂出血，导致局部缺血和浅表溃疡。直接免疫荧光检查，皮损内血管显示免疫球蛋白，主要为 IgM、补体和纤维蛋白沉积，故发病机制可能与免疫有关。亦有报道局部组织纤溶酶原激活因子缺陷、抗心磷脂抗体增高、蛋白C缺乏等潜在的凝血障碍是本病的发病基础。

【临床表现】 本病常见于中青年女性，开始损害好发于小腿下部，对称分布尤为内外踝及其周围，少数可发展至膝盖以上、足背、足底和手背。早期损害为有显著性疼痛的瘀点，呈鲜红色，有时仅为淡红色隆起，疼痛和触痛亦较明显。若活动过度，小腿下部可以发生水肿，疼痛亦加重。瘀点可呈环状分布，或相互融合成指头大小的斑片，并逐渐变成暗紫红色。一些损害中央发生萎缩性凹陷而成白色萎缩性瘢痕，亦有形成水疱和黑色厚痂，痂下形成溃疡，大小为1～5mm，伴明显疼痛的小溃疡，或直径达5cm以上的大溃疡，形态不规则，边缘不整齐，溃疡愈合缓慢，愈合后留有淡黄色萎缩性瘢痕或典型象牙白色萎缩性瘢痕，有时仅为淡黄色色素斑。白色萎缩性瘢痕上有岛屿状毛细血管扩张和直径1～2mm大毛细血管扩张点，宛如小血管瘤，其边缘有瘀点或色素增加，萎缩性白斑上可再发生溃疡。损害反复发生，多数病例夏重冬轻。无全身症状，部分病人两股部内侧发生网状青斑。见附页彩图19-2。

病程慢性，历时可达5年以上，日久皮损甚少发展，毛细血管扩张和白斑界限亦不明显，甚至严重的萎缩性白斑，偶可消退。

【组织病理】 早期活动性损害阶段，表皮变薄，溃疡处表皮坏死，溃疡边缘的表皮角化过度，棘层肥厚，真皮内血管增多，管壁增厚，管壁及腔内纤维蛋白样物质沉积，管腔部分或完全阻塞，组织坏死，红细胞外溢和炎症细胞浸润。血管周围有淋巴细胞和组织细胞浸润。后期白色萎缩性损害见表皮变薄，真皮内胶原纤维增生似硬皮病样改变，真皮乳头层下有新生毛细血管，炎症反应不明显或缺如，血管壁增厚，内膜透明变性，变性物质与纤维蛋白样物质均为耐淀粉酶，PAS染色阳性。腔内血栓可机化再通。

【诊断与鉴别诊断】

1. 诊断 主要根据性别、年龄、好发部位和损害特征来确诊，必要时可以做病理检查。

2. 鉴别诊断 应与动脉硬化性溃疡或重力性溃疡的瘢痕相鉴别。

【防治】 应避免摩擦，以防溃疡发生。皮损内注射1%普鲁卡因与曲安奈德，或低分子右旋糖酐静脉滴注可以减轻疼痛。也可以口服双嘧达莫、肠溶阿司匹林、烟酸、烟酰胺、维生素E。雷公藤等中药治疗也有一定效果。必要时口服小剂量糖皮质激素有效。国内有学者采用中草药生地黄、山药等治疗该病，疗效肯定。

五、淋巴水肿

淋巴水肿(lymphoedema)是指因过量淋巴液聚集造成的软组织肿胀。

【病因及发病机制】 淋巴水肿分为原发性和继发性两类。原发性淋巴水肿有淋巴管先天发育不全或异常。它分为先天性、家族性、原发非家族性，可伴黄甲综合征。早发型称Milroy病，迟发型称Meige病，其遗传方式为常染色体显性遗传。

继发性淋巴水肿是由恶性肿瘤浸润压迫、淋巴结切除、手术破坏、丝虫病和各种感染、外在性压迫、放射治疗后、组织纤维化等引起。

在淋巴管阻塞远端皮肤和皮下组织内淋巴管扩张，富含蛋白质的淋巴液侵入组织，组织间隙扩大，并促发组织纤维化，产生非凹陷性水肿，组织纤维化又损伤淋巴管，形成恶性循环，加剧局部水肿。

【临床表现】 淋巴水肿分类较复杂，以下介绍几种与儿童有关的类型。见附页彩图19-3A、B。

1. 早发性淋巴水肿(lymphedema praecox) 发生于9～25岁的女性。踝部周围出现水肿，向上延伸到整个腿部，自觉疼痛，伴有麻木、沉重感。一旦水肿形成则很难消退。原发性淋巴水肿由淋巴系统缺陷造成。淋巴管造影可显示淋巴管发育不良占87%，无不良约占5%，增生伴有淋巴管扩张占8%。有双行睫，表现为睫毛呈双排。双行睫合并迟发性淋巴水肿被某些学者认为是遗传性淋巴水肿的一种类型，称为淋巴水肿-双行睫综合征。

2. Nonne Milroy-Meige综合征(亦称遗传性淋巴水肿，hereditary lymphedema) 下肢的Milroy遗传性水肿的特征为常染色体显性遗传，出生时即可发生单侧或双侧淋巴水肿，水肿为无痛性、压之凹陷，不伴有任何其他疾病，持续终身。它可累及生殖器和产生浅表淋巴血管扩张，可发生乳糜溢出。多数情况下单侧受累，女性多见。如果淋巴水肿长期存在，受累肢体可形成疣状外观。

3. 原发性淋巴水肿伴黄甲和胸腔积液(黄甲综合征) 见甲病章节的黄甲综合征。

4. 继发性淋巴水肿(secondary lymphedema) 一些恶性肿瘤累及淋巴结时可产生阻塞和淋巴水肿。子宫、乳腺、皮肤、骨或其他部位恶性肿瘤、霍奇金病可伴有慢性淋巴水肿。偶尔可由转移性基底细胞癌和浸润性原发性淀粉样变引起。玫瑰色淋巴水肿为一种少见类型，可产生毁容性面部水肿。

5. 人工性淋巴水肿(factitial lymphedema)　又称癔症性水肿。淋巴水肿由在肢体捆绑弹力绷带、细绳、衬衣和使肢体保持在下垂和静止状态下发生。自创性原因引起的淋巴水肿通常难以证实，而且可由一些已知的可引起淋巴水肿的疾病引起，如静脉炎后综合征或手术损伤臂丛神经。钝器伤造成的手部或前臂背侧人工性淋巴水肿分别称为 Secretan 综合征和 I'oedemableu。通常发生于单侧，可有明显紫癜。

6. 炎性淋巴水肿(inflammatory lymphedema)　炎症反应由复发性急性蜂窝织炎和淋巴管炎引起。表现为寒战、高热和严重的受累肢体肿胀、潮红，可持续 3～4d。复发性链球菌感染增加了淋巴水肿的可能性。当合并有丝虫病时，这些复发性感染最终会导致象皮肿。

【诊断与鉴别诊断】

1. 诊断　通常依赖临床表现，然而疾病的早期阶段须进行进一步的检查，包括放射性核素淋巴闪烁图检查、直接或间接淋巴造影、磁共振、CT 和超声波检查。

2. 鉴别诊断　应排除心、肾疾病和低血浆蛋白引起的水肿；特发性周期性水肿发生于女性，可以累及下肢，也可发生于面部和手，鉴别无困难；动静脉吻合征的肢体长度增大，并伴肢体皮温增高等其他体征，易于鉴别。

【防治】　应早期治疗，以防病变复发和进展。原发性淋巴水肿早期可以用弹力袜和绷带，并发感染者应用抗生素，晚期可做真皮和皮下组织切除、植皮以恢复功能。继发性患者应寻找病因和给予相应治疗，如驱丝虫、抗结核、抗感染和治疗恶性病灶。为加强淋巴管和静脉回流，可以用弹力袜和绷带、肌肉锻炼。应用利尿药和理疗可以改善症状，必要时可做手术治疗。对人工性淋巴水肿患者应进行有效护理和心理治疗。

淋巴水肿属于中医学的“大脚风”等范畴。用中药治疗淋巴水肿能起到健脾燥湿、活血化瘀及化痰行滞的作用。现代医学研究表明，许多中药如水蛭、三棱、莪术等，可以活化网状内皮系统，加速组织间的蛋白水解，促进水解液的吸收，达到治疗目的。丹参除有活血化瘀、扩张血管的作用外，尚有抑制链球菌生长的作用，因此它也具有治疗作用。

六、发作性手部血肿

发作性手部血肿(paroxysmal hand hematoma)的临床表现是在手掌或手指的掌面发生自发性灶性出血，有明显的暂时性局部疼痛，随后发生肿胀和局限性蓝色色泽改变，经过数日，皮损吸收自愈。本病应与容易挫伤综合征(easy bruising syndrome)鉴别，后者多发生于年轻妇女，实验室检查有抗血小板抗体增加和巨核细胞增多。该病分两类，一类为血异常，另一类为血小板功能异常。有挫伤史，非自发性可鉴别。

七、肢端青紫症

肢端青紫症(acrocyanosis)主要临床表现为遇冷后手足部皮肤呈对称性持续性青紫色、发凉、多汗，但皮肤温暖后能自行缓解。

【临床表现】　本病多见于年轻人，女性发病率高，冬季发病，严重者夏季也可发生。皮疹多位于手足指(趾)，并可扩展至腕和踝部，个别病例累及鼻、唇、颊和耳廓，遇冷后局部皮肤呈暗红色或青紫色，压之褪色，患处皮肤凉冷，可伴掌跖多汗。肢端有麻木感或感觉异常。

【防治】　注意保暖，防止受凉，吸烟、咖啡和茶应予避免。干扰交感神经活性药物如利舍平治疗本病有效，或选用 α 受体阻滞药酚苄明(phentolamine)等。严重者可行交感神经切除术。

八、雷诺病

雷诺病(Raynaud disease)是由于情绪紧张或接触寒冷后引起的肢端小动脉痉挛，临床以阵发性肢端皮肤苍白、发绀、潮红，伴刺痛和麻木感，并在温暖后恢复正常为特征的血管功能障碍性疾病。本病于 1862 年首次由 Raynaud 描述，原因不明即原发性者称为雷诺病(不伴有结缔组织疾病)，又称肢端动脉痉挛症；继发性即症状性者称雷诺现象(伴有结缔组织疾病)。

【临床表现】　雷诺病和雷诺现象早期临床表现基本相同，区别在于后者可以查及病因，症状不如原发性典型，且其发病年龄、性别、部位、症状轻重与原发病有关。

原发性雷诺病患者多见于年轻女性，女男之比为 5∶1。而雷诺现象则多见于结缔组织疾病。

典型发作可分为三期。初期在精神紧张和受冷后因指(趾)小动脉痉挛，严重时掌动脉亦可痉挛，导致局部缺血而使皮肤苍白，常见于手部。手指发病始于指端，逐渐向根部发展，以示指和小指最常受累。发白时局部温度降低，出汗多，触之有冷湿感，自觉刺痛和麻木感，可出现运动障碍。数分钟后，乳头下静脉丛和毛细血管被动扩张、淤血、缺氧、还原血红蛋白含量增高，使皮肤呈发绀色即第二期，此期可以长达数小时或数日，自觉症状轻微。而后末期细小动脉痉挛解除，细动脉和毛细血管扩张，循环恢复，出现反应性充血，局部发红，可伴肿胀和搏动性疼痛，此为第三期。不典型者可仅有苍白而无青紫，或无苍白而出现青紫。见附页彩图 19-4。

【诊断与鉴别诊断】 根据病史和临床表现可明确诊断，有学者提出诊断雷诺病有五条标准：①由寒冷和(或)情绪激动所诱发；②对称发病；③由局限性缺血性损害引起的皮肤坏死，浅表且小；④排除继发性疾病；⑤疾病持续 2 年以上，未发现任何致病原因。

如出现以下现象，应考虑为继发性则称为雷诺现象：①发病急，且很快发生溃疡和坏死；②发病年龄在 50 岁以上，尤为男性；③病变不对称，尤其局限于 1～2 个指；④在温暖环境中仍有血管痉挛发作；⑤伴发热、疲乏、消瘦、皮疹等；⑥有明显关节痛、手指肿胀和风湿病的症状；⑦有 1 个或几个部位脉搏减弱或消失；⑧有贫血、红细胞沉降率加快、蛋白尿、梅毒血清假阳性反应、抗核抗体阳性等。

本病应与肢端青紫症相鉴别，后者无阵发性发作以及苍白、青紫和发红等变化。

【防治】

1. 继发性患者应尽可能彻底治愈原发性疾病。雷诺病患者应保暖、戒烟，避免各种精神因素和局部创伤，忌用强力血管收缩药，可少量饮酒。

2. 药物可用 α 受体阻滞药，这类药能阻断去甲肾上腺素和肾上腺素与血管的 α 受体结合，使血管扩张。

利舍平能使去甲肾上腺素能神经末梢囊泡合成和摄取去甲肾上腺素受阻，使其末梢囊泡内递质耗竭，神经冲动到达无足量递质释放，交感神经冲动传导受阻，使血管扩张。

其他可口服烟酸、维生素 B_1、硝苯地平、丹参片，静脉滴注低分子右旋糖酐等。局部可以用 2% 硝酸甘油软膏外涂，一日数次，可减轻症状。

3. 中医论治

(1)辨证论治：本病主要为脾肾阳虚、寒凝络阻，故治以温补脾肾、活血通络，亦可温经散寒、补气活血。

①阳和汤加减。熟地黄、白芥子、鹿角霜、甘草、肉桂、麻黄、姜炭。

②当归四逆汤。当归、桂枝、芍药、生姜、炙甘草、细辛、木通、吴茱萸、大枣。

(2)经验方药用：当归、玄参、生黄芪、鸡血藤、红花、赤芍、附子、干姜、党参、海风藤、仙茅、肉桂、淫羊藿、细辛。加减：阳虚证、发凉明显者重用附子、肉桂；情绪易波动、胸闷气郁者加疏肝解郁药香附、木香、郁金；发于上肢者加桂枝、桑枝、片姜黄；发于下肢者加牛膝、木瓜。

九、红斑性肢痛症

红斑性肢痛症(erythromelalgia)为一种少见的阵发性血管扩张性疾病，多发生于两足，并以皮肤烧灼感、局部疼痛、皮肤潮红、局部温度升高、脉搏有力等为特征。患者对热不耐受，并证实由热诱发亦是本病的特征。

【病因及发病机制】 2004 年 3 月，杨勇在 JMG 上发表文章，阐明了原发性红斑性肢痛症的致病基因为钠离子通道 SCN9A。该基因是研发镇痛新药的重要靶点。

【临床表现】 本病多发生于 40 岁以上者，原发性患者年龄可以小至 10 岁，男女均可发病，常累及两侧手、足，尤以两足最常见，偶尔仅发生于单一肢体，或波及四肢。可由局部加热、周围温度增高、运动、站立、肢端下垂而激发，患者常因晚间入睡时足部温暖而发生剧痛，患处皮肤潮红、肿胀、局部灼热，伴出汗、自觉灼痛或跳痛，严重者哭闹不止，烦躁不安，触之局部温度增高，脉搏有力。呈阵发性发作，每次持续数分钟、数小时，偶尔可长达数日。营养性病变可导致溃疡和坏疽。可经历多年不愈。见附页彩图 19-5。

【诊断与鉴别诊断】

1. 诊断　根据遇热后疼痛发作，局部发热，脉搏有力，抬高或冷却患肢可以缓解疼痛，诊断不难。

2. 鉴别诊断　应与雷诺病、雷诺现象、肢端青紫症、婴儿肢痛症等鉴别。

【治疗】 一旦确诊，应寻找基础病因，并做积极治疗，避免诱发因素，发作时抬高或冷却患肢，缓解症状。药物治疗有内服小剂量阿司匹林 0.3g/d，严重者可加大剂量。儿童 30～60mg/(kg·d)，分 4 次口服。其他药物如二甲麦角新碱、吲哚美辛、麻黄碱亦可使用。

中医学认为本病系湿热下注、经络阻隔、不通则痛。治则为清热解毒、活血、内托镇痛。宜用消痈汤加减：金银花、蒲公英各 15g，紫花地丁、鬼箭羽、天花粉、赤芍各 10g，炒穿山甲(代)、皂刺、没药各 6g，白芷、乳香各 3g。加减用引经药：上肢加桑枝，下肢加牛膝、木瓜，上下肢加威灵仙（以上为 12 岁以上儿童及成人用量，儿童按总论酌减）。

针刺疗法：内关透外关，配足三里。亦有报道耳针有良效。

（樊平申 江 珊 佟盼琢 王文氲 王 刚）

参考文献

刘玉第，肖尹，李敬.2003.坏疽性脓皮病 1 例[J].临床皮肤科杂志，32(6)：348.

龙晓燕.2003.恶性萎缩性丘疹病 1 例[J].中国皮肤性病学杂志，17(6)：402-403.

毛静然，阮黎明，沈奇范.1996.恶性萎缩性丘疹病伴浆膜腔积液 1 例[J].临床皮肤科杂志.中国皮肤性病学杂志，10(1)：46-47.

上野賢一.皮膚科学[M]第七版.金芳堂、2002 年 2 月.

沈齐滨，刘万红，王翁鸣，等.2000.坏疽性脓皮病 1 例报告[J].中国皮肤性病学杂志，14(2)：119.

屠善庆，陈伟民，李远.1996.恶性萎缩性丘疹病 1 例[J].中国皮肤性病学杂志，10(1)：36-37.

万瑞香，隋忠国，李自普.2004.新编儿科药物学.[M]第 2 版.北京：人民卫生出版社，9.

王勤，王尚兰，李灵.1998.系统性红斑狼疮伴坏疽性脓皮病一例[J].中华皮肤科杂志，31(1)：53.

吴凡，刘芳，胡治丽，等.2014.儿童 Sweet 综合征[J].临床皮肤科杂志，43(11)：663-665.

张春敏，刘淑兰，孙青，等.1998.Sweet 综合征伴脾功能亢进 1 例[J].临床皮肤科杂志，27(1)：55.

张民夫，姜兰香，金学洙，等.2001.恶性萎缩性丘疹病 2 例[J].中华皮肤科杂志，34(5)：397.

周建华，漆军，李恒进，等.2002.恶性萎缩性丘疹病 1 例[J].临床皮肤科杂志，31(5)：323.

朱学俊，王宝玺，孙建方，项蕾红主译.2011.皮肤病学，[M]北京：北京大学医学出版社.

Eduardo P, Felipe F, Irenek M, et al.2015.Degos disease-malignant at rophic papulosis or cutaneointestinal Iethal syndrome：rarity of the disease[J]. Clinical and Experimental Gastroenterology，8(4)：141-147.

Alexandra A, Evangeline P, Loic G, et al. 2015. IgA vasculitis(Henoch-Shonlein.purpura) in adults. Diagnostic and Therapeutic aspects [J]. Autoimmunity Reviews. 14(7)：579-585.

Dinulos J G，Dormstodt GL，Len Mk，et al.2006.Infantile Chrohn disease presenting with diarrhea and pyoderma [J].Pediatr Dermatol，23(1)：43-48.

Halpen J，Salim A.2009.Pediatric Sweet syndrome：case report and literature review[J].Pediatic Derm，26(4)：452-457.

Herron MD，Coffin CM，Vanderhooft SL.2005.Sweet syndrome in two children[J].Pediatr Dermatol，22(6)：525-529.

Laissaoui K，Amal S，Hocar O，et al.2005.Sweet's syndrome in a child[J].Ann Dermatol Venereol，132(1)：32-34.

Monteiro RC.2010.Role of IgA and IgAFc receptors in inplammation[J].J Clin Immunol，30(1)：1-9.

Suzuki H，Moldoveanu Z，Hall S，Brown R，Vu HL，Novak L，Julian BA，Tomana M，Wyatt RJ，Edberg JC，Alarcón GS，Kimberly RP，Tomino Y，Mestecky J，Novak J. 2008.IgA1-secreting cell lines from patients with IgA nephropathy produce aberrantly glycosylated IgA1[J].J Clin Invest，Feb.118(2)：629-639.

Torrelo A，Serilla J，Mediro IG et al. 2002. Malignant atrophic papulosi in an infant[J].Br J Dermatol，146(5)：916-918.

Y Yang，Y Wang，S Li，et al.2004.Mutations in SCN9A，Encoding a Sodium Channel Alpha Subunit，in Patients with Primary Erythermalgia[J].Journal of Medical Genetics，122(3)：658-664.

第 20 章　皮肤血管异常及血管异常相关综合征

第一节　皮肤血管异常

皮肤血管异常主要包括血管瘤和脉管畸形，是皮肤科的常见疾病，长期以来对血管瘤和脉管畸形的分类混乱，从最初的形态学分类，到 20 世纪 80 年代初生物学分类，再到 2014 年对生物学分类的进一步细化和规范化，分类水平有了极大的进步。2014 年 ISSVA 对脉管类疾病新分类的特点（表 20-1）：①把血管性肿瘤更加细分为良性、局部侵袭性（交界性）及恶性三类；②婴幼儿血管瘤依据形态和侵袭深度进行了分类；③血管畸形的分类更为细化；④将原分类中的一些疾病划归为确切分类待定，如疣状血管瘤、角化性血管瘤等；⑤增列了多种疾病的致病基因；⑥增加了血管病变相关综合征；⑦增列了合并血小板计数及凝血异常的血管性病变；⑧增加先天性部分消退型血管瘤。

2014 年的分类（表 20-1）系统体现了对血管瘤和脉管畸形的认识进展，更为完善，建议采用。从而使不同专业的临床医生对此类疾病有统一的分类标准，有益于诊断明确和选择合适的治疗方法。

表 20-1　ISSVA 血管瘤与脉管畸形分类（2014 年）

血管肿瘤	脉管畸形
良性血管肿瘤	单纯性脉管畸形
婴幼儿血管瘤	毛细血管畸形（CM）
先天性血管瘤[快速消退型（RICH），不消退型（NICH），部分消退型（PICH）]	皮肤和（或）黏膜 CM（又称葡萄酒色斑）[CM 伴骨和（或）软组织增生，CM 伴中枢神经系统和（或）眼部畸形（Sturge-Weber 综合征），毛细血管畸形-动静脉畸形（CM-AVM）中的 CM，小头畸形-毛细血管畸形（MICCAP）中的 CM，巨头畸形-毛细血管畸形-多小脑回（MCAP）中的 CM]
丛状血管瘤	毛细血管扩张[遗传性出血性毛细血管扩张（HHT1，HHT2，HHT3，JPHT），其他]
上皮样血管瘤	先天性皮肤大理石样毛细血管扩张症（CMTC）
化脓性肉芽肿	单纯血管痣/鲑鱼斑
其他	其他
局部侵袭性或交界性血管肿瘤	淋巴管畸形（LM）
卡波西形血管内皮瘤	普通（囊性）LM[巨囊型 LM，微囊型 LM，混合囊型 LM]
网状血管内皮瘤	一般性淋巴管异常（GLA）
乳头状淋巴管内血管内皮瘤（PLA，Dabska 瘤）	Gorham 综合征中的 LM
复合型血管内皮瘤	管道型 LM
卡波西肉瘤	原发性淋巴水肿[Nonne-Milroy 综合征，原发性遗传性淋巴水肿，淋巴水肿-双睫症，稀毛症-淋巴水肿-毛细血管扩张，原发性淋巴水肿伴脊髓发育不良，原发性泛发性淋巴管畸形（Hennekam 淋巴管扩张-淋巴水肿综合征），小头畸形伴/不伴脉络膜视网膜病变，淋巴水肿，或智力发育迟缓综合征，淋巴水肿-鼻后孔闭锁]
其他	
恶性血管肿瘤	
血管肉瘤，上皮样血管内皮瘤，其他	

续表

血管肿瘤	脉管畸形
	静脉畸形(VM) 普通 VM 家族性皮肤黏膜 LM(VMCM) 蓝色橡皮乳头样痣(BEAN)综合征 LM 球形细胞静脉畸形(GVM) 脑海绵状畸形(CCM)(CCM1,CCM2,CCM3) 其他 动静脉畸形(AVM) 散发型 AVM HHT 中的 AVM CM-AVM 中的 AVM 其他 动静脉瘘(AVF) 散发型 AVF (先天性)[HHT 中的 AVF,CM-AVM 中的 AVF,其他] 混合性脉管畸形 毛细血管-静脉畸形(CVM) 毛细血管-淋巴管畸形(CLM) 毛细血管-动静脉畸形(CAVM) 淋巴管-静脉畸形(LVM) 毛细血管-淋巴管-静脉畸形(CLVM) 毛细血管-淋巴管-动静脉畸形(CLAVM) 毛细血管-静脉-动静脉畸形(CVAVM) 毛细血管-淋巴管-静脉-动静脉畸形(CLVAVM) 知名血管畸形 累及范围[淋巴管,静脉,动脉] 病变血管[来源,走行,数量,长度,口径(发育不全,过度发育,膨胀/动脉瘤),瓣膜,交通(AVF),存在时间(胚胎血管的)] 并发其他病变 Kilippel-Trenaunay 综合征[CM+VM+/-LM+肢体过度发育] Parkes-Weber 综合征[CM+AVF+肢体过度发育] Servelle-Martorell 综合征[肢体 VM+骨骼生长不良] Sturge-Weber 综合征[面部及软脑膜的 CM+眼部畸形+/-骨和(或)软组织过度生长] 四肢 CM+先天性非进行性肢体过度发育 Maffucci 综合征[VM+/-梭形细胞血管瘤+内生软骨瘤] 巨头畸形-CM(M-CM/MCAP) 小头畸形-CM(MICCAP) CLOVES 综合征[LM+VM+CM+/-AVM+过度生长的脂肪瘤] Proteus 综合征[CM,VM 和(或)LM+不对称性躯体过度发育] Bannayan-Riley-Ruvalcaba 综合征[AVM+VM+巨头畸形,过度生长的脂肪瘤] 暂未归类的血管性病变 疣状血管瘤 角化性血管瘤

续表

血管肿瘤	脉管畸形
	多发性淋巴管内皮瘤合并血小板减少/皮肤内脏血管瘤病合并血小板减少(MLT/CAT)
	卡波西形淋巴管瘤病(KLA)
	PTEN(型)软组织错构瘤病/软组织"血管瘤病"

根据其分类,皮肤血管瘤的概念定义为:血管瘤是"由胚胎期间的血管组织增生而形成的,以血管内皮细胞异常增生为特点,发生在皮肤和软组织的良性肿瘤"。

脉管畸形的定义是:以血管为主的脉管系统为基础的发育畸形,而血管内皮细胞是正常的。通常随着患儿身体体积增大成比例的相应扩大。

一、血管肿瘤

(一)婴儿血管瘤

婴儿血管瘤是婴儿常见的血管良性肿瘤,临床发病率为4%,所有病变在出生后几周内即可出现,先天发病者罕见。有临床调查显示,低体重新生儿(生后体重不足1kg)的1/4患有血管瘤。女婴和男婴患血管瘤的比率为4∶1。1995年Waner和Suen根据肿瘤组织累及的深浅分为浅表血管瘤、深部血管瘤和混合血管瘤。浅表血管瘤起源于真皮浅层,即过去所称的"草莓状血管瘤";深部血管瘤位于真皮深层或皮下组织内,外观呈蓝色或无色;混合血管瘤起源于真皮浅层和真皮深层或皮下组织。不管是哪种婴幼儿血管瘤,其血管内皮细胞异常增生都具有一固定的发展模式:增生、静止和退行期相继发生。浅表型血管瘤约占所有婴幼儿血管瘤的50%～60%,深部血管瘤占约15%,混合型占25%～35%。早产婴儿似乎更易罹患血管瘤。

【病因、发病机制和病理表现】 婴幼儿血管瘤的发病原因和机制尚不清楚。有多种细胞成分和分子可能参与婴幼儿血管瘤的发生。血管内皮细胞可表达增殖细胞核抗原、Ⅳ型蛋白酶、血管内皮生长因子、碱性成纤维细胞生长因子等。这些分子在疾病早期可能诱导内皮细胞的增殖及肥大细胞的浸润。金属蛋白酶组织抑制剂可能对疾病退性变化发挥重要作用。葡萄糖运载体异构体1(glucose transporter1,GLUT1)是具有血管-组织屏障功能的分子,正常情况下表达于大脑和胎盘的内皮细胞。有研究发现:婴幼儿血管瘤可表达GLUTl,而其他血管肿瘤,如先天性血管瘤、卡波西样血管内皮细胞瘤等均不表达此分子。因此,GLUT1不仅可作为早期诊断婴幼儿血管瘤的免疫指标,该分子可能对疾病的病理发生有重要作用:婴幼儿血管瘤可能是异常血管母细胞或形成栓子的血管母细胞在其他部位(非胎盘)增殖的结果。各种婴幼儿血管瘤的病理表现相似。在增殖期,镜下表现为大量增生活跃的内皮细胞,形成团块状,还可有较多的周皮细胞、成纤维细胞和肥大细胞存在;在稳定期,镜下表现为内皮细胞团扩大变缓,边界开始模糊。其中的内皮细胞排列较疏松,可见较多免疫细胞,核分裂象较6个月前明显减少,同时出现较多凋亡细胞。在退行期,镜下表现为内皮细胞逐渐变得扁平,内皮细胞团界限模糊,纤维脂肪组织填充其中。仍可见到较多的免疫细胞。部分内皮细胞团呈现不规则的血窦样,部分已经形成密集的微血管团,如蜂窝状。

【临床表现及病程】 约半数的血管瘤发生在头颈部,25%出现在躯干;无论男女婴幼儿,都可见到外阴受累。本病大部分表现为单独的皮肤和(或)皮下损害,约有15%的病人为多发性损害。早期临床表现一般并不典型:可表现为擦伤样的皮肤,或血管扩张样斑片,甚至表现为色素减低斑。随时间逐渐推延,浅表型婴幼儿血管瘤可发展为局限性的、鲜红颜色的隆起斑块或结节,有的呈穹隆状;触之柔软,按压后可使红颜色部分消退。深部血管瘤表现为皮肤颜色或蓝色的肿块,挤压后体积可缩小,皮损颜色可由于哭闹、活动或肢体承重(如发生于下肢的血管瘤)而加深。混合型血管瘤表现为深部的质软肿块和中央部的浅表血管瘤样皮损。血管瘤在生后6个月内生长最迅速,6个月以后血管瘤增长缓慢,甚至停止生长,1岁左右血管瘤进入消退期。一般而言,婴幼儿血管瘤在生后一年内皮损体积达到高峰。浅表型血管瘤开始消退时首先表现为皮损变软,颜色由鲜红色转变为暗紫色或粉灰色,最后呈花斑状,直至血管瘤消失。临床上不易观察到深部血管瘤的消退,但深部血管瘤和浅表血管瘤的消退时间和进程相似。血管瘤的自然消退需要 2～6 年时间。有报道 90％的婴幼儿血管瘤可在 9 岁前消退。浅表型血管瘤消退完成后约有 40％的病例会留下永久的痕迹，包括瘢痕、萎缩、赘生的皮肤组织、皮肤颜色改变和血管扩张。某些部位的血管瘤，如唇部、腮腺部位、鼻尖部的血管瘤不容易自然消退或只能部分消退。见附页彩图 20-1A～D。

2013 年 I. J. Frieden 建议，可以将血管瘤分为 3 个风险等级(表 20-2)。

表 20-2　血管瘤的风险等级及分级依据

风险特征	分级依据
高风险	
节段型血管瘤＞5cm——面部	伴随结构异常(PHACE)，瘢痕，眼/气道受累
节段型血管瘤＞5cm——腰骶部、会阴区	伴随结构异常(LUMBAR)，溃疡
非节段型大面积血管瘤——面部(厚度达真皮或皮下，或明显隆起皮肤表面)	组织变形，有形成永久瘢痕/毁形性风险
早期有白色色素减退的血管瘤	溃疡形成的标志
面中部血管瘤	高度存在毁形性损害的风险
眼周、鼻周及口周血管瘤	功能损害，毁形性损害风险
中度风险	
面部两侧、头皮、手、足血管瘤	毁形性风险，较低的功能受损风险
躯体皱褶部位血管瘤(颈、会阴、腋下)	高度形成溃疡的风险
节段型血管瘤＞5cm-躯干、四肢	溃疡形成风险，和皮肤永久的残留物
低风险	
躯干、四肢(不明显)	低度风险的毁形性损害和功能损害

【诊断和鉴别诊断】　婴幼儿血管瘤根据病史、临床表现、影像学检查比较容易诊断。但某些浅表型婴儿血管瘤早期应与微静脉畸形区别；深在型婴儿血管瘤应与静脉畸形、动静脉畸形等区别。婴儿血管瘤的辅助检查中，90％以上的患儿局部 B 超检查即可了解瘤体的范围及血供情况，少数位于头皮、骶尾部、重要器官周围的瘤体，需要行 CT/MRI 检查了解是否累及周围组织器官及侵及的程度。

【治疗】　不同婴儿血管瘤治疗方法不同，需要结合病史、临床表现、影像学检查等来判断是否为高风险的血管瘤，从而决定治疗方案。生后 3 个月是治疗的黄金期。如需治疗则越早越好，如不需治疗，也应遵从医嘱，定期复诊，这在生后 6 个月内尤为重要。

1. *治疗原则及方案*

(1)婴儿血管瘤有自行消退的特征，并且消退后多数不会出现严重后遗症，所以部分患儿不需要治疗。

(2)应根据其风险级别、是否处于增殖期等因素综合评估，选择相对合适的治疗方法。如需要治疗则要决定选择局部用药或系统用药。具体治疗原则如下：

1)局部用药：适用于浅表和局限型血管瘤，也可以用于早期增殖期无法判断是否存在深部血管瘤的患儿。

2)系统治疗：适用于大的血管瘤，具有明显生长增殖特征，或伴随严重的功能损害者，也用于局部治疗无效的患儿。

(3)不同风险级别的血管瘤的治疗方案：

1)高风险的血管瘤：应尽早治疗——最好在生后 4 周或更早的时候开始。治疗方案：一线治疗为口服普萘洛尔治疗，若有口服普萘洛尔禁忌证，则系统使用糖皮质激素治疗。

2)中度风险的血管瘤：应尽早治疗。治疗方案：早期可给予外用 β 受体阻滞剂、局部约束疗法或脉冲染料激光治疗；治疗过程中，若瘤体继续生长或出现溃疡等并发症，则遵循高风险的血管瘤治疗方案。

3)低度风险的血管瘤：可先随诊观察，在 6 个月之内每月复诊，观察瘤体大小，必要时定期复查局部超声，了解瘤体厚度及血供情况，如果瘤体生长迅速，则遵循中度风险的血管瘤治疗方案。

4）消退后期血管瘤的进一步治疗：婴儿血管瘤的消退会持续很多年，并有可能遗留皮肤的永久改变。未治疗的血管瘤消退完成后有 40% 的患儿残存皮肤及皮下组织退行性改变：瘢痕、萎缩、色素减退、毛细血管扩张和皮肤松弛。大部分研究证明，血管瘤主要在 3 岁半左右消退完毕，此时血管瘤不会再有自发改善。如果需要进一步做整形手术，最佳年龄是 3～4 岁，因为之后血管瘤不会再有自发改善。如果推迟治疗，则可能对患儿的心理造成影响。

总之，风险等级为高风险的血管瘤，可能引起溃疡、毁形性损害、功能损害或重要组织脏器结构改变等并发症；处于增殖期的血管瘤，也有可能在很短的时间内从低风险级别增至高风险级别。因此，血管瘤是否治疗一定要平衡治疗的疗效和治疗可能带来的不良反应。

2. 治疗方法

（1）局部外用药物治疗：常用的药物是β受体阻滞剂，包括普萘洛尔、噻吗洛尔等。局部外用咪喹莫特可治疗浅表血管瘤，可能的副作用有局部刺激、溃疡和结痂。建议用于有外用β受体阻滞剂禁忌证的患儿。

（2）脉冲染料激光：常用的是 595nm 脉冲染料激光，用于增殖期血管瘤可控制其生长；用于消退期后可减轻血管瘤的颜色或毛细血管扩张性红斑，或加速溃疡愈合。

（3）局部注射治疗：局部注射药物主要有糖皮质激素、硬化剂（无水乙醇、聚桂醇等）、平阳霉素等。目前建议用于局限性、深在性、非重要组织器官周围的血管瘤。

（4）局部约束治疗：适用于四肢、额部等易约束部位的明显隆起的瘤体。

（5）其他局部治疗方法：对于传统的局部治疗方法，如冷冻疗法、同位素疗法等，由于对组织损伤的非选择性及形成永久性瘢痕的高风险，在有上述治疗可能性时，尽量避免使用。

（6）系统治疗：包括口服普萘洛尔或糖皮质激素，主要用于治疗高风险级别的婴儿血管瘤。

1）口服普萘洛尔治疗：是目前系统治疗中的首选药物。

普萘洛尔（商品名：心得安）目前基本取代了糖皮质激素，用于需要系统治疗的高风险等级婴儿血管瘤。它治疗血管瘤是 2008 年由 Léauté-Labrèze 无意发现的。已有临床随机对照研究证明了普萘洛尔治疗婴儿血管瘤的安全性和有效性。目前，普萘洛尔已成为治疗高风险级别婴儿血管瘤的一线药物。其不仅在增殖期抑制血管瘤的生长和减小面积，而且在生长结束后也能促进其消退。

普萘洛尔是一种非选择性的β受体阻滞剂，对 β_1 和 β_2 受体均有抑制作用。该药在增殖期及消退期对血管瘤均有抑制作用。其作用机制可能与收缩血管，抑制血管生成，促进凋亡，和抑制肾素血管紧张素系统有关。多项研究表明，普萘洛尔的疗效优于糖皮质激素，且不良反应发生率及对患儿的不良影响低于糖皮质激素。还有研究表明，口服普萘洛尔比糖皮质激素治疗血管瘤在更短的时间内起效，并减少了联合其他治疗方法对残存瘤体的进一步治疗风险，从而使普萘洛尔成为治疗高风险等级婴儿血管瘤的一线药物。

①关于剂量

根据国内相关报道，剂量 1.5～2mg/(kg·d)时可以达到较好的疗效佳且副作用发生率低，切不可为了追求治疗效果而增加剂量，从而导致严重副反应的出现。同时也要注意，剂量不足可导致治疗效果不好，应随着年龄增长和体重增加及时调整药量。

患儿口服普萘洛尔初期需要住院监测，初始剂量从半量开始，分 2 次口服，逐渐增至足量。目前国际通常认为最佳剂量为 2 mg/(kg·d)，血压和心率应该在治疗前、治疗后 1h 和 2h 监测，患儿应每隔 4～6h 进食一次。使用普萘洛尔的疗程至瘤体完全消退时方可停药。停药时应逐渐减量，减量时间应超过 2 周。因为普萘洛尔使用超过 2 周后，如果突然停药，24～48h 有可能发生心脏超敏反应。又称普萘洛尔停药综合征（propranolol withdrawal syndrome），即突然停药后心脏β肾上腺素兴奋性增加，引起血压升高和心率加快，并在 4～8d 达到峰值，2 周后逐渐减弱。由于普萘洛尔副作用更容易发生在年龄小的患儿中，因此，新生儿接受治疗时一定要慎重，而对于早产儿，一般建议用药年龄为其足月后 4 周。

②关于不良反应

口服普萘洛尔常见的不良反应有：心率变慢、低血压、低血糖、腹泻等。

低血糖的预防：普萘洛尔可通过 β_2 受体阻滞作用降低糖原、脂肪分解降

低糖异生而导致低血糖，尤其在热量摄入不足时更易发生；同时其 β_1 受体阻滞作用又可掩盖其心动过速、大汗、烦躁等低血糖症状。小于 3 月龄的婴

儿用普萘洛尔治疗诱发低血糖的风险很高，应注意给予患儿充足的热量摄入；教会家长应用家用血糖测试仪每周给患儿监测血糖。

心率减慢、低血压的预防：普萘洛尔最常见的严重的血流动力学影响为心动过缓和低血压，出现症状性心动过缓、低血压；或患儿用药后清醒时心率减低至该年龄段可接受最低心率的 70%以下；或收缩压减低了基线血压的 25%以上则不再增加剂量；监测心电图、心脏彩超及心肌酶变化。普萘洛尔应用于婴儿血管瘤治疗已有 8 年时间，因其有效率高及安全性较好成为婴幼儿血管瘤治疗的优选方法。最新的研究报道，在服药前进行良好的评估，服药期间严密监测，除外患儿禁忌证，可以减少服药过程中严重不良反应的发生。

对远期生长发育的影响：因为普萘洛尔应用于临床仅有 9 年的时间，故对生长发育的远期影响尚需密切关注。目前最新的研究报道，将年龄在 4 岁左右，既往口服普萘洛尔治疗血管瘤疗程超过 6 个月的患儿与正常幼儿的生长发育指标相比，发现未见生长发育异常。

2)口服糖皮质激素治疗

糖皮质激素从 20 世纪 60 年代起一直是治疗高风险婴儿血管瘤的一线药物，2008 年以后由于普萘洛尔的出现，已很少作为一线药物使用，建议用于有服用普萘洛尔禁忌证的患儿。

①国内治疗方案：口服泼尼松 3～5 mg/(kg・d)(总量不超过 50mg)，隔日早晨 1 次顿服，共服 8 周；第 9 周减量 1/2；第 10 周，每次服药 10 mg；第 11 周，每次服药 5 mg；第 12 周停服。完成 1 个疗程。如需继续，可间隔 4～6 周重复同样疗程。国外治疗方案：口服泼尼松 2mg/(kg・d)，每日 2 次，服用 3 个月后减为 1mg/(kg・d)，服用至 6～9 个月。见效时间因人而异，敏感者 7～10d 即见病变变软，颜色从紫红色或深红色变为暗紫色是治疗有效的第一征兆。继而瘤体变软，表面开始发白，出现皮肤皱纹，生长停止等，但完全消退是一个长达数年的过程。对已进入消退期的血管瘤进行激素治疗是不必要的，因为激素只抑制婴儿血管瘤的生长，不能促进其消退。

②不良反应及服药期间注意事项：激素治疗疗程长、剂量大，伴有并发症的应严格掌握适应证。其副作用也是明确的，如生长抑制、高血压、库欣综合征、免疫抑制、继发感染等，身高、体重和血压应该在治疗期间密切监测，服药期间应停止疫苗接种，直至停药后 6 周。

(二)先天性血管瘤

【临床表现】 和婴幼儿血管瘤有所不同，先天性血管瘤的生长期发生在子宫内。在出生前就已经达到了最大体积，故出生时的皮损已经成熟，不会再继续扩大发展。这种血管瘤分为快速消退的先天性血管瘤和无消退的先天性血管瘤两种亚型。快速消退的先天性血管瘤比婴儿血管瘤消退更快。临床表现为紫红色的肿物，可伴有毛细血管扩张或肿瘤周边苍白。这种苍白色的边缘可能与其迅速消退有关；部分消退后中心可出现凹陷或瘢痕。这些完全先天形成的皮损被公认是典型的婴儿血管瘤的临床变异型。但最近有研究显示这些先天的非进展性的血管瘤的组织结构和免疫表型与典型的婴儿血管瘤不同，尽管发病因素尚不清楚，但这些血管瘤缺乏与胎盘的相关性。发病率与血管畸形类似，无性别倾向性。见附页彩图 20-2。

【组织学表现】 与婴儿血管瘤不同，在这些肿瘤中形成肿瘤组织的毛细血管小叶是被正常的致密纤维组织成分隔开的，伴有皮肤萎缩和皮损区皮肤附属器的缺失。在高倍镜下，可见毛细血管小叶中的内皮细胞和毛细血管周细胞(紧贴毛细血管壁外面的一种细胞)中度增生，与婴儿血管瘤有相似性。外周或小叶中心可见到硬化，常有含铁血黄素沉积。其他常见现象包括髓外造血和薄壁的小叶中心导管成卫星状排列。有些损害中有非常明显的小叶内中心网状结构。中央消退和消退后瘢痕形成与包含了大量的中央导管和少量的毛细血管小叶有关。在非消退肿瘤中更常见到巨大的毛细血管小叶、动静脉瘘和钉状内皮。快速消退的先天性血管瘤和无消退的先天性血管瘤在临床和组织学上有很多相似之处，说明这些损害可能有部分病因或生物学行为是相同的。肿瘤内皮细胞的 GLUT1 和婴儿血管瘤的其他标记物都是阴性的。

【治疗】 对于快速消退的先天性血管瘤，由于其多在生后 6～10 个月自然消退，故不需要治疗。而对于无消退的先天性血管瘤而言，出于美容或功能方面的考虑，如果需要治疗的话，多采用手术的方法。

(三)Kaposi 样血管内皮瘤和丛状血管瘤

【临床表现】 Kaposi 样血管内皮瘤男女发病率相等。皮损表现为局部浸润性血管斑块或深色、膨出的质硬团块。皮损不会自发消退。有皮肤受累的平均发病年龄是 43 个月，这比典型的婴儿血管瘤要晚。这种类型的血管瘤常伴有血小板严重减少，从而引起 Kasabach-Merritt 现象。迄今为止尚未报道本病有远处转移，但有报道患者肿瘤弥散到局部淋巴结。大量证据表明 Kaposi 样血管内皮瘤不会出现真性转移，多发病灶可能会沿着局部淋巴结分布，而非真正意义上的转移。丛状血管瘤 50%以上患者 5 岁以内发病，其中约 15%生后即有，晚期发病者罕见。皮损表现为不均匀的粉色至红色斑疹、斑片和聚集成片的丘疹，可累及身体大部分面积，皮损很少自发消退。先天发病者常伴有 Kasabach-Merritt 现象。见附页彩图 20-3。

【组织学表现】 Kaposi 样血管内皮瘤的特征是境界不清、多发的融合结节，由中度扩大的梭形细胞束组成，伴有胞质清楚的嗜酸细胞浸润，核淡染，可见长的、裂隙状的网腔，内含红细胞，这种特征与 Kaposi 肉瘤相似，但缺乏浆细胞炎性浸润。细胞的有丝分裂活性很低。可见到扩大的淋巴管浸入肿瘤小叶中。免疫组化染色 CD31、CD34 和 vwf 阳性，由淋巴组织分化而来的 D2 和淋巴管内皮特异性透明质酸受体（lymphatic vessel endothelial hyaluronan receptor-1，LYVE-1）也表达。丛状血管瘤特征是真皮内多发的毛细血管小叶，在皮下组织内呈“炮弹”样。与 Kaposi 样血管内皮瘤不同，丛状血管瘤中没有内皮细胞团存在，很少见到核的有丝分裂。免疫组化可见到大量 ki-67 阳性细胞，小叶内皮细胞局部免疫组化染色可见 D2－40 和 LYVE-1 阳性，但表达不如在 Kaposi 样血管内皮瘤中广泛。Kaposi 样血管内皮瘤和丛状血管瘤对婴儿血管瘤相关抗原如 GLUT1 或血型前体抗原 Lewis-Y 均无免疫反应，故免疫组化染色很容易将他们与婴儿血管瘤鉴别。由于 Kaposi 样血管内皮瘤和丛状血管瘤在组织学上有很多相似之处，故有学者认为后者可能是前者的轻型表现。

【治疗】 以往手术治疗是最常用的手段。但目前口服普萘洛尔、雷帕霉素等方法也部分有效。

（四）化脓性肉芽肿

又名肉芽肿型毛细血管瘤，毛细血管扩张性肉芽肿。本病常见，病变性质为血管反应性增生，类似于毛细血管瘤样病变而并非真正肿瘤。本病非先天性病变，发生率男女相近。多见于青少年，也见于中老年，但不见于婴幼儿。

【病因及发病机制】 病因不明。部分病例在发病前几周常有外伤（如割伤、刺伤、抓伤或烧伤）史等。有人认为是微生物所致，所以有葡萄球菌肿或化脓性肉芽肿等名称，某些化脓性肉芽肿病例伴有内分泌改变或干预，停止刺激后通常会消退。

【临床表现】 病变多发生于易受损伤的部位，如手指、足部、前臂、口唇和躯干部。尤其发生在足跖时，容易与恶性黑素瘤混淆。发生在躯干部位的病变，如治疗不适当，有时病变周围出现卫星病变，而后者镜下表现为与原病灶相似的毛细血管瘤样组织象，不属于恶性肿瘤转移范畴。病损一般表现为深红、蓝黑色质软单发性结节，呈特征性蕈状或息肉状形态，隆起于皮面，稍带蒂或无蒂。偶见分叶状或桑葚状外形。质地柔软或中等硬度，无痛感。直径 5～10mm，一般不超过 30mm。初起病变浅黄色，表面皮肤完整而菲薄。病变发展较快，一般在 2 个月达到充分发展。有时皮面破溃而糜烂，呈蓝红色，触之易出血，形似草莓状赘疣，被覆血痂、脓痂或脓性分泌物。本病若发生在上唇和牙龈之间的颊黏膜，称为裂隙肉芽肿（granulomafissuration）。

【组织病理】 新鲜病变表皮菲薄或棘层肥厚，表皮下为病变所在，可见毛细血管密集成丛状、簇状或分叶状增生。间质疏松，呈水肿或黏液样，缺乏胶原纤维束，这些丛状或分叶状分布的毛细血管的形态异于一般炎性肉芽肿；间质常见黏液变性，并有弥漫分布的成纤维细胞、浆细胞。当表层糜烂、结痂时，则充满中性粒细胞并有炎性渗出；陈旧性病变表层机化、纤维化，而病变深部仍是毛细血管瘤样组织象。镜下表现外层为纤维素性痂皮部分，中层为幼稚毛细血管丛，其间散在有中性粒细胞，内层为成熟毛细血管丛。

【诊断与鉴别诊断】

1. 诊断　根据临床特征为病变单发性，好发于外露、易受损的部位，皮损可在短期内迅速长大，到一定程度时停止发展等容易作出诊断。

2. 鉴别诊断　需与下列疾病鉴别：

（1）血管瘤：发病于出生后和婴儿期，一般范围较大，不易破溃及出血可资鉴别。

（2）恶性黑素瘤：本病常发生在足跖，肿物边缘可见均匀或不均匀的黑色素沉着，病理检查可资鉴别。

【治疗】 可采用二氧化碳激光治疗，外用 β 受体阻滞剂也有一定效果。

（李　丽　马　琳）

二、脉管畸形

皮肤脉管畸形大多数于出生时清晰可见，随婴儿的生长而成比例地扩展，创伤、感染、激素水平的改变，血液或淋巴液压力的增大可以促进病变的生长，没有性别倾向。脉管畸形分单纯性和混合性两大类，前者指由单一的脉管组织形成的畸形，后者指由两种或两种以上脉管组织形成的畸形。混合性的脉管畸形可以为动脉、静脉、毛细血管、淋巴管等几种管腔结构的组合构成。脉管畸形除了组织学分类外，根据他们在血管造影中的血流动力学特征可进一步分为“低流”损害和“高流”损害。前者包括毛细血管畸形、淋巴管畸形以及静脉畸形。后者包括动脉畸形、动静脉畸形以及动静脉瘘。

（一）毛细血管静脉畸形

包括通常所谓的鲜红斑痣（或葡萄酒色斑）及鲑鱼斑（Salmon patch，或天使吻斑、鹤啄斑），是皮肤临床中较为常见的脉管畸形。鲜红斑痣在新生儿的发病率为 0.1%～2%，皮疹多在生后即可出现，大部分不会自然消退。鲑鱼斑在各种族中的发病率为 20%～60%。但鲑鱼斑的发展与鲜红斑痣不同，大约一半以上的皮损在生后一年内可消退。鲜红斑痣可作为多种器官损伤的皮肤表现之一，故临床检查时应当全面，以免遗漏皮肤以外的其他受累部位。

【病因、发病机制和病理表现】　病因及发病机制尚不清楚，有学者认为在胎儿板状丛发育期出现异常可导致此病。鲜红斑痣和鲑鱼斑的病例表现相似，与血管肿瘤不同的是，组织学上单纯性脉管畸形无血管内皮细胞增生表现，而表现为血管扩张。

【临床表现】　鲜红斑痣基本在生后即可发现。身体任何部位均可受累，但面部是最容易受累的部位。面部部分皮损沿三叉神经支配范围分布，大部分面部皮损累及一侧面颊，面中央有一比较清楚的界限。皮损颜色可由淡粉色到紫红色不等；受累面积也可由数毫米至数十厘米不等，且与体表面积的比例保持不变。随年龄的增长，面部鲜红斑痣颜色多逐渐加重，且倾向于有增生样表现：皮损逐渐增厚，斑片逐渐变为斑块，甚至有结节样皮损出现。躯干和四肢的鲜红斑痣，有时在生后数年还可能自然消退。鲑鱼斑多表现为界限不太规则或清晰的淡粉红色斑片，有时可观察到较细的毛细血管扩张。颈后部是最常受累的部位，其他常见部位包括额头、上眼睑、鼻尖、上唇等。面部出现的鲑鱼斑多可在 1 年左右消退，但有时在婴幼儿哭闹、运动等情况下皮损可能复现。颈后部位的鲑鱼斑多分布在枕后隆突和第五颈椎之间，大约有一半也可在 1 年左右消退，另一半左右可终身不变。见附页彩图 20-4。

【并发症】　最常见的并发症多出现在症状性的鲜红斑痣，即鲜红斑痣是多器官受累的皮肤表现之一。如 Sturge-Weber 综合征表现为眼部损伤、单侧面部鲜红斑痣、脑软膜血管畸形。患者会出现与神经、眼部受累相关的症状，如单侧抽搐、青光眼等；Beckwith-Wiedemann 综合征表现为面部鲜红斑痣、巨大舌、脐突出、内脏增大及偶见的单侧肢体肥大和低血糖症；Proteus 综合征表现为鲜红斑痣、单侧肢体肥大、肢端肥大、疣状表皮痣、皮下软组织肿物、掌跖回状增生；Robert 综合征表现为面部鲜红斑痣、不全肢、先天性秃发、生长迟缓和兔唇；Wybum. Mason 综合征表现为单侧视网膜动静脉畸形和同侧面部鲜红斑痣；TAR 综合征表现为先天性血小板减少、双侧桡骨发育不良或缺失和鲜红斑痣；Coat 综合征表现为视网膜毛细血管扩张和同侧的面部鲜红斑痣等。

其次可见皮损附近软组织肿胀或骨发育过度，有时易合并贫血痣、色素痣等。

其他并发症可包括骨骼系统、神经系统、消化系统、泌尿系统等的症状和体征。

【诊断和鉴别诊断】　鲜红斑痣或鲑鱼斑和婴幼儿血管瘤在临床早期表现有时相似，主要鉴别要点包括：前者①生后即可发现的皮损；②无自发消退迹象；③容易合并其他皮损，如小汗腺血管痣、局限性淋巴血管瘤等。鲜红斑痣与鲑鱼斑有明显不同的预后，其鉴别点主要包括临床表现和病程。

【治疗】　目前，国内外治疗毛细血管畸形的一线方法主要是选择性光热作用的激光治疗，如脉冲染料激光等，较安全，偶尔出现色素沉着、减退或凹陷性瘢痕等并发症，发生率低于 1%。脉冲染料激光治疗毛细血管畸形是应用光对不同颜色物体的选择性光热效应，应用波长在 530～600nm 的激光或强脉冲光选择性的作用于血管中红细胞的血红蛋白，使之加热后被破坏，形成血栓，阻塞扩张的血管，同时血管内皮细胞也受到破坏，使血管闭塞，达到治疗目的，而皮肤的其他组织不受破坏。常用的染料激光波长为 585nm 和 595nm。

激光治疗毛细血管畸形的疗效除了与激光各种治疗参数相关，还与患者年龄、皮损部位、皮损颜色及治疗次数等有关系，文献报道的治疗效果也有一定的差异。毛细血管畸形随着患者的年龄增长，在长期异常的血流动力学作用下，其血管会出现不同程度的扩张，65%的患者在 40 岁以前血管壁增厚，可增厚成不同程度的斑块，甚至形成结节。而研究发现，脉冲染料激光很难穿透增厚的血管，其治疗的效果与皮损的厚度是密切相关的，皮损越薄，疗效越好。本病大部分是在生后即出现，因此在儿童期及早对这类患儿进行治疗有着积极的意义，即可以在早期减少因为美观影响给患儿造成的心理阴影，也可以达到相对较好的疗效。北京儿童医院报道的结果显示，毛细血管畸形采取脉冲染料激光治疗时，总有效率为43%。而且，疗效与治疗次数呈正相关，尤其是治疗3次以上，有效率>70%，而不良反应的发生率并没有随着治疗次数的增多而增多。因此，对于难治皮损，在家长经济可以承受及患儿无不良反应的基础上，可以采取多次治疗的方法来提高疗效。

脉冲染料激光治疗毛细血管畸形的并发症发生率很低，但是对儿童进行激光治疗时，由于孩子不能很好地配合，故一定要注意治疗过程中对眼睛的保护。同时患儿皮肤比较薄，有报道显示，儿童浅表瘢痕等不良反应的发生率要远远高于成人，故治疗后要注意冷敷、防晒等措施，以免形成紫癜、色素沉着等并发症，同时要叮嘱家长，如出现水疱，要及时返回医院，由激光医师或护士对水疱进行穿刺、减压及收敛等对症处理，以免加重表皮的损伤。如果治疗处出现结痂，一定要监管好患儿不能搔抓，待其自然脱落，以避免瘢痕的形成。

(二)静脉畸形

可发生在任何部位的皮肤或黏膜，表现为圆形、红色或紫红色的海绵状结节。但国内有学者报道575例脉管畸形中，位于四肢者有394例，占68.5%；国外有学者报道72例静脉畸形患者以四肢最多见，其次是口腔颌面部，北京儿童医院报道46.2%的患儿皮损位于四肢，面部皮损占20.9%由于皮损内纤维组织含量不同，导致皮损的硬度不同，但大多数情况下，加压可以使皮损压缩。静脉畸形一般属于慢流速畸形，有时可伴有消耗性凝血障碍。静脉畸形有时可合并血栓静脉炎、钙化静脉石、局部多汗，以及局部压迫出现的症状。手术或激光治疗效果多不理想，有时加压包扎治疗效果较好。静脉畸形也可作为一些综合征的皮肤表现之一。如Bannayan-Riley-Ruvalcaba综合征表现为皮肤或内脏的多发静脉、毛细血管、淋巴管畸形、小头颅、假性乳头水肿、系统性脂质血管瘤、阴茎点状色素沉着、错构瘤样的肠道息肉和偶见的毛鞘上皮瘤；Maffucci综合征表现为多发性静脉畸形和软骨发育不良；蓝色橡皮球痣综合征表现为皮肤和消化道的静脉畸形；Gotham综合征表现为皮肤或骨性的静脉和淋巴畸形与严重的骨溶解并发。

(三)单纯性淋巴管畸形

包括微囊型、巨囊型和混合型三种临床类型。前者包括过去经常称谓的局限性淋巴血管瘤。该病表现为群集性、类似水疱样的深部丘疹样损害，颜色由淡黄、粉红、红色或深红不等，穿刺后可流出无色淋巴液。这些丘疹样皮损可与一些淋巴囊样结构相交通。常见部位包括腹部、腋后、口、舌等。由于淋巴囊样结构与表浅损害相通，丘疹性损害祛除后容易复发，目前尚无较好的治疗办法。巨囊型淋巴管畸形的代表之一是水囊状淋巴管瘤。临床表现为好发于颈部、腋下或腹股沟的囊肿样损害，皮损质地软、内容物清晰、多呈淡黄色。治疗以手术为主。混合型是微囊型和巨囊型损害都存在。

(四)动静脉畸形

是动脉和静脉直接相通形成的畸形。可表现有局部皮温升高、出汗过多、毛发生长过快、感觉异常、受累肢体生长比对侧快；有时皮肤还可有紫红色结节或斑块、局部继发性的循环障碍和水肿；偶尔可闻及震颤音。诊断主要依据体积描记法、温度记录法、静脉血氧饱和度等。治疗可采用手术切除，或局部外压防止溃疡或继发感染。

(五)混合性脉管畸形

包括毛细血管-淋巴管-静脉畸形、毛细血管-静脉畸形、伴有动静脉短路和(或)瘘的毛细血管-静脉畸形等多种畸形。临床上多以综合征的形式出现。如Klippel-Trenaunay综合征在组织学表现上主要是毛细血管-淋巴管-静脉畸形和毛细血管-静脉畸形。该综合征临床上表现为鲜红斑痣、静脉曲张/静脉畸形和受累肢体软组织生长过度三联征。如果毛细血管、静脉畸形合并有动静脉短路或瘘，则称之为Parkes-Weber综合征。

(李　丽　马　琳)

第二节　血管异常相关综合征

一、巨大血管瘤伴血小板减少综合征

是一种以血管肿瘤和血小板减少性凝血异常为主的症候群。与KMS综合征最为密切的肿瘤的组织病理特点类似于卡波西样血管内皮细胞瘤和丛状血管瘤的组织病理。

【病因】 早期认为出血是因为血小板和其他溶血因子被血管消耗。通过同位素描记显示，现认为血管肿瘤中凝血机制亢进，肿瘤内发生血管内凝血，缘于 DIC 的慢性型之一。血小板减少可能是由于免疫学遗传因子或血管肿瘤的管腔内有大量的血小板血栓形成所致。也可能是血小板被利用来当作血管肿瘤内皮层。血小板减少的原因亦有认为网状内皮系统吞噬血小板作用加强，血管肿瘤可能产生血小板抗体，对血小板起破坏作用，再者血管肿瘤中血管不正常，使血小板凝聚停滞于迂曲之血管中，血小板受伤而裂解等。

【临床表现】 发病早，常于生后或生后不久，平均发病年龄为生后 5 周，亦有少数于成人发病，发生于成人多为肝脏血管瘤或恶性血管瘤。本病可单发，也可多发。好发于体表、四肢、躯干部位。如发生于内脏或体内组织时不易发现。反复周期性出血为本病特征性表现：表现为血管肿瘤迅速增大，周围有新鲜出血，严重者伴贫血，血小板在万以下或明显减少可有内出血的危险。血小板数量减少与肿瘤增大成正比。局限、孤立较小的血管肿瘤经反复局部出血，血管内血栓形成，肿物逐渐变硬至巨大斑块，反复出血可导致重度贫血，以致因大量出血危及生命。虽有皮肤紫癜和出血，但很少发生脾大(附页彩图 20-5)。

【实验室检查】 血红蛋白、血小板、纤维蛋白原，第Ⅱ、第Ⅴ及第Ⅷ因子均减少，凝血酶原时间和部分凝血激酶时间均延长，纤维蛋白裂解产物可增加。

【诊断】 根据出生时或出生不久即有血管肿瘤的存在，并伴有血小板减小，慢性弥散性血管内凝血的化验改变易诊断，但有时血管肿瘤发生在内脏，如胸部、肝、脾、骨骼等而被忽视，如果血中纤维蛋白降解物(FDP)增多有助于诊断。

【治疗】

治疗原则：去瘤减容，消除及针对低凝状态、出血等症状的支持治疗。①内科药物：泼尼松 3～5mg/kg；②介入栓塞瘤体以期去瘤减容；③对于激素抵抗可给予长春新碱；④各种治疗均失败可给予西罗莫司，不建议输注血小板维持(会促进局部出血)。

本综合征有自限性。早期轻症可动态观察。有出血及血小板过少，必要时小量多次输新鲜血及血小板。有凝血功能异常，可用肝素、抗凝剂及抗血小板药物。糖皮质激素可减少毛细血管脆性，防止出血和升高血小板。剂量：每日 3～5mg/kg，血小板上升后逐渐减量，1～2 岁停药。即使斑块巨大，也可逐渐硬化吸收。不宜手术治疗。一般死于大量出血，败血症及巨大肿物压迫至呼吸道窒息。

二、骨肥大静脉曲张性痣综合征

本病是具有血管畸形、组织增生和静脉曲张的一种综合征。系 1900 年 Klippel 和 Trenauney 首先报道。

【病因及发病机制】 至今病因不明，可能为深静脉的先天畸形，或由于腘、股或髂静脉受纤维束带、异常肌肉或静脉周围鞘膜组织压迫造成下肢血供增加，因而增长肥大。

【临床表现】 患者有典型的三联特征及多种伴发畸形。

1. 血管畸形　均在出生或幼儿期出现，扁平或稍有隆起，粉红色至蓝紫色，呈点片状，边缘参差不齐，可布满患肢。随年龄增大，畸形表面皮肤增厚伴疣状增生，局部有出汗增多，触碰时易出血。

2. 浅静脉曲张　极为明显和广泛，多集中在小腿部，小儿少见。静脉壁厚，可位于皮下深层，触诊时可及索条状物。与静脉畸形相邻皮肤常可见到多个卫星静脉痣，为原发性静脉扩张或继发于静脉高压而导致的反流扩张。有部分病人的曲张静脉自发破裂或继发于创伤出血并可伴有深静脉血栓性静脉炎。浅静脉曲张可以是特发存在或出生时就存在，也可以是深静脉梗阻后的代偿性通道。见附页彩图 20-6。

3. 组织增生　肢体各部位均呈肥大，足部尤明显，主要由于肌肉肥大、脂肪增加、皮肤增厚及异常的血管组织，骨骼也有增粗、较长表现。肢体肥大在出生时即可发现，在婴幼儿期末及青少年期最为明显。

上述特征可集中出现于某一肢体，也有少数在不同的肢体出现。

伴发畸形主要有淋巴管畸形，表现为肢体明显水肿，同侧臀部肥大以及静脉血栓形成等。

【诊断与鉴别诊断】

1. 诊断　根据典型的三联症及相应的伴发体征，诊断并不困难。但要确定病变程度、深静脉梗阻部位，还需借助 X 线摄片、深静脉造影、核素扫描多普勒超声检查。

2. 鉴别诊断　本综合征应与 Parkes-Weber 综合征鉴别，后者除了三联特征外，还有动静脉瘘，查患肢静脉含氧量和静脉压测是有助于鉴别诊断等一系列辅助检查。

【治疗】 ①非手术治疗:加压疗法常用弹力服和压迫绷带;②手术治疗:接受手术者一般为一侧肢体过度增长,且行骨后骨固定术后有较好疗效的患者;③介入治疗:将导管置于异常染色体区域明显处,注入碘化油平阳霉素乳剂。

三、脑、颜面、血管瘤综合征

又名神经、眼血管瘤病(neuro-culo-angiomatosis),神经、皮肤综合征(neuro-cutane-oussyndrome)

【病因及发病机制】 神经和外胚层组织发育异常,中胚层过度增生。交感神经障碍引起血管扩张。近年遗传学研究认为与染色体畸变有关。有些患者可见第22对染色体三体征。

【临床表现】

1. 毛细血管畸形(旧称为鲜红斑痣),在面部沿三叉神经分布,唇、软腭、口腔、鼻、牙龈、咽部、小肠、肾脏、生殖器黏膜亦受累。

2. 可伴同侧软脑膜血管畸形,表现为对侧肢体瘫痪和癫痫、惊厥、意识丧失、肌萎缩。

3. 精神障碍、健忘、语言障碍。

4. 眼水肿、青光眼、角膜血管网、同侧偏盲、脉络膜血管痣、视神经萎缩、晶状体移位、视力障碍、眼肌麻痹、眼球震颤、神经炎及乳头水肿等。

5. 脑内钙化。

6. 咽鄂弓过高,睾丸、性发育不全、脑性肥胖、脊髓空洞症、足部畸形、手指畸形、半身血管增生等。

【实验室检查】 X线显示颌凸畸形、蝶鞍、颅骨增厚、骨质疏松和骨质增生等。CT可见大脑半球萎缩及侧脑室扩大,脑电图尖钉波及慢波率,电压不对称,形象倒置。

【诊断与鉴别诊断】

1. *诊断* 根据惊厥、颜面血管痣、对侧半身偏瘫、精神障碍、眼病变及脑内钙化等可作出诊断。CT及脑血管造影、脑电图有定位诊断价值。

2. *鉴别诊断* 本征应与Lawford综合征鉴别,后者是伴有青光眼的脑、颜面、血管瘤综合征,被认为是Sturge-Weber综合征的异型。

【治疗】 目前尚无理想的治疗方法,平时可给予药物以预防癫痫发作。亦可考虑周围交感神经截除、电灼、解压及粘连松解等手术治疗。

四、软骨发育异常、血管瘤综合征

又名Kast综合征、Maffucci综合征、软骨营养障碍伴血管错构瘤综合征(chondrodystropywithvas-cularhamartomasyndrome)。主要特征为软骨和骨的畸形伴多发性血管瘤。

【病因及发病机制】 病因不明,无遗传性,但有的学者认为有家族遗传倾向。有学者认为软骨发育不全和血管瘤之间并无因果关系,而是同时并存,多数学者认为是先天性中胚叶结构不良所致。

【临床表现】 患儿出生时完全正常,而后在幼儿园期出现单侧软骨发育不良症,致使肢体两侧发育不平衡,同时伴有皮肤多发性血管瘤,多为海绵状血管瘤。皮下组织有蓝色的扩张静脉,患儿常因外伤而引起骨折,愈合延迟。此外,患儿也可伴有非血管性肿瘤生长,如卵巢畸胎瘤。由于软骨发育障碍,可产生肢体短缩畸形。长骨可见有骨瘤改变,此类患者中约有20%将发生恶性肿瘤,特别是软骨肉瘤(约占18%)。

【诊断与鉴别诊断】

1. *诊断* 主要依据临床表现并结合X线所见即可诊断。不典型病例可作皮肤及骨组织的活组织检查及动静脉造影以助诊断。

2. *鉴别诊断* 本病应与Lawen-Roth综合征,Ollier病,Klippel-Trenaunay-Weber综合征相鉴别。

【治疗】 除治疗血管瘤外,还应防止和矫正肢体畸形,定期复查有无恶性病灶,如发现有恶性肿物应及早手术切除加化疗。

五、突脐、巨舌、巨体综合征

又名新生儿低血糖巨内脏巨舌小头综合征(neonatalhypoglycemia-visceromegaly-macroglossia-microcephalysyndrome),Beckwith综合征。本病由Beckwith1963年首先报道尸检病例,次年又报道两例存活畸形儿。1964年wiedmann报道3例同胞病例,而后命名为Beckwith-Wiedemann综合征。我国于1986年以后亦有报道。

【病因及发病机制】 病因不清。可能为常染色体显性遗传,也可能为多基因遗传。

【临床表现】

1. *新生儿及婴儿期* 患儿出生时体格较一般新生儿巨大,生后一个月内皮下脂肪略减少,以后生长又逐渐加速。内脏过度发育致脐膨出、脐疝、腹直肌分离等。新生儿期频发性低血糖症为本综合征突出症状之一，甚至在出生后几小时即可出现，第一个月发作尤为频繁，严重者可出现抽搐、意识丧失，血糖低至 1.1mmol/L 以下。一般在 3～4 个月后可逐渐停止。其他畸形还可有面部火焰状母斑、耳轮畸形、颜面中部发育不良、小头症、尿路畸形、膈肌缺损、阴蒂肥大、男孩可有隐睾、心脏畸形等。

2. 幼儿期主要表现　如幸存至幼儿期，可见发育亢进、半身肥大，发生恶性肿瘤的倾向较大，多为 Wilms 瘤。还可有先天性心脏畸形、特发性心脏肥大等。X 线检查可显示骨龄增加，尤以肥大侧骨龄较高。

本征与肿瘤的关系：本征患儿有容易罹患某些肿瘤的倾向。1980 年以前文献报道 200 例中，有 10%合并 Wilms 瘤，肝母细胞瘤、肾上腺瘤。Sotelo 指出，本征伴有半身肥大者每 3～4 例中即有一例合并肿瘤，而不伴半身肥大者合并肿瘤仅为 12∶1。

【诊断与鉴别诊断】　症状典型者诊断不难，本征伴有半身肥大者应作相应的检查，及早除外合并肿瘤。

【治疗】　及时治疗新生儿期低血糖症，应用葡萄糖静脉滴注，并配合牛奶、口服补液等多餐喂养，可减少低血糖发作。在出生后 6 个月左右可施行舌前部楔形切除术，以防语言障碍发生。脐膨出或脐疝可采用整形术。

【预后】　本征预后不良，多夭折于儿童期，仅有少数症状轻者能活至成年。

六、骨质溶解皮肤血管瘤综合征

又名 Gorham 综合征、骨消失、骨溶解。病因不明，特点为骨血管瘤、骨溶解。

【病因及发病机制】　病因不明。一般认为破骨细胞、血管瘤或淋巴管瘤，以及机械性压迫可引起骨质溶解，亦有人提出可能与感染、中枢神经系统疾病、无菌性坏死、银屑病性关节炎等有关。

【临床表现】　发病年龄均在 25 岁以前，多见于儿童或青年。绝大部分患者为单侧性髂骨内局限性血管瘤，侵及一块或数块骨骼（包括脊柱骨），骨质大块溶解。局灶性骨折多见于上臂、肩胛骨、下颌骨。覆盖病骨的皮肤可有或无血管瘤，皮肤血管瘤可为最初的症状，肌肉组织弥漫性广泛萎缩。邻近骨损害的软组织可受累，弥漫性肌肉萎缩。病情发展缓慢有自限性，预后良好。

【实验室检查】　X 线可见骨质块状溶解，可波及邻近骨质，溶骨区周围无骨膜反应，也不破坏关节腔，椎间隙多正常。

【组织病理】　病理显示良性血管瘤或淋巴管增殖引起的骨质溶解，可浸润到附近软组织。

【诊断与鉴别诊断】

1. 诊断　一般根据临床症状及 X 线检查进行诊断。

2. 鉴别诊断　本病需与恶性成骨性骨肉瘤、脊柱结核、巨细胞瘤鉴别，恶性成骨性骨肉瘤疼痛重，尤以夜间甚，病变较少侵犯脊柱骨，受累骨骼有骨膜反应，全身状况日益衰竭。脊柱结核可破坏关节面，其他部位有结核病灶，有结核中毒症状。巨细胞瘤的病变呈泡沫状，好发于四肢长骨骨骺区，以股骨下端多见，多在骨突出处，骨皮质可膨胀，横径长度几乎等于纵径，有时甚至超过纵径。

【治疗】　放射治疗能起到一定的效果。

（李　丽　马　琳　赵佩云　高　杨　刘晓雁）

参考文献

贾玉林，赵怡芳，张文峰.2002.口腔颌面部血管瘤和脉管畸形的分类.临床口腔医学杂志，18(4)：312-313.

李丽，徐子刚，孙玉娟，等.2009.小儿皮肤脉管异常 3010 例临床分析.临床皮肤科杂志，38(3)：148-151.

李勤，廖元兴，彭丽霞，等.2007.脉冲染料激光治疗鲜红斑痣的临床疗效评价[J].临床皮肤科杂志，36（4）：258-259.

林晓曦，王炜，曹谊林.2003.血管瘤和血管畸形治疗中的美容原则探讨.中华医学美学美容杂志，9(3)：190-192.

杨舟，李丽，徐子刚，等.2012.普萘洛尔治疗婴儿血管瘤的临床疗效及安全性.中华皮肤科杂志，45(7)：466-469.

曾丽，谢红炬，王晖，等.2010.595nm 脉冲染料激光治疗皮肤血管性病变 455 例.中国美容医学，19(4)：549-550.

张小占，史大鹏，董长宪，孔令非；张继良.2006.软组织脉管畸形的 MRI 诊断.临床放射学杂志，25(10)：945-948.

中华医学会整形外科分会血管瘤和脉管畸形学组.血管瘤和脉管畸形诊断和治疗指南(2016 版).组织工程与重建外科杂志，2016，12(2)：63-93.

左亚刚，王家璧，姜国调，等.2006.585 nm 脉冲染料激光治疗鲜红斑痣 2317 例回顾性分析.中国医学科学院学报，28(2)：206-209.

Berenguer B，Mulliken JB，Enjolras O，et al.2003.Rapidly involuting congenital hemang- ioma：clinical and histopathologic features. Pediatr Dev Pathol，6（6）：

495-510.

Dadras SS, North PE, Bertoncini J, et al. 2004. Infantile hemangiomas are arrested in an early developmental vascular differentiation state. Mod Pathol, 17 (9): 1068-1079.

Drolet BA, Frommelt PC, Chamlin SL, et al. 2013. Initiation and use of propranolol for infantile hemangioma: report of a consensus conference. Pediatrics. 131(1):128-140.

Enjolras O, Mulliken JB, Boon LM, et al. 2001. Noninvoluting congenital hemangioma: a rare cutaneous vascular anomaly. Plast Reconstr Surg, 107 (7): 1647-1654.

Enjolras O, Mulliken JB, Wassef M, et al. 2000. Residual lesions after Kasabach-Merritt phenomenon in 41 patients. J Am Acad Dermatol, 42(2 Pt 1): 225-235.

Laube S, Taibjee S, Lanigan SW. 2003. Treatment of resistant port winestains with the Vbeam pulsed dye laser [J]. Lasers Surg Med, 33 (5): 282-287.

Luu M, Frieden IJ. 2008. Haemangioma: clinical course, complications and management. Br J Dermatol, 2013, 169(1):20-30.

Lyons LL, North PE, Mac-Moune Lai F, et al. 2004. Kaposiform hemangioendothelioma: a study of 33 cases emphasizing its pathologic, immunophenotypic, and biologic uniqueness from juvenile hemangioma. Am J Surg Pathol, 28(5): 559-568.

Léauté-Labrèze C, Dumas de la Roque E, 4. Hubiche T, et al, Propranolol for severe hemangiomas of infancy. N Engl J Med, 358(24):2649-2651.

Léauté-Labrèze C, Hoeger P, Mazereeuw-Hautier J, et al. 2015. A Randomized, Controlled Trial of Oral Propranolol in Infantile Hemangioma. N Engl J Med, 372(8):735-746.

Moyakine AV, Kerstjens JM, Spillekom-van Koulil S, et al. 2016. Propranolol treatment of infantile hemangioma (IH) is not associated with developmental risk or growth impairment at age 4 years. J Am Acad Dermatol. 2016 Jul;75(1):59-63.e1.doi: 10.1016/j.jaad.02.1218.

North PE, Waner M, Buckmiller L, et al. 2006. Vascular tumors of infancy and childhood: beyond capillary hemangioma. Cardiovasc Pathol, 15(6): 303-317.

North PE, Waner M, James CA, et al. 2001. Congenital nonprogressive hemangioma: a distinct clinicopathologic entity unlike infantile hemangioma. Arch Dermatol, 137 (12): 1607-1620.

North PE, Waner M, Mizeracki A, et al. 2000. GLUT1: a newly discovered immuno- histochemical marker for juvenile hemangiomas. Hum Pathol, 31(1): 11-22.

Rivas S, López-Gutiérrez JC, Díaz M, Andrés AM, Ros Z. 2006. Venous malformations. Diagnosis and treatment during the childhood. Cir Pediatr, 19(2): 77-80.

Werner JA, Dünne AA, Folz BJ, et al. 2001. Current Concepts in the Classification, Diagnosis and Treatment of Hemangiomas and Vascular Malformations of the Head and Neck. Eur Arch Otorhinolaryngol, 258 (3): 141-149.

第21章 结缔组织病

一、幼年特发性关节炎

幼年特发性关节炎(juvenile idiopathic arthritis,JIA)是一组以慢性关节滑膜炎为主要特征,伴有各组织、器官不同程度损害的慢性、全身性疾病。2011年国际风湿病联盟(ILAR)将一组原因不明、于16周岁之前发病、症状持续6周以上并排除其他原因的关节炎定义为JIA。JIA既往曾称为幼年慢性关节炎、幼年类风湿关节炎,该病的发病率约为1/1000,为儿童最常见的慢性风湿性疾病。本病1岁以内罕见,此后各年龄均可发生,较集中于2～3岁与9～12岁。

【病因及发病机制】

1. *感染因素* 有研究资料表明,多种病毒(微小病毒B_{19}、风疹病毒、EB病毒等)、细菌(链球菌、耶尔森菌、志贺菌、空肠弯曲菌和沙门菌属等)及支原体感染与本病有关。但仍未能证实是直接病因。

2. *免疫因素* 系统性JIA患者虽大多数没有自身抗体,但血清中髓细胞来源的促炎因子升高,同时应用细胞因子TNF-α、IL-1、IL-6的阻断药治疗有效,提示系统性JIA与天然免疫失控有关。也有许多证据支持JIA为自身免疫性疾病,如部分患儿血清和关节滑膜液中存在自身抗体、抗核抗体、类风湿因子或隐蔽型类风湿因子,且隐蔽型类风湿因子的滴度与疾病活动程度呈正相关。

3. *遗传因素* 一些特殊的人类白细胞抗原(human leukocyte antigen,HLA)的亚型如HLA-DR_4、DR_5、DR_6及DR_8者JIA的发病率明显增多。早期研究发现,HLA系统中的HLA-B_{27}位点与JIA相关,少关节Ⅱ型JIA患儿的HLA-B_{27}频率增高。对病人的纵向研究发现HLA-DR_4基因与疾病的严重程度有关。但有关遗传因素在JIA的确切作用尚须深入研究。

4. *其他因素* 环境因素如寒冷、潮湿、疲劳、营养不良、外伤、心理刺激、精神因素等都可作为诱发因素。

【临床表现】 JIA根据临床表现分为6型。

1. *系统型* 约占20%,每日1次或2次热峰达到39℃以上,伴有关节炎,同时伴随下列一项或更多症状:①容易消退的皮疹;②广泛淋巴结肿大;③肝脾大;④浆膜炎。

发热(尤其是弛张热)是本型的特点,每日体温波动在36～41℃,骤升骤降伴一过性多形性皮疹,表现为短暂的、非固定的红斑样皮疹或淡红色粟粒状,可散在或融合成片,以躯干和四肢近端多见,亦可见于身体其他部位,特征是发热时出疹,热退疹消,具有诊断价值。部分患儿可有肝、脾、淋巴结肿大、肝功能轻度异常;亦可侵犯胸膜、心包、心肌等。约80%出现关节痛或关节炎,大小关节均可累及,多在发热过程中出现,部分患儿最终可发展为慢性关节炎。近10%的系统型JIA可出现巨噬细胞活化综合征(MAS)。

2. *少关节型* 最常见,受累关节不超过4个,多见于较大儿童,全身症状轻微,可有低热、乏力等,常见膝、踝、腕、肘等大关节肿胀、疼痛,常为非对称性。部分患儿可并发慢性虹膜睫状体炎,女孩多见,严重者可造成视力障碍而失明。应注意本型部分患儿发病6个月后可发展成多关节炎,称为扩展型少关节炎;部分8岁以后起病的男性患儿,反复发作数年后可出现骶髂关节破坏,从而发展成强直性脊柱炎。

3. *类风湿因子阴性或阳性的多关节型* 受累关节5个以上,多为对称性,一般先侵犯踝、膝、腕、肘等大关节,出现肿胀、疼痛,表面不红。且有晨起关节僵硬不灵活(晨僵)的特点。继而可逐渐累及小关节如指、趾关节,可呈梭形肿胀、疼痛,颞颌关节受累及张口困难;颈椎受累疼痛而影响颈部活动。大、小关节反复发作,可致周围肌肉萎缩,关节破坏,最终发生强直畸形。学龄儿童多见,起病缓慢,可有低热、消瘦,特点是进行性多关节炎。本型根据血清类风湿因子可分两型,即血清阳性型与血清阴性型。血清阳性型多见于儿童后期起病,关节症状较重,50%以上可发展至关节变形,从而影响关节功能。

4. *银屑病型* 表现关节炎,通常是非对称性的大小关节炎，合并银屑病或者有银屑病素质[指(趾)炎、指甲凹陷或指甲脱离及家族史中一级亲属有银屑病]。

5. 与附着点炎症相关的JIA　关节炎合并附着点炎症，或关节炎或附着点炎症，伴有以下情况中至少2项：① 骶髂关节压痛或炎性腰骶部及脊柱疼痛，而不局限在颈椎；② HLA-B_{27}阳性；③ 8岁以上发病的男性患儿；④ 家族史中一级亲属有HLA-B_{27}相关的疾病(强直性脊柱炎、与附着点炎症相关的关节炎、色素膜炎或骶髂关节炎)。本型以男孩多见，多于8岁以上起病，四肢关节炎常为首发症状，但以下肢大关节、髋、膝、踝关节受累为多见，本型为肿痛和活动受限，骶髂关节病变可于病初发生，但多数于起病数月至数年后才出现。附着点炎可表现为肌腱、韧带、附着点、关节囊或者骨筋膜部位的压痛，患儿还可有反复发作的急性虹膜睫状体炎和足跟疼痛，这是由于跟腱及足底筋膜与跟骨附着处炎症所致。本型HLA-B_{27}阳性者占90%，多有家族史。

6. 未分化型关节炎　不符合上述任何一项或符合上述两项以上类别的关节炎。

【实验室检查】

1. 免疫学实验室检查　类风湿因子(RF)：年长儿、多关节型RF可阳性，而在JIA总体阳性率不足15%，RF阳性可能提示预后不佳。

2. 影像学检查

(1)X线检查：JIA早期(病程1年内)X线多显示其软组织肿胀、骨质疏松、关节滑膜炎、关节面骨膜炎等，更晚才能见到关节面软骨破坏、关节腔变窄、畸形、骨质破坏等征象。

(2)磁共振成像(MRI)：MRI能更早全面评估骨关节病变，被视为早期JIA诊断的敏感手段。

(3)超声学检查：活动期JIA受累关节积液明显增加，滑膜明显增厚，与缓解期和正常对照组间均有明显差异。

3. 生物学标记　一些生物学标记物可以用来分型、评价疾病的活动性、预测病程、对治疗的反应，出现并发症的风险，如基质金属蛋白酶-3、S100A8/9、S100A12、IL-8等。

【诊断与鉴别诊断】

1. 诊断　主要依靠临床症状进行排他诊断。凡发病年龄在16岁以下，全身症状或关节症状持续6周以上，一个或多个关节有炎症表现，如肿胀或积液，并伴有至少两项体征(关节活动受限、触痛、活动时疼痛及局部温度增高)，能排除其他疾病者可考虑本病。由于国内尚未普遍采用2001年国际风湿病联盟儿科委员会制订的JIA诊断标准，现大多仍参照美国风湿病学会修订的诊断标准进行诊断。根据起病最初6个月的发病方式确定临床类型。

2. 疾病活动性评分　根据医生总体评价、患者或父母总体评价、活动性关节炎症数量、ESR 4个方面制订幼年关节炎疾病活动性评分(juvenile arthritis disease activity score，JADAS)，根据Wallace标准判定是否处于临床非活动期，包括无活动性关节受累，无发热、皮疹、浆膜炎、脾大或泛发淋巴结肿大，无活动性葡萄膜炎，ESR或CRP正常，医生总体评价最佳，晨僵短于15min。治疗情况下临床非活动期≥6个月称为药物性临床缓解。停药后临床非活动期≥12个月称为药物脱离性临床缓解。

3. 鉴别诊断　无明显关节症状或仅累及单个关节JIA，易被误诊，须与化脓性关节炎、感染后/反应性关节炎、系统性红斑狼疮、急性淋巴细胞白血病、创伤或非意外损伤、骨髓炎、炎症性肠病、过敏性紫癜、风湿热等鉴别。

【治疗】

1. 治疗原则　控制炎症，缓解症状，维持关节功能和预防关节畸形。

2. 非药物治疗　包括富含钙和维生素D的摄取，运动疗法包括主动和被动运动、肌力训练和负重运动，帮助维持肌力和功能，包括陆上和水上锻炼，应用甲板固定和足部矫形等辅助材料缓解疼痛，还有心理治疗JIA相关的疼痛和心理疾病。

3. 药物治疗包括非甾体抗炎药(NSAIDs)　关节腔注射或口服或静脉用糖皮质激素；改变病情抗风湿药(DMARDs)如甲氨蝶呤(MTX)、来氟米特、柳氮磺胺吡啶、羟氯喹等，可与NSAIDs联用。单用NSAIDs不能延缓或阻止JIA病情发展，联合DMARDs治疗可稳定病情和减少关节破坏与致残率。2009年EULAR根据循证医学证据制订的类风湿关节炎治疗指南中特别强调早期使用DMARDs。在初始治疗中，糖皮质激素可与DMARDs短期联合使用，利于疾病的快速缓解，但有导致骨质疏松等风险，可补充钙片。生物制剂如TNF-α单克隆抗体在缓解炎症与阻止骨侵蚀方面均有突出作用。此外，尚有拮抗IL-1的阿那白滞素(Anakinra)、拮抗IL-6的托珠单抗(Tocilizumab)。

4. 生物制剂　显著改善了JIA患者的预后，TNF-α拮抗剂可显著缓解炎症和阻止骨侵蚀。IL-1、IL-6、CD80/86的拮抗剂也可以用于治疗JIA。

5. 中医中药　中医认为本病属邪阻经络，气滞血瘀，治则当以祛风、化湿、活血、化瘀、壮筋骨、利关节等。可选用风湿宁（中药喜风藤提取物）、正清风痛宁、昆明山海棠、雷公藤等药。尤其是帕夫林（白芍总苷）是一种较安全有效的治疗本病的新药。此外，还可予以热疗、按摩、推拿，防止肌肉萎缩、关节挛缩。

（江　莲　林淑金）

二、幼年系统性红斑狼疮

幼年系统性红斑狼疮（pediatric systemic lupus erythematosus）是一种由抗核抗体等多种自身抗体介导的免疫复合物沉积，继而激活补体等引起多系统炎症和靶组织损伤的自身免疫性疾病。中医对此病无明确记载，根据症状及体征分属“鬼脸疮”“蝴蝶疮”“日晒疮”范畴。临床表现多样，具有异质性，估计儿童 SLE 患病率为（5～10）/10 万，占 SLE 总病例的 5%～20%。新生儿红斑狼疮与早期发病的 SLE 不同，前者是由母亲的致病性自身抗体通过胎盘传给胎儿所导致的胎儿出现皮疹和（或）先天性心脏传导阻滞。

本病可发生于小儿各年龄期，中位发病年龄 11～12 岁，5 岁以下非常罕见。男∶女比为[1∶(4.1～5)]，且随年龄增长至性成熟期，女性患者比例明显增加，提示性激素与本病的发生有关。儿童 SLE 的病情较成人严重，肾损害和中枢神经系统损害较成人常见，且预后较差。良性和慢性皮肤型狼疮包括盘状红斑狼疮、亚急性皮肤型红斑狼疮、冻疮狼疮等，儿童少见。小于 6 岁的患儿死亡率、神经精神系统和血管皮肤损害的发生率更高。

【病因及发病机制】　病因不清，目前多认为是由遗传和环境因素共同作用引起的一组异质性自身免疫病。

1. 遗传因素　将近 10%的患者有家族史或相关自身免疫性疾病史。同卵双生者发生 SLE 的一致性达 25%～75%，异卵双生者达 2%～9%。此外，原发性免疫缺陷病如选择性 IgA 缺陷、补体成分如 C2、C1q、C1r、C1 酯酶抑制药缺陷、慢性肉芽肿病等与 SLE 具有相关性，Jesus 等报道儿童 SLE 中 7%的患者存在经典补体通路早期成分缺陷，14%的患者存在选择性免疫球蛋白缺陷。纯合等位基因与 SLE 强相关，人类白细胞抗原 HLA-DR3 在白种人 SLE 患者中多见，而 HLA-DR2 在非裔美国人中多见。

2. 环境因素　与 SLE 相关的有化学因素如硅、染发产品、杀虫药、香烟（含被动吸烟）、有机溶剂等；感染如 EB 病毒、巨细胞病毒、带状疱疹病毒等；药物如异烟肼、普鲁卡因酰胺、肼屈嗪；重金属如镉、金盐、铍和汞；其他包括精神压力、紫外线照射、疫苗等。

在上述诸多因素影响下引起自身免疫异常，自身抗体和（或）自身致敏淋巴细胞攻击自身靶抗原和组织，使其产生病理改变和器官功能障碍。本病的免疫应答异常缘于细胞因子网络失衡、细胞凋亡、免疫复合物清除能力降低等多方面因素而致病。

【临床表现】　儿童 SLE 临床表现多样，一般慢性经过，但较成人起病急，受累脏器多，病情进展快。早期最常见的症状为不明原因的发热，80%～90%可有持续或间歇发热，多为低热，病情活动或恶化时可有高热，此外常伴有纳差、全身不适、体重减轻、皮疹和关节痛等表现。

1. 皮肤黏膜症状　皮疹是常见的临床症状之一，30%～50%患儿可见特征性的蝶形红斑。此红斑很少累及上眼睑，消退后留下淡棕黑色沉着斑。少数患儿可见盘状红斑，于面部其他部位出现浸润的暗红色、边界清楚、大小不一的鳞屑性斑片，愈后可留有萎缩性瘢痕和色素沉着。

皮肤血管炎症表现为甲周红斑、网状青斑、毛细血管扩张以及指（趾）尖的紫红色斑点、瘀点、紫斑等。全身其他部位皮损可有红色斑丘疹、疱疹、多形红斑、结节性红斑、溃疡等。口腔黏膜、牙龈、上腭可有红斑、瘀斑、糜烂、溃疡，尤其上腭、鼻黏膜溃疡具有协助诊断的价值。皮疹波及头皮时可引起弥漫性脱发或局限性斑点状脱发。约 16%患儿出现光敏性。有 10%～20%患儿病程中一直不出现皮疹。见附页彩图 21-1A、B、C，彩图 21-2A、B，彩图 21-3，彩图 21-4，彩图 21-5，彩图 21-6，彩图 21-7，彩图 21-8。

2. 肌肉关节症状　约 80%患儿在病程的某阶段出现关节症状，可表现为关节肿胀、疼痛、活动障碍或仅有关节痛。大小关节都累及，包括膝、肘、腕及手指关节，关节痛可呈游走性或持续性，一般不发生关节破坏、畸变，关节症状对抗炎药物治疗效果良好，无症状性膝关节积液常见于活动性病变的患儿。缺血性骨坏死是儿童 SLE 严重的并发症之一，多累及胫骨和股骨，常发生在病程长，特别是在应用糖皮质激素治疗后，儿童 SLE 肌肉受累少见，仅少数患儿有肌痛和肌无力。

3. *肾的症状* 肾受累最常见，儿童SLE较成人更易发生肾损害，几乎每例患儿的肾活检组织均有不同程度的病变，50%～80%患儿临床出现肾受累症状。由于肾受累程度不等，临床症状轻重也不同，可有无症状血尿、蛋白尿，急性肾炎综合征，急进性肾炎，慢性进展性肾炎，肾病综合征和终末期肾病等类型，约22%患儿可发展为肾衰竭。

肾损害可为儿童SLE首发症状，也可在发病后2年内发生。一旦临床出现水肿、持续高血压、氮质血症、血清肌酐增高、内生肌酐清除率显著下降，则提示病情严重，预后不良。狼疮肾炎是儿童SLE致死的主要原因之一。

4. *神经精神症状* 22%～95%患儿有神经精神系统损害，多发生在疾病早期，临床表现复杂多样，常见的表现包括头痛(72%)、情感障碍(57%)、认知功能障碍(55%)、癫痫(51%)、急性意识模糊(35%)、外周神经系统功能障碍(15%)、精神病(12%)、卒中(12%)等。4%～10%的患儿在病程某个阶段可发生舞蹈病，其发生率较成人高，也可作为儿童SLE的首发症状。狼疮脑损害患儿的脑脊液中蛋白与细胞数可轻度增高。

70%～90%患儿的脑电图异常，通过CT、MRI检查可发现局灶病变。经颅多普勒超声检查具有简便、无创、价优等特点，有助于长期随访观察SLE病情变化，为狼疮脑病的脑血管早期变化检测提供较敏感和特异的方法。另有报道脑脊液中抗神经节苷抗体测定对诊断中枢神经系统狼疮有重要意义。

5. *心脏症状* 心脏损害包括心包炎、心肌炎和心内膜炎，其中以心包炎最为多见，一般少量积液临床症状不明显，可由超声心电图检出，严重者可有大量心包积液，少见心脏压塞症状。约10%可出现心肌炎，轻者仅心电图异常，如期前收缩、传导阻滞或ST-T波改变等，重者可出现心脏扩大、心力衰竭。心内膜炎多发生于二尖瓣，有学者建议所有SLE患儿应常规预防细菌性心内膜炎的发生。近年也注意到本病可累及冠状动脉，甚至发生心肌梗死。

6. *消化系统症状* 胃肠道症状轻重不等，可发生在病程各时期，最常见为慢性腹痛、食欲缺乏、体重减轻、恶心、呕吐等，严重者可有剧烈腹痛、腹泻、便血等。常见肝脾大和有不同程度肝功能改变。

7. *肺部症状* 肺胸膜病变是儿童SLE常见症状，最常见为胸膜炎引起的自发性胸痛，持续数小时、数日不等，胸腔积液可为单侧或双侧，少量至中等量。

急性狼疮肺炎常累及两下肺野，起病急骤，伴有高热、呼吸困难、咳嗽、胸痛、发绀等症状。X线可见两肺弥漫性斑状浸润，但应注意与儿童SLE并发肺部感染如大肠埃希菌、克雷伯杆菌和金黄色葡萄球菌所致的肺炎进行鉴别。不明原因的突发性面色苍白、呼吸急促常提示肺出血。

急性狼疮肺炎和广泛性肺出血常呈暴发性，可迅速致死。少数慢性肺间质纤维化则表现缓慢进行性呼吸困难、缺氧，病程长者可引起肺动脉高压。

8. *血液系统症状* 几乎每例患儿均有血液系统改变，其中以贫血最常见，一般为小细胞性贫血，与微血管病变、铁利用障碍和肾功能不全等因素有关。少数患儿可出现自身免疫性溶血性贫血，常伴脾大。粒细胞与淋巴细胞均减少及血小板减少是本病常见的血液系统表现，患儿以血小板减少引起出血为首发症状的SLE常被误诊为血小板减少性紫癜，出血时间延长或活化部分的凝血活酶时间(APTT)延长也可作为儿童SLE首发症状，青少年女性患者可表现为月经量过多。

9. *眼部症状* 25%～30%患者有眼底改变，多为双侧性，表现为视网膜出血、水肿、视盘水肿、小动脉痉挛，可见棉絮状渗出斑。此外尚可有虹膜炎、巩膜炎。

10. *狼疮危象* 狼疮危象是由于广泛急性血管炎所致急剧发生的全身多系统受累表现，儿童较成人更易发生，是患儿病情恶化的表现，常危及生命。主要表现如下。

(1)持续高热：暴发或急性发作，出现下述表现之一者：①全身极度衰竭伴剧烈头痛；②剧烈腹痛；③指尖的指甲下或甲周出现瘀斑；④严重的口腔溃疡。

(2)进行性肾功能下降，伴高血压。

(3)出现狼疮肺炎或肺出血。

(4)严重的神经精神狼疮表现。

11. *并发症* 包括感染和巨噬细胞活化综合征，其中感染是儿童SLE发病和死亡的主要原因，25%～85%死亡病例系脓毒症所致。除细菌感染外，病毒、真菌及其他微生物感染亦较常见。脓毒血症发生率增高可能与疾病本身和应用糖皮质激素及免疫抑制药有关。

【实验室检查】

1. 一般检查 全血细胞减少，红细胞沉降率增快，C反应蛋白(CRP)滴度增高，γ球蛋白明显增高，白蛋白减少，血清IgG、IgM升高，补体降低，特别是

C3、C4降低常提示疾病活动。尿检可有蛋白尿、血尿、管型尿。

2. 自身抗体检查　包括抗核抗体(ANA)、抗双链DNA(dsDNA)抗体、抗Sm抗体、抗SSA(Ro)抗体、抗Rib-P(r-RNP)抗体、抗核小体抗体、抗C1q抗体。其他包括抗血小板抗体,引起血小板减少;抗磷脂抗体,包括抗心磷脂抗体和抗 β_2 糖蛋白Ⅰ抗体,可引起反复血栓,与神经精神性狼疮、舞蹈病、癫痫、恶性抗磷脂综合征有关。抗磷脂抗体的特异性儿童较成人高,如果出现RPR假阳性,提示儿童患者可能发展为SLE。此外,抗神经元抗体也是儿童神经精神性狼疮的特征性抗体。

【诊断与鉴别诊断】

1. 诊断　儿童SLE诊断标准与成人相同,沿用美国风湿学会2009年修订的标准。

临床标准:①急性或亚急性皮肤狼疮表现;②慢性皮肤狼疮表现;③口腔或鼻咽部溃疡;④非瘢痕性脱发;⑤炎性滑膜炎,2个或2个以上关节肿胀或伴晨僵的关节压痛;⑥浆膜炎;⑦肾损害:尿蛋白>0.5g或红细胞管型;⑧神经病变:癫痫或精神病,多发性单神经炎,骨髓炎,外周或脑神经病变,脑炎;⑨溶血性贫血;⑩白细胞减少或淋巴细胞减少或血小板减少。

免疫学指标:①ANA阳性;②抗dsDNA抗体阳性;③抗Sm抗体阳性;④抗磷脂抗体阳性:狼疮抗凝物/梅毒血清学试验假阳性/抗心磷脂抗体正常水平2倍以上或 β_2 糖蛋白Ⅰ中效价以上升高;⑤补体减低:C3、C4、CH50;⑥无溶血性贫血者直接Coomb试验阳性。

确诊条件:①肾病理证实为狼疮性肾炎并伴ANA或抗dsDNA阳性;②以上临床以及免疫指标中有4条以上符合(至少包含1项临床指标和1项免疫学指标)。

该标准敏感性94%,特异性92%。

2. 鉴别诊断　临床上须与JIA、皮肌炎(DM)、混合型结缔组织病等鉴别。

【治疗】 SLE是一种慢性复发性疾病,需要长期治疗。儿童正处于身体生长发育阶段,故制订治疗方案注意首先应确定受累的脏器及功能,力争早期抑制其自身免疫反应,恢复多脏器的功能。

1. 一般治疗　急性期应卧床休息,增加营养,防晒,暴露部位皮肤可涂搽避光剂。缓解期可逐步恢复正常生活与学习。应避免应用可诱发狼疮的药物如磺胺类、保泰松、对氨基水杨酸等。

2. 药物治疗　包括NSAIDs、抗疟药羟氯喹(建议全程使用羟氯喹,因其可以提高生存率,避免器官损害、骨质破坏和血栓形成)、糖皮质激素,免疫抑制药包括环磷酰胺(CTX)、MTX、硫唑嘌呤(AZA)、环孢素(儿童一般不用或慎用)、霉酚酸酯。

3. 特殊治疗　包括全身淋巴结X线照射、血浆置换疗法、IVIG、造血干细胞移植、免疫吸附。生物制剂如CD20和B细胞活化因子的拮抗剂。

4. 中医治疗

(1)热毒炽盛型

治法:清营透热。

方药:犀角地黄汤合大黄黄连泻心汤加减。加减法:神昏谵语者加安宫牛黄丸。

(2)阴虚内热型

治法:滋阴降火。

方药:知柏地黄汤合增液汤加减。

(3)气阴两虚型

治法:益气养阴。

方药:益气养阴汤加减。

(4)邪热伤肝型

治法:疏肝行气,活血化瘀。

方药:丹栀逍遥散加减。

(5)脾肾阳虚型

治法:温阳益肾,健脾渗湿。

方药:济生肾气丸合二仙汤加减。

5. 中西医结合治疗　常用中成药为雷公藤类,包括雷公藤片、雷公藤多苷和昆明山海棠等,三者均有较强的抗感染及非特异性免疫抑制作用和调节作用,对SLE的关节痛、血管炎性皮损、肾炎均有较好的疗效。这类药适用于轻症的SLE,重症的SLE在糖皮质激素控制症状后。青少年及成人用法:雷公藤多苷常用量为0.5~1mg/(kg·d),分2~3次口服。病情控制后应减量维持治疗,不要骤停,避免复发;昆明山海棠每次1~2片,3次/日。用药过程中应定期查血象和肝功能。7岁以下不宜用或慎用,7岁以上的儿童慎用。孕妇及哺乳妇女忌用。

【预后】 影响患者预后的因素很多,虽然性别、起病时年龄、种族、患者社会经济情况等均与预后有关,但患者有无肾损害、肾活检组织病理改变的严重程度、肾功能异常程度(如血肌酐水平)、有无中枢神经系统损害、是否合并高血压(因狼疮性肾炎、长期大剂量应用糖皮质激素或其他原因所致)、感染等,是影响患者预后最主要的因素,其中肾炎、中枢神经系统损害、感染是死亡的常见原因。此外,冠状动脉粥样硬化为晚期并发症，可能引起1/4的患者死亡。骨质减少也常见，与疾病严重性、病程、糖皮质激素治疗等有关。

三、幼年皮肌炎

幼年皮肌炎(juvenile dermatomyositis,JDM)是儿童最常见的一种特发性炎性肌病，主要累及横纹肌和皮肤的多系统炎性血管病，与中医"肌痹"或"风湿痹"类似。早期表现为免疫复合物引起的皮肤和肌肉的微血管炎，伴血管增生、栓塞、梗死，晚期出现钙质沉着。来自英国和爱尔兰的研究发现JDM的发病率为0.19/10万。儿童各年龄组均可发病，以5～14岁多见，2岁以前发病少见。平均发病年龄7～9岁。女孩多见，男：女为1：(2～3)。临床表现与成人相似，但有以下不同点：①肌萎缩、关节挛缩和消化道受累，儿童较成人常见；②皮肤溃疡和钙质沉着发生率较成人高；③雷诺现象较成人罕见；④与肿瘤基本无关，与感染有关；⑤肺部损害包括间质性肺病发生率低，成人为49%，儿童为3.5%；⑥预后较成人DM好，病死率低于10%，如早发现、早治疗可低于3%；⑦小血管内膜增厚引起的血管病和坏死较成人多见；⑧肠道血管病变和中枢神经系统病变较成人多见。

【病因及发病机制】 目前该病病因尚未完全阐明，但多认为是感染、免疫和遗传易感性引起的一种累及血管和肌肉的自身免疫病。位于骨骼肌的小血管壁内的免疫复合物沉积可能是一个重要发病机制。有报道15例JDM中12例有病毒与细菌感染史，占80%。且曾在儿童患者的骨骼肌中分离出柯萨奇A_9病毒，故认为病毒感染，尤其柯萨奇病毒感染与发病有关。近年来不少学者通过实验性肌炎的研究，发现能在动物中引起肌炎的病毒主要有柯萨奇病毒A、B组、小鼠脑脊髓炎病毒、淋巴脉络膜胸膜病毒、虫媒病毒A、EB病毒等。机体免疫功能紊乱如患儿体内出现高水平的循环自身抗体如抗核抗体、抗PM抗体、抗Jo-1抗体以及血管壁内出现IgG、IgM、C3颗粒状沉积等。遗传方面发现部分患儿有家族史，具有$HLA\text{-}B_8$、$HLA\text{-}DR_3$的个体发生DM的危险性增大。80%～90%的JDM患者肌肉和血管中的单个核细胞存在母体细胞嵌合现象，微嵌合体与母体HLA-DQA1＊0501等位基因有关。

【临床表现】 JDM大多起病缓慢，但少数亦可急性发病，出现高热和多系统损害。一般临床表现可有全身不适、困乏疲倦、食欲缺乏、消瘦、低热、腹痛等，但主要表现为皮肤损害及肌肉症状。JDM根据病程可以分为4期：①前驱期，持续数周至数月，非特异症状；②进展期，持续数天至数周，进行性肌无力和皮炎；③持续期，1～2年，持续的肌炎和皮炎；④恢复期，肌肉萎缩和挛缩后遗症，伴或不伴钙质沉着。见附页彩图21-9A、B。

1. *皮肤症状* JDM皮疹发生率高，60%～80%的患儿出现皮疹，首发症状为皮肤损害者占2/3。皮肤损害可有多种表现，多发生于肌无力之前，亦可与肌肉症状同时出现。

(1)特征性皮肤损害 ①眶周紫红色斑：特征性改变是以上眼睑或上、下眼睑为中心出现对称性紫红色斑伴轻度水肿。红斑尚可逐渐扩大蔓延至前额、鼻梁、颧部而融合成类似蝶形的红斑。颜面可见毛细血管扩张。②Gottron征为另一常见的特征性皮损，在肘、膝、掌指、指关节的伸侧面及跖趾关节和趾关节伸面出现紫红色斑疹，表面干燥有糠麸状鳞屑称为Gottron丘疹。这些皮疹脉管炎和光敏感有关，早期表现为皮肤和皮下组织水肿，晚期消退后出现表皮变薄、附属器萎缩、脱发、毛细血管扩张及色素减退。

(2)甲周毛细血管扩张：46%患儿在甲根皱襞可见僵直的毛细血管扩张，伴有瘀点，且变粗厚，也具有诊断价值。

(3)暴露区皮肤损害：在颈部、上胸部"V"字形区、四肢伸侧可见弥漫性或局限性红斑。

(4)非特异性皮肤改变：尚可出现多形红斑、荨麻疹、结节性红斑等损害，慢性DM患儿受累部位皮肤变薄，皮下组织可萎缩，严重者可发生溃疡，甚至继发感染。雷诺现象在儿童较少见。

(5)钙质沉着：是JDM的特殊表现，20%～60%患儿在疾病后期可发生钙质沉着。而成人的发生率<10%。患儿的肩、肘、股、脊柱部位的皮肤、皮下组织或较深层的筋膜、肌肉可出现皮下硬块或结节、钙化而使局部软组织出现发硬的浸润感，或引起疼痛、关节挛缩、功能障碍。钙化处表面的皮肤可出现溃疡、窦道，流出白色石灰样物质，也可继发感染。钙质沉着是影响肌无力的主要原因之一，但却代表预后较好。钙质沉着的原因可能同巨噬细胞活化和局部慢性炎症反应有关。

2. *肌肉症状* 主要累及骨骼肌，表现为肌无力伴肌肉疼痛与压痛。四肢近端肌无力是肌炎的标志，初为下肢带肌受累，然后是肩胛带肌和近端臂肌，从而出现相应的症状如上肢为上举穿衣困难，下肢为上楼与下蹲困难，颈肌和背肌受累则不能抬头或维持坐姿。39%患儿出现 Gower 征，借助手臂行走。面部和眼外肌受累少见，可出现斜视、复视等。10%的患儿出现咽肌、下咽肌、腭肌受累，可出现呛咳、声嘶、音量变小、咽下困难，出现腭化音和鼻腔液体反流是发生呼吸道并发症的危险征象。少数患儿可累及胸肌和呼吸肌，可发生呼吸困难，甚至危及生命。广泛的急性骨骼肌损伤罕见，多见于婴儿期发病者。晚期肌肉变性、硬化、萎缩，可致关节挛缩、畸形，丧失运动功能。

3. *关节病*　关节挛缩是 JDM 常见的并发症。肌腱瘢痕形成导致关节挛缩，膝、肘、腕和踝关节挛缩最常见，合并关节炎者加重关节的活动障碍，且会加快关节挛缩的进程。

4. *消化系统*　常见亚临床或轻度病变，可有粪隐血阳性或者肉眼血便、阵发性腹痛和便秘，偶见致命的胃肠道溃疡和溃疡相关性腹膜炎或纵隔炎，结肠炎或者亚急性肠梗阻及其他肠道功能紊乱可能是穿孔的前兆。胃肠黏膜下血管炎可致胃肠道溃疡、出血，肠穿孔、肠坏死是 JDM 患者死亡的一大原因，此现象成人 DM 患者不常见，主要是成人型血管炎不明显。

5. *脂肪营养不良发生率 20%～50%*　表现为缓慢进行性皮下和内脏脂肪丢失，上身和面部明显，可伴有多毛、黑棘皮病、阴蒂增大、肝脂肪变性、胰岛素抵抗、糖耐量异常、高三酰甘油血症。

6. *其他*　心肌受累可出现心律失常、心脏扩大甚至心力衰竭，若累及肺部则致肺间质改变，出现咳嗽、胸痛、呼吸困难等症状。此外，JDM 多与潜在肿瘤无关，而成人 DM 肿瘤伴发率高达 10%～20%，尤其是 50 岁以后伴发肿瘤者可达 40%。

【JDM 的分型】　近年 Rider 等和欧洲 JDM 工作组提出 JDM 的分型如下。

1. *经典的 JDM*　典型的皮疹和近端肌无力偶伴其他症状。一般对糖皮质激素和标准的免疫抑制药治疗有效。

2. *JDM 重叠综合征*　临床表现类似经典的 JDM，但疾病早期多关节炎症状明显，多关节炎成为主要的症状而被称为"干性关节炎"，面部和四肢呈现硬皮病样外观，该类型预后较差。

3. *血管病变/溃疡型 DM*　病情重、皮损广泛且严重，常出现严重的甲周毛细血管病变和网状青斑，早期皮肤溃疡和胃肠道溃疡发生的危险性大，皮肤钙化的发生率高，治疗反应相对较低。肌肉和皮肤活检显示有明显的微血管病变。

4. *无肌病性 DM*　儿童罕见，是指一组具有典型的皮肤损害但半年以上缺乏肌无力或肌酶升高。早期可有轻度的肌酶升高，应用 MRI 和超声检查显示确实存在亚临床肌炎。本患儿可能继续发展出现显著肌炎表现。

【实验室检查】

1. *常规检查*　非特异的炎症指标如红细胞沉降率、CRP 等与疾病的活动度相关。重症患儿尿肌酸排出量增加，24h 在 200mg 以上。近年一般测定血浆中肌酸，DM 患儿可高于 45.78μmol/L(0.6mg/dl)。

2. *自身抗体*　50%～60%以上的病人 ANA 低度至中滴度阳性，自身抗体包括肌炎特异性抗体(MSA)和肌炎相关性抗体(MAA)。Jo-1 抗体、抗 Mi-2 抗体和抗 SRP 抗体(信号认知颗粒)仅见于少数 JDM 患者。合并重叠综合征、混合 MCTD 则抗 U_1RNP 可阳性。

3. *血清肌酶检查*　98%的患者会出现血清肌酶升高，包括磷酸肌酸激酶(CPK)、醛缩酶(ALD)、乳酸脱氢酶(LDH)、天冬氨基转氨酶(AST)等均可升高，但以 CPK 升高最具敏感性与特异性。

4. *磁共振成像(MRI)*　可显示出肌炎范围和损伤程度，有助于确定肌酶不高的活动性肌炎的活检部位，监测复杂和重症患者的治疗反应。MRI 检查为非创伤性检查，可取代有创的肌肉活检和肌电检查，因肌炎时肌肉水肿和炎性改变，四肢可出现对称性异常高密度区的 T_2 波，肌肉纤维萎缩和脂肪浸润可在 T_1 加权下清晰显示。

【组织病理】

1. *皮肤*　早期真皮内胶原纤维肿胀、透明变性，并有黏液素沉积，血管周围有淋巴细胞浸润。晚期胶原纤维增生呈均一性，血管壁增厚并有表皮萎缩。

2. *肌肉*　早期不同程度变性，如横纹消失、肌浆透明变性、肌束间水肿、淋巴细胞浸润，血管内膜增生。晚期肌束萎缩、硬化或肌肉结构消失代以结缔组织，有时可见钙质沉着，间质示炎性改变，血管扩张，管壁内膜增厚，管腔狭窄，甚至栓塞，血管周围有淋巴细胞、浆细胞和组织细胞浸润，主要发生在横纹肌中，有些病例平滑肌和心肌也可发生相同变化。

【诊断与鉴别诊断】

1. *诊断标准*　①特异性皮损；②对称性近心端肌无力；③骨骼肌酶升高(CPK、LDH、ALT、AST、醛缩酶);④特异性的肌电图改变;⑤特异性的肌肉活检异常(肌束周围变性、再生、坏死,肌束萎缩,间质内单一核细胞浸润);⑥肌炎特异性抗体(MSA和抗合成酶、Mi-2、SRP等);⑦磁共振或者高频超声有活动性肌炎或者筋膜炎的证据。确诊DM1应加上2～5中的3条;可能DM1应加上2～5中的2条;多发性肌炎除了无第一条外,其余同上;有典型皮疹但没有肌无力,肌肉活检显示典型的病理改变者称为无肌病性DM。随着无创技术的进步,2006年提出典型的MRI和超声检查的肌炎征象、甲皱襞毛细血管异常;钙化;发声困难等新的儿童皮肌炎诊断标准。

2. 疾病活动性判断　符合下面4条标准中的3条定义为临床非活动性:①肌酸激酶≤150U/L;②儿童肌炎评分(childhood myositis assessment scale,CMAS)≥48;③8组人工肌力测试(MMT8)≥78;④医生对疾病活动性总体评价(PGA)≤0.2。

3. 鉴别诊断　主要与感染后肌炎(病毒感染,尤其是流感病毒、柯萨奇病毒、EB病毒)、重症肌无力、进行性肌营养不良、SLE等相鉴别。

【治疗】 治疗原则:急性期应早期足量应用糖皮质激素治疗,争取尽快控制炎症反应;缓解期注意功能训练,防止肌肉萎缩,改善肌肉功能。

1. 一般治疗　急性期应卧床休息,给予高蛋白、高维生素饮食。重症患儿应加强护理,对吞咽困难患儿应小心进食或鼻饲;对呼吸困难患儿必要时应用人工呼吸机,急性期症状消退后应尽早进行适当活动等,如按摩、被动运动、功能锻炼等,防止肌肉萎缩与肢体畸形。

2. 药物治疗　糖皮质激素和MTX是主要的治疗药物,其他免疫抑制药如AZA、环孢素、CTX、MMF。其他药物还包括羟氯喹、生物制剂如TNF-α拮抗剂。抗链"O"阳性者及早做咽拭子细菌培养和药敏试验,采用敏感抗生素配合糖皮质激素是治疗JDM的最佳选择。重症患者亦可应用大剂量丙种球蛋白静脉滴注(IVIG)0.2～0.4g/(kg·d),连用3～5d,每月1次,至少应用3～6个月。注意IgA缺乏者可能出现过敏反应。其他对症和辅助治疗如①非甾体类抗炎药;②保护胃肠道药物;③预防性应用钙剂/维生素D。

3. 钙化的治疗　应用地尔硫䓬、氢氧化铝、丙磺舒、华法林、二磷酸盐、抗肿瘤坏死因子和雷公藤、秋水仙碱等均可治疗钙化。

4. 皮损往往顽固难治,可局部应用0.03%他克莫司软膏,加用羟氯喹3～6mg/(kg·d),分两次口服,用药期间应定期检查眼底。

5. 对危及生命且治疗抵抗的患者可采用自体干细胞移植或血浆置换疗法。

6. 中医治疗　DM属中医"肌痹""痿证"范畴。本病急性期以热毒为主,治宜清热凉血解毒;缓解期主要表现为脾虚湿盛,治宜健脾化湿;慢性期脾肾皆虚,治宜补益脾肾。临床根据辨证论治的同时,联合应用糖皮质激素、免疫抑制药等中西医结合方法对该病进行治疗,常可取得较好的疗效。

(1)热毒炽盛型

治法:清热解毒,凉血护阴。

方药:清营汤加减。

加减:口干渴者加生石膏;大便秘结者加生大黄(后下)。

(2)湿热郁蒸型

治法:清热利湿,解毒消肿。

方药:茵陈蒿汤合萆薢渗湿汤加减。

加减:肌肉疼痛者加鸡血藤、防己。

(3)脾肾阳虚型

治法:补肾健脾,温阳通络。

方药:金匮肾气丸加减。

加减:腰膝酸软者加续断、狗脊;血虚者加阿胶(烊化)。

(4)气血亏虚型

治法:益气养血。

方药:八珍汤加减。

加减:关节疼痛者加威灵仙;肢软无力者加续断、狗脊。

【预后】 疾病的性质、对治疗的反应、有无血管炎、有无进行性其他器官系统受累如胃肠道、肺等是影响预后的主要因素。非炎症性血管病常提示预后不佳,其中毛细血管床带状消失、局部肌肉坏死、淋巴细胞性非坏死性血管病、非炎症性动脉内膜病常与进行性肌肉和胃肠道坏死以及皮肤溃疡有关。在肌炎方面,60%患儿的在接近2年时痊愈,部分可以短至8个月即恢复,病情加重仅1～2次;其余的40%患儿会持续出现加重和缓解交替,少数患者会出现系统性血管炎,病死率小于1%。少数患儿在疾病晚期会出现指端硬化、皮肤萎缩、胰岛素抵抗相关的脂肪营养不良。在皮疹方面,与肌炎病程不一致,皮疹广泛和皮肤溃疡提示预后不佳。甲皱襞毛细血管床增厚、分叉伴血管病常提示疾病较重。在肌炎的恢复阶段,50%患儿的关节周围的皮肤和皮下组织、肌间隔内出现钙盐沉积。

（唐旭华　章星琪　林淑金）

四、硬皮病

硬皮病(scleroderma)是以皮肤和皮下组织中出现胶原过度沉积引起的纤维化和硬化，导致皮肤严重增厚与僵硬改变为特点的疾病，可累及肺、胃肠道、心脏等多系统。中医属"皮痹疽""痹证"的范畴。仅有皮肤损害的硬皮病称为硬斑病(morphea)，即局限性硬皮病和泛发性硬斑病；而有内脏器官等多系统损害的硬皮病称为系统性硬皮病(systemicscleroderma，SSc)，可分皮肤弥漫型SSc(躯干和肢端)和皮肤局限型SSc(手、前臂、脸或足)2型，其中弥漫性占约90%。儿童SSc与成人SSc比较，其特征为：①男孩相对较多(儿童男女之比为1.2∶1，成人为1∶7.3)；②弥漫性皮肤型多见；③抗1型拓扑异构酶(Scl-70)抗体阳性多见(50%～94.4%阳性)。

硬皮病的病因及发病机制尚未明了，具体包括以下几个方面。

1. *免疫功能异常*　一些刺激因素激活免疫系统，当B细胞、T细胞、NK细胞被激活后产生Scl-70抗体、着丝粒抗体、IL-2、黏附分子、肿瘤坏死因子(TNF-α、TNF-β)、干扰素(TFN-γ)、内皮素等引起血管内皮细胞损伤，这些损伤可引起血小板成分释放血小板源性生长因子(PDGF)和转化生长因子(TGF-β)，从而导致成纤维细胞增生，基质合成。成纤维细胞活化后，又合成这些物质，从而形成一个正反馈环。活化免疫细胞也可产生活化间质细胞物质。自身抗体产生是附带现象还是参与细胞活化与损伤的重要环节，目前尚不清楚。

2. *遗传与环境因素*　研究发现硬皮病患者HLA-DR3基因频率明显增加，亦有报道SSc的铀矿工人，尤其是Scl-70阳性患者DRB1*0030、DQB1*0201频率明显增高。HLA-Ⅱ类基因虽与SSc关系密切，但目前尚未确切了解。环境因素如暴露在氯化乙烯、博来霉素、喷他佐辛、掺假的菜籽油等危险因素中可诱发SSc。

3. *其他*　精神创伤、反复感染、劳累、寒冷等亦可成为诱发因素。

(一)局限性硬皮病

局限性硬皮病(localized scleroderma)是一种主要局限在皮肤和皮下组织的皮肤硬化，较SSc明显多见，包括带状硬皮病、局限和泛发性硬斑病，发病率是0.4～1/10万，其中带状硬皮病的发病率接近硬斑病发病率的2倍。发疹前常有外伤史，近1/4患儿会出现皮肤外损害，包括关节炎和葡萄膜炎等。实验室检查方面，50%患者ANA阳性，抗Scl-70抗体通常阴性，其他多无异常。

【临床表现】　小儿局限性硬皮病与成人相似，其皮损一般都经过水肿期、硬化期、萎缩期三个时期。见附页彩图21-10。

1. *斑状硬皮病*　约占小儿硬皮病的26%，根据皮疹特征分为5种类型：①单发或多发斑块型。②点滴型，少见，好发于颈肩及上胸，为质硬的圆形小斑点，色白，稍凹陷，周围有色素沉着。局限性硬皮病偶可泛发全身，甚或累及肌肉、肌腱、关节及骨骼，称为儿童盘状硬化性硬皮病，少数可转变为SSc。③大疱型。④带状型。⑤深在型。

皮损初为圆形或椭圆形紫红色水肿性斑片，逐渐扩大，直径1～15cm，表面有光泽，以后皮损渐变硬，呈蜡黄色或象牙色，表面光滑无皱纹，无汗无毛发，与皮下组织紧密相连。病变活动扩大时，硬斑四周有一淡紫红色晕环，病情稳定或好转时紫红色晕环消失。损害常为单片，亦可为数片，好发于躯干，病程缓慢，绝大多数可自行缓解，于数年后硬度变轻，变为褐色萎缩性斑或留暂时性色素沉着。一般无自觉症状，偶有痒痛感或知觉减退。

2. *带状硬皮病*　约占小儿硬皮病的54%。多见于12岁以下儿童，女孩多于男孩，本类型好发于四肢，纵行分布，呈萎缩性沟状凹陷，往往发生于单侧，需与皮肤僵硬综合征鉴别。发生于额部者，从发际向下达眉或鼻根部，犹如刀砍，可称为军刀状面部硬皮病，有时合并面部单侧萎缩，肢体病变也可波及肌肉，引起活动受限，甚至发生畸形，伴有葡萄膜炎与颅内炎症/钙化及癫痫时，称为ParryRombesy综合征。见附页彩图21-11。

多达50%的局限性硬皮病可出现皮肤外表现，如骨骼肌肉系统包括关节痛、关节炎、肌肉痉挛，神经系统如瘫痪、头痛、脑卒中，眼病如葡萄膜炎、突眼等。

【治疗】

1. *系统治疗*　包括骨化三醇、MTX，对莱姆抗体阳性者可应用青霉素治疗，青霉素过敏者可用红霉素或四环素。

2. *局部治疗*　外用0.005%卡泊三醇软膏，2次/日，3个月后皮损红斑、毛细血管扩张和色素脱失减轻。该药耐受性好，基本不影响钙代谢，可联合使用低剂量长波紫外线(UVA)照射。局部外用咪喹莫特也有效。

3. *物理疗法* 包括体外光化学疗法和UVA照射法(仅用于12岁以上儿童)。也可应用音频电疗、蜡疗、丹参液电离子透入、碘离子透入以及高压氧治疗等。

4. *中医治疗* 见SSc。

【预后】 病情常在3～5年后缓解,如果没有畸形和系统受累,预后良好。带状硬皮病的患儿晚期偶然会出现内脏受累或癫痫。少数患儿可演变为重叠综合征,仅不到0.13%会转为SSc。

(二)系统性硬皮病

儿童系统性硬皮病(systemic scleroderma,SSc)是一种罕见的原因不明的大小血管受累的疾病,发病率约0.05/10万,平均发病年龄8.1岁,高峰年龄10～16岁,女孩多见,将近男孩的4倍。临床表现同成人SSc,雷诺现象和甲皱襞毛细血管异常高度提示SSc,系统受累包括骨骼肌肉系统、胃肠道、肺、心脏、肾等,但在诊断时疾病严重程度较成人轻、受累器官较成人少。多达74%的患儿出现胃食管反流和吞咽困难,结肠受累患儿表现为腹痛、便秘、腹泻、腹胀,肺部受累导致呼吸困难在诊断时仅见于10%患儿,心、肾硬化很少累及。

【临床表现】

1. *局限型SSc* 儿童SSc的最常见类型,雷诺现象几乎均见于SSc患儿,为肢端硬皮病的最早症状,且为典型的表现,机制是指(趾)动脉内膜明显增生,动脉中层变化相对较小,但外膜纤维化较明显,故导致动脉管腔明显变窄,出现雷诺现象。患者血管对寒冷及情绪刺激的正常舒缩反应可使动脉管腔完全闭塞,手指皮肤苍白冰凉。温暖后,手指皮肤颜色恢复正常。

皮损多先发于双手,手指呈腊肠样,手背肿胀。初发时为边界不清的非凹陷性肿胀,色淡红或苍白。数周至数月进入硬化期,表现为皮肤紧张,坚实发亮,失去皱纹,局部温度偏低,不久逐渐变硬,与皮下组织粘连,失去弹性,但表面有蜡样光泽,不能用手捏起,面部呆板无表情,张口困难。经过5～10年进入萎缩期,表现为皮肤萎缩变薄,甚至皮下组织及肌肉亦萎缩,出汗减少,毛发脱落,鼻翼萎缩,鼻端变尖,口唇变薄,口周形成放射状沟纹,指(趾)僵硬呈爪状,指端尖削,易形成溃疡,难于愈合,由于皮肤坏死和骨质吸收而导致指端残缺。该型患儿中有肌痛者约为70%,有关节痛者约为43%。半数以上的患儿食管蠕动功能降低。心肾很少受累,故预后较成人佳。

本型尚有一个良性亚型,称CREST综合征,较成人多,它包括手指及关节周围的软组织内发生钙盐沉积(calcinosis),同时具有雷诺现象(raynaud phenomenon)、食管功能障碍(esophageal dysfunction)、指端硬化(sclerodactyly)和毛细血管扩张(telangiectasis)等。

2. *弥漫型SSc* 患者皮肤硬化自近心端向肢端发展,无皮肤钙质沉着,但有严重的系统损害,如胃肠道受累,其中50%以上患者出现食管受累,发生吞咽困难或食物反流,尚可发生腹痛、呕吐、腹泻、腹胀及胆汁性肝硬化。肺发生纤维化可致缺氧发绀,甚至肺功能衰竭。亦可发生心肌炎、心包炎及心力衰竭。肾损害多发生于晚期,可致不可逆的肾衰竭。横纹肌可发生硬化萎缩,出现肌痛、肌无力等症状,大多数病例伴有多发性关节痛及关节炎,出现关节活动障碍,如关节周围组织纤维化则可致关节变形,因指骨吸收而见一个或多个手指变短。系统损害中以间质性肺炎和硬化性肾小球肾炎的病情进展迅速,预后较成人差。

【实验室检查】 红细胞沉降率增快,免疫球蛋白升高。ANA和抗-Scl-70抗体阳性,后者阳性率仅20%～30%,但具有较高的特异性。抗着丝点抗体多见于肢端型,而抗Scl-70抗体多见于弥漫型。肺弥散试验和肺活量测定评价肺功能,即便是常规X线胸片正常的患儿,高分辨率CT有助及早发现肺部病变。应用测压法的食管动力学研究和24h pH测定有助于评价食管功能和食管反流。

【组织病理】 局限型和系统型硬皮病皮损的病理变化相同,均为表皮萎缩,真皮层病变早期胶原纤维肿胀,胶原束间及血管周围有淋巴细胞为主的炎性细胞浸润;中期血管及胶原纤维周围酸性黏多糖增加;晚期胶原纤维增多致密变厚变性,血管减少,管壁增厚,皮肤附属器萎缩。内脏主要表现为间质及血管壁的胶原增生及硬化。

【诊断与鉴别诊断】

1. *诊断* 2007年,针对16岁以下发病的儿童提出新的分类标准,包括:

(1)主要标准。近端掌指关节或跖趾关节皮肤硬化。

(2)次要标准。①皮肤:肢端硬化;②血管:雷诺现象、甲周毛细血管异常、指端溃疡;③胃肠道:吞咽困难、胃食管反流;④肾:肾危象,新近出现的动脉高压;⑤心脏:心律失常、心力衰竭;⑥呼吸:肺纤维化、肺弥散功能下降、肺动脉高压；⑦肌肉骨骼：肌腱摩擦音、关节炎、肌炎；⑧神经系统：神经病、腕管综合征；⑨血清学：ANA、SSc相关的抗体如抗着丝点抗体、抗Scl-70抗体、抗纤维蛋白抗体、抗原纤蛋白抗体、抗RNA聚合酶抗体。满足1条主要标准和次要标准中的2条即可诊断，敏感性90%，特异性96%。也有认为符合1条主要标准即可以诊断。

疾病严重程度评分可参照J4S，具体包括一般情况、血管、皮肤、骨关节、肌肉、胃肠、呼吸、心、肾9个方面。

2. *鉴别诊断*　SSc和其他结缔组织疾病主要根据近心端皮肤变硬进行鉴别，须与硬肿病、DM、MCTD、慢性移植物抗宿主病相鉴别。

【治疗】

1. *一般治疗*　祛除感染病灶，避免精神刺激，防止外伤，注意保暖，物理治疗防止或减少关节挛缩。

2. *血管扩张药和血管活性药*　伊洛前列腺素(Iloprost)、波生坦(Bosentan)、依前列醇(Epoprostenol)已用于成人SSc，儿童用药尚无经验。目前主要应用右旋糖酐和复方丹参液静脉滴注，以及硝苯地平、血管紧张素转化酶抑制药、血管紧张素受体拮抗剂、妥拉苏林、前列腺素E、康力龙、尿激酶或蝮蛇抗酸酶等药物治疗。

3. *免疫抑制药*　Uziel等对10例硬皮病儿童患者应用MTX合并甲泼尼松龙冲击治疗，结果9例在3个月内有效，耐受性好。CTX和环孢素[儿童剂量2.5mg/(kg·d)]对成人和儿童SSc均有效。尤其是伴有肺部病变者，可考虑使用。

4. *抗纤维化*　D-青霉胺(D-penicillamine)能阻止胶原分子间和分子内的交叉联结，以减少胶原的生成，疗效不佳，初始剂量机体耐受性较好，但该药有一定的毒性，可致再生障碍性贫血、白细胞和血小板减少、重症肌无力、肾小球肾炎以及出现发热、皮疹、恶心、厌食等症状。

5. *自体干细胞移植*　已有报道用本疗法治疗儿童SSc，肺部病变和皮痛等症状改善，但亦有学者认为其疗效与移植前应用强力的免疫抑制药有关。

6. *其他*　如已用于成人SSc治疗的分子药物，如可溶性尿苷酸环化酶刺激剂、IL-6拮抗剂、CD20拮抗剂等有望用于治疗儿童SSc。

7. *中医治疗*

(1)中药以活血化瘀、通络软坚、温补脾肾为主，常用药物有川芎、当归、赤芍、生地黄、熟地黄、丹参、红花、桂枝、仙茅、淫羊藿、玄参、郁金等。苑勰采用活血化瘀治则，以桃红四物汤加减，组方：当归、川芎、红花、葛根等制成片剂，每片含生药1g，13岁以上儿童及成人每次4～8片，每日3次，12岁以下儿童酌减，连服3个月，最长可达3年，共治疗118例硬皮病，总有效率达96.6%。

张志礼把硬皮病分为2型：①肺脾不足型。多见于局限性硬皮病，治以健脾益肺、温经通络、活血软坚，常用药为黄芪、白术、茯苓、党参、山药、大枣、桂枝、白芥子、伸筋草、丹参、红花、夏枯草、僵蚕等。②脾肾两虚型。多见于SSc，辨证为脾肾阳虚，气不化水，气血凝滞，治以健脾益肾、温阳化水、活血软坚，常用药为黄芪、党参、白术、茯苓、制附子、肉桂、鹿角胶、白芥子、麻黄、熟地黄、丹参、赤芍、鸡血藤等。

(2)针灸和拔罐疗法：有报道用温灸配合刺络拔罐法治疗局限性硬皮病取得较好疗效，穴位取曲池、足三里、三阴交、血海、膈俞、膏肓，采用围刺法，再隔姜片灸。

(3)中成药：主要有复方丹参注射液、当归注射液、薄芝注射液、雷公藤片、昆明山海棠和贞芪扶正胶囊等。

【预后】　肢端型较好，而弥漫型差，10年生存率达98%，较成人的75%高。肺部纤维化、肌酐升高、心包炎提示死亡风险大。

（王砚宁　唐旭华　林淑金）

五、混合性结缔组织病

混合性结缔组织病(mixed connective tissue disease，MCTD)的特征临床表现包括雷诺现象和手肿胀，以及与SLE、硬皮病、多发性肌炎/DM等重叠的临床表现，血中常有高滴度的抗核抗体，特别是抗可提取核抗原(ENA)抗体中的抗核糖核蛋白(RNP)抗体。1972年由Sharp首先提出并认为是一种独立的疾病，但随访结果发现MCTD可发展成其他的结缔组织病，如出现硬皮病样或SLE样改变，因而可认为是一种特殊的未分化的结缔组织性疾病。儿童MCTD占所有MCTD患者的23%，以学龄期儿童多见，女孩多于男孩，男女比接近1∶6，起病最小年龄为2岁，最大15岁，平均起病年龄9.2～10岁，病死率约为7.6%，低于成人。

【病因及发病机制】　病因不明。本病是一种免疫功能紊乱性疾病，B细胞过度活化产生的自身抗体、Th1/Th2细胞的平衡偏离导致的细胞因子网络的改变在MCTD的发病机制中可能存在着一定的作用。如从患儿血清可测得抗核抗体阳性,尤其抗U_1RNP抗体阳性;有高丙种球蛋白血症;活动期循环免疫复合物增高;肌肉、肺、肝、心、滑膜以及涎腺等组织中均有淋巴细胞和浆细胞浸润等。遗传因素中有认为HLA-B_7、HLA-DW_1和HLA-BW_{55}阳性者MCTD的发生率增高。

【临床表现】

1. *一般症状* 可有发热、乏力、贫血、消瘦等,而成人MCTD一般无发热和乏力的报道。

2. *皮肤症状* 有雷诺现象和硬皮病样的皮肤表现者约占86%,常为本病的前驱症状或始发症状,重症患儿可发生指(趾)端缺血性溃疡或坏疽。手指弥漫性肿胀,皮肤紧绷,手指变细,外观如腊肠样。其他的皮肤改变可有颜面毛细血管扩张、眼睑出现水肿性紫红色斑、蝶形红斑、指关节伸侧萎缩性红斑、甲周毛细血管扩张等。50%患者出现狼疮样皮肤损害。

3. *肌肉关节症状* 儿童有炎性肌肉病变的患者,肌酶较成人显著增高,常伴四肢近心端肌肉疼痛、压痛或无力。多数患儿有多关节痛,约3/4病例有明显关节炎,以小关节炎为主,有报道观察224例MCTD患儿,关节功能丧失发生率为29%。

4. *其他脏器损害* 大部分患儿有胃肠表现,包括食管功能减退,出现吞咽困难,进食发噎;可累及心脏,以心包炎多见,但发生率较成人少。限制性肺疾病和弥散功能异常发生比例在儿童明显少于成人。亦可有心肌改变;约47%儿童MCTD可侵犯肾,表现为蛋白尿、血尿,偶可发生肾衰竭。肾活检可见有弥漫性膜性肾小球肾炎、局灶性肾小球肾炎或仅有系膜增殖等改变;多有肝、脾和淋巴结肿大、贫血、白细胞减少,尚可见血小板减少;少数患儿累及神经系统可出现癫痫、三叉神经炎等表现;限制性肺疾病约占54%,脑受累很少见,一旦发生则病情严重。

【实验室检查】

1. *血液学检查* 可有贫血、白细胞减少、血小板减少;红细胞沉降率增快;高球蛋白血症;补体可降低;肌酶升高等。

2. *自身抗体检查* 约50%患儿类风湿因子阳性,高滴度荧光抗核抗体呈斑点型;ENA抗体谱尤其是抗U_1RNP抗体阳性具有特异性。

【诊断与鉴别诊断】

1. *诊断* 2000年横田俊平制订了小儿MCTD的诊断标准,具体如下。

(1)主要标准:①雷诺现象;②抗U_1RNP抗体阳性。

(2)次要标准:①手指肿胀、水肿;②颜面红斑;③关节痛、关节炎;④肌炎;⑤高丙种球蛋白血症;⑥RF阳性;⑦白细胞减少/血小板减少等。

只要满足(1)中2项加(2)中3项就可诊断小儿MCTD。初始诊断率为89.14%,全过程诊断率为95.15%。

2. *鉴别诊断* 本病早期较难诊断,主要应与SLE、硬皮病、DM和幼年类风湿关节炎等进行鉴别,需要随访观察。

【治疗】

1. 一般治疗:注意休息,加强营养,对症处理。雷诺现象应注意保暖,避免寒冷刺激,必要时给予血管扩张药。关节炎或关节痛者可配合理疗、热敷等。

2. 药物治疗:萘普生、布洛芬对轻度关节炎或关节痛有效。羟氯喹对皮肤损害有效。糖皮质激素适用于肾病、心脏病变、肌炎、血小板减少及神经系统受累者。免疫抑制药CTX或MTX可与糖皮质激素合用治疗肾损害,也可用霉酚酸酯等。

3. 自体外周血干细胞移植治疗。

4. 中医治疗:临床治疗该病的主要验方如下。

(1)复方益母草汤

功效:养阴清热,活血通络。

主治:MCTD。

用法:1次/日,水煎取汁分次服。

(2)凉血通络饮

功效:活血祛瘀,凉血通络。

主治:MCTD。

用法:1次/日,水煎取汁分次服。

(3)益气活血方

①寒凝血瘀证:指(趾)端苍白、发凉,麻木或刺痛,继而紫暗、肿胀,遇冷加重,得温缓解等。

功效:温阳散寒,活血通络。

②阳虚血瘀证:手指肿胀,关节酸痛,活动不利,伴面色萎黄,畏寒肢冷,纳呆便溏等。

功效:补肾壮阳,温经和营。

③阴虚血瘀证:双手弥漫性肿胀,关节疼痛,面部蝶形红斑,伴不同程度发热等。

功效:养阴清热,益气活血。

主治:MCTD。

用法:1次/日,水煎取汁分次服。

【预后】 85%的患者缓解或预后良好,病死率为3～4/1000,较SLE的病死率(12～23/1000)低。

起病后第 2、5、10 年时内脏器官受累的发生率分别是 91.7%、78.6%、52.4%，其中内脏器官出现硬皮病样改变者，预后差。RF 阳性者，病程长，容易活动和进展。

六、干燥综合征

干燥综合征（sjögren syndrome，SS）又名泪腺、涎腺萎缩病，是一种主要累及外分泌腺的缓慢进展和炎症性疾病。中医属干燥症范畴，称"燥毒症"。多见于 40～50 岁的女性，儿童罕见，全球报道不到 200 例，女性好发，男∶女为1∶7，平均发病年龄 10.7 岁。反复腮腺肿大是儿童 SS 的主要特征，黏膜干燥症状较轻，且出现较晚。

【病因及发病机制】　尚未完全明了。可能与遗传、感染、免疫异常有关。SS 患者有家族倾向，免疫遗传研究发现与 HLA 基因频率有关，中国人与 HLA-DR_3、DR_2、DRW_{53}相关。某些病毒感染与发病有关，有报道指出 EB 病毒、丙型肝炎病毒及 HIV 等可参与该病发生与发展，但有待进一步证实。

机体免疫异常是本病的发病基础，患者外周血中 T、B 淋巴细胞明显分化、成熟和功能异常，造成 SS 患者显著的高丙种球蛋白血症，多种自身抗体如抗 SSA(Ro) 抗体和抗 SSB(La) 抗体产生、RF 阳性等。异常的细胞和体液免疫反应产生各种介质造成外分泌腺及体内器官炎症而发病。

【临床表现】

1. *复发性腮腺炎*　70%的患儿会出现单侧或双侧腮腺反复交替肿胀、疼痛。

2. *眼部干燥*　由于泪腺分泌减少，形成干燥性角膜、结膜炎，致眼部干涩、灼热感、沙砾感、异物感、畏光、视物不清等。

3. *口腔干燥*　唾液减少或缺乏，表现口干、口渴、咀嚼困难，舌干燥，舌面光滑发红、裂隙、疼痛，可有溃疡。味觉减退，易生龋齿，牙齿逐渐变黑，呈小片状脱落，剩下残根称为猖獗龋，为口干燥症的特征之一，亦可有唇炎、口角炎。

4. *皮肤、黏膜*　汗液减少，皮肤干燥伴痒感、脱屑；儿童多出现皮肤紫癜样皮疹；毛发干燥稀少发脆、易脱落；外阴皮肤与阴道干燥。

5. *其他*　腺体外受累在儿童少见，包括肾损害、发热、关节炎、胰腺炎、间质性肺病、心包炎、神经病变或中枢神经系统受累、自身免疫性肝炎、血细胞减少、冷球蛋白血症等。其中肾损害主要是肾小管间质性肾炎，临床表现多不显著，包括肾小管酸中毒，其在成人 SS 发生率为62%～73%，其中 95%为远端肾小管酸中毒，在儿童 SS 中发生率接近 9%；尿浓缩功能受损；低钾导致软瘫；隐匿性肾性糖尿病；肾钙化；肾小球肾炎，发生较晚且少见。

6. *SS 相关性疾病*　约 50%患儿可伴发其他自身免疫性疾病，包括 SLE、JIA、DM、桥本甲状腺炎、血管炎、假性淋巴瘤等。

【实验室检查】　血液检查可有轻度贫血、白细胞减少（其中淋巴细胞减少成人常见，但儿童少见）、血小板减少、红细胞沉降率增快、γ 球蛋白增高。血清中出现多种自身抗体，50%～80%抗核抗体阳性，以抗 SSA(Ro) 抗体及抗 SSB(La) 抗体为主。抗 SSA 抗体、抗 SSB 抗体阳性对本病有诊断意义，前者敏感性高，后者特异性强。约 90%患者类风湿因子阳性。血清淀粉酶升高，主要是胰腺外腺体来源的。唾液腺超声检查是一种有用的辅助诊断手段。

【诊断与鉴别诊断】

1. *诊断*　儿童 SS 患者因黏膜干燥症状少见，不适合成人标准，1999 年提出的儿童原发性 SS 的诊断标准如下：

（1）复发性腮腺炎或腮腺肿大。

（2）非过敏或感染引起的复发性结膜炎，干燥性角结膜炎。

（3）复发性阴道炎。

（4）系统表现，包括不明原因发热、非炎性关节痛、低钾性麻痹、腹痛。

（5）眼干（孟加拉红染色或 Schirmer 泪试验）。

（6）腮腺受累的客观证据（造影术）。

（7）血清淀粉酶升高[腮腺和（或）胰腺来源的同工酶]。

（8）白细胞减少或 ESR 升高。

（9）多克隆高球蛋白血症。

（10）肾小管酸中毒（不能够自行或激发条件性酸化尿液）。

（11）至少以下 1 种抗体阳性：抗 SSA 抗体、抗 SSB 抗体、高滴度 ANA（斑点型）、RF。

（12）组织学证实唾液腺或其他器官如肝活检有淋巴细胞浸润。

排除其他所有的自身免疫病，满足至少 4 条标准可以诊断原发性 SS，敏感性可达 84.6%。如继发于潜在的其他风湿性疾病如 SLE、RA、SSc，诊断为继发性 SS。

2. *鉴别诊断*　应与感染如流行性腮腺炎、解剖学异常导致的腮腺炎、青少年复发性腮腺炎鉴别，后者的腮腺反复发炎肿胀疼痛为主要症状，多为单侧，每3～4个月发作1次，多发生在3～6岁儿童，男孩多见，青春期后可完全缓解，不伴口、眼部干燥及皮疹等，抗核抗体阴性。

【治疗】 目前尚缺乏根治方法，主要为对症治疗：口腔干燥可适当饮水，注意口腔卫生，勤刷牙，及时修补龋齿；眼干可用人工眼泪；避免风干的环境、戒烟。如有内脏损害及血管炎可应用糖皮质激素，必要时联合应用羟氯喹、MTX、AZA、CTX等免疫调节药。

中医辨证论治：

1. 内治法分为两型

(1)肝肾阴虚型：治宜滋养肝肾，方选六味地黄丸合二至丸加减。

(2)脾胃虚弱型：治宜补益脾胃，方选沙参麦冬汤加减。燥毒内蕴者加知母、紫草、玄参、茯苓、绿豆衣、山慈姑等；脉络瘀滞者加紫丹参、威灵仙、木瓜、虎杖、红花、当归尾等，每日一剂，水煎分次服。

2. 外治法 玄参20g，白花蛇舌草、谷精草、金银花各15g，石斛10g等，放入容器中加水煮沸后，以蒸气熏蒸双眼及口腔，每次15～30min，3～5次/日，共治疗60d。

（唐旭华 王砚宁 章星琪 林淑金）

七、川崎病

川崎病(Kawasaki disease，KD)又名皮肤黏膜淋巴结综合征，是好发于婴幼儿的一种急性发热性出疹性疾病，表现为发热、皮疹、眼结膜充血、口腔充血、手足硬肿、颈淋巴结肿大等。15%～20%未经治疗的患儿可发生冠状动脉瘤(CAA)，是儿童获得性心脏病最常见的原因。至2001年日本的KD患者已超过16万例，每年有5000～6000例新发病例。1967年日本川崎富作首先报道，现世界各国均有发生，75%发生在5岁以下，亚洲人发生率更高。

我国1978年首次报道之后，病例呈明显增多的趋势，据全国100所医院的KD住院患者调查，1992年患儿较1983年增加5.4倍。80%病例在5岁以下发病，平均发病年龄1.5岁，男多于女，男∶女＝1.5∶1。但是至今为止，我国KD的发病率还不清楚，上海和北京地区的发病率分别为16.8/10万和26～31/10万。是青少年及年轻人心肌梗死和猝死的重要原因。

【病因及发病机制】 病因尚未明确。KD发病呈一定流行性、地方性，临床表现有发热、皮疹、淋巴结肿大等，推测与感染有关。近年来病因研究较集中于病毒(反转录病毒、EB病毒、柯萨奇病毒、人类细小B19病毒等)、细菌(金黄色葡萄球菌、溶血性链球菌、耶尔森菌、丙酸杆菌等)及肺炎支原体等，但均未获得确切的证据。

发病机制亦尚未完全阐明。多认为是感染因素在遗传易感个体触发免疫异常导致的小和中等大小的动脉炎。血管炎的发生发展可能与机体免疫系统过度活化、病原微生物超抗原、血凝机制障碍、基质金属蛋白酶、遗传因素等有关。

【临床表现】 临床病程分四期：急性期病初7～14d；亚急性期11～24d；恢复期发病后5～8周；慢性期少数残留冠状动脉瘤(CAA)、狭窄、闭塞，导致缺血性心脏病，可迁延几个月、数年。

1. 主要症状

(1)发热持续5d以上，体温39～40℃，呈弛张热或稽留热，抗生素治疗无效，若发热超过14d以上，常提示冠状动脉损害(CAL)。

(2)双眼球结合膜充血，但无脓性分泌物。

(3)口唇口腔变化：口唇充血、干裂、血痂，舌质红，舌乳头突起充血如草莓状，口腔及咽部黏膜弥漫性充血。

(4)四肢末梢改变：病初手背、足部硬性水肿，指、趾可因肿胀影响活动，掌心、足跖充血，于病程10～14d指(趾)甲与皮肤交界处出现龟裂与膜状脱皮，少数可扩大到掌跖，呈大片状脱皮。

(5)多形皮疹：病初发热同时躯干、四肢出现多形性皮疹，多为淡红色斑丘疹，亦可如猩红热或麻疹样皮疹，皮疹可伴痒感，但不伴水疱或结痂，皮疹消退后无色素沉着。

(6)颈淋巴结非化脓性肿大：病初出现颈部单/双侧淋巴结肿大，触痛，直径在1.5cm以上，局部不红，热退消散。见附页彩图21-12。

2. 重要的少见症状

(1)卡介苗接种处皮肤反应：约6%患儿病初发热，出疹时于卡介苗接种处的皮肤显著发红，可形成水疱、结痂、溃疡等反应，此特殊的皮肤改变具有协助诊断KD的参考价值。

(2)肛周脱皮：部分患儿在发热出疹时可有肛门周围、会阴、阴囊处皮肤发红，伴细小脱屑或小片状脱皮。

(3)无菌性小脓疱：少数患儿病程中在膝关节周围或外阴、臀部出现与毛囊分布一致的粟粒状小脓疱，抽取脓疱内容物经涂片检查与细菌培养未发现细菌。

(4)大关节肿痛：部分患儿在急性期或亚急性期出现膝、肘、腕等大关节肿胀、疼痛、活动障碍，关节症状持续1～2 周消退。

(5)指(趾)甲横沟：恢复期部分患儿的指(趾)甲出现线性凹陷性横沟，横沟浅者随指(趾)甲生长逐渐移行消失，严重的横沟可致指(趾)甲断裂。

3. *全身各系统症状*

(1)心血管系统：是 KD 最常见的内脏器官损害，也是导致死亡的主要原因，可合并有心肌炎、心包炎、心内膜炎、心律失常、心力衰竭等，临床症状和体征常不明显或可出现心音低钝、心脏杂音、奔马律等。约 50% 以上患儿心电图异常，未经治疗者 20%～25% 有 CAL 或形成 CAA、血栓形成、狭窄，少数巨大 CAA 破裂及心肌梗死可致猝死。心肌梗死多发生在起病一年以内。约 1% 可伴有体动脉瘤(多见于腋动脉、髂动脉)。

(2)其他系统表现：30%～50% 神经系统受累，表现为易激惹、烦躁不安、头痛、惊厥、昏迷、面神经麻痹等症状；约 25% 患者有消化系统症状，如腹痛、腹泻、呕吐、麻痹性肠梗阻、肝大、黄疸、胆囊积液、血清转氨酶升高等；约 30% 可出现呼吸道症状，有流涕、咳嗽，胸部 X 线片示肺、气管炎、间质性病变；也可有无菌性尿道炎、蛋白尿、尿白细胞增多等泌尿系统改变。

【实验室检查】

1. *血液检查*　外周血白细胞增高，以中性粒细胞为主，核左移，血小板在第二周起增多，红细胞沉降率增快，CRP 阳性，血液流变学呈高凝状态。实验室辅助诊断标准包括：低蛋白(<3mg/dl)、ALT 升高、贫血、白细胞增多(>15 000/mm^3)、无菌性脓尿(≥10 个白细胞/高倍视野)、病程 7d 后出现血小板增多(>450 000/ mm^3)。

2. *心电图检查*　早期可有非特异的多样性改变：窦性心动过速、低电压、P-R 间期与 Q-T 间期延长及 ST-T 改变。心肌梗死时出现 ST 段明显抬高，T 波倒置与异常 Q 波。

3. *超声心动图检查*　可实时、动态检测心脏房室大小、瓣膜反流、心包积液、冠状动脉改变，并可测量 CA 内径，超过该年龄正常值为扩张(CAD)；呈瘤样扩张或冠状动脉与主动脉根部内径之比>0.3，为 CAA(内径 3～4mm 为轻度，内径 5～7mm 为中度，内径≥8mm 为重度，又称巨大瘤)。此外尚可发现冠状动脉非扩张性改变，如管壁辉度增强、内膜粗糙、管周反射模糊等亦有意义。

4. *冠状动脉造影*　可准确直观评估冠状动脉瘤的分布数量及狭窄的程度和远端病变，但该方法为创伤性检查且需要设备与技术，主要适用于有心肌缺血症状者和超声检查显示持久或复发的冠状动脉瘤，用以了解病变程度和指导进一步治疗。

【诊断与鉴别诊断】

1. *诊断*　目前临床上多应用日本 MCLS 研究委员会 1984 年的诊断标准。

(1)持续发热 5d 以上。

(2)四肢末梢变化：急性期手足硬肿，掌跖指(趾)端充血；恢复期指(趾)端甲床皮肤移行处膜状脱皮。

(3)躯干部多形性红斑，但无水疱和结痂。

(4)双眼结合膜充血，非化脓性。

(5)口唇充血、干裂、草莓舌、口腔和咽部黏膜弥漫性充血。

(6)颈部淋巴结非化脓性肿大，其直径达 1.5cm 或更大。

具有上述 6 项主要症状的 5 项即可诊断，如仅具 4 项，经超声心动图或冠状动脉造影显示冠状动脉瘤或扩张，亦可诊断本病。

近年来，不典型病例增多，尤其婴儿患者未能具备上述全部症状，仅具 2～3 项表现，如经超声心动图检查证实有 CAA、CAD 或冠状动脉管壁辉度增强，管周反射模糊，内膜粗糙、增厚等非扩张性病变，且能排除其他疾病者也可诊断。

2. *鉴别诊断*　须与猩红热、幼年特发性关节炎系统型、渗出性多形红斑等相鉴别。

【治疗】　治疗原则：急性期以控制炎症、预防发生冠状动脉瘤为主；恢复期和慢性期继续抗凝，预防心肌梗死，解除冠状动脉狭窄及闭塞。

1. *一般治疗*　注意休息，保障营养摄入，改善全身状态。对高热持久不退者应及时补充水分、葡萄糖、维生素。及时纠正低蛋白血症与电解质紊乱等。

2. *药物治疗*

(1)阿司匹林：有抗感染、抗凝作用，为首选药物。有冠状动脉病变者应持续用药直至冠状动脉恢复正常。有肝功能损害或不能耐受阿司匹林者可给予双嘧达莫或布洛芬，或加用复方丹参片或注射液暂时取代阿司匹林。

(2)IVIG：可明显缩短热程，降低 CAA 发生率。应用 IVIG 注意事项：①争取早期(病程 10d 以内)应用；②应同时合并应用阿司匹林，剂量疗程同上；③IVIG含特异性抗病毒抗体，可影响减毒活疫苗的免疫反应，接受IVIG治疗后需要接种麻疹、流行性腮腺炎、风疹疫苗者，应推迟9～11个月。约13%的患者IVIG治疗抵抗，可考虑应用糖皮质激素或再次给予大剂量IVIG或血浆置换，也可以使用钙调神经磷酸酶抑制药、IL-1和TNF-α拮抗剂、CsA，联合氯吡格雷、华法林、低分子肝素等抗凝药物。降脂药阿托伐他汀也可能有效，与其具有抗炎和抗氧化作用有关。

（3）糖皮质激素：有非特异性抗炎作用，但可能会促进血栓形成，易发生CAA和影响CA病变的修复，不主张单独应用，现认为适用于IVIG治疗无效和IVIG不敏感类型的患儿，并应与阿司匹林和双嘧达莫（潘生丁）合并应用。对有严重心肌炎、心力衰竭和心包炎者可首选糖皮质激素治疗。

有报道预测IVIG治疗抵抗的危险因素包括以下7点：低钠血症（≤133mmol/L）、AST≥100IU/L、起始治疗时间在起病后4d内、中性粒细胞百分比≥80%、CRP≥10mg/dl、年龄≤12个月、血小板≤300 000/mm^3。

3. 预后　及时治疗预后好，近1%的患儿死亡，1岁以下患儿病死率超过4%，1岁以上病死率低于1%，多在发热后第15～45天死亡。将近20%～25%的未治疗患儿出现心脏问题，包括CAA，发病前10d给予IVIG治疗可降低CAA的发生率（5%～10%）。无CAA的患儿晚期康复，出现CAA的患儿超过50% 2年内恢复，部分遗留动脉内膜增厚。少数患儿的关节炎持续存在。KD复发率低，为1.7%～3.5%。

（刘　强　王砚宁　林淑金　徐世正）

八、白塞综合征

白塞综合征（Behcet syndrome，BS）是一种慢性炎性系统性血管炎，它可累及所有形态及管径的血管。以反复的口腔黏膜溃疡、外阴溃疡、皮肤损害和眼病变为主要特征，并可累及关节、肺、中枢和胃肠系统。男女比例也存在地区差别，一般在0.77∶1之间，主要见于16～40岁青壮年，18岁以下首发症状占34.2%，近年平均发病年龄有增大趋势。

【病因及发病机制】　BS确切病因未明，多倾向于全身性自身免疫性疾病，病毒和细菌感染、自身免疫和遗传等因素。Ohno报道人类白细胞抗原（human leukocyte antigen，HLA）-B5基因与BS密切相关，Mizuki确定了HLA-B51是BS的致病因子。Th1型免疫反应在BS发病中起决定性作用，Th1相关细胞因子IFN-γ，IL-12及TNF-α显著升高。γδT细胞外周血Vγ9/Vδ2T淋巴细胞水平增高。Th-17细胞PBMC表面IL-17、IL-23和IFN-γ水平显著升高。炎性因子和介质：IFN-γ、IL-8、IL-17/IL-23、IL-23p19m RNA、IL-23、IL-17、IFN-γ水平均显著增高。Hamzaoui等B细胞激活因子（B cell activating factor，BAFF）水平显著升高，内皮缩血管肽功能紊乱是BS病情持续的特征表现。近来发现A20蛋白单倍体缺陷可引起显著的BS样临床表现。

我国BS发生率呈逐年增高趋势，临床表现趋于多样化和不典型，在诊断和治疗方面具有极大挑战，需要提供了大量研究资源。亟待免疫组库技术，为其及时诊断和有效治疗提供依据。

【临床表现】　本病多在20～40岁发病，10岁以下，50岁以上发病者少见。其临床表现多样复杂。

1. 多发性口腔溃疡　为口腔内单发或多发性溃疡，直径2～10mm，可表现为轻型小溃疡，较重型大溃疡或疱疹样型溃疡三种类型。溃疡呈圆形或椭圆形，其中央基底部为黄色，周围绕以鲜红色晕轮，疼痛显著，多在1～2周自行愈合，但反复发作，愈后多不形成瘢痕。

2. 生殖器溃疡　发生率约75%。一般发生在口腔症状之后，少数亦可为首发症状。男性生殖器溃疡发生率较低，症状亦轻，主要发生于龟头、阴囊、阴茎，亦可发生于尿道。女性患者或女童大多数都有生殖器溃疡，发生时间较早，症状较明显，主要发生于大小阴唇，也可发生于阴道和子宫颈，两性均可发生于会阴、肛门和直肠内。皮损为先出现红斑或丘疹，1～2d形成脓疱，疱破后形成溃疡。与口腔损害比较，生殖器溃疡一般发生较晚，多发生于口腔黏膜及皮肤病变之后，愈合后常留瘢痕，溃疡可反复发作，但复发率低于口腔溃疡。

3. 眼部损害　发生率为50%～85%，一般眼部损害发生较晚，大多发生于起病1～5年，男性受累较女性多见，且症状较重。眼部损害包括结合膜炎、角膜炎、虹膜睫状体炎、前房积脓、脉络膜炎、视网膜血管炎、视神经病变及玻璃体混浊或出血等。大多累及双眼，仅少数为单侧发病。病变常自眼球前段逐渐发展波及眼球后段，但亦有首先发自眼球后段。眼球后段病变约40%可发展为青光眼、白内障，甚至失明。

4. 皮肤损害　发生率为56%～96.8%。

(1)结节损害：最常见，约占皮肤损害的75.6%，主要发生于下肢，尤其是小腿，外观似结节性红斑，为蚕豆至胡桃大、深浅不一的皮下结节，疼痛或压痛，结节表面皮色、淡红、暗红色或紫红色，数目几个至10余个不等，3～4周自行消退，但可复发。

(2)毛囊炎和痤疮样损害：多发生于头、面、胸背和下肢等处，反复发作，其特点为局限于毛囊的炎性丘疹，顶端为小的脓头，周围有红晕，细菌培养阴性，抗生素治疗无效。Carvalho VO等报道一例不到1岁的以痤疮样毛囊炎样损害为首发症状的婴儿病例。

(3)皮肤针刺反应：是指皮内针刺或注射生理盐水48h后局部针眼处出现毛囊炎样小红点或脓疱，经4～5d后消退。国内报道该病针刺反应率约为62.6%，对照组4%，而正常人针刺反应阴性。

(4)其他：蜂窝织炎、坏疽性脓皮病样病变、Sweet综合征、多形红斑、丘疹坏死性结核样疹等。

5. 关节损害　发生率为38%～64%，以非侵袭性、不对称性关节受累为特征。单发或多发，四肢大关节多见，尤其是两膝关节，表现有疼痛或酸痛，明显晨僵，红肿少见，长期反复发作，一般无功能障碍或变形。

6. 血管损害　基本病变为动静脉血管炎，除小血管外，亦常累及大中血管，受累表现为有周围深或浅静脉血栓形成，罕见有肺栓塞，动脉受累较少，若受累则表现为主动脉炎或周围动脉瘤及动脉血栓形成。

7. 神经系统损害　多发生于BS发病5年内，极少为初发症状。病变以侵犯中枢神经系统为主，包括大脑、脑干、小脑、脑神经及脊髓均可受累，临床表现为脑炎症状群、脑干症状群、脑膜-脊髓炎症状群、颅内高压症状群及器质性精神病症状群等。周围神经病变较少且症状较轻，可仅表现为局部麻木不适等。

8. 消化道损害　发生率为8.4%～77.5%，以溃疡最常见，最常见为回盲部至上行结肠，可发生穿孔或出血。

9. 其他　累及心脏，可有心包炎、心肌炎、心律失常等。累及肺部可出现间质性肺炎、胸膜炎等。肾损害包括继发性淀粉样变、新月体性肾小球肾炎等，也可合并副睾炎、肌炎、胰腺炎、胆囊炎等。

【组织病理】　基本病理改变为血管炎。皮肤黏膜的早期损害表现为真皮或皮下组织小血管的内皮细胞肿胀，微小血栓形成，类似白细胞破碎性血管炎，晚期多为淋巴细胞血管炎。初起有棘细胞层及基底细胞层淋巴细胞和浆细胞浸润，随后基底层液化变性和表皮坏死。皮肤血管可见IgM和C3沉积，可发生坏死性血管炎。

【诊断与鉴别诊断】

1. 诊断特点

2017年Koné-Paut Isabelle等首先提出了儿童BS的诊断标准，具体如下：

(1)反复口腔溃疡，每年至少3次。

(2)生殖器溃疡，伴典型瘢痕。

(3)皮肤受累，包括坏死性毛囊炎、痤疮样皮损、结节性红斑。

(4)眼部损害，包括前葡萄膜炎、后葡萄膜炎、视网膜血管炎。

(5)神经症状，排除单纯的头痛。

(6)血管征象，包括动静脉血栓、动脉瘤。

满足以上6条标准中的3条即可以诊断为儿童BS。

2. 鉴别诊断

(1)侵犯黏膜、皮肤、眼的疾病如多形性渗出性红斑、急性药物中毒、Reiter病。

(2)具有BS主要症状之一的疾病：慢性复发性阿弗他病、Lipschütz阴部溃疡、化脓性毛囊炎、结节性红斑、游走性血栓静脉炎、单发性血栓静脉炎、Sweet综合征；转移性眼内炎、脓毒症性的视网膜炎、钩端螺旋体病、结节病、强直性脊柱炎、中心性视网膜炎、青年复发性视网膜玻璃体积血、视网膜静脉血栓病。

【治疗】　治疗BS的目的在于减轻炎症反应，具体参照2009年国际指南。

1. 糖皮质激素　短期用于较为严重的急性期患者，不建议长期使用，可联合使用免疫抑制剂。

2. 非甾体抗炎药物

3. 免疫抑制剂　重要脏器受损可选用AZA、CsA、CTX，秋水仙碱常用于控制复发性口腔和生殖器溃疡，沙利度胺也有效果，但有神经毒性。

4. TNF-α拮抗剂　是严重神经系统、消化系统、眼损害患者常规免疫抑制剂治疗的标准治疗方案。

5. 其他　如口服磷酸二酯酶-4抑制剂可显著减少口腔溃疡。IL-1和IL-6拮抗剂也可用于治疗 BD,但疗效不一致,重症患者可采用血浆置换治疗。

【预后】 BS 病情复发与缓解交替,年轻男性患者神经系统、眼和血管受累较多见,预后差,如大血管受累可以导致死亡。

(唐旭华　李　桃　王砚宁　刘　强　章星琪　江　莲)

参考文献

Agarwal S, Agrawal DK. 2016. Kawasaki disease: etiopathogenesis and novel treatment strategies. Expert review of clinical immunology, Sep:1-12.

Aggarwal ASrivastava P. 2015. Childhood onset systemic lupus erythematosus: how is it different from adult SLE? International journal of rheumatic diseases, Feb, 18(2):182-191.

Barut K, Aydin PO, Adrovic A, et al.2017.Juvenile dermatomyositis: a tertiary center experience. Clinical rheumatology, Feb, 36(2):361-366.

Brown VE, Pilkington CA, Feldman BM, et al.2006.An international consensus survey of the diagnostic criteria for juvenile dermatomyositis (JDM). Rheumatology (Oxford, England), Aug, 45(8):990-993.

Fatemi A, Matinfar M, Smiley A. 2017. Childhood versus adult-onset systemic lupus erythematosus: long-term outcome and predictors of mortality.Clinical rheumatology, Feb, 36(2):343-350.

Foeldvari I. 2015. Update on juvenile systemic sclerosis. Current rheumatology reports, Mar, 17(3):18.

Gowdie PJ, Allen RC, Kornberg AJ, et al. 2013. Clinical features and disease course of patients with juvenile dermatomyositis. International journal of rheumatic diseases, Oct, 16(5):561-567.

Koné-Paut IShahram FDarce-Bello MCantarini LCimaz RGattorno MAnton JHofer MChkirate BBouayed KTugal-Tutkun IKuemmerle-Deschner JAgostini HFederici SArnoux APiedvache COzen S.2016.Consensus classification criteria for paediatric Behçet's disease from a prospective observational cohort: PEDBD.Annals of the rheumatic diseases, Jun, 75(6):958-964.

Lopes SR, Gormezano NW, Gomes RC, et al. 2017. Outcomes of 847 childhood-onset systemic lupus erythematosus patients in three age groups.Lupus, Jan.

Sassi RH, Hendler JV, Piccoli GF, et al.2017.Age of onset influences on clinical and laboratory profile of patients with systemic lupus erythematosus.Clinical rheumatology, Jan, 36(1):89-95.

Zhu FH, Ang JY. 2016. The Clinical Diagnosis and Management of Kawasaki Disease: a Review and Update. Current infectious disease reports, Sep, 18(10):32.

Zulian F, Balzarin M, Birolo C.2017.Recent advances in the management of juvenile systemic sclerosis. Expert review of clinical immunology, Apr, 13(4):361-369.

第22章　大疱和无菌性脓疱性皮肤病

一、天疱疮

天疱疮(pemphigus)是一种重症慢性自身免疫性皮肤病。临床表现为皮肤和(或)黏膜上出现松弛性水疱、大疱和糜烂渗出。本病与中医学文献中记载的"天疱疮""火赤疮"相类似。平均发病年龄为50～60岁,但发病年龄范围很大,老年人和儿童均有发病。最小发病年龄为新生儿。

【病因及发病机制】　患者血清中的天疱疮抗体导致了角质形成细胞间黏附的丧失和水疱的形成。

天疱疮抗原是桥粒分子的复合物。免疫电镜研究证明天疱疮抗原位于桥粒连接部位的角质形成细胞表面。在分子水平免疫沉淀和免疫凝集试验表明寻常型天疱疮抗原分子量为130kDa糖蛋白、落叶型天疱疮抗原分子量为100kDa糖蛋白,它们分别为寻常型天疱疮和落叶型天疱疮的致病原因。

免疫荧光发现抗角质形成细胞表面的IgG自身抗体(天疱疮抗体)是天疱疮的重要标志。直接免疫荧光检查可见病人的表皮中有抗细胞表面抗体沉积,间接免疫荧光发现患者血清中有抗表皮细胞表面IgG抗体。实验证明将病人血清被动转移到实验动物可产生棘层松解,将天疱疮抗体IgG加入体外培养的人皮肤中可导致棘层松解,这种抗体介导的棘层松解不需要补体和炎症细胞的参与。循环天疱疮抗体的滴度和疾病严重性之间呈正相关。新生儿发生天疱疮是因为患寻常型天疱疮的母亲的IgG通过胎盘传输到新生儿体内造成的,当母体的抗体分解代谢后,疾病随之消退。

有报道,寻常型天疱疮可以由患者潜在对某些药物的自身免疫反应而激发,亦有烧灼伤、晒伤、紫外线及X线照射后发病的报道。

【临床表现】　天疱疮分为三个主要的类型:寻常型天疱疮、落叶型天疱疮和副肿瘤性天疱疮。增殖型天疱疮是寻常型天疱疮的一种变异型,红斑型天疱疮和巴西落叶型天疱疮分别代表落叶型天疱疮的局限型和地方型。副肿瘤性天疱疮由于其特殊的病因和临床表现有别于经典天疱疮。

1. *寻常型天疱疮*　皮肤损害为松弛的、薄壁、易破的水疱,尼氏征阳性。可发生于全身任何部位,但头面、颈、胸背、腋下、腹股沟等处比较常见。既可发生在正常的皮肤上,也可发生在红斑基础上。水疱内液体开始为清亮,但可能变为浊性,甚至脓液。水疱易破形成疼痛性糜烂,伴浆液和血性渗出。多数患者可伴有口腔黏膜的损害,部分患者初发于口腔甚至仅有口腔受累。黏膜的损害通常表现为疼痛性的糜烂,最常见的部位是颊黏膜和腭黏膜,损害大小不一,形状不规则,边界不清,可严重影响患者的进食。食管、女阴、尿道、膀胱和眼等处黏膜也可受累。

2. *增殖型天疱疮*　皮损好发于间擦部位及黏膜部位。初起为松弛水疱和脓疱,极易破裂,并逐渐出现的增生性斑块是其特征性的临床表现。斑块表面仍有多数水疱、脓疱、糜烂和渗出。

3. *红斑型天疱疮*　主要发生于头、面及胸、背上部等脂溢部位。松弛性水疱疱壁薄,极易破溃结痂,尼氏征阳性,故而临床上常见的损害为红斑基础上的黏着的痂屑,一般无黏膜损害。

4. *落叶型天疱疮*　基本损害与红斑型天疱疮相同,但受累面积广泛,遍及全身,类似剥脱性皮炎。

5. *新生儿天疱疮*　往往出生时即发现皮肤出现松弛大疱、糜烂和渗出,与寻常型天疱疮的皮肤表现相同。患儿的母亲血中存在抗Dsg3的IgG抗体,通过胎盘被动转移至新生儿体内所致。由于母体来源的抗体多在1个月内自行消退,故而此型天疱疮可以自行缓解。由于新生儿表皮的桥粒芯蛋白的分布与成人不同,与成人的黏膜结构类似,全层分布Dsg3,且远远多于Dsg1。所以寻常/增殖型天疱疮的母亲可以导致新生儿天疱疮;而红斑/落叶型天疱疮的母亲则很难。

【实验室检查】　实验室检查缺乏特异性,多数有轻度贫血,贫血常与病情严重程度成正比。白细胞总数及中性粒细胞常中度增加,部分患者嗜酸性粒细胞增加,红细胞沉降率增快。

【组织病理】　光镜下表现为棘刺松解,表皮内水疱形成。寻常型天疱疮为棘层细胞层上松解，仅留一层形态完整的基底细胞形成疱底；落叶型天疱疮为颗粒层松解。

1. 免疫荧光检查

(1)直接免疫荧光(DIF)检查：皮损周围的正常皮肤取材，IgG 和(或)C3 沿棘细胞间呈网状沉积。

(2)间接免疫荧光(IIF)检查：用猴食管(或舌)为底物，可以在 90％的病例中检测到循环自身抗体，主要是 IgG，其效价的高低与天疱疮病情的轻重相平行。

(3)ELISA 检查：血清中的自身抗体，寻常型天疱疮患者存在抗 Dsg3/Dsg1 抗体；落叶型天疱疮患者存在 Dsg1 抗体。

2. 细胞学检查　用钝刀刮糜烂面薄涂于玻片上，或用玻片在糜烂面上轻压一下，然后固定，瑞特或 Giemsa 染色，可见细胞呈圆形、椭圆形，细胞间桥消失，细胞核呈圆形染色较淡，可见核仁，细胞质嗜碱，即所谓天疱疮细胞或 Tzanck 细胞。

【诊断与鉴别诊断】

1. 诊断要点　为皮肤上有尼氏征阳性的松弛性水疱大疱，可伴有黏膜损害，组织病理存在棘层松解，直接免疫荧光检查表皮细胞间有 IgG 和 C3 的沉积，间接免疫荧光及 ELISA 检查血清中有抗桥粒芯蛋白的抗体。

2. 鉴别诊断

(1)天疱疮需要与类天疱疮鉴别。类天疱疮多发生于中老年人，基本损害为疱壁紧张性大疱或血疱，尼氏征阴性，黏膜损害少见。组织病理为表皮下水疱。免疫病理显示皮肤基底膜带 IgG 和(或)C3 呈线状沉积。

(2)红斑型天疱疮需要与脂溢性皮炎、银屑病等鉴别。

(3)新生儿天疱疮需要与其他原因导致的新生儿水疱大疱性皮肤病鉴别，如 SSSS、先天性大疱性表皮松解症。

(4)寻常型天疱疮若仅累及口腔黏膜，还需要与阿弗他口腔炎、扁平苔藓、多形红斑等鉴别。

【治疗】

1. 大多数情况下，系统应用糖皮质激素是主要的治疗方法，可显著降低天疱疮的病死率。建议初始剂量为 1～2mg/(kg・d)，2～4 周逐渐减量，一般须治疗 3 年左右的时间。

一些严重的病例，必要时也可配合其他药物的使用。如硫唑嘌呤、氨苯砜、环磷酰胺、甲氨蝶呤、环孢素、霉酚酸酯等。

2. 静脉注射丙种免疫球蛋白和(或)糖皮质激素冲击疗法在有高滴度抗体的进展期可考虑使用。

3. 皮损内局部应用糖皮质激素有效，并可减少糖皮质激素的系统用量。

二、幼年型类天疱疮

大疱性类天疱疮(bullous pemphigoid，BP)是最常见的皮肤自身免疫性表皮下水疱病，表现为泛发的瘙痒性的大疱性皮疹，黏膜受累比较少见。该病通常表好发于老年人，儿童少见。幼年型类天疱疮(juvenile pemphigoid)50％的病例发病年龄小于 5 岁，偶尔也见于出生仅数周的婴儿。

【病因及发病机制】　类天疱疮抗原(BPAG)主要有两种：一种抗原为 BPAG1，位于基底细胞内半桥粒附着斑处，为高分子量(230KD)的多肽。第二种抗原为 BPAG2，它是低分子量(180KD)的跨膜结构蛋白。自身抗原与抗体结合后激活细胞引起炎症反应，吸引白细胞、肥大细胞和嗜酸性粒细胞聚集，并释放细胞因子及黏附分子等炎性介质和溶酶体酶、蛋白水解酶等，溶解靶抗原，破坏半桥粒导致表皮下水疱形成。

【临床表现】　急性起病，初次发作的皮损较严重，皮损与成人大疱性类天疱疮相似，在正常皮肤或红斑基础上，发生成批水疱，直径 1～2cm，呈半球形，疱壁紧张，疱液澄清或为出血性，尼氏征阴性。水疱破裂后糜烂面不扩大且愈合较快，也可表面结痂，偶为湿疹样表现，痊愈后常留有色素沉着，罕见瘢痕。好发于四肢屈侧、腋下、腹股沟和下腹部等处，部分患者可有黏膜损害，多在皮损泛发期或疾病后期发生，其他如肛周、阴道、食管黏膜亦可受累。幼年型类天疱疮黏膜损害较成人患者更为常见，症状也较严重。许多病例先有手足大疱，面部受累常见；病程常在一年之内，大部分病例病程 5 个月或更短。有人认为婴儿患病和母体 IgG 可通过胎盘有关，也有报道，婴儿大疱性类天疱疮出现在疫苗接种后(百白破联合疫苗、乙肝疫苗、脊髓灰质炎疫苗等)。见附页彩图 22-1。

【实验室检查】　1/3～1/2 患者周围血嗜酸性粒细胞升高，1/2～2/3 患者血清 IgE 升高。

【组织病理】　表皮下大疱内含有嗜酸性粒细胞、中性粒细胞、淋巴细胞，偶见乳头微脓疡，主要为嗜酸性粒细胞组成。红斑性皮损血管周围有明显的炎细胞浸润，浸润细胞主要为嗜酸性粒细胞、中性粒细胞及淋巴细胞。

1. 免疫荧光：直接免疫荧光检查：基底膜带有 90%的患者可见 IgG，100%的患者见到补体 C3 呈线状沉积，也可有 C1q、C4、B 因子和备解素沉积。间接免疫荧光检查，在活动期患者血清中可检测出抗基底膜抗体。10%～80%患者血清中有抗表皮基底膜带循环抗体，主要是 IgG，其次是 IgA 和 IgE。

2. 电镜下可见表皮下基底膜透明板分离。

3. ELISA 检查：血清中存在抗 BP180、BP230 抗体。

【诊断与鉴别诊断】

1. 诊断　本病诊断依据红斑或正常皮肤上有紧张性大疱，疱壁紧张不易破裂，尼氏征阴性，糜烂易愈合。黏膜损害少而轻微。病理变化为表皮下水疱，基底膜带 IgG、C3 呈线状沉积。血清中有抗基底膜带循环抗体。

2. 鉴别诊断

(1)线状 IgA 大疱性皮病(LABD)：类天疱疮和 LABD 在临床表现上难以鉴别，主要依靠病理及免疫检查。LABD 的真皮中为中性粒细胞浸润，直接免疫荧光为 IgA 呈线状沉积于基底膜带。

(2)幼年型疱疹样皮炎：此病为多形性皮疹，水疱成群排列，对称分布，剧烈瘙痒，多伴有谷胶敏感性肠病，病理检查见真皮乳头有颗粒状 IgA 沉积，控制谷胶摄入后，皮疹及肠道病变均能改善。

(3)遗传性大疱性表皮松解症(EB)：皮疹的特点为皮肤在受到轻微摩擦或碰撞后出现水疱及血疱，好发于肢端和四肢关节的伸侧。往往有家族史。

【治疗】　儿童 BP 通常为良性过程，轻者仅局部外用糖皮质激素可使皮损消退，严重者用泼尼松 0.5～2 mg/(kg·d) 常能控制病情，对顽固的病例可合用氨苯砜 0.5～2 mg/(kg·d)，一般服用 25 mg，每日 2 次，或磺胺嘧啶、环孢素、苯丁酸氮芥、硫唑嘌呤、丙种球蛋白等。亦有报道顽固性婴儿 BP 用美罗华治疗的成功案例。大部分患者可在 1 年内痊愈，预后良好，不易复发。

三、幼年型疱疹样皮炎

幼年型疱疹样皮炎(juvenile dermatitis herpetiformis)是一种少见的异型疱疹样皮炎，有学者报道最小发病年龄 6 个月。

【病因及发病机制】　本病是一种有遗传易感性的免疫性疾病，多见于 HLA-B8、HLA-DR3 和 HLA-DQw2 患者。患者摄入含谷蛋白谷类后，其消化产物麦醇溶蛋白被肠黏膜吸收，蛋白中的谷氨酰胺残基被组织的转谷氨酰胺酶(transglutaminase，TG2)去酰胺基，TG2 中的赖氨酸残基和麦醇溶蛋白中的谷氨酰胺共价连接。脱去酰胺基的麦醇溶蛋白肽键与树突状抗原提呈细胞 HLA-DQ2 分子结合，麦醇溶蛋白抗原被提呈给致敏辅助 T 细胞。这些辅助 T 细胞可刺激 B 细胞，并分化成浆细胞，产生 IgA 抗体。抗表皮转谷氨酰胺酶 IgA 抗体沉积于真皮乳头，吸引活化的中性粒细胞浸润到真皮乳头，中性粒细胞脱颗粒释放的蛋白酶破坏透明板，从而产生了表皮下水疱。

【临床表现】　基本损害为水疱，红斑、丘疹及风团。水疱疱壁紧张，尼氏征阴性，皮损常集簇成群，排列成环状。好发于腰骶部、四肢伸侧。病程长，皮疹反复出现和消退，退后可留明显的色素沉着和色素减退。本病很少累及黏膜。

患儿一般状况良好，无发热等全身症状。剧烈瘙痒，有时感烧灼或疼痛。由于搔抓常导致继发感染或出现湿疹样变。

部分患者可出现肠病症状。食用谷胶(俗称面筋)以及小麦、大麦、燕麦等制作的食物，会使皮损加重或肠功能异常。口服含溴、碘药物后，皮损也会加重。

【实验室检查】　血液中嗜酸性粒细胞常增高。用 25%～50%碘化钾软膏做斑贴试验，多数患者 24h 内局部出现红斑、水疱。阳性结果有助于诊断。氟、氯、溴元素有同样作用。

少数患者血清 IgA 升高，IgM 降低。在有谷胶敏感性肠病患者，90%有 IgA 抗肌内膜抗体，36%患者有抗网状纤维抗体 IgG，2/3 患者有抗麦角蛋白抗体，在未限制谷胶食物时，其阳性率和滴度均增高，用无谷胶食物后则会消失。IgA 抗肌内膜抗体的滴度与空肠黏膜病变呈正相关。此外，部分患者血清中有抗甲状腺抗体、抗胃壁细胞抗体和抗核抗体。

白细胞 HLA 测定，发现 HLA-B8、HLA-DR3 和 HLA-DQw2 阳性率比正常人明显增高。

【组织病理】　表皮下水疱真皮乳头层可见由中性粒细胞组成的微脓疡，其间或可混杂嗜酸性粒细胞。

直接免疫荧光检查，皮损周围未受累皮肤真皮乳头层顶端有 IgA 呈颗粒状沉积。偶见 IgM 和 IgG 沉积。

电镜观察发现基板和真皮之间有裂隙，基板被破坏。免疫电镜发现在紧贴基板下方有 IgA 沉积，并与锚丝纤维结合，部分 IgA 可沉积在透明板内。

【诊断与鉴别诊断】

1. 诊断　根据多形性皮损，以水疱为主，排列成环形，好发于面、躯干、骶部和四肢伸侧，对称分布，剧烈瘙痒，尼氏征阴性，有时伴有吸收不良表现。组织病理为表皮下水疱，真皮乳头有中性粒细胞微脓疡，IgA 呈颗粒状沉积，限制谷物摄入和砜类药物有较好的治疗效果，可以正确诊断。

2. 鉴别诊断　主要须与线状 IgA 皮病鉴别，还应与天疱疮、类天疱疮、多形红斑和大疱性表皮松解症相鉴别。

【治疗】

1. 一般治疗　患者采取无谷蛋白饮食治疗（包含玉米、米饭和燕麦），也应避免吃含有碘和溴剂的药物和食物，如紫菜、海带。

2. 全身治疗

（1）氨苯砜（DDS）是治疗本病的首选有效药物，初始剂量 0.5mg/(kg·d)，服药数小时至数日症状即迅速改善，也常以此作为本病的诊断依据之一。应用砜类药物时，要定期检查血常规（血红蛋白），警惕发生溶血性贫血。氨苯砜超敏综合征非常罕见，但是非常严重，一般于用药 2～7 周后出现如发热、皮疹和内脏器官损害。皮肤表现可为麻疹样损害或剥脱性皮炎，同时全身症状包括发热、皮肤瘙痒、淋巴结病、肝炎、红细胞沉降率增快、白细胞增多、嗜酸粒细胞增多。

（2）砜类药物疗效不显著者，可应用磺胺吡啶，新生儿和 2 岁以下儿童禁用，6 岁以上儿童 30～50 mg/(kg·d)，分 2 次口服或加服泼尼松治疗。

（3）抗组胺药：对止痒、控制症状有益。

3. 局部治疗　以止痒、消炎和预防继发感染为主。同天疱疮。

四、儿童线状 IgA 大疱性皮病

儿童线状 IgA 大疱性皮病（childhood form linear lgA bullous dermatosis）由 Chorzelskideng 等于 1979 年首先命名，分为成人型与儿童型。儿童型线状 IgA 大疱性皮病也可称为儿童良性慢性大疱性皮肤病。本病的临床表现和组织病理改变类似疱疹样皮炎，但直接免疫荧光检查发现沿基底膜带有均质型线状 IgA 沉积。

【病因及发病机制】　患者血清中的 IgA 抗体与表皮提取物的 97kDa 抗原反应，97kDa 抗原位于类天疱疮 BPAG2 抗原的胞外区。IgA 的沉积导致了中性粒细胞的趋化，这些中性粒白细胞所释放的水解酶导致了表皮下水疱的形成。

【临床表现】　儿童线状 IgA 大疱性皮病，在儿童慢性非遗传性大疱性皮肤病中最为常见。主要侵犯 12 岁以内的儿童，常在 10 岁前发病，学龄前儿童多见。表现为在正常皮肤或红斑上出现的张力性水疱大疱，尼氏征阴性，皮疹有群集倾向，大疱中心糜烂、结痂，边缘围以小疱或丘疹，形成“领圈”样改变，水疱持续时间较长，破裂后迅速愈合，留有色素沉着，无瘢痕形成。皮损好发于躯干下部、腹股沟、大腿内侧和外生殖器，以股内侧及臀部为最多。面部损害多集中于口周。常伴明显瘙痒。本病周期性发作与缓解，起病数月至 2～3 年可自行消退，一般不会迁延到青春期。见附页彩图 22-2，彩图 38-10A～C。

【组织病理】　表皮下水疱，真皮乳头水肿。真皮乳头可见嗜中性粒细胞浸润有时伴少许嗜酸性粒细胞。直接免疫荧光检查：病变周边皮肤基底膜带 IgA 线状沉积。间接免疫荧光检查：部分患者血清中可测到循环 IgA 抗基底膜抗体。免疫电镜观察发现，IgA 同时沉积在透明板和致密板下呈线形，形成两条不相交的平行线状。

【诊断与鉴别诊断】

1. 诊断　根据临床表现，组织病理学改变类似疱疹样皮炎或大疱性类天疱疮，直接免疫荧光检查发现沿表皮基底膜带有均质性线状 IgA 沉积，部分患者血清中有 IgA 循环抗基底膜带抗体，即可诊断。

2. 鉴别诊断　须与疱疹样皮炎、大疱性类天疱疮相鉴别。

（1）疱疹样皮炎：皮疹对称性分布，瘙痒剧烈，常有谷胶敏感性肠病。直接免疫荧光真皮乳头有颗粒状 IgA 沉积。

（2）大疱性类天疱疮：表皮基底膜带为 IgG 呈线状沉积，而不是 IgA；循环抗基底膜带抗体为 IgG，而不是 IgA。

【治疗】　本病为自限性，多在发病后两年内缓解，极少数病人偶可持续到青春期，但症状与初发时相比逐渐减轻。可选择如下治疗。

1. 氨苯砜（DDS）为本病首选治疗药物，使用方法及注意事项同疱疹样皮炎。多数患者应用 DDS 数日即可控制皮损；或与小剂量糖皮质激素联合应用。

2. 磺胺吡啶 0.5～2g/d 也有效，2 岁以下小儿禁用。

3. 疗效不明显者，可加用糖皮质激素，如泼尼松 1～2mg/(kg·d)。

4. 局部可外用糖皮质激素霜。

五、新生儿中毒性红斑

新生儿中毒性红斑(toxic erythema of the newborn)详见第 7 章,三、新生儿毒性红斑。

六、婴儿肢端脓疱病

婴儿肢端脓疱病(acropustulosis of infancy)病因不明,为一种发生于婴儿四肢的无菌性脓疱疹。

【临床表现】 本病好发于出生 2～10 个月婴儿,男性多见。好发部位为掌跖、手足背、腕部、踝部等四肢远端。初起为针头大小红色丘疹,1～2d 后发展为小脓疱,伴瘙痒,历时 1～2 周,脓疱干枯,褐色痂屑脱落后缓解,数周后可复发,夏季加剧,冬季消失。脓液细菌培养阴性。

【组织病理】 组织病理示脓疱位于角层下或表皮内,疱内有较多中性粒细胞及凝固的浆液,疱底棘层受压萎缩。真皮乳头水肿,血管周围有淋巴细胞及少量中性粒细胞及嗜酸性粒细胞浸润。

【诊断与鉴别诊断】

1. 诊断　根据肢端部位散在分布的多数小脓疱,脓液细菌培养阴性,夏季发生,冬季消失,易复发等可以诊断。

2. 鉴别诊断　本病应与汗疱疹、新生儿一过性脓疱性黑变病、掌跖脓疱病鉴别。

【治疗】 本病可口服抗组胺药对症处理,保持局部干燥,预防感染。本病到一定年龄可自行缓解。必要时可在医师指导下给予氨苯砜 1mg/(kg·d),1～2d 即可奏效。

七、副肿瘤性天疱疮

副肿瘤性天疱疮(paraneoplastic pemphigus, PNP)是一种伴随肿瘤发生的自身免疫性皮肤黏膜疾病,此概念由 Anhalt 等根据其临床表现、组织病理、免疫荧光检查等特点于 1990 年首次提出,以潜在的肿瘤和皮肤黏膜严重溃烂为主要特点,伴有呼吸等多系统损害。儿童 PNP 较少见。

【病因及发病机制】 副肿瘤性天疱疮经常与纵隔的 B 淋巴瘤(Castleman 瘤)有关,B 淋巴细胞的增生产生一系列针对表皮和基底膜抗原的自身抗体,已经发现针对桥粒斑蛋白 1、包斑蛋白、周斑蛋白、桥粒斑蛋白 2 和桥粒核心糖蛋白 3 的自身抗体。

【临床表现】 临床表现为突然发作的严重和广泛的口唇和口腔糜烂,全身皮损广泛且具多形性,常见有融合性红斑,伴水疱、糜烂和结痂,在掌跖或曾出过水疱的部位可见到扁平苔藓样皮损,据报道患者多出现呼吸系统损害,闭塞性细支气管炎。国外的统计显示 20% PNP 患儿合并有肺部损害,而且预后差,最终进展为呼吸衰竭。

【组织病理】 水疱性损害显示基底细胞上棘层松解、基底细胞液化变性、真皮炎性细胞浸润、表皮内有坏死角质形成细胞。坏死角质形成细胞为 PNP 的重要组织学表现,有时可见整个表皮。苔藓样损害表现为在真皮乳头有致密的淋巴细胞浸润,偶伴个别角质形成细胞坏死。

直接免疫荧光试验:损害周围组织示 IgG 和 C3 沿表皮细胞间和基底膜带沉积。

【诊断与鉴别诊断】 1993 年 Camisa 等对 1990 年 Anhalt 等的诊断标准进行修改,提出以下诊断依据。

1. 主要标准　①多形性皮肤黏膜损害;②内脏肿瘤;③典型血清免疫沉淀试验。

2. 次要标准　①以大鼠膀胱为底物的间接免疫荧光试验阳性;②损害周围组织直接荧光试验示 IgG 和 C3 沿表皮细胞间和基底膜带沉积;③至少 1 个受累部位组织活检示棘层松解改变。符合以上 3 条主要标准或 2 条主要标准加至少 2 条次要标准即可诊断。

发病初期须与 Stevens-Johnson 综合征相鉴别。

【治疗】 非手术治疗应用皮质类固醇及免疫抑制药等效果欠佳,手术切除能使良性肿瘤患儿好转或痊愈,但恶性肿瘤患儿的预后仍然很差。

(王文氢　陈喜雪　丁红炜　高顺强)

附:天疱疮的中医治疗(天疱疮的中医诊断要点为:身起水疱,大小不等,发无定处,可遍及全身,病程慢性的大疱性皮肤病),根据中华中医药学会制定的“天疱疮中医诊疗指南”,天疱疮分为,①毒热炽盛证:方用犀角地黄汤合黄连解毒汤加减,中成药可用羚羊角胶囊、清开灵口服液等;②心火脾湿证:方用清脾除湿饮加减,中成药可用导赤丹、二妙丸等;③脾虚湿蕴证:方用除湿胃苓汤合参苓白术散加减,中成药可用四妙丸等;④气阴两伤证:方用解毒养阴汤加减,中成药可用六味地黄丸、生脉饮、八珍颗粒等。

由于天疱疮病情较重,单纯中医治疗效果不理想时,应采用中西医结合治疗。这样可以加快控制病情,减少并发症的发生,并可减少糖皮质激素用量及其副作用。

参考文献

陈喜雪,梁建平,朱学骏.2003.线状IgA大疱皮病8例分析[J].中国皮肤性病学杂志,4(17):123-124.

林志淼,钟珊,倪春雅,等.2011.新生儿寻常型天疱疮一例[J].临床皮肤科杂志,40(10):636-637.

唐秋雨,黄妙辉,吴斌.小儿副肿瘤性天疱疮一例[J].中华儿科杂志,2005年8月第43卷第8期:632-633.

王翠,何玲.儿童副肿瘤性天疱疮1例[J].中国医学影像技术,2010年第26卷第5期:924.

王佩茹,陈喜雪,李若瑜,等.2010.婴儿大疱性类天疱疮一例[J].中国皮肤性病学杂志,24(7):646-647.

袁艳霞,冯素英,林麟.2004.大疱性类天疱疮治疗的研究进展[J].国外医学皮肤性病学分册,30(3):137-139.

朱学骏,王宝玺,孙建方等主译.2010.皮肤病学[M],第1版.北京:北京大学医学出版社,526-531.

(美)温斯顿,(美)凯勒,(美)莫雷利著.儿童皮肤病学.项蕾红,姚志荣,译[M].2009.第4版.北京:人民军医出版社.

中华中药学会皮肤科分会.2017.天疱疮中医诊疗指南[J].中医杂志,58(1):86-90.

Baroero L,Coppo P,Bertolino L, et al.2017.Three case reports of post immunization and post viral Bullous Pemphigoid: looking for the right trigger. BMC Pediatr. 17(1):60.

Baykal C,Okan G,Sarica R.2001.Childhood bullous pemphigoid developed after the first vaccination[J].J Am Acad Dermatol,44(2 Suppl):348-350.

Cervini AB,Tosi V,Kim SH,Bocian M,et al.2010 Dec.Paraneoplastic pemphigus or paraneoplastic autoimmune multiorgan syndrome.Report of 2 cases in children and a review of the literature[J]Actas Dermosifiliogr,101(10):879-886.

Daneshpazhooh M, Moeineddin F, Kiani A, et al. 2012. Fatal paraneoplastic pemphigus after removal of Castleman's disease in a child.

Fisler RE,Saeb M,Liang MG,etc.2003.Childhood bullous pemphigoid:a clinicopathologic study and review of the literature[J].Am J Dermatopathol,25(3):183-189.

第 23 章　皮下脂肪组织疾病

皮下脂肪组织疾病可分为两大类，一类为皮下脂肪炎性疾病称脂膜炎，另一类为皮下脂肪营养不良和萎缩。脂膜炎是指原发于脂肪层的炎症，包括一组疾病，临床皮损表现为皮下结节或斑块。

Beck 和 Cunliffe 按组织病理将脂膜炎分为四种类型：间隔性脂膜炎，小叶性脂膜炎，混合型脂膜炎，伴血管炎脂膜炎。目前常用的分类是根据临床表现如皮疹的部位、相关疾病和病理表现将脂膜炎分为两大类，一类是主要累及小叶间隔的脂膜炎，包括结节性红斑，硬斑病/硬皮病性脂膜炎，α_1-抗胰蛋白酶缺陷性脂膜炎。另一类是同时累及小叶和间隔的小叶混合型脂膜炎，包括伴血管炎脂膜炎、结晶沉积相关的脂膜炎、胰腺性脂膜炎、创伤性脂膜炎、恶性肿瘤性脂膜炎、感染性脂膜炎等。

另一类皮下脂肪疾病为皮下脂肪营养不良和萎缩，是一组少见疾病(包括皮下脂肪萎缩和少见的皮下脂肪增生异常)。脂肪营养不良根据发生时间可分为先天性和获得性两类，根据损害范围和程度又可分为局限性、部分性和全身性。这组疾病多数原因不明，部分与遗传、内分泌、代谢因素有关，病理上共同表现为脂肪的萎缩和消失，炎症反应较轻或缺如。

一、结节性红斑

结节性红斑(erythema nodosum)是常见的炎性脂膜炎，病理上表现为间隔性脂膜炎。结节性红斑有两种类型：一型是急性结节性红斑，为临床上的常见类型；另一型是慢性结节性红斑，较少见。慢性结节性红斑又名迁移性结节性红斑(erythema nodosum migrans)、亚急性结节性游走性脂膜炎(subacute nodular migratory panniculitis)。结节性红斑临床特征为下肢伸侧疼痛性红斑、结节，春秋季好发，有自限性。年发病率为(1～5)/10 万。

【病因及发病机制】　结节性红斑与多种因素有关，感染(细菌、病毒、支原体、衣原体等)和药物往往诱发该病，同时该病也可以是某些疾病的部分表现如贝赫切特综合征、结节病、白血病、淋巴瘤和炎症性肠病。临床上结节性红斑常由链球菌感染、结核病、结节病和药物诱发。结节性红斑的发病机制仍不清楚，认为可能是机体对病原微生物抗原的一种迟发型过敏反应。

【临床表现】　急性结节性红斑典型皮损为双侧对称性的深在的红色结节和斑块，伴触痛，直径 1～10cm，最常见于胫前皮肤，也可见于大腿的伸侧和颈部，皮损不发生溃疡，消退后无萎缩和瘢痕形成，结节成批出现，然后逐渐消退，自然病程为数天或数周。急性发作者常伴萎靡不振、腿部水肿、关节痛或关节炎，也可出现发热、头痛、结膜炎或胃肠道症状。

慢性结节性红斑包括游走性结节性红斑、亚急性结节性游走性脂膜炎。其特点有①儿童少见，多见于 20～40 岁女性；②损害常为小腿伸侧痛性结节，如为双侧则不对称，一般不痛；③除关节痛外，无全身症状；④不伴有潜在疾病；⑤单个病变者常离心性扩展，形成中部痊愈的皮下结节性环状斑块；⑥病程可长达数月至数年。见附页彩图 23-1。

【组织病理】　组织学表现为不伴血管炎的间隔性脂膜炎，多有间隔增厚，伴各种炎细胞浸润。真皮浅、深层血管周围亦有淋巴细胞浸润。间隔炎症细胞的类型与皮损的病期有关，早期为水肿、出血、嗜中性粒细胞浸润，导致间隔增厚；晚期为纤维化、间隔周围肉芽组织、淋巴细胞、多核巨细胞浸润。特征性组织像是 Miescher 放射状肉芽肿，即组织细胞呈小结节状聚集，其中央有一星形或香蕉形裂隙。早期损害，Miescher 放射状肉芽肿灶性分布于间隔中，周围有嗜中性粒细胞；较久的结节，组织细胞融合成多核巨细胞，胞质内仍可见到星状中央裂隙。见附页彩图 23-1。

【诊断与鉴别诊断】　急性结节性红斑根据发病急、双小腿伸侧出现对称性红色结节、伴疼痛或触痛，不难诊断。应与硬红斑鉴别。硬红斑起病缓慢，结节主要发生于小腿屈侧中下部，疼痛较轻，易破溃而形成溃疡，愈合留有瘢痕。组织病理为结核结节或结核性肉芽肿，并有明显血管炎改变。

【治疗】

1. 急性期应卧床休息，减少活动。寻找病因，治疗原发病。

2. 药物治疗：可采用非类固醇药如阿司匹林和吲哚美辛口服。肠溶阿司匹林剂量30～60mg/(kg·d)，分4～6次口服，餐时或餐后服用。吲哚美辛剂量每次0.5～1mg/kg，3次/日。10%碘化钾溶液，14岁以上儿童口服10ml/次，3次/日，14岁以下5ml/次，3次/日。

3. 对持久性皮损可于皮损内注射糖皮质激素。

4. 严重病例可系统服用糖皮质激素，对难治性病例可给予氨苯砜治疗。

5. 中医中药：根据症状分四型辨证论证。阴虚热毒型采用养阴凉血、清热解毒、活血化瘀治疗，采用方为四妙勇安汤加减。湿热型宜清利湿热、理气活血法治疗，常用方为龙胆泻肝汤加减。寒湿型宜温阳健脾、活血化瘀治疗，常用方为桂枝红花汤加减。气血两亏及血瘀型宜用益气补血，健脾燥湿、通经活络之法，常用方为十全大补汤加减。

二、复发性发热性结节性脂膜炎

复发性发热性结节性脂膜炎(relapsing febrile nodular panniculitis)又名韦伯-克里斯汀综合征(Weber-Christian syndrome)、结节性发热性非化脓性脂膜炎、特发性结节性脂膜炎、结节性脂膜炎、回归热性非化脓性结节性脂膜炎。国内1952年首次报道此病，1986年文海泉综述了国内儿童病例16例，其中最小年龄为50d的婴儿。目前认为复发性发热性结节性脂膜炎不是一种独立疾病，而是一种非特异皮下脂肪组织的炎症反应，可以是多种疾病的皮肤表现。因此，临床上发现结节性脂膜炎应做细致的检查和随访。

【病因及发病机制】 病因不明，认为与脂肪代谢障碍、变态反应、自身免疫反应及药物因素有关。多种疾病与脂膜炎相关，如SLE、胰腺疾病、α_1-抗胰蛋白酶缺乏症、淋巴瘤、感染和创伤等。

【临床表现】 本病好发于女性，约占75%，任何年龄均可发病，但以30～40岁最为多见。发病率无种族差异。临床上呈急性或亚急性过程，以反复全身不适、关节痛、发热、皮下结节为特征。见附页彩图23-2。

1. 皮下结节　是本病的主要症状。结节呈多发性、对称性，成群分布。结节大小不等，直径一般为1～4cm，亦可大至10cm以上。在几周到几个月的时间内成群出现，好发于股部与小腿，亦可累及上臂、躯干和面部。表面呈暗红色或肤色，伴有水肿，结节略高出皮面，质地较坚实，可有自发痛或触痛。结节位于皮下深部时能轻度移动，位置较浅时与皮肤粘连，活动性很小。结节反复发作，间歇期长短不一。结节消退后局部皮肤出现程度不等的凹陷和色素沉着，这是由于脂肪萎缩、纤维化而残留的萎缩性瘢痕。有的结节可自行破溃，流出棕黄色油样液体，此称为液化性脂膜炎，它多发生于股部和下腹部，小腿伸侧少见，愈后形成不规则的瘢痕。见附页彩图23-2，彩图23-3。

2. 发热　约85%以上有发热。常伴全身不适与关节疼痛，亦可出现恶心、呕吐、腹痛和体重下降。

3. 分型　分皮肤型和系统型。

(1)皮肤型病变只侵犯皮下脂肪组织，而不累及内脏，临床上以皮下结节为特征。约50%以上的皮肤型患者伴有发热，可为低热、中度热或高热，热型多为间歇热或不规则热，少数为弛张热。通常在皮下结节出现数日后开始发热，持续时间不定，多在1～2周后逐渐下降，可伴乏力、肌肉酸痛、食欲减退，部分病例有关节疼痛，以膝、踝关节多见，呈对称性、持续性或反复性，关节局部可红肿，但不出现关节畸形。多数患者可在3～5年逐渐缓解，预后良好。

(2)系统型除具有皮肤型表现外，还有内脏受累。内脏损害可与皮肤损害同时出现，也可出现在皮肤损害后，少数病例广泛内脏受损先于皮肤损害。各种脏器均可受累，包括肝、小肠、肠系膜、大网膜、腹膜后脂肪组织、骨髓、肺、胸膜、心肌、心包、脾、肾和肾上腺等。系统型的发热一般较为特殊，常与皮疹出现相平行，多为弛张热，皮疹出现后热度逐渐上升，可高达40℃，持续1～2周后逐渐下降。消化系统受累较为常见，出现肝损害时可表现为右季肋部疼痛、肝大、脂肪肝、黄疸与肝功能异常。侵犯肠系膜、大网膜、腹膜后脂肪组织，可出现腹痛、腹胀、腹部包块、肠梗阻与消化道出血等。骨髓受累可出现全血细胞减少。呼吸系统受累可出现胸膜炎、胸腔积液、肺门阴影和肺内一过性肿块。累及肾可出现一过性肾功能不全。累及中枢神经系统可导致精神异常或神志障碍。本型预后差，内脏广泛受累者可死于多脏器功能衰竭、上消化道大出血或感染。

【组织病理】 为小叶性脂膜炎。脂肪细胞变性坏死，脂肪小叶及间隔内可见淋巴细胞、中性粒细胞、组织细胞浸润，组织细胞吞噬脂肪细胞形成泡沫细胞。炎症过程可分为三期，第一期(急性炎症期)：在小叶内脂肪细胞变性，完全或不完全坏死，有中性粒细胞、淋巴细胞和组织细胞浸润,极少数有血管炎改变。第二期(吞噬期):在变性坏死的脂肪组织中有大量组织细胞浸润,并吞噬变性的脂肪细胞,形成具有特征性的泡沫细胞和噬脂性巨细胞。第三期(纤维化期):成纤维细胞增生,组织细胞和泡沫细胞逐渐减少或消失,被成纤维细胞取代;炎症反应消失,最后完全纤维化。

【诊断与鉴别诊断】

1. 诊断 本病临床表现复杂,诊断较为困难。主要的诊断依据:①不明原因发热伴皮肤结节病变;②皮下结节为浸润性,有或无疼痛、触痛,分批出现,消退后出现凹陷和色素沉着;③急性期可伴有关节痛、肌痛等全身症状;④当病变侵犯内脏脂肪组织,视受累部位不同而出现不同症状;⑤皮肤结节活检的组织病理学改变是诊断的主要依据,是确诊本病的重要手段。

2. 鉴别诊断 本病临床表现多样化,无特异性,应注意与下列疾病相鉴别。

(1)结节性红斑:亦可发生对称性分布的皮下结节,但结节多局限于小腿伸侧,不破溃,3~4周后自行消退,愈后无萎缩性瘢痕,全身症状轻微,无内脏损害,继发于其他系统性疾病如白塞病,则伴有相关疾病的症状。病理表现为间隔性脂膜炎不伴有血管炎。

(2)硬红斑:主要发生在小腿屈侧中下部,疼痛较轻,但可破溃形成难以愈合的溃疡。组织病理学表现为结核结节或结核性肉芽肿,并有明显血管炎改变。

(3)结节性多动脉炎:常见的皮肤损害亦是皮下结节,其中心可坏死形成溃疡,但结节沿动脉走向分布,内脏损害以肾与心脏最多见,外周神经受累十分常见。核周型抗中性粒细胞胞质抗体(ANCA)与乙型肝炎表面抗原阳性具有诊断价值,病理证实有中、小动脉坏死性血管炎,动脉壁有中性粒细胞与单核细胞浸润。

(4)皮下脂膜炎样T细胞淋巴瘤:表现为高热、肝脾大、全血细胞减少及出血倾向,与系统型结节性脂膜炎极其相似。但脂肪组织中有肿瘤细胞浸润,均为中小多形T细胞,核型呈折叠、脑回状或高度扭曲等畸形,具有重要的诊断价值,常有反应性吞噬性组织细胞出现。免疫组织化学CD45RO和CD4阳性,而CD20阴性。

【治疗】

1. 治疗原则 目前尚无特效治疗。在急性炎症期或有高热等情况下,一般用糖皮质激素通常有明显疗效。对系统型患者,特别是重症病例,可同时加用1~2种免疫抑制药,并根据内脏受累情况进行相应的处理,同时加强支持疗法。

2. 一般治疗 首先应去除可疑病因,如消除感染灶。停用可疑的致病药物,适当选用抗生素控制感染,可随意运动,但应避免受累部位创伤,不需要特殊的饮食。

3. 药物治疗

(1)非甾体消炎药:可使发热、关节痛和全身不适减轻。①阿司匹林主要用于退热及减少血栓烷的产生。常用剂量60~90mg/(kg·d),分4~6次口服,餐时或餐后服用,3~5d后才能明显见效,最大的抗炎作用一般在2~4周达到。有肝损害、低凝血酶原血症、维生素K缺乏症等不良反应,出血性疾病与哮喘者禁用。②吲哚美辛:每次0.5~1mg/kg,每日3次。在开始治疗的头几天可引起头痛。但如初始剂量减半,随后增加,有时可避免此不良反应。

(2)糖皮质激素:在病情急性加重时可选用。泼尼松1~2mg/(kg·d),每日晨顿服,或分次服用,当症状缓解后2周逐渐减量。病情较重者采用甲泼尼龙4~6mg/(kg·d),静脉滴注。

(3)羟氯喹、沙利度胺:羟氯喹5~7 mg/(kg·d),长期服用要警惕视网膜病变与视野改变,要每6个月做一次眼科检查。沙利度胺(thalidomide,反应停)剂量为2~4mg/(kg·d),晚上或餐后至少1h服用,如体重少于50kg,要从小剂量开始。儿童少用。

(4)免疫抑制药:较常用的有硫唑嘌呤、环磷酰胺、环孢素A与霉酚酸酯等。①硫唑嘌呤。开始以1mg/(kg·d)连用6~8周后加量,最大剂量不得超过2.5mg/(kg·d)。如与血管紧张素转化酶抑制药合用可引起严重的白细胞减少症,对肝、肾与造血系统均有一定毒性,故应定期查血常规和肝肾功能。②环磷酰胺。剂量为2.0~2.5mg/(kg·d),每日1次或分次口服,重症者可采用冲击治疗,10~12mg/(kg·d)静脉滴注,连续2d,每2周重复1个疗程,累积量<150~200mg/kg,严重骨髓抑制者禁用,使用期间要定期查血常规和肝肾功能并注意预防出血性膀胱炎等不良反应。③环孢素A。剂量为2.5~4mg/(kg·d),分2~3次服用,难以控制的高血压禁用。

4. 中医中药 早期多表现为毒热炽盛、气滞血瘀型,用清热解毒、活血化瘀、通经活络之药物治疗,可用加倍的加减四妙勇安汤,亦可随症加入三黄汤、消毒饮、白虎汤等治疗。清瘟败毒饮与凉血消风汤也可酌情应用。后期与慢性过程，往往表现为气血受损，阴阳亏损的虚证症状，故可在上述清热、活血化瘀、通经活络的药物上加入养血补气，滋阴温阳的黄芪、桂枝、当归、熟地黄、何首乌、肉桂、附子等药物；如主要为虚证，则宜用加减十全大补汤、八珍汤和阳和汤治疗。雷公藤和火把花根亦可试用于大龄儿童。

【预后】 本病预后个体差异较大。只有皮肤表现者，常多年缓解与恶化交替出现；有内脏器官累及者预后差，病死率高，文献报道儿童病死率达33.3%，婴幼儿甚至达42.9%。

三、酶相关性脂膜炎

酶相关性脂膜炎（enzyme-related panniculitis）包括酶损伤脂肪后形成的脂膜炎（胰腺性脂膜炎）和缺乏一种防止组织受伤后发生炎症的关键酶（α_1-抗胰蛋白酶）所导致的脂膜炎。

（一）胰腺性脂膜炎

胰腺性脂膜炎（pancreatic panniculitis）是指因胰腺疾病引起的皮下脂肪炎症，可由胰腺炎或胰腺癌引起。男性多于女性。

【病因及发病机制】 乙醇性胰腺炎是常见的原因，亦可因胆石症、胰腺导管或胆总管狭窄、药物性胰腺炎、外伤性胰腺炎和胰腺假性囊肿导致。发病机制可能是多因素的，涉及脂溶性酶类即脂肪酶、胰蛋白酶和淀粉酶释放进入血液循环，导致脂肪细胞膜损伤和细胞内脂肪溶解。

【临床表现】 皮肤损害常在其他病变之前出现，常表现为压痛或无痛性红斑性皮下结节，直径1～5cm，股部、臀部和小腿是常见的发病部位，其他部位亦可累及，但头颈部少见。皮损数目一般少于10个，亦可达数百个。大部分病例皮损消退后有萎缩性瘢痕。偶见结节溃破，排出黏稠、黄棕色的油状物。相关的表现包括关节病和滑膜炎，尤其在踝部；多浆膜炎；疼痛性溶骨性骨损害伴髓质坏死；肺浸润或肺栓塞。

腹部症状可能完全缺乏。约有40%的病例以皮肤损害作为潜在胰腺病变的首发症状。

实验室检查有助于诊断。大部分患者淀粉酶或脂肪酶升高或两者均升高。60%患者外周嗜酸性粒细胞增多。

【组织病理】 胰腺性脂膜炎的组织学特征具有诊断价值。表现为脂肪细胞严重坏死的小叶性脂膜炎。早期常为间隔性脂膜炎，充分发展的皮损表现为特征性的凝固性坏死，在坏死区内不同程度钙化而使脂肪细胞内出现嗜碱性物质。坏死脂肪细胞呈“影子”样，常在小叶中央呈小巢样聚集，周围嗜中性粒细胞浸润。陈旧皮损、脂肪坏死及钙化“影子”脂肪细胞减少，代之以泡沫组织细胞、多核巨细胞组成的肉芽肿性炎症。

【治疗】 主要围绕胰腺炎的病因进行治疗，包括对导管阻塞或狭窄的恢复、假性囊肿的引流。可使用奥曲肽（octreotide），对胰腺癌病例可手术治疗。

（二）α_1-抗胰蛋白酶缺乏性脂膜炎（α_1-antitrypsin deficiency panniculitis）

α_1-抗胰蛋白酶缺陷性脂膜炎（α_1-Antitrypsin Deficiency Panniculitis）是一种遗传代谢性疾病。临床上少见，症状严重的病人血清中α_1-抗胰蛋白酶的水平显著降低，容易出现中性粒细胞浸润的可形成溃疡的脂膜炎。

【病因及发病机制】 α_1-抗胰蛋白酶是肝产生的一种糖蛋白，是血清中含量最丰富的丝氨酸蛋白酶抑制剂，它可抑制胰蛋白酶、弹性蛋白酶、胶原酶、第Ⅷ因子和激肽释放酶的活性。编码α_1-抗胰蛋白酶的基因是*SERPINA1*。此酶缺乏最常见的表现是肺气肿和肝疾病。少数纯合子表型PiZZ和极少数杂合子表型PiMZ的人会产生脂膜炎。

【临床表现】 临床上常见于20～40岁的患者，亦可见于儿童，无性别差异。损害可在较轻外伤之后出现，表现在四肢或躯干的疼痛性结节，或为蜂窝织炎样斑块。可自发引流，形成多个排出窦道，排出物为黄色液状物。患者可伴有肺气肿、肝疼痛，持续性皮肤血管炎、寒冷性荨麻疹和获得性血管性水肿。

【组织病理】 组织学改变取决于损害的病期。早期损害为真皮网状层内胶原束间嗜中性粒细胞的散在浸润，脂肪小叶严重坏死，相邻的正常脂肪组织内见大量嗜中性粒细胞和组织细胞。偶尔在致密嗜中性粒细胞浸润区出现胶原溶解、弹力组织变性，伴间隔破坏，此时坏死脂肪小叶外观似“漂浮”状，周围有嗜中性粒细胞。晚期皮损嗜中性粒细胞和坏死脂肪细胞减少，脂肪小叶被淋巴细胞、泡沫组织细胞取代，伴不同程度纤维化。

【治疗】 药物治疗通常无效，包括糖皮质激素和免疫抑制剂。土霉素可能有效，但尚无治疗儿童病人的报道。氨苯砜和多西环素能明显减少中性粒细胞的趋化性，不能耐受氨苯砜者可试用秋水仙碱。酶缺乏的替代疗法可使皮肤病变缓解。肝移植或血浆置换疗法可使酶恢复正常，使脂膜炎消退。

四、组织细胞吞噬性脂膜炎

组织细胞吞噬性脂膜炎(cytophagic histiocytic panniculitis,CHP)是指由吞噬性组织细胞浸润引起，以泛发性红斑、疼痛性皮下结节为特点的多系统疾病。本病可发生于任何年龄，某些病例是由 EB 病毒和 HIV 诱发。

皮肤损害为皮肤结节、大小不等，直径 2～20cm，伴疼痛和触痛，表面呈红色，可出现瘀斑或破溃形成有痂壳的溃疡。患者反复发热，肝淋巴结肿大，全血细胞减少，肝功能异常。晚期患者以严重的血细胞减少症、肝衰竭和终末期出血为特征。

本病应与皮下脂膜炎样 T 细胞淋巴瘤相鉴别。两者表现可完全相同，但组织病理可资鉴别，前者组织学改变为小叶性脂膜炎伴小叶内组织细胞、成熟淋巴细胞浸润，细胞吞噬现象(巨噬细胞内含有完整的红细胞、白细胞或淋巴细胞片段，形成所谓的“豆袋”细胞)。与之相反，皮下脂膜炎样淋巴瘤并非脂膜炎，而是累及皮下脂肪小叶的 T 细胞淋巴瘤，组织学示皮下脂肪小叶内瘤细胞明显异形性，核大深染，核碎裂，常见不典型核丝分裂象，异形淋巴细胞常呈环状围绕坏死脂肪细胞，也可见组织细胞的细胞吞噬现象。

CHP 治疗困难。采用环孢素治疗可获得缓解。

五、结晶沉积相关性脂膜炎

结晶沉积相关性脂膜炎(panniculitis associated with crystal deposition)是指由物理或人为因素所致的脂肪病变，组织病理以脂肪细胞内出现针状裂隙或结晶沉积为特征。如新生儿硬化症、新生儿皮下脂肪坏死(另有章节介绍)和糖皮质激素后脂膜炎。婴儿和儿童最易受累。低温和寒冷可致寒冷性脂膜炎(另有章节介绍)、新生儿硬化症和新生儿皮下脂肪坏死。外伤可致皮下脂肪损伤引起脂膜炎。上述疾病均应给予支持性治疗。除了新生儿硬化症，其他均可自行痊愈。

(一)糖皮质激素后脂膜炎(poststeroid panniculitis)

类固醇激素后脂膜炎主要见于短期内大量应用糖皮质激素并突然迅速撤药的儿童。在糖皮质激素治疗期间，患者体重大为增加；在糖皮质激素减量或停用后的 1 个月内出现皮下结节，直径 0.5～4cm，表面皮肤正常或充血，好发于因应用糖皮质激素而引起的皮下脂肪积聚最多的部位，如面部、下颌、上臂、背部和臀部等处，数周或数月后可自行消退，多数病例无全身症状，如糖皮质激素加量或停用后再度应用也可促使结节消退。

组织病理改变为小叶性脂膜炎。脂肪小叶内有泡沫细胞、淋巴细胞、组织细胞和异物巨细胞浸润，组织细胞和变性的脂肪细胞内常见细线状针形裂隙。

本病无特殊治疗。皮肤损害可自行消退而无瘢痕。

(二)外伤性脂膜炎

外伤性脂膜炎(traumatic panniculitis)是指因外伤所引起的皮下脂肪损伤。皮肤的偶然外伤可诱发脂肪坏死，最常见于躯干或女性胸部。患者常忽略早期的外伤史。皮损如同脂肪瘤，为坚硬、可移动的皮下结节或肿块，伴不同程度的疼痛。

组织学为肉芽肿性小叶性脂膜炎，可见脂肪小叶内大小、形态不一的空腔，周围不同程度的纤维化和出血，囊腔的边缘见泡沫组织细胞、淋巴细胞。晚期损害，巨噬细胞内外可见丰富的含铁血黄素。

本病无特殊治疗。儿童期发病者皮肤损害可自行消退而无瘢痕。

(三)人工性脂膜炎

人工性脂膜炎(factitial panniculitis)是指人工因素如注射有机物、聚维酮和油剂等引起的皮下脂肪炎症。小孩玩注射器、针头或锐利的物品亦可引起。

临床上医师详细询问病史可发现原因或潜在的行为性病因，如引人注意、报复和装病。检查早期曾接受注射且痊愈的部位有助于诊断。但需要活检。

病理表现为小叶性脂膜炎，早期多为嗜中性粒细胞，晚期为肉芽肿样浸润。有时，偏振光显微镜下可见到具有折光性的异物。皮下脂肪内注射镇痛药所致损害则表现为真皮和皮下脂肪间隔明显硬化，伴坏死脂肪细胞、噬脂性肉芽肿、脂肪小叶中小血管腔内血栓形成。皮下脂肪注射维生素 K_3 则产生皮下脂肪间隔的胶原束硬化，淋巴细胞、浆细胞浸润，类似深部硬斑病。美容注射硅酮可引起肉芽肿样反应，特征为泡沫组织细胞内含多个空泡，多核巨细胞包绕多边形、半透明、有角的异物(硅酮的杂质)。Bioplastique 肉芽肿表现为不同大小的不规则囊腔，含有锯齿状、半透明、非折光的异物，周围有多核巨细胞。Artecoll 肉芽肿表现为大量形态大小一致的圆形空泡，围绕圆形、边界锐利、半透明、非折光的异物，周围是硬化基质。

（四）硬化性脂肪肉芽肿

硬化性脂肪肉芽肿（sclerosing lipogranuloma）是指注射硅酮或矿物油的脂膜部位发生肉芽肿和纤维化反应的一种疾病。大部分患者是为了美容有意接受注射，从注射到发病可经历数月甚至10年以上。

病变常局限于阴茎、阴囊、乳房和臀部。表面的皮肤有色素沉着和红斑。质硬，皮下组织硬化、变厚，且凹凸不平，不能用手捏起，可出现灶性溃疡。注射物可扩散至注射部位以外，可引起肝脾大和肺纤维化。部分患者可出现自身免疫性表现如抗核抗体阳性、关节炎、雷诺现象和指端硬化。

组织学上，表现为多发性“瑞士-奶酪样”假囊样空腔代替脂肪小叶，周围纤维化，炎性细胞浸润，主要是泡沫组织细胞和多核巨细胞。

六、寒冷性脂膜炎

寒冷性脂膜炎（cold panniculitis）是一种由寒冷直接损伤脂肪组织而引起的一种物理性脂膜炎。本病好发于婴幼儿和儿童，尤其是末梢血液循环功能不良者，成人发病多与骑马、骑摩托车、穿紧身而不隔热衣裤等因素有关，且易发生于女性的股外侧。

【病因及发病机制】 寒冷性脂膜炎的发病机制可能为迟发型变态反应和与儿童的皮下脂肪内饱和脂肪酸含量增高有关，寒冷的强度和持续时间、风速、海拔和环境湿度可决定此类疾病的病理类型。

【临床表现】 本病好发于冬季。多为受冷后2～3d局部出现境界清楚的皮下结节，直径2～3cm，也可增大或融合成斑块，质硬，有触痛，表面皮肤呈发绀色，局部皮温降低，可出现水疱和溃疡。好发于大腿、臀部、面颊和下腹部。儿童阴囊发病时可呈假瘤样外观。经数周后结节可逐渐自行消退而不留痕迹。

【组织病理】 初期组织学改变为真皮乳头层明显水肿，真皮浅、深层血管周围淋巴细胞和巨噬细胞浸润，可延至皮下脂肪。典型病理改变是小叶性脂膜炎、脂肪细胞坏死及混合性炎性细胞浸润。

【治疗】 给予足够的热量和丰富的维生素。症状明显者可口服肠溶阿司匹林，同时外用多磺酸基黏多糖（商品名：喜疗妥）和肝素钠软膏。也可口服烟酰胺。避免受冷，保暖，避免穿紧身衣裤。

七、硬化性脂膜炎

硬化性脂膜炎（sclerosing panniculitis）是指静脉供血不足，病人小腿硬皮病样硬化，以硬化、色素沉着和皮肤凹陷为特征的疾病，又称硬皮病样皮下组织炎（hypodermitis sclerodermiformis）、脂肪性皮肤硬化症（lipodermatosclerosis）。

【病因及发病机制】 大量证据表明，硬化性脂膜炎存在静脉供血不足和纤维蛋白溶解异常。患者可能有静脉曲张、浅部血栓性静脉炎、深静脉血栓形成或兼而有之。静脉供血不足导致脂肪小叶中央缺氧、脂肪坏死和炎症，最终致纤维化。如果血氧过少是由其他原因如肺部疾病引起的，则硬化性脂膜炎更严重。其他参与发病的因素包括蛋白C和蛋白S缺乏。

【临床表现】 硬化性脂膜炎主要发生于40岁以上女性的小腿中下1/3部分。可以是急性或慢性过程。病人常有静脉供血不足的病史。急性期常表现内踝以上小腿疼痛，边界不清的红斑块，有触痛，局部皮温高，伴轻度硬化。常可持续数月。病变常为双侧，但左腿更常见且更严重。病人可能没有静脉疾病的临床证据，但仔细检查几乎都能发现静脉供血不足的客观依据。此期应与局限性硬皮病、结节性红斑、蜂窝织炎、静脉炎和其他脂膜炎鉴别。慢性期以边界清楚的硬化和皮肤凹陷为特征，常伴色素沉着或白色萎缩症。典型者，硬化性损害沿小腿皮肤呈“袜状”分布，类似一个倒置的酒瓶。这是因皮下脂肪纤维化所致，最后可出现溃疡。硬化区边缘的持续性红斑提示脂膜炎在进展。病变从踝部逐渐发展是其特征。

【组织病理】 早期损害显示小叶中央缺血性坏死，脂肪间隔大量淋巴细胞环绕脂肪小叶。真皮乳头部毛细血管和小静脉增生、出血、血栓形成，伴大量含铁血黄素沉积。随着病情进展，间隔增厚，脂肪细胞玻璃样硬化，出现噬脂细胞和混合性炎症细胞浸润。晚期皮损炎症显著减轻，可见明显间隔硬化和脂膜改变。脂膜改变是硬化性脂膜炎的一个主要特征，表现为脂肪细胞膜增厚，波形弯曲，形成脂肪微囊肿和乳头状结构。

【治疗】 本病治疗困难。抬高患肢和持续加压包扎是主要治疗手段，可减轻症状，防止溃疡形成和促进溃疡愈合。有报道在疾病早期联合应用促进合成代谢的类固醇司坦唑醇有良好效果。

八、皮下脂肪肉芽肿病

皮下脂肪肉芽肿病（subcutaneous lipogranulomatosis）又名Rothmann-Makai综合征，系皮下脂肪

组织的局灶性炎症、坏死伴肉芽肿形成的疾病，经过慢性，预后良好。病因不明。Rothmann 于 1894 年首先描述此病，Makai 于 1928 年命名为皮下脂肪肉芽肿病。

【临床表现】　多见于儿童和青年，表现为皮下结节和斑块，直径 0.5～3cm，大者可达 10～15cm，表面呈淡红色或正常肤色，常发生于头、面、臀部、腰部和四肢。结节散在分布，数周或数月后可自行缩小或消失，不留痕迹，无全身症状。

【组织病理】　组织学改变为小叶性脂膜炎。早期脂肪细胞变性坏死，组织细胞和淋巴细胞、泡沫细胞浸润，晚期发生纤维化，组织内出现大小不一的囊腔，囊壁为结缔组织包裹，可有钙盐沉着。

【诊断与鉴别诊断】

1. 诊断　本病多见于儿童，以皮下结节为特征，良性经过，结节活检对诊断有意义。

2. 鉴别诊断　应注意与结节性脂膜炎和 Farber 病鉴别。

Farber 病又称 Farber 脂肪肉芽肿病（Farber lipogranulomatosis）。是一种常染色体隐性遗传的溶酶体病，由酸性神经酰胺酶缺乏引起。临床上除有皮肤结节外，还有声嘶、慢性肺部炎症、关节周围肿胀、关节疼痛和变形、智力和运动障碍、身体矮小、肌萎缩等，皮肤结节位于关节周围和承重部位，呈黄色、有弹性。该病预后差，在婴儿早期发病，可在 2 岁内死亡，部分发病较晚，在成人期死亡。

【治疗】　本病良性经过，结节能自行消退，可不用治疗。

九、脂肪营养不良

脂肪营养不良（lipodystrophy，lipoatrophy）是一组以脂肪萎缩伴各种代谢紊乱为主要特征的疾病，按不同病因及受累部位可分为先天性全、获得性。先天性脂肪营养不良与基因突变有关，发病率较低，目前最常见的脂肪营养不良见于人类免疫缺陷病毒（HIV）感染患者应用高效抗反转录病毒治疗时（尤其是给予 HIV-1 蛋白酶抑制药治疗时），文献报道 40%～70%的应用高效抗反转录病毒治疗的 AIDS 病人合并 HIV 相关的脂肪营养不良。

（一）全身脂肪营养不良

全身性脂肪营养不良（generalized lipodystrophy）按病因可分为先天性全身脂肪营养不良（congenital generalized lipodystrophy CGL）和获得性全身脂肪营养不良（acquired generalized lipodystrophy，AGL），发病率不足百万分之一，但代谢紊乱的合并症往往较重，预后不良。其共同特征为胰岛素抵抗、高胰岛素血症、高血糖、高三酰甘油血症、脂肪肝和肝体积增大。严重者可引致多种并发症，如急性胰腺炎、视网膜病、肾病、肝硬化、动脉粥样硬化及冠心病。

1. 先天性全身性脂肪营养不良

（1）Bernardinelli-Seip 综合征：是由 Berardinelli 和 Seip 最先报道，为常染色体隐性遗传病，现已发现的致病基因至少有 3 种，临床上分为 3 个亚型：CGL1、CGL2、CGL3。95%的 CGL 为前 2 个亚型，与 AGPAT2 和 BSCL2 基因突变相关。其病因及发病机制不清，多数学者认为 PPARγ、β_3 肾上腺素能受体、瘦素、瘦素受体和脂蛋白脂肪酶等基因异常可能导致该病。Magre 等克隆出一个致病基因，此基因位于染色体 11q13，被称之为 Seipin 基因，它主要在中枢神经系统，尤其是在垂体表达而不是在脂肪细胞内，故认为本病与下丘脑垂体功能紊乱有关。

先天性全身脂肪营养不良的主要临床表现包括：①出生时或出生后不久出现的广泛皮下脂肪组织缺乏，全身代谢性脂肪组织如皮下、骨髓、胸腔及腹腔内脂肪组织几乎完全消失，CGL1 型的保护性脂肪组织如眶周、口腔、舌、手掌、足底、头皮、会阴、关节周围的脂肪组织正常。而 CGL2 型保护性脂肪也消失，发病更早，症状较重，早产儿病死率和智力低下及心肌病的发生率较高。CGL3 型症状严重程度介于前两者之间。由于皮下脂肪的丧失和肌肉组织内脂肪存积可导致患者的肌肉及体表静脉显露，出现类似肌肉发达的表现。②儿童期表现为食欲亢进、生长加速、甲状腺功能正常的高代谢状态、性早熟、骨龄提前、肝大（腹部显著隆起），部分有智力低下，身高多正常。③代谢紊乱：包括严重的胰岛素抵抗，青少年发病的糖尿病，但很少出现酮症，胰岛素治疗效果差；高三酰甘油（TG）血症，继发急性胰腺炎及脂肪肝；血清瘦素及脂联素水平下降。其他表现包括黑棘皮病、多毛症、月经异常和多囊卵巢和不育。男性患者的生育能力正常。

（2）常染色体显性遗传的遗传性脂肪营养不良综合征：是一种先天性脂肪营养不良，以颜面、躯干上部、上肢和膝关节以下部分脂肪缺乏为特征，常与进行性神经再生异常（以脊髓小脑共济失调、锥体系衰弱、痉挛状态和自主不良为特征）和先天性白内障相伴发，并有胰岛素抵抗、脂质异常、神经再生异常和脂代谢紊乱，其中女性表现严重。其他与脂肪营养不良伴发的罕见先天性异常，如维生素D抵抗、视网膜色素形成异常和感觉神经性耳聋等已有报道。常见于儿童或年轻人。

2. *获得性全身性脂肪营养不良* 包括Seip-Lawrence综合征和Bernardinelli-Seipp综合征，常在儿童期出现典型的临床症状，女性多见，在出现脂肪营养不良前常有诊断明确的疾病，包括感染、自身免疫病或结缔组织疾病。平均4岁后出现糖尿病。脂肪丧失开始可以是局部并逐渐扩展，也可以一开始就是全身性的。因脂肪丧失导致体型改变，包括眶后脂肪和手、足部的支持脂肪严重萎缩。皮肤表现除了脂膜炎和脂肪萎缩外，还可有黑棘皮病、全身性或局限性色素沉着、发疹性黄瘤、毛细血管扩张、轻度掌跖角化和毛发异常。获得性全身性脂肪营养不良分为3个亚类，1型(脂膜炎型)发病前有脂膜炎，脂肪萎缩见于脂膜炎缓解期，位于扩大的环形皮损中心或远端部位。平均发病年龄7岁，女性稍多。可能与自身免疫性疾病有关。2型(自身免疫型)，脂肪营养不良先于或同时出现自身免疫性疾病，与儿童皮肌炎有关，其他自身免疫性疾病包括Sjögren综合征、少年特发性关节炎、白癜风、慢性荨麻疹、自身免疫性甲状腺炎、肝炎或溶血性贫血。平均发病年龄15岁，女性为主。常有肝大、高甘油三酯血症和糖尿病。3型为原发性获得性全身性脂肪营养不良、无脂膜炎和自身免疫性疾病证据。

推荐的诊断标准如下：必要标准是出生后开始的(通常是青春期之前)累及身体大部分的选择性脂肪丢失；支持标准包括临床5个标准和实验室和辅助检查6个标准。临床包括自手掌和足底的皮下脂肪丢失，黑棘皮病，肝脾大，发病前脂膜炎，相关的自身免疫性疾病；实验室和辅助检查包括糖尿病或葡萄糖耐量受损，空腹和(或)餐后严重的高胰岛素血症，血清甘油三酯升高和(或)高密度脂蛋白水平降低，血清瘦素及脂联素水平减少，MRI证实的大范围脂肪丢失和MRI证实的骨髓脂肪未丢失。

(二)部分脂肪营养不良

部分性脂肪营养不良(partial lipodystrophy，PL)分为家族性部分脂肪营养不良(familial partial lipodystrophy，FPLD)和获得性部分脂肪营养不良(acquired parial lipodystrophy，APL)，表现为区域性的脂肪萎缩，常合并身体非萎缩部位的脂肪细胞异常增生或肥大。

1. *遗传性部分脂肪营养不良* 遗传性家族性部分脂肪营养不良是一组异质性常染色体显性遗传性疾病，又称Kobberling-Dunnigan综合征。目前有三种类型，最常见的亚型是FPLD2(Dunnigan型)，与染色体1q21-22的*LMNA*基因突变有关；1型是FPLD1(Kobberling型)，3型是FPLD3，与染色体3q25的*PPARG*基因突变有关。

(1)FPLD2(Dunnigan型)：出生时和幼儿时期脂肪分布正常，少年和青春期早期可有四肢和躯干皮下脂肪对称性丧失，青春期末期出现面部、颈部(呈Cushing综合征外观)、腹、腋下、背部、大阴唇和肝脂肪沉积。肢体脂肪的丢失使皮下静脉突出和肌肉肥大。其他特征包括黑棘皮病、多毛症、月经异常和多囊卵巢。男女均可发病。女性糖尿病和脂代谢紊乱出现较早且更严重，糖尿病约占73%，高脂血症占90%；男女相应的发病率为36%和45%。*FPLD2*与*LMNA*基因杂合子的错义突变有关。

(2)FPLD3型：其特征与FPLD2类似，但脂肪营养不良较轻，而代谢紊乱更严重。

(3)FPLD1型：以面颈部没有脂肪积聚而区别于FPLD2和FPLD3，脂肪丢失局限于下部肢体，而且病人可能有过量的躯干脂肪。

家族性部分脂肪营养不良合并下颌骨颜面发育不全：是部分脂肪营养不良的罕见类型，以颚骨和锁骨发育不良、身材矮小、声音高尖和皮肤、牙齿、毛发和甲等外胚层异常为特征。存在多种颅面缺陷和骨骼异常如龅牙、突眼和鸟嘴状鼻子的小鸟样面容，骨质溶解、骨缝闭合延迟和关节挛缩。皮肤异常有斑点状色素沉着、斑秃、末端皮肤萎缩和甲发育不良。本病与*LMNA*和*ZMPSTE24*基因突变有关。

2. *获得性部分脂肪营养不良*

(1)进行性脂肪营养不良或Barraquer-Simon综合征：主要见于儿童，女孩多于男孩，通常见于发热性病毒性疾病以后。以皮下脂肪弥漫性和进行性丧失为特征。临床上有三种类型：①上半身脂肪丢失；②上半身脂肪丢失，伴下半身脂肪组织肥大；③半侧脂肪营养不良，一半的面部和身体受累。典型病例为躯体上半身对称性、进行性皮下脂肪组织消失，从面部开始逐渐向下达髂嵴。伴或不伴颈、上肢、胸及腹部皮下脂肪受累，臀部及大腿的脂肪堆积，因此身体上下部显得极不相称。糖尿病和高甘油三酯血症发生率约50%。由于眼眶后部和眶周脂肪丢失以及Bichat脂肪垫丢失而导致眼睛凹陷，呈早衰性或“尸体样”面容，病人可有其他伴随症状，如头痛、易疲劳、神经质、抑郁、腹痛、腹泻、个性改变及幻视等。此外，尚可有神经性耳聋、智力低下及惊厥发作。部分患者合并发生自身免疫性疾病，如硬皮病、肾小球肾炎等。大部分病人有低补体血症，其中 50%伴膜增殖性肾小球肾炎和 C3 肾炎因子阳性。

本病内科治疗效果不佳，可试用胰岛素、维生素或中草药治疗，部分病人可重获失去的脂肪。近年来自体脂肪移植应用较多，报道有效。

(2)艾滋病相关性脂肪营养不良(HALS)：艾滋病病毒感染患者中，大部分病人接受联合抗 HIV 治疗后，尤其是使用蛋白酶抑制药者，出现一种异常的脂肪再分布。发生率高达 40%～70%，是目前最常见的脂肪营养不良类型。一般表现为面部、四肢、臀部脂肪萎缩，而下腹部、颈背部脂肪堆积，HALS 发生的风险与高龄、HIV 感染的严重程度、病毒载量增加、低 CD4 计数及同时合并病毒性肝炎相关。HALS 增加了 AIDS 患者胰岛素抵抗、糖尿病、血脂紊乱及心血管疾病的发生率。

(三)局限性脂肪营养不良

局限性脂肪营养不良(localized lipodystrophy)是指机体某部分出现脂肪萎缩。一般与代谢性和全身性疾病无关，预后良好。有三种类型，现分述如下。

1. *幼儿腹部远心性脂肪营养不良*(lipodystrophic centrifugal abdominal juvenil)　见以下单独描述。

2. *退行性局限性脂肪萎缩*　非炎症性。可能与重复外伤、压力或局部注射药物有关，部分为特发性。表现为一处或多处皮肤局限性凹陷，呈圆形、椭圆、带状、环形或半环形，初起可见红斑、局部肿胀和轻压痛。常见于大腿前部、臀部、四肢远端、颈部和头皮。见附页彩图 23-3。

3. *继发性局限性脂肪萎缩*　此型往往是各种脂膜炎的局部后遗症，局部有炎症史，包括噬脂性脂膜炎和与结缔组织疾病有关的脂膜炎。噬脂性脂膜炎多见于儿童，是自限性疾病，表现为多发性红斑性皮下结节或斑块，后出现皮肤萎缩，损害主要发生于四肢，可复发，可伴间歇性发热。

(四)脂肪营养不良的治疗

全身性和部分性脂肪营养不良治疗的目的主要是纠正代谢紊乱及祛除导致脂肪异常分布的病因。

1. *一般治疗*　改善生活方式，宜低脂、低热卡饮食，少食多餐。虽然目前尚无统一的脂肪营养不良的膳食指南，但由于心血管疾病及糖尿病的高风险，建议脂肪营养不良患者可参考美国心脏病学会(AHA)和美国糖尿病学会(ADA)推荐的饮食方案：脂肪提供的热量不超过全天总热量的 30%。而 60%～70%的热量应由糖类及不饱和脂肪酸提供。地中海饮食(包括摄入足量的蔬菜、水果、全麦谷物和橄榄油；适量的摄入鱼肉、乳制品和乙醇；少食红肉、饱和脂肪及甜食)是有益的。

2. *控制糖尿病和改善血脂紊乱*　可参照糖尿病和高脂血症的治疗选择药物。

3. *脂肪因子的替代治疗*　脂肪萎缩及脂肪组织分布异常可以影响脂肪因子的水平，包括脂联素、瘦素等。研究显示补充瘦素对全身性或部分性脂肪营养不良患者是有益的，可以改善胰岛素敏感性、降低空腹血糖、糖化血红蛋白及三酰甘油浓度，减少口服降糖药或胰岛素的剂量并改善患者的身体组分，而且耐受性很好，未发现明显的不良反应。重组瘦素每 12 小时皮下注射，生理学替代治疗剂量为：18 岁以下女孩用 0.03mg/(kg・d)；妇女 0.04 mg/(kg・d)。在首月用替代剂量的 50%，第 2 个月用 100%，第 3 个月和第 4 个月则用 200%。脂联素目前尚未应用于人类。

4. *对于获得性脂肪营养不良病人*　应重视原发疾病如自身免疫性疾病的治疗。

(汤建萍　王文氢)

十、婴儿腹部远心性脂肪营养不良

婴儿腹部远心性脂肪营养不良(lipodystrophia centrifugalis abdominal infantilis)又名幼年腹部远心性脂肪营养不良(lipodystrophia centrifugalis abdominalis juvenilism)。本病是日本学者 Imamura 于 1971 年首次报道的一种发生于婴儿腹部局限性皮肤及皮下脂肪萎缩症。1982 年后其他国家亦有报道，我国近年已发现数例。

【病因及发病机制】　病因不明，一般认为与机械外伤、感染、代谢异常及遗传因素有关。部分患儿发病前有腹股沟疝、腹部注射和肠套叠史。

【临床表现】　发病年龄多数在 4～5 岁以下，但最小发病年龄为出生后 1 个月，最大为 9 岁。约 80%在 5 岁之前发病。皮损分布首先出现在腹股沟和腋窝。腹股沟约占 80%，腋窝约占 20%。初发损害为淡红或淡紫色斑，稍隆起，有时表面有轻微脱屑，逐渐地由于局部的脂肪溶解坏死出现局部凹陷，而隆起的红色边缘呈远心性向周围扩大，可波及腹部大部分或腹股沟及胸部处。体检时可见大部分腹壁和部分胸壁出现脂肪萎缩凹陷，凹陷区皮肤正常，且皮下静脉清晰可见。受累区的局部淋巴结稍肿大。本病一般不累及面、颈和四肢。病程慢性，无自觉症状。

【组织病理】 取皮损的边缘部，可见真皮深层有淋巴细胞、中性粒细胞、组织细胞浸润，偶见巨噬细胞和嗜酸性粒细胞。取凹陷部位可见表皮轻度萎缩、皮下组织脂肪减少和脂肪细胞坏死，皮下脂肪小叶内，尤其毛囊、汗腺和血管周围有炎性细胞浸润。

【诊断与鉴别诊断】

1. 诊断　根据幼年发病，发生部位在腹部或腋窝，皮损呈局限性皮肤凹陷，不难诊断。

2. 鉴别诊断　须与下列疾病鉴别。

(1)继发性局限性脂肪萎缩：主要发生于反复在腹部注射胰岛素的妇女和儿童，部分患者是由于局部注射糖皮质激素，尤其是注射含卤族糖皮质激素后致局部皮肤凹陷，两者根据病史可予以鉴别。

(2)高尔斯脂肪萎缩：该病 1934 年由 Gowers 首先报道，在皮肤和皮下不同部位发生萎缩，深部肌肉亦发生萎缩，好发于四肢、臀部和背部。病理变化主要是真皮和皮下组织萎缩，受累肌肉显示血管周围有炎细胞浸润等可资鉴别。

(3)斑状萎缩：该病分原发性和继发性两型，原发型呈圆形或椭圆形的微红或暗红色斑，表面皱缩微凹陷；继发性呈皮肤痘疮样萎缩斑，常继发于炎症后，数目多少不等，对称分布于躯干及四肢，病理变化为表皮真皮萎缩，弹性纤维变性或破裂或减少，胶原纤维亦变性等容易鉴别。

(4)环状脂肪萎缩(lipoatrophia annularis)：是一种原因不明的局限性皮下脂肪萎缩性疾病。多见于四肢，对称分布。局部肿胀，皮肤发红、脱屑，皮下脂肪萎缩、凹陷，似绳子勒痕，呈手镯状深的凹痕，局部感觉异常。该病除了环状萎缩外，可合并糖尿病、肝大、智力不全、多毛症及中枢神经异常，偶有合并胫骨增生等，易于鉴别。

【治疗】 本病一般发病后 3～8 年，凹陷即停止扩大，并自然减轻。早期的红斑损害应用维生素 E 和糖皮质激素有效。亦可试用薄芝注射液或薄芝片及活血化瘀的中药。

（汤建萍　王文氢）

参考文献

陈文静，王晓华，薛汝增，等.2011.硬化性脂膜炎 5 例临床分析[J].中国皮肤性病学杂志，25(12)：953-955.

今村贞夫ほガ：Lipodystrophia centrifugalis Abdominalis infantilis 临床症状の再检讨と经过，予後，治疗にっぃて.[J]皮肤临床，1977，19：165-180.

雷玲，田新平，李春雨.2009.脂膜炎患者的临床特征及治疗随访分析[J].中华风湿病学杂志，13(1)：36-38.

刘艳，王俊民，肖生祥.2004.嗜酸性脂膜炎国内首次报告[J].中国皮肤性病学杂志，18(9)：540-541.

莫鑫，陈芳，胡艳，等.2013.寒冷性脂膜炎 1 例[J].报告并文献复习.首都医科大学学报，34(3)：470-471.

赵辨.2010.中国临床皮肤病学(下册)[M].南京：江苏科学技术出版社，1139-1160.

赵向府，庄晓明.2013.脂肪营养不良综合征[J].首都医科大学学报，34(2)：315-323.

Blanco I, Lipsker D, Lara B, et al.2016.Neutrophilic panniculitis associated with alpha-1-antitrypsin deficiency: an update.Br J Dermatol, 174(4):753-762.

Brown RJ ,Committee Chair, Araujo-Vilar D, et al.2016. The Diagnosis and Management of Lipodystrophy Syndromes: A Multi-Society Practice Guideline.J Clin Endocrinol Metab, 101(12): 4500-4511.

Chowaniec M, Starba A, Wiland P.2016.Erythema nodosum -review of the literature. Reumatologia, 54 (2): 79-82.

Eberhard BA, Ilowite NT. 2002. Panniculitis and lipodystrophy[J].Curr Opin Rheumatol, 14(5):566-570.

Levy J1, Burnett ME, Magro CM.2017.Lipophagic Panniculitis of Childhood: A Case Report and Comprehensive Review of the Literature. Am J Dermatopathol, 39 (3):217-224.

lmamura Setal.1984.Lipodystrophia centeifugalis abdominalis infantilis-a follow-up study[J].J Am Acad Dermatol, 11:203-209.

Salman A, Kasapcopur O, Ergun T, et al. 2016. Panniculitis in juvenile dermatomyositis: Report of a case and review of the published work. J Dermatol, 43 (8):951-953.

Santangelo S, Scarlata S, Poeta ML, et al. 2017. Alpha-1 Antitrypsin Deficiency: Current Perspective from Genetics to Diagnosis and Therapeutic Approaches. Curr Med Chem, 24(1):65-90.

第 24 章　瘙痒及精神性皮肤病

一、瘙痒症

瘙痒症(pruritus)中医称之为“痒风”。本病一般分为局限性和全身性两大类。

【病因及发病机制】　瘙痒的发病机制尚不完全清楚，目前认为主要是组胺、类胰蛋白酶、P 物质、类前列腺素、阿片样肽和某些细胞因子等化学介质释放所致。瘙痒的传导是通过无髓鞘 C 纤维激活位于脊髓背角的神经元层状体Ⅰ亚群进行的。研究已经证实，特异性 C 神经纤维传递痒觉。瘙痒和疼痛的信息同时通过脊髓丘脑侧束传递，投射到丘脑后再投射到大脑皮质。全身性瘙痒症可能为系统性疾病如伴/不伴胆汁淤积的肝疾病、糖尿病、肠道寄生虫病、白血病、淋巴瘤、肥大细胞增生症、红细胞增多症、HIV 和肝炎病毒感染、铁缺乏症、甲状腺疾病、慢性肾功能不全和药疹等，肿瘤相关瘙痒的可能机制为肿瘤细胞坏死产生的毒性产物进入循环系统所致。

小儿患者多由外因所致，如卫生习惯不良、洗澡过多、摩擦过度、用劣质肥皂、有刺激性的扑粉、消毒剂和外用药等，或衣物纤维、植物、虫毛等机械性刺激。夏季潮湿、冬季干燥亦可致瘙痒。局限性瘙痒症其病因如前所述，引起全身性瘙痒症的因素，也可引起局限性瘙痒症。

【临床表现】

1. *全身性瘙痒症*(pruritus universalis)　患儿全身各处皆可以有瘙痒的感觉，每次发生仅局限于某一部位，然后扩展至身体大部或全身。瘙痒的程度不定，常为阵发性，尤以夜间为重。虽无原发皮疹，但因经常搔抓，造成表皮剥脱、血痂、脱屑，亦可有湿疹样变、苔藓样变及色素沉着等继发皮损，抓伤的皮肤也容易引起继发性感染，如脓疱疮、毛囊炎、疖病、淋巴管炎及淋巴结炎等。患儿常伴有食欲缺乏、精神萎靡等神经症状。

2. *局限性瘙痒症*(local pruritus)　小儿最常见为背部瘙痒，阵发性发作，夜间加重，偶见手掌、面部、头皮、阴囊或肛门。肛门瘙痒多由蛲虫病所致。久抓可造成显著的苔藓样变，若处理不当或滥用刺激性药物，可引起湿疹样变，有渗液与皲裂等。

【诊断与鉴别诊断】

1. *诊断*　依据病史，初发时仅有瘙痒而无皮疹，即可诊断。诊断瘙痒症时，应详细询问病史，寻找可能的病因，做全面系统检查和必要的实验室检查。

2. *鉴别诊断*　瘙痒是皮肤病最常见的症状，因此必须与荨麻疹鉴别。荨麻疹患儿来就诊时，风团可能已经消失，只留下搔抓痕迹，容易误诊为瘙痒症。本病还须与虫咬皮炎、疥疮、虱病、特应性皮炎、接触性皮炎、药物性皮炎等鉴别，由于这些皮肤病的每一种病都具有特征性，故易于鉴别。

【治疗】　尽力寻找病因并予以去除，治疗系统性疾病如黄疸、糖尿病等。避免外界的各种刺激，如改善潮湿或干燥的环境，不要用碱性强的肥皂，穿丝织或棉织品内衣，戒掉搔抓习惯等。瘙痒症往往与饮食或情绪有关，应少吃鱼、虾、蟹等动物性蛋白质食品，不用辣椒、芥末等刺激性调味品，对情绪紧张或焦虑不安的患儿通过安抚情绪、注意休息来减轻症状。

1. *内服药物*　可选用抗组胺类药物，可两种联合用药，苯二氮䓬类抗焦虑药物可缓解患者的焦虑情绪、改善睡眠和休息、减轻瘙痒症状。抗抑郁药多塞平对本病有效。

2. *局部治疗*　外用药物可选用 1%薄荷脑、2%樟脑、1%达克罗宁、0.075%辣椒素、5%焦馏油类、糠酸莫米松、丁酸氢化可的松、0.03%他克莫司、0.1%吡美莫司等。

3. *物理疗法*　全身性瘙痒症患儿可用矿泉浴、糠浴、药浴等。UVB 光疗对许多疾病引起的瘙痒有效，如尿毒症、胆汁淤积、真性红细胞增多症等。全身性 UVB 照射(仅用于 6 岁以上儿童)每周2～3次，持续 2 周以上可缓解尿毒症瘙痒，必要时可重复应用以维持疗效。

4. *中医治疗*　宜养血润肤、疏风止痒，方用当归饮子、消风散等加减。也可用消风止痒颗粒。外用中药煎洗：苦参、地肤子、苍耳子、蛇床子、防风、百部、川椒、艾叶、野菊花各 20g，煎后熏洗。

5. *心理治疗* 可采用行为指导法、认知疗法、放松疗法和生物反馈疗法等。

二、神经性皮炎

神经性皮炎（neurodermatitis）又名慢性单纯性苔藓（lichen simplex chronicus），中医称为顽癣或摄领疮。本病临床表现为阵发性剧烈瘙痒和皮肤苔藓样变，并可根据其受累范围大小，分为局限性神经性皮炎和播散性神经性皮炎。本病多见于青年和中年人，少见于儿童，且在儿童多表现为局限性神经性皮炎。

【病因及发病机制】 病因尚不完全明确，精神因素与发病有明显关系，患儿常有焦虑、烦躁、情绪易激动等情绪问题，若情绪问题得到控制，神经性皮炎可随之好转，因此一般认为大脑皮质的抑制和兴奋功能失调为本病的发病机制。本病的发生可能与胃肠功能障碍或自体中毒有关。另外，衣领的摩擦或化学物质的刺激引起瘙痒，可促使本病的发生和发展。

【临床表现】

1. *局限性神经性皮炎* 局限性神经性皮炎好发于颈后、颈两侧、肘窝、腘窝、股内侧、尾骶部及腕、踝等部位，双上眼睑、会阴、阴囊等部位也常发病。起病初期，患部皮肤仅有瘙痒而无皮疹，经常搔抓或摩擦等机械性刺激后，局部便出现米粒至绿豆大小丘疹，丘疹顶部扁平，呈圆形或多角形，散在分布，正常皮色或淡红、褐黄色扁平丘疹。表面光滑或有少量鳞屑。病程稍长，丘疹增多，密集融合，形成皮沟皮纹加深和皮嵴隆起的苔藓样变，皮损钱币至掌心大小，形状可为圆形、类圆形或不整形，边界清楚，周边常有少数孤立散在的扁平丘疹。表面可有抓伤、血痂及轻度色素沉着。自觉症状为阵发性剧烈瘙痒，夜间为甚，常常不同程度地影响睡眠。见附页彩图 24-1、彩图 24-2。

2. *播散性神经性皮炎* 播散性神经性皮炎与局限性神经性皮炎相似，但分布较广泛。患儿常有睡眠不好或情绪烦躁。病程慢性，极易反复发作。抓伤皮肤后可导致继发感染或可出现湿疹样变。因此本类型亦称为特应性皮炎。

【组织病理】 表皮角化过度，间以角化不全、不规则棘层肥厚、表皮突延长且较整齐，棘层有海绵形成但无水疱形成，真皮内有血管周围多形核细胞浸润，浅层有炎性细胞浸润，常见成纤维细胞增生及纤维化。

【治疗】

1. *内服药物疗法* 口服抗组胺类药物，有神经症状的可给予安定类药物，并可用谷维素及复合维生素 B 以调节自主神经功能。严重的难治的可应用匹莫齐特和多塞平。

2. *局部治疗* 一般选用皮质激素软膏或霜剂，如丁酸氢化可的松、糠酸莫米松、丙酸氟替卡松、卤米松软膏、多塞平贴膏及其他焦油类、含 0.5%～2.0%的樟脑、薄荷醑剂、0.075%辣椒素、他克莫司和吡美莫司等也有效。

3. *物理治疗*

（1）同位素治疗：对一般疗法无效的局限性神经性皮炎，用 ^{90}锶放射贴敷器治疗。剂量 12 岁以上青少年可用 300～400 伦琴，1 次/日，5 天 1 个疗程，观察 4～6 个月，若疗效差可进行第 2 个疗程。

（2）蜡疗及矿泉浴、中药浴疗有效。

4. *中医治疗* 中医常分为三型辨证论治，风湿蕴阻型治宜祛风燥湿止痒，可选消风散、荆防汤等。肝郁化火型治宜疏肝解郁泄热，可选逍遥散加减。血虚风燥型治宜养血祛风润燥止痒，可选当归饮子、四物消风汤等。如可采用验方如意洗剂（如意草、防风、芥穗、薄荷等），早、晚各 1 次外洗，能收到较好的治疗效果。对局限性神经性皮炎，在内治的同时，可配合针灸治疗，可用梅花针弹刺，苔藓化明显的可进行强刺激。

5. *心理治疗* 许多患者有潜在的精神障碍，一旦用心理或药理方法控制后，病情即可缓解。

三、小儿痒疹

小儿痒疹（prurigo hebra）是一种发生于 5 岁以前儿童的炎性瘙痒性皮肤病。皮疹以风团样丘疹、结节为主，剧烈瘙痒，主要分布于四肢。中医称"顽湿聚结"。

【病因及发病机制】 病因尚不清楚，较多学者认为与变态反应有关，亦有学者认为由虫咬或对药物及食物过敏所引起，营养不良及卫生条件较差易患本病，而在营养及卫生状况改善后，病情会自行好转或痊愈。另有学者认为遗传、贫血、胃肠功能紊乱、肠道寄生虫病等，都可能与本病的发生有关。

【临床表现】 发生在 5 岁以前的儿童，一般开始多在 1 周岁左右，初发为风团样丘疹或丘疱疹，有剧烈瘙痒，且反复发疹。2～3 岁时，逐渐形成坚韧的丘疹和小结节，米粒至豌豆大小，正常肤色、淡红色或红褐色，皮疹主要分布于四肢，也可累及腹部、头部、躯干及头皮。由于搔抓，常有表皮剥脱、湿疹样变、苔藓样变等继发性皮肤损害，有时并发脓皮病。愈后留有色素沉着，也可因感染而遗留浅瘢痕。因病程可长达数年甚至10余年，患儿可出现失眠、消瘦和营养不良等症状。常伴有腹股沟淋巴结炎，但不化脓。多延至青春期始逐渐痊愈。

【组织病理】 表皮轻度角化过度和角化不全，棘层常有增厚，偶有海绵形成及小水疱，真皮上部结缔组织水肿，血管周围淋巴细胞浸润。

【诊断与鉴别诊断】

1. 诊断　根据本病多发于幼儿，皮损好发于四肢，以风团样丘疹、结节为主，伴剧烈瘙痒，病程迁延等临床表现，一般不难诊断。

2. 鉴别诊断　应与疱疹样皮炎和疥疮等鉴别。

【治疗】 治疗本病最可靠的方法是寻找并去除病因。防止虫咬，纠正胃肠道功能紊乱，加强营养，讲究卫生，改善营养及卫生状况。

1. 内用药治疗　可选用抗组胺类药物、维生素C、钙剂，对具有精神因素的患儿，可适当给予抗焦虑药物。

2. 局部治疗　可外用各种止痒的药物，如炉甘石洗剂、中低效的糖皮质激素软膏或霜剂、含薄荷的洗剂等，5%～10%煤焦油软膏或10%黑豆馏油软膏亦有较好疗效。

3. 物理治疗　糠浴、淀粉浴、焦油浴、中药浴等，也可试用红外线照射治疗。

4. 中医治疗　中医学认为本病是由于素体蕴湿，外感风热毒邪，或由于昆虫叮咬，湿毒凝聚，气血阻滞而成。急性期治宜清热祛风，方用消风散加减。慢性期治宜解毒利湿，活血化瘀，方用三妙散或活血祛风汤加减。针灸、推拿疗法亦可试用。

四、拔毛癖

拔毛癖(trichotillomania)是指反复地不能克制拔除自己毛发的异常行为。本病多见于4～10岁儿童，最早发病年龄为6个月。秃发常位于额、头顶部或额颞部，有的患儿将拔下的毛发食之，此称拔食毛癖。本病的病因不明，多数患者可能有心理因素和不良习惯，少数与遗传因素有关。

【临床表现】 患儿用手、铁夹或镊子等物件将自己的毛发强行拔掉，以头顶部前方及颞部较为多见，但眉毛和睫毛也可受累。拔掉后再生毛发仍反复被拔掉。在手所能及的头皮区常有大片脱发，形如斑秃，但边界多不整齐，而且脱发区常有残存毛发及断发。而有些患儿则是用双手将毛发撕断或用剪刀将毛发剪断，称为断毛癖(trichokyptomania)。见附页彩图24-3，彩图24-4，彩图24-5，彩图24-6。

【防治】 首先应寻找和去除心理因素以缓解焦虑情绪，然后采用认知治疗和行为治疗等心理治疗方法减少拔毛发行为，对家长及儿童的心理教育能让他们了解疾病的原因，有助于减轻症状，氟西汀、舍曲林等新型抗抑郁药对减少拔毛行为也有一定疗效。

五、咬甲癖

咬甲癖(onychophagia)为一种经常咬甲的不良习惯，多见于儿童。

【病因及发病机制】 常可发现引起患儿焦虑情绪的一些心理因素，如与父母分离、受批评等，患儿往往通过咬指甲来缓解自己的焦虑情绪。

【临床表现】 被咬指甲游离缘呈锯齿状，甲板缩短。有的患儿整个指甲被啃咬，甲表面常无光泽，有横沟或嵴，亦可有甲下出血、匙形甲、甲软化、甲萎缩或伴发甲沟炎。

【治疗】 应积极寻找和去除心理因素以缓解焦虑情绪，当发现患者咬指甲时可采用转移注意力。亦可在甲部及甲周皮肤上涂搽氯化喹啉、泼尼松及黄连等药，使其畏苦，而渐停止咬甲。

六、人工皮炎

人工皮炎(factitial factitia)是指患儿利用机械或化学物质，伤害自己的皮肤而引起各种皮肤损伤。患儿通常会有意识地隐蔽自己伤害皮肤的行为。

【病因及发病机制】 患者可能患有精神发育迟滞、孤独症、抑郁症或精神分裂症等精神障碍，对皮肤的伤害行为是精神障碍的临床表现之一。有的患者可能有情绪低落等心理问题，通过对皮肤的自伤行为来发泄或缓解自己的不良情绪。

【临床表现】 皮损形态与分布因所加伤害不同而异，可发生红斑、丘疹、疱疹、灼伤、擦伤、割伤、刺伤、表皮剥脱、溃疡、坏死或瘢痕等多种形态，无法归纳推断为任何其他病种。因皮损皆由本人亲手造成，故病区多在右手能及之处，很少见于右手及右臂，但若是惯用左手者亦可见。在治疗时往往在将近痊愈时又被人为伤害，终不得愈。自觉症状常因损害程度而异，多为烧灼与疼痛感。

【治疗】 最好转诊到精神科，明确患者是否有精神障碍，选取相应的心理治疗和药物治疗，同时皮肤科采用对症治疗处理皮肤损害。

七、皮肤行为障碍

皮肤行为障碍(cutaneous behavior disorders)是指患儿经常、重复出现某些对皮肤造成损伤的动作，以达到快感的异常行为。故也称皮肤行为症，多见于儿童及少年。

【病因及发病机制】 部分患者可能有引起焦虑、愤怒、抑郁情绪的心理因素或患有强迫障碍的精神障碍，家族成员中有强迫障碍、抑郁障碍的患病率较高。

【临床表现】 皮肤行为症的症状多样，常见的有：①吸吮手指：日久手指肿胀，兼有湿疹样变化；②自咬：有的患者在情绪激动时，不断咬指甲，引起指甲游离缘缺损；③碰撞头部：患儿反复碰撞头部，引起头部皮肤撕裂和挫伤；④紧握手：有的患儿因紧握手部而引起手指水肿，出现瘀斑和甲下出血；⑤自身撕裂伤：有的青少年制造自身撕裂伤甚至以企图自杀来显示其勇敢；⑥舌舐、咬口唇：反复舌舐、咬口唇动作致使唇部潮红、肿胀、肥厚，甚至有糜烂及渗液等湿疹样变。

【治疗】 因为多数患者都存在不良心理因素或有精神障碍，所以最好转诊到精神科明确病因和精神障碍的诊断，认知治疗和行为治疗等心理治疗方法对本病有效。抗焦虑药物或抗抑郁剂药物对于缓解焦虑情绪和抑郁情绪、减轻重复刻板行为也有一定效果。皮肤科可采用对症治疗处理不良行为造成的皮肤损害。

八、皮肤垢着病

皮肤垢着病(cutaneous dirtadherent disease)为一种精神性、局限性、持续性污垢物质附着的皮肤病。本病多见女性青少年。发病年龄 9～51 岁，平均 20 岁左右。

【病因与发病机制】 对患者做心理学检查可发现，皮肤垢着病的发生主要与精神因素，外伤或长期未清洗患处有关。近年来，国内有学者认为皮肤垢着病与马拉色菌感染有关。

【临床表现】 初始为多发性黑褐色小丘疹，以后逐渐增多、扩大，融合成片时形成片状污垢堆积的痂皮，质硬，边缘翘起，不易剥离，如强行剥离痂皮，痂下皮肤微红。患者中有的表现精神兴奋、有的精神抑郁、神情呆滞，往往是患者自己故意不清洗和拒绝治疗，造成皮损呈大片污垢样角化性损害，有的表面呈绒毛状。皮肤好发部位为乳头乳晕周围和面部的颊部和额部，一般皮损仅局限于某一部位，亦可对称分布，可伴瘙痒。见附页彩图 24-7。

【实验室检查】 取黑痂的内侧面涂于玻片上，经复红染色在油镜下可见到大量圆形或芽生孢子。用含有植物油的沙堡培养基做培养，可分离出马拉色菌属的真菌。但也有真菌检查阴性的。

【组织病理】 表皮角化过度，角化物质形成团块，真皮浅层小血管周围有少许淋巴细胞浸润，真皮层的皮脂腺和汗腺增多。在伴发马拉色菌感染者，在角化物质下方可见散在圆形孢子(PAS 染色)。

【诊断与鉴别诊断】

1. *诊断* 根据患者的发病部位多见于面部、皮损呈黑褐色痂皮、询问病史有外伤史、患儿有长期不清洗的病史以及真菌学检查查到马拉色菌等可做出诊断。

2. *鉴别诊断* 发生在乳晕部位的皮肤垢着病须与乳头乳晕角化过度病鉴别，后者用汽油或乙醇擦洗不能清除掉角化性皮损。此外，部分慢性皮肤念珠菌病亦可表面痂皮呈污垢样，但真菌直接检查可见菌丝和孢子，真菌培养为念珠菌属。

【治疗】

1. *局部治疗* 用棉花蘸汽油搽拭皮损，或选用复方乳酸乳膏、3%硫黄乳膏、20%紫草油。

2. *抗真菌治疗* 对伴有马拉色菌感染的患者可口服伊曲康唑 3～5mg/(kg · d)，连用 7d 和外用酮康唑乳膏、联苯苄唑乳膏或制霉菌素软膏 2～4 周。

3. *心理治疗* 针对心理障碍行精神分析法，开展行为疗法、疏导疗法等。

【预后】 经以心理治疗为主，局部对症处理预后良好。

(张国强　罗兴育　杜　明　郭兰婷)

参考文献

Chiriac A, Brzezinski P, Pinteala T, et al.2015. Common psychocutaneous disorders in children[J]. Neuropsychiatr Dis Treat, 11:333-337 .

Guo H, Sheng J, Li B, et al. 2015. Cutaneous dirt-adherent disease on the base of keloid [J]. Int J Dermatol, 54(5):e117-118.

Jun L, Liu JW, Sun QN. 2014. Cutaneous dirt-adherent disease on a base of pemphigus erythematosus[J]. Int J Dermatol, 53(4):e269.

Kremer AE, Mettang T. 2016. Pruritus in systemic diseases : Common and rare etiologies[J]. Hautarzt, 67(8):606-614.

Lotti T, Buggiani G, Prignano F. 2008. Prurigo nodularis and lichen simplex chronicus[J]. Dermatol Ther, 21(1): 42-46.

Stumpf A, Schut C, Schneider G. 2016. Psychological aspects of pruritus and therapy options[J]. Hautarzt, 67(8):622-626.

Woods DW, Houghton DC. 2014. Diagnosis, evaluation, and management of trichotillomania. [J]. Psychiatr Clin North Am, 37(3):301-317.

第 25 章　甲病和甲相关的综合征

第一节　遗传性和先天性甲疾病

一、先天性厚甲症

又名先天性厚甲综合征(pachyonychia congenital syndrome)是一种先天性甲畸形,又名 Jadassohn-Lewendowsky 综合征。在出生时或婴儿期发病,表现为甲明显增厚变硬。为罕见的外胚层发育缺陷病,系常染色体显性遗传。近年 Munro 等发现与该病密切相关的角蛋白基因染色体位点存在于17q12～q21。

【临床表现】 Schonfeld 于 1980 年将先天性厚甲综合征分为三型,后有学者又增加一型,即Ⅳ型。Ⅰ型(Jadassohn-Lewandowsky 综合征)最为多见,表现为厚甲、掌跖角化、口腔黏膜白斑、掌跖痛性水疱或溃疡,肘部、膝部、下肢远端的干皮症和疣状损害以及多汗、甲沟炎、毛周角化、斑秃等症状。Ⅱ型(Jackson-Sertoli 综合征)除Ⅰ型特征性损害外,尚伴有多发性脂囊瘤、表皮囊肿、胎生牙、毛发异常(扭发)、口角炎和声嘶等症状。Ⅲ型(Schafer-Brunauer 综合征)罕见,除有Ⅰ型特征性损害外,伴有角膜营养不良性白斑。Ⅳ型先天性厚甲综合征,除具有Ⅲ型症状与体征外,尚有喉损害、智力发育迟缓、色素异常沉着等。见附页彩图 25-1。

除以上四种典型先天性厚甲综合征外,1987 年 Tidman 等报道先天性厚甲综合征伴有皮肤淀粉样变及皮肤过度色素沉着;笔者于近年见到一例 Jadassohn-Lewandowsky 综合征,除有 20 甲增厚外,还伴有残毁性掌跖角化症。

【诊断与鉴别诊断】 临床根据黄色楔状指甲及其他临床特征性改变可考虑本病,若有家族史有助于确诊。先天性厚甲症应与萎缩性大疱性表皮松解症鉴别,前者家族中有其他厚甲患者,厚甲可反复感染而不断脱落,舌及口腔黏膜有白色角化,而后者无类似表现,可资鉴别。

【防治】 本病目前尚无有效疗法。口腔有角化过度病变者,可给予大剂量维生素 A 口服,12 岁以上患儿也可口服芳香族维 A 酸。局部外用角质剥脱剂,可改善角化症状。本病基因治疗可能为最好的方法,但目前该疗法尚处于研究阶段,离临床应用尚需时日。

二、指甲髌骨综合征

指甲髌骨综合征(nail patella syndrome)又名 Turner-Kister、Chatelain 综合征、Fong 综合征等,为外胚层与中胚层的发育异常,为常染色体显性遗传,其基因定位于第九对染色体上,与 ABO 血型基因位于相同染色体上并紧密连锁,临床较为少见。

【临床表现】

1. 指甲萎缩　主要表现为甲板面积只有正常者的1/3或 1/2,其前缘达不到正常的长度,示指和拇指甲脆弱、狭小、沟裂、碎痕等,重者拇指甲缺如,轻者仅示指和中指甲半月痕受侵犯。

2. 骨发育不全　主要为髌骨缺如或较正常小,致膝关节不稳定,膝或肘关节脱臼,桡骨小头与肱骨踝发育不对称,形成肘关节畸形。肘部不能完全伸展、旋前或旋后,但屈曲正常。此外,骨损害尚有髂前上棘突出或髋外翻,髂骨两侧呈圆锥状,X 线检查显示髂骨后侧可能有骨刺。

3. 眼部损害　表现为眼睑下垂、虹膜异常色素沉着、青光眼或斜视,见于 Lester 征。

4. 肾病　占 30%～40%,表现为蛋白尿和镜下血尿、慢性进行性肾功能不全等。

【诊断与鉴别诊断】 临床根据甲板损害、骨发育异常和 X 线的骨骼畸形,结合家族遗传史等可以诊断。骨变化须与 Alport 综合征鉴别,肾活检有助明确。

【治疗】 手术矫正骨骼畸形。伴有的肾损害应按肾炎治疗,严重者可考虑肾移植。

三、球拍状甲

球拍状甲(racket nail)是一种甲板上有交叉线

状纹的先天性甲损害。系常染色体显性遗传，为家族性发病，女性多于男性。

【临床表现】 主要表现为单侧或双侧拇指甲顶端扁平且宽而短，上有交叉线状纹，好像网球拍上的网线，常伴有甲沟处肿胀，致使指甲正常的弯曲消失。末节指骨变短、变宽，所有指甲都呈球拍状，或末节指骨正常而仅拇指甲短。

【治疗】 尚无有效治疗方法，可试服维生素 A、铁剂等治疗。

四、无甲

无甲(anonychia)是指各种类型的甲板缺失。

【临床表现】 分为先天性和获得性两种。

先天性无甲表现为一个或数个甲板缺如，极少全部缺失，可伴有先天性发育缺陷，如小头畸形、牙齿稀疏(常染色体隐性遗传)或 Cooks 综合征[双手 1～3 指甲发育不良，双手第 4、5 指甲缺如，所有趾甲缺如或指(趾)末端发育不良]，为常染色体显性遗传。获得性无甲可为一过性，也可为永久性，可为一个、数个甚至全部甲板缺如，多数原发病病情得以控制或痊愈后甲板可再生长。

【治疗】 继发性甲缺失积极治疗原发病。先天性甲缺失无有效治疗方法。

第二节　系统性疾病导致的甲改变

一、甲剥离

甲剥离(onycholysis)又名甲分离症，是甲板与甲床的自发性松离，为最常见的甲病之一，女性多见。病因不明，可由多种因素引起，分为特发性、继发性、外伤性、遗传性和药物性甲剥离。系统性疾病如末梢循环障碍、甲状腺功能亢进或减退、多汗症、黄甲综合征、壳甲综合征、迟发性皮肤卟啉病、陪拉格等可引发甲剥离。

【临床表现】 甲剥离一个或多个甲受累，甲板从游离缘开始逐渐向后与甲床脱离，但一般不超过甲板的一半，也不引起甲板脱落，极少数累及双侧甲板时可引起甲板脱落。分离部分常有气体进入，故甲板呈白色。

甲床可继发感染化脓而引起疼痛，由于不同病菌积聚，最常见的细菌为假单胞菌，酵母菌为白色念珠菌，甲下会出现颜色变化。少数病人甲分离的反复发生与季节有关，病程较长。

【治疗】 积极寻找可能的发病因素，并积极去除。避免甲损伤，保持甲床干燥，可以将脱离部分的甲板剪去，在甲床上每日涂 15%醋酰磺胺、50%乙醇，有杀菌和防止真菌生长的作用。也可用 2%～4%麝香草酚氯仿溶液涂抹甲床。发现有念珠菌感染者，可按甲真菌病进行治疗。

二、甲横沟

甲横沟(transverse furrows of nail)又名 Beau 线(Beau's Lines)，是指甲板上出现横行沟纹的甲损害。国外报道 1 例新生儿 20 甲均出现甲横沟。甲横沟的发生是由于甲母质功能暂时障碍所致，可出现在全身或局部因素影响甲母质活动数天后，如肺炎、麻疹等急性传染病，以及药物反应之后，慢性湿疹、银屑病、肠源性肢端皮炎、扁平苔藓、X 线照射、化学和机械性损伤以及接受化疗后的儿童也可发生甲横沟。

【临床表现】 主要损害为甲板出现横行凹陷的沟线，跨过整个甲的宽度。开始横纹出现在甲半月痕，随着甲的生长向前移动成为一条横沟。一般甲横沟的发生发展呈间歇性，致使横沟不断发生，数量逐渐增多而使甲板呈洗衣板样或灯芯绒条纹状。见附页彩图 25-2。

【治疗】 无特殊药物治疗，可以试用维生素 A。

三、甲缺失

甲缺失(nail loss)又名甲脱落，是由于多种因素所致的甲脱失。一般指由于严重的损害完全终止了甲母质活性导致甲板从近端甲皱褶处分离所致。

【临床表现】 甲脱落是由于甲母质损伤-脱甲病(onychomadesis)或甲板由根部开始逐渐向游离缘与甲床分离至完全脱落所致，前者甲板由甲根部松动，常见于外伤、X 线损伤或全身严重疾病等，有时为大疱性表皮松解症的一个显著伴发症状，发生周期性脱甲，可能是一种先天性异常或为先天性大疱性表皮松解症的不全型。某些疾病如细菌性甲沟炎、甲母质炎症或水疱性皮肤病(如大疱性类天疱疮)、银屑病、真菌感染、湿疹等，手足口病、川崎病可致甲板脱落或甲母质暂时停止活动，甲板出现一横向断裂，近端甲板脱落。

【治疗】 积极治疗原发病，可试服维生素A、维生素B等治疗。

四、反甲

反甲(koilonychia)又名匙状甲(spoon nails)、凹甲，是一种常见的甲畸形。病因不明，多见于新生儿及婴幼儿，可见于慢性创伤如长期赤脚走路或经常接触水。少数反甲为先天性，呈常染色体显性遗传，可为Plummer-Vinson综合征的表现之一。

【临床表现】 常见于1～2岁小儿，少数持续至成年。部分系统性疾病或居住在高原寒冷地区，由于末梢血液循环差，导致长期缺氧，匙状甲的发病率也较高。反甲主要表现为甲板变平、变薄，四周翘起呈匙形。严重时中央凹陷，四周外翻、翘起，可容纳一滴水而不流出，故而称匙状甲。甲板游离缘易碎裂。

【治疗】 积极寻找病因并进行治疗。可试用维生素A、维生素D、维生素B_{12}、胱氨酸、铁剂等。

五、甲变色

指(趾)甲颜色的改变称甲变色(nail discoloration)。见附页彩图25-3。

(一)白甲

白甲(leukonychia)为指(趾)甲的颜色呈白色或淡白色，可见于正常人和局部微小外伤所致。

1. 真性白甲

(1)点状白甲：为1～3mm直径的白色斑点，可见于正常人，多发生于8～12岁儿童。主要见于斑秃、自身免疫性疾病，亦可见于对侧或相邻甲在受到损伤后出现对称性交感性白甲、甲真菌感染、梅毒患者等。

(2)线状白甲：可能与遗传有关，也可因外伤或全身性疾病引起，如心肾衰竭、霍奇金淋巴瘤(HL)、镰刀红细胞贫血、疟疾等。也有先天性线状白甲的报道。

(3)部分白甲：可发生于结核、肾炎、HL、冻疮、麻风和转移性肿瘤的患者。慢性尿毒症患者的部分白甲表现为对半甲，即近端半甲白色，远端半甲红色、粉红色，两个半甲中间有清楚的界线。

(4)完全白甲：多有遗传性，属常染色体显性遗传，也可并发于伤寒、麻风、肝硬化、溃疡性结肠炎、旋毛虫病等。先天性白甲可单独存在，或与匙状甲或耳聋并发，如临床将全部白甲合并耳聋、指节垫者称为Bart-Pumphrey综合征。

此外，白甲病的一种特殊类型为横向白甲，表现为发生于甲板的横向白带，多由于外伤引起，特征为白带中心部分明显，接近甲侧缘时消失。

2. 明显白甲 由于甲床颜色异常导致甲呈白色。甲板保持透明，白色改变随压力而减退，明显白甲不随甲生长向远端移动。常由药物(化疗药)或系统性疾病(如低蛋白血症)引起。Muehrcke线(Muehrcke's Lines)，表现为指甲上出现多个横向的白带，与甲弧影平行。

3. 伪白甲病 接触硝酸、亚硝酸盐、浓氯化钠溶液后，可引起甲板颜色暂时变白，但脱离该环境后甲板颜色即可恢复正常。此外，甲真菌感染也可引起甲板变白。

(二)蓝甲

甲的颜色呈蓝色或蓝灰色称为蓝甲(blue nail)，多见于甲下血肿、坏疽及循环障碍、化脓性指头炎、银质沉着病，还可见于黑尿酸症、肝豆状核变性、血色素沉着性疾病等。慢性心肺功能不全时，所有指(趾)甲的甲床及半月板均呈蓝色。

口服米帕林可以使甲变蓝色，服用抗疟药后甲床呈蓝褐色，肝豆状核变性及过多服用酚酞时半月板下呈蓝色。此外，服用博来霉素、米诺环素、吩噻嗪、8-甲氧补骨脂素等，也可引起蓝甲。

(三)黄甲/黄甲综合征

甲颜色呈黄色或黄绿色称为黄甲(yellow nail)，分为先天性和继发性两种。先天性者见于黄甲综合征(yellow nails syndrome)，也可见于厚甲症；继发性见于老年人。黄曲霉菌性甲真菌病、梅毒、甲下化脓、糖尿病等也可引起指甲变黄。某些药物如雷琐辛、蒽林、驱虫豆素、碘仿、氢醌等接触甲板可引起甲黄色改变。过多食入胡萝卜、橘子、南瓜等食物，亦可导致全部甲板变成黄色。

黄甲综合征是一种先天性淋巴系统异常性疾病，包括黄甲、淋巴水肿和慢性呼吸系统症状。通常拇指及示指甲板最先受累，表现为甲肥大，横弯曲增加，有明显的甲分离倾向等。

(四)黑甲

黑甲(melanonychia)是甲板或甲床呈灰黑色、棕黑色或黑色，可呈弥漫性、条带状或斑点状分布，可单发或亦可多发。其中带状纵行黑甲在儿童比较常见。

【病因】 黑甲形成的原因较多，可由感染、理化因素、部分皮肤病和系统性疾病引起的甲母质黑色细胞激活引起，也可由雀斑样痣、色素痣或黑素瘤等黑色素细胞过度增殖所致。

【临床表现】

1. *部分系统性疾病和皮肤病所致黑甲*　黑甲可见于艾迪生(Addison)病、库欣综合征、甲状腺功能亢进、肢端肥大症等内分泌系统疾病，也可见于营养不良、维生素 B_{12} 缺乏、艾滋病、卟啉病、高胆红素血症、色素沉着-息肉综合征、铅中毒、疟疾等疾病。皮肤病因素方面，可有黑棘皮病、黑变病、甲真菌病、扁平苔藓、银屑病、系统性红斑狼疮、硬皮病、皮肤淀粉样变性、特发性出血性肉瘤等。

2. *纵行带状黑甲*(longitudinal melanonychia，LM)　纵向带状黑甲又称纵行黑甲，是指(趾)甲床上自甲根部至甲远端的黑色或棕色条带，可来源于黑素细胞，亦可以是非黑素细胞来源的，前者包括甲雀斑样痣、甲母质黑素细胞痣、甲黑素瘤；后者包括创伤、营养不良(如巨幼红细胞贫血)、甲真菌病、药物反应等。本病在儿童甲病中并不少见，但恶变者少见，索尔皮肤病手册上记载 85 例儿童纵向黑甲，仅有 5 例在组织学上表现为恶性。

甲雀斑样痣表现为单条的纵向黑素色素带，常见于成年人，甲母质黑素细胞痣多发生于青少年，是儿童纵向黑甲的常见病因，法国学者报道 40 例黑甲患儿，有 80%发生于 6 岁以后，据文献报道，在儿童高达 48%纵行黑甲诊断为甲母痣，多发生于指甲，拇指甲受累约占 50%，表现为1～3mm 的窄带纵向贯穿整个甲板，颜色呈均匀分布的浅褐色、棕黑色或深黑色，组织病理上增生的黑素细胞呈巢状分布。

张立新等实施手术的 42 例纵行带状黑甲的患儿，其中 30 例可见痣细胞(单个或巢状排列)，根据痣细胞所在的位置，可见交界痣 23 例，复合痣 1 例，皮内痣 1 例。日本学者研究了 47 例患有纵向黑甲的儿童(指甲 37 例，趾甲 10 例)，其中 27 例患儿观察 3 年以上，7 例自行消失，7 例颜色变淡、宽度变窄，7 例不变，5 例扩大。

甲黑素瘤包括甲下黑素瘤和甲母痣黑素瘤。约有2/3的甲黑素瘤是以甲出现棕黑色色素沉着为首要表现。Levi 等提出的 ABCDEF 原则对甲黑素瘤的早期诊断提供了一定的帮助，见表 25-1。

【实验室检查】　近年应用皮肤镜检查黑甲，可见以下几种模式：①单纯血样；②棕色背景可出现在黑素瘤或色素痣上；③纵向平行棕色线状色斑，均匀颜色、形状和宽度，无平行线中断(整齐模式)，多见于甲下痣；④纵向棕色或黑色线状斑纹，颜色、形状或宽度不规则，有平行中断(非整齐模式)，多见于黑素瘤；⑤质地一致的灰色背景和线状色斑，多由于药物所致，雀斑或人种原因也可引起类似的甲色素沉着；⑥Micro-Hutchinson's 征是黑素瘤的征兆，如甲沟炎合并有色素斑很可能是黑素瘤；⑦纵向细微凹，它可以在多种病理情况下存在，无诊断意义。见附页彩图 25-4，彩图 25-5。

表 25-1　甲黑素瘤的 ABCDEF 原则

原则	表现
A：age(年龄)	发病年龄见于 20～90 岁，高峰期 50～70 岁，儿童罕见
B：Band(色带)	色素带棕色至黑色；宽度≥3mm；边界不规则或模糊不清
C：Change(变化)	甲色素改变明显，生长过快；常规的治疗方法无效
D：Digit(肢端)	受累部位可能性分别是大拇指＞大踇趾＞示指；单个甲单元受累＞多个甲单元受累；主要是手指甲受累
E：Extension(扩展)	甲色素累及甲周，或近端甲皱襞，或甲板游离缘
F：Family(家族史)	黑素瘤家族史；既往有黑色瘤个人史；发育不良痣综合征

【治疗】

1. *治疗原则*　根据不同病因，系统性疾病、皮肤病、感染、药物或化学物质等选用针对性治疗方法。

2. *甲母痣及甲黑素瘤的治疗*　青春期及青年期前纵行黑甲的患儿可随访观察，部分可以自行消退，如出现色素带短期内迅速扩大等可疑恶变的信号或患者家长因恐惧要求治疗者可手术切除，关于激光治疗黑甲目前尚有争议。家族性黑素瘤及多数散在的黑色素痣患儿，须告知其家长发展成恶性黑素瘤的可能性很大，坚持定期随访，若发现黑甲短期内面积扩大或周围皮肤出现黑变，应及时手术切除。

六、软甲

软甲(soft nails)又名甲软化(onychomalacia)、软甲症(hapalonychia)，系指各种原因所致的甲板变薄变软。软甲分为先天性和获得性两种。前者见于先天性甲母质缺陷，临床较为少见，呈常染色体显性遗传。后者因某些疾病如营养不良、恶病质、关节炎、麻风、黏膜水肿、Raynaud 病、放射性皮炎、慢性消化道疾病、周围循环障碍、酒精中毒及维生素 B 缺乏等引起。部分是由于长期接触水、肥皂水、化学物质及手足多汗等所致。口服维 A 酸类药物也可引起，治疗某些甲病使用的某些药物如尿素、水杨酸等，也可使甲板软化。

【临床表现】 开始时常见为多数甲板逐渐变软、变平、变薄，颜色变淡，透明度增加。容易弯曲畸形和折断，病程慢性。

【治疗】 积极寻找可能的病因，给予相应的治疗，可改善软甲症状。也可应用各种软化剂（如高浓度的尿素）使甲板软化，以便将病甲去除。可同时口服维生素 B 及含明胶食物。

七、杵状指

杵状指（clubbing）又名鼓槌状指（drumstick fingers），系指（趾）末节肥大呈鼓槌状，而使甲板增厚、横向弯曲度增加。

【病因及发病机制】 本病分为先天性和获得性两种。获得性杵状指不常见，80％与肺部疾病有关。有报道可发生于患有霍奇金淋巴瘤、先天性发绀型心脏病、腹泻、青少年息肉病及艾滋病的儿童。少数杵状指为先天性畸形，常在青春期隐袭发生，系常染色体显性遗传。

【临床表现】 本病主要表现为指（趾）末节肥大呈鼓槌状。甲板增大并且过度卷曲，近端甲皱褶和甲板之间角度增宽（正常为 160°，杵状指＞180°）。在肥大性骨关节病中，杵状指伴发肢端肥大和痛性假性炎性关节病。

【治疗】 获得性杵状指应积极治疗原发疾病。用中药正红花油、黄连膏按摩甲根等可能有一定疗效。

第三节 创伤和周围环境引起的甲改变

一、甲下血肿

甲下血肿（subungual hematoma）是由于各种原因导致甲床血管破裂所形成的甲下淤血或血肿。

【病因及发病机制】 甲下血肿最常见的原因是指（趾）端外伤，包括挤压伤和重物砸伤，或穿过窄过紧的鞋子长时间行走导致的趾甲下血肿。此外，某些疾病如血友病、紫癜、亚急性细菌性心内膜炎和某些药物如磺胺等，有时也可引起甲下出血，严重时可形成血肿。

【临床表现】 指（趾）端外伤以后，甲下出血较多时形成甲下血肿。由于血肿向下压迫甲床，可引起程度不等的疼痛，血肿位于甲体与甲床之间，致使甲体部分或大部分脱离甲床。

【治疗】 外伤导致的甲下出血，应立即压迫止血，可减少甲下出血。轻微的甲下出血可不做处理，待其自然吸收。伤后 24～48h 内冷敷患处可减轻出血及疼痛，以后可热敷以促进血肿吸收。甲下血肿张力较大疼痛剧烈时，可手术引流积血。甲下血肿继发感染者，应拔除患甲清创换药。

二、钩甲

钩甲（onychogryphosis）即指（趾）的甲板增厚延长弯曲成钩状，亦称甲弯曲或爪状甲。

【病因及发病机制】 钩甲的形成多因外伤或周围血管病所致，也可见于天疱疮、鱼鳞病、红皮病、毛发红糠疹、末梢神经系统疾病以及麻风、脊髓痨、盘状红斑狼疮、末梢循环障碍、甲状腺功能减退、生殖器萎缩性脂肪过多症等疾病。

【临床表现】 指（趾）甲增厚，其切面呈圆形，随着甲板的不断增厚和延长，并沿指（趾）尖向腹侧弯曲呈鹰嘴状、钩状、鸟爪状或羊角状，甲板呈黑褐色，失去光泽，表面凹凸不平，有时可有沟纹。钩甲可单发，亦可多发。

钩甲发生于指甲者较为少见，临床以趾甲较为多见，尤多见于踇趾甲。

【治疗】 积极寻找引起钩甲的病因并进行矫治。病甲可用甲腐蚀剂或外科手术去除，或用 CO_2 激光破坏甲母质等，同时服用维生素 AD 和维生素 E，部分病例 6 个月后可以痊愈。

三、嵌甲

嵌甲（unguis incarnatus）又名内生甲（ingrown nail），为指（趾）甲的侧缘嵌入甲皱襞的软组织中引起局部疼痛和继发感染。

【病因及发病机制】 嵌甲发生的原因：①遗传因素如先天性大趾甲排列错乱；②甲畸形和某些甲病，如先天性踇趾外翻、甲营养不良、甲真菌病、厚甲症等；③机械性创伤如修甲过短过深、鞋子过紧挤压、足部着力点不均等；④职业关系如长期站立工作等。

【临床表现】 嵌甲主要发生于大足趾甲，因甲边缘过度增生，使甲板侧缘嵌入甲皱襞内，导致疼痛和发炎，甲缘部分作为异物刺激，可致肉芽组织增生，影响行走。少数病例可发生在指甲。

【治疗】 穿鞋勿过紧，以减轻趾甲侧缘的压力，剪修趾甲时应横剪，勿从侧缘半环形剪修。若发生感染可用消毒杀菌药如 0.1% 依沙吖啶溶液或 0.01% 呋喃西林溶液浸泡或湿敷或外用夫西地酸软膏、莫匹罗星软膏等。炎症轻者可修剪长甲后，在甲和甲缘软组织间垫入甘乳药捻（炉甘石、龙骨、赤石脂、海螵蛸、乳香等研细末卷成纸捻）；炎症重者，参见甲沟炎处理。

非手术疗法欠佳者，可选择手术疗法，如部分或全部切除，亦可拔除甲板。使用不锈钢丝的甲支架可使甲变平，适用于过度弯曲的甲板，能维持对甲面的持续压力，6 个月后再进行调整。

部分患者使用液氮冷冻嵌入甲及周围肉芽组织，可取得较好疗效。

四、钳形甲综合征

钳形甲综合征（pincer nail syndrome）又名管形甲（tube nail），易发生于特发性疼痛性甲畸形者，多见于老年妇女，也可见于小儿。病因不明，有报道本综合征的甲畸形可为先天性管状甲。

【临床表现】 管形甲多发生于踇趾和大足趾甲，常伴有大足趾外翻等足畸形。畸形甲的甲板横向弯曲度增加，使两侧的管形边缘像钳子一样嵌入甲床导致剧痛，甲周常有炎症反应。

【治疗】 可试用金属甲以调节甲的过度弯曲，必要时可将患甲拔除，并破坏甲床。

五、甲纵裂和纵嵴

甲纵裂（longitudinalsplit）为甲板的纵向裂开，而甲纵嵴（longitudinal crista of nail）是甲的一种纵向细纹。

【病因及发病机制】 甲纵裂和甲纵嵴的发生大多为外伤所致，长期接触水及干燥、潮湿环境频繁更替也可发生甲纵裂。

有些系统性疾病如甲状腺功能减退、Simmond 综合征、卵巢功能障碍、糖尿病、维生素缺乏性贫血以及硬皮病、毛囊角化病、麻风、先天梅毒、斑秃、慢性湿疹、银屑病、扁平苔藓以及冻疮后循环不良等皮肤病，也可发生甲纵裂或甲纵嵴。

甲-髌骨综合征也可发生单纯甲纵嵴。也可认为甲纵裂和甲纵嵴的发生是甲的一种生理改变。

【临床表现】 甲纵裂表现为从甲弧影部有一条细线状向远端延伸的纵裂直至游离缘，有时甲纵裂的方向甲游离缘端宽，甲根部窄，呈楔形，甲质本身常有改变，可发生在一个或几个指（趾）甲，损害可呈暂时性也可呈永久性。

生理性甲纵嵴来自甲床的上皮嵴，是甲的一种纵向细纹，随着年龄的增长其数量逐渐增多。如果甲母质发生退行性变形成较薄的甲板，则纵向条纹呈嵴状突起时有病理意义，常见于扁平苔藓、毛囊角化病、周围循环障碍、斑秃和类风湿关节炎等疾病。

【治疗】 积极治疗原发病，可试服维生素 A、维生素 B、铁剂，或给予富含明胶的食物。永久性甲纵裂可行手术修补治疗。

六、甲中线营养不良

甲中线营养不良（median nail dystrophy）又名营养不良性沟状中线甲（dystrophia unguis mediana canaliformia）、管状甲（solenonychia），是甲中部纵行裂开形成条形沟纹的甲损害。原因不明，可能与外伤有关。

【临床表现】 表现为指甲中部纵行裂开，在甲中线形成条形沟。裂开的甲板发生在甲上皮，随指甲的生长向外发展，但不会向甲的侧缘发展，患甲主要为拇指甲。大多数病例于数月或数年后可恢复正常，但可复发。甲母质乳头状瘤可使甲远端出现管状结构，但不能解释反复缓解与复发的病例。

【治疗】 病甲可自行恢复正常，一般不需要治疗。日常应预防外伤，勤修指甲并尽量剪短。

七、甲沟炎

甲沟炎（paronychia）是指甲周组织的细菌、真菌和酵母菌感染性疾病。

【病因及发病机制】 急性甲沟炎多为细菌感染所致，慢性甲沟炎常因念珠菌感染、银屑病、湿疹等慢性感染和疾病所致。儿童甲沟炎常由机械损伤、修剪指甲不当或习惯性咬甲所致。

【临床表现】 甲沟炎常见于示指和中指。急性甲沟炎多在外伤后发生，局部红肿疼痛，有脓性分泌物。慢性甲沟炎可导致甲板营养不良和颜色变化，常并发金黄色葡萄球菌感染且反复发作。

【治疗】

1. *全身治疗*　急性甲沟炎可口服阿莫西林或

红霉素，外用莫匹罗星软膏或夫西地酸乳膏，反复发作的顽固性甲沟炎可采用改良部分拔甲术治疗。真菌性甲沟炎局部外用特比奈芬霜或联苯苄唑霜，必要时口服伊曲康唑或氟康唑。

2. 手术治疗　主要有单纯拔甲加碘伏湿敷术、甲沟重建术、部分甲床甲基质切除术、甲床部分切除术加指(趾)侧梭形切皮整形术等。

3. 中医治疗

(1)内治法：局部红肿灼热，有剧烈跳痛，附近淋巴结肿大，全身可有发热、头痛，纳差，大便干燥。舌质红，苔薄黄，脉弦滑。治宜清热泻火，凉血解毒。药用白茅根 30g，大青叶、蒲公英、野菊花各 15g，黄芩、赤芍、丝瓜络各 10g，生甘草 6g。小儿用量酌减。

(2)外治法：局部红肿疼痛而未成脓时，外敷芙蓉膏；局部已化脓者，可外涂化毒散软膏；真菌感染者，局部外用醋泡方。

八、脆甲症

脆甲症(onychorrhexis)即甲板松脆并透明，指(趾)甲板菲薄变脆。常发生在儿童和女性，春冬季加重。

【病因及发病机制】　本症先天性和家族性者罕见，多为继发性，全身性疾病如缺铁性贫血、甲状旁腺功能减退、周围循环障碍、维生素 A 或维生素 B 缺乏，以及局部经常接触水、酸、碱、有机溶剂、洗涤剂等，均可引起脆甲。

慢性炎性及角化异常性皮肤病，如慢性湿疹、银屑病、扁平苔藓、鱼鳞病、寻常型天疱疮、黏液样水肿等，也可出现脆甲。

【临床表现】　甲板变薄、变脆，易发生纵裂与水平的层状分离，有的表现为甲板变软及甲脆折。甲板也可出现纵行裂纹，严重时可引起甲板松解和脱落。

【诊断与鉴别诊断】　临床根据甲板变薄、松脆、甲游离缘裂开、真菌检查阴性等，可做出诊断。本病应与远端侧位甲下真菌病(DLSO)进行鉴别，后者有手足癣史，夏季症状加重，甲板远端或侧缘增厚呈灰黄色，真菌镜检阳性。

【治疗】　积极治疗引起脆甲的全身性疾病，可试服维生素 A 和进食富含明胶的食物。Hochman 等对 35 例脆甲患者用复合维生素 B 治疗，发现 63%的患者临床症状得到改善，而接受生物素治疗的患者指甲厚度增加了 25%。

此外，应去除局部诱因，勿长期浸水，指甲、趾甲宜尽量剪短，夜间涂上护肤霜等，可减少本病的发生。

九、逆剥

逆剥(hangnails)又名甲刺、倒刺或肉刺，中医称为逆胪，甲周上皮过度伸展造成的甲皱襞近心端及侧缘三角形的表皮分裂。

【病因及发病机制】　可由于职业性损伤或神经质习惯(如咬甲癖)引起。小儿多是由于咬指甲或粗糙物体的摩擦所致。

【临床表现】　主要表现为甲皱襞的近端或侧缘开裂而翘起的小块长三角形表皮，撕裂达真皮则出现疼痛。由于甲上皮的结构是向下和向后连接，强行撕扯会造成倒刺的进一步撕裂，有时可继发感染。

【治疗】　避免强行撕扯，使用剪刀自翘起的三角形表皮根部剪除即可，然后涂上抗生素软膏预防感染。内服润肤丸(桃仁、红花、熟地黄、独活、防风、防己各 30g，粉丹皮、川芎、当归各 45g，羌活、生地黄、白鲜皮各 60g，共研细末，水泛为丸，绿豆大)，每次 2～3g，每日 2 次，温开水送服，有较好疗效和预防逆剥发生的作用。

第四节　皮肤疾病的甲损害

一、儿童期二十甲营养不良

儿童期二十甲营养不良(twenty-nail dystrophy in childhood)又名全甲营养不良(trachyonykia)，是一种二十个指(趾)甲全部变薄、有纵嵴、无光泽、变软、甲游离缘纵裂等改变的甲病。由 Hazelrigg 在 1977 年首先报道。我国自 1988 年开始已有数例儿童二十甲营养不良的报道。

【病因及发病机制】　本病分为先天性和获得性两种，前者为常染色体显性遗传，后者病因尚不清楚，可能是一种多因素导致的甲损害。多见于与自身免疫相关的皮肤病患者，如斑秃、银屑病、扁平苔藓等，故认为本病的发生可能是一种免疫反应异常所致。笔者曾对一例伴有大便次数增多、血清锌和铁含量均低于正常的二十甲营养不良患儿，补充锌和铁制剂治疗 5 个月后，全部指(趾)甲均恢复正常。

【临床表现】　本病最常见于儿童，但 1 岁以上至成年均可发病，二十甲均同时受累。表现为甲板变薄、变黄、失去光泽；表面粗糙出现纵嵴，游离缘发生裂隙，易与甲床分离；质地松脆，易发生脆裂，但无甲下及甲周组织病变。见附页彩图 25-6。

【治疗】 积极寻找病因，对症治疗，如查出有缺锌者给予口服硫酸锌，缺铁者给予口服枸橼酸铁。国内报道多磺酸黏多糖软膏外用有一定疗效。一般儿童二十甲营养不良至 20～25 岁可自行恢复。

二、后天性甲肥厚

甲肥厚(onychauxis)是由于甲母质功能异常或甲床病理改变引起的甲肥大。

【病因及发病机制】 甲肥厚分为先天性和获得性两种。先天性厚甲见于黄甲综合征、杵状指及指(趾)甲杵状改变者；获得性厚甲常见于甲真菌病、慢性湿疹、银屑病及外伤后的患者。甲母质功能异常可由银屑病、毛发红糠疹、黄甲综合征、Darier 病、杵状甲、外伤等引起。

【临床表现】 先天性厚甲主要表现为厚甲、掌跖角化、毛囊角化、手足多汗等。甲损害出生时即已发生或出生后 2～3 个月发病，全部指(趾)甲均增厚发黄，随着年龄增长，甲板厚度逐渐加重、颜色加深呈褐色，甲板端缘翘起，甲床与甲板中间有较厚质硬的角化性物质，表面可见较深的横沟，可导致甲板碎裂脱落。

儿童后天性甲肥厚的甲板较正常甲厚，但不变形，临床称为单纯性甲肥厚(simple hypertrophy)。可见于肢端肥大症、外伤、银屑病、毛发红糠疹、毛囊角化病、真菌感染或剥脱性皮炎等。外伤后引起甲肥厚者较常见，也可由于穿鞋不合适不断压迫导致蹈趾甲或小趾甲的甲板增厚。

【诊断与鉴别诊断】 临床根据甲板增厚，结合其他表现等容易诊断。本病应与甲床肥厚症进行鉴别，后者常见于银屑病、慢性湿疹，甲床增厚可达1～5mm，常将甲板抬起，表面粗糙失去光泽。

【治疗】 可采用物理结合化学的方法(40%尿素糊)，分期将增厚的甲板部分或完全去除，如用修脚刀削去增厚的甲板后外涂 0.025%维 A 酸乳膏。

三、甲萎缩

甲萎缩(onychoatrophy)是一种部分或全部指(趾)甲营养不良所致的甲板变薄变小。

【病因及发病机制】 本病为甲营养不良性萎缩，分为先天性和获得性两种。

先天性甲萎缩呈常染色体显性遗传，见于先天性外胚层发育不良、大疱性表皮松解症、甲-髌骨-肘骨发育不良综合征患者。

获得性甲萎缩可因某些疾病，如肢端动脉痉挛病、扁平苔藓、毛囊角化病、脊髓空洞症、多中心网状组织细胞增生病、风湿热、心脏病和麻风等所致。此外，外伤、烧伤、冻伤、溃疡、瘢痕形成以及长期口服维 A 酸类药物等也可引起甲萎缩。

【临床表现】 甲萎缩一般表现为一个、数个甚至全部指(趾)甲停止生长，甲板变薄、变短，呈萎缩状态，甚至形成软甲。有时可出现甲碎裂导致无甲。

【治疗】 积极寻找病因，对症治疗，但先天性甲萎缩尚无有效疗法。

四、甲凹点

甲凹点(pitted nail)又名点彩甲(stippled nail)、顶针甲，是甲母质病理性损害导致甲板形成缺陷引起的甲板表面小凹点的甲损害。

【病因及发病机制】 甲凹点常见于银屑病患者，也可见于湿疹、皮炎、斑秃、真菌感染、慢性甲沟炎和扁平苔藓的患者。有学者认为是风湿热的特征性表现，也可见于正常人。少数斑秃患者也可出现甲凹点。甲凹点的发生是甲母质的甲形成缺陷的结果。

【临床表现】 甲板表面有点状凹陷，如针尖大小，似顶针样改变，甲板的其余部分正常，曾称之为 Rosenan 征。斑秃患者甲板上的凹点相对较浅，排列更规则，呈“苏格兰格子花呢”样外观。见附页彩图 25-7。

【治疗】 积极治疗原发病，可试服维生素 A、维生素 B、铁剂等治疗。局部治疗可外用卡泊三醇软膏。

五、甲胬肉/甲反向胬肉

甲胬肉(pterygium unguis)又名甲翼状胬肉，是甲床与甲皱粘连形成瘢痕造成甲板部分或全部缺失性甲病。甲反向胬肉(pterygium inversum unguis)又名内翻性甲翼状胬肉，是甲床远端与甲板腹面粘连导致甲游离缘闭合的甲病。先天性甲胬肉病因不明，也可见于发育障碍的患儿，但无家族史。先天性甲反向胬肉常有家族史，与甲的异常胚胎发育有关。

【临床表现】 甲胬肉常开始于一个甲板，以后逐渐累及其他甲。甲上皮异常向前生长，逐渐覆盖萎缩或缺如的甲板，导致近端甲床与甲皱襞融合，部分甲板缺损。由于甲护皮直接与甲母质和甲床相连，使甲母质严重破坏，最后形成瘢痕组织取代受累甲板。甲反向胬肉可累及多个指甲，受累甲床远端与甲板腹面粘连，瘢痕和甲床的愈合使正常的甲板-甲床远端分离闭合而产生甲反向胬肉，但甲板无异常。

【治疗】 积极治疗原发病和改善外周血液循环，必要时手术切除粘连。

（胡彩霞　徐素芹　王砚宁　林元珠）

参考文献

王岩，马光辉，刘丽，等.2014.多磺酸黏多糖软膏外敷治疗儿童甲营养不良的疗效观察[J].临床皮肤科杂志，43(2)：120-121.

吴志华.2016.皮肤科治疗学[M].3 版.北京：科学出版社，615-620.

肖振兴，王利.2013.甲床损伤的治疗概况[J].当代医学，19(18)：13-15.

玉置邦彦.2004.新生兒、小兒及高齡者の皮膚疾患[M].中山书店，192-194.

朱学骏，王宝玺，孙建方，项蕾红主译.皮肤病学[M].北京：北京大学医学出版社，2010：1267-1287.

Abeck D. 2011. Typical nail alterations in childhood[J]. MMW Fortschr Med，153(8)：44-45.

Nandedkar-Thomas MA，Scher RK. 2005. An update on disorders of the nails[J].J Am Acad Dermatol，52(5)：877-887.

Shah KN，Rubin AI. 2012. Nail disorders as signs of pediatric systemic disease [J]. Curr Probl Pediatr Adolesc Health Care，42(8)：204-211.

Tucker JR. 2015. Nail Deformities and Injuries[J]. Prim Care，42(4)：677-691.

Piraccini BM. 2014. Starace M. Nail disorders in infants and children[J]. Curr Opin Pediatr，26(4)：440-445.

第 26 章 毛发疾病

一、毛增多症

毛增多症(hypertrichosis)是指人体表任何部位的毛发在数量上过度生长,该术语要与多毛症相区别。多毛症仅指女性患者的终毛以“男性模式”过度生长,多是由于雄激素分泌过多或者终末器官对雄激素的敏感性过高导致的(附页彩图 26-1)。

【病因及发病机制】 毛增多症病因复杂,一般分为先天性和获得性两种。先天性毛增多症常与遗传和种族有关,而获得性毛增多症常与机体的内分泌功能紊乱有关。

【临床表现】

1. *泛发性先天性毛增多症* 本类型较罕见,有多种少见的遗传病伴有泛发性毛增多症的表现,其中遗传性牙龈纤维瘤病多毛症表现为患儿出生时胎毛很多,以后逐渐增多增长,可达 2～10cm,头发和体毛一样,但其直径和质地达不到成人毛发的程度,犹如丝绒样,至学龄前期除掌跖外布满全身,睫毛变长,眉毛变浓,两侧的眉毛可以连接在一起,并可伴有牙齿异常及牙龈纤维瘤病,这种多毛症称为“狗脸形”,以往曾被称为“狗面儿童”“狼人”和“匍狗”。另一种类型称为“猴脸形”,一般出生时即有多毛,常死于婴儿期,幸存者可出现明显的“猴脸”,表现为宽而扁平的鼻子、厚而下垂的口唇、凸额。还有一些患儿出生时毛发正常,数年后胎毛才布满全身,以后永久存在,常伴有牙齿发育异常,外耳畸形,但身体和智力发育正常,内分泌和生殖功能也正常。

泛发性先天性多毛症除了遗传因素外,也可以是因孕母服药引起,如妊娠期间服用乙内酰脲、乙醇和米诺地尔等,导致胎儿毛增多症和多种先天性缺陷。

2. *局限性先天性毛增多症*

(1)肘部毛增多症(hypertrichosis cubiti):又称多毛肘综合征(hairy elbows syndrome),患者出生时即有肘部多毛,并逐渐增多,毛发可长达 10cm,以后变得更粗,青春期开始退化,可呈家族性发病,也可散发,有些病例可出现身材矮小或发育异常。

(2)痣样毛增多症(naevoid hypertrichosis):较常见,是局限性先天性毛增多症的一种,患儿表现为出生即已发病或幼年发病,往往在色素痣的表面有硬毛或颜色改变的毛发,其长度、直径和颜色与其生长的部位和患者的年龄不相称。局限性多毛界限分明,范围与色素痣范围可一致,也可不一致。除常合并色素痣外,也可合并其他痣样损害或单独存在。毛痣、色素性毛表皮痣(Becker 痣)、骶尾部毛痣(Faun-tail 痣)是三种特殊类型的痣样毛增多症。可伴有先天性畸形或无其他身体畸形或异常。一般为遗传性,出生即有,也可到 14～15 岁才发病,多毛程度不一,以前额、手背、背部尤为旺盛,眉毛、胡须在儿童期即可浓密。

(3)耳廓毛增多症(hairy pinna):为常染色体显性遗传,多见于男性,表现为在耳廓长出长毛,无其他身体异常。

(4)中节指骨毛增多症(hairy middle phalanx):为常染色体显性遗传,表现为示指、中指、环指、小指中节指骨出现多毛。

3. *获得性毳毛增多症*(acquired hypertrichosis lanuginosa) 又称后天性胎毛过多,多始于青春期,常见于壮年和老年人,起病突然,一般先在面部长出丝绒状细长而柔软的胎儿毛发样毳毛,继续生长可布满全身(掌跖除外),胎毛总长度可超过 10cm。本病常合并多种内脏恶性肿瘤,如支气管癌、肺癌、结肠癌、直肠癌、胆囊癌、子宫癌、乳腺癌等,也可伴发一些其他较严重的疾病,如皮肌炎、营养不良型大疱性表皮松解症、卟啉病等。

4. *后天性局部毛增多症*(acquired localized hypertrichosis) 又称获得性局限性毛增多症,多表现为在慢性皮炎或受慢性刺激的局部出现局限性毛发变黑、变粗、变长、变密,常伴有色素沉着,局部激发因素去除后多毛现象可消失。

5. *医源性毛增多症*(iatrogenic hypertrichosis) 表现为患者在长期应用某些药物(如睾酮、糖皮质激素、青霉胺等),一般在用药 6 个月至 1 年后开始出现多毛,但有些药物(如苯妥英钠)可以在用药后

2～3个月即开始出现多毛。此种毛发比胎毛粗，但比终毛细，可长达3cm，停药后6个月至1年可逐渐消失，但也有些药物（如苯妥英钠）引起的多毛可永久存在。

【治疗】

1. *一般治疗* 去除可能的诱因，如停用有关药物、切除肿瘤、消除炎症、避免局部刺激等。儿童和青少年主要采用长脉冲紫翠宝石激光治疗，可取得满意的疗效。

2. *中医治疗* 可试用滋阴补肾、清降虚火法。

二、无毛症

无毛症是一种少见的毛发疾病，为常染色体隐性遗传病，无毛基因（hairless gene）缺陷所致。

【临床表现】 表现为出生后毛发迅速脱落，极少数出生时即无头发、眉毛、睫毛和体毛等生长，儿童期于头皮、颊部、前臂、肘部、大腿和膝部等部位出现泛发性的丘疹性损害，牙齿、甲和汗腺发育正常，生长发育也无异常，称为伴丘疹性损害的无毛症（atrichia with popular lesions，APL）。

【组织病理】 组织病理检查结果示：真皮有由外毛根鞘组成的囊腔状结构，腔内有嗜伊红色的无定型物质；另有由异物巨细胞及毳毛横断面和斜切面组成的团块状结构；有未成熟的毛乳头样结构；未见正常及成熟的毛囊结构；汗腺结构正常。

【治疗】 本病目前尚无有效治疗方法。

三、少毛症

少毛症（hypotrichosis）分为先天性少毛症和后天性少毛症。

【临床表现】 先天性少毛症较少见，常伴有甲、齿的发育不良等其他遗传缺陷。出生时毛发正常，6个月左右毛发出现脱落，头发纤细、粗糙、干枯、质脆，眉毛、睫毛、毳毛缺乏或稀疏，也可正常。部分患者到青春期可逐渐恢复正常或好转。

不同类型的先天性少毛症其临床表现各异。

以常染色体隐性遗传的先天性少毛症临床症状严重。常表现为头发及体毛全部缺失，症状在出生时即出现。其中先天性普秃表现为出生时即出现头发和（或）体毛稀少甚至缺如。不伴有指甲、出汗及智力的异常；伴丘疹样损害的毛发缺失除上述症状外还可于全身出现毛囊性小丘疹及充满角质物的囊肿。

以常染色体显性方式遗传的先天性少毛症临床症状相对较轻。头发及体毛的异常常逐渐出现。其中Mari Unna遗传性少毛症表现为逐渐出现的毛发部分或全部脱落，剩余头发粗糙、干燥、质脆、卷曲，呈营养不良状发，不伴有智力、指甲及出汗功能异常。身体发育正常；遗传性单纯少毛症（HHS）与Mari Unna型遗传性少毛症（MUHH）的区别在于剩余头发无卷曲现象；头皮的单纯少毛症与HHS的区别在于前者仅累及头皮，不累及眉毛、睫毛及体毛。

【治疗】 先天性少毛症无有效治疗方法，后天性少毛症须治疗原发疾病。

四、斑秃

斑秃（alopecia areata）是一种以局限性斑片状脱发为特点的器官特异性自身免疫性疾病，容易复发，任何有毛部位均可受累。多见于成人，但儿童也不少见。

【病因及发病机制】 斑秃病因尚不完全明了，可能与以下因素有关。

1. *自身免疫因素* 多数学者认为本病是由细胞介导、基因调控的自身免疫疾病。在脱发之前及脱发早期在毛囊周围可以见到淋巴细胞浸润。

2. *遗传因素* 有统计发现10%～25%斑秃患者有家族史。

3. *神经精神因素* 临床发现多数斑秃患者在发病前存在神经精神异常，如工作或学习压力增大，精神不愉快，较小的患儿可能与受惊吓有关等。

中医学认为肝藏血，肾藏精，肝肾精血同源，血乃精血化生，发为血之余，精血充足则毛发盛泽，肝肾虚亏则阴血不足。阴虚风盛，发失所养，可导致脱发，严重患者可同时伴有头晕、失眠等症状。若与情感所伤有关，常引起肝气郁结，血瘀阻络，导致毛发脱落。

【临床表现】 本病可发生于任何年龄，以青年人为主，儿童斑秃以学龄儿童居多，男女发病率无明显差别。发病前，多数患者头皮无明显自觉症状，往往无意中发现或被他人发现。少数患者患处有麻木、轻痒或刺痛感。

初起多数表现为头皮突然发现1～2个圆形或椭圆形脱发区，边界清楚，直径1～10cm，皮损区皮肤光滑，无炎症反应。根据病期可分为进展期、静止期和恢复期。

进展期：脱发斑面积逐渐扩大，边缘头发松动易拔出，拉发试验阳性。拔下的头发在显微镜下观察可见毛干近毛根处萎缩变细，呈上粗下细的“惊叹号”样。若脱发持续发展，数目增多，可互相融合成面积较大的不规则形秃发斑。若全部头发脱落称为全秃(alopecia totalis)。严重者眉毛、睫毛、阴毛、腋毛和全身毳毛均可脱落，称之为普秃(alopecia universalis)。见附页彩图 26-2。

静止期：脱发停止发展，皮损边缘头发坚固，不易拔出。秃发斑可维持现状或进入恢复期。

恢复期：秃发斑开始恢复，新长出的是细软、色浅的毳毛，以后逐渐变粗变黑恢复正常。一般绝大多数秃发斑可完全恢复正常，但脱发持续时间较长的患者，复发率高，较难完全恢复，尤其是发际边缘如枕部的毛发较难再生。初发于儿童者较易复发，全秃者较难恢复。

患有特应性皮炎、扁平苔藓、系统性红斑狼疮、甲状腺炎、重症肌无力和白癜风等的患儿，斑秃的发病率较正常人高。

见附页彩图 26-3。

【组织病理】 在进展期真皮浅层、毛囊周围、毛囊内可见数量不等的淋巴细胞浸润，呈“蜂拥”样外观。多数毛囊呈退行性变，上迁至真皮上部。静止期毛囊营养不良和毳毛样变，恢复期毛囊逐渐恢复正常，炎症细胞数量减少。

【皮肤镜表现】 进展期患者活动性脱发区域有黄点征、黑点征、断发、感叹号发和毳毛增多，其中感叹号发是斑秃患者具有特异性的皮肤镜征象。

【诊断】 根据突然发生的斑片状圆形或椭圆形脱发区、秃发区头皮正常等可确诊。

【治疗】

1. *全身治疗*

(1)轻症病人仅有单发性斑片，口服复方甘草酸苷片剂、胱胺酸片、维生素 E、维生素 B_1、维生素 B_6、谷维素等。对进展期、病程短的患者可应用泼尼松口服。儿童尽量不使用激素。青少年严重脱发口服糖皮质激素治疗，虽可使毛发暂时再生，但停药后常又复发，且长期应用有较多严重不良反应，可能影响生长发育，因此要慎用。

(2)锌：锌对上皮组织的正常修复、成纤维细胞的增生和胶原的合成均有重要作用。

(3)其他：左旋咪唑、胸腺肽、胎盘组织液、转移因子口服液或注射液及薄芝注射液也有一定疗效。

2. *局部治疗*

(1)青少年可局部外用或封包使用强效激素类药膏，局部消炎后毛发可生长，或短期局部皮内或皮下注射糖皮质激素，但长期应用应注意其不良反应。

(2)外用药物：原则为刺激皮肤充血，改善局部血液循环，促进毛发生长如外用 2%米诺地尔、地蒽酚、他扎罗汀、壬戊酸等。生长期脱发见于应用抗代谢药物或头部放射治疗的患儿。

3. *物理疗法*

(1)308nm 准分子激光：应用 308nm 准分子激光可诱导 T 细胞的凋亡，抑制细胞因子的产生，抑制 Langenhans 细胞抗原提呈的作用。

(2)梅花针或七星针局部敲打，也可采用针灸疗法。局部按摩、音频电疗、共鸣火花等，均可适当选用。

4. *中药治疗*　根据患者症状体征辨证论治。同时外用中药，增加局部血液循环，加强毛囊营养，刺激毛囊由休止期进入生长期。

5. *心理治疗*　去除病因，避免恶性刺激，减轻精神压力。精神紧张、焦虑、失眠或受惊吓的患儿除给予镇静药外，还应积极进行心理治疗，包括心理疏导、暗示疗法、放松疗法等。

五、假性斑秃

假性斑秃(pseudopelade)又名萎缩性秃发(alopecia atrophicans)，是一种头皮出现类似于斑秃的损害，但患处皮肤萎缩为永久性秃发的疾病。

【病因及发病机制】 本病病因不清。

【临床表现】 临床少见。男女均可发病。起病隐匿，无自觉症状，个别患者在进展期可伴轻度瘙痒。开始在头皮出现 1～2 处圆形、椭圆形或不规则形秃发斑。秃发区头皮表面萎缩，略显凹陷，皮肤光滑发亮如薄纸，呈白色或有蜡样光泽，皮损边缘可微红，无丘疹、脓疱、痂皮和断发，炎症表现不明显。秃发区境界清楚，边缘头发不松动。随着病情发展，皮损的面积及数量可逐渐扩大和增多，散在分布，亦可互相融合成面积较大的不规则形斑片，有人描述为“雪地上的脚印”。病情进展缓慢，经过数月或数年皮损可停止发展，因此很少造成完全秃发。已经秃发的部位不能再长出毛发，而形成永久性秃发。少数患者可伴有甲营养不良。

【诊断】 诊断标准：①不规则形脱发斑；②患处头皮中等萎缩；③晚期有毛囊周围红斑；④男性患病多于女性；⑤病情进展缓慢，病程不少于 2 年。

【治疗】 治疗目的为控制病情，原有脱发区域毛发已无法再生。

六、生长期脱发

生长期脱发(anagen effluvium)是中毒性和生理性脱发的一种类型,指正处于生长期的毛发脱落。

【病因及发病机制】 处于生长期的毛发在受到多种物理性和化学性因素刺激时,在较短时间内会大量脱落。常见因素有:细胞毒药物、抗代谢药物(叶酸拮抗药如白血宁、甲氨蝶呤等)、大剂量X线及重金属中毒等。

【临床表现】 正常人头皮至少80%的毛囊处于生长期,所以生长期脱发往往表现较为严重,甚至可导致胡须、眉毛的脱落。儿童钛急性中毒表现为突然脱发伴有疼痛、食欲缺乏,或有较严重的中枢神经系统和胃肠道症状。慢性铊中毒症状较轻,所有病例在病因去除半年后,头发可完全长出。大多数急性生长期脱发可完全恢复正常,但大剂量放射线照射引起真皮损伤时,脱发不易恢复。

【诊断】

诊断 根据病史、弥漫性脱发及实验室毒物学检查可确诊。

【治疗】 去除病因。如化疗患者的脱发在停用化疗后,可逐渐恢复。

七、休止期脱发

休止期脱发(telogen effluvium)指由于毛囊周期的异常、过多的毛囊同时处于休止期,导致脱发增多,脱落的毛发是处于休止期的棒/杵状发,造成头部毛发稀疏。

【病因及发病机制】 人类正常毛囊不同步地进入休止期。正常人头皮至少80%的毛囊处于生长期。某些原因促使毛囊过早进入休止期,引起新毛囊同步形成,从而发生较多的毛发同步脱落。

【临床表现】 多数患者以发现在枕头、衣服及沙发上脱落的头发增多或发现梳头或洗头时头发脱落而就诊。追问病史可以发现在发生脱发前2～4个月常有诱发因素存在。正常人约有10万根头发,每天脱落50～100根头发,休止期脱发一般为150～400根甚至更多,因此早期就诊的患者往往无明显的头发稀疏表现。晚期患者表现为弥漫性的头发脱落,但不会全秃,无其他不适。婴儿期脱发仅表现为枕部受摩擦多的部位弥漫性脱发。

【实验室检查】 组织病理检查可见处于休止期的毛囊数量增多,毛囊本身无炎症。急性休止期脱发毛发轻拉试验可阳性,而慢性者多为阴性。镜检发现脱落的毛发近端呈棒状或杵状。

【诊断】 根据发病前常有诱发因素、弥漫性头发脱落、拔发试验阳性及毛发近端的杵状或棒状休止期毛球可确诊。

【治疗】 去除诱发因素,加强营养,一般在6～12个月可恢复正常。持续性高热,如伤寒等,能使某些毛囊破坏,从而导致休止期脱发只能部分恢复。

八、结节性脆发症

结节性脆发症(trichorrhexis nodosa)又名脆发症(trichoclasia),是最常见的毛干缺陷之一,为对物理性和化学性损伤的反应,特点为毛干近端或远端呈结节性增粗。

【病因及发病机制】 由于毛发受到各种物理、化学性损伤,如染发、漂白、烫发、头发过度受热或使用弹性发卡等。某些有毛发先天遗传缺陷的患者及某些代谢性疾病患者易患本病。

【临床表现】 本病可见于任何年龄,多见于青年女性。精氨酸琥珀酸尿症患者多见于儿童。分为近端结节性脆发症和远端结节性脆发症。毛干上可见1～2个灰白或黄色小点样结节,少数可有多个结节,多数结节位于已被侵蚀的毛发远端。结节处毛发干燥脆弱,易折断,牵拉试验显示毛发在结节处折断。如果少数头发散在受累,患者往往无自觉症状。如果受累头发较多较弥漫,则造成头发参差不齐、片状或弥漫性脱发。由于即使轻微的梳理头发即可使毛发在结节处折断,因此患者常感觉头发长到一定程度就不再生长。继发于瘙痒性皮肤病者可同时累及阴毛或其他部位毛发。

【实验室检查】 光镜下可见结节处皮质肿胀裂开。电镜下可见毛小皮严重剥蚀,即将断裂的结节如同对插在一起的两把刷子。易折断的结节附近毛小皮和皮质区轻微分离。

【诊断】 根据临床表现和显微镜检查可确诊。

【治疗】 避免物理和化学因素的损伤。

九、念珠状毛发

念珠状毛发(monilethrix)又名结节性毛发(nodose hair)、梭形毛发(spindle hair)、串珠状发(beaded hair),是一种毛干发育缺陷性疾病。

【病因及发病机制】 念珠状发的基因位于12q11-q13的上皮角蛋白基因簇,并已发现在毛发皮质特异性角蛋白基因KRT86和KRT81的点突变。此外,研究发现,编码K83(见于常染色体隐性遗传型念珠状发患者中）和桥粒芯糖蛋白 4 的基因有突变。

【临床表现】 男女发病率大致相等。多数患儿于婴儿期发病，出生时胎毛正常，1～2 周后胎毛脱落，新长出的毛发多异常。病程慢性经过。表现为在毛囊口处有毛囊角化性红色丘疹，中央有一念珠状毛发穿出，该毛发质脆易断，一般不超过 1～2cm。毛发干燥无光泽，粗细不均，呈菱形结节状或梭状，结节间毛干萎缩变细容易折断，有些毛根也变细，故可出现断发或脱发。病变可累及整个头皮或呈片状受损，但以枕部、颈部严重，有时可累及眉毛、睫毛、腋毛、阴毛和全身毛发。也可头发正常，而身体其他部位毛发受损。本病部分患者可随着年龄的增长而逐渐好转，并在夏季有季节性缓解。

大多数患者伴有毛囊角化过度，其发病部位可与毛发异常区相同或不同，可发生在毛发异常之前、之后或同时发生。也有患者无毛囊角化过度发生。

部分患者可伴有脆甲、白甲、白内障、牙齿异常、精神发育迟缓、皮肤弹力过度及癫痫等。

【实验室检查】 光镜下毛发呈结节状，结节处毛发宽度正常，结节间狭窄而无髓质，毛干薄，内毛根鞘增厚。电镜下结节间毛小皮多消失，呈平行的纵行嵴，嵴间有沟，部分沟中有洞。结节处毛小皮多正常或部分毛小皮消失。

【诊断】 根据毛囊角化过度，断发和脱发并存；枕颈部受累严重；光镜下毛发呈结节状，结节处毛发宽度正常及结节间狭窄等可做出诊断。

【治疗】 无有效治疗方法。主要是避免各种物理性和化学性损伤。

十、假性念珠状发

假性念珠状发（pseudomonilethrix）是一种常染色体显性遗传性毛发发育异常性疾病。

【临床表现】 本病常见于 8～14 岁的儿童。病发共有三种类型，第一种为 25°～200°不规则形扭曲，但部分受累毛发的毛干并不扁平；第二种为由不规则分布的结节性肿胀，长 0.75～1mm；第三种为毛发折断呈刷子状。一般一个患者仅见其中一种，个别病例可兼有扭发。

大多数病例有秃发，但秃发的程度与梳头的次数和强度有关，因病发发质较硬，易使毛干折断，从而出现秃发区。

【实验室检查】 结节肿胀性病发在电镜下表现为结节处实为凹陷，只是其边缘隆起，超过毛干的正常直径。呈刷子状断发和扭曲病发，无特殊异常表现。

【诊断与鉴别诊断】

1. 诊断　本病依据典型临床表现可以诊断，电镜检查病发对诊断帮助较大。

2. 鉴别诊断　本病合并的扭发须与典型的扭发进行鉴别，后者病发扭曲规则、毛干扁平，无毛囊角化过度也可与念珠状发进行鉴别。

【治疗】 本病无有效治疗方法。

十一、扭曲发

扭曲发（pili torti）又名捻转发，为先天性毛干发育缺陷病，其特征为毛干沿自身纵轴扭曲。

【病因及发病机制】 本病患者多有家族史，为常染色体显性遗传，部分为散发病例。可能是毛发发育缺陷的一种表现。

【临床表现】 患者以女孩较常见。出生时毛发多正常，2～3 岁毛发开始出现异常，部分患者到青春期才开始发病。主要表现为毛发干燥，无光泽，扭曲处发干扁平，呈节段性粗细相间，可见颜色深浅不同的部分。由于毛囊弯曲，毛干沿纵轴扭曲成螺旋状，旋转度在 25°～200°。扭发质脆易断，常在距头皮 4～5cm 处折断。头皮可弥漫性或局限性受累，轻型患者表现为外观基本正常的头发中夹杂少量病发，严重者可呈残株状或不规则斑片状秃发。眉毛、睫毛、腋毛或阴毛也可受累，毳毛受累少见。可同时伴有精神发育迟缓，牙齿排列不规则，间隙较大，釉质发育不全和甲营养不良。

少数患者伴有神经性耳聋，称为 Sjornstad 综合征或扭曲发综合征，属性连锁隐性遗传。患者病发的严重程度与耳聋情况呈正相关。若扭发、耳聋同时伴有性腺功能减退，可能为性连锁隐性遗传，称为 Crandall 综合征。

【诊断与鉴别诊断】

1. 诊断　根据毛发表现及伴发症状可确诊。

2. 鉴别诊断　本病须与念珠状发进行鉴别，后者在光镜下毛发呈结节状，而不是节段性粗细相间的扭曲发。

【治疗】 本病目前尚无有效治疗方法。

十二、毛发硫营养不良

毛发硫营养不良（trichothiodystrophy）是一种毛发硫含量减少的常染色体隐性遗传性疾病，由 Pollit 于 1968 年首先报道，1970 年 Brown 等称之为裂发症(trichoschisis),Price 等于 1980 年将本病命名为毛发硫营养不良。

【临床表现】 患儿毛发稀疏、短、脆、扁平,可伴有或不伴有眉毛和睫毛损伤。常伴有先天性鱼鳞病,生长迟缓,智力迟钝,泌尿系统畸形,甲营养不良(条纹甲、甲萎缩或反甲),光过敏性,共济失调和生育能力下降。

【实验室检查】 头发硫含量、胱氨酸和半胱氨酸含量降低。光镜下扁平发可见典型的裂发折断,发干呈锐利的横裂。

【诊断与鉴别诊断】

1. 诊断　根据临床及光镜检查即可确诊。

2. 鉴别诊断　伴发先天性鱼鳞病者应与鱼鳞病进行鉴别,后者头发光镜检查无呈黑白相间的带环和裂发折断,实验室检查头发硫含量正常。

【治疗】 本病异常头发目前无特殊疗法。

十三、羊毛状发

羊毛状发(woolly hair)又名卷发(rolled hair),是一种常染色体遗传病,分常染色体显性遗传和常染色体隐性遗传。近年来,某些药物可诱发羊毛状发。非洲某些部族虽可见此种头发,但属正常现象。

【临床表现】 羊毛状发较正常毛发色淡,扁平,呈螺旋状卷曲,纤细而脆弱,用手触摸感觉松软,容易断裂,外观呈绵羊毛样。毛发一般不能生长太长,可在 2～3cm 长度时即发生断裂。本病分三型:①遗传性羊毛状发,为常染色体显性遗传;②家族性羊毛状发,为常染色体隐性遗传;③羊毛状发痣。前两种类型出生时即发病,病发累及整个头皮。隐性遗传通常是家族性的,家族中可有扭发、环纹发或结节性脆发患者。

【诊断与鉴别诊断】

1. 诊断　临床依据全部头发呈螺旋状卷曲,似绵羊毛外观,有遗传现象等较易诊断。

2. 鉴别诊断　本病须与羊毛状发痣进行鉴别,后者婴幼儿期发病,羊毛状发为局限性,患处头发颜色变淡、稀少,约 50％患者在患发同侧肢体或躯干有色痣、表皮痣或线状痣。

【治疗】 本病无特殊有效治疗方法,部分患者成年后病发可有所改善。

十四、玻璃丝发

玻璃丝发(spun glass hair)又名蓬发综合征(uncombable hair syndrome),是一种常染色体显性遗传性疾病。由于毛干在显微镜下可见一条或数条纵沟,因此又叫作沟状发。

【临床表现】 一般在婴幼儿期发病,少数在儿童期发病。表现为头发弥漫性稀疏、干燥、粗糙,色泽暗淡且较浅,多呈淡黄色,发质呈稻草样,在日光照射下呈半透明玻璃丝状。发干扭曲易断,毛发成束但方向不同,因此不易梳理整齐。

【实验室检查】 毛发硫含量和血清铜含量均正常。普通光学显微镜下无异常改变。扫描电镜观察可见贯穿毛干全长的一条或数条沟槽,这些沟槽导致毛干横断面呈三角形、扁平形、四边形、肾形或不规则形。活体组织检查可见到毛囊的内毛根鞘和毛干相黏着,毛发在此处出现一定的角度。

【诊断与鉴别诊断】

1. 诊断　根据临床表现和扫描电镜检查可确诊。

2. 鉴别诊断　本病应与羊毛状发进行鉴别,后者头发呈螺旋状卷曲,毛干断面呈椭圆形。

【治疗】 随着年龄增长,多数患儿在儿童期可逐渐改善。使用含吡啶硫酸锌的洗发香波可滋润头发,同时应用护发素有助于毛发梳理。

十五、毛发纵裂症

毛发纵裂症(trichoptilosis)又名分叉发(pilibifurcati)、羽样脆发病,为物理或化学因素造成的头发损伤。

【病因及发病机制】 主要由于长期或反复烫发、热吹风及染发等物理和化学损伤,使头发不断受损害所致。

【临床表现】 主要表现为较多的断发,头发末端分叉成数条细丝,犹如羽毛样,因此又名为羽样脆发病。

【诊断与鉴别诊断】 临床依据头发末端分叉成数条细丝,似羽毛样等,容易诊断,且易与其他头发疾病进行鉴别。

【治疗】 平时尽量减少物理和化学性因素对头发的损伤,采用剪刀剪去纵裂处头发,并于洗发后加用护发素可对病发改善有所帮助。

十六、毛发管型

毛发管型(hair cast)又名毛周角质管型(peripilar keratin casts)或假性虱卵(pseudonits)。为发生于头发干的能上下活动的淡白色角质套。

【病因及发病机制】 正常情况下,内毛根鞘随毛发不断向外生长，当毛发生长至皮脂腺导管以上时，内毛根鞘逐渐与毛干分离，露出皮肤时，内毛根鞘脱落。若内毛根鞘部分或全部不能脱落时即形成毛周角质管型。毛周角质管型是由上皮细胞和角质碎屑组成，按管型成分不同分为毛周角蛋白管型和毛周非角蛋白管型。

1. 毛周角蛋白管型　分为内毛根鞘管型、外毛根鞘管型、复合毛根鞘管型、毛囊旁和表层表皮管型。该类型病因尚不清楚，多数与毛发长期受牵拉有关，部分患者见于一些角化不全性疾病。

2. 毛周非角蛋白管型　该类型病因较为明确，由于细菌感染、真菌感染、染发剂、洗发剂或发膏引起。

【临床表现】 本病女性患者多见，尤其扎长辫子的女孩发病率更高，正常人通过扎辫牵拉试验可引发本病。扎辫子时间越长，管型越多、越长，外观极似虱卵。可见在出头皮 1～5cm 处的发干上有黄白色或淡白色管状物包绕，一般长约 1mm 至数毫米，能沿毛干自由滑动，可自发梢脱出，因此梳头时易于脱落。偶伴有脱发和真菌感染。

【实验室检查】

1. 伍德灯检查　毛周角蛋白管型因含有角蛋白故能发出荧光，呈白色、蓝色或黄色等颜色。在同一患者头上可有不同荧光特征的管型毛发。

2. 显微镜下可见发干周围有灰白色管状套　外毛根鞘管型呈正方形或矩形，其直径和长度均较内毛根鞘管型和复合毛根鞘管型要长。质脆不致密，易破碎。电镜观察可见正常毛发外有圆柱形的角蛋白管型包绕，偶可发现在部分管型结构外成堆的孢子和菌丝。

【诊断与鉴别诊断】

1. 诊断　根据患儿病史、临床表现及实验室检查可做出诊断。

2. 鉴别诊断　本病应与阴虱、结毛症、结节性脆发症、头癣和人为的毛发异常等相鉴别，显微镜检查及真菌镜检对诊断有帮助。

【治疗】 可外用头皮溶液（内含雷琐辛和水杨酸的乙醇溶液），亦可外用 0.025%维 A 酸洗剂。镜检或电子显微镜检查发现有真菌菌丝和孢子时，可用酮康唑洗剂每周 2 次外洗。用细密的梳子梳理毛发可去除管型皮屑。

十七、泡沫状发

泡沫状发（bubble hair）又名气泡状发，是一种发干缺陷性疾病，毛干髓质内的泡沫为其特征。

【病因及发病机制】 本病可能与外源性损伤有关，如使用热卷发器、烫发或热风吹等直接加热处理，令头发内水分降低，角蛋白变软。头发湿润时突然令头发过热则毛皮质内的水分汽化，在已变软的角蛋白中形成细小的水泡，在毛干表面形成气泡样突起，形成泡沫状发。在最严重处出现毛发折断。可令柔软、自然卷曲的头发变直变硬，而且干燥脆弱。

【临床表现】 头发可突然脱落或有局限性发脆裂区。头发直而硬，呈丛状，似烧焦的毛发，干燥明显。

【实验室检查】 患发硫含量略低于正常。显微镜下可见脱落的发干中有成排的气泡，大小不等，令毛发呈不规则状。电镜检查发干内有大腔状缺损。多数病发无明显的毛小皮异常。

【诊断与鉴别诊断】

1. 诊断　临床依据头发干燥脱落，发直而硬，似丛状烧焦样，脱落病发干内有大小不等的气泡而没有明显的毛小皮异常等容易诊断。

2. 鉴别诊断　本病须与结节状发进行鉴别，后者病发远端有多数结节，容易折断，而无发干内气泡，毛小皮严重剥蚀。

【治疗】 去除相关的外源性损伤，如吹热风、烫发等。

十八、局部瘢痕性脱发

局部瘢痕性脱发（localized scarring alopecia）是由于多种因素引起的头皮损伤形成瘢痕而使头发脱落，造成永久性秃发。

【病因及发病机制】

1. 发育异常

（1）先天性皮肤发育不全：出生即有，缺损常呈直线，愈合缓慢，愈后遗留瘢痕。

（2）性连锁隐性遗传性鱼鳞病：头皮覆有很厚的鳞屑，可形成瘢痕。

（3）钙化软骨营养不良（Conradi 病）和色素失禁症：患者出生时头皮即有厚的痂皮，痂皮脱落后留下永久性瘢痕性脱发。

（4）萎缩性毛周角化症和面部毛周角化症：在儿童或婴儿期发病，可伴有头发和眉毛的永久性脱发。

（5）凹凸不平头皮综合征：为常染色体显性遗传，外显率不等。出生时头皮即有擦破处，以后留有不规则的结缔组织结节。该患儿还同时伴有耳廓畸形、耳屏、对耳屏和小耳垂畸形，乳头消失或仅留乳晕。

(6)皮脂腺痣和疣状痣：常伴有脱发。

2. 物理性损伤　各种烧伤、烫伤、头皮外伤、产钳损伤头皮等均可导致毛囊损伤而秃发。

3. 感染　真菌、细菌、病毒、原虫等感染均可造成永久性秃发。

4. 肿瘤　头皮的各种良恶性肿瘤均可导致永久性脱发。

【临床表现】　本病男女儿童均可发生，局部瘢痕性脱发为永久性脱发。在脱发处可见形状规则或不规则形的瘢痕，也可在瘢痕周围有色素沉着、毛囊炎症变化及断发，可伴有毛细血管扩张、毛囊栓塞及炎症性改变等。根据原发疾病的不同其伴发损害也不同，如扁平苔藓引起的秃发可见毛囊角化性丘疹等。

【诊断与鉴别诊断】　临床依据永久性秃发斑，常伴有外伤或其他疾病等容易诊断。若疑似真菌感染应做真菌学检查，必要时活组织检查可明确诊断并与其他秃发性疾病进行鉴别。

【治疗】　及时去除病因，治疗原发病。已形成瘢痕者，可考虑毛发移植手术或手术切除面积较小的秃发区。

十九、环纹发

环纹发(pili annulati)又名黑白段发，是一种少见的毛干发育缺陷性疾病。

【病因及发病机制】　本病绝大多数患者为常染色体显性遗传，伴有隐性遗传的可能。

【临床表现】　本病多在出生时或出生次年发病。病发毛干有正常颜色与淡白色相互交替的环状纹，间隔1～2mm，在反射光下可清楚看到环纹。毛发生长速度减慢，但脆性不增强，少数可在毛发长至15～20cm处时折断。可累及全部头发，也可仅累及少数头发，或同时伴有腋毛受累。一般不伴有其他疾病，偶可伴有其他发育缺陷性疾病。

【实验室检查】　光学显微镜下，毛发粗细正常，可见到规则的明暗相间的条带，无明显其他异常。电镜下，可见暗色段毛干的髓质内有较多的气泡形成，髓质扩张，甚至有毛髓质断裂的现象，皮质变薄。毛发中胱氨酸含量降低。

【诊断与鉴别诊断】

1. 诊断　根据发病年龄及毛干淡白色发段等特点可做出诊断。

2. 鉴别诊断　本病须与假性环纹发鉴别，后者病发似环纹发的临床表现，但不是毛干发育异常，而是外界影响所致。

【治疗】　无有效的治疗方法。对某些头发易折断的患者应减少物理和化学性刺激，如染发和烫发等。

二十、黏蛋白性秃发

黏蛋白性秃发(alopecia mucinosa)又名毛囊性黏蛋白沉积(follicular mucinosis)、毛囊性黏蛋白病(follicular mucinosis)，是一种慢性炎症性疾病。

【病因及发病机制】　尚不完全清楚，可能与以下因素有关。

在正常皮肤结缔组织系统中，基质部分由碱性黏多糖组成，成纤维细胞有产生黏多糖酸的作用。在病理情况下，成纤维细胞被诱发产生大量异常的透明质酸、软骨素和肝素等类型的黏多糖酸，因酸性黏蛋白大量在真皮内聚集引发各种皮疹。毛囊性黏蛋白病则表现为毛囊外毛根鞘和皮脂腺的黏蛋白变性，并出现丘疹、结节、斑块等皮损。病变向下发展累及毛囊，引起脱发。

【临床表现】　本病发病年龄多数在11～40岁，但任何年龄均可发病。男女均可患病，男性较为多见。儿童期发病者，开始表现为头部和颈部的群集性毛囊性丘疹，呈正常肤色。以后毛囊性丘疹互相融合成斑块，直径2～5cm或更大，稍微隆起于皮面，呈正常肤色、褐色或粉红色，表面覆有少量或较多鳞屑。慢性迁延性者，皮损数目多，范围广，形态多样，可为蜡样硬结，亦可为扁平或地图形，呈高低不平的胶质性浸润性结节或斑块，毛囊口下陷。毛囊受累导致毛发脱落，有时从受累的毛囊口可挤出黏蛋白。

儿童期发病者皮损常有自限性，大多数可自行缓解。年龄较大患者的损害易发展为斑块或结节，40岁以上患者易并发系统性网状细胞增生症，预后不良。

【组织病理】　病发早期可见毛囊外毛根鞘和皮脂腺细胞间水肿、网状变性，细胞间形成圆形或星形囊性空隙，其中有黏蛋白沉积。以毛发中部、毛根细胞受到影响最大，有时整条毛发均被累及。此种黏蛋白是由对吉姆萨和阿辛蓝染色具有异染性的酸性黏多糖组成，PAS染色阴性。真皮毛囊周围炎性细胞浸润，以淋巴细胞、组织细胞和浆细胞为主。炎症程度与毛囊损坏的程度呈正比，若炎症严重，且以组织细胞和嗜酸性粒细胞为主者提示为蕈样肉芽肿。

【实验室检查】 电镜检查显示表皮的变化主要在棘层上部和颗粒层，受累细胞核皱缩，胞质中的细胞器消失。放射自显影检查显示患处含硫的酸性黏多糖增加。

【诊断与鉴别诊断】

1. 诊断 根据群集性毛囊性丘疹、斑块或结节性损害，伴毛发脱落，结合组织病理和实验室检查可确诊。淋巴结、骨髓检查对发现原发病有重要价值。

2. 鉴别诊断 毛囊性丘疹样损害应与小棘苔藓、毛囊性扁平苔藓、光泽苔藓、毛周角化症、毛发红糠疹等鉴别。斑块或结节性损害应与麻风、银屑病、结节病、肉样瘤、颜面肉芽肿和钱币状湿疹等鉴别。组织病理容易鉴别。

【治疗】 无特效治疗。可试用糖皮质激素损害内注射或浅部放射治疗，但疗效不肯定。并发网状细胞增生者应同时联合化疗等相应处理。

中医治疗可试用活血化瘀、健脾祛湿方剂。

二十一、哈勒曼-斯特雷夫综合征

哈勒曼-斯特雷夫综合征（Hallermann-Streiff syndrome）又名眼、下颌、头颅畸形伴稀毛症（oculo-mandibulo-dyscephaly with hypotrichosis）、鸟头样白内障综合征（bird-headed cataract syndrome）、Francois 综合征，是一种眼、下颌、头颅畸形，伴有体毛稀少的综合征。

【病因及发病机制】 本病病因不清，可能为常染色体隐性遗传，偶见家族性发病。

【临床表现】 皮肤萎缩，通常限于头面部，表现为皮肤菲薄，呈白色，干燥及柔软，皮下静脉显露。头发在出生时正常，以后渐稀，发色浅，伴片状脱发，常在骨缝处脱发，额部头发完全脱落，而头后部毛发正常。眉毛、睫毛、腋毛、阴毛稀少或缺乏。颅骨异常，表现为短头，颅骨隆起，颅顶变薄，前囟闭合延迟，颅骨缝骨化迟缓，颧骨发育不全，下颌内收畸形，颞颌关节向前移位，髁状突可完全缺如，脸小、鼻瘦小尖削伴软骨发育不全，鹰嘴鼻，两耳贴附，常呈鸟头状面容。常伴小眼畸形，蓝巩膜及两侧先天性白内障，偶有青光眼、眼球震颤及斜视等。牙齿发育异常，咬合不正，排列不齐，牙齿稀少。

身材和智能发育迟缓，可伴生殖器发育不全、骨质疏松、鹰爪手、并指(趾)、脊柱畸形。

【诊断与鉴别诊断】

1. 诊断 根据秃发、头骨生长不良和先天性白内障等可以诊断。

2. 鉴别诊断

(1)眼、牙、指综合征（oculo-dento-digital syndrome)：该综合征鸟样面貌、小眼、毛发稀少等两者相似，但下颌、头颅 X 线检查正常，有手畸形、无白内障等可资鉴别。

(2)D-三体综合征：除有侏儒、小下颌、小眼球外，还有虹膜和外生殖器异常，而无白内障。染色体核型分析可资鉴别。

(3)Seckel 综合征：呈比例均匀的侏儒，鸟状头但阔鼻、大眼、无白内障。

【治疗】 手术纠正畸形，毛发稀少可外用米诺地尔溶液。

二十二、缺指(趾)-外胚叶发育不良-唇腭裂综合征

缺指(趾)-外胚叶发育不良-唇腭裂综合征（ectrodactyly-ectodermal dysplasia-cleft lip and palate syndrome)简称 EEC 综合征，为缺指(趾)畸形、外胚叶发育不良、唇裂和腭裂联合出现的一种典型的常染色体显性遗传综合征。

【临床表现】 主要临床表现为：头发稀疏、细软；眉毛可稀疏或完全脱落，尤其是外 2/3 可全脱；睫毛可稀疏。少汗或无汗。缺指(趾)畸形（龙虾钳畸形）常累及四肢，为对称性。可伴有腭裂，牙齿畸形，并较早出现龋齿。部分患者指甲缺损或脆、变薄或呈嵴状。可有多发性色素痣，或伴泪管狭窄和严重角膜炎。部分患者舌背可有一深沟，有口干、唇炎、唇肉芽肿性损害和传染性口角炎。白种人患此病时皮肤和毛发色素减退，而黑种人则否。

【治疗】 尚无特殊方法治疗。

（康瑞花）

二十三、角膜炎-鱼鳞病-耳聋综合征

角膜炎-鱼鳞病-耳聋综合征（keratitis, ichthyosis and deafness syndrome)是一种角膜炎、鱼鳞病、耳聋伴有毛发损害联合出现的综合征。

【病因及发病机制】 本病病因不明。有学者认为可能为常染色体显性遗传或常染色体隐性遗传，也有认为是 X 性连锁遗传。连接蛋白 26-GJB2 基因突变与本病有关。

【临床表现】 临床上毛发主要表现为头发、眉毛和睫毛稀少、纤细，甚至缺如，秃发呈斑状，似假性斑秃，体毛可消失。皮肤在出生时即不正常，表现为

干燥、增厚、发红，呈皮革状。一般角化性斑块位于面部和四肢，界线清楚，柔软，鳞屑少见，呈鱼鳞病样、地毯样或象皮样，该损害在面颊部最明显。颏部和口周增厚的皮肤处有沟纹，膝部斑块上有横向斑纹。掌跖角化表现为多砾状赘生物，间有粗点，形如有颗粒的皮革，也有的表现为似虫蚀状或棘状角化过度，或为无其他特征的单纯点状角化。四肢、眉部、头皮、耳垂、颈部和鼻部有毛囊性角化，偶尔可达到棘状突起的程度。

听觉通常在出生时即消失，大多表现为神经性耳聋。角膜炎可伴有不同程度的视觉障碍。指(趾)甲可增厚、无甲或白甲，偶有正常者。多数患者皮肤、外耳道、结膜、口腔黏膜对细菌和真菌易感。少数患者有舌和口腔黏膜白斑。偶有牙齿缺陷、出汗减少、小脑发育不全及跟腱缩短等。也有舌癌及多发性皮肤鳞状细胞癌的报道。

皮肤及黏膜对细菌、真菌有易感性，易发生皮肤慢性感染，这可能是潜发肿瘤的因素。

【治疗】 维A酸口服或外用可使皮损好转。皮肤黏膜恶性肿瘤可外科手术切除。

(张 燕 崔 瑜)

二十四、毛发-鼻-指(趾)骨综合征

毛发-鼻-指(趾)骨综合征(trcho-rhino-phalangeal syndrome)又名Langer-Giedien综合征，是一种常染色体显性或隐性遗传性疾病。

【病因及发病机制】 该综合征分为三种类型。

Ⅰ型：本病是显性遗传疾病，常累及一个家庭中的数名成员，也有隐性遗传和单发的遗传病例。

Ⅱ型(Langer-Giedion)：有学者研究该综合征患者部分有第8对染色体间断缺失，核型为46，XY，del(q24，11，13)。

Ⅲ型：这一综合征是常染色体显性遗传。

【临床表现】 Ⅰ型临床包含了一组特征性的毛发、面容和骨骼的异常表现。主要临床特征是身材矮小，弥漫性毛发稀少，圆锥形骨骺和特征性面容：梨形鼻、人中(鼻下沟)长、薄唇及小下颌骨畸形。也可伴有掌骨和跖骨的缩短，翼状肩胛骨，指(趾)短而弯曲，耳廓大，匙状甲，白甲，上呼吸道感染，脊柱侧弯和前凸。身高和体重发育迟缓是成比例的，且根据不同家庭而各有差异。毛发表现为弥漫性秃发，尤其在颞部毛发更加稀少，同时前额宽，睫毛外1/3部分脱落。

Ⅱ型主要表现为头发稀少，异常的球状鼻，多发性软骨外生骨疣。也有报道可伴有会厌发育不良和非Finnish型先天性肾病综合征。

Ⅲ型临床特征为生长迟缓，颅面部异常，严重的指(趾)过短和毛发稀少，同时可伴有身材矮小、上唇薄、下唇突出、梨形鼻、圆锥形骨骺。但无智力发育迟缓和软骨的外生骨疣。

【实验室检查】 Ⅰ型光镜下毛发的毛小皮细胞分离增加，电镜下毛小皮细胞间距加大。扫描电镜显示毛发扁平，横断面呈椭圆形。X线检查发现指、趾骨出现锥形的骨骺，骨骺提前融合伴不同程度短指畸形，并可以出现Perthes病(股骨头幼年变形性骨软骨炎)样的股骨头变形，TRPS Ⅱ型患者可出现多发性外生软骨疣。

【诊断与鉴别诊断】 依据本综合征三种类型的典型表现诊断不难，也容易与其他疾病进行鉴别。

【治疗】 随着年龄的增长毛发稀少情况可自行改善。青春期后用2%～5%米诺地尔(敏乐定)溶液涂搽秃发区有一定疗效，但毛发稀少会发展成发际区毛发严重脱落的男性型秃发。

二十五、套叠性脆发症

套叠性脆发症(trichorrhexis invaginata)又名竹节状毛发，是一种少见的毛发外胚层疾病。

【病因及发病机制】 该病属常染色体隐性遗传，亦可以是Netherton综合征体征的一部分。

【临床表现】 患者仅见于女婴。表现为毛干质变软，呈结节状，其内实为套叠。结节由球形部分和凹陷畸形组成，一般凹陷在近端，球形部分在远端，即近端部毛干塞入远端部毛干而形成球形膨大，使多个结节呈竹节状。头发稀疏、干燥、脆弱、无光泽，长度多不超过4cm。眉毛、睫毛稀疏或缺如。

患儿出生后不久，全身皮肤出现弥漫性潮红、脱屑，躯干、四肢可有地图状皮肤角质增厚，可伴有鱼鳞病、鱼鳞病样红皮病和各种变态反应性皮肤病或哮喘，又称之为鱼鳞病-遗传过敏-发干异常综合征。

【诊断与鉴别诊断】

1. 诊断 临床依据典型头发及伴有的皮肤损害，结合显微镜毛干竹节状特征的毛发，不难诊断。

2. 鉴别诊断 本病应与异位性皮炎伴发皮肤干燥或鱼鳞病相鉴别，后者头发基本正常而无发质的改变。

【治疗】 本病头发无特殊的治疗方法，部分患者至青春期后头发可有所改善甚至完全正常。伴有

皮肤损害如鱼鳞病,对症处理和给予滋润保护剂。特应性皮炎给予对症处理。

二十六、Menkes卷发综合征

Menkes卷发综合征(Menkes kinky hair syndrome)是一种少见的性联隐性遗传性疾病。

【病因及发病机制】 本病发病与铜代谢异常有关,在婴儿5周至5个月大时,由于肠道铜离子输送不完全受阻,导致体内铜缺乏,使血清铜和血浆铜蓝蛋白水平下降,使体内与铜有关的铜酶减少,不能促使氨基酸中-SH基氧化成-S-S键,从而形成稳固的角蛋白,影响角蛋白成熟,同时影响色素形成,引起毛发生长不良,以及皮肤和毛发色素减退。

【临床表现】 患儿出生时一般头发正常,出生后5周至5个月时,毛发开始出现异常。表现为毛发发育不良,毛发细小、稀疏和易折断,并出现毛干不规则卷曲,有时与扭发、结节性脆发病的表现相似,病发短而稀,相互纠缠在一起,同时出现头发色素减退。眉毛也可扭曲变短,皮肤颜色也可减退。

患儿呈特征性的脂肪颊外貌,并常觉倦怠和嗜睡。肢体不能正常发育,尤其是运动方面,有维生素C缺乏样骨改变,出现痉挛。部分患者伴有神经发育迟缓,常以惊厥为首发症状;中枢神经系统进行性局灶性退行性变,造成四肢瘫痪,并可在1岁左右死亡。

【实验室检查】 血清和组织铜、血浆铜蓝蛋白水平均较低,活检组织显示动脉血管的弹力层形成不良,使其管径大小差异很大。

【治疗】 本病未经治疗的患儿多数存活不到2年。及时补充铜对延缓生命可能有帮助。

二十七、羊毛状发痣

羊毛状发痣(woolly hair naevus)又名卷发症,是一种少见的先天性疾病。

【临床表现】 本病婴幼儿期发病,男女均可发病。头皮散在大小不等的边界清楚的斑状损害,其上头发为细小羊毛状,头发颜色变淡,稀薄而卷曲。一般在发病的头2~3年,范围会逐渐扩大,以后静止而持久不变。约50%的病例在同侧颈部、上臂或躯干发生色痣、表皮痣或线状痣,指(趾)甲和牙齿无异常。

【诊断与鉴别诊断】

1. *诊断* 临床根据头皮斑状羊毛状头发,容易做出诊断。

2. *鉴别诊断* 本病应与羊毛状发进行鉴别,后者累及整个头发,而非斑状受累,且有家族史。

【治疗】 少数病例随着年龄增长,病发可有所改善。持久不变者可外科手术切除。有学者建议用X线拔除病发,是基于生长的头发性质与原来的病发不同,可使头发生长接近正常。

二十八、早年白发

早年白发(canities premature)又名少白头、早老性白发病,系指发生于儿童及青年的白发或灰发。

【病因及发病机制】 本病常呈家族性发病,多为常染色体显性遗传。也可由营养素缺乏或青少年学习压力过大、精神紧张、情绪激动、应急增强、悲观抑郁等引起;慢性消耗性疾病如结核、恶性贫血等,均可影响黑素的合成,使头发变白。

【临床表现】 青少年时期发病。最初头发有稀疏散在的少数白发,大多数首先出现在头皮的后部或顶部,夹杂在黑发中,呈花白状。其后白发可逐渐或突然增多,但不会全部变白,但亦有部分患者长时间内白发可不增多。一般无自觉症状。骤然发生白发可能与营养障碍有关,若及时去除可能的诱发因素,白发可在不知不觉中数量减少甚至消失。

【诊断与鉴别诊断】

1. *诊断* 根据发病年龄和临床表现,本病诊断容易确立。

2. *鉴别诊断* 本病在临床上应区分原发性(遗传性)和继发性,若为继发性,找出诱发因素有利于预防和治疗。

【治疗】

1. *一般治疗* 调整饮食结构,纠正偏食,多食富含维生素、蛋白质的食物。保持心境平和,消除精神紧张,劳逸结合。积极治疗各种慢性疾病。

2. *西医治疗* 口服维生素B_6和维生素H可能有所帮助。每天早晚按摩头皮,增加头皮血液循环,并持之以恒,则有利于减少白发。

3. *中医治疗* 较长时间服用七宝美髯丹、首乌片等有一定作用。

(康瑞花 张 燕 章星琪)

参考文献

黄伟苹，杨勇，顾军，等.2005.伴丘疹性损害的先天性无毛症一例及其基因突变的研究[J].中华皮肤科杂志，38(7)：403-405.

慧云，王千秋，张国毅.2012.斑秃治疗进展.[J]国外皮肤性病学杂志，38(4)：245-246.

康瑞花，高顺强.2004.神经生长因子在斑秃皮损中的表达[J].中国皮肤性病学杂志，18(1)：13-14.

李建国，李振鲁，王豫平，等.2005.念珠状发家系毛发角蛋白6致病基因的检测[J].中华皮肤科杂志，37(7)：374-376.

李俊燕，宋亚莉，孙志坚，等.2008.一遗传性单纯少毛症家系的基因定位[J].中国麻风皮肤病杂志，24 (5)：334-336.

肖媛媛，孙玉娟.2014.儿童斑秃治疗进展[J].中国皮肤性病学杂志，(10).

曾敬思，郑际华，曾昭明.2004.儿童斑秃 340 例调查.[J]中华皮肤科杂志，37(2)：110.

周动机，李丁纯，杨美霞，等.2003.得宝松注射液电磁波治疗器等联合治疗斑秃的临床观察[J].中国皮肤性病学杂志，19(4)：212-213.

Camacho F. Hypertrichosis. In：Camacho F，Montagna W (eds). 1997. Trichology. Diseases of the Pil0sebaceous Follicle.Madrid：Aula Médica，243-63.

Georgala S，Katoulis ACBefon A，et al.2006.Inosiplex for treatment of alopecia areata：a randomized placebo-controlled study[J].Acta Derm Venereol，86(5)：422-424.

M Hordinsky，C Soutor.2013.Clinical Dermatology(原版影印).北京：北京大学医学出版社，175-187.

Norris D.2004.Alopecia areata：current state of knowledge. J Am Acad Dermatol.51(1 suppl.)：S16-17.

Olsen E.Hypertrichosis.In：Olsen E (ed.).2003.Disorders of Hair Growth.Diagnosis and Treatment.2nd edn.New York：McGrew-Hill，399-430.

Radmanesh M，Shafiei S，Naderi AH. 2006. Isolated eyebrow and eyelash trichotillomania mimicking alopecia areata[J].Int J Dermatol，45(5)：557-560.

Ross EK，Shapiro J. 2005. Management of hair loss. Dermatol Clin.23：227-43.

Ru-zhiZhang，Wen-yuanZhu，Tractional opecia combined haircasts[J].Journal of Clinical Dermatology，2003，32 (supplement)：S95-S97.

Sprecher E.2005.Genetic hair and nail disorders.Clin Dermatol，23：47-55.

Sprecher E.2005.Genetic hair and nail disorders[J].Clin Dermatol，23：47-55.

Stratigos AJ，Baden HP.2001.Unraveling the molecular mechanisms of hair and nail genodermatoses[J].Arch Dermatol，137：1465-1471.

Wang E，Lee JS，Tang M. 2012. Current treatment strategies in pediatric alopecia areata [J].Indian J Dermatol，57(6)：459-465.

第27章　黏膜疾病

第一节　口腔黏膜疾病

一、口腔黏膜创伤性溃疡

口腔黏膜创伤性溃疡(traumatic ulcer of the oral mucosa)是由局部机械性刺激或不良习惯造成的相对区黏膜出现溃疡。

【病因及发病机制】

1. 机械性刺激

(1)自伤性刺激:指下意识地咬唇、咬颊或用铅笔尖、竹筷等尖锐物点刺颊脂垫等不良习惯。

(2)非自伤性刺激:指口腔内的残根、残冠,尖锐的边缘嵴和牙尖对黏膜的长期慢性刺激。由尖或较硬食物、刷牙不慎引起的损伤;婴幼儿吸吮拇指、橡胶乳头、玩具等硬物刺激腭部翼沟处黏膜。中切牙边缘过锐与舌系带过短引起的摩擦等不良刺激常引起相应部位的溃疡。

2. 化学性灼伤　因误服强酸、强碱等或因口腔治疗操作不当,造成硝酸银、三氧化二砷、碘酚等腐蚀性治疗药物外溢而损伤黏膜。偶见因牙痛而口含阿司匹林、因白斑用维A酸液涂布过度或贴敷蜂胶引起的溃疡。

3. 热冷刺激伤　因饮料、开水、食物过烫引起黏膜灼伤或因口腔内低温治疗(如液氮)操作不当引起的冻伤等。

【临床表现】

1. Riga-Fede溃疡　又称李-弗病(Riga-Fede disease),专指发生于儿童舌腹的溃疡,常位于舌系带中央两侧的舌腹部,因过短的舌系带和过锐的新萌中切牙长期摩擦引起,开始表现为充血、糜烂,而后形成溃疡。溃疡表面不平,灰白色。久而不治也可形成肉芽肿,局部质硬,影响舌的运动。

2. Bednar溃疡　又称贝氏口疮(Bednar aphtha),多由婴儿吸吮拇指、过硬的橡胶乳头和玩具摩擦而损伤黏膜,或清洁口腔时护理不当引起。固定发生于硬腭、双侧翼沟处黏膜表面,呈双侧对称分布,溃疡表浅,婴儿哭闹。

3. 化学灼伤性溃疡　在龋齿治疗过程中牙髓失活砷剂溢出,损伤牙龈,甚至损伤牙槽骨,造成组织坏死,表面有易碎的白色薄膜,溃疡表浅,疼痛明显。常发生于处理中的患牙附近。严重者可以损伤恒牙胚。出现砷剂烧伤时,一定要彻底去除坏死组织,创面可涂布碘制剂。

4. 热损伤性溃疡　热伤后起初为疱疹,疱壁破溃后形成糜烂面或浅表溃疡,疼痛明显。

5. 自伤性溃疡　发生于性情好动的青少年或患多动症的儿童。用铅笔尖捅刺黏膜,溃疡可发生于颊脂垫尖或磨牙后垫处。咬唇咬颊习惯者,溃疡好发于下唇内侧或两颊、口角区,溃疡深在,长期不愈,基底略硬,或有肉芽组织,疼痛不明显,有痒感。

【诊断与鉴别诊断】

1. 诊断　能发现明显的理化刺激因素或自伤、灼伤等病史。创伤性溃疡发生的部位和形态常与机械性刺激因子相符合。无复发史,去除刺激因素后,溃疡很快好转或愈合。若长期不愈合,应做活检鉴别。

2. 鉴别诊断　对去除局部刺激因素后仍长期不愈的深大溃疡须与以下溃疡病鉴别。

(1)腺周口疮:溃疡深大,常伴发小溃疡,有反复发作史,无创伤史和自伤性不良习惯。口腔内无机械性刺激因素存在,溃疡愈合后留有瘢痕。

(2)结核性溃疡:溃疡深凹,边缘呈鼠噬状,基底高低不平,呈粟粒状小结节,有红色肉芽组织,伴低热、盗汗、淋巴结肿大。结核菌素试验阳性,无理化刺激因素存在。

(3)恶性溃疡:溃疡深大,基底有菜花状细小颗粒突起,边缘隆起翻卷,基底硬结,疼痛不明显。应及时做组织活检,以进一步明确诊断。

【治疗】　首先应尽快去除刺激因素,如拔除乳牙残根、残冠,调磨过锐的牙尖和边缘嵴,或去除过早萌出的松动乳牙。纠正咬唇、咬颊的不良习惯，改变婴幼儿的喂养方式，去除奶瓶吸吮法，减少吸吮运动。舌系带过短时，溃疡愈合后行舌系带成形术。

溃疡局部涂布消毒防腐剂，如养阴生肌散、冰硼散、溃疡膏等，也可应用氯己定、依沙吖啶、复方硼酸溶液等含漱，以预防感染。对有全身症状或继发感染者可应用抗生素。长期不愈的深大溃疡，应做活检，排除癌变。

【预防】 避免不良理化因素的刺激，养成良好进食习惯，定期检查口腔牙颌情况，避免口腔治疗中的操作失误，正确使用药物。

二、游走性舌炎

游走性舌炎(migratory glossitis)又名剥脱性舌炎、地图舌、糠疹舌炎。是一种浅表性非感染的舌部炎症，病损形态各异，常类似地图；病损的形态和位置多变，具有游走的特点，可随着年龄的增长而消失。国内报道男性患者多于女性，多见于幼儿期和少儿期。

【病因及发病机制】 确切病因尚不明了。涉及遗传、过敏、精神心理等多方面因素。多发生于体质虚弱的儿童，可能与疲劳、压力过大、情绪波动、微量元素缺乏、消化功能不良、肠道寄生虫有关。

【组织病理】 非特异性炎症表现。分为萎缩区与边缘区。周边边缘区呈上皮过角化或不全角化，棘层增厚，基底层完整。固有层血管充血，有淋巴细胞、浆细胞和组织细胞浸润。中央萎缩区乳头消失，上皮表层剥脱，基层变薄，上皮内棘层细胞变性、水肿，有类似银屑病的微脓肿形成。

【临床表现】 病损好发于舌尖、舌背及舌侧缘。病损区表现为丝状乳头剥脱。舌尖、舌背、舌侧缘丝状乳头剥脱区出现红色斑块，红斑的外围增殖形成白色或黄白色微微隆起的弧形边界，病变区红白相间，剥脱区范围不断扩大，向周围蔓延，与邻近剥脱区融合。病损多呈椭圆形、圆形或不规则形。红斑的边缘可不断变化形态和部位，多个红斑扩大，融合呈地图状。

【诊断与鉴别诊断】

1. 诊断　儿童多见，女性发病多于男性，根据舌背、舌尖、舌缘等病损好发部位和地图状形态不断变化的游走特征不难做出诊断，一般不需要进行病理检查。

2. 鉴别诊断　病损中央萎缩区不明显，而周边条带损害区较宽时应与舌部扁平苔藓鉴别，后者病损以白色斑块或条纹状病损为主，呈灰白珠光色。舌乳头萎缩区较大，周边条带状损害不明显时，应与萎缩性白念珠菌感染鉴别，后者多发生于戴有全口义齿的老年人或长期应用抗生素、糖皮质激素的婴幼儿。

【治疗】

1. 游走性舌炎是一种良性病变，一般无典型症状，不需要治疗。

2. 发病期间应注意口腔卫生，避免食用热、辣、酸及干咸坚果等食物的局部刺激因素。

3. 局部可给予消毒防腐剂含漱，如0.05%氯己定，症状明显时涂布1%金霉素软膏。

4. 如有疼痛、过敏反应、焦虑等症状，可局部应用镇痛药、抗组胺药和类固醇激素等。

5. 中医辨证施治：清利湿热佐以补脾益气，三仁汤、香砂六君子汤加减。补脾养胃，参苓白术散、沙参麦冬汤加减。选金银花、淡竹叶、甘草适量水煎含漱。用养阴生肌散吹敷患部。

6. 外治法　金银花、淡竹叶、甘草适量水煎含漱。每日3～4次。养阴生肌散吹敷患处。

【预防】 积极纠正与地图舌有关的发病因素，如调节情绪、避免紧张、劳累，积极治疗全身疾病和口内病灶，注意饮食卫生、营养均衡，保持良好的消化功能；与变态反应有关者应避免食用可能引起变态反应的食物如海鲜、鱼虾等。

三、慢性唇炎

慢性唇炎(chronic cheilitis)是指发生在唇部的慢性炎症，又称慢性非特异性唇炎。男女均可发病，青少年较多见。病程迁延、反复发作。

【病因及发病机制】 病因不明。可能与温度、化学、机械性因素的长期持续性刺激有关，例如气候干燥、风吹、身处高寒地区、烟酒和烫食的刺激、舔唇咬唇的不良习惯等。也可能与精神因素有关。患者一般无全身性疾病。

【组织病理】 为非特异性炎症表现。黏膜上皮角化不全或角化过度，有剥脱性缺损。上皮内细胞排列正常或有水肿，固有层淋巴细胞、浆细胞浸润，血管扩张充血。

【临床表现】 气候干燥、寒冷季节多发。下唇唇红部好发。病损区干燥脱屑、发痒灼痛、渗出结痂。唇红部淡黄色干痂，伴灰白色鳞屑，周围轻度充血。有时患者用手抠引起皲裂，结血痂，肿胀明显。反复感染可有脓痂。见附页彩图27-1。

【诊断与鉴别诊断】

1. 诊断 根据病程反复,时轻时重,寒冷干燥季节好发,唇红干燥脱屑、发痒灼痛、渗出结痂等特点可做出诊断。

2. 鉴别诊断 脱屑病损应与慢性光化性唇炎鉴别,后者好发于日照强烈的夏季,与暴晒程度有关,脱屑呈糠秕状,痒感不明显。渗出结痂应与盘状红斑狼疮、扁平苔藓、多形性红斑鉴别,后者除有唇部损害外,同时有口腔内白色条纹损害或皮肤损害,表现为丘疹、水疱、斑疹等。

【治疗】 避免刺激因素,改变舔唇、咬唇的不良习惯,戒烟酒,减少风吹、寒冷刺激。

1. 干燥脱屑者可涂布抗生素或糖皮质激素类软膏,如金霉素软膏、氢化可的松软膏,每日只需要涂布6～8h即可,进食前须用温水将残留软膏拭净,然后涂布医用甘油。他克莫司软膏涂擦。曲安奈德口腔软膏涂擦。

2. 有皲裂渗出时,用3%硼酸溶液、5%生理盐水或用清热解毒功效的中药(如五白液、双花液等)湿敷,痂皮脱落、渗出消除后涂布软膏类药物。

3. 口服维生素A 2.5万U/粒,每日服1粒,可改善上皮代谢减少鳞屑。

4. 局部微波治疗,适于伴有糜烂性质的唇炎。

5. 中医辨证施治:渗出结痂多时,白鲜皮、川槿皮、蛇床子、苦参、地肤子各15g,加水500ml水煎后取汁湿敷病损区。血见愁草捣烂如泥,贴敷唇部。鲜马齿苋、大青叶、鲜芙蓉叶、鲜三七叶搓汁外敷患处。

6. 针刺治疗

体针:地仓透颊车,留针30分钟。

耳针:穴位口、唇、神门、肾上腺,每次选3～4穴,留针30分钟。

四、坏疽性口炎

坏疽性口炎(gangrenous stomatitis)又称走马疳(noma),是指口颊局部组织发生急性坏死后,合并腐败菌感染而形成的一种特殊病理过程,即组织的腐败性坏死。目前,本病国内发病率很低,多发生在贫困地区。

【病因及发病机制】 病原体为奋森螺旋体和梭形杆菌,本病常见是复杂混合感染,可合并其他细菌,如链球菌、丝状菌、黑色素类杆菌等细菌感染。

本病发病多与机体状态有密切关系,儿童多在急性传染病如麻疹、猩红热、黑热病后期发生。成人多见于慢性消耗性疾病后期,如白血病、糖尿病等。

【组织病理】 本病病理特点主要以组织坏死为主。其特征为细胞核和细胞质溶解,开始为细胞核固缩,以后为核破碎,最后发生溶解。HE染色可见坏死组织呈现一片均质性无结构的淡红色或颗粒状区域。

【临床表现】

1. 好发于青壮年,儿童多在麻疹、猩红热、黑热病后期发生,成人多在白血病、糖尿病、结核病后期发生。

2. 起病初期常在黏膜上出现紫红色硬结,迅速变黑、脱落,尔后形成边缘微突起的溃疡面,向深层扩展,并有大量坏死组织脱离。多见下前牙龈乳头及边缘龈坏死、出血,龈边缘呈虫蚀状,坏死区有灰褐色假膜,易擦去。血性口水。病程中有特异性腐败恶臭,但患者疼痛感轻微。可发生不同程度的中毒或全身衰竭症状,病情恶化甚至可以致死。

【诊断与鉴别诊断】

1. 诊断 本病起病急。根据本病的临床表现特征,如特异的口臭、牙龈乳头及边缘龈、口腔黏膜坏死、出血、龈边缘呈虫蚀状、坏死区有灰褐色假膜、脱落等不难做出诊断,涂片检查可见到大量梭性杆菌和奋森螺旋体。

2. 鉴别诊断

(1)疱疹性龈口炎:该病多见于婴幼儿,为病毒感染,一般具有高热,体温超过38℃,充血范围波及全口牙龈及口腔黏膜。典型病变为多个小疱及疱破溃后形成的溃疡面,无坏死。

(2)球菌性口炎:口腔黏膜广泛充血,牙龈充血血肿,易出血,但是龈缘无坏死,但在颊舌唇等部位,可见表浅平坦的糜烂面,上覆有黄色假膜。也可见于附着龈,但是无恶臭及腐败气味。涂片镜检可见大量球菌,如链球菌、金黄色葡萄球菌等。

【治疗】 应及早进行治疗,给予抗感染治疗和支持疗法,以控制感染、消除炎症、防止病损蔓延和促进组织恢复。

1. 急性期治疗 要首先轻轻去除牙间乳头和龈缘的坏死组织,去除大块牙石,局部用1.5%～3%过氧化氢溶液或高锰酸钾溶液反复含漱,或用0.05%氯己定(洗必泰)液含漱。

2. 全身用药 青霉素、链霉素联合肌内注射或静脉滴注,每日青霉素可达300万～800万U,链霉素1～2g。灭滴灵(甲硝唑)口服或静脉滴注,成人每日用量口服1g，分次口服。静脉滴注0.5g(溶于5%葡萄糖液250ml中)，儿童首次15mg/kg，以后每6小时用7.5mg/kg。

3. 全身支持疗法　应给予高维生素、高蛋白饮食，加强营养。必要时给予输液，补充液体、血浆、静脉丙种球蛋白和电解质。

4. 中医辨证施治　①风热火毒者，宜疏风清热，凉血解毒，选方清瘟败毒饮加减；②阴虚火旺者，宜滋阴清热，健脾，渗湿，选方二参汤加减。婴幼儿可用香附、生半夏各等份为末，鸡子白调做饼，贴男左女右跖中部，一周后可愈。

【预防】

1. 注意口腔卫生，及时治疗牙周疾病。

2. 调理饮食，多吃水果、蔬菜，禁食辛辣刺激食物。

3. 加强营养，积极锻炼身体，增强机体抵抗力。

五、沟纹舌

舌背面出现深浅不等的沟，称为沟纹舌(fissured tongue)，又称为阴囊舌或裂沟舌。本病10岁前发病率较低，随着年龄的增长发病率增高。

【病因及发病机制】　病因不明确，一般分为两种：①先天性：属于遗传因素，舌肌舌黏膜发育不良；②后天性：舌部炎症，充血、水肿，形成沟纹；维生素B_2缺乏，出现口角炎、阴囊炎、舌炎，舌背面沟纹，这种沟纹似脑纹状；全身疾病因素如天疱疮患者有沟纹舌；银屑病、口干症、伤寒、梅毒感染、梅-罗综合征、唐氏综合征等常伴有沟纹舌。

【组织病理】　光镜下见沟纹底部上皮明显变薄，无角化层。丝状乳头变大，上皮钉突增长。上皮内微小脓肿形成，上皮下结缔组织增厚，大量淋巴细胞、浆细胞浸润。裂纹可深及黏膜下层或肌层。扫描电镜下可见丝状乳头增生、毛状结构消失。

【临床表现】　舌背部可见各种形状裂纹或沟纹，如叶脉形沟纹、横断形沟纹、脑纹状沟纹。沟底黏膜连续、完整，无渗血。沟底及沟侧壁丝状乳头缺如，黏膜萎缩变薄而鲜红。除非有继发感染，患者常无自觉症状。个别有舌干苦、食物刺激疼痛。

【诊断与鉴别诊断】

1. 诊断　根据沟纹或裂沟的特征不难做出诊断。

2. 鉴别诊断　深沟纹舌应与舌开裂性创伤鉴别，后者多有创伤史，疼痛明显，舌黏膜连续性中断，有渗血。

【治疗】

1. 轻者无自觉症状的一般不需要治疗。可用软毛刷，于睡前饭后轻刷舌背沟纹处，防止食物残渣和细菌在沟纹处积聚而产生口臭。

2. 局部治疗：可用消炎防腐镇痛含漱剂或软膏、散剂，如0.5%氯己定、2%碳酸氢钠液等漱口。

3. 伴有贫血或维生素缺乏可用复合维生素B、铁剂等口服。感染严重时可口服抗生素。精神紧张可口服谷维素、地西泮等。

4. 舌正中纵深沟裂疼痛难忍者，可考虑手术切除沟裂部位后拉拢缝合，恢复舌外形。

5. 中医辨证施治：火毒走上者，采用清热解毒的治则，选用白虎汤、消胃散加减。阴虚内热者，采用滋阴清热治则，选用知柏地黄汤、麦门冬汤加减。

六、克罗恩病

克罗恩病(Crohn's disease)又名区域性肠炎(regional enteritis)，由于正常与病变部位交替出现，故又称"节段性肠炎"。本病发病高峰年龄在11～30岁。发病常无性别差异。白种人比其他人种更易患病。

【临床表现】　5%～10%患者有口腔表现，呈线状溃疡，常位于下颌前庭部，初起为口腔肿胀，灶性黏膜肥大与裂隙(鹅卵石样变)，以后发展为线状持久性溃疡，亦有呈肉芽肿性唇炎或脓性增殖性口炎，并伴有金属性味觉障碍和牙龈出血。

皮肤表现，有坏疽性脓皮病、结节性红斑、结节性多动脉炎、糙皮病、肢端皮炎样疹、荨麻疹及坏死性血管炎。

本病的肉芽肿性病变可累及口腔到肛门间任何一段胃肠道，最常累及远端回肠和(或)近端结肠。肠道病变可造成患者贫血，有时可形成肠梗阻及瘘管。病程常达数年。

【治疗】

1. 药物治疗　①系统性应用糖皮质激素、水杨酸类药物为一线治疗，如口服布地奈德(Budesonide)，儿童：一次0.5～1mg，每天2次。维持量：以此0.25～0.5mg，每天2次。已证实对本病有效。②口服硫唑嘌呤、甲硝唑或柳氮磺吡啶为二线治疗。③生物制剂：常见的包括TNF-α单抗、抗白细胞黏附分子制剂及其他生物制剂。④局部外用或皮损内注射糖皮质激素同样有效。

2. 营养治疗。

3. 心理治疗。

4. 其他　刮除术和口服锌剂可促使损害愈合，个别患者饮食控制是另一种有效的方法。

（许彦枝　王文氢）

第二节　皮肤黏膜交界处疾病

一、龟头炎

龟头炎（balanitis）指龟头黏膜的炎症，临床上常同时合并包皮及黏膜炎症，统称为龟头包皮炎（balanoposthitis）。本病属于中医"疳疮"范畴。

【病因及发病机制】　本病是由各种不同原因引起的急慢性炎症，如包皮过长、包茎、包皮垢刺激、创伤、摩擦、肥皂、清洁剂等局部物理刺激和细菌、真菌、阿米巴原虫、滴虫等各种感染因素等。

【临床表现】　本病好发于龟头黏膜和包皮内面，也可累及阴茎和整个会阴部。皮损为包皮发红、肿胀，龟头黏膜及包皮内侧红斑、充血、水肿甚至糜烂和渗出，继发感染后有脓性有臭味的分泌物产生。主要发生于青春期以后的青年和成人，亦见于小儿，尤多见于包茎或包皮过长者。自觉局部瘙痒、灼痛。一般无全身症状，严重者可有畏寒、发热等症状。见附页彩图 27-2。

常见有以下几种类型。

1. 急性表浅性龟头炎（acute superficial balanitis）　是龟头急性炎症，表现为局部水肿性红斑、糜烂、渗液，严重时出现水疱和大疱。继发细菌感染后易形成溃疡面，并有脓性分泌物。上述症状可因局部摩擦、包皮翻转不良、分泌物积聚，刺激创面而使炎症加重。自觉疼痛和压痛。局部炎症显著者，可伴有轻度全身症状。早期易误诊为单纯疱疹或固定性药疹。

2. 环状糜烂性龟头炎（circinata erosive balanitis）　临床上有两型，一种是 Reiter 病的早期黏膜表现；另一种是持久性、复发性龟头炎，伴环状或多环状损害，可有渗液及发臭之乳酪状包皮垢，日久破溃成浅溃疡。常因包皮翻转不良、分泌物局部聚积、继发感染而使症状加重，失去其环状特征而难与浅表性龟头炎鉴别。

3. 浆细胞性龟头炎（plasma cell balanitis or plasma cell balanitis of zoon）　是包皮内侧和龟头的一种炎症，表现为单个或多个经久不退的增殖性红斑，经过缓慢。皮损表面光滑，或潮湿或脱屑。浸润较明显，境界多清楚，不易破溃。损害表面可见特殊的似辣椒粉样的细小斑点，病理示密集的浆细胞浸润、毛细血管扩张、含铁血黄素沉积。该病理特点有诊断价值。

4. 云母状和角化性假上皮瘤性龟头炎（micaceous and keratotic pseudo-epitheliomatous balanitis）　好发于老年人，多有包皮环切术史。表现为龟头上出现被覆银白色云母状鳞屑的疣状赘生物，似银屑病样损害，可形成皲裂及溃疡，患处逐渐失去弹性，日久呈萎缩性改变。病理示表皮高度角化过度，呈假上皮瘤样增殖，伴表皮突延长及棘层肥厚。真皮上部慢性炎细胞浸润，无恶性改变。

5. 念珠菌性龟头炎（candidal balanitis）　可为原发，也可继发。该病与接触传染、继发感染有关，亦有与念珠菌感染的女性性交史。儿童此型较常见，多与局部不清洁有关。临床表现为红斑，表面光滑，边缘轻度脱屑，并有卫星状分布的丘疱疹和小脓疱，缓慢向四周扩大，境界清。腹股沟也可受累。急性发作时龟头黏膜呈水肿性红斑，境界不清，可有糜烂渗液。病变部位镜检和培养可找到菌丝和孢子。反复发作可引起包皮干裂、纤维化和硬化改变。

此外，阿米巴、滴虫感染也可致龟头炎。阿米巴性龟头炎多来自肠道阿米巴病，滴虫性龟头炎有与滴虫感染的女性性交史等。分泌物中可找到阿米巴原虫和滴虫。

【实验室检查】

1. 真菌检查　若查见菌丝或孢子，诊断为念珠菌性龟头炎。

2. 寄生虫镜检　若查见阿米巴原虫、滴虫，即为阿米巴性龟头炎、滴虫性龟头炎。

【诊断与鉴别诊断】　根据临床表现，实验室检查即可确诊。

本病与以下疾病鉴别。

1. 生殖器疱疹　由单纯疱疹病毒感染所致。反复发生的密集成群的小水疱破溃后形成糜烂面，无继发感染时可逐渐干燥结痂。

2. 固定性药疹　发病前有用药史。表现为龟头或包皮固定部位反复发作的红斑、色素沉着，有时有水疱或糜烂，停用过敏药及抗过敏治疗后可痊愈。

3. 淋病　偶可伴发龟头包皮炎，但以尿道炎为主，排尿时灼痛，且有黄绿色分泌物由尿道流出，尿道口周围皮肤黏膜红肿，多有不洁性交史或间接接触史，分泌物中可查到革兰阴性双球菌。

【治疗】

1. 一般治疗　注意保持局部清洁，避免刺激，防止感染。忌食辛辣刺激食物。

2. 局部治疗　急性期糜烂渗液者选用 1∶8000 的高锰酸钾液、2%～4%硼酸水、新霉素液、雷琐辛-依沙吖啶或 0.4%庆大霉素液湿敷。亚急性期的结痂浸润可用新霉素糠馏油糊剂。干燥脱屑者可用糖皮质激素软膏或复合制剂如显克欣。溃疡者用黏膜溃疡膏、酒花素等涂搽。浆细胞性龟头炎可外用钙调磷酸酶抑制剂。

3. 全身治疗

(1)阿米巴性龟头炎、滴虫性龟头炎患者，13 岁以上应用甲硝唑 0.2～0.4g/次，3 次/日，13 岁以下儿童 7.5～10mg/(kg·d)。

(2)念珠菌性龟头炎患者 12 岁以上口服氟康唑，150mg 顿服，3d 1 次或一周 1 次。儿童 3～6mg/(kg·d)，其中大于 4 周者一次 3mg/kg，一日 1 次；2～4 周一次 3mg/kg，每 2 日 1 次；小于 2 周者一次 3mg/kg，每 3 日 1 次(详见第 11 章第二节念珠菌病)。

(3)细菌感染者 13 岁以上可用青霉素 160 万～320 万 U，肌内注射，13 岁以下儿童 2.5 万～5 万 U/(kg·d)，或加入 5%葡萄糖液 500ml 中静脉滴注，亦可口服红霉素类或克拉霉素类。

4. 物理治疗　可选用特定电磁波治疗仪局部照射，每日 1～2 次，每次 30min，7d 为 1 个疗程。

5. 手术治疗　包皮过长及包茎患者，待炎症控制后择期做包皮环切术。

6. 中医治疗

(1)辨证论治

①肝经湿热证

治法：清热利湿，解毒消肿。

方药：龙胆泻肝汤加减，车前子、蒲公英各 20g，栀子、黄芩、泽泻、生地黄、黄柏各 10g，柴胡、木通、龙胆草各 6g，甘草 5g。

②阴虚热毒证

治法：滋阴清热，利湿消肿。

方药：知柏地黄汤加减，红藤、生地黄各 15g，知母、黄柏、山茱萸、淮山药、泽泻、茯苓、牡丹皮、薏苡仁、苦参、车前子各 10g。

(2)中成药

①龙胆泻肝丸：4.5g，3 次/日。

②知柏地黄丸：9g，2 次/日。

③苦参片：5 片，3 次/日。

(3)外用：马齿苋、芒硝、千里光各 30g，煎水外洗或湿敷；或黄柏、蒲公英、紫草、苦参、茵陈各 20g，煎水外洗，每天 2～3 次。

以上中药处方可供 13 岁以上患者用，13 岁以下患者用量参照总论酌减。

(刘　岩　郑凤兰)

二、女阴假性湿疣

女阴假性湿疣(pseudocondyloma of vulva)是 Ahmeyes 于 1982 年首先提出的，称为女阴乳头状多毛症(hirsuties papilliarl vulvae)，也有称之为女阴尖锐湿疣样丘疹或多毛状乳头瘤(hirsutoidpapillomas)，1987 年远藤显子等详细报道本病的病理改变，建议命名为假性湿疣。

【病因及发病机制】　其病因尚不明确。有认为是由于长期慢性炎症刺激引起，与念珠菌感染、慢性阴道炎、性交摩擦或泌尿系感染等有关。亦有认为与男性阴茎珍珠样疹是类似疾病，均属生理性异常。由于本病好发于青中年女性，偶有发生于青少年女性者。因此，有学者认为可能与激素水平有关，但均未能确定。

【临床表现】　本病对称分布于双侧小阴唇内侧皮肤黏膜处及阴道前庭，尿道口周围，也可累及阴道和宫颈。损害为密集分布的乳头状黏膜突起，白色或淡粉色，表面光滑湿润，不融合，呈小群分布，触之有颗粒感。通常分为五型，即苦瓜皮样型、鸡冠样型、锯齿样型、息肉样型、绒毛样或鱼卵样型。其他尚可见疣状、草莓状、砂粒状等形态。患者多无自觉症状或仅有轻度瘙痒。本病好发于青中年女性，偶发于青少年女性，未婚者多与各种阴道炎有关，已婚者常有各种阴道炎引起的白带过多或与性交摩擦等有关。该病有自限性，病程长。

【实验室检查】

1. 醋酸白试验　阴性。

2. 细胞学检查　宫颈及阴道细胞巴氏染色，结果未见凹空细胞、角化不全细胞及双核细胞。

3. 免疫组化　细胞内未检出 HPV 抗原。

4. PCR 技术　HPV-DNA 阴性。

5. 电镜观察　表皮可见薄层角化不全细胞，胞膜增厚，胞质中细胞器消失，基质的电子密度不一，核固缩。棘细胞浅层含有多少不等的糖原细胞。未见凹空细胞及病毒颗粒。基底细胞有时呈指状或分支的胞质性突起向真皮中延伸，周围有完整的基膜包绕。真皮内有以淋巴细胞为主的炎细胞浸润。

6. 阴道镜检查　阴道镜下假性湿疣分型如下。

(1)丝状增生型：多见于小阴唇内侧、尿道口或阴道口，呈对称密集分布的单丝状或小息肉状突起，直径 1～2mm，增生明显的突起物可长达 4～5mm，但无分支，互不融合，表面光滑呈淡粉色。如病变位于尿道口或阴道口，可见模糊的发夹状血管，涂醋酸后血管消失，病灶不变白。主要见于瘙痒症状重者。

(2)水疱状增生型：多见于小阴唇内侧黏膜，呈对称分布针尖大小的小水疱状隆起，水肿透亮，直径 1～2mm，表面有淡红色上皮披覆，隆起顶点有时可见模糊的点状血管，涂醋酸后血管消失，病灶不变白。主要见于病程短瘙痒轻者。

【组织病理】　黏膜上皮轻度肥厚，表皮角化过度，轻度的角化不全，无角化不良。棘细胞浅层可见空泡化的细胞有规律地均匀分布成网状，其核固缩偏心，无异型性改变。基底细胞增生不明显，无明显假上皮瘤样增生，有慢性炎细胞浸润。

【诊断与鉴别诊断】

1. 诊断　根据临床表现，实验室检查，组织病理即可确诊。

2. 鉴别诊断　本病与尖锐湿疣鉴别。

尖锐湿疣好发于外阴、阴道、宫颈、尿道口及肛周，散在或多处同时发病。有外阴瘙痒，白带增多，性交出血等症状。醋酸白试验阳性。阴道镜下有四种类型，即菜花样湿疣、宫颈的钉状湿疣、宫颈扁平湿疣、湿疣性宫颈炎或阴道炎。细胞学检查可见凹空细胞。免疫组化，PCR 检测均证实为 HPV 感染所致。组织病理表现：鳞状上皮呈乳头瘤样增生、棘细胞层增厚并可见局灶性分布的空泡细胞，细胞具有异形性，其细胞肿胀，核大深染。真皮血管扩张充血，大量炎细胞浸润。

【治疗】　本病为良性，有自限性，症状轻或无症状者除注意外阴卫生、保持清洁及避免刺激外，一般不需要特殊处理。若查见伴有滴虫、念珠菌等感染的病例，应对症处理。除去各种慢性炎症刺激，治疗合并症后，本病可减轻或消退。对于要求治疗者，可行激光、冷冻、电灼等物理治疗或外用细胞毒药物，均可治愈。

三、阴茎珍珠样疹

阴茎珍珠样疹(pearly penile papules)又名毛状阴茎(hairy penis)或多毛乳头状阴茎。本病为环绕阴茎冠状沟的光滑圆顶或毛样小丘疹，无任何症状的一种生理变异。亦有人认为本病与阴茎毛状乳头瘤(hirsutoid papillomas of penis)为同病异名。

【病因及发病机制】　原因尚未明确。过去本病被认为与皮脂腺有关，但从组织学上看不到皮脂腺毛囊结构。有学者认为是生理变异，也有学者认为可能与包皮过长有关，做过包皮环切术者较未做过此种手术者发病率低，但均未确定。

【临床表现】　本病好发于龟头后缘及冠状沟，为多数排列成行的小珍珠状半透明丘疹，形成不规则环形，将阴茎龟头及冠状沟部分或全部包绕。皮损为多数小而光滑的圆顶或赘形毛状或丝状丘疹，呈珍珠白、灰白、灰红色或正常肤色。直径 1～3mm，皮疹不融合。本病多发于青春期以后，以15～40 岁多见，也可见于幼童及老人。常在不知不觉中发现，大多无自觉症状。有学者进行过调查，发现部分正常男性(约 10%)不同程度有此症。张氏曾对 917 名劳教人员进行调查，阳性率 24%。该病病程长短不一，有在一年以内，也可达 10 年以上，病理经过中形态不变。

【实验室检查】

1. PCR 检查　HPV-DNA 阴性。

2. 醋酸白试验　阴性。

【组织病理】　损害中心为一正常结缔组织，周围包绕丰富的血管网及轻微的淋巴细胞浸润，上覆盖变薄的表皮，表皮中心菲薄，边缘处棘层肥厚，基底层无色素细胞。

【诊断与鉴别诊断】

1. 诊断　根据临床表现、实验室检查、组织病理即可确诊。

2. 鉴别诊断　本病应与以下疾病鉴别。

(1)尖锐湿疣(condyloma acuminata)：由人乳头瘤病毒引起，好发部位与本病相同。尖锐湿疣损害可增多增大，单个或多个不规则排列，非珍珠状，形成菜花状、鸡冠状、乳头状或颗粒状。表面湿润，有恶臭，倾向愈合。组织病理示鳞状上皮乳头瘤样增生、棘层肥厚，可见局灶性分布的空泡细胞。醋酸白试验阳性。HPV-DNA 检测证实是 HPV 感染所致。

(2)皮脂腺异位症(fordyce disease)：本病除发生于口腔黏膜外，也可见于阴茎龟头，且皮疹为黄色小丘疹，病理示正常皮脂腺聚集或具有不成熟腺泡的腺体，周围绕以结缔组织及小圆细胞浸润，这种腺体无分泌皮脂的功能。

【治疗】 本病为良性经过，不影响健康和性功能，又无自觉症状，因此，一般不需要治疗。平时注意局部卫生，忌辛辣刺激食物。包皮过长者可行包皮环切术。有包皮炎者对症处理。对于要求治疗者，可考虑手术、激光、电灼、冷冻治疗。但这些局部破坏性治疗易造成局部感觉或解剖学上的影响，甚至导致功能障碍，应慎重。

中医治疗可用马齿苋、大青叶、千里光各 30g，开水冲泡，凉后外洗；也可口服除湿丸或散结灵。

（许彦枝　陈　中　郑凤兰　王文氢）

参考文献

曹新.2010.儿童口腔溃疡治疗及分析[J].中国实用医药，5(23)：84-85.

李秉琦.2001.口腔黏膜病学[M].北京：人民卫生出版社，16.

沈永琴，赵艳红.2008.儿童创伤性溃疡 60 例临床分析[J].实用医学杂志，24(20)：3534-3535.

石四箴.2003.儿童口腔医学[M].2 版.北京：人民卫生出版社，139-142.

孙凯，蒋伟文.2013.慢性唇炎的临床进展[J].临床口腔医学杂志，29(6)：371-372.

韦祖印.2010.小儿口角炎的疗效观察[J].中国医药指南，8(17)：119-120.

吴娟，陈信，张云莲，等.2012.鱼肝油混合制剂在儿童口腔溃疡中的应用体会[J].中华全科医学，10(1)：26-27.

Dafar，Amal；Cevik-Aras，Hulya；Robledo-Sierra，Jairo；Mattsson，UIf；Jontell，Mats. 2016. Factors associated with geographic tongue and fissured tongue[J]. Acta Odontol Scand，74(3)：210-216.

Feil ND；Filippi A. 2016. Frequency of fissured tongue(lingua plicata)as a function of age[J]. Swiss Dent J，126(10)：886-897.

第28章 营养内分泌和代谢性皮肤病

一、播散性黄瘤

播散性黄瘤(xanthoma eisseminatum)是原发性非家族性正常血脂性黄瘤病的一种,为非朗格汉斯细胞组织细胞增生性疾病,细胞内有继发性脂质沉积。以广泛的皮肤黄瘤伴尿崩症为其特征,无系统性脂质代谢障碍。

本病较少见,发病年龄在5～25岁。男女比例约为2∶1。

【病因及发病机制】 发病原因不明,无遗传和系统性脂质代谢障碍的依据。可能是组织细胞原发性异常增生,细胞内有继发性脂质沉积。

【临床表现】 皮损为黄色、橘黄色或棕黄色丘疹或结节,初期散在分布,随病情的发展融合成斑块状,直径大小为1～5cm。主要发生于腹股沟、腋窝、肘窝、腘窝和颈等肢体较大的关节皱褶处。对称分布,约1/3的病人累及唇红、口腔、咽喉、呼吸道黏膜或眼结合膜等处。严重的可引起呼吸困难或吞咽困难,甚至窒息,危及生命。另有1/3的病人黄瘤细胞侵及第3脑室底部和漏斗部,导致下丘脑-垂体轴受累,从而继发尿崩症。临床上出现多饮、多尿,但症状较轻且多为暂时性,可随皮损的消退而缓解。本病一般病程持久,多数皮疹及尿崩症经数年后会自然缓解或消退,预后良好。见附页彩图28-1。

【实验室检查】 大部分患者血脂正常,仅有少数病例可有胆固醇及全血脂增高。

【组织病理】 早期损害仅见组织细胞增生,伴各种炎性细胞浸润,而无脂质沉积。晚期在真皮中可见充满脂质微粒的单核泡沫细胞(黄瘤细胞)。亦可见多核呈环状排列的杜顿(Touton)巨细胞和炎性细胞。免疫组化显示S-100蛋白和CD1a阴性,而CD68、CD11b、CD11c、CD14、溶菌酶、MAC-387、α_1-抗胰蛋白酶和Ⅻa因子等单一核细胞和巨噬细胞抗原呈阳性表达。

【诊断与鉴别诊断】

1. 诊断 本病多见于青少年,好发于身体屈侧较大皱褶处,黏膜及中枢神经系统可受累,皮损为泛发性、米粒至豌豆大的黄红色、棕黄色丘疹或结节等,部分可有尿崩症,若皮损发生于呼吸道黏膜或咽部可造成呼吸、吞咽困难,血脂和胆固醇均正常。组织病理表现为组织细胞增生,可见泡沫细胞和Touton巨细胞,根据以上特征,基本可以确诊。

2. 鉴别诊断 主要与幼年黄色肉芽肿、多发性组织细胞瘤、朗格汉斯细胞组织细胞增生症等鉴别,后者具有眼球突出、颅骨缺损,组织病理改变中见嗜酸性粒细胞浸润,免疫组化染色S-100蛋白和CD1a阳性等特征,可助鉴别。

多发性组织细胞瘤能自然消退,皮损无成群融合倾向。病理上呈单一组织细胞浸润,无多核巨细胞。

幼年黄色肉芽肿又称痣内黄色内皮瘤,发病年龄较早,可在出生时或出生不久发病。皮疹数较少,好发于伸侧,互不融合,无尿崩症,系统损害轻,极少累及内脏,多数在青春发育期后自行消退。

【防治】 对皮损数目少而局限的,因部分损害数月或数年后可自然消退,应观察不必处理;对持久不退面积较小的损害可酌情采用电分解、电烧、电凝、激光、液氮冷冻或外科手术切除等。

文献曾报道多种治疗方法,如系统应用糖皮质激素、降血脂药、长春新碱、硫唑嘌呤、环磷酰胺、甲氨蝶呤、苯丁酸氮芥、抗疟药及皮损内注射γ干扰素、放疗等,但均不能改变病程和预后。

对合并高脂蛋白血症者,应注意饮食控制,给予低脂、低糖饮食。由于乙醇能刺激脂肪通过肝合成β脂蛋白,因此应忌酒。增加蛋白质饮食。同时给予降脂类药物。尿崩症可用垂体后叶素控制;亦可采用中药如杜仲、首乌、虎杖、丹参、首乌藤、泽泻、山楂等活血化瘀、利水通淋等辨证施治。

(刘 强 褚京津 张晓光)

二、幼年性黄色肉芽肿

幼年性黄色肉芽肿(juvenile xanthogranuloma,JXG)又名痣性黄色内皮瘤(nevo-xanthoendothelioma)、幼年黄色瘤病(juvenile xanthoma)。常发生于出生时或婴幼儿,不经治疗皮疹多在3年内消退。在1～2岁损害可自行消退。

【病因及发病机制】 JXG的发病机制和细胞的来源尚不清楚。有学者认为发病原因包括病毒、物理刺激、毒血症等,但均无明确证据。细胞来源目前认为是单核巨噬细胞、浆细胞样单核细胞、真皮树突状细胞和未定类细胞,有学者报道浆细胞单核细胞来源可能性更大。

由于可在部分组织细胞增生症的患者中发生黄色肉芽肿的损害,故有学者提出本病是一种以皮肤表现为主的良性组织细胞增生症。大量证据提示本病是一种反应性疾病而非肿瘤。少数患儿可合并神经纤维瘤和造血系统病变,一般无血脂代谢障碍。

【临床表现】 常在新生儿或出生6个月内发生圆形或椭圆形丘疹或结节,直径4～20mm。境界清楚,颜色初为红或黄色,以后变成橘黄、棕黄,皮疹发展迅速,可由数个增多到数百个,并成批出现。皮疹好发于颜面、头皮、躯干、四肢伸侧,黏膜也可受累,如腭、外阴、肛周等。罕见黄色瘤家族史。见附页彩图28-2。

若病变累及皮肤以外的组织和器官,称为系统性幼年性黄色肉芽肿(SJXG),皮疹可有可无,临床很少见。有皮损者皮损总是先于内脏损害出现,是否出现皮损与内脏器官受累部位、数量及严重程度无关,大多数患者皮疹与JXG无区别,但迟发性者(>10岁发病)皮疹数目较少,很少自行消退,可渐长至4～6cm大小结节,个别皮损成溃疡,大结节皮损更常见于SJXG患者。

受累部位除皮下组织外,还有中枢神经系统、眼、肝、脾、肺、睾丸、心脏和心包膜等较易受累。中枢神经系统JXG是SJXG中除皮下组织外发病率最高的,大多数病例为多发性弥漫性颅内损害,可累及大脑、小脑、脑室周围和脑干,尚可累及脊髓和软脑膜,肝、脾和肺部病变较少引起严重的临床后果。相反,中枢神经系统病变可能引起严重的并发症,如癫痫、共济失调、硬膜下出血、颅内压增高、发育迟缓、糖尿病性味觉丧失、复视、记忆力丧失、面神经痛和偏瘫等。中枢神经系统疾病可在皮肤病变出现的数月至数年后发生。

眼损害位于眼睑、眼眶、巩膜、角膜和虹膜等处,肉眼损害须经CT或磁共振检查方可发现。可导致虹膜炎、前房积血、结膜发红和流泪,间质浑浊变色,也可波及睫状体,导致青光眼,甚至失明。

肝脾JXG:表现为弥漫性肝脾大,超声波、CT或磁共振检查可见多个结节弥散分布于肝脾之中,结节的超声波特征是低回声或混合性回声,或中心有回声,周边低回声;病理检查为典型JXG表现,患者多无主观不适及肝功能异常,个别患者有血清白蛋白降低或血小板减少,有学者认为白蛋白减少是肝功能障碍的表现,血小板减少则是脾功能亢进的表现,也有人认为脾大可能为门脉高压所致。

少数患儿可有肺部浸润,临床多无症状,超声波、X线、CT和磁共振可发现肺部多发性实质性包块,大多数病例均是经皮疹活检确诊,再根据肺部影像表现做推断性诊断,发病于非婴幼儿年龄阶段患者的肺病变,须注意和肺部转移性肿瘤鉴别。

其他还可伴有睾丸肿胀或心包膜浸润,也可合并神经纤维瘤和骨髓增生性疾病如幼年性慢性髓性白血病、色素性荨麻疹、胰岛素依赖性糖尿病、巨细胞病毒感染。JXG合并神经纤维瘤者患幼年性慢性髓性白血病的危险性增加20～32倍。

仅有皮肤损害及黏膜损害者,一般在2岁内可自然消退,遗留少许色素沉着或轻微萎缩,亦可不留痕迹。

【实验室检查】 血浆中胆固醇和脂质均正常,但胡萝卜素量常增高。

【组织病理】 组织病理学上表现为分散片状组织细胞浸润,波及或集中到网状真皮和皮下组织浅层,可见数量和分布不同的Touton多核巨细胞和异物巨细胞、泡沫细胞,在有的巨细胞核呈花环状,为本病典型特征。组织细胞间杂以淋巴细胞和嗜酸粒细胞浸润。早期损害以大的组织细胞为主,晚期损害纤维化病变明显。电镜检查无Birbeck颗粒、S100蛋白阴性,可与朗格汉斯细胞性组织细胞增生症鉴别。

【皮肤镜检查】 最具特色的JXG皮肤镜特征被形容为"夕阳外观",包括苍白黄色球形云,代表真皮浅层充满脂质的组织细胞、色素网状结构和白色条纹显示灶性纤维化。

【诊断与鉴别诊断】

1. 诊断 皮损为单个或多个红色或黄色小丘疹及结节,或增大成浸润性斑块或肿瘤状。好发于四肢伸侧、颜面、头皮、躯干等处。亦常泛发于全身,累及眼及内脏。出生时或出生后数周内发病,血脂不高,偶见家族高血脂史。1～2岁可自然痊愈,预后较佳,根据以上特点不难诊断。

2. 鉴别诊断 本病应与家族性高胆固醇血症黄色瘤鉴别,后者好发于肢体伸侧,如肘、膝及臀部,损害较大，病情呈渐进性，有明显家族史。镜下以增生的泡沫状组织细胞为主，部分病变内可见多核巨细胞，可见细胞外胆固醇性结晶沉积。而 JXG 一般无高胆固醇血症，也无细胞外胆固醇性结晶沉积。

与朗格汉斯细胞性组织细胞增生症的亚型（勒-雪病）的鉴别是后者除有类似本病的皮损外，还有出血性、脂溢性损害，全身症状严重，免疫组化示 S100 和 CD1a 均阳性，超微结构见 Langerhans 颗粒。

与色素性荨麻疹的鉴别是后者摩擦色素沉着损害处会出现明显的风团。

【治疗】 目前多数学者认为大部分损害可长期保持稳定状态，部分损害可自发消退，不需要治疗。手术切除是孤立性或局限性病变的最主要治疗手段。

对于 SJXG 的治疗意见尚未统一，仅在肿块进行性增大，或在中枢神经系统、眼等重要器官造成占位性或侵蚀性损害，致功能严重障碍或组织破坏，需要积极进行治疗，可切除、局部或全身使用糖皮质激素、抗肿瘤药物（长春碱、依托泊苷、6-巯基嘌呤、甲氨蝶呤、环孢素 A 等），使用时必须仔细权衡疗效和药物的不良反应。已治疗的病例，少数损害完全消退，部分损害缩小，大部分损害保持稳定，能保证患儿正常生长发育。

（刘　强　褚京津　张晓光）

三、皮肤卟啉症

皮肤卟啉症（cutaneous porphyrias）又名血紫质症，是遗传性或获得性血红素生成过程中不同酶的缺陷造成的卟啉及其前体过度增加的一组代谢性疾病。

【病因及发病机制】

引发卟啉症的原因有内源和外源之分，内源性多为遗传上的缺陷，影响到某些酶的活性，构成了红细胞生成性和部分肝性卟啉症的发病因素。如近年发现先天性红细胞生成性卟啉症由一种新基因型所致，如等位基因启动子（-76G→A）突变，和 G225S 外显子错义突变，使亚铁螯合酶缺陷、尿卟啉原Ⅲ合成酶出现活性缺陷，卟啉Ⅰ异构体在体内非生理性蓄积从而引起光毒性反应。外源性因素主要是药物等化合物（乙醇、巴比妥类、磺胺类、氯喹、灰黄霉素、己烯雌酚及某些农药等）损伤肝代谢功能，诱发或加重本病。卟啉及其前体物质在体内堆积可弥散入真皮和表皮，从光线吸取能量而处于激发状态，产生光敏感性皮肤反应。

【临床表现】 临床上根据患者体内增加的卟啉和卟啉前体来源，将卟啉症分为红细胞生成型和肝型，前者来源于骨髓，后者来源于肝。

红细胞生成型又分为红细胞生成性卟啉症、红细胞生成性原卟啉症和红细胞生成性粪卟啉症三种。

肝型又分为急性间歇性卟啉症、混合性卟啉症、迟发性皮肤卟啉症和遗传性粪卟啉症四种。

本章主要介绍红细胞生成原卟啉症和迟发性皮肤卟啉症。

1.红细胞生成性原卟啉症（erythropoietic protoporphyria，EPP）：是儿童期最常见的卟啉症。常有家族史，通常为不完全外显率的常染色体显性遗传，少数为隐性遗传。男女发病率几乎相等，平均发病年龄 2.6 岁，并多于 10 岁内发病。该病为血红素生物合成途径中第 8 个酶-亚铁原卟啉合成酶（Fc）缺陷所致。编码基因位于染色体 18q21.3 或 q22，突变基因编码的 Fc 活性显著下降。

临床特征性表现为皮肤在光晒后 5～30min 面部及其他光暴露部位发生灼热或针刺感，伴有红斑、瘀斑、水肿性风团样斑块或多形性日光疹等改变，严重的可引起水疱、溃疡、痘疮样或湿疹样皮损，反复发作后形成线状或环形瘢痕、指关节及鼻部皮肤呈蜡样增厚等，伴色素沉着或减退。皮损好发于鼻、唇红缘、颊和耳翼、手背等暴露部位，口周皮肤起皱、皲裂。一般在夏季发病，冬季减轻或自愈，预后较好，部分伴发胆囊炎和胆石症。

2.迟发性皮肤卟啉症（porphyria cutanea tarda，PCT）：又称获得性卟啉症或症状性皮肤卟啉症。是卟啉症中最常见的一种类型，临床以皮肤的光敏性损害为主，少数伴有肝大，糖尿病。多种化学物质或药物特别是乙醇会诱发本病的急性发作。由于起病多在 20～30 岁，未涉及儿童，故从略。PCT 为血红素生物合成途径中第 5 个酶——尿卟啉原脱羧酶（URO-D）缺陷。URO-D 催化尿卟啉原Ⅲ醋酸侧链的四组羧基顺序脱羧，形成粪卟啉原Ⅲ。

PCT 特征性的损害为光暴露部位迟发的光毒性反应：皮肤脆性增加、水疱、溃疡、愈后瘢痕、粟丘疹、多毛、瘢痕性脱发、色素沉着及硬皮病样损害等，这些临床表现严重程度不一。疾病后期，由于乙醇、雌激素及丙肝病毒（HCV）感染等外来因素的影响，肝功能也会出现异常，少数患者形成肝硬化，尤其好发于合并 HCV 感染者。特征性的生化指标为尿卟啉水平显著增高（URO Ⅲ＞URO Ⅰ），粪中出现异粪卟啉。

【实验室检查】

1. 红细胞生成性卟啉症　尿、粪及红细胞内Ⅰ型卟啉增加，尿排泄大量尿卟啉Ⅰ和少量粪卟啉Ⅰ，呈粉红色或葡萄酒色。大便排泄粪卟啉Ⅰ超过尿卟啉Ⅰ。尿及粪中不含异粪卟啉及URO-D活性正常可区别于HEP。因溶血性贫血，外周网织红细胞增加，骨髓、周围血红细胞荧光检查均可见红色荧光。

2. 红细胞生成性原卟啉症　红细胞内游离原卟啉升高，正常人每100ml血细胞比容含原卟啉35mg，患者则高达几百至几千倍。血浆和粪中原卟啉也可增加，粪卟啉轻度增加，而尿中卟啉阴性。在Wood灯下，骨髓正成红细胞及外周红细胞显短暂(10～15s)橘红色荧光。皮肤日光照射后再用Wood灯检查可显示荧光。

3. 迟发性皮肤卟啉症　尿中排泄大量的尿卟啉，主要是Ⅰ型尿卟啉，也可见Ⅲ型尿卟啉，尿中粪卟啉轻度增加。将尿液置于Wood灯下，出现珊瑚色或粉红色荧光。血清铁浓度升高。肝功能可见异常。

【组织病理】　各型卟啉症的组织病理相同，差异取决于疾病的严重度，主要改变为真皮上层和乳头层的血管壁及周围有PAS阳性和耐淀粉酶的嗜酸性均质物沉积。

直接免疫荧光DIF检查，曝光部位皮肤血管壁和真表皮交界处基底膜带上有免疫球蛋白(IgG)沉积，偶有补体沉积。

【诊断与鉴别诊断】

1. 诊断　卟啉症的表现繁多，各型之间存在着区别，在儿童期发生光敏感性大疱性疾病，特别是伴有肢体残损、红齿等表现者应考虑到红细胞生成型一类卟啉症。若成人出现光敏感性皮肤病，伴有多毛、色素沉着等表现时应考虑肝型卟啉症。

2. 鉴别诊断　红细胞生成性卟啉症应与大疱性表皮松解症相鉴别，后者无光敏感性、红齿和尿中卟啉。红细胞生成性原卟啉症与多形性日光疹鉴别在于后者原卟啉检查为阴性。迟发皮肤卟啉症、混合性卟啉症应与烟酸缺乏症鉴别，后者无多毛、散发胶样粟丘疹和尿卟啉等。肢端硬皮病无光敏感性、瘢痕，尿中无卟啉，可与有类似硬皮病表现的卟啉症相鉴别。

【治疗】　对卟啉症的治疗原则是：去除诱因、避免过劳和精神刺激，防止感染，忌用诱发药物，避免日光及紫外线照射。

1. 红细胞生成性原卟啉症　可用大剂量β胡萝卜素及N-乙酰半胱氨酸等自由基清除剂。研究显示半胱氨酸可使患者光耐受时间明显延长，并较β胡萝卜素价格低廉且无皮肤黄染，可作为β胡萝卜素的替代治疗。考来烯胺(消胆胺)可增加原卟啉排泄，但因其严重影响脂溶性维生素吸收，因而仅限于原卟啉极度升高或并发肝损害时使用。目前较新的治疗方法为TL-01光线疗法，它利用窄谱中波紫外线[波长(312±2)nm]诱导EPP患者光耐受时间延长。

2.迟发性皮肤卟啉症　应避免使用诱发药物，葡萄糖负荷和羟高铁血红素可能有效，放血疗法无效，可口服氯喹和外用遮光剂。

急性卟啉症对症处理无效时，静脉给予高铁血红素4～8mg/(kg·d)，连续4d，可反馈抑制ALA合成酶，减少卟啉及其前体的生成。血红素精氨酸因具较高的稳定性，更优于高铁血红素。锌原卟啉与血红素精氨酸同时使用可延长缓解时间。

(刘　强　张晓光)

四、皮肤淀粉样变性病

皮肤淀粉样变性病(cutaneous amyloidosis)，本病系由淀粉样蛋白沉积在一种或多种组织、器官内引起的病变和症状。按沉积物性质及沉淀部位基本上分为两大类：系统性淀粉样变性病和限局性淀粉样变性病。前者累及的器官系统包括肾、肝、神经系统、心脏，表现为肝大、舌肿大、顽固性腹泻、消化道出血、大量蛋白尿、心力衰竭、心律失常，超声心动图提示室间隔增厚、心包积液、双侧胸腔积液、肢体麻木、肌力降低，肌电图显示神经源性损害、乏力、体重减轻、双下肢水肿等。

这里我们主要讨论原发性皮肤淀粉样变性病。

【病因及发病机制】　病因未明，遗传因素、机体免疫机制紊乱、表皮摩擦损伤、环境因素(高温、高湿度、日晒等)均与本病有关。

原发性局限性皮肤淀粉样变性病曾发现家族中几代人患病，可能属常染色体显性遗传。皮肤异色病样淀粉样变性病为常染色体隐性遗传。遗传性系统性淀粉样变性病根据不同类型，有的是常染色体显性遗传，有的是隐性遗传。

引起皮肤淀粉样变性病的是一种类蛋白，为均匀无结构的、玻璃样透明的物质，电镜下由紧密交织的纤维排列而成。淀粉样纤维为蛋白成分，主要有AL (amyloidosis light chain protein)、AA (amyloidosis associated protein)两种。原发性淀粉样变性由 AL 蛋白构成,而由 AA 蛋白构成的淀粉样变性为继发性,常继发于慢性化脓性感染、类风湿关节炎、溃疡性结肠炎、慢性尿道感染、家族性地中海热和慢性骨髓炎等。AL 蛋白与刚果红亲和力高,易着色,而 AA 蛋白与刚果红结合差,不易染色,临床上常用此法来间接区分原发和继发淀粉样变性病。依据形成淀粉样变性物质前体的化学结构分类是目前最新、最合理的分类方式,但该分类法应用于临床尚有困难。

【临床表现】 原发于皮肤的淀粉样变性又可分为局限性和系统性两种类型。局限性皮肤淀粉样变性包括苔藓样淀粉样变性、皮肤异色症淀粉样变性、结节型皮肤淀粉样变病、斑状淀粉样变性、肛门骶骨部淀粉样变性(后两者属苔藓样淀粉样变性的轻型)等。

1. 苔藓样淀粉样变性 中年人多见,两性均可见,对称分布于胫前,臂外侧、腰背和大腿、龟头等处也可累及,小腿和上背的皮疹沿皮纹呈念珠样排列,具特征性。初为褐色斑疹,渐隆起成半球形、圆锥形或多角形丘疹,质硬、表面光滑发亮似蜡样,顶端多有黑色角栓,剥离后留脐样凹陷。自觉瘙痒或剧痒。

2. 斑状淀粉样变病 好发于中年以上女性,主见于背部肩胛间区、四肢伸侧,为成群的 1～3mm 褐色斑,可融合成网状或波轮状,自觉轻度至中度瘙痒。

斑状型和苔藓样型关系密切,组织病理学特征相同,可以互相转变。如两者同时存在,称混合型皮肤淀粉样变性病。

3. 皮肤异色病样淀粉样变性病 1936 年 Marchionini 等报道 1 例"苔藓样皮肤异色病淀粉样变性病",1959 年 Rock 命名本病。本病临床上有两类,一是出生后至青春期发病,另一为成年发病,皮损特点可见皮肤萎缩、毛细血管扩张、色素沉着和色素减退等皮肤异色病样改变,并有苔藓样丘疹、水疱等损害。主要分布于四肢,男性多见,发病缓慢。出生后到青春期发病者,除皮肤异色、淀粉样物沉积、水疱、掌跖角化之外,还有对光过敏和身材矮小,为常染色体隐性遗传,属伴有皮肤淀粉样变性的综合征,皮肤以外表现已被证明不属淀粉样蛋白沉积性质。

4. 结节型皮肤淀粉样变性 亦称淀粉样瘤,是由皮肤局部浆细胞产生的免疫球蛋白轻链来源的淀粉样蛋白沉积引起,约有 15%沉积于内脏,转化为系统型。皮疹为黄色或肤色结节,表面光滑,可位于头部、面部、躯干和四肢,自觉瘙痒。另外可有黏膜表现,早期出现巨舌、牙龈肿胀,或掌指屈面蜡样光泽浸润性斑块,皮肤苍白,出现水疱、肿块、脱发、捏掐紫癜、皮肤斑状钙化等。可单发或多发,国内报道以局限性居多、泛发全身者少见。

5. 肛门骶骨部淀粉样变性 好发于日本和中国,60 岁以上男性多见,发生在肛门、骶骨处,表现为角化过度性暗褐色色素沉着斑,以肛门为中心呈放射状或扇形线条排列,自觉瘙痒或不痒。

6. 遗传性系统性淀粉样变 与皮肤病有关的有以下类型。

(1)家族性地中海热:本类型是一种常染色体隐性遗传病。皮肤可出现下肢丹毒样损害及荨麻疹、过敏性紫癜和血管炎引起的结节样损害,伴有间歇性发热,并有发生腹膜炎、胸膜炎、滑膜炎和肾淀粉样变性的倾向。

(2)Muckle-Wells 综合征:起病于 10 岁以内,为常染色体显性遗传。临床表现为周期性荨麻疹、发热和四肢疼痛。伴有进行性感觉神经性耳聋和肾淀粉样变性。

【组织病理】 苔藓样和斑状皮肤淀粉样变的无定形、透明沉积物局限于真皮乳头,大小不等,半球形、圆锥形、团块形或带状,与表皮间有裂隙。HE 染色呈浅粉色,甲基紫或结晶紫染色成鲜明的紫红色,刚果红染色砖红色,偏光显微镜检查呈果绿色双折光物质。表皮萎缩变薄,基底细胞液化变性和色素失禁明显,不累及血管和附属器。

【诊断与鉴别诊断】

1. 诊断 根据典型临床特征和 Nomland 试验[将 1.5%刚果红溶液注入可疑皮疹(皮内),24～48h 后在有淀粉样蛋白处残留红色,用皮肤显微镜观察,阳性率达 80%],组织病理表现或电镜检查显示淀粉样蛋白丝即确诊。

2. 鉴别诊断 应与慢性单纯苔藓、肥厚性扁平苔藓、胶样粟丘疹、炎症后色素沉着等病鉴别,其鉴别方法主要依靠组织病理检查有无淀粉样蛋白沉积。

【治疗】 尚无有效治疗。维 A 酸、二甲基亚砜、局部糖皮质激素外用、皮肤磨削术是目前治疗皮肤淀粉样变性可供选择的方法,但只能部分和短期缓解皮损和症状。

1. 对症处理 对瘙痒明显者可用抗组胺药物减轻瘙痒。对皮损广泛和症状严重者可进行静脉封闭,每日 1 次,10d 为 1 个疗程。外用 0.1%维 A 酸霜及糖皮质激素霜剂或与焦油制剂混合封包等可获一定疗效。低分子右旋糖酐与丹参注射液静脉滴注也有一定疗效。孤立性结节斑块可手术切除。局部皮损内注射糖皮质激素也可获得一定疗效。对苔藓性淀粉样变性皮损必要时可用皮肤磨削术。一些临床病例显示，多种类型激光治疗皮肤淀粉样变性有效，例如二氧化碳激光、532nm 激光、脉冲染料激光等。但是激光疗效的确切性以及对不同型别选择哪种类型激光尚无定论，还需要进一步双盲随机对照研究进行佐证。近有报道应用 CO_2 激光治疗皮肤淀粉样变有一定效果。

2. 秋水仙碱可预防地中海热患者病情发作 但还没有证据表明它是否能阻止淀粉样物质沉积。

3. 中医疗法

(1)服用当归片、地龙片，青春期每次各 4～5 片，同时加服二陈丸 9g，儿童酌减。

(2)当归、赤芍、白芍、苍耳草、豨莶草、地肤子、生山楂、枳壳、生薏苡仁、麦芽、生甘草。煎服，每日 1 次。

（刘 强 张晓光）

五、维生素 A 缺乏病

维生素 A 缺乏病(hypovitaminosis A)又名蟾皮病，是由于维生素 A 缺乏导致的疾病。

儿童对维生素 A 的每日需要量相对较多，主要是因为正处在生长发育的旺盛时期。年龄小于 1 岁，每日需 660 国际单位；1～2 岁每日需 1100 国际单位；2～3 岁每日需 1330 国际单位；3～5 岁每日需 1700 国际单位；5 岁以上每日需 2200 国际单位。成人每天需要维生素A4500～5000U。

【病因及发病机制】 维生素 A 是一种较复杂的不饱和一元醇，包括维生素 A_1 和维生素 A_2，化学性质较稳定，耐酸、耐碱、耐热，不溶于水，在油脂中稳定。维生素 A 是维持皮肤与黏膜正常功能所必需的物质，尤其对上皮细胞的角化功能维持十分重要，缺乏维生素 A 可使皮肤干燥、毛孔角化，汗腺与毛囊萎缩，毛发变枯黄等，眼可发生干燥、角膜溃疡等症状。维生素 A 影响角朊细胞生长分化，使细胞膜不稳定释放溶酶体酶，此酶与粒层细胞溶解有关。另外维生素 A 还有促进生长发育、骨骼生长、维持人体的正常视力、提高人体抗病能力等生理功能。

造成维生素 A 缺乏的原因可以是食物中含量不足或体内吸收不良(慢性肠炎、肝胆疾病等)，影响维生素 A 的吸收；或体内胡萝卜素转化为维生素 A 的功能发生障碍等；或是体内对维生素 A 的消耗过多，如妊娠、哺乳、儿童发育期及各种慢性消耗性疾病(甲状腺功能亢进、长期发热等)。

【临床表现】

1. 毛囊角化 维生素 A 缺乏最常见的症状为皮肤干燥、脱屑、皲裂等，最明显的是毛孔角化症，在躯干和四肢伸侧有暗褐色或暗红色毛孔角化的丘疹，绿豆大小，呈圆锥形或钝圆形。周围无炎性反应，一般无自觉症状，对称发生。角化丘疹密集时，犹如蟾蜍(癞蛤蟆)的皮肤，因而有学者称其为蟾皮病。毛发可发干、发黄，甚至脱落稀少。指甲可变形，发生脆甲症、甲分离等症状，皮脂腺和汗腺的分泌可减少。口腔黏膜与咽峡部可发红，有慢性炎症症状。

2. 眼干燥症 眼睛对维生素 A 缺乏最敏感。维生素 A 缺乏时，使泪液不能正常分泌而致眼发干、眼结合膜发干、角膜云翳，Bitot 斑(Bitot's spots 即球结膜三角形灰色泡沫状斑，内含角化上皮)，甚至形成溃疡。该病病程常呈慢性，数月至数年不等，如原发病因得到纠正，可渐渐消失。

3. 夜盲症 维生素 A 缺乏的早期或者轻微的病变主要表现在暗适应能力差，严重时在暗处完全看不见物体，即为夜盲症。

4. 其他病变 维生素 A 缺乏会影响患儿的生长发育，使其生长速度迟缓，骨骼和牙齿发育不良，头发干燥失去正常的光泽。维生素 A 缺乏时，患儿的免疫力降低，肺炎、腹泻的发病率明显高于正常儿童。

【实验室检查】 血浆维生素 A 水平低于每升 100μg(正常 200～400μg)，暗适应试验异常。

【诊断与鉴别诊断】 应与毛囊角化病、小棘苔藓相鉴别。毛囊角化病是遗传性疾病，常发生在发育期，主要在肩臂部、臀股外侧有暗红色尖顶毛孔角化丘疹，对称发生。小棘苔藓一般发生于儿童，为成簇的带有小刺的毛孔角化性丘疹斑片。手摸之犹如锉刀的尖刺状。项部、肩部和臀部好发。以上疾病临床表现和组织病理上不同，但其与维生素 A 的代谢关系尚不明确，可能均有一定关系。

【治疗】 食物中含维生素 A 不足者或体内消耗过多者，宜多服含维生素 A 多的食物。有消化、吸收障碍者宜纠正原发疾病，同时补充较多量的维生素 A，除食物、鱼肝油等口服外，可肌内注射维生素 A 5 万～10 万国际单位，每日或隔日一次，可持续 1～2 个月。其他维生素也可酌情同时给予。皮损处可外搽 0.05%～0.1%的维 A 霜或 10%～15%尿素霜。口服预防用量:0～3 岁,每日 2000U;4～6 岁,每日 2500U;7～10 岁,每日 3500U。口服治疗剂量可按每日 5000U/kg 给药。皮肤损害可外用 10%鱼肝油软膏、0.025%～0.1%维 A 酸、5%水杨酸软膏。

中医治疗:有血虚证者,以养血为主,佐以益气法治疗。当归丸、十全大补丸、四物汤、血燥方等均可采用,长期服用。阴虚有内热者可用养阴清肺汤、六味地黄丸等治疗。中药苍术、白术、枸杞子、五灵脂等均含有较多的维生素 A,可选用。可多食用含维生素 A 较多的羊肝、猪肝等动物肝、牛奶、蛋类食物。

(李美洲　张晓光)

六、维生素 A 过多症

维生素 A 过多症(hypervitaminosis A)指儿童维生素 A 量过大(如每日 30 万 U)及服用过久(3 个月以上),会引起骨、黏膜、皮肤及神经系统等方面的病变。

【临床表现】

1. 急性型　因一次过量摄入引起。摄入数小时后,出现颅内压增高的症状,如头痛、呕吐、前囟隆起、头围增大、骨缝分离等症状,其次为恶心、晕眩、易激惹或嗜睡、两眼内斜视、眼球震颤、复视等,一旦停用维生素 A,症状迅速好转。

2. 慢性型　6 个月至 3 岁发病率高。临床表现多种多样,突出之一为转移性骨痛,可伴软组织肿胀,有压痛但无红、热,多见于前臂和小腿,在儿童,X 线检查时骨皮质增厚,少数有骨质疏松;成人虽然骨与关节疼痛明显,但 X 线检查无变化。皮肤损害较常见,在儿童,皮肤油光,因奇痒而多搔抓,有脱屑及色素沉着;成人皮肤干燥,毛囊性过度角化,糠秕状脱屑。多数患者毛发干枯脱屑,口唇干裂脱皮,食欲锐减,神萎,易激惹,体重减轻。可有肝脾大,鼻出血,眼内斜视,全身水肿等。

【诊断与鉴别诊断】

1. 诊断　只要对本病有一定的警觉,根据过量摄入维生素 A 的病史及临床表现不难诊断。必要时可做血维生素 A 测定,明显升高。X 线检查亦有助于诊断。

2. 鉴别诊断　骨痛须与坏血病鉴别,毛囊性过度角化须与维生素 A 缺乏症鉴别。

【治疗】　一经确诊,立即停用维生素 A 及含维生素 A 丰富的食物,如鱼肝油,1～2 周后,症状可迅速消退。

【预防】　大力宣传营养知识,婴幼儿服鱼肝油应适量。

(李美洲　张晓光)

七、维生素 K 缺乏病

维生素 K 缺乏病(vitamin K deficiency)又名维生素 K 缺乏症(Avitaminosis K),是由于体内维生素 K 缺乏时引起的皮肤及内脏出血性疾病。

【病因及发病机制】　维生素 K 为脂溶性物质,在体内作为一种辅酶,通过肝参与凝血酶原(凝血因子Ⅱ、凝血因子Ⅶ、凝血因子Ⅸ、凝血因子Ⅹ等)的合成,稳定凝血机制。由于其来源比较广泛,自然界含叶绿素丰富的蔬菜如苜蓿、菠菜中维生素 K 含量很高,同时由于正常人消化道中的细菌也能合成维生素 K,而人体需要量也不多,每日有 1mg 左右即可,故单纯因摄入不足引起维生素 K 缺乏的病例较少见。但在临床上仍会因长期不食绿叶蔬菜(包括哺乳儿);或长期应用广谱抗生素及磺胺类药物,或使用拮抗药(如阿司匹林、香豆素类)大量杀死消化道中可制造维生素 K 的细菌引起维生素 K 缺乏而发病。

【临床表现】　维生素 K 轻度缺乏在临床上无出血现象,仅能借助测定凝血酶原时间的延长来确定。当凝血酶原的浓度低至正常人的 15%～20%以下时,才会引起出血,几乎身体的任何脏器均可出血。在皮肤可以出现瘀斑。虽为轻度外伤,也可出现皮下和肌肉的血肿。瘀斑多发于四肢、背、臀受压的部位,也可见鼻出血、牙龈出血、咯血或出血性黑粪等,少数病例可有血尿,若内脏大量出血或颅内出血可危及生命。

发生于新生儿的出血症是维生素 K 缺乏症的特殊表现之一。由于新生儿肠道中无足够的细菌合成维生素 K,同时母乳中维生素 K 的含量又极少,故在出生的早期,新生儿血中的凝血酶原暂时得不到补充而呈下降的趋势。一般刚出生时新生儿血中凝血酶原的浓度仅为正常值的 25%～60%,出生后 48～72h 浓度最低,一般为 10%～40%,若降至 20%以下时就会有出血倾向。于出生后 7～10d 凝血酶原的含量又逐渐回升到出生时的浓度,因此出生后 10d 以内为“生理性”下降期。3 个月至 1 岁时凝血酶原的浓度才能达正常值。因此在出生一周内易因凝血酶原的减少而发生出血。往往出血好发于脐、皮肤、鼻、口腔、肠道和脑。颅内出血时,常可出现脑膜刺激症状和脑压增高综合征。

【实验室检查】　凝血酶原时间在早期出血现象

时即可延长、凝血时间延长、血浆凝血酶原降低。但出血时间、血小板计数正常。

对可疑病例可做治疗试验。本病患者肌内注射或静脉注射维生素 K_1 5～10mg，凝血酶原时间可在24～48h显著改善。

【诊断与鉴别诊断】

1. 诊断　凡新生儿出生后2～7d发生出血时应考虑此诊断，并须注意有无烦躁不安、苍白等因内脏出血所致的休克症状。测定凝血时间及凝血酶原时间，若有延长，则可协助确诊，动态观察红细胞及血红蛋白有进行性降低者也有助于诊断。

2. 鉴别诊断　新生儿出生后2～7d有出血倾向者不应一概诊断为本病，要与其他原因引起的出血相鉴别。①"咽下血液综合征"：是指新生儿出生后2～3d呕出咖啡色液体，此液体是来自母亲的血液，这是由于生产过程中咽下或出生后从母亲破裂的乳头吸入的血液，内含成人血红蛋白，遇碱(1%氢氧化钠)则变性(棕黄色)，与新生儿血含胎儿血红蛋白具抗碱性(仍为红色)可资鉴别；②脐出血：应排除脐带结扎不紧所致；③新生儿脓毒症：除出血症状外，多伴有感染中毒症状，一般不难鉴别；④先天性出血疾病：血友病(Ⅷ因子缺乏)、先天性血小板减少性紫癜、先天性纤维蛋白原缺乏等，但均少见。

【防治】　改善营养或消除引起维生素K缺乏症的各种因素。

在有大量急性出血的患儿中，为求速效，应立即输新鲜血液或血浆10～20ml/kg，以补给凝血酶原，同时给予维生素K。一般维生素 K_1 效力最强，吸收快，于6～12h即起作用，在体内代谢慢，作用时间较长。维生素 K_1 可每次静脉注射2.5～5mg，每日2次，持续多日，直至出血控制为止。注射速度不超过每分钟5mg，过快时可有面红、出汗、胸闷，有时有虚脱表现。也可静脉滴注。

一般病例可每日给予维生素 K_4 4mg，3次/日口服，应同时给予胆盐，以助吸收。遇有吸收不良者可每日用维生素 K_1 10mg肌内或静脉注入或维生素 K_3 4mg肌内注射。维生素 K_3 剂量不宜超过10mg，否则可引起溶血反应。

为预防新生儿出血，在产前给孕妇口服或注射维生素K的效果不肯定。对有先天性消化道畸形或有出血可能的早产儿每日给予维生素 K_1 0.5～1.0mg肌内注射，共2～3d；有出血时可给予维生素 K_1 0.5～1.0mg静脉注射，每日1次。注射大剂量合成维生素 K_3 可引起溶血性贫血及早产儿黄疸，甚至导致死亡，应引起注意。

（李美洲　张晓光）

八、维生素 B_2 缺乏症

维生素 B_2 缺乏症(Avitaminosis B_2)又名维生素 B_2 缺乏病(ariboflavinosis)，是由于机体维生素 B_2 缺乏而发生唇炎、舌炎、口角炎、阴囊炎、结膜炎、角膜炎和脂溢性皮炎样损害。中医学认为该病为热邪所致。阴囊皮疹多属肝胆湿热所致；舌炎、口角炎多为心、肺、胃、内热炽盛或阴虚有热所致。

【病因及发病机制】　维生素 B_2 缺乏的主要原因是由吸收不足导致。

1. 摄入不足　多由食物加工过程中烹调不合理而导致维生素 B_2 流失所致。

2. 吸收障碍　消化道疾病、酗酒、药物因素均可导致。

3. 需要量增加或消耗过多　机体在寒冷、体力劳动、妊娠、哺乳、精神紧张、疾病等情况下，维生素需求增多。

【临床表现】　维生素 B_2 缺乏的症状主要集中表现在感觉乏力，伤口愈合不良，口腔、口唇、舌和皮肤的炎症表现以及贫血等。

维生素 B_2 缺乏所致的阴囊炎主要发生在阴囊的前半部，边缘明显，可以是单纯瘙痒，但往往有皮肤肿胀，发亮、脱屑，甚至渗出、糜烂、结痂等，有剧烈瘙痒。表面往往有灰色或褐色发亮鳞屑，重者边缘有棕色厚痂。皮疹可扩展至阴茎、包皮和会阴，但阴囊中线正常。按皮疹特点可分为红斑型、丘疹型和湿疹型。

口角炎对称发生，口角有发白、肿胀、潮红、糜烂、结痂，线状皲裂和角化现象，皲裂预后有疤；可以受真菌和细菌的感染。往往同时有唇炎，下唇多见，表现为干燥和小片脱屑，微红肿，色素沉着，皲裂或糜烂。

舌炎舌体肿胀，舌质发红，舌中部可有深浅不等的裂纹，遇冷或热的食物有刺激与疼痛感。典型的病人舌部可出现中央红斑、边缘清楚的变化，称为地图舌。有鼻黏膜干燥和灼热感，若有咽、喉和上腭炎可引起声嘶和吞咽困难。

口唇炎主要见于下唇，表现为微肿胀、脱屑和色素沉着，偶有发红、糜烂、裂隙(纵裂)、脓性分泌物或痂，可有疼痛。

结合膜炎常是眼内侧结合膜有充血、发红，角膜周围可出现血管增生，角膜与结膜相连处有时会起水疱，严重时角膜下部会出现溃疡。另外会有睑缘炎、畏光、视物模糊、易流泪等症状。

其他有关症状是皮脂溢出或与维生素 B_2 缺乏有关的痤疮、酒渣鼻与脂溢性皮炎等。面部中央、鼻、鼻颊沟、口周、耳周、内外眦和会阴部有淡红斑和糠状鳞屑，类似脂溢性皮炎。此外，还有鼻前庭结痂和皲裂、睑缘炎。

维生素 B_2 缺乏常干扰铁在体内的吸收、储存与利用，致使铁的含量下降，严重时可引起缺铁性贫血。维生素 B_2 缺乏还会影响生长发育，如妊娠期维生素 B_2 缺乏可能会引起胎儿骨骼畸形。

该病常呈波动性发作，特别是集体单位伙食的烹调方法，蔬菜副食供应改变时，可在该单位有较多的病人发生，当维生素 B_2 的供给量足够时，病情自愈。

【实验室检查】　维生素 B_2 水平降低（正常 150～600μg/L，24h 尿排泄维生素 B_2 减少）。

维生素 B_2 负荷试验：病人在治疗前尿中维生素 B_2 的排泄量为正常值的 1/4～1/2，治疗 6d 后恢复正常或较前增高。

【防治】　维生素 B_2 是一种耐热、易被碱和光破坏、低度水溶性维生素，广泛存在于绿色蔬菜、粮食和一般动物性食物中，多食新鲜蔬菜和粗粮可以防治本病。蔬菜不宜储存过久，烹煮时间不能过长。

纠正病因：供给高维生素 B_2 新鲜饮食，如动物肝、肾、心、乳、蛋、黄豆和菠菜；成人口服维生素 B_2 40～50mg。儿童常规剂量：口服给药，12 岁及以下者，每日 3～10mg，数日后改为膳食所需剂量（即每千卡热量摄入 0.6mg）；肌内注射每日 2.5～5mg。阴囊炎按一般皮炎湿疹处理原则处理。其他维生素 B_1、维生素 B_6、维生素 C、烟酸等水溶性维生素也应酌情给予，因维生素缺乏疾病常是多种成分缺少所致。

中医治疗：肝胆湿热者，可用龙胆泻肝汤，湿热方、土茯苓汤等治疗，有血虚血燥者可用养血祛风汤、血燥方治疗。有阴虚内热者，可用六味地黄汤加减、导赤散、养阴清肺汤等治疗。

（李美洲　张晓光　林元珠）

九、维生素 C 缺乏病

维生素 C 缺乏病（vitamin C deficiency）又名坏血病（scurvy），是长期缺乏维生素 C 所引起的全身疾病，临床症状主要有角化性毛囊丘疹、牙龈炎和出血等。

维生素 C 为水溶性维生素，在体内有一定的储存，以肝、肾上腺储存量较高，脂肪和肌肉组织最低。维生素 C 具有氧化还原作用，可增强肝解毒能力；可促进伤口愈合；促进骨骼发育；促进脂肪代谢。我国营养学会提出的供给量：1～3 岁分别为 30mg、35mg、40mg，5～7 岁为 45mg；10 岁为 50mg；青少年为 60mg。

【病因及发病机制】

多食蔬菜、水果者不易发生此病。妊娠、发热病、慢性消耗性疾病、早产婴儿对维生素 C 需要量大大增加，如果缺乏蔬菜、水果或有偏食习惯，就易得此病。另外，牛乳的维生素 C 含量仅为人乳的 1/4，因此，婴儿牛乳喂养时应补充维生素 C。

维生素 C 缺乏的原因有：①摄入不足。孕妇饮食缺乏维生素 C，新生儿可患此病；乳母饮食缺乏维生素 C，其乳儿可患病，年长儿发生维生素 C 缺乏病是因为饮食中缺乏新鲜蔬菜、水果所致。②生理需要量增加。③疾病影响。患热性病、急慢性感染性疾病如腹泻、痢疾、肺炎、结核等，维生素 C 需要量都增加。若患病时间长，且缺少维生素 C 摄入，易患本病。

【临床表现】　起病缓慢，早期有倦怠、食欲缺乏、烦躁和精神抑郁等症状，随后出现毛囊角化、牙龈炎和广泛出血症状。毛囊角化性丘疹多位于四肢伸侧和股部，有角质栓形成，扩大的毛囊口内有螺旋形毛发。皮肤干燥，类似维生素 A 缺乏症。

皮肤有瘀点和瘀斑，开始在毛囊周围，多位于股部和小腿，尤其小腿后侧，在受到撞击和受压处出现带状和点片状瘀点和瘀斑，久后留有色素沉着。内脏出血见鼻出血、便血、血尿和月经过多，少数有心包和胸膜腔出血。其他有营养不良、贫血、水肿、发热、抵抗力降低、极易感染、创口出血和愈合缓慢、牙龈炎、牙齿发育受阻、牙龈萎缩和牙槽坏死、牙齿松动或脱落、骨折、便秘和血性便；精神障碍，脊髓和末梢神经病变，血管硬化，耳、鼻、唇和手背处呈青紫色。Walke 发现少数病人下肢水肿，硬似木板。

在小儿患者，骨骼变化突出并具特征性，有骨膜下血肿而出现“蛙腿”，患儿仰卧，大腿向两侧分开，弯曲如蛙状，因痛而不愿移动。有时自发性骨折等，在临床症状出现前，X 线检查可有异常发现。

【实验室检查】　毛细血管脆性试验阳性，维生素 C 负荷试验、空腹维生素 C 的浓度（正常 10mg/L）、白细胞和血小板层维生素 C 含量测定、维生素 C 饱和试验、24h 尿排泄维生素 C 量等有异常或低下。

0.06% 2,6 酚靛酚水溶液滴于舌上,如维生素 C 含量低下,深蓝色减退迟缓,此法简便易行。骨 X 线检查示长骨骨骺盘增厚、骨骺分离、骨质疏松。

【防治】 去除病因,进食新鲜水果和绿叶蔬菜,补充维生素 C,对早产儿和人工喂养儿尤应注意补充维生素 C。轻症儿童患者每日给维生素 C 50～100mg,重症者 100～200mg,一日 3 次。口服有困难或吸收不良者肌内注射或静脉滴注。推荐儿童剂量:口服给药,维生素 C 缺乏,每日 100～300mg,至少服 2 周。肌内注射:每日 100～300mg,至少 2 周。

(李美洲　张晓光)

十、烟酸缺乏症

烟酸缺乏症(pellagra),陪拉格病、糙皮病、癞皮病和玉蜀黍疹等,是由烟酸类维生素缺乏所引起的,临床有皮炎、舌炎、肠炎、精神异常和周围神经炎等表现的疾病。由于对日光过敏,皮损基本限于暴露部位。

烟酸是一种白色结晶物,可溶于水和乙醇,但不溶于乙醚等有机溶剂。它的性质非常稳定,是 B 族维生素中最稳定的一种,在酸性、碱性、光照和加热等条件下均不易被破坏而失去营养成分。烟酸(包括烟酸和烟酰胺)在体内构成脱氢酶的辅酶,在能量产生中起着重要作用;烟酸可扩张周围小血管,降低血胆固醇含量;并能保护皮肤和黏膜的健康。

【病因和发病机制】 烟酸(包括烟酰胺)为水溶性维生素,系烟酰胺酰嘌呤二核苷酸(NAD,又称辅酶 1)和烟酰胺酰嘌呤二核苷酸磷酸(NADP,又称辅酶 11)的重要成分。后两者是细胞代谢过程中氧化-还原反应酶系统的主要辅酶,为人体能量交换和糖类、脂肪、蛋白质等代谢过程所必需。烟酸的缺乏势必会导致严重的紊乱。人体所需要的烟酸除由饮食直接提供外,还可由色氨酸的代谢转化而来。食物中肝、瘦肉、家禽类、豆类等烟酸含量丰富,乳类和蛋类烟酸含量低但是色氨酸含量高。各类谷物烟酸和色氨酸含量均较低。故烟酸缺乏症多发生在以玉米为主食的地区,尤其多见于儿童,可呈地方性流行。新中国成立前在我国北方以玉米为主食的地区本病常见。当前本病的发生主要见于一些严重嗜酒偏食者和有慢性胃肠道病变者。多种慢性和亚急性疾病,如肝硬化、慢性腹泻、结核病、癌症等因长期食欲缺乏、需要量增加、胃肠道吸收不佳等多种因素导致烟酸缺乏。结核患者长期服用异烟肼也可导致烟酸缺乏。类癌瘤可将 60% 的色氨酸代谢转变为 5-羟色胺而致烟酸缺乏。

从烟酸的生化代谢可看出,必定同时伴有蛋白质营养不良和维生素缺乏。故烟酸缺乏症实质上是烟酸和多种维生素及氨基酸的缺乏和不平衡所致的疾病,其临床表现同时伴有其他维生素和营养素缺乏的表现。患者体内的卟啉及其类似物增加,对光过敏,所以日晒能诱发皮损。

【临床表现】 早期有疲乏、消瘦、食欲减退、兴奋、激动、淡漠等症状,但缺少特异性。本病呈慢性消耗过程,典型表现为皮炎、腹泻和痴呆。三者同时存在者少见,常见胃肠道症状和皮肤黏膜症状,也有仅见精神障碍、无皮疹者,称无疹性陪拉格。

发疹前 1～2 个月往往已有口炎和慢性腹泻,或有历时较久的前驱症状如疲劳、失眠、记忆力减退和体重减轻。

早期在暴晒后于露出部位出现鲜红或紫红斑,界线清晰,略高起,伴瘙痒或烧灼感,酷似晒斑,以后皮损转红褐色,有明显水肿。严重者红斑上发生大疱,继发感染变脓疱,破溃形成溃疡伴浆液渗出,干燥结痂,2～3 周后损害变粗糙,有脱屑,或形成皲裂和毛囊角化,变红棕色或黑色,其边缘仍有 1～2mm 较红的部分,似一道镶边。皮疹常夏季发作或加剧,冬季减轻或消退。愈时有大片脱屑,留有萎缩、色素沉着或减退。反复发作后,局部粗糙、增厚、发硬和失去弹性,皮纹明显,最后则变薄似萎缩性瘢痕。皮损多位于手背、指背、前臂外侧、面、颈、上胸、足背、踝和小腿伸侧等处,其次是肢体摩擦部位。急性发作时有高热、谵妄、衰竭等。见附页彩图 28-3。

慢性病例皮损水肿不明显,为深色色素沉着而带黑色,上有皲裂和干燥鳞屑,或出血覆以黑痂,易摩擦部位皮肤增厚,角化过度,呈棕黑色。小腿伸侧有鱼鳞病样改变。

口角和唇干燥皲裂,伴脱屑。早期舌尖和舌缘发红,蕈状乳头肥大,重者舌缘皲裂,舌面糜烂或有浅溃疡。颊黏膜、咽、食管红肿和浅溃疡。自觉疼痛和吞咽困难,唾液增多。久后舌乳头萎缩、干燥,光滑发红似牛肉。患者胃酸减少或缺乏,食欲缺乏,恶心呕吐、腹胀便秘、腹痛腹泻,少数有血便和里急后重。

精神症状有烦躁、心悸、焦虑、失眠、抑郁、定向力丧失、健忘、头晕、感觉异常、猜疑、幻想、狂躁、震颤、肢体发僵或瘫痪、运动失调等,重者有昏睡、谵妄、神志不清、肢体强直和反射异常。周围神经病变有肢体麻木、烧灼感或疼痛,偶见脊髓炎,其他有外阴、肛周和阴囊等红肿及瘙痒，直肠和阴道黏膜炎症或溃疡。有严重精神神经症状者预后差，不及时治疗病死率高达 15%～50%。患儿往往死于严重腹泻或全身衰竭。

【实验室检查】 全血和血清烟酸水平降低（正常全血 6.1mg/L、血清 3mg/L），尿排泄烟酸减少，胃酸缺乏，贫血，尿常规异常或有卟啉尿。胃肠道钡透见小肠黏膜形态和功能异常。

【组织病理】 皮肤组织病理无特异性。早期真皮上层有慢性炎症细胞浸润，水疱似多形性红斑，因表皮细胞变性位于表皮内，或因真皮乳头水肿在表皮下。陈旧损害见角化过度或角化不全，基底层色素增加，除慢性炎症细胞浸润外，真皮呈纤维化。

【诊断与鉴别诊断】

1. 诊断　根据病史、症状应疑及本病，经实验室检查和试验治疗而确诊。

2. 鉴别诊断　应与下列疾病鉴别。

（1）蔬菜日光皮炎：有进食某些蔬菜、野菜和日晒史，春季发病，皮疹为弥漫性实质性水肿，伴瘀点和瘀斑，自觉麻木和疼痛，无其他系统病变。

（2）迟发性皮肤卟啉症：有化学物质接触史或长期饮酒史，无消化道和神经症状，组织病理有特异性；其他还有接触性皮炎、光线性类网织细胞增生症、Hartnup 病和红孩病（Kwashiorkor 病）等。

【治疗】

1. 去除和治疗各种病因　避免日晒，补充高蛋白和高烟酸食物，如蛋、奶、肉类、豆、花生、酵母、新鲜绿色蔬菜、番茄等。视病情轻重补充不同剂量烟酸或烟酰胺类维生素，14 岁以上至成人可每日口服 100～1000mg。其他可给予药物对症治疗，如抗组胺类药物与镇静药、外用糖皮质激素类制剂。食物治疗也十分重要，多食用黄豆类制品、新鲜蔬菜和肉类等，以保证各种营养成分的适当补充。推荐儿童剂量：口服每次 25～50mg，每日 2～3 次；静脉注射，每次 25～100mg，每日 2 次，缓慢静脉注射。

2. 中医治疗　急性期多属风热证，可用荆防汤加生地黄。亚急性期和慢性期多为肝郁血滞证，用疏肝清热、活血化瘀的疏肝活血汤、化瘀丸等治疗。有胃肠和神经精神症状时也可用疏肝清热、养阴祛风的羚羊钩藤汤等治疗。属于阴虚血热、风动者同六味地黄汤或羚羊钩藤汤治疗。属血燥者用养血祛风汤、养血消风汤或血燥汤治疗。

（李美洲　张晓光　林元珠）

十一、蛋白质营养不良

蛋白质营养不良（protein malnutrition）又名红孩病（Kwashiorkor），亦称为蛋白质能量营养不良症（protein-energy malnutrition），是一种以皮肤变化为特征的营养不良综合征。

【病因和发病机制】 社会、经济、生物学和环境因素均可引起食物来源不足、食物质量差或吸收障碍而致病。经济落后的国家和地区，尤其是战争和灾荒年代，常存在食物不足、营养差、居住条件差、不卫生等情况，婴幼儿喂养不当或缺乏抚育指导，断乳后未能补充含足够蛋白质的食物，致缺乏芳香类氨基酸或饮食中缺乏蛋白质，致使酶的活性丧失而发病。蛋白质营养不良症往往伴有能量摄入不足。

【临床表现】 本病多发生于 6 个月至 5 岁儿童。主要发生于经济落后国家和地区的儿童，有蛋白质缺乏病史，断奶后以木薯等食物为主。最重要的表现为发育障碍，并有水肿、肌肉消瘦、精神抑郁症状，表现为淡漠、嗜睡、厌食、动作缓慢、低体温、低血压、低体重。蛋白质缺乏引起营养不良性水肿，患儿最主要的表现有体重不增反降；因有全身水肿，有时体重可正常。另一个相同的表现是严重的水肿，为凹陷性水肿。患儿头面部由于水肿明显，出现“大头娃娃”现象。

皮疹最初表现为红斑，以后变成紫红色或红棕色，有明显脱屑。常有脱色和色素减少，可能与缺少苯丙氨酸有关。重症者可以有似油漆剥落样的表皮剥脱，先发生于尿布区域，股骨粗隆、踝等骨质突出部位及躯干受压部位，暴露部位少见。同时也见炎症后色素沉着斑。耳廓周围、肘、腋下、唇等部位可有线状皲裂。

毛发细、软、稀疏、干燥无光泽，易脱落，黑发变成淡红棕或灰白色，或呈胡椒盐色，毛发稀疏纤细易断裂。可有“红孩病”，“红”指头发改变。病时所长的甲薄、软。黏膜部位可有唇炎、眼干燥和外阴炎。

精神障碍呈多样性，可表现冷淡或激动，儿童无笑容，一旦有了笑容，表示症状已恢复。水肿主要是由于低蛋白血症所致，其中 α 球蛋白和 β 球蛋白均降低，而 γ 球蛋白却增高。患儿肝大、肝细胞广泛性脂肪浸润。肌肉萎缩，皮下脂肪消失。

患儿的生长发育障碍，免疫功能下降。因此，很容易受感染，罹患上呼吸道感染、结核病、中耳炎、婴儿腹泻等，如果病情严重或救治不及时，患儿可能死亡。幸存者将来的智力和生长发育都会受到影响，而且发生营养不良的时间越早越长，影响越大。

【诊断与鉴别诊断】

1. 诊断　本病较轻型病例诊断较困难。如有营养不良的饮食史，皮肤皲裂、水肿及色素沉着，应怀疑有本病的可能。一般根据临床资料，在排除心、肝、肾性水肿后，予以高蛋白饮食治疗，迅速奏效即可诊断。

2. 鉴别诊断　本症有时须与烟酸缺乏症鉴别。前者小儿多见，皮疹多见于骨质突出和受压部位，伴头发、指甲改变，病死率高；而后者成人多见，皮疹仅发于暴露部位，不伴有水肿和毛发、指甲改变，病死率低。

【治疗】　本病有效的治疗和预防办法为增加动物蛋白。首先，中度和重度营养不良的小儿，消化功能已经减弱，在增加食物时应逐渐增加，每天喂奶的量、浓度、次数、时间及何时增量都应根据患儿的体重和基本状况精确计算。其次，还要有目的地增加维生素和矿物质的补充。对于严重的患儿需要进行药物治疗，甚至静脉注射营养物质、成分输血。

（李美洲）

十二、肠病性肢端性皮炎

肠病性肢端皮炎（acrodermatitis enteropathica）是一种少见的因锌吸收不良所致的婴幼儿遗传性疾病，其特征是腔口周围和肢体末端有特殊皮损、脱毛、慢性腹泻、甲营养不良和生长迟滞等。

【病因和发病机制】　近期发现本病的基因为SLC39A4，定位于染色体8q24.3，编码一个富含组氨酸的跨膜蛋白hZIP4，后者参与锌的吸收，此蛋白缺陷可能在肠病性肢端皮炎发病中起重要作用。上述基因突变也影响了成纤维细胞中的锌代谢，并可降低5-核苷酸酶的活性。

【临床表现】　发病年龄最早于出生后3周，最迟10岁，临床表现是皮炎、脱发（毛）和腹泻，但常不同时或先后出现，其中皮损发生较早，具有一定特征性。皮损好发于口、鼻、眼和肛门等腔口周围，以四肢末端和骨突处，如肘、膝、踝、腕、指（趾）关节，也可波及头皮、耳周、甲周和臀部等处，躯干则很少受累。皮疹常对称分布，早期损害为群集性小水疱或小脓疱，可迅速融合成大疱，疱周有红晕，疱破后形成糜烂，几天或几周后干燥结痂，并融合成大小不一上覆片状干痂的斑块，痂下为外形不规则境界清楚的暗红斑，边缘有炎性晕和散在分布的小水疱、脓疱、结痂及鳞屑，久后于前臂、小腿、肘、膝、腹股沟和躯干皮疹呈银屑病样表现，部分患者的损害似烟酸缺乏症。Nikolsky征阴性，皮损愈后不留瘢痕，也无萎缩。

患者常患口腔炎和口角炎。脱毛累及头发、眉毛和睫毛，临床表现为全秃或弥漫性稀疏脱发，斑秃少见，毛发细软，色黄无光泽，极少数患者毛发呈串珠状改变。甲常肥厚、变形，甲沟炎常见。约90%病人有消化道症状。表现为腹泻、水样便或呈泡沫状便，恶臭，常有缓解或加剧交替表现。患者进行性营养不良、消瘦，发育迟缓。

【组织病理】　表皮角化过度，角化不全，棘层肥厚伴海绵形成，表皮内水疱或脓疱，表皮中有中性粒细胞浸润，真皮浅层有非特异性炎症细胞浸润。

【诊断】　根据腔口周围和肢体末端皮炎、脱毛、腹泻，结合实验室检查和试验治疗来确诊。

【预防及治疗】　一般支持疗法包括母乳喂养，因母乳中含有配体，可促进锌的吸收；补充锌制剂，硫酸锌2mg/(kg・d)口服，一般在用药后24h显效，腹泻改善，用药2～3周皮疹愈合，3～4周后达到满意疗效；补充维生素、输液和输血。推荐儿童剂量：口服给药，每日0.5～1.0mg/kg（以元素锌计算），或按年龄计算：2～3岁，每日10mg；3～4岁，每日12.5mg；4～6岁，每日15mg；6岁以上每日20mg，分2～3次口服。

（李美洲　张晓光）

十三、叶酸缺乏症

叶酸缺乏症（folic acid deficiency）是一种少见的营养不良性疾病，多因食欲缺乏、服某些抗痉挛药物所致，剥脱性皮炎也可使叶酸大量丧失。

【病因和发病机制】　叶酸亦称蝶酰谷氨酸。膳食中叶酸的吸收率为25%～50%。人体叶酸每日最低需要量为50μg，婴儿50μg，1～3岁儿童100μg，4～6岁儿童为200μg，7～10岁儿童为300μg，孕妇800μg。妊娠晚期需要量增加，生长期儿童及青少年叶酸需要量都要增加。

叶酸缺乏的原因主要有以下几点：①膳食摄入不足。②肠道吸收不良。③需求量增加，凡是脱氧核糖核酸合成的生理变化均增加对叶酸的需求。例如，孕期和哺乳期妇女对叶酸需要增加；儿童、青少年生长发育需要；溶血性贫血、疾病创伤修复、感染、甲状腺功能亢进、肿瘤等疾病都是造成叶酸缺乏的主要原因。④丢失过多，胃肠道功能紊乱，如脂肪泻，尿液排出过多。⑤某些药物影响。⑥遗传因素。

【临床表现】 叶酸缺乏常见的临床表现为虚弱、苍白、健忘、失眠、阵发性欣快等。

叶酸缺乏可导致红细胞合成障碍，出现骨髓中红细胞体积增大、胞质发育不均匀、幼稚红细胞不能成熟等异常现象，临床上称为“巨幼红细胞贫血”。“巨幼贫”患者在发病早期可没有明显症状，随着叶酸缺乏的加重可出现多种症状，如精神萎靡、乏力、心悸、皮肤黏膜苍白、健忘、失眠、食欲缺乏、腹胀、腹泻等症状，以及儿童生长发育不良等。另外，叶酸有助于恶性贫血和缺铁性贫血的治疗，对于缺铁性贫血在补铁的同时补充适量叶酸，有利于患者的恢复。

母体叶酸缺乏导致胎儿发生神经管畸形。神经管畸形是常见的胎儿先天性疾病之一，其发生是多种因素引起的，包括遗传因素和环境因素。研究发现，叶酸的营养状况与神经管畸形关系十分密切，是该病发生的重要决定因素。在妊娠 28d 以前或受孕前给予足量的叶酸可以有效地减少神经管畸形的发生，使发生率降低 50%～80%。

叶酸缺乏时的皮肤表现：在暴露部位的皮肤和掌纹处有灰褐色的色素沉着，掌跖处可表现为斑点状；若发生了巨幼细胞性贫血，可伴有脂溢性皮炎。黏膜的表现有舌炎，患处疼痛充血，间或发生溃疡，开始丝状乳头继以蕈状乳头消失，舌平滑淡红，唇炎有类似表现，女阴阴道也可发生类似损害。

【诊断】 根据临床表现和营养史，可诊断。每毫升血浆叶酸的含量低于 3μg 被认为是叶酸缺乏症。

【治疗】 叶酸是制造红细胞不可缺少的维生素，它与维生素 B_{12} 一样，被称为造血维生素；在蛋白质、糖和氨基酸的利用方面，叶酸也是不可缺少的重要营养素。当儿童诊断为叶酸缺乏症时，除对症治疗外，要调整饮食，多吃富含叶酸的大豆、牛肝、鸡肉、猪肉、胡萝卜、菠菜、土豆及苹果，以补充叶酸的需要。加服叶酸，以满足正常人每日 200～400μg 的需要量。

（李美洲　张晓光）

十四、胡萝卜素血症

胡萝卜素血症（carotinemia）是一种因血内胡萝卜素含量过高引起的皮肤黄染症。

【病因及发病机制】 胡萝卜素是维生素 A 的前身，广泛存在于植物和多种动物组织中，过量食用富含胡萝卜素的食物，如胡萝卜、橘子、南瓜、红棕榈油等，可使血中胡萝卜素含量明显增高。在高脂血症、甲状腺功能减退、糖尿病或其他使胡萝卜素转化为维生素 A 有先天性缺陷或肝病的情况下，也可使血中胡萝卜素含量增高。

【临床表现】 肤色黄染是最重要的特征，以角质层厚的掌跖处最明显，鼻唇沟、额、颏、耳后、指节等处也比较明显。重者除巩膜和黏膜外全身皮肤均可呈橘黄色。无自觉症状。如无基础疾病，一般情况良好。患者血浆中胡萝卜素含量超过正常。尿中也含有过量的胡萝卜素。在以 β-胡萝卜素治疗红细胞生成性原卟啉病时，患者血中胡萝卜素浓度超过 744μmol/L，甚至可高达 1860μmol/L（正常为 93～372μmol/L），亦可见皮肤黄染。

【诊断与鉴别诊断】

1. 诊断　患者常有明显进食富含胡萝卜素食物史，皮肤黄染，巩膜正常，可以确诊。

2. 鉴别诊断　有时须与黄疸鉴别。后者巩膜黄染，血胆红质增高，有肝胆系统疾病。米帕林（阿的平）引起的黄染则有明显服用阿的平药物史。

【防治】 不过量食用富含胡萝卜素的食物。积极治疗原发疾病，不吃富含胡萝卜素的食物后，皮肤黄染短期内可自行消退。

（李美洲　张晓光）

十五、维生素 B_6 缺乏症

维生素 B_6 缺乏症（avitaminosis B_6）是由于维生素 B_6 缺乏引起的一系列的异常改变，如急躁、肌肉抽搐、惊厥、腹痛、呕吐、贫血；婴幼儿缺乏维生素 B_6 还会造成精神情绪上的改变，并可发生皮炎。

【病因和发病机制】 机体吸收的维生素 B_6 在体内磷酸化后，参与众多酶系反应。维生素 B_6 具有促进氨基酸吸收、调节糖原代谢、影响烟酸的形成、调节神经系统的兴奋性、调节激素作用、形成血红蛋白参与不饱和脂肪酸转化和胆固醇合成和转运、影响核酸合成和免疫系统的功能。导致婴幼儿缺乏维生素 B_6 的原因很多，主要有以下几点。

1. *维生素 B_6 的需求量增加*　婴幼儿蛋白需求量大，对维生素 B_6 需求也较大。

2. *维生素 B_6 的拮抗物较多*　如抗结核药物异烟肼、吡嗪酰胺、降压药物肼屈嗪及青霉胺、左旋多巴等均可与维生素 B_6 结合成复合物，促其排泄，增加其需要量而致维生素 B_6 的缺乏。

3. *吸收障碍*　体质较差的儿童，长期腹泻或长期使用抗生素等药物的儿童因肠道吸收维生素 B_6 的数量减少，从而产生维生素 B_6 缺乏症。

此外，因部分儿童长期偏食，食物营养不足，亦可导致维生素 B_6 的缺乏。

【临床表现】 维生素 B_6 缺乏时可出现多种异常改变，主要表现在以下几方面。

1. 皮肤的改变 维生素 B_6 缺乏可出现皮炎，眼及鼻两侧出现皮脂溢出，并可发展至口的四周及面部、前额、耳后、阴囊及会阴部，还可见癞皮样的色素沉着。

2. 精神和情绪的改变 患儿往往急躁，肌肉抽搐、惊厥，对其他儿童的正常活动缺乏反应和兴趣等，甚至出现人格的改变，如易激惹、忧郁、失去责任感。若新生儿患有遗传性维生素 B_6 依赖综合征，则表现为易激惹、癫痫样发作，须在出生后一周内开始用维生素 B_6 治疗，否则，患儿出现贫血及智力减退。

3. 部分患儿腹痛、呕吐 体重停止增长，尿中几乎没有吡哆酸排出，吡哆醇排出量也极微，体内的色氨酸转变为烟酸的能力丧失，出现低色素性贫血。

婴幼儿由于身体尚未发育成熟，若缺乏维生素 B_6 还易有其他后遗症，故危害远大于成人。胎儿会因母体缺乏维生素 B_6 而受到严重伤害。有学者报道，孕妇缺乏维生素 B_6 可导致胎儿发育异常，甚至引起早产或死胎。

【诊断与鉴别诊断】

1. 诊断 维生素 B_6 缺乏的诊断主要根据喂养史、临床表现和相关的实验室检查来进行，但是维生素 B_6 缺乏的临床表现比较复杂，且许多因素均可导致色氨酸代谢改变或者是血浆磷酸吡哆醛水平变化，所以，多数情况下判断维生素 B_6 缺乏不宜仅根据一个指征的变化轻易下结论，必须综合判断。

2. 鉴别诊断 临床上维生素 B_6 缺乏所致的皮炎与维生素 B_2、维生素 B_5（烟酰胺）缺乏性皮炎有相似之处，须加以区别。维生素 B_2 缺乏时表现为口角炎、舌炎、鼻及面部的脂溢性皮炎，男性有阴囊炎，女性偶有阴唇炎，给予维生素 B_2 治疗，症状可以得到缓解和消除。维生素 B_5 缺乏性皮炎的特征是皮炎分布在暴露的部位，并且是对称性的，多位于面、颈项、手背、前臂、肘、足背及赤脚者的下肢及受摩擦部位；皮炎可转为红棕色，继而变粗糙、脱屑和色素沉着。维生素 B_6 缺乏时，亦可见眼和鼻两侧的脂溢，可发展至口周、面部、前额、耳后及阴囊、会阴，并可见色素沉着。三者难以区分。此时根据伴随的其他症状而加以区分，并须全面考虑。此外，通过尿中的三种维生素的代谢产物做负荷试验有助于鉴别。

【治疗与预防】 婴幼儿缺乏维生素 B_6 时，除对症治疗外，可通过饮食调配以补充维生素 B_6。富含维生素 B_6 的食物有酵母、牛肝、牛肉、花生仁、土豆、鸡肉、香蕉、火腿和各种谷类食物。除此之外，还可口服维生素 B_6 片，每次 10mg，每日 3 次；肌内注射或静脉注射亦可。

儿童常规用法与用量如下。

1. 维生素 B_6 依赖综合征 婴儿维持量，每日 2～10mg，终身服用，1 岁以上者用量同成人。

2. 维生素 B_6 缺乏症 每日 2.5～10mg，共 3 周，然后每日 2～5mg，持续数周。

【注意事项】

1. 推荐每日膳食中维生素 B_6 量为：3 岁以下婴幼儿 0.3～1mg，4～6 岁 1.1mg，7～10 岁 1.4mg，成人 1.7～2mg，孕妇 2.2mg，哺乳期妇女 2.1mg。

2. 不宜应用大剂量维生素 B_6 治疗未经证实有效的疾病。

十六、自愈性青少年皮肤黏蛋白病

自愈性青少年皮肤黏蛋白病（self-healing juvenile cutaneous mucinosis）是一种罕见的独特疾病，发生在 5～15 岁的儿童。临床以突然发生皮肤损害和多关节炎为特征。皮损分布于头、颈和躯干，呈象牙白色的丘疹，关节周围部尤其明显，患儿面部和关节周围有深在结节，眶周和面部出现硬性水肿，膝、肘和手部的关节有急性关节炎表现。甲状腺功能检测正常，无异常球蛋白。组织病理检查为皮损处的真皮内有黏蛋白存在。本病持续数月后可自行恢复，不留后遗症，预后良好。见附页彩图 28-4。

十七、婴儿皮肤黏蛋白病

婴儿皮肤黏蛋白病（cutaneous mucinosis of infancy）又名黏蛋白痣（mucinous nevus）。是一种婴儿皮肤黏蛋白沉积的疾病。

【病因及发病机制】 病因未明，可能为先天性皮肤黏蛋白病。有家族性病例的报道，由于报道病例非常少，其发病机制、自然病程和预后尚不清楚。

【临床表现】 为出生时或出生后头几个月内，于躯干或上肢特别是手背，出现皮色或半透明状，聚集或散在分布的 2～8mm 的丘疹。原有的丘疹保持不变，新的丘疹继续出现，并逐渐聚集。不伴有异常球蛋白和甲状腺疾病，亦无内脏受累。

【组织病理】 表皮正常，真皮乳头层水肿，血管周围单核细胞浸润。用胶性铁（colloidiron）或阿辛蓝染色，于真皮乳头层可见大量黏蛋白聚集。真皮内无成纤维细胞增生。

【诊断与鉴别诊断】

1. 诊断　根据出生时发疹及组织病理特点容易诊断。

2. 鉴别诊断　须与下列疾病鉴别。

(1)摩擦性苔藓样疹：该病发病年龄为学龄前期儿童，为手背出现多数散在性小丘疹，皮色、灰白色或淡红色，数目较多。夏秋季节时多见于男孩，可资鉴别。

(2)结缔组织痣：该病亦为出生后即有，呈轻度隆起的黄色、棕黄色或苍白色坚实丘疹或斑块，分布以躯干为主，随着年龄逐渐增大，组织病理与黏蛋白病不同，容易区别。

【治疗】　尚无特效疗法。

十八、类脂蛋白沉积症

类脂蛋白沉积症(lipoid proteinosis)又名 Urbach-Wiethe 病，皮肤黏膜透明变性(hyalinosis cutis et mucosae)。本病于 1969 年 Gordon 等发现，为常染色体隐性遗传病。迄今全世界共报道约 250 例患者，呈世界范围分布，其中约 1/4 患者分布在南非的北海岸地区。

【病因及发病机制】　本病在近亲结婚现象较为普遍的地区发病率较高。Ramsay 等通过分析，证实其为创建者效应(founder effect)所致。本病为常染色体隐性遗传，通过对患者成纤维细胞的全基因组连锁分析和应用候选基因法，将本病定位于其中的细胞外基质蛋白 1(ECM1)基因，最后对 ECM1 基因测序，发现该基因发生纯合子的功能缺失突变。近年有的学者对来自不同国家的 10 个家系深入研究，发现一般每个家系拥有独特 ECM1 基因突变位点，这些突变主要集中在外显子 6、7，包括无义突变、错义突变、框移突变。ECM1 蛋白单克隆抗体免疫组化亦显示，患者皮肤标本中 ECM1 蛋白远少于正常人。

Moy 等发现本病Ⅰ型胶原 mRNA 减少，而Ⅳ型胶原 α 多肽 mRNA 增多。通过以上研究可见基底膜胶原增多而其他纤维胶原减少，推测本病与胶原代谢紊乱有关。

【临床表现】　本病发生于婴儿，最早的表现为声音嘶哑，由声带浸润增厚所致，一般在出生后不久或 1 岁内发生，持续终身，严重时可完全失声，这是本病最具特征的表现之一。舌增大变硬，舌系带缩短，致使舌通常不能伸出口外。唇咽、软腭、腭垂、舌下等黏膜处均呈黄白色不规则浸润增厚斑，触之较硬。上述口腔黏膜处已反复发生疼痛性溃疡。声带和会厌亦浸润增厚或有结节，一般不影响呼吸，但严重时，尤其合并有上呼吸道感染时，可导致呼吸困难。眼底也可有透明样物质沉积等异常表现。皮肤最具特征性的表现为眼睑半透明的念珠样丘疹。面部、四肢有散在萎缩性痤疮样瘢痕，皮肤可增厚，可发生水疱，在摩擦部位，如手、肘、膝、臀部、腋窝等皮肤角化过度，可出现黄色疣状丘疹、结节。从婴儿期开始，轻微外伤或摩擦可引起水疱或瘢痕，不易愈合。累及头皮和眼睑边缘时可导致脱发、睫毛脱落。还可有骨骼发育异常、牙齿发育不良，复发性腮腺炎、颌下腺炎等。另一特征性表现为颅内颞叶、海马出现钙化灶，可有癫痫及其他神经系统表现，如记忆丧失、精神分裂等。其他内脏亦可累及，但很少有临床表现，病情缓慢发展，一般不影响寿命。

【组织病理】　表皮角化过度、不规则棘层肥厚。真皮和基底膜增厚，早期嗜伊红的不定形透明样物质主要沉积在真皮乳头层及毛细血管、汗腺导管、毛囊立毛肌周围。该物质 PAS 染色阳性，淀粉酶染色阴性。陈旧的皮损、真皮可见宽带状透明样物质沉积，在透明区内特别是血管周围Ⅳ型和Ⅴ型胶原增多，Ⅰ型和Ⅲ型胶原减少。透射电镜显示血管内基底膜增厚，围绕血管呈同心圆排列，真表皮交界处致密层不规则增生。成纤维细胞显示胞质显著空泡化。

【诊断与鉴别诊断】

1. 诊断　根据出生后不久声音嘶哑、眼睑半透明珍珠样丘疹、舌肿大变硬不能伸出口腔及特征性皮肤改变等较易诊断，但因为比较罕见，故易于漏诊、误诊。颅内 CT 或 X 线检查可显示有钙化灶。喉镜、眼底检查均可能发现异常。

2. 鉴别诊断　本病须与下列疾病相鉴别。

(1)细胞生成性原卟啉病：该病发现较晚，有明显光敏感，皮损多发生曝光部位。

(2)黄瘤病：该病无声音嘶哑，皮损呈散在棕黄色丘疹或结节，组织病理明显不同，易于鉴别；皮肤淀粉样变，临床上有相似之处，但组织病理明显不同，可资鉴别。

【治疗】　本病发展缓慢，至成人期自然静止。

有个例报道口服二甲基亚砜 3 年后，皮肤喉部症状显著减轻。已有报道用依曲替酯治疗 3 个月获得良效，一年后真皮内 PAS 染色阳性的沉淀物几乎完全消失。总之，本病无特效疗法，可对症处理减轻症状，如显微喉镜术、声带切开、皮肤磨削术、眼睑整容术等可改变喉部及皮肤症状。随着医学的发展，在发现其病因为 ECM1 蛋白缺失和基因突变的基础上，今后可探索新的基因治疗。

十九、矿物质营养不良症

矿物质是无机元素，占新生儿体重的3%，成人体重的4%。它们主要分布于人体的骨骼和肌肉。一些矿物质是人体必需的微量元素。铝、锑、钡、硼、溴、镉等是重要的微量元素。摄入量不足可造成严重的缺乏，可能只有补充特定的矿物质才能好转。本节只讨论对于皮肤病很重要的微量元素。

锌是人体最重要的微量元素，对于调节脂肪、蛋白质以及核酸合成和降解的200多种锌依赖性金属酶有重要作用。锌的摄入很大程度上取决于食物中的蛋白质含量。它存在于坚果、谷物、绿叶蔬菜和贝类中。每天的需求量为3～25mg，取决于各人年龄。一些证据表明锌在促进伤口愈合、维持固有免疫、生殖、神经功能和减少心血管疾病风险中发挥重要作用。由于锌的抗氧化作用，它能避免紫外线导致的损害并降低癌症风险，但目前缺乏相关研究证据。

缺锌可能是先天性或是获得性。先天性锌缺乏症(genetic zinc deficiency)即为肠病性肢端皮炎(acrodermatitis enteropathica)，是一种罕见的常染色体隐性遗传病，由肠道吸收锌的缺陷引起。编码锌转运体的SLC39A4的基因突变导致这种疾病。临床表现通常在断奶后1～2周或人工喂养4～10周发病。受影响的患儿变得淡漠，急躁伴畏光。皮炎、腹泻和脱发是典型的肢端皮炎的表现。疾病相关的腹泻严重程度有很大不同，而它可能是间断性的。此外，腹泻可能在皮疹出现之前或之后出现。

皮炎好发于腔口周围和肢端，伴有红斑和斑块上有继发性鳞屑结痂和糜烂，甚至水疱和大疱。当转为慢性时，可见苔藓样变和银屑病样斑块。严重的情况表现为类似于烫伤或坏死的体征。反复感染念珠菌和葡萄球菌的情况很常见。头发通常细而稀疏，最终停止生长，几周后全部脱落。指甲改变包括化脓性甲沟炎，随后出现甲营养不良。其他黏膜表现有睑缘炎、结膜炎、唇炎和口炎。如果不及时治疗可能发生严重的生长发育迟缓或死亡。

获得性锌缺乏症(acquired zinc deficiency)可能由锌摄入不足(包括母乳中锌含量很低)、纤维含量高的食物(高水平矿物质结合植酸盐有关)干扰锌的吸收或吸收不良综合征(包括囊性纤维化)导致。锌缺乏症可能伴随着蛋白质-能量营养不良。在一些中东国家，锌缺乏症和当地饮食习惯有关。

获得性锌缺乏症的临床表现可能和先天性锌缺乏症患者相似。特别是潜在病因引起的突然的急性发作。更常见的是，在慢性锌缺乏症的情况下，出现经典的三联征：皮炎、腹泻和脱发，伴随皮肤干燥粗糙，主要累及脸部(口周)和肛门部的脂溢性皮炎样皮疹，伤口愈合差，感染的风险增加，食欲缺乏，味觉减退，共济失调，智力障碍，免疫异常，地方性的性腺功能减退症和发育迟缓。治疗锌缺乏症时，脂溢性皮炎和阴肛部位的皮炎治疗可能效果不好。

根据临床特点和表皮坏死的组织学改变，应怀疑锌缺乏症。血浆和头发中锌含量低和血清碱性磷酸酶低(因为锌是其必需微量元素)可进一步确诊。口周为主的皮疹可能和其他原发性和继发性营养缺乏症相似。皮肤和其他系统表现在给予口服硫酸锌或葡萄糖酸锌[因为摄入不足而引起获得性锌缺乏1～2mg/(kg·d)，肠病性肢端皮炎3mg/(kg·d)]后疗效明显。肠病性肢端皮炎患者需要终身补锌，并反复检测血清锌水平。吸收不良的患者也需要补充锌。

铜是一些酶的催化过程中所需要的重要的微量元素。一个普通成年人的体内共包含大约80mg铜。在血浆中90%的铜和铜蓝蛋白结合，剩余部分和其他血浆蛋白结合，主要是白蛋白(以转运蛋白为主)。获得性铜缺乏症是罕见的，(据报道)其仅见于婴儿因为牛奶中低铜，蛋白质-能量营养不良症和因过量摄入锌的情况。症状包括贫血、中性粒细胞减少、生长状况不佳，但皮肤表现很局限，只有少数报道有皮肤和头发的色素减退。

Menkes病(Menkes disease)也称为卷发病(kinky hair disease)，是一种遗传性铜缺乏症。该病是X染色体隐性遗传，临床上以铜吸收缺陷伴血、肝和头发铜水平低为特点。受影响的患儿可表现为出生时正常，直到2～3个月后才逐渐表现为生长缓慢、嗜睡、体温过低、肌无力、癫痫、智力发育迟缓、骨质改变(类似坏血症)；贫血也很常见。伴脸颊，弓形上嘴唇，水平眉毛是特征性的脸部表现。动脉造影显示曲折和延伸的动脉，是因为弹性蛋白未成熟(超微结构检测显示)引起的异常。一些酶活性降低，包括细胞色素C氧化酶(脑部)、赖氨酰氧化酶(结缔组织和血管)和抗坏血酸氧化酶(骨骼)，可以解释这些表现。

Menkes病的最重要表现是头发结构异常。表现有180°卷曲的头发(如卷发)、毛干节段性狭窄(即念珠菌状毛发)和刷子样肿胀的毛干(即结节性脆发症)。头发颜色浅、稀疏、脆弱和卷曲。患者也会有因为酪氨酸酶(铜依赖性)活性减少而出现的弥漫性皮肤色素减退。此外，由于X染色体失活，女性携带者可能会出现漩涡状色素减退或沿 Blaschko 线出现的毛发卷曲。

血清中铜和铜蓝蛋白水平低及细小的毛干这些临床表现可以提示诊断。Menkes 病患儿预后不良，其预期寿命 3～5 年，在死亡之前逐渐恶化。铜-组氨酸的治疗效果欠佳。编码铜转运 ATP 酶的 ATP7A 的突变导致 Menkes 病（和枕骨角综合征），因此，可以进行产前诊断。

铜的毒性作用可为先天性的或获得性的。获得性的通常因为摄入过量的铜（如牛奶装在生锈的铜容器中）而将引起胃肠道症状和偶尔发生的（易感个体）儿童肝硬化。先天性铜中毒时 Wilson 病——以内脏器官（特别是肝、角膜和脑）的铜蓄积和铜的肝内转运和胆道排泄的障碍为特点的常染色体隐性遗传病。患者编码铜转运的 P 型 ATP 酶（ATP7B）的基因有突变。

因为后天的铜摄入量超过身体的需求量，所以一种有效的排除过多的铜的方法是很重要的，这就通过 ATP7B 完成。它介导铜分泌入血浆（连同铜蓝蛋白合成）和分泌入胆汁。组织中过量的铜（因为 ATP7B 功能障碍）诱导自由基和脂质过氧化。由此造成的肝损伤导致脂肪变性、炎症、肝硬化，并最终变为肝衰竭。

Wilson 病的诊断依据是低血清铜蓝蛋白、尿铜蓝蛋白的排泄量增加、肝铜蓝蛋白增加和（或）基因分析。Wilson 病的特点是肝病、Kayser—Fleischer 角膜环（Kayser—Fleischer corneal rings）和神经系统症状（构音障碍、运动障碍、共济失调和帕金森病样锥体外系病理征）。

螯合剂（如青霉胺）用于治疗 Wilson 病。用于无症状患者或维持治疗，可以预先口服锌。

硒是谷胱甘肽过氧化酶必不可少的组成部分。它对于保护机体不受氧化损伤有重要作用。硒存在于土壤中。每天需求量还不确切。硒缺乏症在全胃肠外营养患者和生活在土壤中缺硒地区的人中可见。硒缺乏症的主要临床表现是心肌病，肌痛和虚弱。据报道，在补充硒后可出现皮肤和头发色素减退及白甲。也可以出现血中肌酸激酶和转氨酶的水平升高。硒缺乏症的诊断基于血浆硒水平和谷胱甘肽过氧化物酶的活性降低。小剂量的硒[2mg/(kg・d)]对于治疗硒缺乏症已经足够。

硒对于若干疾病有保护作用，包括银屑病、风湿性疾病、癌症（如黑色素瘤）和心血管疾病，但缺乏循证医学证据。因此，目前的认识还不足以提出正确的每日硒的推荐补充剂量。

硫化硒洗发水用来治疗脂溢性皮炎和花斑癣。大面积的腐蚀或溃疡的皮肤上使用导致过度吸收，可以伴随食欲缺乏和震颤。

（李美洲　张晓光　王文氢）

二十、多羧化酶缺乏症

多羧化酶缺乏症（multiple carboxylase deficiency，MCDs）是一种与生物素相关的常染色体隐性遗传代谢性疾病，表现为依赖生物素的多种羧化酶活性缺失，致血中有机酸聚积，从而导致包括皮肤、神经、免疫、呼吸及消化等多系统损害。如果早期采用生物素治疗，该病预后良好，否则将引起中枢神经系统不可逆的损害，在患病早期即可死于代谢性酸中毒。

【病因和发病机制】　多羧化酶缺乏症是一种常染色体隐性遗传的有机酸代谢病，根据所缺乏的酶不同可分为生物素酶缺乏症（biotinidase deficiency，BTD）和全羧化酶合成酶缺乏症（holocarboxylase synthetas deficiency，HCSD）。多羧化酶缺乏症主要是生物素酶和全羧化酶合成酶基因突变，相应酶的活性下降或丧失，导致生物素代谢紊乱而致病。生物素酶缺乏症是由于生物素酶活性下降，使生物胞素及食物中蛋白结合生物素裂解成生物素减少，影响生物素的体内再循环及肠道吸收，导致内源性生物素不足；全羧化酶合成酶缺乏症是由于全羧化酶合成酶活性下降，不能催化生物素与生物素依赖的羧化酶（乙酰 CoA 羧化酶、丙酰 CoA 羧化酶、丙酮酸羧化酶及 3-甲基巴豆酰 CoA 羧化酶）结合。生物素生成不足或生物素与羧化酶结合障碍均可影响生物素依赖的羧化酶的活性，使脂肪酸合成、糖原异生及氨基酸的分解代谢发生障碍，乳酸、3-羟基异戊酸、3-甲基巴豆酰甘氨酸、甲基枸橼酸及 3-羟基丙酸等异常代谢产物在血、尿中蓄积，导致一系列临床症状。此外，生物素载体蛋白基因突变所致的生物素载体蛋白缺乏，外源性生物素摄入减少等也可引起多羧化酶缺乏。

【临床表现】　多羧化酶缺乏症属于一种先天代谢异常性疾病，临床表现复杂多样，可累及皮肤、神经、免疫、呼吸和消化等多个系统。临床上可分为两种类型：全羧化酶合成酶缺乏型和生物素酶缺乏型。

1. *全羧化酶合成酶缺乏型*　该型又称早发型，主要发生于婴儿期，多数患儿于出生后数天内即发病，但亦可于出生后数小时或出生后 15 个月才发病。发病初期皮肤表现为头部脂溢性皮炎样，受累头发变细、脱落，严重者可全秃，睫毛及眉毛亦可脱落。皮损亦可累及口周、鼻周及其他褶皱部位。此外还可伴有多种难治性皮损，如湿疹、全身性红斑、脱屑及尿布皮炎等。患儿常伴有呼吸急促或暂停，出现代谢性酸中毒时症状更明显。可有喂养困难、生长发育迟缓、呕吐、肌张力减退、嗜睡及惊厥发作等，后者对抗惊厥药反应差，严重者可出现酮症酸中毒性昏迷。患儿血氨轻度升高，尿中有机酸聚积，包括甲基枸橼酸、乳酸、3-羟基异戊酸、3-羟基丙酸及3-甲基巴豆酰甘氨酸等均升高。此型部分患儿用生物素治疗效果不佳。

2. *生物素酶缺乏型* 该型又称迟发型，多于青少年期发病。皮损类似于全羧化酶合成酶缺乏型，如脂溢性皮炎、腔口周围皮炎、湿疹、过敏性皮炎等。头发干燥、细软、稀疏、易脱落，但发根仍完好。患儿常继发感染，以白念珠菌感染最常见。其他表现有肌痉挛、肌张力减退、共济失调、痉挛性瘫痪、神经性耳聋、视神经萎缩等，这些表现可间歇性发生或逐步加重，也可延迟发生，应激时常引起急性发病。部分患者尚有脊髓、脑白质、锥体外系受累。少数患者并发结膜炎、角膜炎、角膜溃疡、口角炎、会阴炎等。25%～50%的患儿有呼吸困难，表现为喘鸣、通气过度及窒息，给予氧气疗法及支气管扩张药无效。患者多伴有酮症酸中毒、高血氨血症和有机酸尿，通常3-羟基异戊酸、3-甲基巴豆酰甘氨酸、3-羟基丙酸、甲基枸橼酸及乳酸升高显著。此型患者及时补充生物素预后良好。

【实验室检查】 常规生化检测可有代谢性酸中毒和乳酸升高，但难以诊断本病。需要采用气相色谱-质谱联用分析(GC/MS)和液相串联质谱法(MS/MS)检查，生物素酶活性测定或基因分析来明确诊断。气相色谱-质谱技术通过收集新鲜尿液5～10ml，经萃取处理后，采用GC/MS分析仪，分析尿液中135种代谢产物。多羧化酶缺乏症患儿尿液中3-甲基巴豆酰甘氨酸、3-羟基异戊酸、3-羟基丙酸、甲基枸橼酸、甲基巴豆酰甘氨酸可增高，并伴有乳酸、丙酮酸、3-羟基丁酸、乙酰乙酸、丙酰甘氨酸等代谢产物明显增高。串联质谱分析通过采集外周血2滴于干滤纸片中，经甲醇萃取、盐酸正丁醇衍生，采用串联质谱仪检测分析标本中20余种酰基肉碱浓度。多羧化酶缺乏症患儿3-羟基异戊酰肉碱升高，可伴丙酰肉碱或丙酰肉碱与游离肉碱、乙酰肉碱比值增高。

【诊断与鉴别诊断】 由于临床表现缺乏特异性，因而强调进行辅助检查，目前酶学检查仍是最可靠的检测手段。诊断要点如下。①临床表现多样，常伴有多系统受累，不能用一种系统性疾病来解释；②有难治性皮肤损害，如腔口周围皮炎、湿疹及脱发等；③明显的神经系统症状，如惊厥、肌痉挛等，应激常引起急性发病；④急性发作期生化检查发现酮症酸中毒、乳酸血症、高血氨、低血糖等代谢紊乱；⑤尿标本的气相色谱/质谱(GC/MS)检查提示乳酸、甲基枸橼酸、3-羟基丙酸、3-羟基异戊酸和3-甲基巴豆酰甘氨酸等有机酸水平异常增高；⑥培养的成纤维细胞及血清酶学检测提示全羧化酶合成酶或生物素酶活性缺失，这是确诊的依据。

本病应与肠病性肢端皮炎、必需脂肪酸缺乏、重金属中毒、皮肤黏膜淋巴结综合征、自身免疫性疾病和变态反应性疾病等多种疾病相鉴别。肠病性肢端皮炎多发生在婴儿及儿童，以皮炎、脱发及反复腹泻为主要特征，其皮损好发于肢端及腔口周围。血锌含量一般低于正常，锌剂治疗有效。必需脂肪酸缺乏症表现为全身皮肤干燥，泛发性红斑和间擦疹，亦可有弥漫性脱发，其皮肤表现与肠病性肢端皮炎相类似。患儿体内亚油酸减少，而油酸和棕榈酸增加，脂质治疗有效。皮肤黏膜淋巴结综合征的主要症状为持续发热，四肢末端发生多形性红斑，双眼结膜充血，口唇干裂，口腔和咽部黏膜充血，颈淋巴结急性非化脓性增大。

【治疗】 治疗多羧化酶缺乏症的关键是早发现、早诊断、早治疗。如早期应用生物素治疗，本病预后良好，否则将引起中枢神经系统不可逆的损害，严重者可早期死于代谢性酸中毒。口服生物素疗效显著，常规剂量10～40 mg/d，可使疾病停止发展，修复已有的神经损害。本病需要终身补充生物素。有报道生物素与维生素A、维生素B_2、维生素B_6及烟酸联合应用效果更佳。个别早发型的患儿应用生物素疗效欠佳，其机制还有待进一步研究。治疗初期还可根据患儿情况给予左旋肉碱、甲钴胺、维生素C，并适当控制蛋白质和葡萄糖摄入量。对症进行康复治疗有利于肢体功能的恢复。为提高生存率及生活质量，一些发达国家已经采取措施对高危人群进行监测。产前诊断通过测定羊水中甲基枸橼酸、3-羟基异戊酸水平及羊水细胞中全羧化酶合成酶的活性来确诊胎儿是否患有本病。此外还可应用GC/MS行尿液有机酸分析对新生儿进行筛查。对可疑胎儿在其母孕20周或23周后开始给予生物素10

mg/d 口服，分娩后继续服用。

（汤建萍　张晓光）

二十一、小儿肥胖症

肥胖是营养障碍的一种形式，（如营养过剩），通常伴有皮损。

肥胖症（obesity）定义为人体体质指数高于 30。简单来说，是人体脂肪过多的结果。在肥胖的啮齿类动物和人类均有高血浆瘦素水平和高体质指数。遗传性疾病，如 Prader-Will，Bardet－BiedI，Alstrom 和 Wilson－Turner 综合征，与儿童时期发病的肥胖相关。内分泌疾病如 Cushing 病，Cushing 综合征和胰岛素抵抗都会出现肥胖的表现。获得性肥胖症在发达国家和发展中国家无论成人或儿童都很流行。

【病因及发病机制】

单纯性肥胖是由遗传和环境因素共同作用而产生的，不伴有明显的内分泌和代谢性疾病。主要原因有以下几方面。

1. *饮食因素*　摄入的营养素超过机体代谢需要，多余的能量便转化为脂肪储存于体内而导致肥胖。

2. *活动量过少*　缺乏适当的活动和体育锻炼，是肥胖发生的主要因素。

3. *遗传因素*　肥胖有高度遗传性，父母皆肥胖者，其后代肥胖率高达 70%～80%。双亲之一肥胖者，其后代肥胖发生率为 40%～50%；而双亲正常者的后代肥胖发生率仅为 10%～14%。肥胖患儿可有以下内分泌及代谢变化。

（1）体温调节及能量代谢：因肥胖儿对外界温度的变化反应不甚敏感，故有低体温倾向。

（2）脂类代谢：肥胖儿血浆的甘油三酯、胆固醇、极低密度脂蛋白及游离脂肪酸增高，高密度脂蛋白减少，故容易并发动脉硬化、冠心病、胆石症及高血压等病。

（3）蛋白质代谢：肥胖儿因嘌呤代谢异常，血尿酸水平高，易患痛风症。

（4）内分泌变化：肥胖儿易于发生内分泌变化，常见有甲状腺功能变化、甲状旁腺激素及维生素 D 代谢异常、生长激素下降、性激素变化、糖皮质激素、胰岛素与糖代谢变化等。

【临床表现】　肥胖儿童和成人皮肤病表现无特异性。然而在肥胖者有些皮肤病更容易发生。常见并发症为肥胖性黑棘皮病，男女均可发病；黑皮肤肥胖者好发。皮损为色素斑和天鹅绒状增厚，伴多发性皮赘。皮损多见于皱褶部位，以腋窝、腹股沟、阴唇多见。股部内侧上方或大阴唇可见不规则色素斑，随着体重下降，皮损可完全消退，但色素持续存在。另一种肥胖患者常见皮损为膨胀纹。体重迅速增加，迅速生长为本病的主要原因。损害为境界清楚的波浪形条纹状萎缩，见于皮下脂肪肥厚的部位，如腹部、股部、臀部、乳房、肘膝上部等部位。Cushing 综合征所致的膨胀纹可累及上述部位外，也可累及面部、腹股沟等部位。

一项研究表明，可能由于体重过高引起的压力相关的足底角化过度，是肥胖者患者最常发生的皮肤异常（35%）之一。有些疾病为发生皮肤皱褶部位的擦烂，由于长期处于半封闭的状态，温度及湿度不高，均可继发细菌和念珠菌的过度生长，造成感染。摩擦性色素沉着见于大腿内侧和女性胸罩下缘。胰岛素抵抗是一些患者虽然有肥胖但没有糖尿病，可为发生黑棘皮病的原因。据报道，肥胖患者胰岛素抵抗可能和锌的相关缺乏症有关（锌被认为可以促进边缘组织胰岛素诱导的葡萄糖摄取）肥胖患者喜欢久坐，可致静脉压升高伴随小腿溃疡。还没有证据表明皮脂腺肥大和脂溢性皮炎在肥胖的人群中更普遍。

【诊断及鉴别诊断】

患儿体质指数（ body mass index，BMI）随年龄、性别而有所差异，评价时可查阅图表，若 BMI 值在 P85～P95 为超重，超过 P95 为肥胖。应鉴别单纯性肥胖及继发性肥胖。并鉴别其他内分泌疾病，如肾上腺皮质增生症、甲状腺功能减退症、生长激素缺乏症等都伴有皮脂增多的表现，但各有其疾病特点，不难鉴别。

【治疗】

治疗原则以饮食和运动为最基本的治疗措施，使患儿体重控制在理想状态，但以不影响小儿健康及正常发育为原则。目前一般不主张儿童应用药物来降低食欲或增加消耗，该类药物疗效不持久，且副作用大。

（李美洲　刘　强　张晓光　汤建萍　王文氫）

参考文献

桂永浩，申昆玲.2015.儿童保健与发育行为诊疗规范.北京：人民卫生出版社，9:47.

石超，常建民.2007.多羧化酶缺乏症[J].临床皮肤病学杂志，36(11):737-738.

王彤，叶军.2008.多种羧化酶缺乏症的诊断及基因突变研究进展[J].国际儿科学杂志，35(6):564-566.

Al Yahya RS.2016.Treatment of primary cutaneous amyloidosis with laser: a review of the literature[J].Lasers Med Sci,Jul,31(5):1027-1035.

Badawy A. 2014. Pellagra and alcoholism: a biochemical perspective[J].Alcohol Alcohol,49(3):238-250.

Berry, A. A. R. J. Desnick, K. H. Astrin, et al. 2005. Two brothers with mild congenital erythropoietic porphyria due to a novel genotype[J]. Arch Dermatol, 141(12): 1575-1579.

Esmat,S.M.M.M.Fawzi,H.I.Gawdat,et al.2015.Efficacy of different modes of fractional CO laser in the treatment of primary cutaneous amyloidosis:[J].A randomized clinical trial.Lasers Surg Med.

Hamada,T.V.Wessagowit,A.P.South,et al.2003.Extracellular matrix protein 1 gene (ECM1) mutations in lipoid proteinosis and genotype-phenotype correlation[J]. J Invest Dermatol,120(3):345-350.

Nieves DS,Goldsmith LA.2003.Cutaneous changes in nutritional disease.In:Freedberg IM,Eisen AZ,Wolff F,et al.(eds).[J]Fitzpatrick's Dermatology in General Medicine, Vol. Ⅱ, 6th edn. New York: McGraw-Hill, 1399-1411.

Ruiz-Maldonado R,Becerril-Chihu G.2000.Skin manifestation of malnutrition. In: Haper J, Oranje A, Prose N (eds)[J].Textbook of Pediatric Dermatology,Vol.1,1st edn.London:Blackwell,499-506.

Thaddanee,R.A.K.Khilnani,P.Pandya,et al.2014.Lipoid proteinosis (Urbach-Wiethe disease) in two siblings.[J] Indian Dermatol Online J,5(Suppl 2):S95-S97.

Van Hougenhouck-Tulleken,W.I.Chan,T.Hamada,et al. 2004.Clinical and molecular characterization of lipoid proteinosis in Namaqualand,South Africa[J].Br J Dermatol,151(2):413-423.

Weismann K.Nutrition and the skin[J].2004.In:Burns T, Breathnach S,CoxN,Griffiths C(eds).Rook's Textbook of Dermatology,Vol.3,7th edn.Oxford:Blackwell.

第29章 遗传与角化性皮肤病

目前因遗传因素而罹患的和皮肤有关的疾病大概有450多种，大多数皮肤遗传病的分子机制尚不明确，目前遗传研究技术突飞猛进，全基因组关联分析、全基因组外显子测序等技术为复杂皮肤病和单基因病的研究提供了有力的手段，并相继开展大量的基因突变检测，进行基因型与表型的相关性研究等，为遗传咨询、基因诊断以及未来的基因治疗打下了良好的基础。虽然有一些基因治疗成功的报道，但其研究和临床实践尚属起步阶段，相信随着科学技术的发展，基因治疗必将成为人类战胜疾病的重要手段之一。

遗传性皮肤病首先重在预防，主要包括开展遗传咨询、家系调查、重视环境保护、检出遗传病携带者；加强遗传病宣传教育、禁止三代以内家系血亲结婚，劝阻具有相同隐性遗传性基因携带者和两家都是相同基因遗传的子女婚配；积极开展症状出现前诊断和产前诊断等。

一、Ⅰ型神经纤维瘤病

神经纤维瘤病（neurofibromatosis type Ⅰ）为神经皮肤性疾病，目前分为7个亚型，各型临床表现和致病基因不同。Ⅰ型神经纤维瘤病又名Von Recklinghausen病，主要皮肤损害表现为色素斑和多发性神经性纤维瘤，可伴有神经系统、骨骼和肌肉的发育异常。流行病学调查显示该病的出生患病率约为1/3000。

【病因及发病机制】 本病属常染色体显性遗传性疾病，其致病基因定位于17q11.2的神经纤维蛋白基因（NF1）。

【临床表现】 本病男性多见，常自青少年发病。

1. *皮肤表现*

（1）色素沉着斑：常在幼儿期发生或出生时即有，为本病最早出现的皮肤损害。牛奶咖啡色斑大小从数毫米到数厘米不等，不规则圆形和卵圆形，界线清楚，淡棕色至暗褐色，若直径在1.5cm以上且数量超过6片时，对本病有诊断价值。

（2）皮肤软纤维瘤：多出现于童年晚期或青春期早期，较色素斑迟发，多分布于躯干部，数目自数个至数百个不等，直径数毫米至数厘米或更大，表面平坦或突起皮面，呈肉色、粉色或紫红色，触之有疝囊感，可用手指将之推入底部，手松开后恢复原状。

（3）象皮病样多发性神经性肿瘤：肿瘤常沿外周神经分布，为生长缓慢且散在分布的结节，可引起疼痛，偶有压痛。也可因整个神经及其分支被侵犯而形成绳索样团块，称之为丛状神经纤维瘤，或因软组织高度增长而导致象皮病样。损害可发生恶变。

见附页彩图29-1。

2. *口腔损害* 本病5%～10%的患者有口腔损害，主要侵犯舌、上腭、唇和颊黏膜，可见乳头瘤样损害。临床最常见的为单侧性巨舌。

3. *其他损害* 本病除皮肤黏膜损害外，可伴有其他器官的损害。如约60%患者伴有智力发育障碍；约40%的患者有神经系统病变，主要为神经系统肿瘤，以视神经胶质瘤、星形细胞瘤和末梢神经胶质瘤最为常见，可引起癫痫发作。约10%的患者有脊柱畸形、脊柱后凸与后侧弯等。多数患儿尚伴有内分泌障碍，如肢端肥大症、艾迪生病、性早熟、甲状旁腺功能亢进、男子乳房发育和肾上腺嗜铬细胞瘤等。发生在胃肠道的神经瘤常引起出血和梗阻。

【组织病理】

1. *皮肤色素斑* 表皮内黑素细胞增加，角质形成细胞和黑素细胞内可见巨大的球形色素颗粒。

2. *皮肤神经纤维瘤* 位于表皮下，无包膜，但界线明显，由神经鞘细胞、成纤维细胞、内皮细胞、神经束膜成纤维细胞和轴索等组成，杂乱地分布于含有胶原和黏液样物质的基质内。

【诊断与鉴别诊断】

1. *诊断* 国际诊断标准如下。

神经纤维瘤病Ⅰ型（NFI）为周围性神经纤维瘤病，符合下述两条或两条以上标准的即可诊断：①6个或6个以上的咖啡斑，直径在青春期前大于5mm，在青春期后大于15mm；②2个或2个以上的神经纤维瘤，或一个丛状神经纤维瘤；③腋下或腹股沟部位的雀斑样色素痣；④视神经胶质瘤；⑤2个或

2个以上的虹膜错构瘤；⑥明显的骨损害，如蝶骨缺损、长骨骨皮质变薄，伴有或不伴有假关节形成；⑦有符合以上标准的一级亲属(即双亲、兄妹或子女)。

2. 鉴别诊断　须与以下疾病鉴别。

(1)脂肪瘤：为好发于肩、乳房、颈、臀等部位多发或单发柔软的皮下肿瘤，界线清楚，常呈分叶状，不与皮肤粘连，一般不伴有面积较大的牛奶咖啡斑。组织病理示瘤体为位于皮下有结缔组织包膜的脂肪组织。

(2)皮肤纤维瘤：瘤体多位于四肢，为单发或多发质较硬且隆起于皮面的球形或扁球形结节，与皮肤粘连。不伴有皮肤色素斑。

【治疗】 本病的一线治疗需要多学科的综合治疗。若皮损有碍美容或瘤体生长较快，伴有疼痛或疑有恶变时，可手术切除。伴有癫痫发作时应进行详细体检，由中枢神经系统肿瘤引起者，必要时行神经外科手术切除，但有可能复发。二线治疗可口服酮替芬 1mg ，1～3 次/日，可使瘙痒或疼痛减轻，肿瘤生长速度减慢，并有全身状况好转。三线治疗：沙利度胺、吡非尼酮、全反式维 A 酸，α-干扰素。对于咖啡牛奶斑、腋窝雀斑和大多数神经纤维瘤，除非美容需要，一般不需要治疗。

二、鱼鳞病

鱼鳞病(ichthyosis)是一组以皮肤干燥伴片状鱼鳞状黏着性鳞屑为特征的遗传性角化障碍性皮肤病。由于遗传方式、组织学和形态学不同，本病可分为寻常型鱼鳞病(ichthyosis vulgaris)、性联隐性鱼鳞病(sex-linked ichthyosis vulgaris)、大疱性鱼鳞病样红皮病(bullous congenital ichthyosiform erythroderma)、板层状鱼鳞病(lamellar ichthyosis)、火棉胶婴儿(collodion baby)和非大疱性先天性鱼鳞病样红皮病(non-bullous congenital ichthyosiform erythroderma)等类型。中医统称本病为“蛇身”。

【病因及发病机制】 寻常型鱼鳞病是常染色体显性遗传病，致病基因为 1q21 上中间丝蛋白相关基因(FLG)。性连锁鱼鳞病是 X 连锁隐性遗传病，基因为定位于 xp22.32 的类固醇硫酸酯酶基因(STS)完全缺陷、部分缺失和点突变引起的该酶缺失。大疱性先天性鱼鳞病样红皮病是常染色体显性遗传病，致病基因定位于 12q13.13 的 KRT1 和 17q21.2 上的 KRT10。板层状鱼鳞病呈常染色体隐性遗传病，本型由多个致病基因位点突变引起，包括 14q12 的*TGM1* 基因、2q35 上的*ABCA12* 基因和 19p13.12 上的*CYP4F22* 基因。非大疱性先天性鱼鳞病样红皮病呈常染色体隐性遗传，与 14q12 上的 TGM1、17q13.1 油脂氧化酶 3(ALOXE3)和脂氧合酶 12(R)(ALOX12B)及 5q33.3 区域的鳞蛋白等基因突变有关。火棉胶婴儿的发病可能为几种遗传型的混合型所致。

【临床表现】

1. 寻常型鱼鳞病　本型临床最为常见且症状最轻。男女均可发病，皮损一般于出生后 3 个月至 5 岁发生，冬重夏轻，青春期后症状可逐渐减轻。好发于四肢伸侧及背部，尤以两小腿伸侧为甚，对称分布。主要表现为皮肤干燥粗糙，伴有灰白色至淡棕色鱼鳞状鳞屑，周边微翘起，中央紧贴。患儿可伴有毛周角化和特应性疾病如湿疹、过敏性鼻炎或支气管哮喘等。

2. 性联隐性鱼鳞病　此型仅见于男性，出生时或出生后不久发病，除四肢伸侧外，头皮、面、耳后、颈、腹及皱褶等部位也常受累，但不累及掌跖、毛发和指甲。临床主要表现为皮肤干燥和呈鱼鳞状的黑棕色鳞屑，其程度不随年龄的增长而减轻。尚可伴有其他表现，如性腺功能减退、精神抑郁和骨骼异常，其中角膜浑浊和隐睾最为常见，伴发毛周角化，特应性皮炎少见。老年患者常伴有雄激素性脱发。

3. 板层状鱼鳞病　非常少见，也称隐性遗传先天性鱼鳞病样红皮病，出生时全身包括头皮及四肢屈侧覆有类似胶样儿的角质膜，2 周后膜状物逐渐脱落，出现弥漫性红斑伴大片状四方形鳞屑，犹如铠甲，常伴掌跖角化、皲裂和指甲改变，约 1/3 的患者伴有睑外翻、唇外翻。皮损在幼儿期可完全消退恢复正常，也可持久存在。见附页彩图 38-12A～D。

4. 大疱性先天性鱼鳞病样红皮病　也称显性遗传先天性鱼鳞病样红皮病或表皮松解性角化过度鱼鳞病。出生时或出生后 1 周内发病，病情进展迅速，皮损常在数小时内泛发周身，为弥漫性红斑，伴有水疱和大疱，以四肢屈面及皱褶处为甚。一般红斑在数周或数月后消退，出现广泛鳞屑及局限性角化性疣状条纹，皮肤皱褶处更为显著，类似“豪猪”样表现。随着年龄增长，症状逐渐改善。

5. 非大疱性先天性鱼鳞病样红皮病　90%以上患者出生时表现为火棉胶样婴儿，少数伴特征性鳞屑的红皮病。皮损为灰白色浅表性黏着的光亮鳞屑，面、手臂和躯干部的鳞屑较为细薄，而双下肢的鳞屑则呈板层状或盘状，可在 2～4 周反复脱落和再生，约 70%患者伴有掌跖角化。大多数患者的症状在青春期趋于好转。

6. 火棉胶婴儿　也称 Hebra 脂溢性鱼鳞病、新生儿薄屑状剥脱、新生儿鱼鳞病等，临床罕见，多见于早产儿。主要表现为婴儿出生时皮肤光亮紧张，被覆紧束干燥的一层棕黄色火棉胶样薄膜，致使婴儿肢体限定于一特殊的位置，常伴有双侧眼睑及口唇外翻。火棉胶样膜常在出生后 24h 内破裂，破裂处边缘翘起，膜下潮湿发红，高低不平，15～30d 火棉胶样膜全部脱落，皮肤红肿伴糠秕状脱屑，以后演变成各型鱼鳞病。一般无系统性损害和永久性器官畸形。

见附页彩图 29-2、彩图 29-3。

【实验室检查】　检测患者的基因突变，可以帮助该病的诊断及分型，并可做产前诊断。

【组织病理】

1. 寻常型鱼鳞病　表皮变薄，颗粒层减少或缺乏，毛囊孔和汗腺可有角质栓塞，皮脂腺数量减少，真皮血管周围有散在的淋巴细胞浸润。

2. 性联隐性鱼鳞病　角层、粒层增厚，钉突显著，真皮血管周围有散在的淋巴细胞浸润。

3. 板层状鱼鳞病　中度角化过度，灶性角化不全，中度棘层增厚，真皮上部有慢性炎症浸润。

4. 大疱性先天性鱼鳞病样红皮病　表皮松解性角化过度，棘层肥厚，颗粒层及棘层上部网状空泡化，可有松解形成表皮内水疱或大疱，真皮上部中度慢性炎症细胞浸润。

5. 非大疱性先天性鱼鳞病样红皮病　表皮角化过度，伴有轻度角化不全和棘层肥厚，真皮浅层淋巴细胞浸润。

【诊断与鉴别诊断】

1. 诊断　根据患者家族史、发病年龄、临床特点及组织学特点等一般不难诊断，各型的致病基因突变检测可以帮助诊断。

2. 鉴别诊断　须与下列疾病鉴别。

(1)各型鱼鳞病与获得性鱼鳞病：后者常是恶性肿瘤特别是淋巴瘤、麻风及其他慢性消耗性疾病和严重营养不良患者的皮肤表现，鱼鳞病样皮损出现时间晚，多见于老年人。

(2)大疱性先天性鱼鳞病样红皮病与先天性大疱性表皮松解症：后者一般好发于暴露部位或经常摩擦部位，以伸侧多见，皮损主要为水疱、大疱或血疱，无局限性角化性疣状条纹。

【治疗】　本病无特殊根治方法。治疗主要是改善皮损、缓解症状。

1. 一般治疗　忌用碱性强的肥皂水洗涤。外搽保湿润肤膏剂或油剂保持皮肤湿润，防止皮肤干裂。

2. 药物治疗

(1)寻常型鱼鳞病和性联隐性遗传鱼鳞病：对症处理和外用药为主。

①外用药。外搽 10％鱼肝油、10％尿素霜，0.025％维 A 酸软膏或肝素钠软膏等。性联隐性遗传鱼鳞病可外用 10％胆固醇霜、3％～5％水杨酸丙烯乙二醇等。此外，患处外搽钙泊三醇软膏，也有较好疗效。

②内用药。维生素 A 可改善皮肤角化过度，新生儿用量 0.1 万～0.15 万 U/d，婴幼儿及幼儿 0.5 万～1.5 万 U/d。长时间服用维生素 A 有蓄积作用，可引起中毒。

(2)先天性鱼鳞病样红皮病：

①皮损较湿润时可外涂 10％甘油、3％乳酸水溶液。可外用 0.025％维 A 酸霜。润肤剂和潮湿的环境有益于治疗。

②口服维 A 酸类。12 岁以上儿童可口服维 A 酸，开始剂量 0.5mg/(kg・d)，4 周后增加至 1.0mg/(kg・d)，耐受差者用 0.1mg/(kg・d)，12 周为 1 个疗程，儿童在长期口服时，应做影像学监测。

3. 中医治疗　中医学认为该病多由先天禀赋不足，后天肺脾气虚血少，营血亏损，以致血虚生风化燥，皮肤失于濡养所致。以内服为主、外治为辅的原则施治。

(1)单方成药：根据辨证施治的原则可选用润肤丸、八珍丸、人参健脾丸、人参归脾丸等。

(2)局部治疗：可选用三油合剂(由蛋黄油、大枫子油、甘草油等量混匀而成)或杏仁油膏(杏仁 30g，猪油 60g，捣烂如泥)涂搽患处，2 次/日。

三、小棘苔藓

小棘苔藓(lichen spinulosus)又名小棘毛发苔藓(lichen pilaris spinulosus)、棘状角化病(keratosis spinulosa)，是以成片的毛囊性丘疹伴中央角质性纤维状突起为特征的皮肤病。

【病因及发病机制】　病因尚不清楚，可能与遗传、感染和异位体质有关。该病可能与维生素 A 缺乏有关。

【临床表现】　本病主要见于儿童和青少年，男孩多于女孩。起病较快，好发于颈、臀、股、腹、腘窝、臂伸侧等处，对称分布，面部和手足部多不受累。损害为群集性的针头大的毛囊性小丘疹，初起可为淡红色，通常表现为肤色，每个丘疹上有角化小棘，触之有锉手感，丘疹密集互不融合，可呈圆形、卵圆形或不规则形簇集分布，直径可达2～5cm。无自觉症状或可有轻微痒感。病程慢性，一般经过数月自行消退，少数皮损长久不退。

【组织病理】 表皮角化过度，毛囊口扩大，毛孔中央有角栓形成，毛囊周围有轻度淋巴细胞浸润。

【诊断与鉴别诊断】

1. 诊断 临床根据好发于儿童、对称密集成片分布的棘刺状毛囊性丘疹常无明显自觉症状等容易诊断。

2. 鉴别诊断 须与下列疾病鉴别。

(1)毛周角化病：起病于儿童或青春期，主要分布于四肢伸侧的淡褐色针头大丘疹，有毛囊性角质栓。

(2)毛发红糠疹：儿童、成人均可发病，损害为边缘清楚的红斑鳞屑性斑片和圆锥形毛囊角化性丘疹，有角栓及头皮脂溢性皮炎样表现，常伴掌跖角化过度。

【治疗】

1. 外用药 患处可外用5%水杨酸软膏、20%～40%尿素软膏或0.025%维A酸软膏。

2. 内用药 口服维生素A可改善皮肤角化过度，儿童用量0.5万～1.5万U/d，婴幼儿0.5万～1.0万U/d，新生儿0.1万～0.15万U/d。

四、先天性角化不良

先天性角化不良(dyskeratosis congenita)又名Zinsser-Engman-Cole综合征，是网状色素沉着、甲萎缩(翼状胬肉)、黏膜白斑的皮肤黏膜表现三联征，常伴有因泪腺导管闭锁导致的持续流泪、骨髓造血功能异常及肿瘤易感性为特征的多系统受累的一种罕见先天性遗传综合征。

【病因及发病机制】 病因尚不完全清楚，大多为X-连锁隐性遗传，致病缺陷基因DKC1位于Xq28。常染色体隐性遗传是由位于20q13区域的RTEL1基因突变、5q15.33上的TERT基因突变和17q13.1上的TCAB1基因突变，或5q35.3上的NOLA2基因突变引起。常染色体显性遗传是由于RTEL1基因、14q12上的TINF2基因、5q15.33上的TERT基因突变引起。

【临床表现】 本病通常在幼儿期发病，患者大多为男性，偶为女性。主要表现为皮肤色素沉着、甲萎缩和黏膜白斑。皮肤色素沉着主要累及上胸部、颈和面部，为褐灰色斑点、色素沉着或色素减退性斑疹，可呈细网状，伴有表皮萎缩和毛细血管扩张，常呈血管萎缩性皮肤异色症样表现。甲改变一般出现在5岁以后，表现为甲萎缩变薄、尖细弯曲并脱落等甲营养不良改变，轻者仅见甲纵嵴或甲裂隙。黏膜白斑最多见于口腔黏膜，也可见于肛门、尿道和阴道等处黏膜，受累处可见疣状增生，并出现相应的症状。由于泪管闭锁引起持续流泪的现象常见。

有一半的患者在20～30岁发生骨髓造血功能异常，表现为贫血、血小板减少症或全血细胞减少。在30～40岁常发生口腔、肛门、宫颈、阴道、食管和皮肤的鳞状细胞癌及血液系统肿瘤。

本病尚可表现为掌跖多汗、疱疹性结膜炎、牙龈病、骨骼畸形、贫血、精神异常、脾功能亢进及不同程度骨髓功能异常等。

患者主要死于骨髓衰竭、恶性肿瘤。

【组织病理】 本病除在网状色素沉着区真皮上部可有噬黑素细胞外，其他改变无特征性，无诊断价值。

【诊断与鉴别诊断】

1. 诊断 临床主要根据血管萎缩性皮肤异色病样表现、黏膜白斑、甲营养不良等确立诊断。

2. 鉴别诊断 须与以下疾病进行鉴别。

(1)血管萎缩性皮肤异色症：除皮肤损害外，无甲损害及黏膜白斑。

(2)皮肌炎：晚期虽可伴有皮肤异色症，但有以上眼睑为中心的水肿性淡紫红色斑、Gottron征、肌肉受累症状以及血清肌酶升高等。

(3)先天性皮肤异色病：多发生于女孩，虽有皮肤异色病样改变，但患者对光敏感，伴有白内障，而无甲改变及黏膜白斑。

【治疗】 本病目前尚无特异性治疗方法，主要是对症处理。

(肖风丽 张学军)

五、遗传性大疱性表皮松解症

遗传性大疱性表皮松解症(inherited epidermolysis bullosa，IEB)是一组以皮肤黏膜出现水疱和大疱为主要特征的疾病。根据2008年第三次国际遗传性大疱表皮松解症修订的诊断和分类标准，依据遗传方式、临床表现、病理特点等，IEB分为四个临床类型，每个类型中又分不同的亚型。

1. 单纯性大疱性表皮松解症(epidermolysis

bullosa simplex,EBS)。

2. 交界性大疱性表皮松解症(junctioned epidermolysis bullosa,JEB),也称致死性大疱性表皮松解症(epidermolysis bullosa lethalis)。

3. 营养不良性大疱性表皮松解症(dystrophia epidermolysis bullosa,DDEB)。

4. Kindler 综合征(kindler syndrome)。

【病因及发病机制】 本病至少包括 7 种结构蛋白的基因突变,包括角蛋白 5 和角蛋白 14、板层素 332、Ⅶ型胶原、网蛋白、BPAg2、$\alpha_6\beta_4$ 整合素。EBS 大多属于常染色体遗传,是由角蛋白 5 或角蛋白 14 基因突变引起的,极少数由其他基因突变引起,如常染色体隐性遗传泛发性 EBS 伴肌肉萎缩、EBS 伴幽门闭锁是有网蛋白基因突变引起的,而致死性棘层松解 EB 是由桥粒斑蛋白基因突变引起。JEB 是常染色体隐性遗传,Herlitz 型等一些亚型的致病因子是板层素 332,非 Herlitz 局限型和部分非 Herlitz 泛发型由ⅩⅦ胶原病变引起。DEB 分为显性遗传和隐性遗传,由Ⅶ型胶原基因、$\alpha_6\beta_4$ 整合素等基因突变引起。Kindler 综合征属于常染色体隐性遗传,为 Kindler-1 基因突变引起。

【临床表现】 IEB 约 23 种不同类型,各型大疱性表皮松解症的共同特点是皮肤和黏膜在受到轻微外伤后出现水疱及血疱。在肢端及四肢关节的伸面尤其容易发生。

1. 单纯性大疱性表皮松解症(EBS)　为临床最为常见的一型。可分以下几种亚型。

(1)局限型大疱性表皮松解症:即 Weber-Cockayne 型(WC-EBS),多在婴儿期或儿童早期出现水疱,发病部位在手足部尤其掌跖部位,由长时间行走及机械摩擦引起,表现为水疱并形成局限或广泛的胼胝。水疱大多在数日内自行吸收或破裂结痂,愈后不留瘢痕、萎缩和粟丘疹,可伴有掌跖角化,冬轻夏重。不伴甲、黏膜及牙齿损害。常见合并症为继发细菌感染。

(2)泛发性单纯型大疱性表皮松解症(generalized EBS):即 Koebner 亚型(K-EBS),为 EBS 中最常见的一型。出生时或 2 岁以前发病,常因轻微外伤和自发出现水疱、大疱、糜烂和粟丘疹引起,尼氏征阴性。皮损可泛发全身,但以四肢为重,水疱愈后可留下暂时性色素沉着,不留瘢痕、萎缩和粟丘疹,可伴有甲营养不良,口腔黏膜偶可受累。

(3)疱疹样大疱性表皮松解症(herpetiform EB):即 Dowling-Meara 亚型(DM-EBS)。大多在出生时即发病,水疱分布于躯干和四肢,呈现簇集状或环状排列,婴儿早期水疱的炎症反应较明显,可出现一过性粟丘疹,愈后一般不留瘢痕。在出生后 2 个月内最为严重,常伴口腔及食管黏膜糜烂,有时可致死。2 个月后皮损仍可泛发,一般预后好,在 6～7 岁或以后病情明显缓解,到青春前期多数患者都会形成广泛或融合的掌跖角化。

2. 交界性大疱性表皮松解症　主要有以下几个亚型。

(1)Herlitz 型:是 EB 中最严重的类型。由于在婴儿期病死率很高,故亦称致死性的 JEB(EB,lethalis)。临床特点为全身泛发水疱、糜烂和萎缩瘢痕,皮肤外受累广泛而严重,头皮受累时可形成部分或完全性秃发,口鼻周围可形成增生的肉芽组织,也可形成鼻孔狭窄甚至闭塞。此型皮肤脆性极度增高,常见甲营养不良,可造成甲脱落,甲床被瘢痕组织覆盖,腋窝瘢痕形成可造成挛缩。常见口腔损害导致的小口畸形和舌系带短缩、食管狭窄、小肠受累导致的生长发育障碍,其他还可出现贫血。少数病人可出现严重的气管、喉部病变以至出现闭塞。常在婴儿早期死亡。

(2)反向性交界性大疱性表皮松解症(JEB,inverse):水疱、糜烂和萎缩瘢痕仅发生在皮肤皱褶部位,如腋窝、腹股沟和颈部。除口腔和食管内会出现与 Herlitz 型严重的水疱和瘢痕外,无皮肤外病变。

(3)肢端性交界性大疱性表皮松解症(JEB,acral):亦称最轻性的 JEB(JEB,minimum)。病变仅局限于肢端部位。

3. 营养不良型大疱性表皮松解症(DEB)

(1)显性遗传营养不良型大疱性表皮松解症(dominant DEB,DDEB):主要有以下几个亚型。

①增殖性 DEB。本型最常见。婴儿期或儿童早期发病,水疱位于四肢而很少泛发,尼氏征偶可阳性,水疱消退后粟丘疹及增生性瘢痕很常见,伴甲脱落或甲营养不良改变。

②白色丘疹样 DEB。出生时发病,初发时水疱较泛发,以后逐渐限局于四肢,尤其在易受摩擦和碰撞的部位。水疱愈后遗留萎缩性瘢痕和粟丘疹。本病特征性损害是在较大儿童和青春期后出现白色或象牙色坚实的丘疹,直径 2～15mm,表面粗糙,散在分布或融合成轻度苔藓样斑块,极少数病人可发生鳞状细胞癌。

③胫前型营养不良型大疱性表皮松解症。主要特征是发病年龄较晚,为 3～24 岁。皮损大部分位

于胫前，为反复发作的小水疱和丘疹样瘢痕，有时丘疹呈紫红色类似扁平苔藓，瘙痒较重，并伴甲营养不良，病情呈慢性进行发展，进入青春期后加重。

(2)隐性遗传营养不良性大疱性表皮松解症(RDEB)：出生时或幼婴发病，皮损可发生于身体任何部位，为疱壁松弛较大的水疱和血疱，尼氏征阳性。愈后留下萎缩性瘢痕，指、趾、肘和膝等处较大的瘢痕可影响这些部位的功能，且萎缩性瘢痕可继发癌变。若累及唇、口腔、咽喉、食管、鼻、气管、生殖器、肛周等处时，其相应功能可受到不同程度的影响。本病预后差，常继发感染导致婴儿早期死亡。本型轻症患者可活至成人，少数患者结婚后可生育正常子女，由于反复发生水疱和瘢痕，可在瘢痕表面发生侵袭性鳞状细胞癌。

4. *Kindler综合征*　患者自出生时发病，皮损泛发，新生儿期水疱症状严重且泛发，后期病情趋于缓和，常有皮肤异色症和光敏感现象。

见附页彩图29-4、彩图29-5。

【组织病理】

1. *单纯性大疱性表皮松解症*　早期损害的基底细胞内可见空泡形成和变性，形成表皮下大疱。

2. *显性遗传营养不良性大疱性表皮松解症*　在基底膜上发生裂隙而形成大疱，常有乳头毛细血管扩张。

3. *隐性遗传营养不良性大疱性表皮松解症*　水疱发生于表皮真皮交界处，真皮乳头毛细血管扩张。

4. *交界性大疱性表皮松解症*　水疱发生于表皮真皮交界处，底部为基底膜，基底膜细胞可发生空泡。

【诊断与鉴别诊断】

1. *诊断*　根据本病有家族史，各型大疱性表皮松解症的特征性皮损，结合组织病理一般可以确诊。

2. *鉴别诊断*　本病须与获得性大疱性表皮松解症进行鉴别，后者发病与自身免疫有关，无家族史，多发生于老年人，皮损为张力性大疱，尼氏征阴性，组织病理为表皮下疱，免疫病理显示基底膜线状IgG、C3沉积。而遗传性大疱性表皮松解症发病与遗传有关，多自幼年发病，皮损多形性，主要为张力性或松弛性水疱、尼氏征阳性或阴性，组织病理为表皮内或表皮下疱，免疫病理检查无IgG、C3沉积等，可以鉴别。

【治疗】　本病目前尚无特效疗法，多为对症处理和加强支持疗法。加强保护皮肤，防止摩擦、压迫和外伤。皮损用非粘连性合成敷料或无菌纱布敷盖，预防继发感染。

1. *局部治疗*　水疱破溃后的糜烂面可用0.1%依沙丫啶溶液或1∶8000的高锰酸钾溶液湿敷，同时创面外涂抗生素软膏如莫匹罗星软膏或夫西地酸乳膏预防感染。也可外用糖皮质激素软膏，面积广泛时可用中药药浴进行浸浴，1次/日。

2. *全身治疗*

(1)大剂量维生素E10～20mg/(kg·d)，对改善皮损症状有所帮助。

(2)损害广泛而严重者，可试用糖皮质激素。如泼尼松1～2mg/(kg·d)，起效后逐渐减量，有食管症状者可考虑大剂量的糖皮质激素疗法。

(3)抗生素：合并感染时可系统使用抗生素，可根据药敏试验选用敏感的抗生素。系统使用四环素对单纯型EB有效。

(4)支持疗法：水疱面积广泛者按烧伤病人处理，每日静脉给予足够的蛋白质、维生素、微量元素，必要时给予输入新鲜血浆或丙种球蛋白。

3. *中医治疗*　中医学认为本病因先天亏损，胎气不足，禀赋不充，脾肾阳虚；或因禀受胞中遗湿、遗热、遗毒，复受外界搓擦而发病。应辨证论治，如脾虚湿盛型者可选用人参健脾丸，脾肾阳虚型者可选用补中益气丸加四神丸，也可选用全鹿丸。

4. *外科治疗*　出现食管狭窄的及DEB的少数患儿可行狭窄扩张术、尿道松解术，手足指(趾)间假蹼松解术。长期不愈的糜烂和溃疡性皮片移植或采用同种或自体角朊细胞培养移植物覆盖。有继发鳞癌时，应将皮损完全切除。某些致死性JEB患者，必要时气管切开，维持自主呼吸，避免气道梗阻而死亡。牙釉质发育不全的患者早期行牙齿修复术。

（肖风丽　马　琳）

六、色素沉着-息肉综合征

色素沉着-息肉综合征(pigmentation-polyposis syndrome)也称Peutz-Jeghers综合征(Peutz-Jeghers syndrome)或口周黑子病，是以皮肤黏膜色素沉着伴有肠道息肉为主要特征的一种少见的综合征。

【病因及发病机制】　本病为一种常染色体显性遗传性疾病，发病是由于位于19p13.3上的丝氨酸/苏氨酸激酶STK11基因突变所致。

【临床表现】

1. *皮肤黏膜损害*　多在出生时即有或幼儿期出现。主要分布于面部尤其是口周皮肤和口腔黏膜，也可见于指(趾)末端、掌跖和手足背等处。色素斑为褐色、黑色的斑点，直径 0.2～7mm，境界清晰，数目多少不一，散在互不融合。黏膜色素斑以下唇和颊黏膜最多，更具诊断价值。色素斑的分布、大小、数目和胃肠道的损害无关。

2. 消化道息肉　可发生于胃肠道的任何部位，尤多见于小肠。息肉常在 10～30 岁出现，并引起胃肠道症状，其程度与息肉的分布、大小、数目等可能有一定关系，轻症者可有嗳气、腹痛、轻度腹泻、轻度出血等，重症者可发生肠套叠、肠梗阻等。息肉恶变的概率较小。本病患者行胃肠道钡剂检查有助于发现息肉，可有不同程度贫血。

【组织病理】　色素斑主要改变为表皮基底层色素细胞增多，基底层和棘层色素颗粒增多，在真皮上层有噬黑素细胞。息肉常为良性腺样错构瘤，有恶性病变者少见。

【诊断与鉴别诊断】

1. 诊断　临床根据发生于面部尤其是口周皮肤和口腔黏膜的褐色和黑色斑点，常自幼年出现，伴有肠道息肉，如有家族史则更有确诊意义。

2. 鉴别诊断　须与下列疾病鉴别。

(1)雀斑：棕黄色斑点主要分布于面颊而非口周，黏膜不受累，和日光照射有关，其颜色夏重冬轻。

(2)雀斑样痣：色素性斑点稀疏散在或相互融合分布于全身各处。

(3) Cronkhite-Canada 综合征：即息肉-色素沉着-脱发-甲营养不良综合征，常在中年以后发病，虽也具有胃肠道息肉和皮肤色素斑，但色素斑一般不累及黏膜，并常伴有脱发和明显的甲改变。

【治疗】　色素斑一般不需治疗，有碍美容者可用激光或液氮冷冻祛除。肠道息肉视其所致胃肠道症状的严重程度给予相应治疗。

七、着色性干皮病

着色性干皮病(xeroderma pigmentosum，XP)是一种早年发生在曝光部位皮肤的色素改变、萎缩、角化和癌变的遗传性疾病。本病不同地区不同民族均可发生，我国发病率 1/25 万，该病患者肿瘤发生率是正常人的 1000 倍，患者家族中常有近亲结婚史。

【病因及发病机制】　本病为常染色体隐性遗传，部分显示性连锁遗传。发病是由于皮肤缺乏核酸内切酶造成紫外线损伤的脱氧核糖核酸(DNA)修复功能异常所致。

【临床表现】　约 75%的患者在出生后 6 个月至 3 岁间发病。主要表现为曝光部位皮肤黏膜在轻微日晒后发生急性晒伤或持久性红斑，以后出现雀斑样损害和日趋严重的皮肤干燥。雀斑样损害最初出现在面部和双手，以后颈部、小腿、唇和球结膜，甚至躯干部也可发生，其颜色深浅不一，淡褐色至深棕色，针头至手指盖或更大，可相互融合成不规则形较大的斑片。最初雀斑样损害在冬季可消退或颜色变淡，以后持久不退且数量逐渐增多，并在其间出现毛细血管扩张、较小的血管瘤以及圆形或不规则形白色萎缩性斑点和斑片等损害，但血管性损害也可发生于非曝光部位、舌和口腔黏膜。有时可见水疱、大疱和结痂性损害，若发生溃疡则极难愈合，并留下毁形性瘢痕。疣状角化性损害也较常见，可在发生后 3～4 年恶变，多为基底细胞癌，其次为鳞癌和黑素瘤，肿瘤常为多发性，可因广泛转移导致死亡。

约 40%患者有眼部损害，畏光和流泪是常见的早期症状，以后可因眼睑外翻和下眼睑的破坏使球结膜全部显露，出现眼睑黏合和溃疡。其他如结膜色素斑及血管翼状胬肉、角膜混浊和上皮瘤等也较常见。

牙齿可有缺陷，但毛发和甲通常正常。

20%～30%的患者可出现神经系统异常，身体发育差，身材矮小，智力偏低，反应迟钝。最严重的一型称为 DeSanctis-Cacchione 综合征，即着色干皮病、侏儒、痴愚综合征，患者表现为着色干皮病伴小头、语言障碍、智力低下、侏儒症及生殖腺发育差等。

本病的预后差，约 2/3 的患者在 20 岁以前死亡，鳞状细胞癌和黑素瘤的广泛转移虽是导致死亡的原因之一，但多数患者常因严重感染而死亡。

【组织病理】　表皮角化过度，马尔匹基层变薄，部分皮突萎缩与伸长相互交织，基底层黑素细胞的数量增加，并可有黑素的不规则积聚，真皮上部慢性炎症细胞浸润，胶原纤维嗜碱性变性。

【诊断与鉴别诊断】

1. 诊断　临床根据发生于暴露部位雀斑样损害、毛细血管扩张伴萎缩性白色斑点、角化性损害、皮肤肿瘤以及发病年龄较早等可以诊断。详细询问家族史可以辅助 XP 诊断，目前基因诊断已在多个实验室开展，是 XP 诊断和分型的金标准。

2. 鉴别诊断　须与以下疾病进行鉴别。

(1)雀斑：雀斑起病年龄较晚，色素性斑点主要分布于面颊部，无毛细血管扩张、萎缩性白色斑点及疣状角化性损害等。

(2)色素沉着息肉综合征：色素斑呈褐色和黑色，散在分布互不融合，主要发生于口周及口腔黏膜，伴肠道息肉。

(3)先天性皮肤异色综合征：皮损为萎缩性斑、棕红色色素沉着、毛细血管扩张等，主要发生于面、颈和四肢伸侧，同时伴有先天性白内障、侏儒、小头等。

【防治】 本病是一种遗传性疾病，产前诊断极为重要，禁止近亲婚配也是一项有效的措施。应严格防晒，如穿戴防护服、外用防晒系数高的防晒乳。外用避光剂，可选用25%二氧化钛霜、5%PABA液等，用细菌DNA修复酶T4核酸内切酶V脂质体(T4N5)导入，可减少曝光角化和基底细胞癌。口服维生素A、维生素B_2、维生素C和烟酰胺或硫酸锌，异维A酸0.5～2mg/(kg·d)，可减少皮肤癌的形成。口服中药化瘀丸也有一定效果。角化性损害可外用5-氟尿嘧啶软膏或液氮冷冻。若发现肿瘤宜早期切除，必要时植皮。光动力疗法具有治疗作用。

八、家族性良性慢性天疱疮

家族性良性慢性天疱疮(benign familial chronic pemphigus)又名Hailey-Hailey病，是一种主要分布于腋窝和腹股沟等处、反复发生群集水疱和大疱为特征的一种罕见遗传性疾病。

【病因及发病机制】 本病是一种不规则外显的常染色体显性遗传性疾病，由定位于3q21-q24上的ATP2C1基因突变引起，本病的缺陷在于角质形成细胞之间黏附障碍，导致棘层细胞松解，可以自然发生，也可因摩擦、外伤、冷冻、烫伤、紫外线照射、过敏或感染而诱发或加重。

【临床表现】 通常10～30岁发病。皮损好发于腋窝、腹股沟等受摩擦部位，也可发生于颈部、肛周和生殖器周围。基本损害是在外观正常或红斑基础上成群的松弛性水疱，疱液最初清澈，不久变浑浊，疱壁薄而易破，破后形成糜烂面和结痂，尼氏征阳性。皮损常向周围扩展，边缘活跃，中央消退，留有色素沉着，或呈现扁平柔软、潮湿的增殖面，有腥臭味。患处可有瘙痒和灼热感。黏膜偶可受累，主要为口腔、喉、食管、外阴及阴道等处黏膜，引起相应的症状。本病病程较长，反复发作，部分可以长期缓解，预后良好。

【组织病理】 早期可见基底层上裂隙，以后形成大的裂隙、水疱或大疱，疱腔内可见大量单个或成群的棘层松解细胞，继之表皮突增生，伸长的乳头突入疱腔内，上覆一层基底细胞，真皮内有中等量淋巴细胞浸润。直接免疫荧光检查阴性；电镜检查示张力细丝与桥粒分离。

【诊断与鉴别诊断】

1. *诊断* 依据家族史、临床特征及组织病理、免疫病理等可以诊断。

2. *鉴别诊断* 须与下列疾病进行鉴别。

(1)增殖型天疱疮：无家族史，皮损主要位于腋下、腹股沟、乳房下及外阴等部位，为正常皮肤上的松解性大疱，愈合过程中皮损呈乳头瘤样增生。组织病理示大疱位于表皮中下部，棘层肥厚，乳头瘤样增生显著，直接免疫荧光检查阳性。

(2)毛囊角化病：皮损主要发生于皮脂腺丰富部位，为褐色的毛囊角化性丘疹伴油腻性痂或糠秕样鳞屑。组织病理示基底层与棘层间更多表现为裂隙而不是水疱，伴有角化不良，表皮内可见圆体及谷粒细胞。

【治疗】 尽量避免各种刺激，避免病情加剧或复发。

1. *局部治疗* 患处外用抗生素制剂、抗真菌制剂和糖皮质激素制剂等对部分患者有效。顽固难退且增殖显著的局限性皮损可手术切除，必要时植皮。

2. *全身治疗* 氨苯砜1mg/(kg·d)，服6d停1d，连用3个月。分两次口服，对部分病例有效。重症和皮损顽固难退者可选用泼尼松或甲氨蝶呤常可收到较好疗效。继发感染者可给予抗生素。

3. *物理疗法* 浅层X线、境界线、放射性核素等对部分病例有一定疗效。

(肖风丽)

九、皮肤松弛症

皮肤松弛症(cutis laxa)系皮肤弹性纤维先天发育缺陷引起的以皮肤松弛下垂为特征的疾病。

【病因及发病机制】 多数为常染色体隐性遗传型，该型由位于14q32.12上的FBLN5基因突变引起；常染色显性遗传性皮肤松弛症与位于7q11.23上的弹性蛋白基因(ELN)的突变有关；X连锁型由ATP7A基因突变所致；获得性的发病机制尚不清楚。其发病可能与铜代谢异常及弹性硬蛋白酶抑制药失衡导致弹性纤维的破坏有关。

【临床表现】

1. *皮肤表现* 在出生时即有或出生后不久发生，主要见于面部和躯干部，初起为皮肤水肿，以后出现松弛的皱褶，使儿童呈现老人面貌。患儿身体生长发育不受影响，皮损可在青春期后减轻。

2. *肺气肿* 其严重性与皮肤松弛的程度一致，

可为致死的原因。临床主要表现为不同程度的呼吸困难，平卧时加重，但轻症者可无任何表现。

3. 多发性疝和憩室　患者可发生膈疝、脐疝、腹股沟疝以及胃肠道多发性憩室等，出现不同的临床症状。

根据临床不同表现可分以下几型：①1 型为标准型，有皮肤、肺部以及憩室的损害；②2 型有皮肤松弛症特征，伴骨发育不良、先天性髋关节脱位及智力障碍；③3 型(DeBarsy 综合征)有皮肤松弛症特征以及早老、角膜云翳、手足徐动症、智力障碍；④常染色体显性遗传的皮肤松弛症常病情轻微；⑤X 连锁隐性遗传皮肤松弛症，除了皮肤松弛症特征外，还有关节伸展过度、伤口愈合受损、膀胱憩室及轻度智力障碍。

【组织病理】　表皮正常，真皮弹性纤维数量减少，纤维变粗、变短和粗细不均，部分呈颗粒退行性变以致溶解，与周围组织界线不清。

【诊断与鉴别诊断】

1. 诊断　临床根据本病特征性的皮肤松弛、肺气肿、多发性疝和憩室等可以明确诊断。

2. 鉴别诊断　须与下列疾病鉴别。

(1)皮肤弹性过度：主要为皮肤过度伸展而非松弛，皮肤组织脆性增加，且易形成瘢痕，患者容貌正常。

(2)弹性假黄瘤：皮肤松弛以颈两侧及皱褶处明显，伴有直径 2～3mm 淡黄色质软的丘疹或结节，无面部损害。

【治疗】　本病无特异疗法，整形术可减轻容貌缺陷。各种疝可行疝修补术。呼吸功能测定及胸部 X 线检查可确立是否合并肺气肿，以利早期得以及时处理，防止病情进行性加重。

十、掌跖角化病

掌跖角化病(palmoplantar keratoderma)是以掌跖角化过度为主要特征的一组疾病，分为遗传性、获得性和症状性三大类，本节重点讲述遗传性掌跖角化症。根据表现型分为 3 个亚型：单纯型、混合型、综合型。

掌跖角化病根据临床表现，单纯型分弥漫性掌跖角化病、局限性掌跖角化病和点状掌跖角化病；混合型弥漫性掌跖角化病可分为可变性红斑角化病、有汗性外胚层发育不良和梅勒达病(meleda diseas)；综合型弥漫性掌跖角化病分为：①遗传性残毁性角化病；②有汗性外胚层发育不良和耳聋；③掌跖角化病和心肌病；④GamborgNielsen 型掌跖角化病；⑤伴食管癌的掌跖角化病。见附页彩图 29-6。

以下将对上述疾病分别做一概要介绍。

(一)弥漫性掌跖角化病

弥漫性掌跖角化病(diffuse palmoplantar keratoderma)是一组临床表现多样，累及掌跖的皮肤病，表现为掌跖部皮肤弥漫性增厚和角化过度，通常合并有其他外胚叶病变。现仅介绍单纯型弥漫性掌跖角化病。本型分弥漫性表皮松解性掌跖角化病(EPPK)和弥漫性非表皮松解性掌跖角化病(NEPPK)。

【病因及发病机制】　EPPK 和 NEPPK 均为常染色体显性遗传，有高度的外显性。EPPK 致病基因为定位于 17q12 上的Ⅰ型角蛋白基因簇上的角蛋白 9(KRT9)，也有报道部分 EPPK 和 NEPPK 是由 12q13.13 上的角蛋白 1(KRT1)突变引起。

【临床表现】　EPPK 和 NEPPK 两型表现难以区分，均在婴儿期发病，表现为整个手掌和足跖角化过度。EPPK 角化皮损的表面常有深在的皲裂，边缘红斑，伴有指节垫。而 NEPPK 外观多呈蜡黄色，易继发浅表真菌感染和多汗，皮损易扩散到手腕背面，边界清楚，膝肘部很少受累。两病均有甲改变，可见甲增厚、浑浊、弯曲或有嵴，在一些家族中可有杵状指及鞍形指。常无自觉症状，但有时有瘙痒、触痛或发生疼痛性皲裂，触觉不灵敏，在冬季寒冷季节上述症状可加重。

【组织病理】　两种疾病均有表皮角化过度、角化不良、颗粒层和棘层增厚，真皮浅层有轻度炎细胞浸润。

【诊断与鉴别诊断】

1. 诊断　EPPK 和 NEPPK 在临床表现上难以区分，但从基因突变候选致病基因以及病理变化上可以区别。

2. 鉴别诊断　此外还应与以下疾病鉴别。

(1)角化过度性手足癣：好发于成年人，一般单侧发病，常冬轻夏重，除掌跖增厚外，表面常有脱屑或深在性水疱，真菌检查阳性，易于鉴别。

(2)梅勒达病(Meleda disease)：该病为常染色体隐性遗传，伴有身体和智力上障碍，且皮损终身持续扩展。

【治疗】

1. 局部治疗：外用 20% 尿素脂、0.025%～0.1%维 A 酸霜，或用 5%水杨酸软膏封包软化角质后继之用糖皮质激素制剂封包可提高疗效。钙泊三醇软膏外用亦有一定疗效。

2. 重症患者可口服维生素A或维A酸类药物如阿维A酯0.5mg/(kg·d)或异维A酸0.5mg/(kg·d)(12岁以下儿童慎用,一般采用短期间歇服药)。

3. 角化过度厚度大而影响手部功能者,可考虑手术切除植皮。

4. 中医治疗:应进行辨证论治,如肝肾阳虚型用大补阴丸加减;脾肾阳虚型用肾气丸和理中丸加减;脾虚血虚型用理中丸和当归补血汤加减;肝郁血虚型用逍遥丸和当归饮子加减。局部可外用紫草膏。

(二)遗传性残毁性皮肤角化病

【病因及发病机制】 遗传性残毁性皮肤角化病(keratoma hereditaria mutilans)为常染色体显性遗传病,其由位于13q12.1的GJB2基因突变导致缝隙连接异常所致。

【临床表现】 婴儿期发病,女性多见,表现为手掌和足底角化过度,呈蜂窝状,手背有海星形的角化过度损害,常无自觉症状,有时痒,或因浸渍、皲裂而疼痛。患者指(趾)周皮肤缩窄,由于血供减少和骨骼畸形致骨软骨营养不良和发育障碍及软组织纤维束压迫引起骨骼毁损,骨质吸收和消失,病变以末端指(趾)骨最明显,远端变尖、缺失,甚至自行断离。本病常伴有轻至中度的听力损害。

X线表现骨干萎缩变细,骨皮质相对增厚,骨髓腔变窄或闭塞,骨骺扁平致密、增宽凹陷,关节面模糊及脱位畸形。

【治疗】 本病的局部和全身治疗同弥漫性掌跖角化病。残毁畸形可进行整形外科手术治疗。

(三)掌跖角皮症伴发食管癌

【病因及发病机制】 掌跖角皮症伴发食管癌(palmoplantar keratoderma with esophageal carcinoma)属常染色体显性遗传,是由位于17q25.1上的RHBDF2基因的杂合子突变引起。

【临床表现】 主要表现为掌跖部皮肤局限性增厚,伴有食管癌和口腔损害。掌跖增厚发生于5~15岁,食管癌发生于30~40岁。本病根据临床表现分为A和B两型。A型为晚发型,食管癌发病率高,食管上皮活检发现局部炎症明显,个别细胞角化,如发生癌肿大多位于食管下1/3部。B型为早发型,皮损表现同A型,为掌跖对称性的角质增厚,边界清楚,一般在压力部位角化过度较为明显,早发型通常为良性病变。

【治疗】 应定期检查,早期发现食管癌病变,早期手术切除。掌跖角化的治疗与弥漫性掌跖角化病相同。

(四)进行性掌跖角化病

【病因及发病机制】 进行性掌跖角化病(progressive palmoplantar keratoderma)系常染色体显性遗传,致病基因是位于1q34.3的GJB3或GJB4基因。

【临床表现】 本病罕见,婴儿期发病,对称性发生于掌跖部位,有时可扩展到掌跖侧缘或背面,尤以指(趾)关节为甚,跖部角化而足弓部不受影响,表皮增厚发黄呈疣状角化,亦可呈线状或点状型,普通为一致性增厚或硬板状;另一特点为突然终止于掌缘,常无任何炎症性边缘,严重时可有疼痛、伤残、多汗、潮湿,偶有甲变厚、浑浊和畸形、鱼鳞病及其他异常。

【诊断】 根据掌跖角化和发病年龄可以诊断。

【治疗】 对症处理。

(肖风丽　张学军)

十一、水源性肢端角化病

水源性肢端角化病(aquagenic acrokeratoderma,AAK)是一种少见的皮肤病,又称为"水源性掌跖角皮病"(aquagenic palmoplantar keratoderma)。主要表现为接触水后数分钟,手和(或)足局部发白、肿胀及出现融合性半透明白色丘疹,呈鹅卵石样外观,脱离水源后症状体征消退。

【发病机制】 发病因素及发病机制均不清楚。可能的发病因素有遗传、汗管异常、手足多汗症、囊性纤维化以及药物如非甾体类的塞来昔布、罗昔考非、阿司匹林等。其可能原因主要是皮肤屏障功能减弱及汗液(角质层)电解质浓度增高。使用非甾体类抗炎药的患者产生皮疹的原因是COX-2被抑制后,皮肤角质形成细胞钠离子含量增加,使角蛋白结合水的能力增强。而囊性纤维化病患者是因为CFTR基因的突变。

【临床表现】 多见于青年女性,儿童少见。皮疹好发于双侧手掌及手指侧缘,也可见于足部,可手足同时受累。表现为接触水后5~10min,出现局部起皱、增厚、发白肿胀伴有融合性半透明白色丘疹,呈鹅卵石样外观,即"水桶征"。可伴有烧灼、紧缩、疼痛或瘙痒等感觉。水温越高,发生的速度越快。保持干燥后约30min,皮疹恢复正常。皮损多数对称分布,但亦可呈单侧或局限性发作,偶可见于手背或足背,甚至仅限于四肢的某处。部分患者可伴有掌红斑。部分患者可能继发囊性纤维病。经过数年后，部分患者可以逐渐减轻甚至自愈。

【组织病理】　无特异性。常为表皮角化过度，颗粒层正常或轻度增厚，棘层可增厚；真皮、表皮汗管扩张伴局灶性汗管周围海绵样变，或汗管口扩张伴致密的角化过度，可有真皮血管周围淋巴细胞浸润。部分病例完全正常。

【诊断及鉴别诊断】

1. 诊断　主要根据临床表现，即“水桶征”，诊断不难。

2. 鉴别诊断　本病需要与遗传性半透明丘疹性肢端角化病鉴别。

【治疗】　目前尚无特效疗法，药物引起者停药后症状可消退。此外，部分患者有自愈倾向或症状自发性改善。可外用水杨酸、尿素软膏、氯化铝、福尔马林、他克莫司及口服抗组胺药等，疗效不一。

（赵玉昆　罗迪青）

十二、少汗性外胚叶发育不良

少汗性外胚叶发育不良（anhidrotic ectodermal dysplasia，AED）又称为 Christ-Sieman-Touraine 综合征，是由遗传因素引起的汗腺、毛发和牙齿等部分或全部发育不全为特征的一种综合征。

【病因及发病机制】　本病系 X 连锁隐性遗传，是由定位于 Xq13.1 的 EDA 基因突变引起，EDA 的配体 EDAR 基因突变可表现为常染色体隐性遗传或常染色体显性遗传。

【临床表现】　本病 90％患者为男性，临床主要表现为少汗或无汗、少毛、部分或完全无牙。

由于汗腺减少或缺乏，患者少汗或无汗，耐热性差，在婴儿或儿童期首先出现原因不明的发热，在热环境中或活动后极度不适。乳牙和恒牙可完全缺失，或仅有几个。患者常因唾液腺和泪腺发育不良出现口干和眼干及萎缩性鼻炎表现。头发常短细、干燥和稀疏，其他部位的毛发和毳毛可减少或缺失。约 50％患者的甲板变薄、变脆或有嵴。

患者常伴发湿疹，眼周皱纹和色素沉着。患者面容特殊，表现为前额突出，上颌骨发育不良，面颊凹陷，鼻梁塌陷如马鞍状，眼睛和嘴角放射性纹等。常有不同程度的智力缺陷。

【组织病理】　表皮萎缩变薄，毛囊、皮脂腺、大汗腺可缺如、发育不全或正常，小汗腺减少或缺乏。

【诊断】　根据不明原因的发热，少毛和牙齿缺陷及特殊面容等可诊断。

【治疗】　无有效疗法。应尽量减少活动，环境应凉爽以帮助散热。皮肤干燥或发育有缺陷者应尽量避免刺激或外伤，并注意预防感染。针对牙齿发育缺陷，可从 3 岁开始带义齿。

十三、有汗性外胚叶发育不良

有汗性外胚叶发育不良（hidrotic ectodermal dysplasia，HED）又称 Clouston 综合征，是由遗传因素引起的一组以甲营养不良、毛发缺陷和掌跖角化过度为主要特征的综合征。

【病因及发病机制】　本病为常染色显性遗传，是由定位于 13q12.11 的 GJB6 基因突变所致。

【临床表现】　本病常影响头发和甲，而牙齿和出汗是正常的。受累甲表现为甲呈乳白色、甲增厚、甲条纹、甲生长缓慢及甲沟炎等，掌跖弥漫性角化过度，可扩展至手足侧缘和背面及指、腕等处，可有杵状指。头发稀疏、纤细和脆弱，甚或全部脱失，眉毛外侧 2/3 纤细或缺失，毳毛、阴毛和腋毛稀疏或缺乏，由于睫毛稀疏常患结膜炎或眼睑炎。汗腺发育正常，无排汗减少的表现。有的患者有严重智力缺陷，但也可智力正常。

【组织病理】　头皮组织的毛囊和皮脂腺稀少，汗腺无异常。真皮血管周围有不同程度的非特异性炎症反应。电镜下观察皮肤各层发生棘突松解，细胞间桥粒局灶性脱落，基底层以上的角蛋白中间微丝在核周浓缩。

【诊断】　临床根据甲营养不良、毛发缺陷和掌跖角化过度等可确诊。

【治疗】　本病无有效疗法，主要是对症处理。

（肖风丽　张学军）

十四、结节性硬化症

结节性硬化症（tuberous sclerosis complex，TSC）又名 Bourneville 病、Epiloia 病，是由遗传引起的以面部血管纤维瘤、癫痫和智力障碍为特征的一种复合型发育不良性疾病。出生时发病率为 1/10 000，全球不同种族均有发病。

【病因及发病机制】　本病为常染色体显性遗传，但外显不完全。具有遗传异质性，约一半家族与染色体 9q34 上的 TSC1 基因突变有关，另一半与染色体 16p13.3 上的 TSC2 基因突变有关，大多数新发病例表现为新的自发突变。其损害散居到内、中、外三个胚层，可能与胚胎细胞分化障碍有关。

【临床表现】　本病发病年龄较早，男女发病率无明显差异，但男性病情较重。由于外显不完全，故临床表现不一，约 90%患者有皮肤损害。

1. 皮肤表现

(1)色素减退斑：又称白色叶状斑，常在出生时或其他症状出现前即有，有 90%～100%的患者出现此斑，对诊断本病有所帮助。多发生于躯干特别是臀部，皮损为散在分布的色素减退斑，呈卵圆形、长多角形或条形叶状，直径数毫米至数厘米不等，3个以上的色减斑对诊断有重要提示意义。该斑在 Wood 灯下更为明显。

(2)面部血管纤维瘤：也称 Pringle 皮脂腺瘤，见于 70%～80%的患者。常在 2 岁内发生，青春期加重。好发于鼻唇沟，后波及鼻和颊部，有时可达额部和颈部，多对称分布。损害为直径 1～10mm 高出皮面坚实发亮的淡黄色或淡红色丘疹，可见扩张的毛细血管，压之褪色。

(3)鲨革样斑：也称鲛鱼皮斑，见于 30%～40%患者。一般在青春期前出现，随年龄增长鲨革样斑发生率也增加。多见于躯干部特别是腰骶部，为肤色、淡棕色或粉红色不规则形增厚且表面起皱的柔软斑块，外观似橘皮样，单发或多发。

(4)甲周纤维瘤：也称 Koenen 瘤，见于 15%～20%的患者，常在青春期后发生。位于甲皱或甲根部，损害为表面光滑质韧的鲜红色纤维瘤，直径 5～10mm 或更大，常为多发，分布一般不对称。牙龈也可出现类似损害。

2. 神经系统病变　本病神经系统损害表现为 70%～90%患者伴有不同程度智力障碍。有报道约 96%的患者有癫痫症状，其中约 75%的癫痫症状发生于 1 岁以内。有智力障碍者几乎均发生癫痫，而智力正常患者也约有 2/3 发生癫痫。尚有不同程度瘫痪和小脑共济失调等表现。少数患者脑部错构瘤样结节或室管膜下结节以及颅内恶性肿瘤等可堵塞一侧或双侧室间孔，引起脑积水、颅内高压等。神经系统受累是导致死亡的主要原因之一。

3. 眼部症状　8%～40%患者有眼部损害，具有特征性的损害为视网膜斑痣状错构瘤，一般无明显症状，偶可导致失明。视网膜色素脱失斑约见于 50%患者，其他如原发或继发性视神经萎缩、斜视、白内障、视盘水肿等也可发生。

4. 心血管病变　80%的患儿表现为心脏的横纹肌瘤，一般发生于多个腔室。在 6 岁以前 50%以上的患者可以无任何症状，部分患儿瘤体随年龄增长而缩小。临床最常出现的症状是心律失常，甚至是致命性的。如果瘤体巨大而横贯心脏的传导通路，则很容易引起房室折返性心动过速。产前应用超声心动图测定仪可做出早期诊断，并可以通过外科手术达到治愈。

5. 肾病　53%患者有肾受累，发生的平均年龄为 6.9 岁，包括肾血管平滑肌脂肪瘤(肌脂瘤)、肾囊肿、肾细胞癌、嗜酸性粒细胞癌等。本病的肾血管肌脂瘤与智力障碍有一定的关联性。

6. 肺部病变　肺部的主要病变是淋巴管血管平滑肌瘤病，其特征为肺部组织囊泡被高弹性的平滑肌细胞扭曲。常见肺部症状是干咳、咯血、呼吸困难或自发性气胸，严重者可以出现呼吸衰竭。肺淋巴管血管平滑肌瘤病的预后差，无特殊治疗方法。

【实验室检查】　放射线检查在颅内尤其基底结节区可见有钙化结节，CT 和磁共振可发现异常的颅内病变，脑电图亦可有异常改变。肺部 X 线检查可见肺野有不规则的网状改变。

【组织病理】　面部血管纤维瘤的真皮内可见增生的毛细血管、皮脂腺和不成熟的毛囊，胶原纤维增生，某些成纤维细胞大而呈星状，似神经胶质细胞。甲周纤维瘤除无毛细血管扩张外，其他病理表现同面部血管纤维瘤。脱色斑可见酪氨酸酶活性降低的噬色素细胞。

【诊断与鉴别诊断】

1. 诊断　1992 年国际结节性硬化症联盟(NTSA)制订了结节硬化症的诊断标准，1998 年又对这一诊断标准做了重新修订，见表 29-1。

表 29-1　结节性硬化症诊断标准

主要标准	次要标准
面部血管纤维瘤或前额的纤维斑块	皮肤“咖啡”斑
非外伤性甲或甲周纤维瘤	牙釉质多发散在性凹陷
色素减退斑(3 处或 3 处以上)	牙龈纤维瘤
鲨革样斑(结缔组织痣)	视网膜色素缺失斑
多发性视网膜结节性错构瘤	脑白质放射性迁移束

续表

主要标准	次要标准
大脑皮质瘤	多发性肾囊肿
室管膜下结节	错构瘤性直肠息肉
室管膜下星形细胞瘤	骨囊肿
肾血管肌脂肪瘤	非肾性错构瘤
心脏横纹肌瘤,单发或多发	
淋巴管平滑肌瘤	

确诊 TSC:两个主要标准或一个主要标准加两个次要标准。

很可能的 TSC:一个主要标准加一个次要标准。

可疑 TSC:一个主要标准或两个或两个以上次要标准。

2. 鉴别诊断

(1)寻常痤疮:发生于青春期,好发于面、躯干上部,有粉刺、红色丘疹、囊肿等,但无毛细血管扩张。不伴智力障碍、癫痫等。

(2)皮脂腺瘤:中年以后发病,好发于面及躯干部,皮疹单发或多发,质地较硬,基底缩窄略带蒂状。无智力障碍、癫痫等。

【治疗】 面部血管纤维瘤、甲周纤维瘤可选用激光、电灼、冷冻、微波等物理疗法或皮肤磨削术祛除。伴癫痫者抗癫痫治疗,若药物不能控制其发作时,可考虑神经外科手术治疗。肾病、心脏横纹肌瘤等可考虑手术切除,肾双侧病变可做肾移植。随着科学技术的发展,本病有望在产前诊断后予以基因治疗。

(肖凤丽 张学军)

十五、局灶性真皮发育不良

局灶性真皮发育不良(local dermal hypoplasia,FDH)是由中胚叶与外胚叶结构发育障碍所致,表现为进行性广泛的皮肤和骨骼缺陷。

【病因及发病机制】 本病部分病例显示 X 连锁显性遗传,发病多见于女性,男性患儿病情重,常胎死宫内。散发病例由基因突变所致,突变基因 FDH 定位于 X11.23。

【临床表现】 主要表现为机体各组织的发育缺陷。

1. 皮肤 表面有境界清楚的凹陷区,皮肤较薄。在某些部位皮下脂肪通过真皮缺陷处向外膨出形成脂肪疝,形成线状排列黄色的柔软结节。在腋、臀、股部可见线状或蛇形排列的褐色斑,伴网状或筛状萎缩、毛细血管扩张和红斑,似皮肤异色病样改变。在唇、肛门、阴道等腔口周围,可见呈进行性发展的红色乳头状瘤,似尖锐湿疣,亦可见口周放射性沟纹。患者出汗异常、光敏感等。

2. 骨骼 最常受累为指(趾)骨,可有无指、缺指和并指,像龙虾爪(lobster-claw)。脊柱也可发生侧弯、后凸,腰椎骶骨化、脊柱裂。还可见右锁骨发育不全、头颅发育不对称等。X 线检查有特征性表现,在长骨干骺端呈条纹状改变及耻骨联合变宽。

3. 牙齿 牙齿发育不良,表现为小齿、变形、缺齿、生长缓慢等。

4. 毛发和甲 毛发稀少乃至完全缺如,易脆裂。甲亦可缺如、结构异常,如匙状甲、沟状甲等。

其他如虹膜、睫状体、视网膜或整个眼球缺陷为眼的特征性改变,也可见泪管异常、眼外肌病变等。耳变形,软骨缺陷,耳聋。心、肾、中枢神经系统也可发生改变。约 1/3 病例身材矮小,精神发育迟缓。

【组织病理】 表皮正常,真皮血管及附属器周围可见少量的狭窄的纤维组织带,胶原纤维细小,呈低发育状,附属器数量减少。严重时真皮不发育,完全被脂肪组织代替。

【诊断与鉴别诊断】

1. 诊断 根据典型皮损、骨异常和 X 线改变等可诊断。

2. 鉴别诊断 应与色素失禁症、先天性皮肤再生不良、先天性皮肤异色病等鉴别。

【治疗】 必要时手术纠正畸形。

十六、汗孔角化症

汗孔角化症(porokeratosis of mibelli)是一种以表皮明显角化不全、角质样板层结构为特征的遗传性皮肤病,皮损主要表现为中央萎缩、边缘呈峭状隆起的角化性丘疹。1893 年由 Mibelli 首先描述本病,被认为是经典的或斑块型的汗孔角化症，以后又陆续发现了不同的临床类型，包括以下几种。①Mibelli汗孔角化症（porokeratosis of mibelli, PM）；②播散性表浅性汗孔角化症（disseminated superficialform of porokeratosis, DSP）；③播散性表浅性光化性汗孔角化症（disseminated superficial actinic porokeratosis, DSAP）；④掌跖合并播散性汗孔角化症（porokeratosis Palmaris plantariset disseminated, PPPD）；⑤线性汗管角化症（line porokeratosis, LP）；⑥掌跖点状汗管角化症（porokeratosis punctuate palmariset plantaris, PPPP）。

【病因和发病机制】 本病PM、DSP、DSAP、PPPP和PPPD五种类型均有常染色体显性遗传伴外显不全现象，LP则无家族聚集现象。我国研究团队将PPPD定位在12q24.1～q24.2，并发现了SART3基因和MVK基因突变。将DSAP的两个易感位点分别定位在12q23.2～q24.1（DSAP1）和15q25.1～q26.1（DSAP2）区域。虽然遗传和免疫因素在本病的发病中起着重要作用，但光损伤、感染因素、外伤、免疫抑制和药物反应等可能为本病的诱发因素。2014年张学军等发现了播散性浅表性光线性汗孔角化症另一种致病基因SLC17A9，在两个家族中存在不同的错义突变。

【临床表现】

1. *Mibelli汗管角化症* 多在5～10岁发病，男性多于女性，约3∶1。常发生于四肢，亦可见于面部、生殖器、口腔黏膜和其他部位。原发皮损为漏斗状角化丘疹，单发或多发，以后逐渐扩展为环状、地图状或不规则形斑块，斑块边界清晰，中央萎缩，边缘角化隆起，隆起的边缘上可见线状沟槽及突起的角质薄片，皮损有离心性向外扩展趋势。甲也可受累。病程慢性，皮损可持续数年。

2. *播散性表浅性汗管角化症* 多见于5～10岁儿童，与日光暴晒无关，皮损广泛而扁平，伴有瘙痒。在肾、肝、心脏移植和AIDS患者亦可出现同样皮损。

3. *播散性表浅性光化性汗管角化症* 平均发病年龄约40岁，16岁前发病较罕见。皮损主要发生于手臂、颈及面部等曝光部位，小腿也可发生。初起皮损为直径1～3mm且较为一致的多发性棕红色或棕色角化性丘疹，中央萎缩，边缘锐利隆起，但无明显沟槽。病情冬轻夏重，日晒后引起瘙痒，皮损数量逐渐增多。

4. *掌跖合并播散性汗管角化症* 一般在20岁前发病，好发于男性，与日光照射无关。初起皮损为多数表浅性丘疹，常限于掌跖，中央有角栓，沟槽不明显，以后逐渐扩展至肢体和躯干，偶尔累及黏膜，常对称性分布。

5. *线状汗管角化症* 多在婴儿或儿童期发病，偶见于成人，极少数为先天性，男女发病无明显差异。皮损类似于线性疣状痣，表现为多个典型的环形角化丘疹和斑块，中心萎缩，周围可见沟槽，皮损呈条带状分布于一侧肢体。

6. *掌跖点状汗管角化症* 多在成年后发病，男性多于女性。皮损局限于掌跖，典型损害为边缘隆起的针状或刺状角化性丘疹，数量较多，可融合成较大不规则形的斑块，但不向掌跖以外的部位发展。

汗管角化症可发展成鳞状细胞癌、Bowen病或基底细胞癌，以线状汗管角化症癌变率最高，而播散性表浅性光化性汗管角化症的癌变率最低。

【组织病理】 本病各型的病理表现基本相同。在隆起性边缘取材，可见充满角蛋白的表皮凹陷，呈一定角度向下延伸，中央有角化不全柱，称为鸡眼样板层，是本病最显著的特征。角化不全柱的底部可见不规则排列的表皮细胞，胞核固缩伴核周围水肿，在角化不全柱升起处无颗粒层，而周围颗粒层则正常。

【诊断与鉴别诊断】

1. *诊断* 临床根据典型皮损，结合组织病理等，一般诊断不难。

2. *鉴别诊断* 须与以下疾病进行鉴别。

（1）线性表皮痣：线状汗管角化症有时与线性表皮痣不易区分，组织病理检查有助于区分。

（2）扁平苔藓：皮损为紫色的多角形扁平丘疹，组织病理示颗粒层楔形增生、基底层液化变性和真皮浅层呈带状淋巴细胞浸润。易与各型汗孔角化症区别。

（3）斑点状掌跖角化病：其特征是掌跖部圆形或卵圆形散在的角化性丘疹，主要集中于受压部位，自行脱落或用刀祛除后，呈现火山口样小的凹陷。与掌跖点状汗管角化病容易鉴别。

【治疗】 目前本病尚无满意的治疗方法。因本病容易癌变，应定期随访。

1. *局部治疗* 对于光敏感的患者，应避免日晒，可外用遮光剂。患处外用5% 5-氟尿嘧啶软膏、卡泊三醇软膏或0.025%～0.1%维A酸霜，对浅表性损害可有暂时疗效。伴有瘙痒者可外用糖皮质激素软膏。较大的斑块内注射糖皮质激素也可有一定效果。

2. *全身治疗*　光敏感者可口服氯喹类药物。全身泛发者 12 岁以上儿童及成人可试用维生素 A2.5 万～5 万 U/d，分 3 次口服，也可选用阿维 A 酯或异维 A 酸（一般 12 岁以下儿童慎用），0.5～1mg/(kg・d)，分 2 次口服。若与外用制剂联合应用，疗效可得以增强。

3. *物理疗法*　液氮冷冻对于 DSAP 和 PM 的部分患者有效，对于此两型局限性较小皮损可应用脉冲染料激光或 585nm 脉冲激光治疗。有报道皮肤磨削术和外科手术切除可成功治愈 LP 及 PM。PUVA 治疗该病的机制不清，部分患者经 3 次治疗（总量 $6J/cm^2$）后皮损消退，随访一年无复发，但 12 岁以下儿童和光敏感患者禁用。

十七、毛囊角化症

毛囊角化症（keratosis follicularis）又名 Darier-White 病（Darier-White Disease），是一种少见的遗传性角化不良性疾病。

【病因及发病机制】　本病为常染色体显性遗传，基因定位于 12q23～q24.1，由染色体 12q24.1 上编码钙依赖性 ATP 酶（$SERCA_2$）的 ATP2A2 基因发生突变引起。

【临床表现】　常在 10～12 岁发病。好发于面、胸、腹、四肢屈侧、骶部等。皮损为针头大肤色、暗灰色或褐色较硬的毛囊性丘疹，表面覆油腻性棕色或黑色痂，若将此痂剥除，丘疹顶端则露出漏斗形小凹窝。丘疹逐渐增多并相互融合成片，并呈现乳头状增殖，尤以皮肤皱褶处最为显著，祛除痂皮后基底湿润，常伴有恶臭。头皮损害常覆盖油腻性鳞屑，一般不引起脱发。皮损常对称分布，少数皮损呈带状或线状局限于身体一侧。患者常对日光敏感，皮损一般在夏季加重，冬季减轻。成年期病情发展达到顶峰，最后趋于稳定。

手足背部损害可类似于疣状肢端角化症的表现。唇、舌、牙龈、腭黏膜也可受累，表现为白色小丘疹或白斑样损害。甲损害也常见，表现为甲板变薄、脆裂、纵嵴、甲远端的角形缺损及甲下角化等。

本病偶可累及肺部，X 线检查示肺下叶广泛纤维化和结节状损害。有报道患者可发生骨囊性变及伴有发育障碍如侏儒症、智力低下等。

【组织病理】　本病具有特征性的病理改变，基本变化为特殊形态的角化不良：位于颗粒层和角质层的圆体细胞及谷粒细胞；基底层和棘层细胞的松解形成裂隙；单层的基底细胞围绕真皮乳头形成绒毛；角化过度及乳头瘤样增殖形成角质栓塞等。

【诊断与鉴别诊断】

1. *诊断*　临床根据褐色油腻性毛囊性结痂性丘疹，好发于皮脂溢出部位，阳性家族史，日晒后加重及典型组织病理表现等，诊断不难。

2. *鉴别诊断*　本病症状较轻时应与脂溢性皮炎鉴别，局限性线状损害应与疣状痣鉴别。组织病理上应与日光性角化病和慢性良性家族性天疱疮鉴别。

【治疗】　尽量避免阳光照射，防止病情加剧。

1. *局部治疗*　患处可外用角质溶解剂，如维 A 酸软膏、硫黄水杨酸软膏等，5% 5-氟尿嘧啶软膏也有一定疗效，但皮肤皱褶处应慎用。继发感染或增殖性损害有恶臭时，可给予全身应用抗生素治疗和 1∶8000 的高锰酸钾溶液湿敷，外用莫匹莫罗星软膏或夫西地酸乳膏。

2. *全身治疗*　可试用维生素 A 治疗，用量同汗孔角化症。对光敏感患者可口服氯喹类药物。此外，也可试用糖皮质激素治疗，但疗效尚不确定。

3. *物理疗法*　境界线或 X 线照射可改善症状。孤立的疣状增殖性损害也可试用液氮冷冻、激光或微波治疗。

十八、鳞状毛囊角化症

鳞状毛囊角化症（keratosis follicularis squamosa，KFS）是一种发生于青少年的毛囊角化异常性疾病，临床较为少见。

【病因及发病机制】　病因尚不清楚。少数病例可有家族史，也有学者认为与鱼鳞病可能为同一类疾病，但尚未得到证实。

【临床表现】　本病可见于青少年，男女之比 1∶1.6。好发于腹部、腰部、臀部及股外侧等，一般对称性分布。皮损为圆形、椭圆形的灰色至褐色鳞屑性斑，直径为 3～10mm，中央有与毛囊孔一致的黑点，鳞屑很薄，边缘游离，其周围绕有色素减退晕。病情发展缓慢，冬重夏轻，常多年不愈。一般无自觉症状或有微痒，对健康无影响。

【组织病理】　角质增厚，毛囊口明显角化过度，毛囊周围有少数炎症细胞浸润。

【诊断与鉴别诊断】

1. *诊断*　根据本病好发年龄、好发部位、皮疹特点、无自觉症状，结合组织病理等确立诊断。

2. *鉴别诊断*　须与下列疾病鉴别。

(1)连圈状糠秕疹:皮损好发于躯干及四肢,以背部最为明显,为圆形或卵圆形淡褐至暗褐色较大的斑片,鳞屑较少,中央无黑点等,可资鉴别。

(2)鱼鳞病:常在幼年发病,皮损主要分布于四肢伸侧和臀部,以小腿伸侧为著,为圆形或多角形鳞屑,外观呈鱼鳞状。

【治疗】 本病目前尚无特效疗法。治疗主要是缓解症状,防止病情加剧。

1. *局部治疗* 患处外用0.025%～0.1%维A酸软膏、30%鱼肝油软膏、卡泊三醇软膏、3%～5%黑豆馏油水杨酸软膏、3%～6%的水杨酸软膏或10%～20%尿素软膏,对缓解症状、祛除鳞屑和角栓有所帮助。

2. *全身用药* 可试用维生素A、维生素E或维A酸类药物治疗。

3. *中药治疗* 治宜养血润燥,方选养血润肤饮加减。

十九、黑棘皮病

黑棘皮病(acanthosis nigricans)又名黑角化病(keratosis nigricans)、色素性乳头状营养不良(dystrophia papillaryet pigmentation),是一种以皮肤色素沉着及乳头瘤状增殖为特征的少见皮肤病,皮损对称分布于颈、腋、腹股沟等皮肤皱褶处。

【病因及发病机制】 发病机制尚不清楚。本病各型的发病因素常不一样,推测可能是皮肤对不同刺激物的反应所致。如恶性型可能与恶性肿瘤产生的肽有关;遗传型为常染色体显性遗传,致病基因尚未定位;内分泌型与胰岛素抵抗现象有关;肥胖型与糖皮质激素分泌的节律异常有关等。

【临床表现】 本病皮损好发于皮肤较柔软部位,如面、颈、腋、外生殖器、腹股沟、乳房下、脐窝、股内侧、肘膝屈侧、会阴及肛门周围等,也可累及黏膜,严重时皮损泛发周身,可伴掌跖皮肤增厚。皮损初起为色素沉着,呈灰色、棕色或黑色,皮肤干燥、粗糙,明显增厚,表面为小乳头状隆起呈天鹅绒状,进而皮肤纹理加深,呈乳头瘤样增生。临床可将其分为以下几种类型。

1. *恶性型黑棘皮病* 好发于成年人,对于40岁以上的非肥胖性男子出现泛发性皮损时,应高度怀疑恶性型。本型伴发的恶性肿瘤,约3/5的病例与皮损同时发生,在皮损出现之前或之后发生的病例各占1/5。伴发的恶性肿瘤多为腺癌,如胃肠癌、肺癌、乳腺癌等。本病皮损发展迅速而严重,色素沉着更为明显,伴掌跖角化过度、指甲脆裂易碎或纵嵴,可有毛发脱落。

2. *遗传型黑棘皮病* 常有家族史,为不规则常染色体显性遗传,与内脏疾病无关。发生于新生儿或幼儿期者,一般在青春期加重,少数也可在青春期发病。病情进展至一定程度即停止发展,且皮损可自行消退。

3. *内分泌型黑棘皮病* 常在青春期或青春期后发病,伴内分泌疾病,最常见为Cushing综合征和脑垂体肿瘤,此外可见于糖尿病、肢端肥大症、巨人症、Addison病、甲状腺瘤或甲状腺肿、矮妖精貌综合征和Stein-Leventhal综合征等患者。皮损发生于颈部两侧、腋及腹股沟,主要表现灰色绒毛状皮肤增厚。

4. *假性黑棘皮病* 常在25～60岁发病,好发于单纯性肥胖症者,临床最为常见。皮损常局限于皮肤皱褶部位,当体重减轻时,症状可减轻,但色素沉着可持续较长时间。

此外,黑棘皮病可出现在很多综合征中,也可出现于过量应用烟酸、己烯雌酚及糖皮质激素的患者。

【组织病理】 各型黑棘皮病的组织病理表现相同,主要为轻中度的角化过度及乳头瘤样增生,基底层轻度色素沉着。临床上观察到的色素沉着是由于角化过度所致,而非黑素增多引起。

【诊断与鉴别诊断】

1. *诊断* 临床根据颈、腋、腹股沟等皱褶部位皮肤色素增加和疣状增生等特点,结合组织病理及伴发症状与疾病等,一般不难诊断,但应区分良性型和恶性型。

2. *鉴别诊断* 本病应与下列疾病进行鉴别。

(1)艾迪生病:仅有色素沉着,无皮肤肥厚,伴全身无力、血压低等全身症状。

(2)毛囊角化病:好发皮脂溢出部位,皮损为毛囊角化性丘疹,可密集融合成疣状斑块,表面覆油腻性痂,组织病理有特征性改变。

【治疗】 积极寻找可能的致病因素,采取相应的治疗措施。恶性型黑棘皮病应积极探明内脏肿瘤,早期诊断和治疗,以挽救患者生命。伴有内分泌疾病者,同时给予相应治疗。肥胖者应尽量减轻体重。药物诱发者停用致病药物。

局部可外用角质松解剂、足叶草酯或0.025%～0.1%维A酸凝胶。有报道阿维A酯或维A酸治疗本病良性型者有效,一般用于12岁以上儿童和青少年。乳头瘤状损害可冷冻或激光治疗。

(肖风丽　张学军)

二十、疣状肢端角化症

疣状肢端角化症(acrokeratosis verruciformis)是一种常染色体显性遗传病，由 Hopf 于 1931 年首先描述，临床以肢端发生角化过度性疣状损害为特征，常与毛囊角化病伴发或有毛囊角化病家族史。

【病因及发病机制】　本病为常染色体显性遗传，常伴发毛囊角化病，有时同一家族的不同成员中可分别患有这两种病。本病与毛囊角化病的突变基因相同，由 ATP2A2 基因突变引起。有报道精神因素及日晒可加重病情，也有报道本病可伴有细胞免疫功能低下。

【临床表现】　多于婴儿期或儿童期发病，女性约为男性的 2 倍。皮损为多发性角化过度性扁平疣状丘疹，质地坚实，直径 1mm 至数毫米，正常肤色或暗红褐色，常密集成群，类似扁平疣，但较之更扁平，且对称发生于肢端的手足背部，可蔓延至手指屈侧、前臂、肘、膝、掌跖等部位，颜面及躯干部一般不累及，皮疹经摩擦可发生水疱。一般无自觉症状。可伴有掌跖弥漫性角化过度及指甲增厚、浑浊。病程慢性，终身不消退。本病可转变为鳞状细胞癌。

【组织病理】　表皮角化过度，无角化不全和空泡变性，颗粒层增厚，棘层肥厚并向上呈塔尖状(churchspire)隆起，表皮突轻度下延。未见基底层上裂隙或陷窝及绒毛形成。

【诊断与鉴别诊断】

1. *诊断*　临床根据幼年发病、常有家族史、典型皮疹、好发部位，结合组织病理等确诊。

2. *鉴别诊断*　须与下列疾病鉴别。

(1)扁平疣：发病年龄较晚，好发于面部和手背，散在分布，病程较短，有自愈倾向。无遗传性，不累及掌跖部。组织病理示表皮细胞有空泡形成。

(2)毛囊角化病：好发于皮脂溢出部位，损害呈疣状。组织病理示角化不良、谷粒及腔隙形成等。

(3)疣状表皮发育不良：皮损分布广泛，表皮细胞有广泛的空泡形成，核内可发现病毒包涵体。

(4)持久性豆状角化过度病：皮损为疣状角化性丘疹，组织病理示有马尔匹基层变平和真皮浅层致密的淋巴细胞和组织细胞呈带状浸润。

(5)砷剂角化病：损害为谷粒大角化性丘疹，可呈上皮瘤样变，有砷中毒的其他表现。

【治疗】　本病无满意疗法。应避免日光暴晒。

1. *外用药治疗*　患处可外用 0.025%～0.1% 维 A 酸软膏、5% 5-氟尿嘧啶霜、复方苯甲酸软膏等。

2. *系统治疗*　可试服维生素 A 2.5 万～5 万 U/d、维生素 E 1mg/(kg・d)。12 岁以上儿童可试服阿维 A 酯或依曲替酸，用量同成人，但应定期复查血象，肝、肾功能等。12 岁以下儿童慎用，用量为 0.5mg/(kg・d)。

3. *物理疗法*　可采用电灼、CO_2 激光、液氮冷冻、浅层 X 线照射等。

4. *中医治疗*　治宜养血润肺，方选清燥救肺汤加减。

二十一、可变性红斑角化症

可变性红斑角化症(erythrokeratoderma variabilis，EKV)又名可变性图形红斑角化症(erythrokeratoderma figuratav ariabilis)、对称性进行性先天性红斑角皮症(erythrokeratoderma congenitalis progressive symmetrica)、进行性红斑角皮症(erythrokeratoderma progressive)或 Mendes Da Costa 综合征。本病为慢性、可变性红色角化过度的斑块，先从四肢远端(或近端)开始逐渐向近端(或远端)发展的遗传性皮肤病。

【病因及发病机制】　本病是一种罕见的遗传病，为常染色体显性遗传，致病基因为位于 1p34.3 上的 GJB3 和 GJB4 基因，其突变可引起连接蛋白 31(Cx31) 和 Cx30.3 的保守残基氨基酸置换，影响正常的表皮细胞分化。

【临床表现】　约 50% 患者出生时即发病，90% 在 1 岁前发病，偶有发病较晚者，随年龄增长病情有所缓解，特别是女性绝经期后，但妊娠期常加重，冷、热、风的刺激和情绪波动可使病情加剧。皮损可发生于任何部位，但多见于面部、四肢伸侧、臀部，极少累及头发、甲和黏膜。随着年龄的增长，受累部位主要局限于掌跖部。

特征性皮损为边界清楚的角化过度性、红斑性斑片。角化过度性皮损表现为发生于正常皮肤或红斑基础上的散在、持久性红棕色角化过度性斑片，常呈圆形、逗号形、环形或多环形。红斑性皮损为边界清晰的红斑，散乱分布，大小、数量和位置变化迅速，可在几小时或几天内消退，部分持久不变，逐渐形成角化过度性皮损。

【组织病理】　表皮角化过度和角化不全，颗粒层正常，棘层肥厚，真皮乳头延长，真皮轻度水肿，非特异性炎症细胞浸润。电镜表现为表皮角质小体数目明显减少。

【诊断与鉴别诊断】

1. 诊断　临床根据早年发病及皮损特点等较易诊断。

2. 鉴别诊断　须与下列疾病相鉴别。

(1)毛发红糠疹：皮损为特征性棕红或淡红色毛囊角化性丘疹，分布范围较广，尤以手指背部第一、二节特别显著，扪之有木锉样感。头面部可见干性鳞屑性皮损，伴掌跖角化过度、干燥及皲裂。

(2)疣状肢端角化症：青春前期发病，好发于手足背侧，损害为多数质硬的扁平疣样丘疹，成群簇集分布，有时可沿指缘呈线状排列。

【治疗】　本病无满意治疗方法。应尽量寻找使病情加剧的可能因素，避免情绪较大的波动。维A酸类药物能修复减少的角质小体和清除角化过度及游走性红斑，但停药后可复发。

二十二、毛周角化病

毛周角化病(keratosis pilaris)又名毛发苔藓(lichen pilaris)或毛发糠疹(pityriasis pilaris)，是一种慢性毛囊角化性皮肤病，其特征为在漏斗状毛孔内有一小的角栓或大如针头与毛孔一致的角化性丘疹。

【病因及发病机制】　本病为常染色体显性遗传，为一独立性皮肤病或其他疾病的症状之一。可能与内分泌异常或代谢障碍、维生素A缺乏、免疫异常等有关。另外，皮肤干燥的人易患本病，气候寒冷可使本病加重。

【临床表现】　发病多始于儿童，至青春期发病率最高，以后随年龄增长皮疹逐渐消退。本病单个皮损为顶部尖锐针头大的毛囊性丘疹，正常皮色或暗红色。丘疹顶端有一灰褐色或灰白色圆锥状角栓，由浓缩的皮脂分泌物和毛囊上皮细胞聚集在毛干周围构成，当中可见一根毛发穿出或蜷曲其中。除去角栓后，其顶端留有一小的杯形凹陷，此凹陷很快又被新的角栓物质填充。皮损互不融合，散在或簇集成群，类似"鸡皮"外观。好发于两上臂外侧和股部伸侧，也常见于前臂、肩胛和臀部，对称分布，偶可泛发。一般无自觉症状，有时伴有轻微瘙痒。病程慢性，冬重夏轻。

部分疾病如毛囊性鱼鳞病、丘疹性无毛病、心-面-皮肤综合征、外胚叶发育不良伴螺旋发和KID综合征等也可伴发毛周角化病。

【组织病理】　毛囊口扩大，内有层板样角栓，其口可含有一根或多根扭曲的毛发。表皮角化过度，真皮可有轻度炎症细胞浸润。植物血凝集染色法未能证明异常角化。

【诊断与鉴别诊断】

1. 诊断　临床根据上臂外侧和股部伸侧散在分布的毛囊角化性丘疹，可见角栓，去除角栓后可见杯状凹陷，露出蜷缩的毛发，一般诊断不难。

2. 鉴别诊断　须与下列疾病相鉴别。

(1)维生素A缺乏症：儿童与青年多见，好发于四肢伸侧、背两侧及臀部，角化性丘疹似蟾皮或鸡皮样，皮疹稍大，同时伴夜盲、眼干、角膜软化等。无家族史。

(2)小棘苔藓：多见于儿童，好发于颈和臀部外侧，毛囊性丘疹顶端有一丝状小棘，拔除小棘可见一凹陷性小窝，丘疹互不融合，群集成片。

(3)毛囊性鱼鳞病：多幼年发病，分布于四肢伸侧，皮损为扁平的点状角质物。

【治疗】　本病一般不需要治疗。生长发育快的小儿应多食蔬菜和水果。

角化明显者可间断性口服维生素A和维生素E。局部外用12%乳酸(Lac-Hydrin洗剂)、10%尿素霜、0.025%～0.1%维A酸软膏、维生素D霜等有一定疗效，但停药后易复发。中医辨证施治也有一定疗效，如脾虚蕴湿者选用除湿胃苓汤；血虚风燥者选用养血润肤饮等。

二十三、进行性对称性红斑角皮病

进行性对称性红斑角皮病(progressive symmetric erythrokeratodermia)又名对称性进行性先天性红皮病或Gottron综合征。本病为慢性、对称性分布的红色角化过度的斑块，先从四肢远端开始逐渐向近端发展。

【病因及发病机制】　本病属常染色体显性遗传，外显率不完全，偶尔有散发病例。研究显示位于1q21上的兜甲蛋白基因突变，在我国一个家系中发现一个易感区域21q11.2～21q21.2，说明本病存在遗传异质性。

【临床表现】　从婴儿期开始发病，皮损可持续发展至青春期，以后逐渐减少。皮损先从掌跖、手背、手指亦即从远端开始出现角化过度红色斑块，上覆以少量白色鳞屑，边缘略有色素沉着，逐渐向前臂、胫前、肘膝伸面发展，边界清楚，大多为对称性分布。无自觉症状或轻度瘙痒，部分患者外伤或划破皮肤后可出现同形现象。遇冷、遇热或心理因素可使病情加重。

【组织病理】 角化过度、角化不全，颗粒层消失，棘层显著肥厚，真皮有非特异性炎细胞浸润。

【诊断与鉴别诊断】

1. 诊断　根据从婴儿期开始发病、皮损对称分布的角化过度性红色斑块、边缘清楚等可以做出诊断。

2. 鉴别诊断　与进行性掌跖角化病鉴别：皮肤角化一般局限于掌跖，可有疼痛、伤残、多汗、潮湿，偶有甲变厚、浑浊和畸形、鱼鳞病及其他异常。

【治疗】 口服维生素 A、维生素 E，12 岁以上儿童可口服阿维 A 或异维 A 酸。外用 0.025%～0.05%维 A 霜，或硫黄水杨酸软膏。中医辨证论治可参照弥漫性掌跖角化病。

二十四、遗传性半透明丘疹性指端角化症

遗传性半透明丘疹性指端角化症（hereditary papulotranslucent acrokeratoderma）的特征是指端半透明角化性丘疹和家族性，是少见的常染色体显性遗传性皮肤病。

【病因及发病机制】 病因不明，常表现为常染色体显性遗传性，有学者认为是遗传性点状角化的异型。物理创伤往往为其诱发因素。

【临床表现】 多对称发生在双手指关节伸侧，手掌、手背移行部位，也可见于足底。皮疹为半透明水疱样圆形、椭圆形扁平丘疹，直径 0.5～5mm，正常肤色或黄白色，表面光滑，边缘清楚，无炎症反应，密集不融合，质硬似软骨样，无压痛且穿刺后无液体流出。全身无其他皮疹，毛发、指（趾）甲不受侵犯。皮疹无任何自觉症状，持续存在。

【组织病理】 表皮角质层明显角化过度，无角化不全，颗粒层及棘层增厚。真皮无明显变化。

【诊断与鉴别诊断】

1. 诊断　根据指端半透明角化性丘疹，有压痛和家庭史等可做出诊断。

2. 鉴别诊断　本病须与肢端疣状角化症、掌跖点状角化症、肢端角化性弹性纤维病相鉴别。

【治疗】 无显效疗法。20%尿素霜、维 A 酸软膏外用，维生素 A、维生素 E 口服，效果均不肯定。

二十五、幼年性跖部皮病

幼年性跖部皮病（juvenile plantar dermatosis）又名干燥性跖部皮炎、前跖部湿疹、小儿趾周皮炎、摩擦性跖部皮炎等。。

【病因及发病机制】 病因不清楚，与遗传及特异性体质相关。穿不透气的鞋引起足部浸渍，脱鞋后又产生皮肤干燥，反复交替所致，汗腺阻塞和反复摩擦、微小损伤及局部细菌定植亦与发病有关。

【临床表现】 本病见于 3 岁至青春期儿童，好发于4～7 岁。喜欢运动者及男性更多见，至青春期可自愈。双足皮损对称发生，一般局限于跖前 1/3 和趾面，其他趾随着足向外侧移行而减少受累。受累皮肤表现为斑片状、干燥、光滑、红而发亮的斑疹，可有脱屑和皲裂，但从不出现水疱，皲裂较深时可有出血。

【组织病理】 为非特异性，表皮角化不全与角化过度交替，常见海绵形成，银屑病样棘层肥厚，真皮上部有稀疏的淋巴细胞为主的浸润，在汗腺导管进入表皮处的周围浸润最致密。有时可见汗管堵塞。

【诊断与鉴别诊断】

1. 诊断　根据临床表现容易做出诊断，尤其是有家族或个人的特应性疾病史，且趾间不受累者。

2. 鉴别诊断　须与以下疾病鉴别。

（1）接触性皮炎：鞋袜引起的接触性皮炎常见红斑、水疱，剧痒，皮损范围局限于接触部位。

（2）足癣：趾间常受累，真菌检查可鉴别。

【治疗】

1. 不穿不透气的鞋及合成纤维袜，穿吸汗性强的棉质袜，使用吸汗鞋垫并撒足粉，勤换鞋袜，使鞋保持干燥。

2. 脱鞋后立刻使用保护润滑剂如凡士林、尿素制剂，肝素钠软膏可避免皮肤反复浸渍和干燥，对本病有益。急性发作期外用糖皮质激素软膏。

3. 一般来说，诊断后 4 年内大部分病例可治愈或自愈。

二十六、毛囊和毛囊旁角化过度病

毛囊和毛囊旁角化过度病（hyperkeratosis follicularis et parafollicularis）又名克尔里病（Kyrle disease），真皮穿通性毛囊和毛囊旁角化过度症（hyperkeratosis follicularis etparafollicularis in cutem penetrans）、穿通性角化过度病（hyperkeratosis penetrans）。本病是一种少见皮肤病，其特点为毛囊性或非毛囊性，中央有圆锥形角栓的角化过度性丘疹。

【病因及发病机制】 病因不明，Carter 等认为是一种常染色体隐性遗传病，可能由机械损伤、血清维生素 A、胡萝卜素低水平、金属蛋白酶活性异常、

TGF-β_3 过度表达等多种因素共同作用引起。还有认为与感染有关或是一种副肿瘤性疾病。

【临床表现】 本病的发生无性别或种族差异，多见于20～60岁。基本损害为毛囊口或毛囊附近部位出现针头大小的皮色或淡灰色丘疹，并逐渐增大，直径可达15mm或更大，色泽逐渐变黑、变暗，成棕红色，周围有炎性红晕，中央有角栓，用力除去角栓可见一潮湿、出血的火山口样凹坑。丘疹通常孤立、散在，但一些损害可排列成线状、环状或融合成疣状斑块。皮损最常见于四肢，并常局限于一处，尤以小腿、前臂为甚，其次见于头颈部，躯干亦可受累。掌跖偶可伴有点状角化，黏膜一般不受累。本病一般无自觉症状，可因伴发症的不同而有不同程度的瘙痒。

本病常伴有糖尿病及肝肾疾病，血液透析者报道较多。当相关疾病被控制后，皮疹常可减轻或消退。

【实验室检查】 有相关疾病的实验室指标异常，如血糖增高、尿糖阳性或伴有心、肝、肾功能不全的指标。

【组织病理】 有诊断价值。病变为一高度角化过度和部分角化不全的角质栓嵌入表皮内，可发生在毛囊或汗腺导管口。

【诊断与鉴别诊断】

1. 诊断 角化过度性丘疹、结节或斑块，中央角栓，去除角栓见凹坑，好发于四肢，结合病理易于诊断。

2. 鉴别诊断 本病须与其他具有经表皮排出的穿通性疾病相鉴别。

(1)穿通性毛囊炎：多见于青年。损害均为毛囊性角化丘疹，无融合。病理上扩张的毛囊内含有卷曲的毛发、变性的弹性纤维及变性胶原。

(2)匐行性穿通性弹性纤维病：约90%为30岁以下发病。好发于颈面及上肢。皮疹为红色或肤色丘疹，中央脱屑或萎缩，排列成环状或匐行性。组织病理主要为真皮乳头内弹性纤维增多、变性以及经表皮穿通排出，在表皮肥厚的棘层中形成窄而弯曲的排出管道。

(3)反应性穿通性胶原纤维病：多在婴幼儿时期或儿童发病，常与外伤有关。皮疹为4～6mm的丘疹，中央形成脐状凹陷，数周可自行消退。组织病理为表皮细胞中产生破坏区，坏死的胶原纤维排出。

【治疗】 本病无特殊治疗方法，以对症治疗为主。积极治疗合并的糖尿病、肝肾疾病。青少年及成人可用维生素A 10万U/d，维生素E 400mg/d，1个月后皮损可减轻。阿维A，10mg，2/d，有一定效果，但停药后易复发，再用药仍然有效。幼儿口服维生素A 2000～3000U/d，维生素E 5mg，3/d。局部外用0.025%～0.1%维A酸霜或角质剥脱剂可使皮损变平，症状减轻。个别较大的皮损可用手术切除、激光、电灼、冷冻疗法，可收到一定效果。

（肖风丽　张学军）

参考文献

李常兴，等.2005.可变性红斑角化症1例.临床皮肤科杂志[J]，34(2)：117.

刘红.2011.4例可变性红斑角化症的基因突变检测[J]，27(5)：304-306.

刘林莉，张正中．2017. 结节性硬化症致病基因及基因突变研究进展．实用皮肤病学杂志[J]，10(1)：44-47.

倪启超，等.1996.遗传性半透明丘疹性指端角化症孪生兄弟2例报告.中国皮肤性病学杂志[J]，10(2)：98.

王培光.2005.疣状肢端角化症的临床及病理特点研究.中国麻风皮肤病杂志[J]，21(11)：872-874.

肖风丽，等.2005.性联鱼鳞病分子发病机制的研究进展，国外医学皮肤性病学分册[J]，31(3)：186-188.

赵玉昆，罗迪青.2009.水源性肢端角化病.中华皮肤科杂志[J]，42(7)：514-516.

Axt-Fliedner R，et al.2001.Prenatal diagnosis of cerebral lesions and multiple intracardiac rhabdo myomas in a fetus with tuberous sclerosis.Ultrasound Med[J]，20：63-67.

Champion RH，Burton JL，Bums DA.1998.Textbook of Dermatology 6th de [M].Oxford：Black well Scientific Lid，1550-1554.

Dhitavat J，et al.2003 Feb.Acrokeratosis verruciformis of Hopf is caused by mutation in ATP2A2：evidence that it is allelic to Darier's disease.J Invest Dermatol[J]，120(2)：229-232.

Farasat S，et al.2009.Novel transglutaminase-1 mutations and genotype-phenotype investigations of 104 patients with autosomal recessive congenital ichthyosis in the USA.J Med Genet[J]，46(2)：103-111.

Fine JD，et al.2008 Jun.The classification of inherited epidermolysis bullosa (EB): Report of the Third International Consensus Meeting on Diagnosis and Classification of EB. J Am Acad Dermatol[J], 58(6): 931-950.

Golusin Z, Poljacki M, Matovic L. 2002. Kyrle's disease. Med Preg l[J], 55(1-2): 47-50.

Graham-Brown RA, Chare TA. 2002. Acitretin for erythrokerato dermiavariabilis in a 9-year-old girl. Pediatr Dermatol[J], 19(6): 510-512.

Gunther S. Kyrle's disease (hyperketarosis follicularis et para follicularis): local and systemic therapy with vitamin Aacid (retinoicacid). Z Hautkr [J], 1975, 50 (12): 507-511.

Luria S, Radwan S, Zinger G, et al. 2014. Hand surgery for dystrophic epidermolysis bullosa [J], 34 (7): 710-714.

Ruth KF, Coloncancer: prevalence, screening, gene expression and mutation, and risk factors and assessment. J Environ Sci Health C Environ Carcinog Ecotoxicol Rev [J], 2003, 21(2): 65-131.

Svensson A. 1988. Prognosis and atopic background of juvenile plantar dermatosis and gluteo-femoral eczema[J]. Acta Derm Venereol[J], 68(4): 336-340.

Tamiya H, et al. 2004. Keratosis follicularis squamosa (Dohi) associated with pseudoacanthosis nigricans. Br J Dermatol[J], 150: 603-605.

Tanaka K, et al. 1990. Analysis of a human DNA excision repair gene involved in group A xeroderma pigmentosum and containing a zinc-finger domain. Nature [J], 348: 73-76.

Wang J, et al. 2014. One Mutation of the ED1 Gene in a Chinese Han Family with X-Linked Hypohidrotic Ectodermal Dysplasia. Ann Dermatol[J], 26(1): 111-113.

Zhang SQ, et al. 2012. Exome sequencing identifies MVK mutations in disseminated superficial actinic porokeratosis. Nat Genet[J], 44(10): 1156-1160.

第 30 章　萎缩性和穿通性皮肤病

第一节　萎缩性皮肤病

一、斑状萎缩

斑状萎缩(macular atrophy)又名皮肤松垂、局限性皮肤松弛、皮肤斑状萎缩、斑状皮肤松弛、斑状特发性皮肤萎缩。是因局部真皮弹性纤维减少或缺失导致的一种局限性萎缩性皮肤病。由 Jadassohn 在 1892 年最先详细报道。

【病因及发病机制】 原发性斑状萎缩的病因至今不明。可能与内分泌障碍、神经系统功能失调、外伤、感染及免疫因素等有关。目前认为,巨噬细胞对弹性纤维的吞噬破坏在其发病过程中起重要作用。此外,免疫机制可能也起了一定的作用。在伴有抗磷脂抗体综合征的斑状萎缩中,发病机制可能是真皮血管微血栓形成导致局部缺血,弹性纤维与磷脂具有相同的抗原,自身免疫反应引起弹性纤维溶解。

继发性斑状萎缩的病因包括局部注射(如注射青霉素、乙肝疫苗)、感染性皮肤病及自身免疫性疾病(如盘状红斑狼疮、抗磷脂综合征、慢性萎缩性肢端皮炎等)。可能是由于免疫介导及炎症细胞浸润,最终导致弹性纤维破坏。

【临床表现】 本病罕见,通常发生于 15～25 岁的年轻人,女性比男性多见,偶见于儿童。可以表现为家族性和散发性。散发性病例可能是原发性,也可能是继发性,但家族性患者的皮疹均是原发性。

1. *原发性斑状萎缩*　根据发病前皮肤有无炎症而分为先前有炎症型(Jadassohn-Pellizari 型)及先前无炎症型(Schweninger-Buzzi 型)。在原发性斑状萎缩中,以 Jadassohn 型比较多见。

(1)Jadassohn 型斑状萎缩:较其他类型常见,好发于青年女性。在发生萎缩之前,常有局部炎症。初为直径 0.2～0.3cm 的圆形、椭圆形或不规则形的淡红色斑,边界清楚,逐渐增大,在 1～2 周扩展到 0.5～1cm 甚至 2～3cm,同时皮损颜色由中央开始变淡,并向周边发展。历经数周至数月后,局部皮肤变薄,表面光滑,出现皱纹,最终变为淡白色或珍珠母色,损害微凹陷或隆起,用手指压迫有疝孔样感。单发或多发,常见于肩部、躯干、上肢,偶见于颈部。不累及黏膜。多无自觉症状,偶有瘙痒或灼热感。损害长期存在,但当皮损发展到一定程度后即静止不变。

(2)Pellizari 型斑状萎缩:罕见,常先有风团样损害,偶为天疱疮样大疱,反复发作数周或数月后出现柔软性囊样的萎缩与松弛。多发生于四肢近端及颈部。

(3)Schweninger-Buzzi 型斑状萎缩:又称无红斑性皮肤松弛或皮肤多发性良性肿瘤样新生物。多见于中年女性。初起时为正常肤色或青白色的圆形或椭圆形丘疹,逐渐增大到直径 1～2cm,呈淡白色或淡褐色,隆起如气球样,柔软,用手指按压时呈疝样,放松手指后又呈袋状,表面有毛细血管扩张。起病较快,皮损数目可多达百余个,对称分布于四肢、躯干,尤多见于肩、背、腹及上臂伸侧。病情进展缓慢,部分可以自然消退而留下柔软的瘢痕,但新疹可以不断出现。

(4)皮肤痘疮样斑状萎缩:始于儿童期,常有家族史,也可继发于水痘。为凹点状皮肤萎缩,圆形或卵圆形,孤立存在。多为皮肤色。皮损周围皮肤正常。常见于面、胸及腹部。

2. *继发性斑状萎缩*　是指萎缩发生于某些疾病后。好发于躯干部。常先有原发病,如结核、梅毒、麻风、红斑狼疮等,或是放射治疗、局部注射糖皮质激素等,在此基础上再发生圆形或卵圆形柔软的萎缩斑。皮疹形态与原发性相同。

3. *早产儿斑状萎缩*　罕见。多为 24～30 孕周的早产儿,于 6 周至 10 月龄时在躯干出现萎缩型皮疹。可能与皮肤监测导联或胶布有关,也可能是真皮弹性纤维合成的先天性缺陷。

4. *家族性斑状萎缩*　至今已报道了 12 个家族。部分家族中仅有皮肤萎缩,但有部分家族还合并有骨发育不全、先天性视神经萎缩、小乳腺、生长阻滞、短指畸形、干骺端发育不良等。

【组织病理】　表皮萎缩，表皮突变平、消失，基底细胞层色素减少，真皮萎缩，胶原纤维变性，皮肤附属器如毛囊、皮脂腺及汗腺减少或消失。特殊染色时，见真皮乳头层及网状层内局灶性弹性纤维明显减少甚至完全消失，残留的弹性纤维形状不规则或扭曲、断裂、变细、稀疏。

【诊断与鉴别诊断】　根据卵圆形的萎缩斑，局部皮肤菲薄、柔软、起皱，指压时有疝囊样感觉等，可以确诊。本病应与萎缩性扁平苔藓、Ⅰ型神经纤维瘤病、真皮中部弹性组织溶解、弹性纤维假黄瘤、丘疹性弹性组织破裂等鉴别。

【治疗】　目前无理想的治疗方法，在炎症的早期阶段，可以试用青霉素或薄芝注射液治疗，也可外用维 A 酸类软膏。后期皮肤萎缩形成，则无特效的治疗手段。可试用维生素 E、595nm 脉冲染料激光结合 1550nm 非点阵式激光、中医辨证论治等。对于继发性的斑状萎缩应以治疗原发病为主。对某些患者局限性切除皮损可能有益。

（罗迪青　赵玉昆）

二、萎缩纹

萎缩纹（striae atrophicae）又名膨胀纹、白线、线状萎缩，为皮肤过度牵拉而导致真皮破坏，在皮肤上出现线状萎缩性凹陷。

【病因及发病机制】　常见的病因包括迅速生长、妊娠、体重突然增加、长期口服或局部使用糖皮质激素（尤其是含氟激素）、Cushing 综合征、腹水、举重等。此外，合并有糖尿病、慢性感染、部分恶性肿瘤等患者也易发生该病。

【临床表现】　常见。见于 5～50 岁的人群，常见于青春期，尤其是肥胖者，女性的发病率比男性高。国外文献记载，在 10～20 岁的女性中，约 70% 出现膨胀纹，而10～22 岁的男性则为 40%；国内资料提示，女性的平均发病年龄约为 16.25 岁，而男性约为 18.28 岁。此外也常见于妊娠妇女。初期的损害为境界清楚、淡红或紫色、轻度隆起、不规则的波浪形条纹，数毫米至数厘米不等，皮损长轴多与皮纹一致，以后逐渐变为苍白色，稍凹陷而有光泽，表皮平滑而有细腻皱纹，有时可以隐约见到皮下血管，触摸有柔软、凹陷感。多无不适，少数有轻微瘙痒。常发生于股内侧、膝、肘部，也可见于男性的股外侧近膝关节、腰骶部及女性的臀部、乳房和股部等部位，此外，少数发生于臂外侧。与肾上腺皮质激素过多相关的萎缩纹较粗大，分布较广，可累及躯干及四肢等。妊娠纹主要见于腹部皮肤，也可见于乳房。

【诊断】

1. 诊断　根据发生于妊娠期或青少年的淡紫色或淡白色条索状萎缩纹即可以诊断。

2. 鉴别诊断　本病要与线状局灶性弹性组织变性鉴别。

【治疗】　主要影响美观，可不处理。随着时间推移，膨胀纹会逐渐变得不明显。对病因明确的患者，治疗原发病后可以减缓病情的进展。对病因不明确者，必要时可以做内分泌检查，以除外内分泌性疾病。此外，外用 0.1% 维甲酸软膏对外观有一定的改善，尤其对早期病变。0.05% 维 A 酸软膏/20% 羟基乙酸或软膏及 10% 左旋维生素 C/20% 羟基乙酸或软膏外用，可以改善膨胀纹的外观。用 585nm 脉冲染料激光可以改善红纹，对白纹无效。用 308nm 的准分子激光对白纹有改善。此外，溴化铜激光、点阵激光、强光、射频等有一定效果。

三、虫蚀状皮肤萎缩

虫蚀状皮肤萎缩（atrophoderma vermiculata）又名网状萎缩性红斑性毛囊炎、痤疮瘢痕样红斑、虫蚀状痤疮、面部对称性网状皮肤萎缩、网状萎缩及蜂窝状萎缩等，是对称发生于面颊部的毛囊性角栓和虫蚀状微小萎缩性小凹为特征的皮肤病，属于萎缩性毛发角化病的一个类型。该病于 1896 年由 Unna 首先报道，多见于儿童，病程慢性。病因尚不清楚。

【临床表现】　常于 5～12 岁起病，无性别及种族差异，病程慢性。国内刘强等报道的 21 例患者（8 男 13 女），年龄从 10 个月到 13 岁。皮损初为针尖大小的毛囊性丘疹，继之丘疹顶部出现角质栓，角质栓脱落后遗留直径1～3mm、深 1～2mm 的萎缩性凹陷，形状不规则，凹陷之间有狭窄的正常皮肤分隔，使局部表现为蜂窝状或筛孔状，少数患者的皮损边缘可有稀疏分布的黑头粉刺和粟丘疹。皮损数目不定，互不融合。患处皮肤常有蜡样光泽，可见淡红斑或毛细血管扩张，质地较周围皮肤稍硬。皮损对称分布在面颊部、耳前，可以扩展到前额、耳廓。

【组织病理】　表皮轻度萎缩，表皮突变平，真皮浅层水肿，毛细血管扩张，血管及毛囊周围有单一核细胞浸润，毛囊扩大伴角栓形成，皮脂腺减少，胶原纤维肿胀及嗜碱性变，晚期可见胶原纤维萎缩及皮脂腺减少或萎缩。

【诊断与鉴别诊断】

1. 诊断　根据对称分布在颊部的网状虫蚀状萎缩，不难诊断。

2. 鉴别诊断　应与萎缩性毛周角化病、瘢痕性痤疮、痤疮样痣、皮肤痘疮样斑状萎缩、面颈部的红色毛发角化病等鉴别。

【治疗】　目前没有特效治疗方法。在毛囊角栓性丘疹期，可试用维生素 A 内服，配合局部外用 0.025%～0.1%维 A 酸软膏、3%～5%水杨酸软膏或 10%硫黄软膏等，有助减少角栓及萎缩斑的发生。对萎缩期皮损可不予处理；严重影响美观时，可以手术植皮、皮肤磨削、注射填充剂等。也可以选择用二氧化碳、脉冲染料激光、铒激光及点阵激光等治疗方式。

四、进行性特发性皮肤萎缩

进行性特发性皮肤萎缩（progressive idiopathic atrophoderma）又名 Pasini-Pirini 萎缩性皮病、局限性浅表性萎缩硬皮病、弥漫性特发性皮肤萎缩、萎缩性扁平硬斑病等。

【病因及发病机制】　该病的病因及发病机制尚不清楚。可能与感染、外伤、手术、失血等有关。部分病例中，遗传因素可能起了一定的作用。Lever 认为该病是局限性硬皮病的萎缩型，但 Pierini 则认为该病是一种独立的疾病。国外有学者从患者的皮损中分离到博氏疏螺旋体。此外，部分患者血清中抗博氏疏螺旋体 IgG 抗体阳性。

【临床表现】　好发于女性，通常在 20～30 岁发病，也可见于婴儿及老年人。国内病例以 10 岁左右发病者居多。皮损常见于躯干，尤其是背部及腰骶区，但也可累及手、足、面部和其他部位，常不对称，单发或多发。为圆形、卵圆形或不规则形、青灰色或棕褐色萎缩斑，边界清楚，轻微凹陷，表面光滑，皮下血管隐约可见，毳毛脱落，触之柔软，大小从数厘米到覆盖躯干大部分。常被描述为“悬崖”样边缘或“雪地上的脚印”。通常无自觉症状。随着病情发展，皮损区可呈虫蚀状。部分病例的皮疹在后期可在其中央出现小的硬化斑，如硬斑病样。皮疹周围皮肤正常。病程进展缓慢，可经数月或数年后静止不变，难以自愈。

【组织病理】　缺乏特异性。早期表现为表皮变薄，表皮突变平，真皮浅层水肿，真皮上部血管周围轻度炎症细胞浸润，胶原纤维水肿增粗，真皮萎缩。到后期，表皮萎缩，真皮变薄，真皮深层胶原束增粗且排列紧密，可呈均质化或玻璃样变，皮下脂肪层正常。弹性纤维没有改变。汗腺及皮脂腺可不累及。

【治疗】　尚缺乏有效的治疗手段。部分患者经数月或数年而自愈。可试用维生素 E 及丹参注射液，但疗效不肯定。有使用青霉素及四环素治疗而获得临床改善的报道。也有局部或系统性使用糖皮质激素、抗疟药物、D 青霉胺、Q 开关绿宝石激光治疗及光疗等手段治疗患者，但疗效不一。国内有口服氨苯砜、雷公藤及泼尼松及外用维生素 E 乳膏而获得皮损改善的报道。

五、局限性全层萎缩

局限性全层萎缩（local panatrophy）又名环状脂肪萎缩，由 Gowers 在 1903 首次报道。本病罕见。

【病因及发病机制】　尚不清楚。局部的慢性压力可能是其发病的一个因素。交感神经系统的不正常在其发病中可能起了一定的作用。

【临床表现】　发病年龄多为 10～40 岁，主要在儿童期发病。多见于女性，累及肢体。先有局限性硬皮病样改变，以后出现局部皮下组织甚至肌肉、骨骼的萎缩，但也可仅有萎缩而无硬皮病样改变。经过数月后病情可停止发展。分为两型。

1. Gowers 全层萎缩　多见于女性，一般在 10～40 岁发病，表现为背、臀及四肢一处或多处大小不等的皮肤及皮下组织萎缩，边缘清楚，形状不规则，严重时肌肉也可萎缩，但局部无硬皮病或硬化性病变。历经数周或数月后病情达到高峰而停止发展。

2. 硬化性全层萎缩　表现为先出现局限性硬皮病样改变，再逐渐出现皮下组织萎缩，甚至肌肉、骨骼也萎缩。也可无硬皮病样改变而出现皮下脂肪及肌肉组织硬化，在四肢或躯干形成节段性、环状、瘢痕样硬化带，并可造成远端局限性水肿。经过数月后病情达到高峰即停止发展。

【组织病理】　皮损处表皮、真皮、皮下组织及肌肉等萎缩，真皮胶原纤维及弹性纤维变性，血管周围有轻度包括中性粒细胞、淋巴细胞、组织细胞及嗜酸性粒细胞等炎症细胞浸润。

【诊断与鉴别诊断】

1. 诊断　根据不明原因的局限性皮肤、皮下脂肪及肌肉组织萎缩、硬化或发育不全，结合组织病理可确诊。

2. 鉴别诊断　应与脂膜炎、局部注射胰岛素及糖皮质激素所导致的继发性萎缩相鉴别。

【治疗】　尚无有效治疗方法。可以试用糖皮质激素及抗疟药物，也可试用氦氖激光照射配合针刺治疗。对病情稳定者，必要时可以进行自体脂肪移植。

六、颈部假性皮肤萎缩

颈部假性皮肤萎缩（pseudo-atrophoderma colli）是一种发生在颈部无症状、慢性的色素紊乱性皮病。于 1934 年由 Becker 首先报道。

【临床表现】 多于 10～20 岁发病，女性多见。表现为颈部两侧的不规则色素沉着条纹，并伴有皮肤起皱及细小鳞屑，散布色素减退斑，伴萎缩，表面有光泽。拉紧局部皮肤时，可使色素沉着与减退处的对比度减少。可持续数年，最后可蔓延至整个颈部及躯干上部。

【组织病理】 组织病理变化表现为慢性炎症反应，少量角化不全，没有萎缩改变。

【治疗】 尚无有效的治疗方法，部分可自愈。有报道 5%乳酸软膏有效。

七、面部偏侧萎缩

面部偏侧萎缩（hemiatrophia facialis）又名颜面偏侧萎缩、进行性单侧面萎缩或 Parry-Romberg 综合征，1825 年由 Parry 首先报道。该病是指一侧面部皮肤、皮下组织甚至肌肉、软骨、骨骼发生进行性萎缩。

【病因及发病机制】 尚不清楚。有学者认为可能是硬皮病的一种，属于胶原血管性疾病。也有学者认为与遗传因素、头颅及面颊部的外伤、慢性感染（可能为疏螺旋体感染）、三叉神经受损、内分泌功能失调及脂肪代谢紊乱等相关。或者是某些中枢神经系统疾病或交感神经功能紊乱如交感神经过度兴奋，导致血管功能障碍及局部营养不良。

【临床表现】 多于 10 岁前发病，女性常见。一般是散发，偶有家族性发病。

表现为在面部一侧如额、下颌或其他某一部位开始出现不规则的色素改变，包括色素沉着或色素减退，局部毛发变白、神经疼痛、肌肉痉挛，经过数月或数年后，在色素改变部位逐渐出现进行性的皮肤、皮下脂肪甚至肌肉、骨骼的萎缩，使患侧变形和不对称，多仅累及一侧颜面或仅限于三叉神经分布的某一区域。严重时累及一侧面颊部。表现为患侧瘦削、塌陷及色素改变；局部皮肤柔软、萎缩，但与基底无粘连；肌肉也萎缩，但仍有收缩功能。病变部位的皮脂及汗腺分泌均减少，毳毛稀少。

一般在发病头两年内发展较快，通过 2～20 年的发展以后逐渐减慢或静止不变。发病过程中，可有暂时的好转期。常合并眼部症状，如眼球内陷、葡萄膜炎、视网膜血管炎、同侧及对侧的动眼神经麻痹、青光眼、眼睑萎缩等；以及神经系统症状，如癫痫发作、偏头痛、动脉瘤、脑萎缩等。约 5%的患者合并对侧的面部萎缩而表现为双侧受累，还有部分患者可以合并同侧的躯体受累而称为全身偏侧萎缩，极少数患者还可以合并对侧躯体萎缩而称之为交叉偏侧萎缩。

【组织病理】 与硬皮病相似。皮下组织甚至肌肉、软骨、骨等所有组织萎缩，真皮不同程度增厚，胶原纤维硬化，皮肤附属器消失，肌肉萎缩、水肿及空泡形成，肌横纹消失。

【诊断与鉴别诊断】

1. 诊断　根据单侧面部皮肤、皮下组织、肌肉及骨骼组织进行性萎缩即可诊断。

2. 鉴别诊断　应与偏侧肥大症、带状硬皮病、面部局部发育不全及面部生理性不对称等鉴别。

【治疗】 尚无特殊治疗，应尽快去除可疑病因。对症治疗，如有神经痛者，可口服卡马西平、苯妥英钠等。免疫抑制药可试用于部分患者，尤其是有大脑受累者。严重影响美容时，病情稳定后可以进行整容，如局部注射硅酮、自体脂肪移植等。可试用维生素、丹参、甲状腺素以及红外线照射、针灸等，但疗效不肯定。

八、局部注射糖皮质激素引起的皮肤萎缩

本病是指对瘢痕疙瘩、囊肿性痤疮、局限性慢性盘状红斑狼疮、局限性神经性皮炎、慢性湿疹、结节性痒疹、斑秃等慢性疾病进行局部注射糖皮质激素后，在注射部位出现皮肤及（或）皮下组织萎缩。

【临床表现】 注射部位出现皮肤变薄、微凹，呈蓝红色或色素脱失或皮下脂肪萎缩，其病灶范围与注射范围大体相似。极少数情况下，萎缩面积大于注射面积。萎缩的发生与注射药物的种类、浓度、部位、深度、注射次数及间隔时间等相关，且有明显的个体差异。高浓度、短间隔、反复注射将增加萎缩发生的机会。多数患者在停止注射后数周或数月可以恢复正常，但也有长期遗留萎缩者。

【治疗】 萎缩发生后，应尽快停止用药，防止萎缩进一步加重。同时，可以使用维甲酸类药物及局部注射维生素 E。近年发现，维生素 D_3 衍生物以及钙调磷酸酶抑制药他克莫司及匹美莫司外用有一定治疗效果。影响容貌者，可以整形治疗。

（罗迪青　赵玉昆）

第二节　穿通性皮肤病

一、反应性穿通性胶原纤维病

反应性穿通性胶原纤维病(reactive perforating collagenosis)由 Mehregan 在 1967 年首次报道,是一种罕见的家族性疾病。

【病因及发病机制】　尚不清楚,患者有对轻度的外伤产生非正常反应的倾向。胶原纤维和弹性纤维异常改变,纤维连接蛋白,维生素 A 或维生素 D 的代谢异常,金属蛋白酶及其组织抑制剂失衡等多种因素的发病机制有关。

【临床表现】　多始见于儿童,男女发病率一致。表现为患者轻度创伤后,出现直径 1～3mm 的角化性丘疹,正常肤色。经过 4 周左右逐渐扩大至直径 4～6mm,甚至更大,丘疹中央有脐凹并有角化性碎屑,暗褐色,质地坚硬。角质栓粘连紧密,强行剥除后可有出血。常有同形反应。好发于手背、前臂、肘、膝等容易受伤的部位,也可见于躯干及掌跖部。

皮疹多于 6～8 周自行消失,并留下瘢痕或色素减退区。部分患者反复发作达数年之久。

【组织病理】　早期为真皮乳头增宽,其内有变性的嗜碱性胶原纤维,其上的表皮变薄,两侧棘细胞层轻度肥厚。典型的病理改变为表皮杯状下陷的栓子,其内见由角化不全细胞、细胞碎片、嗜苏木紫胶原及炎症细胞组成的柱状角质栓,角质栓底部的表皮萎缩,并有蓝色的胶原纤维向内插入,杯状结构的两侧棘层增厚及角化过度,相应部位的真皮乳头增宽,真皮浅层淋巴细胞浸润。

【诊断与鉴别诊断】

1. 诊断　根据病史及典型的病理改变,可以确诊。

2. 鉴别诊断　需要与匐行性穿通性纤维病、获得性穿通性皮病及穿通性毛囊炎等鉴别。

【治疗】　目前无特效治疗方法。损害可自行消失,但易复发。可尝试外用糖皮质激素、维 A 酸以及保湿剂或者 UVB/窄谱 UVB 治疗,必要时可以口服维 A 酸抗组胺药及手术、激光、冷冻等方法清除。瘙痒患者可以对症治疗。

(罗迪青　赵玉昆)

二、匐行性穿通性弹性纤维病

匐行性穿通性弹性纤维病(elastosis perforans serpiginosa)由 Lutz 于 1953 年首次报道,又被称为匐行性毛囊角化病、匐行性毛囊性及毛囊旁角化病、Lutz 病或 Lutz-Miescher 病。本病罕见,表现为跨表皮排出异常的弹性组织。

【病因及发病机制】　病因不明。可能与遗传因素及真皮弹性硬蛋白异常引起细胞反应有关,此外,约 40%的患者与结缔组织疾病相关。弹性纤维和角质形成细胞间的相互作用对弹性纤维跨表皮排出过程起了重要作用。

【临床表现】　发病年龄为 6～30 岁,多见于 11～20 岁。男性多见。初期为淡红色或正常肤色的角化性丘疹,直径 2～5mm,上覆黏着性角栓,剥除后出血,排列成环形、马蹄形、匐行状或者不规则形,中央可有不同程度的萎缩,周边常有卫星病灶。好发于颈侧及背部,其次为面部、四肢等。偶有全身泛发。皮疹可对称分布。偶有同形反应。可伴不同程度的瘙痒。病程不一,可于发病后半年到 5 年内自行消退,并留下萎缩性瘢痕。

【组织病理】　真皮网状层及乳头层弹性组织显著增加,乳头层内垂直纤维增粗并穿透出表皮。可见呈线形、波浪形或螺旋形的跨表皮穿通性管道,管道内容物由变性的上皮细胞、炎症细胞及大量弹性纤维组成,并可见由角化性物质及嗜碱性碎片组成的表浅角栓。穿通道两侧的棘层增厚见假乳头瘤样增生。真皮浅层见异物巨细胞反应。

【诊断与鉴别诊断】

1. 根据临床表现及病理改变,可以诊断。

2. 鉴别诊断　与穿通性环状肉芽肿、反应性穿通性胶原病、获得性穿通性皮病及穿通性毛囊炎等鉴别。

【治疗】　本病可以自然缓解或愈合。可以口服或外用维 A 酸,外用或局部注射糖皮质激素。必要时,可采用手术、激光、冷冻、电灼、磨削等方法清除,各种方法疗效不一。

三、获得性穿通性皮病

目前,有学者把穿通性毛囊炎、毛囊和毛囊旁角化过度症(Kyrle 病)及获得性穿通性胶原病都归入了获得性穿通性皮病(acquired perforating disease)。该病少见,可能是皮肤对损伤的反应。患者常伴有肾功能障碍、糖尿病或高尿酸血症;偶有 HIV 感染、硬化性胆管炎、甲状腺功能减退、甲状腺功能亢进等疾病。

【临床表现】　早期皮疹可能为脓疱，晚期皮疹类似结节性痒疹。皮疹中央有锥形角质栓深入皮肤，强行去除该角质栓后留下凹坑。皮疹散在，但也可融合成环形斑块，甚至形成疣状皮疹。多见于腿部，偶见于躯干、颈部、上肢甚至头皮，可伴有轻重不一的瘙痒。可有同形反应。皮疹消退后常遗留萎缩性瘢痕。

【组织病理】　表皮水肿，角化不全，颗粒层消失。晚期表皮萎缩，真皮乳头上表皮分解，结缔组织、退化的炎症细胞及胶原纤维束通过表皮分解部位进入杯状凹陷中，形成穿通。

【治疗】　治疗原发病。维甲酸类药物、糖皮质激素及氟尿嘧啶等外用可以改善皮疹。PUVA 或 UVB 可以改善肾损害者的皮损及症状。沙利度胺对 HIV 感染者有效。此外也可以用激光、冷冻等治疗。

四、幼年性透明蛋白纤维瘤病

幼年性透明蛋白纤维瘤病（juvenile hyaline fibromatosis）在 1873 年由 Murray 首次描述，1969 年 Kitano 正式命名。又称为 Murray-Puretic-Drescher 综合征，为幼年系统性透明变性、播散性疼痛性纤维瘤病。是一种极为少见的常染色体隐性遗传疾病。至今报道约 70 余例。

【病因及发病机制】　定位于 4q21 的毛细血管形态发生蛋白 2(CMGZ) 基因产生突变，导致该病的发生。为常染色体隐性遗传。具体机制还不清楚。

【临床表现】　患者常有近亲结婚家族史。通常于 2～5 岁开始发病，主要累及鼻、颊部、耳、头皮、背部及膝。表现为坚实的丘疹和结节及多发大小不一的软组织团块，可伴有牙龈增生、溶骨性骨损害、关节挛缩。患者的智力常正常，但也可有智力发育迟缓及溶骨性骨损伤。

【组织病理】　大量成纤维细胞包埋在无形、均一的嗜酸性细胞外基质中。部分细胞表现为鬼影或假软骨样。免疫组化显示，梭形细胞 Vimentin 阳性，a-SMA 和 S-100 阴性；透明样物质则表现为胶原Ⅰ和胶原Ⅲ阳性，胶原Ⅱ、胶原Ⅳ及 tenascin 阴性。早期表现为细胞多而基质少，晚期则相反。

【诊断与鉴别诊断】

1. 诊断　根据临床表现、病理及免疫组化，可以确诊。

2. 鉴别诊断　本病需要与婴儿肌纤维瘤病、Winchester 综合征及结节-关节病-溶骨综合征等鉴别。

【治疗】　尚无有效治疗的方法。可以手术切除结节及肥大的牙龈，松解挛缩的关节。局部注射糖皮质激素可试用，系统使用 α-2b 干扰素有效。

五、丘疹性弹性组织破裂

丘疹性弹性组织破裂(papular elastorrhexis)在我国又被译成“丘疹性弹力纤维离解”，是一种罕见的弹性纤维减少性疾病，由 Bordas 于 1987 年首次报道。本病不伴系统病变，多呈散发，少数呈家族性聚发。已报道 30 余例。我国已报道数例。

【病因及发病机制】　尚不清楚。可能是无弹性纤维痣的特殊类型，也有学者认为丘疹性弹性组织破裂、无弹性纤维痣、颈部白色纤维性丘疹病、真皮乳头弹性组织变性和真皮上层弹性组织溶解可能代表同一个疾病或谱系。

【临床表现】　本病罕见，常于儿童或青少年期发病，男女比例为 1∶2。表现为非毛囊性的白色或皮色坚实丘疹，直径一般为 1～5mm。主要分布于躯干，其次是四肢、颈部，亦可见于枕颈部、下颌部。无自觉症状，可持续数年。因本病无症状，临床上可能被忽视。

【组织病理】　表皮正常或轻度增厚。真皮胶原纤维正常、轻度增生及均一化，弹性纤维可缺失、减少、断裂及变细。

【诊断与鉴别诊断】

1. 诊断　根据非对称性分布在躯干及四肢的非毛囊性白色或皮色坚实丘疹，组织病理特征为弹性纤维缺失、减少或断裂，可确诊。

2. 鉴别诊断　应与其他弹性纤维异常性疾病相鉴别，包括无弹性纤维痣、Buschke-Ollendorff 综合征、颈部白色纤维性丘疹病、弹性纤维性假黄瘤样真皮乳头层弹性组织溶解症、真皮中层弹性组织溶解、迟发性局灶性弹性组织变性等。

【治疗】　目前缺乏有效治疗方法。外用维甲酸类软膏、激素及液氮冷冻无效，皮损内注射糖皮质激素的疗效评价不一。由于本病仅影响美观，一般不需要特殊处理，随访观察即可。

六、遗传性感觉性神经病

遗传性感觉性神经病(hereditary sensory neuropathy)又名 Thevenard 综合征、Nelaton 综合征、跖

掌穿通症、家族性肢体溃疡、Hick 综合征、Denny-Brown 致病致残性溃疡、遗传性感觉神经病、肢端骨质溶解症、肢体多发性溃疡综合征等。1852 年由 Nelaton 首次报道，1922 年 Hick 称之为足部遗传性穿通溃疡，1942 年 Thvenard 报道了一家系，我国已有少数报道。

【病因及发病机制】 本病系常染色体显性遗传或 X-连锁隐性遗传。近年发现部分患者 IgA 显著增高，可能与肠道隐性感染和免疫有关。

【临床表现】 有的学者提出遗传性感觉神经病至少包括以下病种：①遗传感觉神经根神经病；②儿童进行性感觉神经病；③先天性感觉神经病；④先天性感觉神经病伴无汗症；⑤Biomond Ⅰ型综合征（Biemond 先天性家族性无痛症）；⑥Kiley-Day 综合征（家族性自主神经功能症）。

Ohta 将本病分为四型。

Ⅰ型：系常染色体显性遗传，青中年发病，有肢端毁损症状。

Ⅱ型：系常染色体隐性遗传，出生后即发病，但较Ⅰ型为轻。

Ⅲ型：为常染色体隐性遗传，婴儿期发病的原发性感觉神经元病变，自主神经功能异常。

Ⅳ型：系常染色体隐性遗传，婴儿期起病的先天性疾病，表现为无痛觉、无温觉及无汗。

总的临床表现为足部溃疡，有时可发展为“象足”，患肢感觉紊乱，表现为感觉迟钝或消失，或痛温感觉缺失。血管运动障碍，如多汗症，有的伴无汗症。部分病例病变扩展至上肢。皮损反复发作，易感染，偶有进行性耳聋，肌电波减低，X 线检查见骨质疏松。

【诊断与鉴别诊断】 对于下肢远端易受压部位反复出现无痛性溃疡和肢端毁损者，应考虑本病。本病应与麻风性神经炎、脊髓空洞症、糖尿病性周围神经病和脊髓痨等疾病鉴别。

【治疗】 无特效治疗，一般对症处理，如溃疡处应用夫西地酸乳膏或莫匹罗星软膏，必要时可行截肢术等。

（罗迪青　赵玉昆　程　毅　韩秀萍　林元珠）

参考文献

刘强，屈沛.1994.21 例虫蚀状皮肤萎缩的临床分析[J].中华皮肤科杂志，27(6)：380.

吴志华.2016.皮肤科治疗学 [M].3 版.北京：科学出版社.

赵辨.2010.中国临床皮肤病学 [M].2 版.南京：江苏科学技术出版社.

Apalla Z，Karakatsanis G，Papageorgiou M，Kastoridou C，Chaidemenos G.2009.A case of atrophoderma vermiculatum responding to systemic isotretinoin [J]. J Dermatol Case Rep，30，3(4)：62-63.

Bhat YJ，Manzoor S，Qayoom S，Wani R，Baba AN，Bhat AH.2009.Familial reactive perforating collagenosis[J]. Indian J Dermatol，54(4)：334-337.

Bologmia J，Jorizzo JL，Rapini R 主编，朱学骏，王宝玺，孙建方，项雷红译.2011.皮肤病学 [M].2 版.北京：北京大学医学出版社.

Cañueto J，Román C，Santos-Briz Á，Ciria S，González R，Unamuno P. 2011. Papular elastorrhexis and Buschke-Ollendorff syndrome are different entities [J]. J Am Acad Dermatol，65：e7-e9.

Choi Y，Jin SY，Lee JH，Kwon HB，Lee AY，Lee SH.2011. Papular elastorrhexis：a case and differential diagnosis [J].Ann Dermatol，23(Suppl 1)：S53-S56.

Das A，Podder I.2014.Atrophoderma vermiculatum[J].Indian Pediatr，51(8)：679.

Del Pozo J，Martínez W，Sacristán F，Fernández-Jorge B，Fonseca E. 2008. Papular elastorrhexis，a distinctive entity? [J]Am J Dermatopathol，30：188-190.

Deshingkar SA，Barpande SR，Bhavthankar JD，Humbe JG. 2012. Progressive hemifacial atrophy (Parry-Romberg Syndrome)[J].Contemp Clin Dent，3(Suppl 1)：S78-S81.

El-Kehdy J，Abbas O，Rubeiz N.2012.A review of Parry-Romberg syndrome[J].J Am Acad Dermatol，67(4)：769-784.

Garg A，Kumar P. 2011. Atrophoderma of Pasini and Pierini[J].Indian Dermatol Online J，2(2)：126-128.

Kalkan G，Sahin M，Vahaboğlu G，Astarci M，Ekşioğlu M. 2012.A case of elastosis perforans serpiginosa treatment with cryotherapy[J].Int J Dermatol，51(12)：1487-1490.

Kandhari R，Sharma V，Ramesh V，Singh A.2014.Familial reactive perforating collagenosis in three siblings[J].Indian J Dermatol Venereol Leprol，80(1)：86-87.

Luo DQ，Liu JH，Chen MC，Wang Z，Xie WL.2015.Papular elastorrhexis：report of four cases and review of literature[J].Arch Dermatol Res,307(2):99-108.

Luo DQ.2013.Febrile ulceronecrotic Muchae-Habermann disease[J].Cutis,92(5):E9-E12.

Momin YA,Bharambe BM,D'Costa G.2011.Juvenile hyaline fibromatosis:a rare lesion[J].Indian J Pathol Microbiol,54:838-839.

Nanda A,Alshalfan F,Al-Otaibi M.2013.Febrile ulceronecrotic mucha-habermann disease (pityriasis lichenoides et varioliformis acuta fulminans) associated with parvovirus infection[J].Am J Dermatopathol,35(4):503-506.

Patrizi A,Neri I,Virdi A,Misciali C,D'Acunto C.2011. Familial anetoderma:a report of two families[J].Eur J Dermatol,21(5):680-685.

Prizant TL,Lucky AW,Frieden IJ,Burton PS,Suarez SM. 1996.Spontaneous atrophic patches in extremely premature infants. Anetoderma of prematurity[J]. Arch Dermatol,132(6):671-674.

Ryder HF, Antaya RJ. 2005. Nevus anelasticus, papular elastorrhexis, and eruptive collagenoma: clinically similar entities with focal absence of elastic fibers in childhood[J].Pediatr Dermatol,22:153-157.

Savas JA,Ledon JA,Franca K,Nouri K.2014.Lasers and lights for the treatment of striae distensae[J]. Lasers Med Sci,29(5):1735-1743.

Wagner G,Sachse MM.2013.Acquired reactive perforating dermatosis.J Dtsch Dermatol Ges [J],11(8):723-729.

Wang K, Saedi N. 2015. Anetoderma treated with Combined 595-nm Pulsed Dye Laser (PDL) and 1550-nm Non-ablative Fractionated Laser (NAFL)[J].J Cosmet Laser Ther,(12):1-10.[Epub ahead of print].

Yamada K,Motegi S,Matsushima Y.2014.Febrile ulceronecrotic Mucha-Habermann disease in a young boy: a case report and review of the literature[J]. Acta Derm Venereol,94(5):603-604.

Yano T, Sawaishi Y, Toyono M. 2000. Progressive facial hemiatrophy after epilepticseizures[J]. Pediatr Neurol, 23(2):164-166.

第31章　色素障碍性皮肤病

一、雀斑

雀斑(ephelides,freckles)又称夏日斑,是一种以面部褐色斑点为主要特征的色素增加性皮肤病。中医俗称雀斑、雀子、雀儿斑等。

【病因及发病机制】　本病患者常有家族史,为常染色体显性遗传。紫外线照射能使表皮中黑素体转变成氧化型促发本病或使已发皮疹颜色加深。近年研究发现,雀斑为黑素细胞小的突变引起表皮黑素增多所致。基因定位于4q32-q34。

【临床表现】

1. *好发年龄*　一般5岁左右发病,女性较为多见。

2. *好发部位*　多发生于面颊部、颈部、手背等暴露部位,亦可见于胸部及四肢伸侧。

3. *典型损害*　皮损为直径3～5mm圆形、椭圆形或不规则形黄褐色或褐色斑点,境界清晰,互不融合,常对称分布,压迫不退色,不隆起于皮面,同一患者同一时期皮疹颜色基本一致。

多数患者在夏季皮损数量增多、面积扩大、颜色加深,而冬季皮损数量则减少、面积缩小、颜色变淡,若避免日晒皮损仍不消退者称为永久性雀斑。

4. *自觉症状*　无自觉症状,暴晒后偶有痒感。

5. *病程*　皮损颜色及数量随年龄增长和日光照射而加深、增多,青春期后其数量一般不再增多,至老年皮损颜色可变淡或境界变得模糊而不甚明显。

【实验室检查】　Wood灯下可见发光不明显的色素性斑点。组织病理检查:表皮基底层黑素颗粒增多,多呈棒状,而黑素细胞数量并未增加,但树枝状突更加明显,多巴反应强阳性。

【诊断与鉴别诊断】　临床根据对称发生于面部的褐色斑点、日晒后加重、发病年龄较早等,容易诊断。须与下列疾病鉴别。

1. *雀斑样痣*　发病年龄较早,多在1～2岁出现皮损,分布多不对称,无一定好发部位。皮疹的颜色、数量、面积等与季节无关。

2. *着色干皮病*　患者有家族史,父母多为近亲结婚。皮损多见于幼儿面部,为红色和褐色的斑点及斑片,伴有毛细血管扩张和皮肤萎缩,间有色素减退斑,冬季皮损不消退,预后较差。

3. *日光性雀斑样痣*　皮损虽见于雀斑好发部位,但主要见于长期室外工作的成人,一般无家族史。

【治疗】　因本病有随年龄增长,而逐渐消失的倾向,故儿童雀斑的治疗与成人不同,一般采用以下疗法。

1. *防光剂*　外用复方二氧化钛霜或5%对氨基苯甲酸霜。患儿于夏季应避免日光照射面部,如外出时戴草帽、打遮阳伞或穿防紫外线的衣帽,禁用含有雌激素的软膏或化妆品。

2. *脱色剂*　可选用3%～10%过氧化氢溶液或霜剂、2%对苯二酚单苯醚乳剂、4%二氧化钛霜或3%氢醌霜、3%～5%熊果苷霜、20%壬二酸霜、1%曲酸霜、5%水杨酸软膏或0.1%维A酸乳膏(晚上外用,晨起后洗净)。

3. *激光疗法*　可选用Q开关①波长510nm的脉冲染料激光,能量密度2～4J/cm^2、脉宽400ns、光斑3mm;②波长532nm的倍频Nd:YAG激光,能量密度4～6J/cm^2、脉宽4～10ns、光斑2～4mm;③波长694nm的红宝石激光,能量密度4～6J/cm^2、脉宽25～40ns、光斑2～4mm;④波长755nm的翠绿宝石激光,能量密度4～8J/cm^2、脉宽45～100ns、光斑2～4mm;⑤波长1064nm的Nd:YAG激光,能量密度3.5～8J/cm^2、脉宽4～10ns、光斑2～4mm。治疗雀斑均有较好的疗效,可很快使雀斑颜色变淡,但可复发。

此外,Photo Derm强脉冲激光(选用波长550nm、570nm、590nm的滤光片,脉宽10～15ms,能量密度5～20J/cm^2,光斑3.5cm×0.8cm)、Quantum强脉冲激光(又称光子嫩肤,波长560nm,脉宽2.4～5ms,能量密度25～35J/cm^2,光斑3.5cm×0.8cm)、铒激光(波长2940nm,能量密度4～8J/cm^2,光斑3mm)等治疗雀斑也有较好效果,但治疗

后可留暂时性色素沉着。

4. *外科疗法* 仅用于面部雀斑数量较多、使用其他方法治疗效果不佳的年龄较大儿童，局部可采用皮肤磨削术。

5. *中医中药*

(1)中成药：可选用六味地黄丸、逍遥丸或归脾丸，与维生素 C、维生素 E 合用可增强疗效。

(2)针灸疗法：选阳陵泉、足三里、绝骨、肾俞、风池、血海等穴，每次取 2～4 穴，用平补平泻法留针 15～20min；或主穴取迎香、印堂或神庭、巨阙，配穴取合谷、中三里、三阴交，进针得气后施平补平泻法 3～5min，然后接 G6805 电麻仪，频率采用疏密波，电量逐渐递增，每次 30min，隔日 1 次。也可选用内分泌、面颊、交感、肾上腺、肺、肾等穴，每次选用 2 穴或 3 穴，采用悬针或埋针法留针 15～20min。

二、遗传性对称性色素异常症

遗传性对称性色素异常症（dyschromatosis symmetrica hereditaria）又称对称性肢端色素沉着症（土肥）、对称性网状白斑病，为一种发生于手足背部的雀斑样色素沉着和色素减退性皮肤病。

【病因及发病机制】 本病是一种常染色体显性遗传性皮肤病，但有极少数家系符合常染色体隐性遗传。2003 年张学军等首次将本病定位于 1q11～1q21，同年 Miyamura 首次报道 ADAR1 基因的杂合突变可以导致本病的发生。关于本病的分子机制至今尚未阐明。

【临床表现】

1. *好发年龄* 常在出生后不久发病，患者男性明显多于女性。

2. *好发部位* 损害主要发生于腕部、踝部、手足背等处，少数可发生于前臂、小腿，偶可累及面颈部、口腔黏膜。

3. *典型损害* 皮损为类似雀斑样的黄褐色至褐色斑点斑片，数量多少不定，散在对称性分布，其间散在有淡白色斑点斑片，色素加深斑和减退斑相互混杂呈网状，夏季色素加深斑颜色加深，网状表现更加明显，冬季色素加深斑颜色减轻，网状表现变得较为模糊。少数患儿出生时甲皱襞及指端缘即可出现色素减退斑。本病患者除皮肤损害外，不伴有内脏损害和发育异常。

4. *自觉症状* 皮肤损害一般无自觉症状，少数患者暴晒后患处出现灼热和瘙痒。

5. *病程* 色斑发生后终身不退，色素加深斑夏季颜色加深、冬季变淡。

【组织病理】 色素加深斑处表现为棘层下部和基底层黑素颗粒增多，真皮上部噬黑素细胞数量增多，伴少量淋巴细胞浸润。色素减退斑处表现为基底层色素颗粒明显减少甚至缺失。

【诊断与鉴别诊断】 临床根据发生于手足背部的深褐色网状色素沉着斑，出生后不久发病、患者常有家族史等，一般较易诊断。

本病须与网状肢端色素沉着症及着色性干皮病进行鉴别，前者皮肤损害为色素加深斑，无色素减退斑；后者除肢端色素加深斑和减退斑呈网状改变外，常伴有皮肤干燥脱屑、患处潮红、皮损处萎缩和毛细血管扩张等改变。

【治疗】 本病无特殊有效的治疗方法，夏季患处应进行避光防护，避免紫外线灼伤。绝大部分患者至中年后色素减退斑处出现色素再生，而使网状表现得以改善。

三、家族性进行性色素沉着症

家族性进行性色素沉着症（familial progressive hyperpigmentation）为一种发生于肢端的色素沉着性皮肤病。一般认为该病系常染色体显性遗传，患者常有家族史。

【临床表现】

1. *好发年龄* 70%患者的皮损在 6 岁以前发生，无明显性别差异。

2. *好发部位* 好发于手背、足背、指（趾）关节伸面及距小腿关节等处，逐渐向上累及前臂和小腿，重者可累及全身皮肤、结膜和颊黏膜。

3. *典型损害* 皮损初为散在密集的 0.3～0.5cm 黄褐色至深棕色斑，随年龄增长其数量增多、面积扩大或相互融合成较大的色素性斑片。

4. *自觉症状* 皮损无任何自觉症状，少数患者伴发癫痫。

5. *病程* 皮损在青春期后发展缓慢，色素斑持久存在，无自行消退倾向。

【组织病理】 色素沉着斑的表皮基底细胞层色素颗粒明显增多，棘细胞层色素颗粒也可增多，但黑素细胞数量并无增多，电镜观察无黑素体复合物形成。

【诊断与鉴别诊断】 临床根据初发于婴幼儿肢端的散在多发黄褐色至深棕色斑点、随年龄增长色素斑数量和面积逐渐增多与扩大、无自行消退倾向等，容易诊断。

本病临床表现类似于色素失禁症，但后者主要见于女性，色素斑形成经过炎性期、增生期，皮损呈喷泉状、撒胡椒粉状等奇异形状，组织病理显示色素性皮损区真皮浅层有较多的噬黑素细胞等易与本病鉴别。

【治疗】

1. *一般治疗* 本病无特殊有效的治疗方法，在试用药物或物理方法治疗时，一般最初先小面积试用，疗效较好时再行大面积治疗，避免治疗方法选择不当而使治疗部位出现色素减退斑或白斑，更加影响美容。

2. *局部治疗* 色素沉着斑可试用4%～5%氢醌霜，每日2次，但应避开色素减退斑。

3. *物理治疗* 色素沉着斑可试用Q开关Nd：YAG激光、Er：YAG激光、Q开关紫翠玉激光、Q开关红宝石激光或短脉冲染料激光等治疗。

四、屈侧网状色素沉着异常

屈侧网状色素沉着异常（reticulate pigmented anomaly of the flexures）又称Dowling-Degos病或dark dot disease（黑点病），为一种不同外显率的常染色体显性遗传病，50%以上患者有家族史，但多为散在性发病。

【临床表现】

1. *好发年龄* 常在幼儿期或青少年期发病。

2. *好发部位* 好发于肢体屈侧，尤以肘窝和乳房下等皱褶处最为明显。

3. *典型损害* 皮损为深褐色雀斑样网状色素沉着斑，表面平滑，无黑棘皮病的天鹅绒样疣状增生。口周可有凹陷性瘢痕，伴有色素沉着，尤以口角最为显著，颈部可见散在性黑头粉刺样损害。本病可与网状肢端色素沉着症并发。

4. *自觉症状* 一般无自觉症状。

5. *病程* 色素斑发生后可随身体生长略有增大，成年后无明显变化，终身不退。

【组织病理】 表皮变薄，表皮呈线状向下延伸，其尖端黑素增多，但黑素细胞数量并不增多，棘层肥厚，毛囊漏斗部角化，真皮浅层噬黑素细胞增多。电镜下角质形成细胞内黑素颗粒聚集。

【诊断与鉴别诊断】 临床根据发生于四肢屈侧和皱褶部位的深褐色网状色素沉着斑、儿童期发病、患者常有家族史等，一般较易诊断。

本病需与黑棘皮病鉴别，后者常见于肥胖者，皮损好发于颈、腋窝、乳房下、腹股沟等皱褶处，色素性损害呈天鹅绒样线状增生，体重下降后症状自行缓解。

【治疗】

1. *一般治疗* 本病无特殊有效的治疗方法，可试用药物或物理方法治疗，但应小面积试用，疗效较好时再大面积治疗，避免治疗部位出现色素减退斑或白斑，更加影响美容。

2. *局部治疗* 色素沉着斑可试用4%～5%氢醌霜，每日2次，但应避开色素减退斑。颈部黑头粉刺损害可外用维A酸乳膏、口服维生素A等。

3. *物理治疗* 色素沉着斑可试用Q开关Nd：YAG激光、Er：YAG激光、Q开关紫翠玉激光、Q开关红宝石激光或短脉冲染料激光等治疗。

五、特发性多发性斑状色素沉着症

特发性多发性斑状色素沉着症（pigmentation macularis multiplex idiopathia）又称特发性后天性多发性斑状色素沉着症，是一种病因不清的好发于青少年非暴露部位的色素沉着性皮肤病。

【临床表现】

1. *好发年龄* 多见于10～20岁青少年，无明显性别差异。

2. *好发部位* 好发于躯干及四肢近心端等身体非暴露部位，偶可发生于面部及颈部。

3. *典型损害* 皮损初为数量较多的大小不等的圆形或椭圆形淡青灰色至棕灰色斑，表面平滑无明显鳞屑，散在对称性分布，互不融合，多数色斑长轴与皮纹走向基本一致，压迫不褪色，皮温不增高，与周围正常皮肤潮润度、皮纹连贯性、其上毛囊、质地等均无异常改变。色斑数量及面积最初发展较快，至一定程度则不再发展。

4. *自觉症状* 皮肤损害一般无自觉症状。

5. *病程* 色素斑持续时间较久，多数色斑在数年后自行变淡或消退。

【组织病理】 色斑处表皮基底层色素颗粒轻微增多，真皮浅层噬黑素细胞增多，乳头处血管周围有少量淋巴细胞和浆细胞浸润。

【诊断与鉴别诊断】 临床根据发生于躯干、四肢等非暴露部位的青灰色斑点斑片，多对称性分布，散在互不融合，无明显自觉症状等容易诊断。

本病需与色素性玫瑰疹及玫瑰糠疹消退期损害进行鉴别，两者均有较为明显的炎性红斑期，可资鉴别。色素性荨麻疹有时与本病损害较为一致，但本病色斑摩擦试验阴性，不产生风团样损害，无自觉症状等可以鉴别。

【治疗】　本病无特殊有效的治疗方法，少数患者在夏季日晒后色斑颜色与正常皮肤颜色相近而变得模糊，可能紫外线照射可使正常皮肤色素沉着所致，可根据患者情况进行适量紫外线照射。色斑处可试用4%～5%氢醌霜，每日2次，但年龄较小儿童不宜使用，年龄较大儿童也不宜大面积长期使用。口服维生素C、维生素E等对色斑变淡有所帮助。

六、黑子

黑子(雀斑样痣)(lentigo)是一种皮损类似雀斑的色素增加性皮肤病。

【临床表现】

1. *好发年龄*　多自幼年发病，无性别差异，偶有中年发病者。

2. *好发部位*　可发生于身体任何部位皮肤及皮肤与黏膜交界处，少数可发生于黏膜。

3. *典型损害*　皮损为颜色一致的褐色或黑斑点，米粒至豌豆大(直径常不超过5mm)，边界清楚，表面光滑或轻度脱屑，单发或多发，但不融合，可局限于某一部位，也可泛发全身，日晒后颜色不加深，冬季亦不消失。黑子可作为独立疾病存在，亦可是某些综合征的特点之一，如面中部黑子病、色素沉着-息肉综合征等。

4. *自觉症状*　单纯性黑子无任何自觉症状。泛发性黑子常伴有系统性损害，可有受累及器官的各种症状。

5. *病程*　色素斑长久存在，不能自行消退。

【组织病理】　表皮黑素增多，基底层黑素细胞增多，真皮乳头及表皮突延长，真皮上部有噬黑素细胞。

【诊断与鉴别诊断】　本病根据淡褐色斑片基础上有棕褐色和黑褐色斑点及好发年龄、少数伴有系统损害等容易诊断。需与雀斑、咖啡斑、褐色斑痣等进行鉴别。

【治疗】

1. *一般治疗*　本病皮损呈良性经过且无自觉症状，一般不需要治疗，发生于影响美容部位的损害应选择适宜的治疗方法，避免形成瘢痕。伴有先天性内脏器官异常者，应注意监测，防止发生意外。

2. *局部治疗*　局部可点涂95%石炭酸溶液，待皮肤发白后，迅速用75%乙醇拭净药液，脱痂后色斑颜色可明显变淡。亦可涂搽5%氢醌霜，每日2次，但疗程较长。

3. *物理治疗*　可选用液氮冷冻、Q开关波长694nm红宝石激光或波长755nm翠绿宝石激光治疗，但应掌握激光能量，避免能量过大形成瘢痕和色素减退。

七、贫血痣

贫血痣(nevus anemicus)是一种由于局部皮肤血管组织发育缺陷或血液供应不足所致的色素减退斑。

【病因及发病机制】　患处血管缺如或血液不足可由于缩血管神经纤维兴奋性亢进或舒血管神经纤维功能明显受抑制，使血管长期处于收缩状态而出现皮肤色素减退，属于功能性缺陷，并非血管结构异常，局部注射交感神经阻滞药后皮色可恢复正常。组织学、药理学和移植交换研究证实，该种缺陷是因血管对儿茶酚胺的敏感性增高所致。

【临床表现】

1. *好发年龄*　多在出生后不久或儿童期发生。

2. *好发部位*　好发于胸背和面部，但也可发生于身体任何部位。

3. *典型损害*　皮损为大小不等、边缘不规整的苍白色斑，圆形、卵圆形或不规则形，境界清晰，患处用玻片压迫与周围变白的皮肤颜色一致而不易区分，用手摩擦患处边缘，周围皮肤变红而浅色斑不变红。

贫血痣单发或多发，有时可为由较多的色素减退性斑点群集成片状或排列成线状、带状。偶可为结节性硬化症、神经纤维瘤和色素血管性斑痣错构瘤的伴发损害。

4. *自觉症状*　贫血痣无任何自觉症状。

5. *病程*　苍白色斑发生后可随身体生长略有增大，成年后无明显变化，终身不退。

【实验室检查】　Wood灯下色素减退斑消失，与周围正常皮肤颜色一致。组织病理检查：患处组织无异常改变，血管处于持久性的收缩状态，对儿茶酚胺的反应性增强，表皮基底层黑素细胞形态和数量正常。

【诊断与鉴别诊断】　本病依据发生年龄较早、摩擦局部苍白色斑不充血、Wood灯下与正常皮肤无区别等容易诊断。摩擦苍白色斑不充血应注意与白癜风、无色素性痣以及其他色素减退斑等相区别。

【治疗】

1. *一般治疗*　本病为局限性血管持久性收缩所致的缺血性苍白色斑，目前无有效方法治疗，须与白癜风、无色素性痣等色素减退性皮肤病鉴别，避免误诊误治。

2. *局部治疗* 局部涂搽5%二羟基丙酮或鲜核桃皮汁可使患处淡白色斑染色，缩小与周围皮肤颜色的反差。暴露部位有碍美容的较小色素减退斑也可手术切除。

八、色素性玫瑰疹

色素性玫瑰疹(roseola pigmetosa)又名色素性玫瑰糠疹，是一种以多发性皮肤斑状色素沉着为主要临床表现的色素性皮肤病。病因不明，可能与接触环境中毒性物质、内分泌疾病、自身免疫性疾病、药物或食物过敏、遗传、肿瘤及寄生虫感染等有关。

【临床表现】

1. *好发年龄* 主要见于青少年，无明显性别差异。

2. *好发部位* 好发于躯干及四肢近心端，一般较少累及头面及手足。

3. *典型损害* 皮损初起为数量较多、散在分布、小指盖至钱币大的玫瑰色或淡红色斑片，无鳞屑、水肿及浸润，数量逐渐增多，多数斑疹与皮纹走向一致。一般10d左右皮疹颜色逐渐转变为淡褐色，最终呈淡褐色至黑褐色色素沉着斑。

4. *自觉症状* 一般无任何自觉症状。

5. *病程* 色素沉着斑常持久存在，多年不消退。

【组织病理】 红斑性皮损主要表现为角质层轻微增厚，可见角化不全及棘层肥厚，基底细胞液化变性，乳头层及网状层上部轻微毛细血管扩张，周围有以淋巴细胞为主的炎症细胞浸润，噬黑素细胞数量较多，肥大细胞数量不增多。色素沉着性皮损主要表现为真皮浅层色素颗粒及噬黑素细胞增多。

【诊断与鉴别诊断】 本病根据典型临床表现、无自觉症状、色斑发生前有炎症表现等可以诊断。

1. *变异性玫瑰糠疹* 该病色素沉着斑在发生前患处常为红斑和鳞屑，红斑炎症消退后逐渐出现褐色斑，较易与色素性玫瑰疹鉴别。

2. *特发性斑状色素沉着* 该病皮损发生部位、颜色、分布、病程、症状等不易与色素性玫瑰疹鉴别，但色素性玫瑰疹数年后可变淡或消退。

3. *炎症后色素沉着* 色素沉着斑发生前患处曾有炎症表现，对症治疗炎症消退后出现色素沉着斑，其颜色逐渐变淡，可自行消退等易与色素性玫瑰疹鉴别。

【治疗】

1. *一般治疗* 本病目前尚无特效治疗药物及方法，虽然色素沉着斑持久存在，但预后良好。治疗主要是查找可能引起色素沉着斑的原发病，并及时祛除。

2. *全身治疗* 可给予维生素C、维生素E或六味地黄丸等，分次口服，但疗效一般。

3. *局部治疗* 红斑性损害可外用1%氢化可的松霜、0.1%丁酸氢化可的松霜、0.1%糠酸莫米松霜、0.025%～0.1%曲安奈德霜、0.1%地塞米松霜或0.05%丙酸氟替卡松乳膏等，每日2次。色素沉着斑可涂搽氢醌霜，2/d。

九、太田痣

太田痣(nevus of Ota)又称眼上腭青褐色痣或眼皮肤黑素细胞增生病，是一种累及单侧三叉神经分布区域的蓝黑色或灰褐色蒙古斑样色素沉着性疾病。

【病因及发病机制】 主要为部分黑素细胞在胚胎期间向表皮移动时未能穿透真皮与表皮的交界处，而停滞在真皮延迟消失所致。损害呈蓝色是由黑素颗粒位于真皮较深处所致。本病沿周围神经分布，可能是黑素细胞来自局部神经组织所致。

【临床表现】

1. *好发年龄* 多见于亚洲人和深肤色人，女性多于男性。约60%患者出生时即已发病，余者多在10～20岁出现皮损，偶有更晚发生或妊娠期出现皮损。

2. *好发部位* 好发于三叉神经第一、二支所支配区域的上下眼睑、颧部和颞部，常为单侧性。多数同侧巩膜受累，偶可累及颊、额、头皮、鼻翼、耳廓、上腭和颊黏膜，极少数可发生于躯干部。

3. *临床分型* 临床按受累部位及其颜色将太田痣分为四型。轻型即受累部位局限于眼睑或颧部，色斑呈淡褐色。中型即受累部位为眼睑、颧部及鼻根，色斑呈深青灰色至紫褐色。重型即受累部位为整个三叉神经支配区域，色素斑呈深蓝色至褐色。第四型即面部双侧受累型，占5%～10%。

4. *典型损害* 皮损可为蓝黑色、灰褐色、褐色、蓝色、黑色或紫色斑，有时可为几种颜色相互交织成网状或地图状的斑片，但以蓝色斑最为多见，边缘清楚或模糊，表面光滑不隆起于皮面，压迫不褪色，偶见色素斑中出现颜色较深的针帽至黄豆大质软的结节。

5%～10%患者的色素斑发生于双侧三叉神经第一、二支所支配区域，约 2/3 同侧巩膜蓝染，结膜有不规则形褐色斑。

本病少数患者可并发伊藤痣或鲜红斑痣，有时蒙古斑可持久不退，且该类患者的太田痣多数为三岛双侧型。偶有太田痣并发黑素瘤的报道，发生部位多为脉络膜。

5. *自觉症状*　皮肤黏膜色斑无任何自觉症状。

6. *病程*　皮损颜色在青春期可略有加深，终身不退。

【组织病理】 黑素细胞弥散于真皮浅层和胶原纤维之间，树枝状突明显增多并延长。隆起且有明显浸润的色素斑，其黑素细胞量增多，有时与蓝痣不易区别。眼部较深组织中也可见浸润的黑素细胞。

【诊断与鉴别诊断】 临床根据发生于面部的褐青色斑片、多数出生和出生后不久发生、巩膜可受累、无自觉症状，结合组织病理等诊断。须与以下疾病进行鉴别

1. *鲜红斑痣*　常在出生时或出生后不久发病，为一片或数片暗红色或青红色边缘不规整的斑片，压迫褪色，表面可见毛细血管扩张，大多单侧分布。发生于眼周者可累及结膜。病程较久者在红斑基础上可发生暗红色或紫红色质较软的结节。

2. *黄褐斑太田痣*　发生较晚者应与黄褐斑鉴别。黄褐斑好发于颧部和鼻背，双侧分布，外形呈蝴蝶状，较少发生于眼睑，不累及结膜和巩膜。

3. *蓝痣*　通常为单个损害，直径 2～6mm，境界清楚，发病年龄较早，生长缓慢，临床依其大小、发生部位等易与太田痣鉴别。

【治疗】

1. *一般治疗*　太田痣无自觉症状且不影响健康，但发生于面部有碍美观，对患者心理有一定的影响，近年新型激光和皮肤磨削术的应用收到了较好的疗效。应避免应用一些疗效不确切的方法治疗，防止形成瘢痕。

2. *物理治疗*

(1)Q 开关翠绿宝石激光：波长为 755nm，脉宽 100ns，能量密度 5～9J/cm^2。对颊部和颧部色素斑效果较好，眼睑色斑效果较差，一般治疗 5 次以上方有较好疗效，治疗间隔时间为 5～7 个月。

(2)Q 开关 Nd：YAG 激光：波长为 1064mm，脉宽 10ns，能量密度 4～8J/cm^2。对男性颞部和颧部青黑色斑效果较好，眼睑色斑及青褐色斑效果较差。一般需治疗 5 次以上，治疗间隔时间为 4～6 个月。

(3)Q 开关脉冲红宝石激光：波长为 694mm，脉宽20～40ns，能量密度 4～8J/cm^2。一般需治疗 4 次以上，治疗间隔时间为 5～7 个月。

(4)调 Q-Nd：YAG 染料激光：波长为 700mm，脉宽7～10ns，能量密度 4～6J/cm^2。一般须治疗 5 次以上，治疗间隔时间为 5～7 个月。

(5)强脉冲激光(光子嫩肤)：可选用波长 560～1200nm 的滤光片，如选用 645nm 的滤光片，脉宽 2.5～3ms，能量密度 48～318J/cm^2，三脉冲，脉冲间歇 30～50ms，治疗 4 次对部分患者有效。

3. *外科疗法*　皮肤磨削术对面部及额部色素斑有较好疗效。

十、脱色素痣

脱色素痣(nevus depigmentosus)又名无色素痣(achromic nevus)。是一种少见的先天性局限性白斑。1884 年 Lesser 首先报道本病。

【病因及发病机制】 本病病因不明。1967 年 Coupe 提出无色素痣是一种因黑色素小体的合成、聚集和转运障碍而产生的局限性的白斑。

【临床表现】

1. 在出生时或出生后不久发病，男女均可发生。

2. 皮损常沿神经节段分布，好发于躯干、下肢、四肢近端，四肢的皮损多呈条状或带状，躯干可成方形。

3. 皮损主要表现为大小不一、苍白色局限性色素减退斑，境界模糊不规则，有时边缘呈锯齿状，边缘无色素增殖晕，脱色区内毛发色素可减退，局限性色素减退斑一般不扩大，持续终身不变。

临床上可将脱色素痣分为三种类型：①孤立型：为局限性、长方形或痣样脱色素斑，好发于躯干；②皮节或类皮节型：按皮节分布或沿 Blaschko 线分布；③漩涡状型：白斑形态不规则，呈漩涡状或奇形怪状。

【组织病理】 表皮钉突变平，黑素细胞数目多数正常，但其树枝状突发育不良，粗而短。真皮上部噬色素细胞没有增多。电子显微镜下黑素体大小正常，但其数目减少，部分消失。黑素细胞内黑素体自噬、黑素体聚集成簇，角质形成细胞中黑素体数目减少。

【诊断与鉴别诊断】

1. *诊断*　根据出生时或出生后不久发生、单侧分布、局限或皮带型脱色斑、持续终身不退等特征，

一般可做出诊断。

2. 鉴别诊断

(1)局限性或节段性白癜风:后天发病,白斑边缘呈乳白色或白斑区可见到色素再生现象。

(2)斑驳病:该病有家族史,往往发生于双侧,伴有额部白发及不同的组织病理改变,可资鉴别。

【治疗】 尚无有效的治疗方法。对暴露部位影响美容的白斑可使用遮盖剂治疗方法,也可试用自体表皮移植治疗。

十一、白化病

白化病(albinism)又称白斑病(leucopathia)、先天性色素缺乏症(achromia congenital),是一种皮肤、毛囊和眼的色素合成减少或缺乏的常染色体隐性遗传性疾病。临床将主要表现为皮肤、头发和眼睛的部分或完全性色素脱失者称眼皮肤白化病(oculocutaneous albinism,OCA),仅有眼表现者称眼白化病(ocular albinism,OA)。自然人群发病率为5~10/10万,无性别差异。

【病因及发病机制】

1. 眼皮肤白化病(OCA) 分为眼皮肤白化病Ⅰ型、Ⅱ型和Ⅲ型。OCAⅠ是由于酪氨酸酶基因突变所致,突变基因可为纯合或是复合杂合;OCAⅡ是由于P基因突变所致,P基因编码黑素小体膜上的膜转运蛋白;OCAⅢ是由于位于9号染色体上的酪氨酸酶相关蛋白1的突变所致。三型OCA均为常染色体隐性遗传。

2. 眼白化病(OA) OA有多种类型,为X连锁隐性遗传。女性携带者为突变嵌合体(由Lyon现象所致),男性患者和女性携带者的正常皮肤黑素细胞、角质形成细胞和真皮巨噬细胞中均有巨黑素体。

【临床表现】

1. 眼皮肤白化病(OCA)

(1)发病年龄:患者出生时即已发病。

(2)发病部位:累及周身皮肤、毛发和眼睛。

(3)典型损害:三型(OCA)患者的共同表现为白发、灰色至蓝色眼和粉红色至白色皮肤。酪氨酸酶阴性患者白化程度完全,终身无色素,即完全性白化病。酪氨酸酶阳性患者在出生时毛发可有少量色素,以后随年龄增长其毛发、皮肤、眼的色素可增多,其程度依种族、OCA亚型和日光照射而有所不同,故又称不完全性白化病。与OCA相关的综合征包括Hermansky-Pudlak综合征(HPS)和Chédiak-Higashi综合征(CHS)等,各有其不同的临床表现及特征性损害。

(4)自觉症状:患者由于缺乏黑素的光保护作用,皮肤容易发生急性光毒反应和慢性光化性损害,如日光性皮炎、光化性唇炎、日光性角化病、皮角、毛细血管扩张等。

眼损害也是本病的主要特征之一。眼病变包括眼球震颤、畏光、视力下降、斜视、单视眼、虹膜及眼底色素缺乏等,其中畏光是由于眼底色素减少引起过多光线散射所致;视力下降由中心凹发育不良伴分化不全所致,而中心凹的分化不全可能是导致眼球震颤的原因。颞侧视网膜通过外侧膝状体到达视皮层的同侧视神经纤维缺少引起单眼视和斜视。眼球透照较易发现虹膜色素缺乏。

(5)病程:本病患者多数身体发育较差,体质弱小,智力发育迟缓,生育能力较弱,寿命较正常人短。部分患者可发生非黑素瘤性皮肤癌或癌前期病变,靠近赤道患者的皮肤癌发病率最高,也常是导致患者死亡的主要原因。恶性黑素瘤也可发生,但较少见。

2. 眼白化病(OA) 眼白化病的眼部表现与OCA相同,但OA患者的皮肤及毛发的色素极少缺乏或轻微色素减少。皮肤可见大黑素小体,皮肤病理可确诊,多数OA可归为COAⅠ或COAⅡ。但皮肤表现有助于明确OA的亚型,如皮肤色素减退斑见于Nettliship型、多发性雀斑样痣为OALD型等。

【组织病理】 表皮基底层可见透明细胞,黑素细胞数量及形态正常,但银染色缺乏黑素。多巴染色分为两型,体外黑素细胞多巴染色阳性者为酪氨酸酶阳性型,多巴染色阴性者为酪氨酸酶阴性型。电镜下仅见色素细胞而无成熟的色素颗粒。

【诊断与鉴别诊断】 本病根据典型临床表现和体征容易诊断。需与以下疾病进行鉴别。

1. 苯丙酮尿症 为一种苯丙氨酸代谢紊乱的常染色体隐性遗传病,由于患者的血液中有大量苯丙氨酸积滞,抑制酪氨酸酶-酪氨酸反应,使黑素形成减少。患者表现为亚麻色头发、蓝眼睛、白色皮肤以及智力低下、生长迟滞、神经系统异常、骨骼病变、生殖器发育不良等。尿液中苯丙酮酸阳性。白化病则无此表现,可资鉴别。

2. Hermansky-Pudlak综合征 为一种少见的以眼皮肤白化病为主要皮肤表现的综合征,但患者伴有血小板功能缺陷,容易出现皮肤青紫斑、鼻出血、牙龈出血、咯血等。在内皮网状系统、口腔黏膜及尿液中可有尾蛸样物质。皮肤病理可见巨大黑素颗粒。

3. Cross-Mckusick-Breen 综合征　临床主要表现为皮肤变白、头发灰黄伴金属光泽、眼睛过小、角膜浑浊、眼球震颤、牙龈纤维瘤及伴有严重精神异常和身体发育迟缓等。

4. Tietz 综合征　为常染色体显性遗传病。皮肤及毛发完全脱色，眉毛发育不良，伴有严重耳聋。

【治疗】 本病目前尚无有效的治疗方法。眼皮肤白化病患者由于缺乏黑素的保护作用，容易被日光灼伤和有发生皮肤癌的倾向，患者外出时应戴墨镜，暴露部位皮肤涂搽防晒指数较高的遮光剂，并应定期体检，尤其是年龄较大的患儿应定期进行全身体检，及时发现和治疗恶性皮肤病和癌症期病变。

十二、斑驳病

斑驳病（piebaldism）又称白驳病（white spotting）或图案状白皮病（patterned leukoderma），是一种少见的以色素减少为特征的常染色体显性遗传性疾病，主要特征为额部局限性白斑伴簇集性白发。发病无种族及性别差异，自然人群发病率约为1/20 000。

【病因及发病机制】 50％由 C-kit 原癌基因突变引起，由于基因突变的位置不同，所有患者与家属无关，患者的表现型也不同。轻型患者的 C-kit 基因突变发生在配位体连接区（4q21 区），而重症型则由于酪氨酸酶末端基因组突变所致。

白斑区黑素细胞缺乏或明显减少，是由于异常黑素细胞移行或正常黑素细胞在异常环境中丧失活性目前尚未完全明确。本病偶可伴发先天性巨结肠症，反映了两种神经嵴起源细胞（黑素细胞和神经节细胞）的移行异常。此外，部分患者并无 KIT 基因异常，但有可能是基因的启动子部位、内含子或其他基因受累所致。

【临床表现】

1. 发病年龄　皮肤损害出生时即有。

2. 好发部位　皮损好发于胸、腹、额中部和四肢，分布不对称，一般不累及手足及背部，尤其是背部中线。

3. 典型损害　皮损为色素减退斑或色素脱失斑，白斑中常见 1～5cm 形状不规则的正常皮岛或白斑边缘有色素加深斑。全身皮肤出现泛发性色素减退或脱失即所谓显性遗传白化病，临床极为少见。

额部白发是本病的特征性表现，见于 80％～90％的病例。形状各异，常呈三角形或菱形，尖端向后或向前延伸，对称性位于中线处，睫毛、眉毛和色素减退区毳毛也可变白。

此外，少数病例在非病变区域可见数目及大小不等的咖啡斑，以及伴有虹膜异色症、耳聋、智力发育迟缓、小脑共济失调、先天性巨结肠症、软骨发育不良或肺动脉狭窄等。

4. 自觉症状　皮肤损害无明显自觉症状。合并眼、小脑、肠道、肺脏损害者可出现相应症状。

5. 病程　本病损害发生部位和形成一般不随年龄增长而发生明显改变，但皮损面积可随身体发育而扩大或有自发性缩小倾向。绝大多数患者身体健康，不影响寿命。

【组织病理】 额部色素减退区皮肤无黑素细胞，黑素颗粒缺失。身体其他部位色素减退斑可见少量黑素细胞，但黑素小体形态异常。电镜下可见黑素细胞内含有黑素前体及异常的黑素前体。

【诊断与鉴别诊断】 本病根据白斑出生时即已发生、面积不进行性扩大、无自觉症状、可有家族史及特征性白发等容易诊断。须与下列疾病鉴别。

1. 白癜风　本病后天发病，周身皮肤、黏膜、毛发均可受累，色素脱失斑周缘绕有较明显的色素沉着、额部白发极少呈三角形等，可与斑驳病鉴别。

2. 白化病　系常染色体隐性遗传，发病由单个隐性基因决定，表皮基底层有黑素细胞，但不能形成黑素。而斑驳病的白斑区可见少量黑素细胞，且广泛皮肤受累的斑驳病极为少见。

【治疗】 本病无特殊有效的疗法。PUVA 和培养黑素细胞移植术效果并不显著，但白斑区行自体皮片移植术可取得较好疗效和达到较为理想的美容效果。

十三、晕痣

晕痣（halo nevus）是一种色素痣周围出现晕环状色素脱失斑的色素异常性皮肤病，别名较多，如痣周白斑、痣周白癜风、离心性后天性白斑等。

【病因及发病机制】 发病原因不清，少数晕痣可在激光、冷冻、搔抓等祛除色素痣后形成，有时与白癜风同时发生，或是白癜风病程中的一种伴随现象，故多数学者认为晕痣是白癜风的一种特殊表现形式。

晕痣的发生、发展是一个复杂的免疫反应过程，推测可能是痣细胞抗原释放到细胞外以后，被抗原递呈细胞摄取、加工后递呈给 $CD4^+$ T 细胞，启动细胞免疫反应和体液免疫反应所致，但以 $CD8^+$ T 细胞介导的细胞免疫对痣细胞的直接杀伤作用为主。

【临床表现】

1. *发病年龄* 晕痣在任何年龄、不同性别、不同人种均可发生，但以 10～20 岁的青少年最为多见，有报道 85%～90%的晕痣发生在 30 岁以前，发生率无性别差异。据统计，1%～48%晕痣病例伴有白癜风，0.5%～50%白癜风患者伴有晕痣，如 1410 例白癜风患者中 83 例(5.9%)伴发晕痣。另外，极少数晕痣患者有家族史。

2. *好发部位* 晕痣主要见于躯干上部，偶见四肢、颜面，罕有发生于头皮者，数目多少不定，绝大多数单发，极少数病例可出现 2 个或 2 个以上部位损害，数目一般不超过 10 个。

3. *典型损害* 晕痣常在不知不觉中被发现，一般认为晕痣仅需数日至数周即可形成。典型损害为直径0.5～2cm、境界清晰的圆形或近圆形色素脱失斑，表面光滑，无丘疹、鳞屑、渗液、痂皮等，中央有一色痣，其大小与色素脱失斑的面积无明显关系，色素脱失斑上或色痣周围的毛发可脱色，呈灰白色或白色。

4. *自觉症状* 色素脱失斑和色痣无任何自觉症状。少数晕痣在发生发展或消退过程中，有时色素减退斑可出现一过性潮红，有轻微瘙痒。

5. *病程* 晕痣发生后数月至数年，多数晕痣中央的色痣会自行消失，消失前色痣的颜色逐渐变淡，直至色素完全脱失，与周围色素脱失斑呈一致颜色。在色痣消失后不久，部分色素脱失斑可自行复色，但大多数倾向于持久存在。

【组织病理】

1. *白斑* 晕痣白斑处组织病理示黑素细胞及黑素颗粒明显减少或缺失。个别残存的黑素细胞有不同程度的空泡变性，并已从基底细胞层中脱落，可见到核固缩和黑素体的自噬现象。基底细胞层朗格汉斯细胞数量显著增多，角质形成细胞的形态无明显变化。

2. *色痣* 晕痣中央的色素痣多为混合痣，也可为皮内痣或交界痣。晕痣发展过程中，色痣的痣细胞和黑素细胞均无明显变化。当色痣消退时，根据其所处阶段的不同，表现也不相同。消退前期，痣周可见中等数量单核细胞聚集，但不侵及痣细胞巢，真皮可见变性的痣细胞；消退晚期，色痣颜色完全消退，可见变性的痣细胞，表皮中可见个别受损的黑素细胞，但朗格汉斯细胞数量增多；完全消退期，痣细胞和黑素细胞完全消失，偶见炎症细胞。

电镜下显示：白斑处角质形成细胞中有空泡；色痣未完全消退前的黑素细胞和痣细胞也有空泡，张力微丝模糊不清。

【诊断与鉴别诊断】 本病根据典型临床表现容易诊断，但多发性晕痣应注意观察皮损的变化，当出现非色痣性白斑时，应考虑为白癜风的合并症或为白癜风。

【治疗】

1. *一般治疗* 晕痣发生后，应检查其他部位是否合并白癜风或黑素瘤，并给予相应处理。中央色痣可自行消退，尽量避免过早选用理化方法祛除，以免引起色素脱失斑面积扩大。

2. *局部治疗* 晕痣伴发白癜风时应按白癜风治疗，详见白癜风的局部治疗。

3. *外科疗法* 面积较小的单纯晕痣可将色素痣和周围白斑手术切除。

十四、无色素性色素失禁症

无色素性色素失禁症(incontinetic apigmenti achromians)又称 Ito 色素减退症或 Ito 综合征，是一种伴有系统性损害的皮肤色素异常性疾病。

【病因及发病机制】 50%以上患者有染色体异常，如非整倍体的嵌合现象和失衡性异位，推测本病可能为常染色体显性遗传，但病例多为散发，尚无阳性家族史的病例报道。少数患者的外周血淋巴细胞和真皮成纤维细胞中有染色体嵌合现象，最常见为二倍体/三倍体、18 三体和 12P 四体。染色体嵌合现象提示本病系由两个具有不同色素潜能细胞克隆移行发育所致。

【临床表现】

1. *发病年龄* 多在出生时或出生后不久发病，女性多见，女患者与男患者比约为 2.5∶1。约 80%病例的皮损在出生后 1 年内出现，范围逐渐增大。

2. *好发部位* 常见于躯干和四肢，可为单侧性或双侧性，大多沿 Blaschko 线分布。

3. *典型损害* 本病皮损为奇特形状的线状或漩涡状色素减退，约 3/4 病例至少伴发一种系统性损害，如中枢神经系统(精神发育迟缓、癫痫发作、EEG 异常)、肌肉骨骼系统(颅骨畸形、三节指骨、拇指等)、眼畸形(眼距过宽、斜视、内眦赘皮、近视)及弥漫性秃发和甲、齿畸形等。

4. *自觉症状* 本病皮疹无明显自觉症状，暴露部位损害日晒后可有轻微瘙痒。

5. *病程* 随着年龄的增长色素减退斑可自行

恢复色素。

【诊断与鉴别诊断】　本病主要依据 1992 年 Ruiz-Maldonado 等提出的诊断标准。

1. *必备标准*　先天性或早期获得性非遗传性线状或斑状色素减退，累及两个体节以上。

2. *主要标准*　一种或多种神经系统畸形，一种或多种非神经肌肉骨骼系统先天性畸形。

3. *次要标准*　两种以上的非神经、肌肉骨骼系统先天性畸形，染色体畸形（嵌合现象）。

必备标准加 1 条主要标准或 2 条次要标准即可确诊。必备标准或伴有 1 条次要标准应怀疑本病。临床应与无色素痣、Goltz 综合征、线状苔藓、Menkes 扭发综合征、节段型白癜风、色素失禁症等鉴别。

【治疗】　本病色素减退斑随年龄增长可自行复色，不需要特殊治疗。

十五、先天性皮肤异色病

先天性皮肤异色病（congenital poikiloderma）又称白内障-毛细血管扩张皮肤色素沉着综合征，是一种以皮肤异色伴有幼年白内障和身材矮小为主要特征的常染色体隐性遗传性疾病。发病可能与近亲结婚有关，常认为单基因突变所致。

【临床表现】

1. *好发年龄*　皮损最初发生在婴儿出生后 3～6 个月，患者女性明显多于男性。

2. *好发部位*　好发于面颊、臀部及手足等部位，主要为曝光部位。50%患者头发、阴毛、腋毛、眉毛、睫毛受累，伴有性发育异常。

3. *典型损害*　皮损初期为淡粉红色境界较清楚的斑点斑片，表面紧张光亮，有潮润感。日久粉红色斑逐渐消退，出现点状和网状萎缩，伴有轻微毛细血管扩张、色素减退、色素沉着，网状改变日趋明显，日晒后患处出现水肿性红斑和水疱，甚或轻微日晒后。一般红斑出现 3～5 年后皮肤损害基本不再变化，但可持续终身。

少数患者手部、腕部、足部、踝部等处可出现角化过度和疣状损害影响活动。50%患者同时有头发、腋毛、阴毛纤细变软，眉毛、睫毛稀疏，多数患者皮损处毳毛消失。50%患者四肢细短、手足较小。可伴有性腺发育不全、性发育迟缓、性发育不全。少数患者伴有智力障碍。

4. *自觉症状*　皮肤损害一般无任何自觉症状，部分患者日晒后出现红斑水肿和水疱时患处有灼热、疼痛和瘙痒。

5. *病程*　皮肤损害一般 5 岁左右稳定并持久存在，不能自行消退。硬毛改变常难以缓解。性腺发育异常和智力障碍较难恢复。

【诊断与鉴别诊断】　本病根据出生后一年内曝光部位出现红斑，以后出现患处萎缩、色素减退、色素沉着等异色病样表现，伴有幼年白内障等容易诊断。初发红斑性损害应与日光性皮炎、接触性皮炎等进行鉴别。

【治疗】　本病皮肤损害、硬毛纤细、肢体细小等无特殊有效治疗。初发红斑样损害可涂搽炉甘石洗剂，曝光部位避免日晒并应加强保护，外出时暴露部位遮光、涂搽防晒霜等。日常服用维生素 C、维生素 E 等可减轻日晒症状。患者合并的白内障可进行手术治疗。

十六、特发性点状白斑

特发性点状白斑（idiopathic guttate leukoderma）是一种特发性多发性点状色素减退性皮肤病。病因不明，多发生于长期生活在高原及阳光充足地区的人群，推测可能与紫外线照射有关。

【临床表现】

1. *好发年龄*　发病最小年龄为 3 岁，但以 50 岁以上的老年人多见，无明显性别差异。

2. *好发部位*　好发于双下肢，也可见于腹部、面部和双上肢。

3. *典型损害*　皮损初期为淡白色境界不十分清楚的斑点，日久颜色转为境界清楚的瓷白色斑，多角形或不规则形，直径 2～6mm，表面轻微凹陷，其内毳毛脱色不明显，无毛周及边缘色素沉着，摩擦后白斑变红。

4. *自觉症状*　无任何自觉症状。

5. *病程*　白斑常稳定持久存在，不能自行消退。

【组织病理】　白斑处活检组织病理示，表皮基底层可见 Dopa 阳性的黑素细胞，但反应强度明显减弱，黑素体中黑素颗粒显著减少。

【诊断与鉴别诊断】　本病根据面积较小的点状白斑且发展缓慢等容易诊断，发病年龄较小时，应与炎症后白斑进行鉴别，后者白斑随年龄增长可自行消退。

【治疗】

1. *一般治疗*　本病无任何自觉症状且对健康无影响，一般不需要治疗，但发生于年龄较小患者的早期色素减退斑，应进行观察，定期复查，避免与早期白癜风混淆。

2. *局部治疗* 位于影响美容部位的白色斑点可手术切除。此外，将正常皮肤移植到白斑处或白斑皮内注射长效糖皮质激素，可能会有色素再生。

（王砚宁 崔 瑜）

十七、比尔贫血痣

比尔贫血痣（Bier's spots）又称 Marshall-White 综合征（Marshall-White syndrome），为皮肤血管痉挛引起的缺血性白色斑疹。皮肤毛细血管功能失调、静脉曲张或静脉压力增高等因素引起血管痉挛，从而出现缺血性白斑。

【临床表现】

1. *好发年龄* 多见于有神经质的中年男性，但青少年尤其是女性临床并不少见。

2. *好发部位* 白色斑疹好发于四肢末端、手掌和足背。四肢可同时发生，也可双上肢、双下肢或单个肢体发生。

3. *典型损害* 损害为圆形、椭圆形或不规则形、直径数毫米至 2cm 的淡白色斑，境界较清楚，边缘轻微模糊，周边皮肤正常或轻微发红，散在密集分布，互不融合，白斑表面温度稍有降低，但并不十分明显。白色斑疹以肢体下垂时明显，抬高下肢或上举上肢，白斑色泽变淡或消失。一般在夏季白斑显现最为明显，可伴失眠症和心动过速。

4. *自觉症状* 白斑处无任何自觉症状。

5. *病程* 白斑夏季明显，冬季减轻或消退，数年后可完全缓解。

【实验室检查】 用激光多普勒测速法对白斑进行检测，结果为白斑处血管收缩，白斑周缘发红处皮肤血管扩张。

【诊断与鉴别诊断】 临床根据发病年龄、皮损为淡白色斑点斑片、常对称性分布、无自觉症状、颜色变化有较为明显的季节性和体位性等容易诊断。需与光线性白斑、炎症后色素减退斑、皮肤异色病等鉴别。

【治疗】 比尔贫血斑一般不需要治疗，伴有静脉曲张或静脉压力增高者进行相应治疗，伴有神经质者进行心理疏导。必要或患者治疗要求强烈时，可试用血管扩张药。

（王砚宁 程 毅）

十八、白癜风

白癜风（vitiligo）是一种较为常见的局部或泛发的后天性色素减退性疾病，主要表现为皮肤、黏膜及其他组织的黑素细胞缺失。在世界上自然人群发病率为 0.5%～4%，我国本病发病率约为 1%，无明显性别差异，黑色人种较浅肤色人种发病率要高，黄种人发病率介于黑种人与白种人之间。

儿童白癜风与成人白癜风的差异：①有Ⅰ、Ⅱ级家族史的概率高于成人；②节段型的白癜风比成人高；③自觉瘙痒症状较成人少；④伴发自身免疫性疾病较成人少；⑤儿童白癜风发病前精神因素所占比例较成人低；⑥儿童白癜风发生晕痣的概率高于成人。

【病因及发病机制】 现代医学对白癜风的病因、发病机制、临床表现等多个方面进行深入研究和探讨后，发现其病因涉及遗传、自身免疫、黑素细胞自身破坏、神经（精神）、自由基、细胞因子、微量元素、内分泌等多种因素。

【临床表现】

1. *好发年龄* 白癜风在世界各地均有发生，不同肤色、年龄、性别的人均可发病。国内外多数报道显示，约 25%白癜风患者于 10 岁前发病，国内报道，儿童白癜风约 75%在 6～14 岁发病，其平均首发年龄为 7.57～8.59 岁，国外报道平均发病年龄为 4.6～4.8 岁。部分流行病学调查结果显示，女性发病年龄早于男性，平均发病年龄较男性患者小 5 岁。

2. *好发部位* 白癜风可发生于身体任何部位皮肤、黏膜和毛发，尤多见于颜面、手背、腋下、乳晕、腹股沟、骶尾、肛周、口周、眼周等部位皮肤，眼、唇、牙龈、肛门、阴道、龟头等处黏膜，以及头发、眉毛、阴毛、腋毛等。有时白斑多发生于易受摩擦和外伤的部位，如骨突出处、前臂伸侧、指（趾）、腰腹部等。

3. *典型损害*

（1）皮损颜色：皮损颜色可为灰白、瓷白或乳白色，在疾病的不同时期，白斑颜色略有不同。发病初期，皮损可为较淡的色素减退斑。稳定期皮损可为乳白色斑，边缘有色素沉着。进展期部分白斑边缘有炎性红晕，紫外线照射后白斑可发红，压迫褪色，与周围色素沉着的皮肤相比颜色反差更大，白斑境界更加清晰。

有时白斑内可见正常肤色、褐色、深棕色、黑色的斑点或斑片，或在白斑与正常皮肤之间有褐色中间带，以及白斑区发生炎症后呈现暂时性蓝色等。

（2）皮损形态：白斑可呈圆形、卵圆形、扇形、线状、条带状、不规则形等多种形状，边缘可表现为锯齿状，似花斑癣样，与周围正常皮肤分界清楚，但在发病初期，有时白斑边界不清。部分白斑边缘在病情进展期发红，略微隆起。

（3）皮损范围：白斑数目多少不定，面积大小不等，可为单发或多发、直径数毫米至数厘米的点片状白斑，亦可为数片白斑相互融合或单片白斑逐渐发展成较大面积的斑片，甚至泛发周身。

（4）皮损分布：白斑可呈对称性、节段性、局限性、散发性和泛发性分布。①对称性分布是指白斑对称发生于两个或两个以上躯体部位，但一般发病初期白斑并不对称，在病情发展过程中白斑逐渐呈现出对称性，有时类似镜像模式，呈绝对性对称分布；②节段性白斑按皮节或某一神经支配区域呈单侧条带状分布，如四肢、躯干或颜面的一侧，一般不超过身体正中线；③局限性白斑是指局限于身体某一部位的较小区域或多片较小的白斑群集某一部位，但不呈皮节分布，也非对称性分布；④散发性白斑可发生于身体多个部位，数目多少不定，既非对称性分布，也非节段性分布，病情常处于进行性发展趋势；⑤泛发性是指白斑总面积超过体表面积的50%，对称或不对称分布于身体各处，甚至累及全身皮肤和黏膜，常由局限性或散发性白斑发展而来。

（5）毛发损害：9%～45%患者的白斑内可见脱色毛发，尤多见于眉毛和头发，但同一患者并非所有白斑内均有脱色的毛发，也并非单片白斑内的毛发全部脱色，如头皮受累，常表现为散在集簇样白发或数根头发脱色，很少全部头发完全性脱色。除白发外，约 37%的患者尚可见发育前灰发。

（6）黏膜损害：白斑可发生于龟头、阴道、口唇、牙龈、肛门等处黏膜，可单独发生，但更多见于与皮肤白斑同时存在，有时脱色斑初发于黏膜，经过一段时间以后，皮肤始出现色素脱失斑，或由皮肤白斑逐渐扩大累及黏膜所致。黏膜损害主要表现为色素脱失斑，但有时白斑色泽不如皮肤色素脱失斑明显，甚至难以发现，须仔细观察。

（7）同形反应：同形反应即正常皮肤在受到非特异性损伤后，诱发与已存在的皮肤病相同损害的一种现象。白癜风患者外观正常皮肤在受到切割伤、晒伤、摩擦、擦伤、烫伤等创伤后，出现受损伤处皮肤色素脱失，即白癜风的同形反应，其发生率为12%～68%，是判断白癜风病情处于进展期的重要依据。

（8）伴发疾病：白癜风的发病与机体自身免疫和遗传密切相关，患者可伴发多种自身免疫性疾病，如甲状腺功能亢进、慢性淋巴细胞性甲状腺炎、原发性特发性甲状腺功能减退、糖尿病、艾迪生病、自身免疫性多腺体综合征、Schmidt 综合征、Down 综合征、恶性贫血、类风湿关节炎、银屑病、斑秃、皮肤划痕症、Bazex 综合征、二十甲营养不良、持久性色素异常性红斑等。

（9）病情变化：色素脱失斑始发年龄的大小对白癜风的病情影响较小。由于小儿白癜风多为节段性，病情处于稳定状态者较成人患者多，多数节段性白癜风患儿发病后 1～2 年，病情即可相对稳定。

（10）身体状况：患儿中伴有自身免疫性疾病的明显少于成人白癜风患者，但特异性和非特异性自身抗体检出率却较高，如抗核抗体、甲状腺抗体、甲状腺微粒体抗体等阳性率明显高于正常同龄组儿童，而且患儿的一级和二级亲属中，自身免疫性疾病的患病率和发育前灰发的发生率，均较正常对照组高。提示小儿白癜风患者发生自身免疫性疾病的风险较正常儿童增大。

（11）心理状况：学龄前患儿的主要生活环境为家庭，而且常以自我为中心，白癜风常不会造成对患儿心理的影响。但学龄期患儿对周围人群的冷落、嘲弄较为敏感，自尊心较强及受各种治疗的影响等，自尊心容易受到伤害，造成心理压力，导致心情郁闷、性格孤僻、睡眠障碍等，甚至产生自卑感，影响病情稳定和治疗效果。

4. *自觉症状*　白癜风的皮肤损害一般无自觉症状，但儿童约有 10%患者在色素脱失前和 2%～5%患者在病情进展期，部分色素脱失斑发生炎症反应，出现皮炎样改变，并伴有不同程度瘙痒。

5. *病程*　白癜风的病情发展受多种因素的影响，既可突然加剧，数周或数月内白斑泛发全身，也可相对稳定，白斑数年甚至数十年无明显变化。国内外多项调查结果显示，成人约 70%白癜风患者的病情处于进展期，儿童患者处于进展期稍低，10%～20%患者的白斑自行或日光照射后复色，少数患者的白斑在数年后可完全消退。

一般来说，白癜风的病情和病程与遗传、皮损分布、好发部位等有关，有家族史、皮损始发于躯干背部或手足、黏膜受累或皮损散发者，病情常呈进行性发展趋势、病程长；而无家族史、皮损呈节段性分布、始发部位为面部或四肢，病情进展常较缓慢，多在发病后 1～2 年停止发展。其他如精神紧张、情绪低落、心情抑郁、日光晒伤、妊娠等可使病情加剧。

【诊断与鉴别诊断】

诊断标准:①通常在儿童期或青年期发病,表现为大小和形状各异的脱色性白斑,周围颜色正常或有色素增加。②皮损好发于面部、颈部、手背和躯干;腔口黏膜及周围皮肤也易受侵犯,如眼、鼻、口、耳、乳头、脐、阴茎、女阴和肛门;亦常见于外伤部位;白斑部位的毛发通常也变白。③排除炎症后色素减退斑、斑驳病、特发性色素减退斑、白色糠疹、无色素痣和贫血痣等皮肤病。④或 Wood 灯下白斑区见亮白色荧光。需与以下疾病鉴别:

1. *贫血痣白斑* 好发于胸、颈、上臂、颜面等部位,为圆形、卵圆形或不规则形、大小不一的苍白色斑,一般单发,也可多发,有时多个苍白色斑群集成片或排列成条带状,无任何自觉症状。摩擦苍白色斑和周围正常皮肤,苍白色斑无变化,而周围正常皮肤充血变红,使得苍白色斑境界更加清晰。苍白色斑组织病理示表皮黑素细胞和黑素颗粒并无减少。

2. *脱色素痣* 皮肤色素减退斑出生时即有或出生后不久出现,为灰白色或苍白色斑点或斑片,境界清晰,呈圆形或长方形,边缘整齐或呈锯齿状、羽毛状,周围无色素加深,表面光滑,白斑内毛发也可褪色。白斑数目多少不定,一般单发,多见于躯干部,多发时数片白斑呈一条或多条带状,沿皮节分布,也可在身体一侧散在分布呈轮状、漩涡状或点滴状。无任何自觉症状,也不伴有全身症状。白斑组织病理示表皮内黑素细胞常无减少。

3. *伊藤色素减少症* 皮损好发于胸、腹、背、四肢等部位,也可泛发周身或仅发生于身体一侧,一般不累及掌跖、头皮。色素脱失斑稀疏散在或密集成片,形状奇异,可呈条纹状、漩涡状、泼水样或大理石花纹样,表面光滑,境界清晰,无自觉症状。白斑常随年龄增长其面积逐渐扩大、数目增多,但至成年后部分白斑可自行复色。多数患者伴有癫痫、肌张力下降、共济失调等中枢神经系统症状和眼部损害,以及耳聋、脊柱侧弯、鸡胸、马鞍鼻、发育迟缓、智力低下等。白斑组织病理示表皮内黑素细胞减少甚至缺失,黑素颗粒减少。

4. *斑驳病* 皮损出生时即有或出生后不久出现,为不规则形白斑,绝大多数白斑发生在额中部或靠近额中线处,呈三角形或菱形,其内毛发脱色呈束状,称白色额发,少数患者可只有额部白斑而无白发。有时面、胸、腹、四肢等部位也可有大小不等、形状各异、境界清晰的白斑,周围有色素加深晕,其内毳毛变白,数年后白斑内可出现色素性皮岛,无自觉症状。偶可合并感觉性耳聋、面部畸形、发育迟缓、肌张力下降等。组织病理示白斑和白发处毛囊无多巴染色阳性的黑素细胞,朗格汉斯细胞数目无增多或减少,表皮内无黑素颗粒。

5. *黑素细胞增多性点滴状色素减退* 皮损好发于胸部和四肢伸侧,为直径 2~5mm 圆形、卵圆形的多发性色素减退斑,散在或群集,弥漫性或呈节段性分布,表面光滑,无自觉症状。不合并其他系统性损害。色素减退斑组织病理示表皮黑素颗粒显著减少,但黑素细胞数目却增多。

6. *点状白斑病* 皮损主要见于四肢、手足背等暴露部位,偶可发生在面部、胸背、臂部或躯干,为直径 0.5~1.5mm 圆形或卵圆形色素减退斑或色素脱失斑,边界清楚,表面平滑,数目一般较多,但白斑可有不同程度复色而使其数目逐渐减少。无自觉症状,不伴系统性损害。白斑组织病理示表皮轻度萎缩,表皮突变平,黑素细胞数目减少且有不同程度的损伤,真皮内单一核细胞浸润。

【实验室检查】 伍德灯下,色素脱失斑或减退斑呈瓷白色。进展期白斑有时可发出特征性蓝色荧光和黄色荧光,由聚集在表皮内生物嘌呤所致。部分患者血清铜、锌、硒、钴、铁、锰、镓、铬、镍等微量元素含量下降,免疫球蛋白水平增高,抗黑素细胞抗体阳性。部分患者甲状腺功能异常和抗核抗体检出率偏高。

【组织病理】 脱色区活检组织病理示:黑素细胞破坏或缺失,脱色斑边缘和外观正常皮肤有不同程度的表皮灶性单一核细胞浸润,主要为淋巴细胞。

【治疗】

1. *局部治疗*

(1)糖皮质激素制剂:局限性白斑:<2 岁的儿童,可外用中效激素治疗,间歇外用疗法较为安全;>2 岁的儿童,可外用中强效或强效激素。他克莫司软膏及吡美莫司乳膏可用于局限性儿童白癜风的治疗。适用于白斑面积小于2%~3%的进展期皮损,可连续使用 1~3 个月。面部和眼周应避免外用糖皮质激素。

(2)钙调磷免疫抑制药:0.03%他克莫司软膏和1%吡美莫司软膏可用于 2 岁以上的儿童,疗程为 10 周至 18 个月不等,一般外用后日光照射 5min 或联合窄波紫外线照射,可使白斑复色。

(3)活性维生素 D_3 制剂:主要有 0.005%卡泊三醇软膏和他骨化醇软膏(浓度为 2μg/10g),两者治疗白癜风均有较好疗效,若同时照射紫外线其疗效可增强。成人每周使用量不宜超过 100g,小儿慎用(一般用于 14 岁以上儿童),面部和外生殖器部位禁用。

(4)其他:如 2%碘酊、0.001%α-促黑素溶液、二羟基丙酮复合液(二羟基丙酮 2g,溶于 50%二甲基亚砜溶液 100ml 中,同时加入维生素 B_1 200mg)、1.2mg/ml 黑素生成素溶液均可酌情选用。

2. *光疗*

(1)窄谱 UVB:局部照射波长 311nm 的窄谱中波紫外线(NB-UVB),初始照射剂量为最小红斑量的 70%,每周照射 2 次。该疗法仅用于 6 岁以上儿童。

(2)准分子激光:近年采用氯化氙准分子激光器产生的波长 308nm 紫外线激光脉冲,治疗白癜风取得了较好疗效。方法为白斑处照射 308nm 准分子激光,每次照射剂量为红斑量,每周 3 次。国内有报道平均治疗次数为 17.8 次,有效率为 76.7%,适于用 6 岁以上的儿童。

(3)激光治疗:可选 Q755nm、Q694nm、Q532nm 激光。

3. *系统疗法*

(1)口服糖皮质激素:快速进展期的白癜风可以使用小剂量激素口服,推荐口服泼尼松 5~10mg/d,连用 2~3 周,如有必要可以连用 4~6 周后重复治疗 1 次。

(2)抗氧化药:假过氧化氢酶、维生素 E、辅酶 Q、硫辛酸、白绒水龙骨、过氧化氢酶、银杏提取物等均可单独使用或与光疗联用。

4. *联合疗法*　光疗联合免疫调节药、光疗联合外用他克莫司、光疗联合抗氧化药治疗均可增加疗效。

5. *外科移植疗法*　是通过外科手术将自体的正常皮肤组织、毛囊或体外培养的自体黑素细胞移植至白斑处,使白斑复色的治疗方法,适用于病情处于稳定期 6 个月以上且无同形反应的白癜风患者。方法主要有自体表皮移植、全厚层钻孔移植、刃厚皮片移植、单株毛囊移植等;黑素细胞移植法主要有自体黑素细胞纯培养移植、表皮细胞悬液移植、培养表皮片移植等。有效率可达 84%。

6. *遮盖疗法*　是用含有染料的化妆品遮盖白斑,使其颜色接近周围正常肤色的一种美容术。遮盖剂可选用 0.2%~5%二羟基丙酮乙醇或含有人工色素的化妆品,使用时根据白斑周围正常肤色进行调配,然后薄涂于白斑表面。黄肤色的白癜风患者也可外涂青核桃皮乙醇或直接外搽青核桃皮汁,局部注射 1%黄色素也可达到遮盖白斑的效果。

7. *心理治疗*　是以一定的理论为指导,以良好的医患关系为桥梁,应用心理学的方法影响或改变病人的感受、认知、情绪及行为,调整个体与环境之间的平衡,从而减轻患者的心理压力,方法主要包括认知教育、心理疏导、生物反馈疗法等。详见总论中儿童皮肤病心理疗法。

8. *中医治疗和中西医结合治疗*　根据中医学理论体系,对白癜风进行辨证施治。或外搽补骨脂酊、复方卡力孜然酊(8 岁以上儿童可用)、白斑酊、祛白散等外用。火针疗法、拔罐法等也可根据病情变化情况酌情选用。近年有报道,口服匹多莫德分散片联合补骨脂酊及中草药外用联合窄波紫外线照射的中西医结合治疗白癜风,取得满意的疗效。可用于 6 岁以上的儿童。

总之,白癜风发病机制的复杂性,决定了其治疗必须综合分析其病因病势,采取系统和科学的方法进行施治,并且应注意全身治疗与局部治疗、生物疗法与物理疗法、药物治疗和心理治疗、中医治疗和西医治疗、治疗与预防之间的有机结合,以及近期疗效与远期疗效、治疗方法与其不良反应之间的利弊等,客观评价治疗效果,把握病情变化,正确预后判断。

(王砚宁　杨　勇　邹先彪　林元珠)

参考文献

何云飞,刘丽华.2009.匹多莫德联合补骨脂酊治疗白癜风临床观察[J].中国中西医结合杂志,8(2):69.

李喜英,刘香,邓伟平.2012.斑驳病的临床表型与 KIT 基因突变位点相关性及治疗研究进展[J].国际皮肤病学杂志,38(2):120-123.

李阳,许爱娜.2012.白癜风治疗指南文献分析[J].国际皮肤病学杂志,38(4):219-222.

宋月星,邹先彪.2014.2013 欧洲白癜风指南[i].实用皮肤病杂志,7(4):276-278 转 282.

Bulat V,Situm M,Dediol I,et al.2011.The mechanisms of action of phototherapy in the treatment of the most common dermatoses[J].CollApirpol,35(2):147-151.

Kathuzia S, Khaitan BK, Ramam, et al. 2012. Segmental Vitiligo:arandomizedcontzalled trial to evaluate efficacy and safety of 0.1% tacrolimas ointment vs 0. 05% fluticasone propionate cream[J]. Indian J Dermatol VenereolLeprol, 78(1): 68-73.

Zhong X J, Gao M, Li M, et al. 2003. Identification of a locus for Dyschromatosissymetrinchereditaria at chromosome1g11-1q21[J]. Invest Drmatol, 120(5): 776-780.

第32章　皮肤良性肿瘤

第一节　表皮肿瘤与囊肿

一、表皮痣

表皮痣（epidermal nevus）又名疣状痣（verrucous nevus）、单侧痣（nevus unilateris）、线状痣等。本病是一种单侧性呈线状分布的良性表皮肿瘤。

【病因及发病机制】　本病病因是表皮细胞发育过度致表皮局限性发育异常，胚胎表皮基底层的多能干细胞是本病的起源。

【临床表现】　表皮痣多在出生时或幼年期发病，80％的病人一岁内起病，偶可在青春期以后出现皮损。男女均可发病。

1. 皮疹特点　皮疹开始时为淡黄色至棕黑色的角化性丘疹，逐渐扩大增多呈灰白色或深黑色，密集排列成线状或斑块状，表面呈乳头瘤样改变，触之粗糙，质地坚硬，皱襞处损害常因浸渍而较软。皮损发展极为缓慢，至一定程度即不再发展，不会自然消退。皮损可位于身体任何部位，最常见于躯干、肢端或颈部，大小、形态及分布各不相同。一般单侧分布，无自觉症状，在发展期有时可有轻度痒感。口周损害可并发颊黏膜和舌损害。

2. 临床分型　根据其临床形态可分为三型。

（1）局限型：临床最为常见。皮损常排列为单侧连续或断续性束状、带状或斑片状。头部皮损常呈斑片状。四肢损害往往沿肢体纵行排列，到达肢端。而在躯干则横行排列，一般只有一条线状，也称为线状痣。位于身体一侧者故称之为单侧痣。

（2）泛发型或系统型：损害常多发或泛发，双侧分布，主要累及躯干。其严重者称为豪猪状（高起）鱼鳞病。临床少见。

（3）炎症性线状疣状表皮痣（inflammatory linear verrucous epidermal nevus，ILVEN）：多在儿童期出现，也可在成人期发病。表现为瘙痒性的线状、银屑病样斑块，通常分布在下肢，好发于小腿和股部。皮损常为单侧分布，但也有双侧分布的报道。皮损开始多为红斑性损害，也可为鳞屑性丘疹，融合成斑块，女性多见，男女发病比例为1∶4。有报道本病与关节炎或表皮痣综合征并发。

【组织病理】　组织病理改变以乳头瘤状改变为主，即表现为表皮角化过度、棘层肥厚、表皮突延长、乳头瘤样增生、基底层细胞内色素颗粒增加。头面部病变少数可伴发皮脂腺痣或乳头状汗管囊腺瘤。炎症性线状疣状表皮痣的组织病理主要表现为表皮突延长、角化过度与角化不全交替出现、角化不全区域伴颗粒层消失，表皮多表现为银屑病样增生，也可出现海绵水肿。真皮轻度慢性炎细胞浸润。泛发型者部分可有棘突松解性表皮角化过度，常累及整个表皮。

【诊断与鉴别诊断】

1. 诊断　根据出生或幼年时发病，皮损特点及单侧分布特征，结合组织病理特征，易于诊断。

2. 鉴别诊断　本病须与以下疾病相鉴别。

（1）皮脂腺痣：是一种皮脂腺畸形，通常出生时即有，好发于头皮或面部。组织病理主要是单个毛囊皮脂腺单位的畸形，易与本病鉴别。

（2）线状苔藓：线状苔藓是一种后天性疾病，棘层肥厚和乳头样增生较轻，而角化不良和棘细胞间水肿更明显，可于1～2年自行消退。

【治疗】

1. 苯酚、5-氟尿嘧啶、维A酸软膏等外用可使疣状皮损减轻。

2. 电灼、液氮冷冻，对皮损局限且面积较小者可采用。

3. 较柔软的皮损用氩离子激光治疗效果好。对角化较硬的皮损，二氧化碳激光的疗效优于氩离子激光。

4. 外科手术切除，虽然本病称为“表皮”痣，但真皮尤其是真皮乳头也会受累，所以治疗时要破坏或切除真皮上部，否则容易复发。皮损局限为小面积者可采用。

5. 皮损面积较大者也可试用皮肤磨削术。

二、粟丘疹

粟丘疹(milia)又名白色痤疮或白色苔藓，为一种起源于表皮或其附属器上皮的良性潴留性囊肿。

【病因及发病机制】 可分为原发性与继发性两型。原发性可从新生儿开始发生，原因不明，可能由未发育的皮脂形成，可自然消退。继发性可发生于擦伤后、皮肤卟啉症或大疱性表皮松解症、大疱性皮肤病、二度烧伤、带状疱疹等，继发性损害多分布在原有皮损的周围。有些患者有遗传因素。

【临床表现】 本病多见于女性，可发生于任何年龄。最常见于面部，尤其是下眼睑、颊部及额部，在成年人也可发生于包皮与阴囊、小阴唇内侧等处，婴儿通常限于眼睑及颞部。皮疹为粟粒大小的白色或黄白色丘疹，表面光滑，触之坚实，用细针挑破可排出皮脂样物。皮疹数目常较多，孤立散在，损害增大时皮损呈暗黄色，个别损害可有钙盐沉积，硬如软骨，无自觉症状，可持续数年后自然消退，无瘢痕形成。

【组织病理】 原发性粟丘疹起源于皮脂腺导管口水平处毛囊漏斗的最下部；继发性粟丘疹可从任何上皮结构发生，组织结构呈较小的表皮囊肿，位置较浅表，囊壁仅由几层鳞状上皮细胞组成，囊腔内有由同心圆排列的角质填充。

【诊断与鉴别诊断】

1. 诊断 根据好发于女性面部的白色粟粒大小的坚实性丘疹等特点，临床容易诊断。

2. 鉴别诊断 本病应与小的黄色瘤鉴别，后者质柔软，淡黄色，所含的物质不易被刮出。

【治疗】 本病可不治疗。如面部皮疹因美容需要治疗时，可用75%乙醇消毒后，用针头挑破表面皮肤，排出白色颗粒状物即可。当损害多时可用电解法或液氮冷冻治疗。

三、皮样囊肿

皮样囊肿(dermoid cyst)是多见于面部的无痛性囊性肿物。

【病因及发病机制】 本病起源于外胚叶，主要是沿胚胎闭合线由分离的表皮细胞形成的囊肿。其囊壁为复层鳞状上皮所构成，囊壁中尚包含表皮附属器。

【临床表现】 临床罕见，皮疹大多数位于头、颈部，眼眶、眉弓外侧、鼻梁及其周围和口腔底部，也可见于腹和背部中线处。约40%见于出生时，约60%在5岁以内发生。囊肿初为小而坚实的单发性皮内或皮下结节，逐渐增大呈半球形隆起，直径0.5～5cm甚至更大，质地较软，可不与其下组织粘连。若位于头皮常与骨膜粘连，穿刺可抽出奶油样有臭味的液体。有的囊肿可形成瘘管或憩室，其中可有毛发突出。囊肿无自觉症状，有时可有疼痛，外伤后可发生感染。罕见有发生癌变者。纪清树报道1例60岁女性患者，额部皮样囊肿发生恶变，当囊肿生长加速，提示可能合并感染或癌变。

【组织病理】 囊肿位于真皮或皮下组织内。囊壁由复层鳞状上皮构成，似毛囊漏斗部细胞，有颗粒层，含有成熟的毛囊与皮脂腺，囊外真皮内可见皮脂腺及汗腺，有时也可见大汗腺。囊内含角质细胞，排列成网状或板层状，并可有脂质、毛发，不会发生钙化等。如囊肿破裂，可出现异物反应。

【诊断与鉴别诊断】

1. 诊断 婴幼儿在沿胚胎闭合线处出现皮下结节，应考虑本病，可做病理检查以确诊。

2. 鉴别诊断 本病须与以下疾病相鉴别。

(1)真性畸胎瘤：有时可累及皮肤，其组织系有多胚叶成分，而皮样囊肿仅有外胚叶成分。

(2)表皮囊肿：囊壁内一般无各种皮肤附属器，可资鉴别。

【治疗】 手术切除。鼻部皮样囊肿切除后复发率高，该部位皮损有时深达鼻骨，应将其下窦道一并切除。

四、阴茎中线囊肿

阴茎中线囊肿(median raphe cyst of penis)系尿道闭合异常所致，是指发生于先天性外尿道口及会阴生殖器缝线上囊肿。

【病因及发病机制】 囊肿形成是男性生殖器在胚胎期发育异常，使尿道内胚叶组织或尿道周围腺在尿道、阴茎、阴囊、会阴缝线闭合过程中异位或残留所致。

【临床表现】 常见于青年人，但大多数皮损于出生后不久或儿童期即已出现，但无功能障碍，随着性器官发育而增长扩大。囊肿最常发生于龟头和阴茎腹侧、尿道外口、包皮系带等处，单发性，直径一般为数毫米至1～2cm，表面光滑，质软富弹性，壁薄似疱，内容澄清呈灰白色或黄色半透明状。囊肿位于真皮或皮下，与表皮不粘连，有时囊肿呈线状，可长达数厘米。一般无自觉症状，个别患者偶感疼痛，合并感染时局部可红肿、疼痛。

【组织病理】 囊肿位于真皮中部，囊壁由假复层上皮细胞组成，一般为 1～4 层，有些细胞胞质透明，少数情况可见到含黏液的细胞。

【诊断与鉴别诊断】

1. 诊断　根据囊肿发生的部位及组织病理检查可以确诊。

2. 鉴别诊断　临床应与表皮样囊肿、毛根鞘囊肿、阴茎大汗腺囊性腺瘤等鉴别。

【治疗】 可手术切除或采用 CO_2 激光治疗。

五、发疹性毳毛囊肿

发疹性毳毛囊肿(eruptive vellus hair cyst)为含有毳毛碎片的鳞状细胞性囊肿。

【病因及发病机制】 病因不明，可能为毛囊发育异常，有学者认为本病是向毳毛毛囊分化的错构瘤。患者常有家族史，系常染色体显性遗传。

【临床表现】 多见于儿童及青年。最常发生于胸部，也见于颈部、四肢及背部。损害为毛囊性丘疹，20～50 个群集或散在分布，单个丘疹直径1～4mm，质软，表面光滑，呈皮色、淡褐色、黑褐色或青紫色，部分表面结痂或呈脐凹状，能挤出乳酪状物，一般无自觉症状。病程慢性，少数病例的皮疹可在数年内自行消退，遗留 1～2mm 淡蓝色斑。

【组织病理】 囊肿位于真皮中部，囊壁由数层成熟的鳞状细胞组成，囊内含有板层状角蛋白及多少不等的毳毛横断面或斜切面。在囊腔周围可有少数淋巴细胞浸润，囊壁破裂可引起异物反应。结痂或有脐状凹陷的囊肿与表皮相通，可见毳毛穿通囊壁引起异物肉芽肿反应。

【诊断与鉴别诊断】

1. 诊断　在躯干特别是胸部出现有脐窝的小丘疹要考虑本病，但须做组织病理检查才能确诊。

2. 鉴别诊断　本病须与表皮样囊肿、多发性脂囊瘤、粟丘疹等鉴别。

【治疗】 部分囊肿可自行消退，不须立即治疗。如不消退者，可做电灼、电解或二氧化碳激光治疗，也可试用角质松解剂如水杨酸丙二醇溶液等治疗。

六、黏液囊肿

黏液囊肿(myxoid cysts)是发生于指(趾)或口腔黏膜的黏蛋白灶性积聚，或黏蛋白从关节腔进入相邻组织所致。

【病因及发病机制】 常因轻度外伤导致黏液腺导管受损或堵塞，并使唾液黏蛋白溢入黏膜下组织或固有层而引起本病。也可见于腺性唇炎，系由于唇黏膜腺体和导管增生所致。

【临床表现】

1. 口腔黏膜黏液囊肿　本病多见于青年人，也见于儿童。损害主要发生于下唇黏膜，其他部位如颊黏膜、舌和牙龈等处少见。损害单发，直径小于1cm，呈圆球状隆起，表面光滑，带有淡蓝色光泽，可推动，压之有波动感。一般无自觉症状。有时囊肿可排出透明的黏稠状液体，以后可再度充盈，有时可自行消退。

2. 指(趾)黏液囊肿　在远端指(趾)间关节与甲之间形成小的无症状性囊性损害，呈肉色至红色，表面光滑发亮，几乎透明。若位于甲基质上，可使甲下凹，囊肿直径2～3mm，亦可扩展至整个甲床。囊肿破溃流出透明的黏液，偶有出血呈黑色。

【组织病理】

1. 口腔黏膜黏液囊肿　早期损害为多发性充满流涎黏蛋白的小腔隙，绕有一层较厚的肉芽组织。晚期为单个囊肿或多个大腔隙，腔壁为肉芽组织和大量纤维组织，囊内为流涎黏蛋白，HE 染色呈轻度嗜酸性无定形物质，PAS 染色呈阳性反应，并耐淀粉酶。阿辛蓝和胶样铁染色呈阳性反应，耐透明质酸酶。

2. 指(趾)黏液囊肿　表皮变薄，黏液性基质无囊壁。

【诊断】 主要根据损害部位、形态和组织病理明确诊断。

【治疗】 手术切除囊壁及其附近腺体或空针抽出其内容物，手术不彻底可能复发。囊腔内注入曲安西龙混悬液有暂时疗效，但易复发。

第二节　皮肤附属器肿瘤

一、粉刺样痣

粉刺样痣(nevus acneiform)又名痤疮样痣、毛囊角化痣(nevus follicular keratoses)、黑头粉刺痣(nevus comedonicus)。本病为出生时至幼年时出现的黑头粉刺样皮损的先天性毛囊畸形。

【病因及发病机制】 本病系毛囊局部发育异常，属于遗传性疾病，常幼年发病，无性别差异。

【临床表现】 本病临床少见。通常于出生时、出生后不久或幼年时出现皮损。多发生于10岁以前，皮损为黑头粉刺样丘疹，大小较一致，为针头大或稍大，中央有黑、硬而大的角质栓。丘疹集簇排列成线状或带状，单侧或偏侧分布，常为单发。有时可出现囊肿、脓肿、瘘管和瘢痕。好发于颈肩部、面部、上臂、前胸及腹部，偶见于头皮。Engber曾指出此病可伴发骨骼异常、中枢神经系统异常和眼睛异常。Whyte报道1例15岁女孩，在左侧面部、臀部和背部出现单侧黑头粉刺痣，还患有左眼先天性白内障。泛发性黑头粉刺痣患者可能伴发疣状痣。黄龙等(1997年)曾报道1例女性14个月的泛发性黑头粉刺痣患儿伴发肺动脉瓣狭窄。

【组织病理】 单个粉刺样痣损害表现为一宽而深的表皮凹陷，类似扩张的毛囊，其中充满角蛋白，偶可在其底部见一或数根毛干，也可见一或两个皮脂腺小叶开口于残留毛囊下部。囊内容物感染或漏出可导致局部急性或肉芽肿性炎症反应。邻近表皮正常或萎缩。

【诊断与鉴别诊断】

1. 诊断 根据本病自幼发病，临床上皮损为单侧性条带状分布的黑头粉刺样集簇性丘疹，结合病理改变，诊断不难。

2. 鉴别诊断 本病须与以下疾病鉴别。

(1)线状表皮痣：皮疹初为淡黄色至棕黑色的角化性丘疹，逐渐增大增多，密集排列成线状或斑块状，质地坚硬，表面呈乳头状瘤样改变，角化明显。

(2)痤疮：发病年龄多在婴儿期或青春期，皮损多种多样。

【治疗】 一般不需要治疗，必要时可手术彻底切除。对小范围者可试用冷冻、激光治疗，也可试用皮肤磨削术。有继发感染时适当选用抗生素。

二、毛囊瘤

毛囊瘤(hair follicle tumors)又名毛囊上皮瘤(follicular epithelioma)，是一种向毛发分化的错构瘤。

【病因及发病机制】 病因不明。

【临床表现】 本病多见于男性，常于18～49岁发病或出生时即有。肿瘤好发于面部，特别是鼻两侧，偶见于头皮及颈部，通常为单发丘疹，生长缓慢，直径3～4mm，表面皮色或淡红色，圆顶状，中央凹陷，可排出皮脂样物质，其中含有白色羊毛样毳毛具有诊断价值。

【组织病理】 真皮内可见单个囊状的毛囊组织，其中充满角质或双折光的毛干碎片，囊壁为角化复层扁平上皮，有时与表皮相连，具有明显的颗粒层。毛囊瘤主要组织学特点是呈“海蛇头”样，在富于纤维细胞的间质中，从一个扩张的毛囊漏斗部壁上放射状伸出大量具有毛囊上部和下部结构的毳毛。增生的上皮组织内尚可见到皮脂腺及小角质囊肿。次级毛囊之间由上皮索将其相互连接，因上皮索向外毛根鞘细胞分化，故周边处细胞呈栅状排列，中央细胞因含糖原而呈空泡化。肿瘤结构周围可有境界清楚的结缔组织包裹，其中无炎症浸润。

【诊断与鉴别诊断】

1. 诊断 本病须进行病理检查方能确诊。

2. 鉴别诊断 本病组织学上应与毛发上皮瘤及基底细胞上皮瘤区别。

【治疗】 手术切除是较为满意的治疗方法。

三、毛发上皮瘤

毛发上皮瘤(trichoepithelioma)又名囊性腺样上皮瘤(epithelioma adenoids cysticum)、多发性良性囊性上皮瘤(multiple benign cystic epithelioma)、多发性丘疹性毛发上皮瘤(multiple popular trichoepithelioma)，可以分为单发和多发两型，多发型与遗传有关，多为常染色体显性遗传，单发型未见家族史。

【病因及发病机制】 一般认为毛发上皮瘤起源于多潜能的基底细胞，并有向毛发分化的趋势。是一种比毛囊瘤分化差的错构瘤。多发性家族性毛发上皮瘤为常染色体显性遗传。尚未筛选出候选基因。

【临床表现】 多发型毛发上皮瘤，女性多见，多发病于20岁以前。好发于面部，少数可发生于头皮及背部。呈正常皮色质硬的丘疹，多为半球形或圆锥形，直径2～5mm，有时有透明感，表面可见毛细血管扩张，偶可形成斑块，极少破溃。通常无自觉症状，但有时有轻度烧灼感或痒感。面部皮损的特点为沿鼻唇沟对称分布的丘疹，有些发生在额部、眼睑、上唇，甚至发生在外耳部。

单发型者，临床上无特征性改变，因此很难从临床上做出诊断。常在20～30岁发病，但也可见于任何年龄。多见于面部，其他部位如头、颈、背、上臂及股部等也可发生。损害为硬固、正常皮色的肿瘤，直径0.5～2cm，无自觉症状。

【组织病理】 多发型毛发上皮瘤位于真皮内，病变境界清楚，周围有结缔组织围绕。不同程度地向毛发结构发育，呈毛球样或基底细胞瘤样结构，病变中可见许多角质囊肿与肿瘤岛，囊肿中心为完全角化的角质，外围有一层扁平的嗜碱性细胞，边缘有时可见呈栅栏状排列的细胞。肿瘤岛是由类似基底细胞的嗜碱性细胞组成，通常排列为花边样的网状结构，有时呈实体状团块，此时瘤岛边缘细胞排列呈栅栏状，与基底细胞瘤无明显区别。角质囊肿破裂时可引起异物巨细胞反应。单发型毛发上皮瘤则含有许多角质囊肿和不成熟的毛乳头，显示向毛发结构高度分化，可见少数类似基底细胞瘤的表现。

【诊断与鉴别诊断】

1. 诊断　本病多发型皮疹在临床上有一定的特点，为多发对称分布正常皮色的小结节或丘疹。好发于面部，初发于儿童或青年，有家族发病倾向。单发型的皮损临床无特征，须做病理检查才能确定。

2. 鉴别诊断　本病临床上应与 Pringle 病（即结节性硬化病）、汗管瘤、基底细胞癌综合征等鉴别。

(1)汗管瘤：主要发生于眼周围，也可发生于颈部、前胸、后背，呈散在浅褐色丘疹，大小比较一致。

(2)基底细胞癌综合征：无好发部位，皮疹可多发，单个损害类似基底细胞癌的临床表现，并能早期破溃，可伴发骨骼及中枢神经系统异常，病理检查更具有意义。

病理上应与角化基底细胞癌、结节性基底细胞癌、毛发腺瘤及毛囊瘤等鉴别。

单发型临床上与基底细胞癌不易区分。常误诊为无色素的皮内痣，色素深的损害易误诊为恶性黑素瘤，因其临床上无特征性表现，因此应做病理检查。

【治疗】 单发型者可手术切除。多发型较小损害可试用电干燥或电凝、电灼等治疗。

四、结缔组织增生性毛发上皮瘤

结缔组织增生性毛发上皮瘤（desmoplastic trichoepithelioma）又名硬化性上皮错构瘤（sclerosing epithelial hamartoma），是一种向毛囊-皮脂腺-大汗腺和黑素细胞分化的肿瘤。

【病因及发病机制】 尚不清楚。

【临床表现】 本病最常见于幼儿期，也可见于十多岁的儿童，女性多见。皮损好发于面部，尤其是口周，单个皮疹直径 3～8mm，簇集成环状斑块，呈淡黄白色，其基底有明显硬结，多数皮损边缘隆起，中央凹陷，不形成溃疡。

【组织病理】 此瘤位于真皮内，边界清楚，与表皮相连。肿瘤细胞排列成细条索状，通常为 1～3 层细胞，由小基底样细胞组成，核卵圆形，细胞质少，倾向于向毛乳头、毛球及毛根鞘分化。通常有很多角质囊肿，囊肿破裂或钙化处可见异物性肉芽肿，而肿瘤组织成分较少。

【诊断与鉴别诊断】

1. 诊断　本病通常需要做病理检查才能确诊。

2. 鉴别诊断　组织病理与硬斑性基底细胞上皮瘤有很多相似之处，但后者常无角囊肿，可以区别。

【治疗】 本病临床上与基底细胞上皮瘤鉴别困难，因此仍以手术切除为好。

五、毛母质瘤

毛母质瘤（pilomatrixoma）又名良性钙化上皮瘤（benign calcifying epithelioma）、毛囊漏斗毛母质瘤或毛囊漏斗毛母质囊肿，是起源于向毛母质细胞分化的原始上皮胚芽细胞。本病好发于青少年，以幼年发病居多。女性多于男性。

【病因及发病机制】 本病可能是常染色体显性遗传。近年研究表明，本病与编码 β 连环蛋白的 CTNNB1 基因突变有关，这种蛋白普遍存在于包括毛母质瘤在内的毛母质肿瘤中。

【临床表现】 任何年龄均可发病，但以儿童期发病多见。少数患者为家族性，其中部分病例伴发肌强直性营养不良。表现为深在的单发坚硬结节，略微隆起，基底可活动，呈肤色、红色或蓝黑色，生长缓慢，多发者罕见，直径 0.5～3cm，半数以上的损害发生于头发、面部及颈部，也有报道发生于上肢者，少数发生于躯干及下肢。肿瘤极少破溃，个别可向表皮穿通而排出内容物，可称为穿通性毛母质瘤。肿瘤直径超过 12cm，称为巨大型毛母质瘤。少数肿瘤表面有淡红色或紫红色厚壁半透明水疱，水疱下方可触及质硬结节，称为水疱型毛母质瘤。

【组织病理】 早期毛母质瘤是一个伴有毛母质角化的囊肿。囊肿壁由基底样毛母质细胞组成，突然移行为位于中央的嗜酸性角化的毛母质细胞，这种细胞仅仅能分辨出核的轮廓。有时在移行处可见到提示毛母质角化的粉红色的毛透明颗粒。中央无核的角化细胞通常称为影子细胞。

充分发展的毛母细胞，囊肿的轮廓消失，而由实性的基底细胞样毛母质细胞核不同程度的“影子”细胞组成。角化的毛母质细胞产生明显的纤维化和肉芽肿性炎症，特别是在长期存在的皮损中。毛母质细胞和人类的其他组织一样具有高度的增殖能力，可以显示大量有丝分裂象，并且毛母质瘤中绝大多数为基底样细胞，可能会被误诊为癌，特别是基底样细胞在纤维化背景中排列不规则时，产生类似侵袭性的结构。在晚期的皮损中，基底细胞样的毛母质细胞可以完全缺乏，而只有小簇状的影子细胞埋藏于纤维化和肉芽肿炎症的背景中，这些影子细胞可作为毛母质细胞瘤的证据。晚期的皮损也可发生钙化和骨化。

【诊断与鉴别诊断】

1. 诊断　本病依据典型临床表现可考虑，确诊须结合组织病理。

2. 鉴别诊断　临床上此瘤须与钙化性粉瘤和表皮样囊肿、基底细胞瘤等附属器肿瘤鉴别，组织病理学检查可以鉴别。

【治疗】　毛母质瘤是良性肿瘤，可以采用剜除术，但如果切除不彻底可以复发。

六、早熟性皮脂腺增生

早熟性皮脂腺增生（premature sebaceous gland hyperplasia）本病是发生于青少年的一种皮脂腺增生疾病。

【病因及发病机制】　病因不明，曾有报道本病有家庭史。

【临床表现】　本病常发病于青春发育期或20～30岁期间，皮疹好发于面部，特别是下颏部，损害为黄色丘疹或小结节，质软，直径1～2mm，簇集分布，个别皮损中央有脐窝。

【组织病理】　皮损处有成熟的皮脂腺，处于增生状态，伴有少量的淋巴细胞浸润。

【诊断与鉴别诊断】

1. 诊断　本病根据发病年龄及临床表现和组织病理皮损处有成熟的皮脂腺诊断不难。

2. 鉴别诊断　本病须与皮脂腺痣鉴别，后者为出生时或出生后不久出现黄色结节、质硬，或疣状增生，组织病理表皮呈疣状或乳头瘤增生，无皮脂腺导管，皮脂腺直接与毛囊漏斗相连，并在皮脂腺下方常见大汗腺。

【治疗】　一般不需要治疗，少数可手术切除。

七、皮脂腺痣

皮脂腺痣（nevus sebaceous）又名Jadassohn皮脂腺痣、先天性皮脂腺增生（congenital sebaceous gland hyperplasia），是一种由多种皮肤成分组成的器官样痣（organoid nevus）。

【病因及发病机制】　病因不明。现认为是一种发育异常，除表皮、真皮和附属器参与形成外，常以皮脂腺增生为主。本病家族性发病者极为罕见。

【临床表现】　本病往往在出生后不久或出生时即发生。最常见于头皮及面部，多为单发，少数可见多数斑块或结节。损害呈圆形及卵圆形，也可呈带状。在儿童时期，表现为一局限性表面无毛的斑块，稍微隆起，表面光滑，有蜡样光泽，呈淡黄色。在青春期患者，因皮脂腺发育显著，损害多呈花瓣状或疣状结节。老年患者，皮损多呈疣状，质地坚实，呈棕褐色。

本病在发育过程中可分为三期：第一期为婴儿儿童期，此期患者的皮脂腺尚未完全发育，呈淡黄色；第二期为青春期，皮脂腺增大，皮损进行性增厚，表面呈鹅卵石样；第三期为老年期，皮脂腺呈肿瘤样增生，10％～40％的此期病人在本病的基础上并发上皮瘤，最常见为毛母细胞瘤，其次为乳头状汗管囊腺瘤。尚有报道可发生皮脂腺腺瘤、透明细胞汗腺瘤、汗管瘤、顶泌汗腺囊腺瘤、鳞状细胞癌、角化棘皮瘤等。此外，有极少数病例出现智力迟钝、癫痫、眼发育异常等神经方面的缺陷或伴有骨骼的畸形。

【组织病理】　婴儿儿童期的皮损在真皮上部可见不完全的毛囊结构，常为小圆形细胞组成的条索。青春期损害显示与表皮痣一样的病理改变，表现为表皮不同程度的角化过度，乳头瘤样增生；真皮内多数增生的正常分化成熟的皮脂腺腺体，无皮脂腺导管，而直接与毛囊漏斗相连。在真皮深层常见多数大汗腺腺体；成年期损害与寻常疣的病理改变一样，表皮呈疣状增生，有时可见皮脂腺呈肿瘤样增生，病变处无大的毛囊，而仅见于病变周围。

【诊断与鉴别诊断】

1. 诊断　幼年期在头皮、面部发生黄色或棕褐色斑块状损害，有时呈疣状，即应考虑此病。若组织学上发现皮脂腺组织增多或伴有表皮、真皮或表皮附属器的发育异常，则可确诊。

2. 鉴别诊断　临床上需要鉴别的疾病有幼年性黄色肉芽肿、黄色瘤、单发性肥大细胞增生病、幼年性黑色素瘤、毛母质瘤及乳头状汗管囊腺瘤等。皮损呈疣状时需要与疣状痣或单侧痣区别。组织病理可资鉴别。

【治疗】　手术切除。也可用电干燥或刮除术治疗，一般最好在青春期前进行。治疗必须彻底，否则易复发。

八、多发性脂囊瘤

多发性脂囊瘤（steatocystoma multiplex）又名多发性皮脂囊肿（multiple sebaceous cyst），系一种错构瘤，源自皮脂腺导管的囊肿，属皮样囊肿的一种变型，临床不太常见。

【病因及发病机制】　由 Pringle 于 1899 年首次命名，发病率尚不明确，可发生于各年龄段，男女患病率无明显差异。可能与遗传有关，多呈常染色体显性遗传，常有家族史，有家族史者存在角蛋白 17 的突变，出生时即可有皮损，可有其他外胚叶发育异常表现。

【临床表现】　多见于青年，也可见于婴儿，男性多见。好发部位为胸骨部周围，也可见于头、面部、腋窝、上臂和腹部，还可见于女阴、阴茎、阴囊等处，亦可泛发全身。常为多发性，可数个、数十个甚至数百个，互不融合。皮疹直径 5mm 至 2cm 或更大，通常隆起于表面，圆形或卵圆形，可移动，质中等硬或有弹性，较大皮疹质软，表面光滑，呈肤色、淡蓝色或黄色，常与皮肤粘连。有时在顶端中央可见一凹陷小孔，可挤出豆渣样血色皮脂状物，味臭，较小的皮损常在皮内，压之可呈黄色。常无不适感。如继发感染，可引起囊肿破裂，消退后形成瘢痕。与伴有化脓性汗腺炎皮损的聚合性痤疮相似，称化脓性多发性脂囊瘤。阴囊处皮损可发生钙化。病变进展缓慢，多年保持不变，偶尔可自行吸收或消退，可伴发其他先天性外胚叶发育异常，如鱼鳞病、先天性厚甲或匙状甲、毛发稀少或多毛、多发性角化棘皮瘤、疣状肢端角化瘤、肥厚性扁平苔藓等。

【组织病理】　为来源于皮脂腺导管的囊肿。囊肿位于真皮中部，囊壁皱褶，由数层复层鳞状上皮组成，厚薄不一，基层细胞呈栅状排列。壁内面有一层嗜伊红性均质化的角质层，无颗粒层，表面有小的突起不规则地伸向管腔。囊壁及其附近组织有时可见到小而扁平的皮脂腺小叶，有时也可见类似从囊壁伸向周围间质的毛囊或毛干。囊腔内有由皮脂组成的无定型油状物，偶见成簇毳毛毛干。如囊肿破裂可见异物巨细胞反应。

【诊断与鉴别诊断】

1. 诊断　根据好发部位及多发性典型皮疹，临床上可做出诊断。必要时做病理检查以确诊。

2. 鉴别诊断　本病须与以下疾病鉴别。

（1）Gardner 综合征：常伴有骨瘤、纤维瘤、脂肪瘤和平滑肌瘤等，同时伴有结肠和直肠息肉。

（2）多发性平滑肌瘤或毛发上皮瘤：组织病理可鉴别。

（3）皮样囊肿：较大且与皮肤不粘连，组织病理可鉴别。

（4）表皮囊肿：囊壁由表皮组成，有细胞间桥及角化，囊中内容物为成层角质。

【治疗】　本病一般不需要治疗。如囊肿数目少可考虑切除、电干燥法、CO_2激光法、剔除法等治疗。

九、汗管瘤

汗管瘤（syringoma）又名管状汗腺瘤（syringohidradenoma）、汗管囊瘤（syringocystoma），是指向导管（管状）分化的一组良性附属器肿瘤。可有家族史，较常见。多发于女性，男女比例为 1∶3.7，发病年龄为 11～43 岁，女性大多为 15～18 岁，男性为16～25 岁，且青春期加重，在妊娠期、月经期或使用女性激素时皮疹可增大、肿胀，故考虑与内分泌高度相关。

【病因及发病机制】　病因及发病机制尚不清楚，一些发疹性、弥漫性病变可能为家族性，多家报道透明细胞型汗管瘤与糖尿病有关。

【临床表现】　本病可发生于任何年龄，50%以上患者发生于 20～30 岁，但也有的病例发生于 60～70 岁。皮疹好发于眼睑，特别是双下眼睑，有时可成批发生于躯干及上臂屈侧，也可发生在外阴及阴蒂处，个别发生在手指伸面。临床可分为 3 型：①眼睑型。最为常见，多发生于妇女，在发育期或其后出现，多见于下眼睑。②发疹型。男性青少年多见，成批发生于躯干前面及上臂屈侧。③局限型。位于外阴和阴蒂，称生殖器汗管瘤，在手指伸面称指端汗管瘤。典型损害为直径 1～3mm、正常肤色或淡棕色、质地中等硬的扁平丘疹或半球形丘疹，表面有光泽，常为多发，散在或密集分布，但不融合，拉紧皮肤则更为明显。病程慢性，皮疹可逐渐增多，但单个皮疹长到一定程度即不再增大，也不能消退。通常无自觉症状，有些病人在热环境中、出汗或日晒时有烧灼感或痒感，发生于外阴者常有瘙痒。

【组织病理】　在真皮上部可见多数嗜碱性上皮细胞聚集成小团块，部分细胞团可呈实体条束状，但多数中央有一管腔，表现为发育不良的汗管，管壁周围有 2 层立方形细胞，大多数扁平，内层细胞偶可空泡化，导管内充以 PAS 阳性耐淀粉酶的嗜伊红无定型物质或淡蓝色变性物质。特征性的表现是一端为实体条束，因此形如逗号或蝌蚪状。有时囊腔破裂形成异物巨细胞反应，甚至钙化或骨化。

组织化学研究证实本病起源于汗腺，近来电镜观察证实汗管瘤的腔细胞内有多数绒毛、空泡及溶酶体，此现象见于胚胎及成年表皮下部汗腺导管。

【诊断与鉴别诊断】

1. 诊断　本病在临床上根据发病部位、皮疹特点等，可以诊断。

2. 鉴别诊断　有时须与扁平疣鉴别，如仅发生于眼睑者可误为睑黄瘤，有时在病理上需要与毛发上皮瘤及硬化性基底细胞癌区别。

【治疗】　一般不需要治疗。数量较少的瘤体可用激光或用电解治疗。

十、小汗腺血管瘤样错构瘤

小汗腺血管瘤样错构瘤（eccrine angiomatous hamartoma）又名出汗性血管瘤，是一种罕见的包含小汗腺和血管组分的良性肿瘤。多数患者在儿童期发病，其中位年龄是 10 岁，超过 50%的患者是先天性发生，无性别差异。

【病因及发病机制】　尚不清楚。

【临床表现】　本病多在出生时或儿童期出现，主要发生于四肢，尤其肢端多见，常孤立存在，呈肤色或蓝紫色、红褐色，质地软，皮损处多伴有多汗，其上可有多毛，部分呈多发结节，且多伴有疼痛。

【组织病理】　表皮大致正常，真皮内成熟的小汗腺结构显著增多，真皮中、下层见较多大小不等的薄壁血管，主要是毛细血管包绕在小汗腺周围或与之相互缠绕。

【诊断与鉴别诊断】

1. 诊断　本病在临床上根据临床表现和组织病理可以诊断。

2. 鉴别诊断　本病需要与海绵状血管瘤鉴别，后者无局部多汗，不伴有疼痛，组织病理检查未见成熟的小汗腺结构。还应与小汗腺痣鉴别，临床两者均表现为局部多汗，小汗腺痣组织病理上无毛细血管增多。

【治疗】　可按血管瘤治疗。

十一、乳头状汗管囊腺瘤

乳头状汗管囊腺瘤（syringocystadenoma papilliferum）又名乳头状汗管囊腺瘤痣（nevus syringocystadenomatous papilliferum），是一种向大汗腺导管或腺体分化的一种附属器肿瘤。1913 年由 Werther 首先进行描述。

【病因及发病机制】　病因不明。

【临床表现】　本病较少见，皮损表现为单发的斑块或结节。50%以上发生在头皮，也可见于面、颈、肩、腋、躯干、股部及外生殖器等部位。通常发生于新生儿或儿童早期，但在青春期损害显著增大，其表面开始光滑，以后隆起呈疣状。临床上可为浸润斑块、乳头瘤状或角化性结节（中央伴有角栓）。斑块直径可达 4cm，有时呈带状排列，头皮损害则无毛发。颜色可为红色乃至棕褐色，由于含有皮脂腺成分，故可见黄点。梳头时容易外伤，刺激出血并结痂。5%～19%的皮脂腺痣合并本病。此瘤还可以并发大汗腺囊瘤、大汗腺囊腺瘤、毛发上皮瘤、乳头状汗腺腺瘤等。

【组织病理】　本病可能来源于大小汗腺或未分化的多能干细胞。

表皮呈不同程度的乳头瘤样增生，有一或数个囊状凹陷，从表皮向下延伸，凹陷的上部或大部分衬以鳞状角化的细胞，在囊状凹陷的下部则有许多乳头状突起延伸到凹陷腔内，这种乳头状突起和凹陷的下部衬以腺上皮，由两层细胞组成，腔内面的一层由高柱状细胞组成，其核呈卵圆形，胞质弱嗜酸性。在这些区域内，腔内面的一层细胞排列成多层而形成花边状的图案，甚至构成多数小管腔。外侧的一层细胞呈立方形，核圆形，胞质甚少。间质明显水肿，毛细血管扩张，可见密集的浆细胞浸润。有时可见皮脂腺小叶，肿瘤的下方常见大汗腺，可与上方的囊腔相连。腔细胞表达 AE1/AE3、CAM5.2、EMA 和 CEA，内层细胞 SMA 阳性。

【诊断与鉴别诊断】

1. 诊断　本病临床不易诊断，需要结合组织病理确诊。

2. 鉴别诊断　本病常因出血、渗出、结痂等易误诊为深脓疱疮、脓癣、真菌感染；损害呈疣状时易误诊为疣状痣或皮脂腺痣。发生在眼周时需要与基底细胞上皮瘤鉴别。故与本病鉴别需要进行组织病理检查。

【治疗】　采用切除或电干燥、电凝固治疗，治疗不彻底可复发，放疗无效。

十二、圆柱瘤

圆柱瘤（cyclindroma）又名头巾状瘤（turban tumor）、圆柱螺旋腺瘤（cylindrospiradenoma）、番茄瘤（tomato tumor），为一种相对未分化的良性皮肤

附属器肿瘤。

【病因及发病机制】 本病多发者常为常染色体显性遗传，散发性或作为 Brooke-Spiegler 综合征的一部分。

【临床表现】 在青春期或成年早期发病，皮损好发于头皮、面部、外耳道、躯干和四肢。肿瘤生长缓慢，数量逐渐增多，最后形成多发隆起的结节斑块。肿瘤长到一定大小后即停止发展，但随年龄增长皮损数目可增多，甚至覆盖整个头皮，像头巾样，故又称"头巾瘤"。单个结节呈半球状，底部往往有蒂，正常肤色或淡红色，质坚硬，直径数毫米至数厘米，表面光滑无毛。

单发性患者约占 90%。多发性患者约占 10%，常与毛发上皮瘤、小汗腺螺旋腺瘤及粟丘疹并发，是一种常染色体显性遗传的 Brooke-Spiegler 综合征，有时还可合并恶性病变，如基底细胞癌等。

【组织病理】 肿瘤位于真皮内，也可扩展到皮下组织，无包膜。肿瘤细胞组成大小不等及形状不一的团块，其间以透明膜嵌于瘤体内，透明膜 PAS 染色阳性，将瘤体分隔成拼板玩具状。肿瘤有一种小而深染的细胞及一种大而淡染细胞，小而深者多位于团块的周边处，呈栅状排列，大而淡者位于肿瘤团块中。有时形成假腺样结构。另一特征性结构是肿瘤内可见小管，见于 80%～90% 的患者，管腔衬以含有护膜的细胞，与大汗腺或小汗腺所见的相似。

【诊断与鉴别诊断】

1. 诊断　本病诊断需要病理检查确诊。

2. 鉴别诊断　临床上有时需要与头皮转移性肿瘤区别。

【治疗】 圆柱瘤增生能力低，手术切除后很少复发。个别病例有恶变者需要做广泛切除才能防止局部复发。

（苗国英　李小静　崔　瑜）

第三节　结缔组织肿瘤

一、结缔组织痣

结缔组织痣（connective tissue nevus）是一种由真皮外基质成分构成的错构瘤。

【病因及发病机制】 多为常染色体显性遗传有关。Buschke-ollendorff 综合征是由 LEMD3 的功能缺失突变，导致转化生长因子-β（TGF-β）与骨形态蛋白信号传导通路的拮抗功能受损所致。

【临床表现】 本病常见于幼儿，可单独存在，也可合并其他病变或畸形，如结节性硬化症、白癜风及脆弱性骨硬化（osteopoikilosis）等。临床上可分为如下类型。

1. 不伴其他器官病变的结缔组织痣：是临床上最常见的一种，一般在出生时即有或出生后数年内出现，随年龄增长逐渐长大。有的在儿童或青年期发病，长大到一定程度不再发展。临床上可见黄色、棕黄色或苍白色坚实丘疹或斑块。大小不等，直径数毫米至 2cm。皮疹以毛囊为中心，外形不规则。有的互相融合成较大的斑块，或为乳头状增殖性病变。有的外形像肥厚瘢痕，或为黄豆至杨梅大的结节或肿瘤样损害。质坚实，淡黄色，境界一般清楚。皮损分布以躯干为主，四肢也可侵犯，常沿肢体的长轴呈带状分布。一般无自觉症状，不能自行消退。

呈脂肪瘤分化型的结缔组织痣又称浅表性皮肤脂肪瘤痣（nevus lipomatous cutaneous superficialis），基本损害为丘疹或结节，以后互相融合成更大的斑块，淡黄色或正常皮色，带状或对称分布，好发于臀部和下肢。

2. 伴结节性硬化症的结缔组织痣：占结缔组织痣患者的 1/2～2/3，临床表现同结节性硬化症。

3. 伴有脆弱性骨硬化的结缔组织痣：又称 Buschke-ollendor 综合征，患者除上述皮肤改变外，X 线检查示骨质呈斑点状改变，以长骨的两端和骨干为主。少数患者合并弥漫性秃发、白癜风样斑、色痣、巨毛痣、指（趾）部乳头状瘤及疣状痣样皮损。

4. 本病也可与局灶性真皮发育不良（Goltz 综合征）、巨指症、偏身肥大等伴发。

【组织病理】 主要改变为真皮中部和下部及皮肤附属器周围的胶原纤维增多、增粗和水平排列，外形不规则，可呈碎片状。或胶原纤维均一化，有轻度嗜碱性变性。弹性纤维染色见胶原纤维周围有细的弹性纤维聚积，在真皮中分布多少不等。皮肤附属器结构正常。脂肪瘤性结缔组织痣在真皮内有成熟的脂肪小叶。

【诊断与鉴别诊断】 本病有时应与弹性纤维假

黄瘤区别。后者的丘疹小，黄色，大小较为一致，分布以屈侧为主，无弹性纤维破碎和钙沉积。

【治疗】 无特殊治疗。影响功能或反复形成溃疡的病变可外科手术切除。

二、皮肤纤维瘤

皮肤纤维瘤(dermatofibroma)又名结节性表皮下纤维化(nodular subepidermal fibrosis)、纤维组织细胞瘤(fibrous histiocytomas)、组织细胞瘤(histiocytomas)或硬化性血管瘤(sclerosing hemangiomas)等。为良性的真皮内结节。

【病因及发病机制】 本病病因不明。以往认为，主要由胶原纤维组成的病变称为皮肤纤维瘤，而在肿瘤中含有大量脂质及含铁血黄素者称为组织细胞瘤。近年来，强调两者是一致的，成纤维细胞本身即有潜在的吞噬功能。两者均属同一病变的不同发展阶段，可有不同的临床表现及组织病理变化，尽管有学者认为皮肤纤维瘤是由于外伤后成纤维细胞的一种反应性增生性炎症，但因损害大多无消退趋势，故仍认为其本质属一种肿瘤。

【临床表现】 本病较常见，男女均可发生，一般发病于20～50岁，无遗传倾向，可自然发生或有外伤、昆虫叮咬史。通常单发，或2～5个，少数可多发，达百个以上。为硬的结节，直径<2 cm，大多在0.5～1.5 cm。质地坚实，高出皮面，呈扁球形或纽扣状，表面光滑。在个别病例中，其疣状或角化性损害可达3～5 cm。本病最常见于四肢伸侧，上臂多见，但也可见发于任何部位。一般为正常肤色、黄褐色或黑褐色。颜色较深的皮损中常含有大量色素，可与表面皮肤粘连，但与深部组织不连，可推动，一般无自觉症状，但有时可引起轻度痒感、不适或刺痛。可长期存在，罕有自然消退者，本病未见伴发系统病变。

【组织病理】 以真皮结节状增生为特征，表现为真皮内结节，无包膜，病变境界不清。由成纤维细胞、幼稚的或成熟的胶原所组成。一般根据肿瘤内何种成分占优势，而将皮肤纤维瘤分为纤维型及细胞型。在纤维型的病变内，大部分是幼稚的胶原，多散在而不成束。成熟的胶原彼此交错吻合，不规则排列。有时成纤维细胞及胶原排成漩涡状或车轮状。细胞型的病变中，则可见大量成纤维细胞，而仅有少量的胶原纤维。约1/3的皮肤纤维瘤中，细胞内可显示脂质或含铁血黄素。不论是纤维型或细胞型，80%以上的病损中，其中央上方的表皮明显增生，此点具有诊断意义。

【诊断与鉴别诊断】

1. 诊断　确诊主要依据病理变化。

2. 鉴别诊断　临床上应与囊肿类皮肤肿物、色素痣等鉴别，特别是伴有纤维增生的色素痣鉴别。皮损较大时应与隆突性皮肤纤维肉瘤鉴别。病理上也需要与瘢痕疙瘩、纤维肉瘤、结节性黄色瘤或幼年黄色肉芽肿鉴别，此时需要临床资料结合病理来分析。

【治疗】 本病为良性病变，预后良好，一般不需要治疗，单个者也可手术切除。

(高　莹　刘晓雁)

三、软纤维瘤

软纤维瘤(soft fibroma)又名纤维上皮性息肉(fibroepithelial polyp)、皮赘(cutaneous tag)、软瘊(achondroin)，是皮肤上最常见的纤维性损害。

【临床表现】 通常无症状，偶尔可因刺激或扭转、梗死而出现疼痛。可分为3型：①多发性皱纹状小丘疹，多见于颈部，质软，直径1～2 mm；②单个或多发性丝状软纤维瘤，呈丝状增生的柔软突起，宽约2 mm，长约5 mm；③单发性有蒂软纤维瘤，可发生于面部、胸背乃至腋窝，多见于躯干下部、腹股沟等。一般为单个有蒂呈息肉样突起，质软，表面光滑，直径约1.0 cm或更大，常呈肤色或色素增多。

【组织病理】 肿物由疏松结缔组织、纤维细胞、胶原纤维等组成。小丘疹型示表皮乳头瘤样增生，角化过度，棘层规则肥厚，可见角质囊肿。丝状型示表皮乳头瘤样增生，棘层中度肥厚，真皮内还见扩张的毛细血管或充血。部分损害内可发现有痣细胞。单发有蒂型示表皮变薄，基底细胞较平而且色素可增加，真皮内常有成熟脂肪细胞，如脂肪相当丰富者，称为脂肪纤维瘤。

【诊断与鉴别诊断】

1. 诊断　本病须结合组织病理确诊。

2. 鉴别诊断　与皮内痣、脂溢性角化鉴别。

【治疗】 治疗更多是出于美容需求。用电凝固破坏基底部即可，液态酚或三氯醋酸也有效，较大者手术切除。

四、指节垫

指节垫(knuckle pad)又名关节胼胝(articular callosity)，是指关节伸侧皮肤纤维性增厚。皮肤损害可长期存在，患者一般无自觉症状。

【病因及发病机制】 病因不明。

【临床表现】 本病好发于近端指背关节，也可见于远端指背关节。表现为扁平或隆起的局限性角化性损害，表面光滑或粗糙不平，发展缓慢，多经数月或更长时间才被发觉。直径 3～10mm，部分隆起明显，呈硬结状。发病年龄一般为 15～30 岁，亦可见于其他年龄。

【组织病理】 表皮明显角化过度，棘层肥厚，真皮结缔组织增生，单个胶原纤维也可明显增粗。

【诊断与鉴别诊断】

1. 诊断 根据发病部位及损害的特点，临床上即可做出诊断。

2. 鉴别诊断 有时须与职业性胼胝鉴别。

【治疗】 无满意治疗方法。切除后易发瘢痕，故一般不主张手术。皮损内注射糖皮质激素及液氮冷冻有一定的疗效。

五、指厚皮症

指厚皮症(pachydermodactyly)是一种少见的良性、获得性手指纤维瘤病。

【病因及发病机制】 发病机制不明。有观点认为可能与局部反复的摩擦刺激有关，部分患者反复摩擦的行为和神经-心理障碍，例如幼儿孤独症有关；有观点认为本病是指节垫的异型和顿挫型；还有学者认为本病好发于青年男性，可能与青春期激素水平的变化有关。

【临床表现】 本病通常发生于 10～23 岁男性。临床表现主要是双手第 2、3、4 指近端指间关节两侧梭形肿胀伴皮肤增厚，边界不清，肤色。无疼痛，关节活动正常。

Bardazzi 等提出将本病分成五型：①经典型。即反复外伤或摩擦引起发病。②局限型。单独一个手指受累。③贯穿型。皮肤增厚自近端指关节延伸至掌指关节。④家族型。⑤与结节性硬化相关型。X 线检查示指间关节周围软组织肿胀。

【组织病理】 本病的病理学改变为非特异性，常见的表现有表皮角化过度，棘层肥厚，真皮胶原纤维增多，排列不规则，真皮网状层成纤维细胞轻度增生。真皮弹性纤维数量减少，呈细长形。

【诊断与鉴别诊断】

1. 诊断 主要依靠特征性的临床表现，病理学无特征性。

2. 鉴别诊断 临床上主要应与其他引起手足肿胀的疾病鉴别，如指节垫、厚皮性骨膜病、手足胶原斑、Thiemann's 病等鉴别。

【治疗】 该病呈良性经过，一般不需要特殊治疗。病变局部注射糖皮质激素可能有效。对于有反复挤压手指不良习惯的患者应劝说其纠正，若患者存在心理障碍则建议其到心理专科进行诊治。

(高 莹 刘晓雁)

六、婴儿肌纤维瘤病

婴儿肌纤维瘤病(infantile myofibromatosis)又名先天性纤维瘤病(congenital fibromatosis)。好发于男性婴幼儿，但却是最常见的青少年纤维瘤病。

【临床表现】 表现为一个或多个坚实的皮肤或皮下结节，一般患者出生后就出现，大部分在 2 岁内发病。好发于躯干和四肢，分为浅表型和泛发型，前者结节仅发生于皮肤、皮下组织、骨骼肌和骨骼，预后良好。后者可有内脏损害，最常累及肺、心肌、肝和肠道等，呈弥漫性纤维组织增生，肺部组织常被结节挤压和受阻塞，病死率高达 80%。皮肤结节常先为单发，以后可逐渐增多。泛发型，常在出生后数月因累及内脏而死亡。存活幼儿的结节在 2 岁以内可自行消退。

【组织病理】 真皮或皮下组织有境界清楚的长梭形细胞，既形似纤维细胞，亦形似平滑肌细胞。群集细胞组成束状，胶原纤维较少区内可见黏液样基质和毛细血管增生。电镜观察示该细胞具有肌纤维细胞的特征。由于细胞的收缩，后期损害可自行消退。

七、婴儿指(趾)纤维瘤病

婴儿指(趾)纤维瘤病(infantile digital fibromatosis)又名复发性儿童期指(趾)纤维瘤、Beye 瘤、包涵体纤维瘤病。是一种发生于指、趾的罕见良性肿瘤。以成纤维细胞增生为特征。

【临床表现】 多在出生后 1 年内发病，还可发生在较大的儿童和青少年，无性别差异。损害为单个或多个半球形结节，表面光滑，肤色或淡红色，直径很少超过 2 cm，质硬，与皮肤粘连，可移动；位于指、趾关节伸侧及外侧，特别是中指、环指和小指，手足大指(趾)很少受累，也有报道发生于阴囊、口腔、上肢等部位。部分可自发性消退，但复发率高。一般无自觉症状，但可引起功能障碍和关节畸形。

【组织病理】 组织病理示真皮内有梭形细胞增生，胞质内含有核周嗜酸性包涵体，电子显微镜检查示肿瘤细胞具有肌成纤维细胞性质；免疫组化研究表明这些包涵体为肌动蛋白微丝。

【诊断与鉴别诊断】

1. 诊断　根据本病的临床特征及病理表现不难诊断。

2. 鉴别诊断　临床上较小的肿瘤应与肢端纤维角化瘤、甲周纤维瘤、残留性多指(趾)鉴别。

【治疗】　本病部分可几年后自行消退，术后易复发，外科手术应在肿瘤生长较快难以控制、关节畸形及功能障碍时进行。

（高　莹　刘晓雁）

八、肥大性瘢痕及瘢痕疙瘩

肥大性瘢痕与瘢痕疙瘩(hypertrophic scar and keloid)均系皮肤结缔组织对创伤的反应超过正常范围的表现。是由于大量结缔组织增殖和透明变性而形成的过度增长。两者仅有程度上的差异与发病部位的不同，其他生物学方面的区别尚有待进一步研究。

【临床表现】　肥大性瘢痕在皮肤受到创伤后3～4周发生。此时瘢痕隆起增厚，形成一境界清楚的斑块，淡红或红色，有细小毛细血管扩张。以后可持续或间断生长数月至数年，形成不规则外观；有时如蟹足状。更常见的是生长数月后即停止发展，潮红消退。而瘢痕疙瘩常无此种病史，通常发生于上胸或胸骨前区。在早期，肥大性瘢痕与瘢痕疙瘩无法区别。2～3个月后皮损的进一步表现即可说明其今后的病程。如果是瘢痕疙瘩，则容易受激惹而且过度敏感，甚至衣服压迫切口可造成疼痛。其表面变得光亮而圆。其损害范围超过原来创伤的区域。如果这些表现进一步发展，诊断即可确定。如果没有这些表现，则仍有自然退变的可能，此时宁可诊断为肥大性瘢痕。有些病例的诊断则仍需要以后的病程观察才能确定。

【组织病理】　病变主要在真皮，无包膜，与周围组织界线不清，肥大性瘢痕及瘢痕疙瘩在组织学上仅是程度不同。在早期不能区别。两者都有增生的细胞、血管和结缔组织。在肥厚性瘢痕内有含有肌纤维、小血管和细胶原纤维的结节，随着时间推移这些结节逐渐变小，胶原束逐渐变得与皮肤表面平行。瘢痕疙瘩的组织学特征是由多形、紧密堆积的原纤维组成的大而粗的胶原纤维。在超微结构下，瘢痕疙瘩内成纤维细胞周围围绕无定形细胞外物质。表皮下附属器在所有类型的瘢痕中均缺如。

【诊断与鉴别诊断】

1. 诊断　肥大性瘢痕有创伤史及其他炎症病史，随着时间延长有逐渐消退的倾向，其红斑消退总是先于瘢痕变平数月或数年。瘢痕疙瘩多无外伤史，延及邻近组织，有非常活动的边缘，但中央皮损会显示出消退的倾向。结合两者的病理表现不难诊断。

2. 鉴别诊断　瘢痕疙瘩应与泛发型黄色瘤区别。

【治疗】　皮损内注射糖皮质激素、干扰素、5-氟尿嘧啶、外用硅化凝胶等均有一定的疗效，但都有复发的可能。如需要手术治疗，最好术后联合放射疗法及其他局部治疗的方法。

（高　莹　张高磊）

第四节　脂肪、肌肉、骨、神经组织肿瘤

一、脂肪瘤

脂肪瘤(lipoma)是由成熟的脂肪细胞构成的良性肿瘤，是人类最常见的肿瘤之一。

【病因及发病机制】　大多数脂肪瘤为偶发。偶有家族性多发报道。脂肪瘤在过胖的个体、糖尿病和血清胆固醇升高的患者发生率增加。一些损害似乎与先前的创伤有关。在约2/3的患者中会发现克隆性染色体异常。

【临床表现】　任何年龄都可发生，多见于中年女性。最常见于躯干，也可见于颈部、前臂、腋窝等处。面、手、下肢远端是不常见的发病部位。可单发或多发，为质地柔软、可以移动、基底较宽、圆形或分叶状的皮下结节。大小不一，可对称分布，也任意分布。一般无症状，除非侵犯或压迫神经，此时可有疼痛感。生长缓慢，生长至一定大小便停止增大，无自愈倾向。

发生在骶尾部中线的脂肪瘤，可能是脊管闭合不全或其他胚胎学畸形的标志，应对腰骶部行X线检查。

【组织病理】　成熟的脂肪细胞群集成小叶状，周围有多少不等的结缔组织间质及毛细血管包裹。与正常脂肪组织唯一不同点是脂肪瘤周围有完整的包膜。在成熟的脂肪瘤中有时可见少数成脂肪细胞

(其核较大而脂肪空泡较小),表明此种损害可能还要长大,而成熟脂肪细胞已不能增生。多发性脂肪瘤可能混有多少不等的间质成分或其他成分,因此可出现一些亚型,称之为纤维脂肪瘤、血管脂肪瘤及肌脂肪瘤等,这些均属错构瘤。

【诊断与鉴别诊断】　临床上,脂肪瘤可被误诊为表皮样囊肿、冬眠瘤和其他亚型的良性脂肪肿瘤。

【治疗】　单发者手术切除。

二、棕色脂肪瘤

棕色脂肪瘤(brown lipoma)又名冬眠瘤。

【病因及发病机制】　原先认为棕色脂肪是冬眠动物特有的脂肪组织,以后发现很多哺乳类动物及人类也有。人类胎儿在 5 个月时即见有棕色脂肪,以后随着年龄增长而逐渐减少或消失。

【临床表现】　本病极罕见,可见于儿童期,但大多发生于 20～50 岁成人,好发于肩胛间区、颈部,也可见于胸、股部和腘窝等处。肿瘤呈圆球形,单个位于皮下,中等质地,可推动,表面常有毛细血管扩张,直径为 3～12cm 或更大,偶有触痛。

【组织病理】　瘤体有包膜,并由纤维组织分割成小叶,小叶内瘤细胞密集。瘤细胞为较大棕色脂肪细胞,直径为 20～50μm,呈多角形或类圆形,胞界清楚,胞质丰富,染淡伊红色,有很多细小均匀一致的空泡,呈泡沫状,对脂肪染色呈阳性。胞质内胞膜之间常见脂褐素。胞核小而圆,居中或偏向一侧。瘤细胞呈片块状排列。瘤内血管丰富,可见一些散在较大的成熟脂肪细胞。

【诊断与鉴别诊断】

1. 诊断　本病组织病理特殊,易于诊断。某些脂肪瘤内偶见少量棕色脂肪细胞,不应诊断此病。

2. 鉴别诊断　应与黄瘤、颗粒性肌母细胞瘤等鉴别。

【治疗】　可手术切除。

三、甲下外生骨疣

甲下外生骨疣(subungual exostosis)是一种单发的纤维性、骨性结节。由 Dupuytren 于 1847 年首次描述,是最常见的与甲病变相关的良性骨增生。

【病因及发病机制】　多认为该病是对创伤的反应性骨软骨增生和化生。

【临床表现】　本病较常见。多见于 12～30 岁的女性,常位于甲缘,尤其是踇趾甲缘下,呈单个结节,有压痛,直径数厘米或更大,甚至引起整个指(趾)末节肿胀,X 线检查可见外生骨疣处密度不规则。

【组织病理】　可见骨刺样的成熟骨结构伸入真皮内。

【诊断与鉴别诊断】

1. 诊断　临床表现结合 X 线检查可确诊。

2. 鉴别诊断　应与寻常疣、甲内翻胬肉、血管球瘤以及黑变性瘭疽鉴别

【治疗】　外科手术切除是首选方法,切除时应完整切除纤维软骨帽和骨性基底。

四、颗粒细胞瘤

颗粒细胞瘤(granular cell tumor)又名颗粒细胞肌母细胞瘤(granular cell myoblastoma),是由含嗜酸性颗粒的大多边形细胞组成的良性肿瘤。

【病因及发病机制】　先天性颗粒细胞瘤常在牙龈部,故称新生儿牙龈瘤(epulis of newborn)。本病 1926 年由 Abrikossoff 首先描述。近年电子显微镜和免疫组化研究发现此病细胞为雪旺细胞或神经内分泌来源的细胞。

【临床表现】　肿瘤大约 1/3 发生于舌部,1/3 累及皮肤,1/3 发生于内脏器官。累及皮肤的肿瘤通常境界清楚,单发,为坚硬结节,大小为 5～30mm,呈浅褐色或肤色,视其离皮肤表面远近而定,表面光滑或呈疣状,偶尔也可形成溃疡。多数呈单发,10%～15%的病例可为多发。单发损害可位于身体的任何部位,但将近 50%的患者出现于头或颈部。

【组织病理】　细胞较大而染色浅,呈不规则多角形,伴界线不明确的细胞膜及含有粗颗粒的胞质。有一些细胞是多核的,或者是含有空泡样,或小而圆的或嗜酸性小体。其排列方式有时呈索状或片状,呈不规则蜂房样团块,甚至呈器官样,假上皮瘤样增生是常有的特征,常导致误诊为鳞状细胞癌。

【诊断与鉴别诊断】

1. 诊断　根据境界清楚、质硬的单发结节,借助组织病理特征可诊断。

2. 鉴别诊断　本病须与恶性颗粒细胞瘤鉴别,恶性颗粒细胞瘤罕见,其损害较大,平均直径 9cm,而良性平均小于 9cm,快速生长和侵袭邻近组织,是一项提供鉴别的指标。

【治疗】　本病手术切除是有效的治疗手段,术后很少复发。

五、皮肤平滑肌瘤

皮肤平滑肌瘤(leiomyoma cutis)是由皮肤中立毛肌、肉膜或血管壁平滑肌组成的一种良性肿瘤。

【病因及发病机制】 平滑肌瘤可起源于任何类型的正常平滑肌,表浅肿瘤源于立毛肌、肉膜肌或乳头肌;血管平滑肌瘤源于血管肌层。多发性平滑肌瘤患者常有家族史,表明其受遗传控制。平滑肌瘤多为获得性,先天性者少见。

【临床表现】 多发性皮肤平滑肌瘤好发于躯干和四肢,常聚集成群,单个皮损针头至黄豆大,质地坚硬,呈淡蓝色或棕色,高起皮面,表面光滑,有疼痛感。单发性生殖器平滑肌瘤常发生于阴囊、大阴唇,亦可见于乳头处,为圆形皮下结节,直径2～15cm,淡红或紫红色。下肢多见,有痛感,直径一般不超过2.5cm。肿瘤起源于血管壁平滑肌者,称为血管平滑肌瘤。

【诊断与鉴别诊断】

1. 诊断　根据临床皮损特征及组织病理可以诊断。

2. 鉴别诊断　须与神经鞘瘤、血管球瘤鉴别。

【治疗】 单个肿瘤适合手术切除,切除后极少复发。对多发性肿瘤必要时可行手术切除并植皮,或试用冷冻疗法。

（高　莹　张高磊　刘晓雁）

第五节　黑素细胞肿瘤

一、雀斑(详见第31章　一、雀斑)

二、单纯性雀斑样痣(详见第31章　六、黑子)

三、面正中部雀斑样痣病

面正中部雀斑样痣病(centrofacial ientiginosis)又名面部正中黑子病,是发生于鼻部及附近的色素斑点,为一种罕见的综合征,系常染色体显性遗传。

【病因及发病机制】 病因不明。偶有家族遗传倾向。

【临床表现】 本病发生在1岁以内,皮损为小的褐黑色斑点,分布在鼻及邻近的颧颊部,随着年龄的增长,逐渐增多到8～10岁停止扩展,不累及黏膜。常并发其他缺陷,如智力发育不全、癫痫、骨发育不全、眼眉融合、骶部多毛症等。

【治疗】 根据患者的症状酌情对症处理。

四、色素性毛表皮痣

色素性毛表皮痣(pigmented hairy epidermal nevus)又名Becker痣(Becker's nevus),比较常见,通常是获得性的,也有部分病例是先天性的。

【病因及发病机制】 确切发病机制尚不清楚。

【临床表现】 本病多于儿童期或青春期前后出现,男性为多。可出现在强烈的日光暴晒后,皮损为不规则形色素斑,初发斑小而色淡,以后可相互融合成大片如地图状,1～2年后出现粗毛。皮损中央处皮纹可增粗。好发于肩部,也可发生于前胸、肩胛骨区、上肢、面、颈等处。多为单侧,亦可为双侧性。

【组织病理】 表皮不同程度角化过度、棘层肥厚,表皮突延长,基底层色素明显增加,但黑素细胞不增多。真皮上部可见噬黑素细胞,常伴有竖毛肌纤维束增粗。

【诊断】 根据皮损形态、部位,诊断较易。

【治疗】 本病不需要治疗。小片者可激光治疗,大片者可手术切除。

五、蒙古斑

蒙古斑(mongolian spot)亦称胎斑,为先天性皮肤病,是一种位于腰骶部和臀部的真皮黑色素细胞增多症,其特点是真皮网状层有散在色素性树突状黑色素细胞。多见于有色人种的婴幼儿。

【病因及发病机制】 蒙古斑的发生是由源于神经嵴的黑素细胞在向表皮移行时,未能穿过真皮与表皮之交界,留在真皮中延迟消失所致。皮损所呈现之蓝色是由于光线透过皮肤时,被真皮中黑色素颗粒散射所致。

【临床表现】 出生时即有,为呈蓝灰色、暗蓝色或褐色的色素斑,形态不规则,界线清楚。常发生于腰骶部,也可发生于背部中央。最常见于蒙古种族与有色人种的婴儿。无自觉症状,大多于出生后几年自行消退,少数可保持到成年。

【组织病理】 表皮基本正常。黑素颗粒存在于真皮中部的星状、纺锤状细胞内。细胞多巴染色为阳性,表明是黑素细胞,而不是噬黑素细胞。这些细胞广泛散布在胶原纤维束之间,其排列大致与皮面平行。

【诊断与鉴别诊断】

1. 诊断　根据皮损形态、部位，诊断较易。

2. 鉴别诊断　蒙古斑出生时即有，几年内消退是其特点。蓝痣的颜色更深，界线清楚，而且高起皮面，临床可以鉴别。

【治疗】　因大多于儿童期自行消退，故不必治疗。

六、伊藤痣

伊藤痣(nevus of Ito)是伊藤 1954 年描述一种类似太田痣的色素斑，分布于锁骨上后支神经和皮肤臂神经侧支支配区域，称之为肩峰三角肌褐青色痣。常无家族史。

【病因及发病机制】　参见太田痣。

【临床表现】　本病发生于肩、上臂、锁骨上及臂神经侧支所支配的区域，通常为单发的青灰色、褐色或蓝色斑，偶有多发者。直径 5cm 或更大，单侧分布。女性为多，大多数色素斑为先天性，终身不退，极少数可恶变。

【诊断与鉴别诊断】

1. 诊断　根据色素斑的颜色、分布等临床表现，可以做出诊断。

2. 鉴别诊断　与太田痣的区别主要是分布部位的不同。

【治疗】　治疗同太田痣。

七、蓝痣

皮肤蓝痣(blue nevus)可分为普通蓝痣(即 Jadassohn-Teiche 蓝痣)与细胞蓝痣。普通蓝痣常位于真皮内的良性黑素细胞病变，以色素性树突状菱形黑素细胞为特点，少数为上皮样黑素细胞，黑素细胞常被宽带状胶原纤维分隔。细胞型蓝痣是一种后天性真皮皮下色素性肿瘤，细胞非常丰富，呈膨胀性生长。

【病因及发病机制】　可能为胚胎时源于神经嵴的黑素细胞向表皮移行时，黑素细胞永久地遗留在真皮内而形成的良性肿瘤。

【临床表现】

1. 普通蓝痣　发生于幼年，初发时为一丘疹，以后发展为圆顶小结节，直径 2～6mm，蓝灰色或青灰色，质坚硬，边界清楚，与表皮粘连。常为单个，偶有 2～3 个孤立散发。好发于手背、前臂伸侧与面部。在儿童期发展缓慢，终身不退，不会恶变。个别病例伴发痣细胞痣，称联合型蓝痣。

2. 细胞蓝痣　为淡蓝黑色坚实的大结节或斑块。表面光滑，可呈分叶状，界线清楚。多发生于臀部和骶尾部。出生时即有，女性患者稍多，细胞蓝痣可发生恶变。

【组织病理】　在普通蓝痣中，真皮黑素细胞数量较多，位于真皮中下部，少数可在皮下组织内。长形细胞的长轴与表皮平行。有时有分支的树枝状突，大多数充满黑素颗粒。真皮中噬黑素细胞也增多，但无树枝状突。

在细胞蓝痣中，真皮黑素细胞除有树枝状突外，有的表现为较大的梭形细胞，排列密集成细胞岛，间有散在的噬黑素细胞。

【诊断与鉴别诊断】

1. 诊断　根据皮损颜色、部位及隆起皮面等特点，诊断较易。

2. 鉴别诊断　见蒙古斑。

【治疗】　皮损直径小于 1cm 且多年无变化者，可不必治疗。若原有蓝痣结节突然增大，或蓝痣结节直径大于 1cm 者，应手术切除并行病理检查。

八、痣细胞痣

痣细胞痣(nevocellular nevus)又名黑素细胞痣(melanocytic nevus)、细胞痣(cellular nevus)、色痣(pigmented nevus)、痣(mole)，是由痣细胞组成的良性新生物。

【病因及发病机制】　痣细胞是由神经嵴前体细胞发展而来，本病属于发育畸形，即黑素细胞在由神经嵴到表皮的移动过程中，偶然的异常造成黑素细胞的局部聚集而成。新生儿出生时皮肤很少出现痣(约 3%新生儿带痣出生)，但在婴儿和儿童期可开始出现或增多，青少年期至青春发育期达到高峰。

【临床表现】　痣细胞痣的基本损害为斑疹或微隆起的丘疹，其外观可呈斑疹、丘疹、乳头瘤状、疣状、结节或有蒂的损害等，全身各处均可发生。数目变化很大，可单发也可多发。其直径几毫米至几厘米不等甚至更大。其颜色通常为黄褐色或黑色，但也可呈蓝色、紫色或正常肤色。根据痣细胞分布位置，可将其分为交界痣、复合痣、皮内痣三种。

1. 交界痣(junctional nevus)　为表面平滑、无毛、淡褐色至深褐色或黑色的斑疹，直径几毫米至几厘米，身体各处均可发生，然以掌跖部及外生殖器等处为多。出生时即可有，但多发生于两岁以后。数目可单个或多个。在发展过程中可变得隆起呈乳头瘤状，形成复合痣或皮内痣。

2. *复合痣*（compound nevus） 其外观与交界痣相似，常隆起或呈乳头瘤状。表面光滑或呈疣状，可有毛或无毛，若发生于面部则常有较粗长的毛。多见于儿童和少年。

3. *皮内痣*（intradermal nevus） 多见于成人，尤其中、老年人所患几乎均为皮内痣，其外观与复合痣不易区别。损害呈圆形半球状隆起或乳头瘤状，有的可带蒂。可发生于全身各处，多见于头、面、颈等处。一般头、面、颈等处痣多有毛，淡褐色至深褐色，直径几毫米到几厘米。

【组织病理】

1. *交界痣* 痣细胞位于表皮、真皮交界处，表现为界线明显的痣细胞巢，表皮基本正常。上皮样痣细胞排列规则，一般呈立方形，细胞内有大量黑色素。真皮内无炎症浸润。有的痣细胞巢位于表皮下，但仍与表皮相连，处于滴落状态。

2. *复合痣* 复合痣具有交界痣和皮内痣两者的共同特点。痣细胞巢见于表皮内和真皮内，尚可见痣细胞巢呈索状伸向真皮。通常真皮上部痣细胞呈立方形，并含中等量黑色素。真皮下部痣细胞可呈梭形，包埋于胶原组织中，含少量或不含黑色素。一般真皮内无或很少有炎症细胞浸润。

3. *皮内痣* 痣细胞呈巢状或条索状，位于真皮的不同深处，与表皮间有正常胶原带间隔，无交界活动性。在巢内或索内常见多核痣细胞，染色深的胞核呈花环状或密集于细胞中央，这种细胞的出现是良性痣的标志。真皮内无炎症细胞浸润。

【诊断与鉴别诊断】

1. *诊断* 根据皮损形态、部位和颜色等，诊断较易。若要区分类型，除根据形态、部位外，可借助病理检查。

2. *鉴别诊断* 交界痣与雀斑及黑子鉴别，前者随年龄增长而稍增大且逐渐高起，而后者一般持续不变。复合痣和皮内痣与脂溢性角化病、皮肤纤维瘤、神经纤维瘤等可通过组织病理检查区分。在色痣的正常成熟过程中，偶可因某些刺激而演变为恶性黑色素瘤，一般交界痣恶变可能性较皮内痣大，然而恶性黑色素瘤很少见于小儿，多见于中老年人。

【治疗】 除美容需要外，一般不必治疗，必要时可切除。一般不做激光、电烙和化学剥脱治疗。

九、幼年性黑素瘤

幼年性黑素瘤（juvenile melanoma）又名上皮样和梭形细胞痣（epithlioid and spindle-cell nevus）、良性幼年性黑素瘤（benign juvenile melanoma）、spitz痣。本病是大的梭形和卵圆形或大的圆形（上皮样）黑素细胞增生性病变，起于表皮，然后进入混合性或真皮内生长期，与蓝痣病变不同之处是后者一开始就完全位于真皮。常见于儿童，约15%见于青少年和成人，亦有报道约1/3的病例发生于成人。女性多发。

【病因及发病机制】 病因不清，很多spitz痣并无明确的诱因。

【临床表现】 本病典型的损害为坚实、玫瑰色的丘疹，见于面部，尤其是颊部，直径3～10mm。该痣的颜色可呈特殊的粉红色、棕红或紫红色，表面光滑、隆起、轻度脱屑，质坚实，可略呈疣状或乳头状，高出皮面，表面无毛，多数为单个丘疹，很少有多发性损害，在儿童和成人中偶尔呈聚集性损害（成簇丘疹），它们常在过度色素沉着的基础上发生，泛发性发疹性spitz痣极为少见。单发性皮损好发于面颊部和耳部，亦可发生于四肢和躯干，下肢则是色素型spitz痣的好发部位。该痣如有轻微外伤可引起出血和结痂，很少破溃。皮损可持续到成年，常发展为皮内痣。

【组织病理】 痣细胞有两型，即梭形（纺锤形）细胞和上皮样细胞，50%的患者以梭形细胞为主，20%患者以上皮样细胞为主，其余为两种细胞的混合。痣细胞大多排列成巢状或条索状，细胞核大，核仁明显，胞质丰富。60%～85%的spitz痣内可见原纤维结构所形成的嗜酸性小球（kamino小体），黑素瘤约12%、混合痣约8%也能呈现该种小体，但比siptz痣要少且较小。做MIB-1和bcl-2免疫组化染色可区别大多数spitz痣和黑素瘤，黑素瘤免疫反应阳性，而spitz痣阴性。Kamino小体对PAS反应可呈阳性。spitz痣有时可呈弥漫纤维化，称为纤维组织增生性spitz痣。

【诊断与鉴别诊断】

1. *诊断* 根据临床和组织病理及免疫组化技术可做出诊断。

2. *鉴别诊断* 本病与结节性恶性黑色素瘤的鉴别较困难。有时须做MIB-1和bcl-2免疫组化染色来鉴别。此外还借助多种形态学特征的评价，如有不典型核分裂象、瘤细胞明显向表皮扩展、单核瘤细胞核染色质过多等表现，应倾向恶性黑色素瘤的诊断。

【治疗】 一般不需要治疗，若病理变化疑有恶变时，建议超出皮损边缘 1cm 彻底切除，且患者每 6～12 个月应进行随访。

十、先天性巨痣

先天性巨痣(congenital melanocytic nevus)又称先天性痣细胞痣(congenital nevomelanocyti nevus)、先天性色痣(congenital pigmented nevus)，与色痣的不同点是，出生既有，不遗传。全身各处均可发生，大小差异大，损害在 10cm 以内或小于患者手掌大小的称先天性小痣，超过 10cm 的称为先天性巨痣。

【病因及发病机制】 病因不清，有学者提出可能与黑色素细胞前身(成黑色素细胞)的新生突变有关。

【临床表现】 先天性小痣发病率较高，无特定的好发部位。为淡褐色至褐黑色不规则斑片或斑块，界线清，表面可有或无黑毛。

先天性巨痣临床少见，好发于头面、躯干或一侧肢体，表面常有黑毛生长，如兽皮样，故又称兽皮痣。损害随患者年龄增长而逐渐长大、增厚，外围常发生散在的、小的卫星状损害。发生于头颈部者可伴发软脑膜黑素细胞瘤及其他精神神经症状。

【组织病理】 与普通色痣相比，先天性色痣可以累及真皮网状层下部、皮下脂肪、筋膜或更深的部位。常有三种成分混合，而以其中一种为主：①混合痣或皮内痣；②神经痣；③蓝痣。前两者多见，而且可扩散到硬脑膜或脑部。

【诊断与鉴别诊断】

1. 诊断 根据临床表现和发病时间较易做出诊断。

2. 鉴别诊断 先天性巨痣有时可与丛状神经纤维瘤混淆，先天性小痣应与先天性平滑肌错构瘤、不典型痣鉴别。

【治疗】 10％～30％的先天性巨痣在痣或卫星损害处发生恶性黑素瘤，故应尽早切除；对于均质状外表的小痣，目前不推荐常规切除治疗，而建议对皮损进行基础拍照和终身随访，可能发生恶变时，尽可能手术切除。

(苗国英 高 莹 赵 璐 姚贵申 刘晓雁)

参 考 文 献

李博鑑.2001.皮科证治概要[M].北京：人民卫生出版社.

廖松林主译.2006.皮肤肿瘤病理学和遗传学[M].北京：人民卫生出版社.

王光超.2002.皮肤病及性病学[M].北京：科学出版社.

徐宜厚，王保方，张赛英.2000.皮肤病中医诊疗学[M].北京：人民卫生出版社.

杨海平，顾恒.2004.皮肤性病科临床释疑[M].上海：第二军医大学出版社.

(美)R.B.奥多姆，W.D.詹姆斯，T.G.伯杰.2004.安德鲁斯临床皮肤病学[M].北京：科学出版社.

Bolognia JL，Jorizzo JL，Rapini RP.主编.朱学骏，王宝玺，孙建方，项蕾红主译.2011.皮肤病学[M].2 版.北京：北京大学医学出版社.

de Gruijl FR，van Kranen HJ，Mullenders LH.2001.UV-induced DNA damage，repair，mutations and oncogenic pathways in skin cancer[J].J Photochem Photobiol B，63：19-27.

Kramata P，Lu YP，Lou YR，et al.2005.Patches of mutant p53-immunoreactive epidermal cells induced by chronic UVB irradiation barbor the same p53 mutations as squamous cell carcinomas in the skin of hairless SKH-1 mice[J].Cancer Res，65：3577-3585.

Wong TW，Chiu HC，Chen JS，et al.1995.Symptomatic keloids in two children. Dramatic improvement with silicone cream occlusive dressing[J]. ArchDermatol，131：775-777.

第 33 章　淋巴造血组织肿瘤与白血病

一、朗格汉斯细胞组织细胞增生症

朗格汉斯细胞组织细胞增生症(Langerhans cell histiocytosis,LCH)又名组织细胞增生症 X(histiocytosis X,HX),是朗格汉斯细胞(LC)克隆性增生形成的一种疾病,其病因未明,多数病例见于儿童,但发病缓急、临床症状和病变范围差异很大。多数研究认为本症是一种免疫性疾病。LCH 包括勒雪病、韩薛科病、嗜酸性肉芽肿、先天性自愈性网状组织细胞增生症四种类型。近年,根据临床表现和预后分级分为急性播散型 LCH、慢性播散型 LCH 和慢性局限型 LCH。

【临床表现】

1. *发热*　不明原因的长期不规则发热,多见于婴儿患者。

2. *皮肤损害*　临床表现多样,皮肤损害可以单独发生,也可为泛发性多系统疾病的一部分。皮损类型并不能预示系统性疾病的存在及严重程度。其中首次出现,皮疹多表现为淡红、红褐或黄色丘疹,分布广泛,好发于躯干、头皮和耳后,似脂溢性皮炎,可伴有出血而后结痂,最后留有色素沉着和色素脱失。但仔细检查则发现损害为单个小丘疹并有灶性出血,可有糜烂或渗出,严重时可发生溃疡。然而儿童患者常伴发多系统疾病,约 1/4 成人患者损害局限于皮肤或皮肤和黏膜。出现水疱是本型 LCH 极少见的变异型。有的患儿仅见瘀点。直径大于 1cm 的丘疹较少见,损害大多为黄红色,与黄瘤或黄色肉芽肿相似,也可表现为肤色扁平丘疹,类似扁平疣,数量较多,且分布广泛。本型皮损也偶尔见于成人或老年人,临床表现无特异性,可表现为间擦部位斑块、糜烂,或暗红色浸润性丘疹、结节、斑块。

3. *口腔黏膜损害*　典型表现为浸润性结节、溃疡、牙齿变形和牙槽骨缺失,后者表明病变累及其下骨质。

4. *内脏损害*

(1)骨骼破坏:是 LCH 中最常受累的器官。几乎所有的病例可有一处或多处骨质的改变。主要表现为溶骨性损害,多隐匿起病,以单系统、单病灶多见,损害可为无症状性或引起疼痛。颅骨最易受累,其次为长骨,再次为扁骨。骨损害最初表现为可触及有囊性感的包块,后可触及边缘整齐的骨缺损,易发生自发性骨折,眼眶骨受损可致眼球突出或眼睑下垂,下颌骨齿槽受损可见牙齿脱落,脊椎骨病变严重者有造成截瘫的危险,术后易复发。也可见颅压增高、骨缝裂开或交通性脑积水。

(2)淋巴结受累:淋巴结肿大可为局限性,也可为全身性,可发生于浅表淋巴结,如颈部、锁骨上、腋下、腹股沟,也可发生于深部淋巴结,如腹腔淋巴结。肿大的淋巴结如黄豆至蚕豆大小不等。

(3)肝、脾受累:临床特征表现为反复的肝功能异常、肝占位和肝脾进行性增大,多为中度以上肿大,表现为低蛋白血症、水肿、腹水、高胆红素血症等,常随新皮疹和高热的发生而进展。

(4)呼吸道症状:LCH 的肺部病变可作为全身病变的一部分,也可能是单独存在,儿童期多于婴儿,但年龄越小肺部病变越重。婴幼儿 LCH 肺部受累的 HRCT 表现包括肺部间质病变、结节和(或)气囊,病程早期表现为肺间质病变,后期则以结节、气囊为主要特点。临床表现为咳嗽、咯血、胸闷、气短。重者可出现活动后呼吸困难、气胸、皮下气肿、纵隔气肿或蜂窝状肺。患者可有肺功能变化,并极易发生呼吸衰竭而死亡。其转归个体差别较大,部分可快速进展或恶化与缓解反复发作,最终因严重肺间质纤维化、呼吸衰竭而死亡。

(5)耳和乳突受累:约有 10% 的患儿耳部病变为 LCH 的唯一症状。主要症状有外耳溢液、耳后肿胀和传导性耳聋。乳突病变包括乳突炎、慢性耳炎、胆脂瘤形成和听力丧失。

(6)中枢神经系统损害:最常见的受累部位是丘脑-垂体后叶区,常见的症状为尿崩症,占整个 LCH 患者的 20%～50%,也可作为中枢神经系统受累的唯一表现。其他表现有共济失调、发音障碍、眼球震颤、反射亢进、吞咽困难及视物模糊等。

(7)消化道症状:可表现为腹泻、多食、多饮。

(8)造血系统损害:可表现为贫血,白细胞、中性粒细胞或血小板减少。

(9)胸腺:胸腺是 LCH 常累及的器官之一,形态上包括严重的发育不良、变性和非特异性改变,大多数患儿有原发性或继发性 T 细胞异常。

【临床分型分级】

1. 临床分型

(1)传统分型:分型方法有多种,传统分型可将该症分为 6 型。

①L-S 病。多见于婴幼儿,1 岁以内为发病高峰。最常见症状为皮疹和发热,其次为咳嗽、皮肤苍白、营养差、腹泻和肝脾大。

②H-S-C 病。多发生于 3～4 岁以上儿童及青年。以头部肿物、突眼和尿崩症为主要症状,也可伴有皮疹、肝脾大及贫血。

③骨嗜酸性肉芽肿。多见于 4～7 岁或以上儿童及青年。多表现为单发或多发性骨损害,一般无全身症状。

④中间型。系指 L-S 病和 H-S-C 病的过渡型。

⑤单一器官型。指病变单独侵犯某一个器官。

⑥难分型。指难于列入以上类型者。

(2)国际组织细胞协会分型:国际组织细胞协会在 1983 年开始的 LCH 治疗方案中,将 LCH 分为单系统疾病和多系统疾病两大类型。

①单系统疾病

a. 单部位型。表现为单骨损害、孤立的皮肤病变、孤立的淋巴结受累。

b. 多部位型。表现为多部位骨损害、多部位淋巴结受累。

②多系统疾病。指多器官受累。

③现在则依据受累器官数目和这些器官是否伴有功能障碍来分类,见表 33-1。

表 33-1　朗格汉斯细胞组织细胞增生症分类系统

单系统朗格汉斯细胞组织细胞增生症	多系统朗格汉斯细胞组织细胞增生症
活检证实有皮肤损害但无其他器官受累	内脏器官受累,伴有或不伴有骨损害、尿崩症、局部淋巴结受累和(或)皮疹;无肺、肝或造血系统的功能障碍表现
单骨性损害,伴有或不伴有尿崩症、局部淋巴结肿大或皮疹	内脏器官受累,伴有或不伴有骨损害、尿崩症、局部淋巴结受累和(或)皮疹;有肺、肝或造血系统的功能障碍表现
多骨性损害,包括多骨同时受累或同一骨有两处以上损害,伴有或不伴有尿崩症、局部淋巴结肿大或皮疹	

2. 临床分级　1987 年,Lavinhe 和 Osband 根据发病年龄、受累器官数和器官功能异常情况对疾病严重程度进行了分级,见表 33-2。

表 33-2　朗格汉斯细胞组织细胞增生症的临床分级法

项目	分值	总分值	临床分级
就诊时年龄		0	Ⅰ
>2 岁	0	1	Ⅱ
≤2 岁	1	2	Ⅲ
受累器官数		3	Ⅳ
<4 个	0		
≥4 个	1		
受累器官功能障碍*			
无损害	0		
有损害	1		

* 包括肝功能、肺功能和骨髓造血功能

【实验室检查】

1. 血象　无特异性改变,以不同程度贫血较多见,多为正细胞正色素性。脾大者红细胞和血小板减少明显。脾脏明显肿大者也可出现全血细胞减少。

2. 骨髓象　大多骨髓增生正常,少数可增生明显活跃或减低。增生以红系为主,涂片中尚有组织细胞增多。

3. 血沉　部分病例可增快。

4. 肝、肾功能　部分病例有肝功能异常,并提示预后不良。肾功能包括尿渗透压,有尿崩症者应测定尿比重和做限水试验。

5. 血气分析　如出现明显的低氧血症提示有肺功能受损。

6. 肺功能检查　肺部病变严重者可出现不同程度的肺功能不全,多提示预后不良。

7. 免疫学检查　常规免疫检查大都正常,T 亚群表型分析可见 T 淋巴细胞亚群数量异常和 T 辅助和 T 抑制细胞异常。血浆免疫球蛋白除 IgM 以外大多正常,补体 C3 可以降低。

8. X线检查　主要是X线胸部片和头颅等骨片检查。在没有呼吸道症状的患儿，其X线胸片也可见网点状密度增深阴影、两肺野呈毛玻璃状或在网点状背景上有局限性或弥散性颗粒状阴影。在有气促、呼吸困难的患儿可见弥散性小囊肿及不同程度的肺气肿、气胸、纵隔和皮下气肿。

骨的X线片常显示溶骨性缺损，骨破坏的边缘锐利清楚，骨破坏处在修复过程中可见周围骨质硬化新骨形成，骨损区逐渐缩小，以至完全恢复正常。

【组织病理】

朗格汉斯细胞特征为胞体较大，圆形或不规则形，胞质丰富，核常见切迹或呈肾形，此外常可见侵入表皮现象和界面改变，其他炎症细胞也可侵入真皮，包括中性粒细胞、嗜酸性粒细胞、淋巴细胞和浆细胞等。在较大而陈旧的损伤处常表现为肉芽肿、黄瘤样和纤维样改变。

根据LCH病变范围将其分为单系统和多系统疾病两种基本临床类型，其在临床转归、治疗策略和对治疗的反应、预后等方面均有很大差异。Lavin和Osband综合LCH患者的年龄、受累器官数目和器官功能状态提出Lavin-Osband临床分级，按总分0～3分值分为Ⅰ～Ⅳ级，分数越高患者临床表现越重，预后越差，生存率越低。器官功能评价：肝功能有以下损害者，如：①低蛋白血症，血清蛋白<55g/L(5.5g/dl)；②白蛋白<25g/L(2.5g/dl)；③胆红素>25.7μmol/L(1.5mg/dl)；④临床有腹水或水肿。呼吸功能损害，在无感染的情况下，出现以下一项或多项症状，如呼吸困难或急促、发绀、胸腔积液及气胸等。造血功能损害，出现下列一项以上现象如白细胞<4×10^9/L或中性粒细胞<1.5×10^9/L，Hb<100g/L(除外缺铁性贫血)，血小板<100×10^9/L。

【免疫组织化学】　免疫组化技术对确诊本病有帮助。朗格汉斯细胞具有CD1a的免疫表型，以抗CD1a抗体做免疫组织化学染色呈特异性阳性反应。CD1a、Langerin的表达率为100%，此外，朗格汉斯细胞对S-100蛋白、CD68、花生凝集素、ATP酶、α-D-甘露糖苷酶4种酶等也可呈阳性反应。

【电镜检查】　朗格汉斯细胞体积较大，胞界清楚，细胞间无间桥连接，胞质丰富，内质网、线粒体等细胞器发育良好，并可见多数Birbeck颗粒。此颗粒呈棒状或网球拍状，散在分布于胞质内，其杆状部分内有一条纵行中线，线上可见微细的横行条纹。

【诊断与鉴别诊断】

1. 诊断　本病的诊断除必须符合临床、实验室和X线检查的特点及组织病理检查的结果外，还要结合超微结构和组织细胞免疫组织化学染色的检查。近年国际组织细胞学会主张将本病诊断可信度分为3级。

Ⅰ拟诊：光镜下发现朗格汉斯细胞浸润。

Ⅱ诊断：光镜检查加以下四种免疫组织化学染色中两种或两种以上阳性，即ATP酶、α-D-甘露糖苷酶、S-100蛋白、花生凝集素。

Ⅲ确诊：光镜检查加电镜上发现组织细胞内有Birbeck颗粒和(或)细胞表面T_6(CD1a)抗原簇免疫组化染色阳性。此外，Langerin(CD207)是构成Birbeck颗粒的主要糖蛋白，LCH细胞呈阳性。

2. 鉴别诊断　LCH主要与以下几类疾病相鉴别。

鉴别诊断：①发生在淋巴结的需鉴别非特异性窦组织细胞增生症、窦组织细胞增生伴巨大淋巴结病、霍奇金及间变性大细胞淋巴瘤、转移癌及转移性黑色素瘤等。②发生在骨的需鉴别尤因肉瘤、转移癌、成骨细胞瘤及骨髓炎等。③发生在皮肤的需鉴别黑色素瘤及幼年黄色肉芽肿等。④发生在肺的需鉴别特发性肺纤维化、脱屑性间质性肺炎及其他间质性或感染性肺部疾病。

【治疗】　应根据疾病类型、病变部位及范围、患者年龄来选择治疗方案，治疗的强度与疾病的严重程度相一致。治疗的目的是避免早期死亡、缩短病程及减少后遗症。疗效标准为：①痊愈，指临床症状消失，脏器功能、X线检查、体检及实验室检查均正常；②好转，指临床症状减轻，脏器功能正常或进步、胸部与骨骼X线改变尚未恢复正常；③无变化，指病情无进展，也未恶化；④恶化，指脏器浸润扩展，骨破坏部位增多；⑤后遗症，指病情好转，脏器功能基本恢复，免疫学检查正常，但有尿崩症、生长停滞、肺纤维化、肝硬化、智力低下等后遗症。

1. 单系统LCH的治疗　包括单一或多发的骨髓、皮肤或淋巴结等病变，部分可自愈，多数可治愈，预后良好。

2. 多系统LCH的治疗　治疗原则是根据患者年龄、病变范围及器官功能受累情况采用不同的联合化疗方案。

3. 器官移植和造血干细胞移植　LCH伴严重的器官功能衰竭时可考虑肝、肺、造血干细胞等的移植。Nagarajan等报道了用无亲缘关系的脐带血移植短期内成功治疗LCH的病例。

4.免疫疗法　对病情严重、病变广泛者可在化疗同时加用胸腺肽和(或)IFN-α。

5.其他治疗 控制感染、加强支持治疗。尿崩症者可用1-脱氨基-8D-精氨酸加压素(DDAVP)。

2011 年 Mark G 根据循证医学提出本病的治疗策略。

一线治疗:仅皮肤受累,局部外用氮芥—(C),光疗(PUVA)、窄谱 UVB—(B)。

多系统受累用长春碱—(B),依托泊苷(VP16)—(B)。

二线治疗:泼尼松龙—(B),6-巯基嘌呤—(B),沙利度胺—(C),甲氨蝶呤—(C),阿糖胞苷—(C),2-氯脱氧腺苷—(C)。

三线治疗:放疗—(B),环孢素—(B),骨髓移植—(C),甲氧苄啶/磺胺甲噁唑—(C),α 干扰素—(D),2-脱氧柯福霉素—(E),白介素-2—(E),异维 A 酸—(E),氯法拉宾—(E),槲寄生—(E)。

【预后】 本病预后与发病年龄、受累器官多少、器官功能损害及治疗与否有关。局限性 LCH 预后较好,常可自行缓解。泛发性 LCH,特别是诊断时年龄小、受累器官多、有器官功能损害者预后较差。常见的迟发后遗症为骨缺损残疾、牙齿松动、尿崩症、生长障碍、性激素缺陷、甲状腺功能减退、耳聋、智力障碍和其他中枢神经系统功能紊乱等,故积极的多种药物治疗是必要的。

(王建美 李小静)

二、淋巴瘤样丘疹病

淋巴瘤样丘疹病(lymphomatoid papulosis,LyP)系是一种慢性复发性、自愈性的丘疹坏死性或丘疹结节性的皮肤病。

1968 年 Macaulay 首先将"持续性、自愈性、临床上呈良性而组织学上表现为恶性的皮疹"描述为 LyP。所以 20 世纪 70 年代和 80 年代 LyP 被认为是痘疮样苔藓样糠疹病谱的一部分。现知两者虽均与克隆 T 细胞有关,但大多数学者认为彼此无关。1983 年发现 LyP 中(Reed-Sternberg,RS)细胞样细胞与霍奇金淋巴瘤(Hodgkin's lymphoma,HL)中 R-S 细胞一样,对 Ki-1(CD30)抗体发生反应而展现 $Ki\text{-}1^+$ 皮肤 T 细胞淋巴瘤病谱。近年研究,LyP 皮损和相关淋巴瘤皮损中发现相同的 T 细胞克隆,60%~70%的患者检测到克隆性的 TCR 受体基因重排,因此目前认为 LyP 是一种低度恶性的皮肤 T 细胞淋巴瘤(CTCL)。

【临床表现】 本病可发生于任何年龄,其年龄最小患者为 8 个月婴儿,最大为 84 岁,平均发病年龄为 35~45 岁,但主要见于 40 岁以后的成年人。皮疹表现多形,反复出现丘疹、结节。皮损好发于躯干及四肢近端,偶见于头皮、掌、跖或面部,皮疹数目常为 10~20 个,但有的病例皮损数目超过 100 个,分布不对称。皮损初起为针头至绿豆大,淡红、紫红或淡红棕色水肿性丘疹,中央常发生出血和坏死,直径≤1cm,有时可发展成较大的结节或肿瘤,直径可达 5~15cm,此时发生 CD30 阳性淋巴瘤的可能性增加。有时可产生水疱、脓疱或较大的斑块,继而坏死、发黑、破溃、结痂甚至结疤。因皮损成批发生,故在同一时期内可见到不同时期的丘疹。一般单个损害 3~8 周甚至数月可自然消退,但常复发,愈后留有痘疮样色素沉着或色素减退。本病通常无自觉症状,极少浅表淋巴结肿大。病程慢性,损害可局限于皮肤 10~20 年。极少数患者可发展成蕈样肉芽肿。

【组织病理】 LyP 的组织象分为三型,即 A 型、B 型和 C 型。A 型:损害中细胞浸润致密,呈楔形,有多种成分,包括嗜酸性粒细胞、中性粒细胞、小淋巴细胞和大淋巴细胞。大的不典型细胞的胞质丰富,胞核呈空泡状、多核或奇形,核仁大,居中。核分裂象常见,表皮内仅见少量细胞浸润,轻度海绵形成。B 型:浸润细胞呈带状或结节状分布,成分较单一,多为大的具有脑回状胞核的淋巴细胞,趋向表皮性,组织象非常类似蕈样肉芽肿。C 型:真皮内单一或簇集性的 CD30 阳性大淋巴细胞浸润,伴有相对少量的混合炎性细胞浸润。该类型与 C-ALCL 的组织学表现类似。

新分类在旧分类(A,B,C)基础上增加了 D 型[与原发皮肤侵袭性亲上皮性 $CD8^+$ 细胞毒性 T 细胞淋巴瘤(T cell lymphoma,TCL)相似 ,E 型(血管侵犯型)及伴有 6p25 染色体重排的。尽管 D 型组织病理上符合原发皮肤侵袭性亲上皮性 $CD8^+$ 细胞毒性 TCL,但其预后十分良好。同样,E 型和伴有 6p25 易位的 Ly P 临床病程也符合 Ly P,预后良好。E 型组织学上表现为沿血管扩散性生长的大块溃疡,常为单发,直径 1~4cm,肿瘤细胞为小到中等大小,表达 CD30,常表达 CD8,类似于侵袭性淋巴瘤,但常可自愈。需要与容易混淆的侵袭性淋巴瘤鉴别开来。

【与其他恶性淋巴瘤的关系】 有相当比例的淋巴瘤样丘疹病患者与淋巴瘤有关,通常文献报道为 5%~10%,而有报道称高达 20%,淋巴瘤可在 LyP 之前、之后或与其同时发生。在多数病例中,LyP 先于淋巴瘤出现，时间间隔可长达20年。相关的淋巴瘤多为蕈样肉芽肿（约40%）、CD30^{+} T细胞淋巴瘤（约30%）或HL（约25%）。淋巴瘤和LyP可能是相互独立的疾病，如淋巴瘤被治愈后，LyP仍可继续存在。

【诊断与鉴别诊断】

1. 诊断　LyP的确诊除典型临床表现外，有赖于组织学检查。

2. 鉴别诊断　本病须与急性痘疮样苔藓样糠疹、坏死性血管炎类疾病、皮肤霍奇金淋巴瘤、斑块期蕈样肉芽肿做鉴别。

【治疗】　由于本病有自限性，预后好，但因LyP有发展成恶性淋巴瘤的危险性，对患者应谨慎随访。若患者皮肤损害增大和（或）持久、浅表淋巴结肿大和外周血中有不典型淋巴细胞，可能发展成恶性淋巴瘤。若皮肤损害活组织检查有不典型淋巴细胞与炎性细胞的比例增加，黏聚成片，浸润至皮下组织，免疫组化染色表型发生改变，则倾向于恶性淋巴瘤。Kadin认为，检测LyP患者是否发展成恶性淋巴瘤，同时测定血清中可溶性白介素-2和CD30水平更加敏感。

LyP的治疗可能无必要，没有证据表明治疗LyP可阻止其发展为继发性淋巴瘤，因此，只有中重度症状的患者才需要治疗，且选择治疗时必须利大于弊。外用强效糖皮质激素对部分儿童病例有效；PUVA系统性或局部的治疗可能有效，但常需要维持治疗；外用卡莫司汀（BCNU）10mg/d，连用4～17周，可以抑制皮损发展且无骨髓抑制作用。在所有的全身性抗肿瘤药物中，口服低剂量甲氨蝶呤（5～20mg/周）疗效最为可靠，约90%LyP患者的病情有显著改善，部分病例需要更大剂量，症状改善才能较快。接受口服甲氨蝶呤治疗的LyP患者中，部分可获得长期的缓解，而其他患者则需要维持治疗。

2011年Mark G根据循证医学提出本病的治疗策略。

一线治疗：不需要治疗—（B），PUVA—（B），小剂量甲氨蝶呤—（B），外用糖皮质激素—（E）。

二线治疗：外用氮芥—（B），外用卡莫司汀—（C），阿昔洛韦—（E），外用贝沙罗汀—（C）。

三线治疗：口服贝沙罗汀—（C），重组干扰素—（C），放射治疗—（E），外用甲氨蝶呤—（E），槲寄生提取物—（E），咪喹莫特乳膏—（E）。

（李小静　王建美　张春雷　邱丙森）

三、肥大细胞增生病

【概述】　肥大细胞增生病（mastocytosis）是指局限性或系统性肥大细胞聚集，以骨髓、肝、脾、淋巴结、胃肠道和皮肤内肥大细胞异常增多为特征。皮疹单发或泛发，儿童皮疹可自行消退；成年人皮疹很少自行消失。虽然大部分患者为良性过程，呈慢性进行性病程，极少数恶性转归。

肥大细胞增多症从MPN中分离成为独立类别，分成3类：①皮肤肥大细胞增多症；②系统性肥大细胞增多症：包括惰性系统性肥大细胞增多症、系统性肥大细胞增多症、系统性肥大细胞增多症伴相关血液肿瘤、侵袭性系统性肥大细胞增多症和肥大细胞白血病；③肥大细胞肉瘤。

【病因及发病机制】　病因不明。目前认为本病是累及肥大细胞系的网状内皮系统肿瘤，为成熟的结缔组织成分增生性损害。

【临床表现】　本病为一组谱性疾病，临床表现差异很大，除皮肤症状外，还可有全身症状。大部分有不同程度痒感，但多数较轻微。偶见严重泛发者，全身症状明显，有皮肤潮红、恶心、呕吐、腹痛、心动过速、晕厥、甚至休克等，即所谓“肥大细胞综合征”，往往误诊为“类癌综合征”。

皮疹表现各型不同：

1. 良性皮肤型肥大细胞增生病　单发性皮肤肥大细胞增生病又名单发性肥大细胞瘤或肥大细胞痣，约占本组疾病的10%，主要见于婴儿。皮疹可发生于任何部位，但以上肢多见，常为单发，偶有多发。为卵圆形、直径1～5cm的斑块或结节，境界清楚，粉红色至淡褐色，稍隆起于皮面，表面光滑或如橘皮。质硬似象皮。皮疹不明原因或在受刺激后可突然肿胀或呈风团状，变为鲜红色，甚至有大疱形成，偶为血疱。损害有时可引起面部或全身皮肤潮红或肠绞痛，皮损破溃后如无继发感染，能较快愈合。

（1）泛发型（播散性）皮肤肥大细胞增生病：典型者即为常见的色素性荨麻疹。皮疹多少不一，广泛散布于全身，表现为色素性斑丘疹，其上皮肤划痕征常阳性。斑丘疹多为圆形或卵圆形，也可为不规则形的斑丘疹或结节状，偶有水疱，一般境界均清楚。常无自觉症状，也可伴有轻度痒感，但不影响健康。主要见于四肢、躯干，也可侵犯其他部位或黏膜。皮疹大多出现于出生后3～9个月，但也有见于初生儿或较大儿童，成年人也不少见。

（2）持久性发疹性斑状毛细血管扩张（telangiectasia macularis eruptiva perstans）：简称TMEP型，此型较少见，多为青年人。皮疹多见于躯干，特别是胸部，为较小的伴有毛细血管扩张的红斑，色素较少。TMEP 型往往伴有骨骼损害。

(3)弥漫性皮肤肥大细胞增生病：不常见，是由弥漫性肥大细胞浸润所致。皮肤表面发黄，肥厚，柔软或光滑，或有苔藓化小丘疹。在皮肤皱褶部位，特别在腋窝及腹股沟部，皮疹加重，如弹性假黄瘤状。自觉剧痒，且为全身性。因搔抓刺激，故常伴有大疱，但也可自发水疱。此型发生于婴儿，也见于成年人。发生于婴儿者可能伴有肝脾大，故预后不良。此型如伴有弥漫性潮红，则称为红皮病型。

(4)大疱性肥大细胞增生病：系指无斑疹、丘疹、结节或色素损害而只有水疱者。在色素性皮疹基础上出现疱疹时，则称之为大疱型色素性荨麻疹。

2. *系统型肥大细胞增生病*　指不仅有皮肤损害，而且有肝、脾、骨骼或淋巴结病变。肝脾大，活检示有大量肥大细胞浸润，可导致肝纤维化。骨损害较多见，放射学检查可见骨质疏松和骨硬化，可弥漫性或局限性。有时放射学检查无改变，但活检显示骨有肥大细胞浸润。此型既能发生于儿童，也能见于成年，但发生于儿童并有肝脾大者预后较差。这一型血液中一般不能发现不成熟肥大细胞，但全身症状比较明显。

3. *无皮疹或内脏型肥大细胞增生病*　仅在尸检或内脏活检者方能获得证明，常见为脾肥大细胞增生病。因无皮疹，故不详述。

4. *恶性肥大细胞增生病*　又名白血病性肥大细胞增生病。有报道极少数系统型肥大细胞增生病的患者，其皮肤组织内肥大细胞增生性浸润，与良性者虽无大区别，但是在骨髓中肥大细胞明显增多，并进入血液循环，因此又称为白血病性肥大细胞增生病。此种患者往往预后不良。其皮肤呈象牙黄色，浸润肥厚，表面可以光滑，也可有颗粒状丘疹或呈苔藓样变，甚至似弹性纤维性假黄瘤。以上皮疹可仅见于腋窝及腹股沟部位，常伴有瘙痒。皮肤划痕征常为阳性。故对这类患者，特别是儿童，要注意检查外周血，有无肥大细胞异常。

预后：本病的预后与病程很大程度上取决于发病年龄及类型，在儿童期，发生单个损害的肥大细胞增生病患者通常在数年内消退，一般 10 岁左右即自愈。也有持续到成年而不消退者，少数患者还可发生广泛皮疹。幼儿期发生的广泛性色素性荨麻疹预后最好，一半以上病例在少年期皮疹自行消退，其后发病的预后稍差。成人期发病的则很少消退，但呈良性经过，仅极少数病例恶变。出现水疱不影响预后。少数患者不论是婴儿期或儿童期发病者均可发展为系统性病变，但仅极少数病例发生死亡。

【组织病理】　各类型肥大细胞增生病在组织学上有共同特点，即皮损处有肥大细胞浸润。肥大细胞胞质内有异染颗粒，为黏多糖成分。

各类型的病变虽然本质相同，但浸润的细胞量与分布各有不同，故分述如下。

1. *单发结节型或多发结节型*　肥大细胞多而密集，呈肿瘤样团块。浸润可密布皮肤全层，自表皮下乃至皮下组织均可见密集的肥大细胞。当肥大细胞密集存在时，其形态则立方形多于梭形。胞质内颗粒清晰，通常在 HE 切片即可辨认，不需要做特殊染色。

2. *播散性色素性荨麻疹*　聚集的肥大细胞量较上一型少，浸润深度较浅，主要在位于真皮上 1/3，接近表皮处。肥大细胞形态近似于纺锤形，如没有异染颗粒的特点，很难辨认。某些病例的早期皮疹中，肥大细胞可堆积于较大的血管周围，呈灶状分布。儿童患者在斑丘疹基础上可发生表皮下大疱，嗜银染色疱底可见嗜银纤维网内充满肥大细胞。

3. *TMEP 型*　真皮乳头层毛细血管扩张，周围散布肥大细胞，其核可呈圆形或卵圆形，但大多数核呈梭形。由于肥大细胞数目较少，而且在 HE 染色切片中类似成纤维细胞，因此，应进行特殊染色，否则易漏诊。

4. *弥漫型或红皮症型*　表皮下可见致密肥大细胞浸润，分布呈带状。细胞形态高度一致，核圆形或卵圆形。

5. *大疱型*　在儿童可发生大疱，主要见于单发结节或弥漫性红皮症型，均发生于表皮下，但由于水疱基底的表皮再生，陈旧性水疱可位于表皮内。在水疱内，除嗜酸性及中性粒细胞外，往往可见肥大细胞。因此，临床上对大疱型患者可取水疱内容物做细胞学检查，以供快速诊断。

【诊断与鉴别诊断】

1. *诊断*　本病最可靠的诊断方法是 Giemsa 染色，肥大细胞内可见异染颗粒。根据色素性荨麻疹的典型皮疹、皮肤划痕征阳性及皮肤活检结果，可以确定诊断。X 线、骨髓检查及淋巴结穿刺活检有助于确定有无系统性损害。

2. *鉴别诊断*　本病应与斑疹性损害、Letterer-Siwe 病或嗜酸性肉芽肿等疾病鉴别。在斑疹损害中，肥大细胞类似成纤维细胞，需要行特殊染色以免漏诊。在结节型或红皮病型，肥大细胞类似 Letterer-Siwe 病或嗜酸性肉芽肿中所见到的朗格汉斯细胞。

但肥大细胞增生病无侵犯表皮倾向，此点与 Letterer-Siwe 病不同，但特殊染色及结合临床表现进行鉴别才较可靠。急性发作时，特别是有反复发作史者，由于释放组胺后可出现肥大细胞综合征，与类癌综合征有相似之处，两者的鉴别应依靠临床症状、血浆类胰蛋白酶的检测及肥大细胞阳性组织学表现。

此外，肥大细胞增生病的色素沉着斑应与色素痣、雀斑及多形红斑鉴别，而黄色瘤及幼年性黄色肉芽肿易与本病的丘疹与结节型相混淆，并且应与丘疹性荨麻疹、药疹相鉴别。大疱型应排除虫咬症之大疱及大疱性荨麻疹。广泛的大疱性损害还要考虑有无白血病的可能，此时活组织检查更为重要。

【治疗】 一般治疗包括劝告患者不宜服用促肥大细胞脱颗粒药物，避免冷、热浴和过多饮酒。

对单发型单个损害的肥大细胞增生病，成人一般无自觉症状，婴儿皮疹可自行消失，故不需要治疗，但对潮红和疼痛症状严重的婴儿可考虑切除。泛发型患者目前无特效治疗方法，采取对症处理。其中色甘酸钠疗效较好，每次口服 20 mg，每日 4 次，该药有稳定肥大细胞膜的作用。抗组胺药物可止痒和减少潮红发作的次数，但不能防止风团反应。糖皮质激素、抗细胞有丝分裂药物和放射治疗均无效。

抗组胺药为本病治疗的基础用药，推荐 H_1 受体拮抗药(扑尔敏)和 H_2 受体拮抗药(西咪替丁)联合应用，尤其对瘙痒、风团治疗效果明显。也可考虑应用色甘酸二钠，阻断肥大细胞释放组胺，因组胺在胃肠吸收，故对胃肠症状疗效好，但对皮肤症状改善较少。此外，先天性大疱性肥大细胞增生病用大剂量色甘酸二钠有效。

酮替芬与色甘酸二钠有相似效果，胃肠吸收好，对色素性荨麻疹的瘙痒和风团疗效好。

个别患者对非甾体类抗炎药(NSAIDs)极敏感 NSAR(非甾体抗风湿药)，如吲哚美辛(消炎痛)，很小剂量 NSAIDs 即可由于肥大细胞脱颗粒引起危及生命的休克。这类患者可长期应用乙酰水杨酸以阻断前列腺素 D_2 合成，同时加用 H_1 受体拮抗药。因这类疗法可能出现休克反应，因此，乙酰水杨酸应从小剂量开始(约 1mg/kg 体重)，并应谨慎加量。

糖皮质激素局部或病灶内注射可缓解肥大细胞浸润，且疗效可持续 12 个月。

1978 年，Christophcrs 等首次报道色素荨麻疹口服 8-MOP 的光化学疗法对瘙痒和风团有效。间隔数月到 2 年，若皮疹复发时再次应用 PUVA 仍有效。目前认为 PUVA 虽然能使色素性荨麻疹损害消退，但其对皮损中肥大细胞数、超微结构和皮肤组胺含量、尿排泄组胺代谢产物的影响仍无定论。动物实验和体外试验资料说明，PUVA 及 UVB 可阻断肥大细胞脱颗粒，使各种痒疹样皮疹消退。

对恶性肥大细胞增多症和肥大细胞白血病患者，曾试用多种细胞抑制药(环磷酰胺、氮芥等)，但效果欠佳。

(张　燕　张春雷)

四、恶性淋巴瘤

恶性淋巴瘤(malignant lymphoma)是起源于淋巴造血系统的一组特殊恶性肿瘤。主要分为霍奇金淋巴瘤(Hodgkin lymphoma，HL)和非霍奇金淋巴瘤(non-Hodgkin lymphoma，NHL)。它们在临床表现及组织病理方面各具特点。2001 年 WHO 将此两类淋巴瘤归入淋巴组织肿瘤，2008 年该分类进行了更新。

淋巴组织肿瘤的临床及基础研究取得巨大进展，随着了解的深入，有些类型的淋巴瘤需要重新定义，同时也报道一些新的亚型，2016 年 WHO 分类进行了更新，在这一版中没有新确定的分类，旧分类中一些暂定类型成为了确定的分类，同时增加了一些新的暂定类型。

恶性淋巴瘤在儿童期多见于 5 岁以上，男女之比为(2～3)∶1。我国儿童期 HL 与 NHL 发病比较，儿童 NHL 占恶性淋巴瘤的 80%，HL 约占 20%。我国每年新发生的儿童淋巴瘤病例有 6000～8000 例。2002－2005 年上海市肿瘤登记系统统计结果，上海市 0～14 岁儿童淋巴瘤发病率为 9.9/100 万，在儿童肿瘤中占第三位，仅次于白血病和颅内肿瘤。

(金　江　刁玉巧)

(一)非霍奇金淋巴瘤

非霍奇金淋巴瘤(non-Hodgkin lymphoma，NHL)系指除霍奇金淋巴瘤(HL)外，具有高度特异性的一组恶性淋巴瘤。儿童期 NHL 约 95%以上为弥漫性，几乎均属于中、高度恶性的组织学类型。临床发展迅速，结外器官侵犯多见。

【病因及发病机制】 NHL 病因尚不明确，产前及产后暴露因素的流行病学研究未发现暴露因素与增加淋巴瘤风险的明确关系。在遗传/获得性免疫缺陷综合征或接受免疫抑制药治疗的患者中，NHL 的发病率增高。Burkitt 淋巴瘤研究发现，免疫球蛋白正常序列重排发生错误，并通过易位导致 C-myc

基因的功能失调，使细胞的增殖与分化失衡，最终导致癌症发生。

【临床表现】 NHL 不同类型在儿童发生率不同，全身多个部位可以出现原发 NHL，常迅速进展，但早期也可无症状，少数可伴有不规则或周期性发热、盗汗、厌食和消瘦等。多数患者以无痛性肿物就诊，伴或不伴肿物压迫周围组织和器官症状，晚期患儿可有消瘦、呼吸困难、肝脾大、腹胀、不同程度贫血或出血、感染，甚至恶病质。各部位原发肿瘤的主要表现如下。

1. *头颈部原发 NHL* 原发于头颈部的 NHL 占 30%～40%。颈部淋巴结无痛性进行性增大最多见，其次为咽环（扁桃体、鼻咽）及鼻腔、牙龈或口颊部，偶可见于腮腺、眼眶等。肿块可引起压迫症状，如呼吸困难或吞咽困难。NHL 颈部淋巴结肿大时常伴纵隔受侵，近颅底肿瘤则可发生中枢神经系统（CNS）受累。CNS 白血病（CNSL）也见于 NHL。

2. *纵隔原发 NHL* 肿块常位于中或前纵隔，男性多见，巨大肿块可以压迫气管、支气管、上腔静脉、心脏和肺，有时还会合并大量胸腔积液，临床上出现胸痛和刺激性咳嗽、气促、平卧困难，重者有呼吸困难、发绀、颈头面部及上肢水肿，称为上腔静脉综合征。纵隔肿瘤常发展迅速，以淋巴母细胞型的淋巴瘤/白血病、弥漫大 B 淋巴瘤多见。对严重者应做急诊处理，治疗不及时可危及生命。

3. *腹腔原发 NHL* 原发腹腔淋巴瘤约占儿童 NHL 的 30%。淋巴结原发者最常见于腹膜后及肠系膜淋巴结，结外原发则以回盲部多见，亦有的发生于胃。早期症状均不明显，随肿瘤发展可有腹痛，输尿管压迫致肾盂积液和（或）少尿以至血尿，回盲部淋巴结表现腹部包块、腹痛、腹胀、腹水，还可表现肠套叠、梗阻、穿孔、出血或呕吐、腹泻等症状。回盲部要注意与阑尾炎相区别。

4. *皮肤淋巴瘤* 是指以皮肤损害为初发或突出表现的淋巴瘤。包括原发于皮肤或原发于淋巴结及其他器官、以后发生于皮肤者。皮肤表现在各型中的发生率及特点又不尽相同。在以下章节中分别介绍儿童期有皮肤表现的主要 NHL 类型。确诊主要根据病理组织学检查。

5. *NHL 侵犯骨髓* 称为 NHL Ⅳ期，30%～40%小儿 NHL 可发展为淋巴瘤白血病，骨髓淋巴瘤细胞多于 25%。

6. *儿童 NHL 中枢神经系统浸润* 临床上出现头痛、呕吐等颅高压症状，或面瘫、感觉障碍、肌力改变及截瘫等神经受损症状。如不给予中枢浸润预防性措施，病程中中枢浸润机会很高。

7. *其他部位原发的 NHL* 发生于心、肾、骨、肺、甲状腺、脑组织、卵巢等。

【临床分期】 小儿 NHL 临床分期目前使用国际上通用的 St. Jude 分期，见表 33-3。

表 33-3　St. Jude 非霍奇金淋巴瘤分期系统

分期	定　　义
Ⅰ期	单个淋巴结外肿块或淋巴结解剖区受累，除外纵隔及腹部起源
Ⅱ期	横膈同一侧的病变，大于等于单个淋巴结或淋巴结外肿块，伴有区域淋巴结浸润 胃肠道原发（通常为回盲部），伴或不伴系膜淋巴结浸润，基本完全切除
Ⅲ期	横膈两侧有病变 所有原发于胸腔的病变 所有广泛的未完全切除的腹腔病变 所有脊椎旁或硬膜外肿瘤
Ⅳ期	有中枢浸润或骨髓浸润

【病理分型】 淋巴瘤的分类非常复杂，2001 年出版《WHO 肿瘤分类：造血和淋巴组织肿瘤病理学和遗传学》，2008 年 WHO 进行了分类修订更新。

结外淋巴瘤：由于免疫反应、临床生物行为的不同，结内与结外淋巴瘤临床特点各不相同。结外淋巴瘤可发生于一个结外位点（或多于一处，但在同一器官内），伴或不伴局部淋巴结浸润，但病变范围外的淋巴结及其他部位如肝、脾并不浸润。皮肤为结外器官之一，原发于皮肤的 NHL 占结外淋巴瘤的第三位，仅次于口咽环及胃肠。对于皮肤淋巴瘤来说，区别原发和继发相当重要，其与预后有关。目前原发性皮肤淋巴瘤的分类仍沿用 WHO-EORTC（2005）皮肤淋巴瘤分类（表 33-4）。

表 33-4　WHO-EORTC(2005)皮肤淋巴瘤分类

皮肤 T 和 NK 细胞淋巴瘤	结外 NK/T 细胞淋巴瘤・鼻型
蕈样肉芽肿	原发性皮肤外周 T 细胞淋巴瘤・非特殊类型
蕈样肉芽肿的变异型和亚型	原发性皮肤侵袭性嗜表皮 $CD8^+$ T 细胞淋巴瘤(暂定)
嗜毛囊性蕈样霉菌病	皮肤 γ/δT 细胞淋巴瘤(暂定)
派杰特样网状细胞增生症	原发性皮肤 $CD4^+$ 多形性小/中 T 细胞淋巴瘤(暂定)
肉芽肿性皮肤松弛症	皮肤 B 细胞淋巴瘤　原发性皮肤边缘带 B 细胞淋巴瘤
Sézary 综合征	原发性皮肤滤泡中心淋巴瘤
成人 T 细胞白血病/淋巴瘤	原发性皮肤弥漫大 B 细胞淋巴瘤・腿型
原发性皮肤 $CD30^+$ 淋巴增生性疾病	原发性皮肤弥漫大 B 细胞淋巴瘤・其他类型(也包括血管内大 B 细胞淋巴瘤)
原发性皮肤间变性大细胞淋巴瘤	不成熟造血组织恶性肿瘤 $CD4^+$/$CD56^+$ 血源性皮肤肿瘤(母细胞性 NK 细胞淋巴瘤)#
淋巴瘤样丘疹病	
皮下脂膜炎样 T 细胞淋巴瘤*	

*.限定于 α/β 型 T 细胞源性淋巴瘤。

#.根据新近资料提示起源于浆细胞样树突状细胞前体。本病也称为早期浆细胞样树突状细胞白血病/淋巴瘤

有学者分析原发皮肤恶性淋巴瘤(Primary cutaneous malignant lymphoma,PCML)的瘤细胞浸润方式可分为三种模式:①T 细胞模式。瘤细胞主要分布于真皮浅层,并渗入表皮细胞间,有时形成 Pautrier 微聚集(以往称微脓疡)。②B 细胞模式。瘤细胞主要在真皮深层或皮下组织,浸润灶边界鲜明。表皮下无瘤细胞浸润带。表皮内一般无瘤细胞渗入。③非 T 非 B 细胞模式。瘤细胞弥漫浸润于整个真皮或皮下组织,无明显边界,表皮内早期无瘤细胞渗入。

根据以上瘤细胞浸润模式,大致可辨别瘤细胞属于 T 或 B 淋巴细胞,但并不绝对,晚期 B 细胞性淋巴瘤也可渗入并破坏表皮。T 细胞性淋巴瘤也可表现为 B 细胞浸润模式。非 T 非 B 细胞模式浸润的瘤细胞可以为组织细胞性淋巴瘤细胞。

在分期方面,皮肤 T 细胞淋巴瘤与 B 细胞淋巴瘤的 TNM 分期有所不同。

根据 WHO 分类标准,儿童 NHL 主要有四个主要类型:①成熟 B 细胞肿瘤,包括 Burkitt 淋巴瘤/成熟 B 细胞性白血病、弥漫大 B 细胞淋巴瘤、纵隔大 B 细胞淋巴瘤、纵隔大 B 细胞淋巴瘤亚型和未能进一步分类的 B 细胞淋巴瘤。②前 B 细胞肿瘤,主要为前体 B 淋巴母细胞型白血病/淋巴瘤。③前体 T 淋巴母细胞型白血病/淋巴瘤;WHO 将前体 T 或 B 淋巴母细胞型白血病/淋巴瘤归为同一类,前体 T 细胞起源者淋巴瘤为多见,而前体 B 细胞起源者白血病多见。同一系列(T 或 B)的白血病或淋巴瘤在病理/细胞形态学、免疫学、生物遗传学方面均相似,但临床上前者原发于骨髓,而后者原发于骨髓外局部。NHL 为一组复杂疾病,无论是细胞形态学、临床表现及免疫表型,还是近年来发展较快的细胞遗传学/分子生物学检查等均有较大差异。

【诊断与鉴别诊断】

1. 诊断　完整的诊断必须包括分期诊断。常用的分期标准为 St. Jude 分期系统。常规分期检测包括以下项目:全身体格检测、眼底检查、骨髓活检及涂片、胸腹盆腔影像学检查(以增强 CT 检查为主)、脑脊液离心找肿瘤细胞,疑有中枢浸润时增强头颅 MRI 或 CT 以除外颅内转移,疑有骨骼浸润时全身骨扫描。通过以上检查确定肿瘤浸润范围并据此做出临床分期。完整的诊断应包括原发部位、病理亚型及临床分期。

2. 鉴别诊断　小儿 NHL 应注意与多种疾病相鉴别,以免误诊。

(1)慢性非特异性淋巴结炎:淋巴结活动度好,体积小,肿块逐渐缩小,如有增大趋势并互相粘连,应进行淋巴结活检,以免延误治疗。

(2)淋巴结结核:穿刺或活检可见干酪样物质及朗格汉斯细胞。

NHL 还应与嗜酸性粒细胞肉芽肿、坏死增生性淋巴结病、传染性单核细胞增多症等鉴别。

【治疗】　儿童 NHL 诊断时常有远处播散,儿童 NHL 多对化疗敏感,其治疗以化疗为主。放疗、手术等作为辅助治疗。治疗目标是使疾病获得完全缓解,并长期无病生存,同时获得正常的远期生命质量。

1. 化疗　根据不同分期、形态分型和(或)免疫分型采用不同药物联合和强度的治疗方案。

方案选择如下。

(1)成熟 B 细胞型 NHL 化疗方案:强烈,短程,以烷化剂及抗代谢药物为主(主要是环磷酰胺、阿糖胞苷和甲氨蝶呤)。依临床分期、分型决定不同化疗强度,代表方案为德国 BFM-95 方案。

(2)前体 T 或前体 B 淋巴母细胞型 NHL 化疗方案:原则上与急性淋巴母细胞瘤/白血病(ALL)方案一致,以泼尼松、长春新碱、柔红霉素/多柔比星、门冬酰胺酶、6-巯基嘌呤和甲氨蝶呤等联合治疗。代表性的方案有德国 BFM-90-LBL 治疗方案。总疗程达 104 周或更长。各化疗方案中包括中枢神经系统治疗和预防,主要依赖于鞘内注射及全身应用大剂量甲氨蝶呤(HD-MTX)。

2. 放疗　不推荐常规放疗。存在某些特殊情况,如中枢神经系统浸润、脊髓压迫症、化疗后局部残留病灶或需要姑息性治疗等,则根据临床情况制订个体化放疗方案。

3. 手术

(1)主要用于手术活检,尽量获得足够组织标本以明确病理诊断及分型。如肿块较小并为局限性病变,可将肿块完全切除。估计肿块不能全部切除时不推荐肿瘤部分或大部分切除,应进行小切口活检。

(2)急腹症时需要急症手术,如出现完全性肠梗阻、肠套叠、肠穿孔、严重胃肠道出血等外科急腹症时。

(3)二次活检手术:化疗 3 个月后评估,仍存在稳定残存病灶时应考虑手术切除,病灶同时进行病理评估。

4. 急症处理

(1)部分儿童 NHL 纵隔肿块巨大者,临床进展极快,可伴随气道及上腔静脉压迫症状。有时无外周淋巴结肿大,且骨髓及体液标本也不能明确诊断时,可选择肿块切割、穿刺活检,尽早获得肿瘤病理标本。

(2)紧急低剂量化疗:病情危重临床表现及影像学检查符合 NHL,评估全身麻醉可能危及患儿生命,为抢救生命可给予紧急低剂量化疗(B-NHL 治疗方案中的 P 化疗)。急救患儿的压迫症状于 12～24h 或以后得到缓解,病情稍稳定后及时进行活检(最好在化疗 24～48h),同时给予必要的水化、碱化尿液治疗,用别嘌醇抑制过多尿酸形成,预防和积极处理肿瘤溶解综合征。注意:有肾浸润或肾功能不全,应禁止在行 CT 检查时使用造影剂,以免加重肾功能不全。

(3)大量胸腔积液或心包积液时应引流改善症状。

5. 支持治疗

(1)防治各种病原感染及专业护理。预防肺孢子虫感染:治疗期间 TMP-SMZ 50mg/(kg·d),分 2 次口服,每周用 3d。

(2)止吐药物及必要时正确使用镇痛药。

(3)外周血白细胞＜1000 个/cm^3 或粒细胞绝对数＜500 个/cm^3 时应用 G-CSF 或 GM-CSF。

(4)血小板减少并伴有活动性出血、血小板＜1 万/cm^3,或血小板＜2 万/cm^3 伴有发热时,输注血小板。

心理支持:恶性肿瘤患儿及长期生存者心理异常发生率增高。恶性肿瘤对患儿身心健康造成极大危害,病情发展快,治疗时间又长,患儿及其家长易出现恐惧、焦虑、抑郁等症状。医护人员必不可少的要给予患儿及其家长心理支持,及时发现其心理问题,在治疗期间(或康复期间)配合心理医生同步给予心理调整和必要的心理治疗。近些年来,肿瘤社会心理学在中国已有长足发展。

6. 疗效评估标准

(1)完全缓解(CR):CT/MRI、脑脊液及体检均未发现残留肿瘤,骨髓涂片幼稚淋巴细胞＜5%,或经病理证实残留病灶无肿瘤细胞,并维持 1 个月以上。

(2)部分缓解(PR):肿瘤缩小＞50%,但仍未达 CR,无新发或重新进展病灶,骨髓涂片幼稚淋巴细胞＜5%,脑脊液必须无肿瘤细胞,并维持 1 个月以上。

(3)无进展(PF):所有可检诊病灶减少＜50%,无新发病灶或重新进展病灶。

(4)进展(DF):原有疾病基础上进展或出现新病灶。

评估注意:影像学水平残留病灶并不一定代表残留病灶内存在活性肿瘤细胞,部分病例残留病灶内仅为坏死组织等非肿瘤成分,因此,有必要进行再次病理活检,以明确残留病灶内是否存在肿瘤细胞,避免过度治疗或治疗不足。

(金　江　朱秀丽)

(二)EBV 相关 T 细胞克隆性淋巴组织增生

1. 儿童系统性 EBV 阳性 T 细胞淋巴组织增殖性疾病(systemic EBV-positive T-cell lymphoprolif-

erative disease of childhood，EBV＋TLPD） 2016 年新分类将“儿童系统性 EBV＋T 细胞淋巴增殖性疾病”更名为“儿童系统性 EBV＋T 细胞淋巴瘤”以强调其爆发性的临床进程，同时试图将其与慢性活动性 EB 病毒（EBV）感染（CAEBV）区分，其临床上高度侵袭，通常伴有噬血细胞综合征，而 CAEBV 临床表现多样，可以表现为种痘水泡样淋巴增殖性疾病、严重的蚊虫叮咬过敏以及具有发热、肝脾大的全身性疾病。这是一种与 EBV 慢性活动性感染相关的 T 细胞克隆性增殖性疾病，好发于亚洲儿童。中国平均发病年龄为 11(1.5～32)岁，肿瘤病变最常累及肝和脾，也可累及淋巴结、骨髓、皮肤和肺。镜下见上述器官由无明显异型小细胞浸润，伴组织细胞增生和噬红细胞性巨噬细胞增生，T 细胞 $CD2^+$、$CD3^+$、$CD56^-$、$TIA\text{-}1^+$，$CD8^+$ 或 $CD4^+$，$CD4^+$ 和 $CD8^+$ 同时阳性的 EBV 感染 T 细胞仅在很少病例见到，$EBER^+$、TCR 基因重排。

【临床表现】 患者病情进展迅速，常可致死。此病通常合并噬血细胞综合征、凝血功能异常、多器官功能衰竭和脓毒症。金妍、周小鸽、朱军等报道已确诊的 30 例最常累及淋巴结，其次是肝脾和皮肤，皮肤症状有蚊叮超敏反应（13.3%）、皮疹（20%）。20 例随访中，6 例死亡，1 年内死于 EBV 相关噬血细胞综合征或 DIC，12～24 个月死于机会性感染，24 个月以上死于淋巴瘤及机会性感染。临床上表现高热者 96.7%，肝脾大者 66.7%，血细胞减少者 26.7%，血小板减少者 13.3%，葡萄膜炎、牙龈损害、腹泻者各占 3.3%。本病最好的治疗是骨髓移植或造血干细胞移植，能清除被感染的 EBV 细胞，重建 EBV 特异性的细胞免疫，患儿生存率达 50%～64%。由于常出现移植相关的并发症，患者生存率还没有明显提高。阿昔洛韦、更昔洛韦抑制病毒复制，但疗效不明显。干扰素对病毒相关噬血细胞综合征有效。但目前为止不能阻止疾病发展。化疗可用依托泊苷、皮质激素、环孢素 A 等。

2. *水疱痘疮样淋巴瘤*（hydroa vacciniforme-like lymphoma，HVLL） 水疱痘疮样淋巴瘤更名为“水痘疱疹样淋巴增殖性疾病”。是一种起自皮肤细胞毒性 T 细胞或 NK 细胞、与 EBV 相关的罕见淋巴瘤，好发生于亚洲和拉丁美洲的儿童和少年。常有皮肤过敏和对日光敏感，病变主要累及日光暴露部位，尤其是面部。

【临床表现】 表现为水肿和丘疹水疱性皮疹，可有坏死、溃疡、结痂，留下痘疮样瘢痕。病情进展可累及淋巴结、肝和脾，伴发热和消瘦等全身症状。形态学上，瘤细胞中等，密集于真皮层，尤其皮肤附件和神经束周围，可侵犯和破坏血管。肿瘤向上可侵犯表皮，向下扩展到皮下纤维组织、皮肤表面可有溃疡形成。我国的儿童病例：全身多处皮肤损害的 12 例中，包括日光暴露及非暴露部位，皮肤损坏累及面部的有 8 例，其中 4 例仅累及头面部，1 例无皮肤损害。

免疫表型显示浸润的淋巴细胞主要是细胞毒性 T 细胞，少数有表达 CD56 的 NK 细胞表型。TCR 基因可重排（起自 NK 细胞的病例 TCR 基因无重排），至今未发现有染色体异常，$EBER^+$。仅局限于皮肤的病变可反复复发长达 10～15 年。本病临床经过不一，如肿瘤播散到其他器官预后差，2 年生存率仅 36%。平均生存时间为 20 个月。

（金 江 朱秀丽）

（三）皮下脂膜炎样 T 细胞淋巴瘤

脂膜炎样 T 细胞淋巴瘤（subcutaneous panniculitis-like T-cell lymphoma，SPTL）是一种细胞毒 T 细胞淋巴瘤，其特征为主要累及皮下脂肪组织，且与脂膜炎相似的一种外周 T 细胞淋巴瘤。2005 年 SPTL 定义为一种起源于 αβT 淋巴细胞的罕见细胞毒性 T 细胞淋巴瘤。

【病因和发病机制】 病因未明。瘤细胞可能来源于成熟的细胞毒性 T 细胞的少见类型的淋巴瘤。

【临床表现】 有资料报道发病年龄 5 个月至 84 岁（平均 39 岁），多发生在青壮年。可以发生在任何部位皮肤，好发于四肢、面部、腹壁，下肢多见。常表现无症状的皮肤斑块、皮下结节，多发，无压痛。少数表现特殊的溃疡性皮损，进展时溃疡底部露出黄色脂肪组织。

SPTL 有两类不同临床病程：一类表现有系统症状，并发噬血细胞综合征（HLH）者常出现发热、乏力、体重减轻等症状；另一类无系统症状，仅表现皮下结节等。本病很少发生皮肤外播散，但晚期可累及骨髓、淋巴结、肝脾等。

【组织病理】 早期组织学可不典型，而以炎症性浸润为主。SPTL 的组织学特点是病变原发并主要侵犯皮下脂肪组织，呈小叶性或弥漫性脂膜炎样浸润。瘤细胞浸润于脂肪细胞间或脂肪小叶间隔中，瘤细胞大小不等，常围绕单个脂肪细胞呈花环状排列（称“帽檐”现象），可有核碎裂，常伴组织细胞、白细胞和其他炎性细胞浸润，并发噬血细胞综合征时，可见吞噬白细胞的组织细胞（“豆袋细胞”）。瘤内局灶性脂肪坏死常见，肿瘤细胞浸润血管壁可出现片状凝固性坏死（部分病例）。"帽檐"现象有助于SPTL诊断，但并非SPTL特有。典型SPTL不累及真皮和表皮。有研究显示部分亚洲SPTL患者体内可检测到EBV，但多数SPTL患者无EBV感染。肿瘤细胞可来源于α/βT细胞或γ/δT细胞。真皮和表皮的病变常发生在来源于γ/δT细胞的病例。

【细胞免疫学和遗传学】 已证实SPTL瘤细胞为T细胞来源，表达细胞毒性T细胞标志CD2、CD3、CD8、LCA、CD45Ro、CD43，还表达细胞毒颗粒相关蛋白标记TIA-1、穿孔素、颗粒酶B。瘤细胞TCR α或β阳性，不表达CD20、CD68，亦不表达CD30和CD56。

遗传学标记：SPTL大部分有TCR基因的重排，染色体异常报道较少。

【诊断与鉴别诊断】

1. 诊断　本病诊断主要依据组织病理和免疫学表型及T细胞受体分析。

2. 鉴别诊断

(1)良性脂膜炎：为皮下脂肪炎症，病理上表现小叶内脂肪变性坏死及炎细胞浸润，无不典型淋巴样细胞。当组织学图像不能用已知的炎性脂膜炎解释或小叶性脂膜炎构象中有原发的异形淋巴细胞浸润时，应高度怀疑SPTL。

(2)原发皮肤间变性大B细胞淋巴瘤：患者呈双峰年龄分布，高峰为20～30岁和60～70岁，皮肤结节较浅，红色或紫色，可破溃，偶或自行消退。常累及淋巴结，细胞浸润常集中于真皮，而皮下组织受累不明显。瘤细胞主要为大细胞，有些为多核，胞核往往排列成环状，核仁常明显，胞质丰富，免疫表型$CD30^+$。

(3)蕈样霉菌病（MF）和Sézary综合征（SS）：表现为红斑、结节，甚至弥漫性的红皮病，淋巴细胞的浸润主要在真皮和表皮的交界处，极少累及皮下。组织学上见MF章节。

【治疗】 SPTL诊断一旦成立，应及早进行联合化疗，局部放疗或化疗放疗结合，阻止病程发展。治疗方案未统一，一般采用CHOP化疗或局部放疗。最近报道对化疗和激素治疗反应不佳者改用环孢素A可取得较好疗效，部分患者可考虑造血干细胞移植。少数学者报道真正的SPTL表达TCRα或TCRβ、CD8呈惰性生物学特性，5年生存率高达80%以上。伴有HLH者预后较差，SPTL极少并发噬血细胞综合征。还有学者报道多药联合化疗，近期疗效较好但中位生存期小于2年，治疗并发症为受累皮肤继发感染。

（金　江　邱丙森）

(四)蕈样肉芽肿

蕈样霉菌病又称蕈样肉芽肿（mycosis fungoides，MF），是一种亲表皮性的皮肤淋巴瘤，其病因与真菌感染无关，是最常见的原发于皮肤的T细胞淋巴瘤。典型皮肤损害大致划分为三个阶段。病程呈慢性进行性，经过长短不等的时期，由初期多种形态的皮疹发展为皮肤肿瘤，晚期可累及淋巴结和内脏。

MF常见于老年患者，平均年龄60～70岁，儿童和青少年很少见，但有报道20岁以下发病占发病总人数的4%～5%。我国有资料统计，MF发病年龄为11～82岁，约73%患者的发病年龄在30～39岁，较国外该病发病年龄约早10年。MF在儿童和青少年虽然很少见，但在儿童和青少年皮肤型淋巴瘤中是最常见的。

【病因及发病机制】 MF的病因目前尚不清楚，多种有关的理论涉及环境因素、遗传因素和感染因素等。

【临床表现】 皮肤损害是本病的主要表现，呈多样性，分为3期。

1. 斑片期　此期症状变异大，持续时间较长，可数月、数年甚至20～30年，平均为4～10年。此前可有发热、乏力和关节痛等前驱症状。瘙痒常见，且很顽固，并多发生于皮肤损害出现之前。皮损最初常局限于身体某一部位，少数一开始就散在分布于全身，多见于非光暴露部位。以躯干（腰部以下）和四肢为主，屈侧多见，多少不等，大小不一，皮损形态多样，可为淡白、淡红、淡黄红色斑疹，毛囊或非毛囊性丘疹，风团样丘疹，苔藓样变、紫癜或水疱或大疱等，表面光滑或有细小或小片状灰白色或灰褐色鳞屑。此期病变无特异性，难与湿疹、播散性神经性皮炎、脂溢性皮炎、扁平苔藓、银屑病及毛发红糠疹相鉴别，还可类似于皮肤异色病、鱼鳞病，甚至麻风、疱疹性皮炎等皮肤病。

2. 浸润期（又称斑块期）　由第一期发展而成，或一开始即为此期表现。皮损表现为不规则形浸润性斑块，大多在原皮损处或在外观正常皮肤处出现，呈半环状、环状、马蹄形，或表面呈疣状，角质明显增厚或类似环状肉芽肿。斑块大小不一，边缘清楚或不清楚，表面光滑或高低不平，质坚硬而有弹性，棕色、黄褐色或暗红色，边缘可有淡紫色或淡白色晕。浸润程度在不同斑块或同一斑块不同部位往往不相同。个别浸润斑块可自行消退，在它处出现新的损害或持续数月或数年不变，有时破溃后，留下色素沉着或萎缩性瘢痕，可伴毛发脱落，瘙痒。此期一般经数月或更久后转入肿瘤期。

3. 肿瘤期　在浸润斑块边缘或在斑片上逐渐或迅速出现大小不一、数目不等的结节，好发于面、头皮、背和四肢近端、皮肤皱褶等部位。肿瘤位于皮下或隆突于皮面，呈半球形、分叶状、蒂状或蕈样。还有的呈马蹄形或多环状，小如黄豆，大如橘子或更大，呈淡棕红色、紫红色或褐红色至褐色，也可灰白色，常破溃或形成溃疡，覆以坏死组织或黑痂，继发感染时有疼痛，后留萎缩性瘢痕，并伴色素沉着。偶尔肿瘤也可为 MF 的首发症状。MF 全身症状可有乏力、发热、消瘦等。脱发多见。

MF 三个期有时不易严格区分。约 10％患者发展成红皮病，可见于不同病期，大多数发生于肿瘤前期，外周血 Sézary 细胞低于 5％，临床表现全身皮肤潮红，伴剧痒。可有渗液或细小或小片鳞屑、毛发脱落、指甲营养不良、掌跖过度角化，有时出现全身性色素沉着。

MF 皮肤以外病变：近 90％的患者在诊断时即存在皮肤外病变。MF 可侵及淋巴结和内脏，可见全身或局部浅表淋巴结肿大，多见于腹股沟淋巴结，其次为腋下或颈部淋巴结，可随病情缓解而消退。淋巴结受累时，常有肝、脾、肾、肺、骨髓和中枢神经系统同时受累。

MF 还有一些临床表现和（或）组织病理不典型的亚型，包括囊泡型、大疱型、汗疱型、色素减少型、肉芽肿型、皮肤异色型和色素过多型。

【分期】　为了解 MF 的预后并指导治疗，应对初诊病例进行准确分期。根据免疫组化、分子生物学和影像学，ISCL 和 EORTC 于 2007 年重新修订了 TNMB 分期标准，见表 33-5。血液受累作为重要的预后因素加入新标准中。MF 的分期不同与预后相关。

表 33-5　ISCLT 推荐的早期蕈样肉芽肿诊断积分系统

标　准	
临床特征	
基本：持续和（或）进展性的斑片/薄斑块	
附加：①非阳光暴露部位	
②大小/形态可变异	基本标准加两条附加标准积 2 分
③皮肤异色症	基本标准加一条附加标准积 1 分
组织病理学	
基本：表浅淋巴样细胞浸润	
附加：①不伴海绵水肿的嗜表皮性	基本标准加两条附加标准积 2 分
②淋巴样细胞的非典型性*	基本标准加一条附加标准积 1 分
分子生物学	
TCR 基因克隆性重排	1 分
免疫病理学	
①浸润 T 细胞中 $CD2^+$，$CD3^+$ 和（或）$CD5^+$ 细胞＜50％	满足一项或多项均积 1 分
②浸润 T 细胞 $CD7^+$ T 细胞＜10％	
③真皮、表皮 CD2、CD3、CD5、CD7 表达不一致**	

*.非典型性指这些细胞核大深染、不规则或呈脑回状；**.表皮 T 细胞抗原缺失

【组织病理】　MF 的组织学诊断基于一些细微的特征，多数改变也可以在其他炎性和肿瘤性皮肤病变中出现。

MF 的不同皮肤损害有不同组织病理改变。早期斑片示真皮浅表性结节状或苔藓样浸润，主要为淋巴细胞和组织细胞。组织学表现缺乏特征性，有时候很难与良性炎性疾病相区别。在薄斑块期，肿瘤细胞浸润较前致密且沿基底层排列，尤其是上皮脚尖端出现嗜表皮的单个核细胞，大多数细胞是小的分化淋巴细胞，具有圆形或脑回状的细胞核，具有一定诊断性。核大深染、胞核高度扭曲呈脑回状（cerebriform）的不典型 T 淋巴细胞即为 MF 细胞。这些瘤细胞具有嗜表皮性，常侵入表皮内和毛囊上皮细胞间。单个散在时，其周围常见空晕样透明空

隙(haloed);聚集成堆时则形成灶性小脓肿,称为Pautrier微脓肿(Pautrier's micrcoabscess)。MF病灶真皮上层中常有密度不一的带状淋巴细胞浸润。MF细胞、Pautrier微脓肿及带状浸润等改变均是MF典型而非特异的征象。其中带空晕的淋巴细胞被认为是MF和非MF的有力鉴别点。空晕细胞主要出现在斑片病变的表皮中。到厚斑块期,典型的组织学表现为致密的、表皮下带状浸润,包含很多脑回状细胞,嗜表皮性更明显。Pautrier微脓肿融合,可以在角质层下、表皮内和表皮下形成大疱。疾病进入肿瘤期,真皮浸润更加弥漫,嗜表皮现象消失。肿瘤细胞的大小和数量增加,细胞具有大小不等的脑回状细胞核,甚至出现核仁明显的母细胞;反应性T细胞和树状突细胞减少。20%~25%的进展期病例转化为CD30阳性或阴性的大T细胞淋巴瘤。

【免疫组化和细胞遗传学】 MF恶性细胞瘤大多为辅助/记忆T细胞,$CD2^+$、$CD3^+$、$CD4^+$、$CD5^+$、$CD45RO^+$、$CD8^-$、$TCR\beta^+$、$CD30^-$。$CD4^-$、$CD8^+$、成熟T细胞表型的MF也有报道,其临床特征和预后与$CD4^+$病例相似。CD7、CD2、CD5的丢失在疾病进展时出现,嗜表皮脑回状细胞CD7、CD2、CD5的丢失有助于诊断。10%的斑块期病例$CD4^+$的嗜表皮细胞可以表达细胞毒表型(TIA-1、颗粒酶B),当疾病出现大细胞转化时更为普遍。

在大多数病例中可测出T细胞受体γ基因的单克隆重排。染色体分析到目前未发现重现性MF特异性的染色体异常。

【诊断与鉴别诊断】

1. 诊断 诊断本病时应密切结合临床与组织病理和免疫表型检查,对早期疑似患者特别要在排除其他类似疾病后方可建立客观诊断。须定期随访和进行皮肤活检,必要时可进行PCR检测T细胞受体基因重排。

2. 鉴别诊断 对MF进行诊断需要鉴别的疾病有三类:第一类为良性皮肤病。此类病易与早期斑片期MF表现相混淆,而延误MF诊断。良性病变,局部皮肤用药疗效好,部分有自行消退的倾向。炎症性皮肤病区别于MF的主要特点为:表皮浅层和乳头层有明显水肿;表皮层有明显的海绵形成;表皮内炎症细胞积聚呈烧瓶样,其瓶口朝向角质层等。必要时多部位活检,利于排除MF。

第二类为其他类型的皮肤T细胞淋巴瘤,包括淋巴瘤样丘疹病、原发皮肤间变性大细胞淋巴瘤、原发皮肤的γδT细胞淋巴瘤等。结合临床表现、组织病理、免疫表型和基因重排的检测仔细进行鉴别。

第三类为B细胞淋巴瘤和髓系白血病皮肤浸润。通过免疫表型可鉴别。

【治疗】 对早期MF患者,一般采用局部治疗,以避免皮肤病变向皮肤外进展。对于进展期患者可同时给予全身治疗。局部治疗包括外用糖皮质激素、局部化疗(氮芥或卡莫司汀)、补骨脂加长波紫外线、局部维A酸、电子束照射等方法。尽量选择增强患者免疫系统功能的治疗。全身治疗有化疗、干扰素及各种生物治疗、反应调节剂、光量子疗法。

文献报道,全身化疗时,多药联合化疗的有效率为60%~100%,各年龄平均CR率约40%,但联合化疗是否可延长患者的生存期,目前尚不明确。MF目前尚无法根治。

(金 江 曲 凡)

(五)原发性皮肤间变性大细胞淋巴瘤

原发皮肤间变性大细胞淋巴瘤(primary cutaneous anaplastic largecell lymphoma,PCALCL)特指原发于皮肤的间变大细胞淋巴瘤。WHO分类把PCALCL与系统型ALCL归为两种独立的NHL亚型。

原发皮肤肢端$CD8^+$ TCL好发于耳部,亦可发生其他肢体末端部位,大部分病例为孤立的病灶。形态学表现为单形性中等大小的T细胞在真皮、皮下弥漫性的浸润,免疫表型为$CD3^+$、$CD8^+$、$CD4^-$、$TIA1^+$、$CD56^-$、EBV^-。形态学上类似于高级别淋巴瘤,但是原发皮肤肢端$CD8^+$ TCL临床病程十分惰性。新分类将其作为一个新的暂定类型。

【临床表现】 原发皮肤型ALCL起源于皮肤,表现为一个或多个肿瘤结节,生长迅速,质硬,常可见到溃疡。主要见于60岁以上成年人,也可发生在儿童,多10岁以上。此病可合并淋巴瘤样丘疹病。某些病例皮损可自行部分或全部消退,可反复发作。肿瘤自行消退者占10%~42%,约10%患者出现皮肤外播散,主要侵犯局部引流淋巴结,少有其他皮肤外扩散。皮损范围越大,发展为皮肤外病变的危险越高。系统型ALCL皮肤浸润在组织学上无法与PCALCL鉴别。

【组织病理】 PCALCL肿瘤细胞形态与原发系统型ALCL相似,由片状大间变细胞组成,胞核大,核仁明显。但细胞核多形性更明显,呈圆形、卵圆形或不规则形,含一个或数个嗜酸性核仁。淋巴瘤细胞在皮肤常呈聚集性弥漫性浸润,形成簇状甚至结节状,簇状聚集的细胞周围可见反应性淋巴细胞。

肿瘤细胞累及真皮层及皮下组织。

【免疫表型和遗传学】 CD30抗原表达最常见，大多数肿瘤细胞还表达一个或多个T细胞抗原，最常见CD2、CD4、CD3、CD45RO和活化标志CD25、CD30、CD71、HLA-DR，也常表达细胞毒分子。PCALCL不表达EMA，可以表达皮肤淋巴细胞抗原CLA、HECA-452。PCALCL不表达间变性淋巴细胞相关性酪氨酸激酶(ALK)。几乎所有PCALCL和60%LyP有TCR受体克隆重排。系统型ALCL的t(2;5)易位很少出现在PCALCL。

【诊断与鉴别诊断】

1. 诊断 本病确诊除组织病理学以外，还须密切结合临床特征。

2. 鉴别诊断 一旦确定为原发皮肤$CD30^+$淋巴增生性疾病，须与以下疾病鉴别。

(1)淋巴瘤样丘疹病(LyP)：可发生于任何年龄，婴儿到80岁老人都可发病，好发于20～50岁，是一类慢性、反复发作的可自行消退的丘疹结节性病变。在多形性炎症背景中有异形淋巴细胞，是一种惰性的原发皮肤T细胞淋巴瘤，LyP处于CD30阳性淋巴增殖性疾病($CD30^+$ LPD)的良性一端。5%～20%发展成其他类型淋巴瘤，如MF、PCALCL和HL，极少数继发B细胞淋巴瘤。

LyP的组织学检查分为三型：A型又称组织细胞型；B型又称MF样型(少见，<10%)，C型表现为单纯、均一大的不典型瘤细胞浸润，组织学表现与ALCL相似。3种表型的临床表现无区别。患者可能同时存在几种不同类型。

LyP中没检测到t(2;5)(p25;P35)易位。

(2)原发皮肤HL：极为罕见，系统性HL累及皮肤仅见于1%患者，细胞形态有时与PCALCL难以区别，PCALCL表达CD15和T细胞标志CD4等。

(3)原发性皮肤$CD30^+$大B细胞淋巴瘤：在形态学上与原发皮肤间变大T细胞淋巴瘤难以区别。临床上$CD30^+$大B细胞淋巴瘤与$CD30^-$的弥漫性大B细胞淋巴瘤更接近，病情进展快、预后差。而原发皮肤间变性大T细胞淋巴瘤是一种临床进展缓慢、预后较好的淋巴瘤。检测B细胞和T细胞的免疫标志、IgH及TCL基因重排有助于鉴别。

【治疗】 根据原发性皮肤$CD30^+$淋巴增生性疾病的组织学和临床特征、初步诊断、皮肤损害及皮肤外病变进展情况和自行消退情况等，确定不同的治疗方案。多数PCALCL可以经手术或局部治疗治愈，但复发不一定少见。由于一些病例有自愈倾向，对所有患者均需长期随访。该病预后良好，5年生存率大于90%，部分病例允许1～3个月的观察等待期。

联合化疗仅适用于诊断时已存在皮肤外病灶或以后发展成皮肤外病灶的患者，仅有皮肤病灶的患者很少或根本不需要联合化疗。

(金　江　张春雷　邱丙森)

(六)间变性大细胞淋巴瘤，ALK阳性

间变性大细胞淋巴瘤(anaplastic large cell lymphoma，ALCL)占儿童和青少年非霍奇金淋巴瘤(NHL)的10%～15%。变异的大细胞表达CD30。但CD30抗原不只在ALCL中表达，还可在霍奇金淋巴瘤R-S和各种大细胞NHL(如外周T细胞淋巴瘤)中检测到。ALCL主要是T细胞表型，部分是null(裸细胞型)。根据WHO新分类把T/null细胞来源的ALCL分为原发性和继发性，原发性进一步分为原发系统型ALCL和原发皮肤型ALCL，继发性ALCL继发于淋巴瘤样丘疹病、蕈样霉菌病或霍奇金淋巴瘤，甚至继发于AIDS。而少数具有B细胞表型的ALCL在新的WHO分型中已划入弥漫大B细胞淋巴瘤。

【临床表现】 儿童和青少年的ALCL患者较其他亚型的NHL患者更多出现包括皮肤、骨、软组织在内的结外侵犯症状。淋巴结肿大有时进展，有时可以自行缓解，这一现象可能是由转化生长因子β等细胞因子介导的。ALCL诊断时，大约半数有临床症状，已为晚期，年龄范围在0.8～18岁，平均年龄10岁，男孩发病比例较高，占56%～70%。88%～97%患者出现淋巴结肿大，外周淋巴结最常见，其次为腹膜后淋巴结和纵隔肿物，25%脾大，60%结外受累，包括软组织(17%)和皮肤(21%)，其次为肺(11%)和骨(17%)。肺部病变呈结节样或浸润样，软组织受侵时可表现为多个病灶或一个单独的大病灶。约5%的患者病灶局限于骨。皮肤损害可为单发或多个皮肤/皮下结节及大的溃疡灶，或多发弥漫的丘疹样黄色皮损。原发于皮肤的ALCL以局限性皮肤损害为主，在儿童非常罕见，ALK多为阴性，进展缓慢，可自行消退，有些甚至根本不需要治疗。有些中性粒细胞丰富的ALCL可以在骨、皮肤和软组织中呈现类似炎性脓肿表现。

睾丸受累在ALCL极为罕见，也很少出现中枢神经系统和骨髓受累。骨髓活检比骨髓穿刺更敏感。

【组织病理】 见NHL总论。ALCL有4种组织病理类型：①经典型；②小细胞型；③淋巴组织细胞型；④其他型。ALCL 细胞的生长具有内聚性，同时具有向淋巴结窦和滤泡旁区侵犯的倾向。

【细胞免疫和遗传学】 ALK^{+} ALCL 免疫表型：$CD30^{+}$，ALK^{+}，Cytotox. Ag 通常阳性，$CD3^{-/+}$，$CD5^{-/+}$，T 细胞受体$^{-/+}$，$CD15^{-}$，EBV^{-}，$Clysterin^{+/-}$，$fascin^{+/-}$，$Bcl\text{-}2^{-}$，B 细胞抗原阴性。

t(2;5)(p23;q35)是 ALCL 的特征性遗传学改变。在 15%～20%患者中发生其他的染色体异常。预后与 t(2;5)患者的预后相似。

【临床分期】 ALCL 的病灶分布较为特殊（结外受累），现儿童 NHL 广泛应用 St. Jude 分期，对 ALCL 有待于进一步探究更适当的分期标准。

【诊断及鉴别诊断】 诊断根据组织病理、细胞遗传学、免疫表型、分子生物学和临床表现，诊断 ALK^{+} ALCL 不难。须与以下疾病鉴别。

1. *原发皮肤型 ALCL* 病变局限于皮肤，未见全身受侵，无蕈样肉芽肿、外周 T 细胞淋巴瘤、淋巴瘤样丘疹病或 HL 病史。皮肤 ALCL 的 ALK 为阴性。鉴别原发皮肤的 ALCL 和系统性 ALCL 很重要。前者肿瘤部分性或完全性自发性消退的患者占一定比例。预后较好。

2. *间变性大细胞淋巴瘤* ALK 阴性。ALK^{-} ALCL 形态学特征与 ALK^{+} ALCL 相似，肿瘤细胞表达 CD30，ALK 表达阴性，与 ALK^{+} ALCL 发病年龄不同。ALK^{-} ALCL 受累人群一般为中老年人（45～65 岁居多），结外病变发生率低，常规治疗疗效差，临床预后较 ALK^{+} ALCL 差。

3. *结节硬化性霍奇金淋巴瘤* 两者在形态上容易混淆，由于 ALCL 发病年龄小，有 R-S 样细胞，结节硬化、CD30 阳性，偶尔误为 HL。可通过病理组织区分：HL 的 R-S 细胞属于 B 系细胞，表达 B 系抗原。HL 不会出现 t(2;5)和基因染色体易位。

4. *弥漫大 B 细胞淋巴瘤(DLBCL)* ALCL 常与 DLBCL（尤其纵隔 DLBCL）相混淆，纵隔 DLBCL 也可见于年轻患者，且 $CD30^{+}$。而 DLBCL 常表达 CD20 和(或)CD79α 等 B 细胞标志，不表达 T 细胞标志，ALK-，无 t(2;5)基因易位。

【治疗】 ALCL 临床进展快，一般采取较强烈联合化疗。根据患者表型分层治疗，可取得成功。对于儿童疗效较好的有 BFM95 方案（见 NHL 治疗）。目前可用于 ALK^{+} ALCL 的靶向治疗药物为 CD30 单克隆抗体，儿童尚无循证经验。地尼白介素-2 和小分子 ALK 抑制药等在研究阶段。对于难治的患者，可采用造血干细胞支持下超大剂量化疗。但 BMT 在治疗儿童 ALCL 中的作用尚未得出明确的结论。NHL-BFM90 的 CCR 率 69.5%，5 年无病生存（EFS）76%±5%。复发患者部分接受化疗获得长期的二次缓解，部分病例快速进展死亡，也有的患者未进行抢救治疗自发缓解或进入反复缓解/复发交替的慢性过程。

（金　江　刘翠萍）

（七）霍奇金淋巴瘤

霍奇金淋巴瘤（Hodgkin's lymphoma，HL）是恶性淋巴瘤的一种，具有特殊 Reed-Sternberg 细胞，简称 R-S 细胞，常有不同程度的炎症细胞浸润。中国儿童 HL 发病率相对较低，占恶性淋巴瘤的 15%～20%。

【病因及发病机制】 霍奇金淋巴瘤（HL）亦称霍奇金病（Hodgkins disease），病因未完全明了，流行病学调查提示疱疹病毒 6、巨细胞病毒、EB 病毒感染可能与发病有关。

【临床表现】

1. *淋巴结肿大* 无痛性进行性淋巴结肿大是本病的最常见症状（80%～90%）。多数为锁骨上、颈部淋巴结肿大，其他部位如腹腔也可出现淋巴结肿大，约 2/3 病例就诊时有纵隔淋巴结浸润，引起咳嗽、喘鸣等，气管、支气管压迫症状较 NHL 少发生。诊断时可伴无症状的脾大（很少是唯一病灶）。还可出现腋窝、腹股沟淋巴结肿大。

2. *全身症状* 发热、盗汗、食欲缺乏、进行性消瘦等。有的患者出现皮肤瘙痒。有合并自身免疫性溶血性贫血及特发性血小板减少的报道。

3. *结外器官浸润* 原发于淋巴结外的 HL 罕见，原发于皮肤的 HL 极为罕见。HL 随着病情进展可出现腹膜后淋巴结、肝受累，肝内胆管堵塞，还可累及肺实质及肺门、胸膜等。结节硬化型 HL 在青少年常见（儿童占 72.1%）。混合细胞型多见于 10 岁以下儿童（儿童占 15.5%），此型发现时多有结外受累，常表现跳跃式浸润，常累及腹腔淋巴结而很少累及胸腔淋巴结，结外病变可累及骨髓、肺、骨和肝。

4. *可合并免疫功能紊乱* 如合并免疫性溶血性贫血，有贫血、黄疸、网织红细胞升高及 Coombs 试验阳性。合并免疫性血小板减少症时，有血小板减少、出血倾向、血小板相关抗体增高及骨髓巨核细胞成熟障碍。

【临床分期】 采用 HD 的临床 Ann Arbor 分期标准（1989 年修订），分为Ⅰ、Ⅱ、Ⅲ、Ⅳ期。

全身症状分组：每组分为A、B两组。凡有以下症状者为B组，无以下症状为A组：①不明原因发热>38℃；②盗汗；③体重减轻>10%。

结外器官是指除去淋巴结、脾、胸腺、扁桃体环、阑尾及Peyer淋巴结的器官和组织。

【组织病理】 HL病理特征：少数存在的巨大瘤细胞，其中单核者称为霍奇金细胞，双核或多核者称为R-S细胞。两种细胞都是HL的恶性细胞，R-S细胞是一种单克隆B细胞，对霍奇金淋巴瘤诊断具有诊断意义。R-S细胞大小不一，呈单核或多核，细胞质丰富，核膜厚。R-S细胞周围常有多种非肿瘤性反应性细胞。多数情况R-S细胞表达CD15和CD30；少数情况R-S细胞表达CD20或CD45。

本病的非特异性皮肤损害中仅见慢性炎症浸润。特异性皮损中可见大的细胞团块，常深达皮下组织，组织学表现很少像淋巴结中所见那样典型，难以分清。R-S细胞较少，纤维化和胶原纤维束的形成不显著，仔细寻找才可发现少数分叶或多核巨细胞，但不一定有特征性的核仁。有明显的淋巴细胞、组织细胞和嗜酸性粒细胞浸润。

HL分型：2008年WHO分型仍采用2001年WHO的HL分型系统。HL有两大类：淋巴细胞为主型HL(HLDHL)和经典型HL(CHL)。其中经典型HL又分为4种亚型：①结节硬化型霍奇金淋巴瘤，最常见，它的病理特点是在反应性炎症细胞背景上，陷窝型R-S细胞组成结节，周围形成硬化胶原束；②富于淋巴细胞经典型霍奇金淋巴瘤；③混合细胞型霍奇金淋巴瘤，1级和2级(MSHL)；④淋巴细胞削减型霍奇金淋巴瘤(LDHL)。

【辅助检查】

1. *淋巴结活检* 淋巴结病理切片找到R-S细胞可确诊。必要时行脾、肝等穿刺或切取瘤组织做病理检查。

2. *血象* 正常或有贫血，白细胞分类可见嗜酸性粒细胞及单核细胞增多，少数晚期病例可见R-S细胞。

3. *骨髓象* 晚期可发现R-S细胞，形态特点为体积大，为10～80μm，多核，典型者为2个核呈镜影状排列，核仁大，呈深蓝色。

4. *影像学检查* 可做胸部、腹部盆腔影像学检查(以增强CT为主)。当有骨骼浸润时，全身骨扫描可确定疾病范围。

【诊断与鉴别诊断】

1. *诊断* 须结合无痛性进行性淋巴结肿大等临床表现、影像学及血液系统检查。HL确诊必须通过病理组织学检查，诊断必须包括病理亚型诊断、分期诊断和临床分型诊断(有无全身症状)。

分期诊断：完整的诊断还必须包括治疗前疾病分期，常规分期检查包括以下项目：身体格检测、骨髓活检及涂片、胸腹盆腔影像学检查(以增强CT检查为主)，疑有骨骼浸润时全身骨扫描。通过以上检查确定肿瘤浸润范围并据此做出临床分期。较常用的HL分期系统为Ann Arbor分期。见下表33-6。

表33-6 HL的Ann Arbor分期

分期	定义
Ⅰ期	单个解剖区淋巴结(Ⅰ)，或单个节外病变($Ⅰ_E$)
Ⅱ期	横膈同一侧≥2个淋巴结区病变(Ⅱ)。或横膈同一侧的单个肿块(节外)伴有区域淋巴结浸润或≥2个淋巴结外病变($Ⅱ_E$)
Ⅲ期	横膈两侧淋巴结病变(Ⅲ)，伴有脾脏浸润($Ⅲ_S$)，伴有节外病变($Ⅲ_E$)，或两者都有($Ⅲ_{SE}$)
Ⅳ期	广泛的或远处节外转移

2. *鉴别诊断* 小儿HL应注意与多种疾病相鉴别，以免误诊。①慢性非特异性淋巴结炎和淋巴结结核：同NHL。②NHL：从临床表现、特殊病理检查，肿瘤细胞形态学、免疫表型及细胞分子遗传学等方面可以区分。特别注意与系统性ALCL勿相混淆。③传染性单核细胞增多症：对称性淋巴结肿大伴咽峡炎等表现。EBV IgM阳性，如症状消失，淋巴结仍肿大或进展，应当做进一步检查。

此外，HL还应与嗜酸性粒细胞肉芽肿、坏死增生性淋巴结病鉴别。

【治疗】 在明确病理分型、临床分期基础上，儿童HL以化疗为主，结合放疗，手术主要用于病理活检。注意早期诊断、分期治疗及坚持全疗程。

1. *化疗* 国际常用方案ABVD、COPP、COMP多见，以ABVD最常用。

根据不同分期，治疗时间以4～9个疗程为宜。

过度维持治疗并不能改善预后。对难治和复发者注意蒽环类药物累积剂量(儿童一般不超过 320mg/m^2)。

2. *放疗*　考虑放疗对儿童生长发育远期的不良反应,近年试图缩小放射野,减少剂量或删除放疗。生长期儿童Ⅲ、Ⅳ期 HL 以全身化疗为主,青少年局灶性病变用化疗联合低剂量放疗肿瘤浸润野(1800～2000cGy)。远期不良反应有儿童软组织萎缩和骨骼生长受抑。HL 对放疗敏感,成人 HL 普遍采用放疗。儿童放疗与化疗结合治疗方案及疗效:MOPP 与 ABVD 交替各 3 个疗程和受累野照射(15～25Gy)联合治疗的 10 年总生存率为 96%,10 年无病生存率为 93%(局部病变)。6～10 个疗程 COPP 后的 3 年生存率Ⅰ～ⅢA 期患者为 100%,ⅢB～Ⅳ期患者为 74.9%。COPP 与 ABVD 交替各 4 个疗程,5 年总生存率 92%,5 年无病生存率 88%。4～8 个疗程 COPP/ABV 加巨大病灶受累野照射(20Gy)的 5 年总生存率为 93%,5 年无病生存率为 82%。4 个疗程 VAMP 和受累野照射(15～25Gy)的 5 年总生存率为 99%,5 年无病率为 93%。

3. *关于化疗联合放疗的选择*　最近美国 CCG、德国-奥地利儿童肿瘤研究所等研究结果显示,化疗+低剂量肿瘤浸润野的放疗(15～21Gy)生存率优于单纯化疗,然而,第二肿瘤及其他远期不良反应仍待观察。单纯化疗获得 CR 的患者生存率虽然稍低于化疗联合放疗,但也达 80%以上,对化疗获得 CR 的低危患者是否放疗仍需要研究。

(金　江　杨娟丽)

附:中医中药在恶性淋巴瘤的应用

现代中医学将淋巴瘤称为“痰毒病”,其淋巴结肿大皆与“痰”有关。所谓“无痰不成核”,其发病与痰气、诸毒有关。中医中药治淋巴瘤注重治病求本、标本兼施,按标本缓急、邪正主次,随机施治,具有特色优势。

上海中医药大学周永明教授治疗恶性淋巴瘤经验:淋巴瘤病例特点为本虚标实,脾肾亏虚,痰毒瘀结为标,治疗上始终立足于扶正祛邪,以健脾利湿补肾治其本,化痰祛瘀解毒治其标。临证宜在辨证论治基础上结合化疗、放疗及手术治疗的不同时期随症加减,以增效解毒,优势互补,促进康复。

河北医科大学第四医院中医刘亚娴教授经验:恶性淋巴瘤属“恶核”“痰核”等范畴,其存在“痰”和“瘀”,“痰之为物,随气升降,无所不至”。着眼于两者遣方用药,处理好“痰”和“瘀”的关系,为一种治疗艺术。案例:确诊为弥漫大 B 性淋巴瘤Ⅳ期的患者,化疗后白细胞降低伴高热,月余来西药治疗高热不退,并出现呼吸衰竭、心肾功能衰竭,呼吸困难、咳嗽、痰吐不爽,在某省级医院抢救,已上呼吸机维持,家属要求会诊。辨证:邪热内蕴,痰瘀阻滞,肺失宣降,治当清肺化痰行瘀。药用:芦根、桃仁、薏苡仁、赤芍、浙贝、桔梗、紫花、百部、生甘草、鱼腥草、败酱草、生黄芪、知母、花粉,水煎服。服药 3d(其间已停用抗生素),体温渐接近正常,继服药 6d 热退。遂以前方加茵陈、柴胡、茯苓以调理肝脾,继服 6d,其间体温正常,撤掉呼吸机,用中药治疗半个月后顺利出院。

北京中医药大学中医肿瘤专家王沛认为,非霍奇金淋巴瘤属于中医“痰核”“石疽”“瘰疬”“失荣”等范畴。临证常用处方:小柴胡汤合当归芍散加减治气郁痰凝证;阳和汤合消瘰丸加减治寒痰凝滞证;消瘰丸合失笑散加减治痰热瘀毒证;青蒿鳖甲汤合二至丸加减治肝肾阴虚证等。

(金　江)

五、尤因肉瘤

尤因肉瘤(ewing sarcoma)是儿童和青少年常见的恶性骨肿瘤。发病率在小儿和青少年中仅次于骨肉瘤。

【病因】　85%尤因肉瘤中有 t(11;22)(q24;q12)易位,约 20%有其他染色体异常,22 号染色体的 EWS 基因(Ewing sarcoma)与 11 号染色体的 FLI 1 基因发生融合,采用 FISH 或 RT-PCR 可查出 EWS-FLI 1 融合基因,对诊断非常有用。

【病理】　目前 ESFT 细胞组织来源仍然存在争论,有人提出可能为内皮、间质、造血组织或神经组织来源,但至今尚未确定。

ESFT 多原发于骨。外周 PNET 亦表达神经分化,组织化学检查 NSE、S-100 蛋白、Leu-7 等均阳性。

ESFT 须注意与其他小圆细胞肿瘤相鉴别:淋巴系肿瘤 CD99 阳性,CD45 或其他淋巴抗原也可呈阳性,而 ESFT 则阴性;横纹肌肉瘤 CD99 阳性,但大多较弱,而横纹肌肉瘤对肌肉性抗原阳性,神经母细胞瘤对 NSE、S100、Leu7 阳性,但与 PNET 不同的是其细支条蛋白(vimentin)阴性。

FISH 或 RT-PCR 可查出 ESFT 的融合基因转变,特异性基因转变可查出滑膜肉瘤和横纹肌肉瘤。

【临床表现】 尤因肉瘤白种人发病率较高，美国报道20岁以下的发病率为2.93/100万，而中国人的发病率较低。好发于10～20岁，平均15岁。原发部位主要为骨，包括骨盆、股骨、肱骨、腓骨、胫骨、胸骨，也可发生于肋骨、肩胛骨、锁骨、椎体、颌骨等，长骨病变发生在骨干部位（骨肉瘤在干骺端），但约25%原发于软组织，发病时25%已转移，其中肺部（50%），骨（25%），骨髓（20%）。主要症状为局部肿胀和疼痛。初期一些患者将疼痛视为与创伤有关，或以为是生长期的正常表现，若出现持续性疼痛数周以上，并影响晚上睡眠，则可能是病态，须尽早做检查。75%～80%ESFT原发于骨，极少转移至淋巴结、肝及脑等。发热及体重下降亦可在ESFT出现，尤其是较晚期或转移患者。若生长在脊椎附近，可出现脊髓症状，胸壁原发部位可引起胸腔积液、呼吸困难等症状，盆腔内肿块可出现大小便困难。

笔者曾见一确诊为尤因肉瘤的6岁女孩，胫骨受侵，在手术和放疗后接受化疗，其胫骨表面软组织呈浅粉红色，表面皮肤缺如，约5cm×16cm大小，长期不愈合，经化疗后皮损范围较快缩小（后因经济困难放弃治疗）。

【实验室检查】 可能有轻微至中度贫血、白细胞增加、ESR增高，LDH与肿瘤大小有关。X线特征为髓内破坏并向外延伸，骨膜有新骨形成，产生典型葱皮层特征，X线片主要表现为溶骨，骨膜反应较少。CT扫描可较清晰显示骨外层破坏，而MRI可清晰显示周边组织如神经、血管及骨髓内受累范围。

【诊断】 根据临床特点及实验室检查，确诊ESFT必须有病理支持，大多是影像学引导下进行活检（针吸式活检所得的组织较少，不适宜做诊断），应在局部麻醉下进行钻取活检（core biopsy），可取得足够组织行病理分析，95%以上能确诊。

目前尚未有国际公认的分期标准。

【治疗】 治疗包括全身化疗，再行手术或放疗，或手术加放疗做局部控制，采取以上联合治疗，整体治愈率可达60%以上。在初诊时，一般先以术前化疗将肿瘤缩小，随后再行手术，极少病例能在初诊时做完整切除。

1. 手术切除　肿瘤切除目标是整个肿瘤完整切除，保证手术切缘无肿瘤细胞，同时术后能保持功能。骨肿瘤切除后的空间须做骨骼重建，采用异体骨或假体填充。

2. 放射治疗　ESFT对放疗敏感度高，以往较多用于局部治疗，但近年来只选择性应用。放疗可以在术前、术后或单纯做局部治疗。放疗对转移灶治疗亦十分重要。放疗比不放疗的5年无病存活率可由24%提升至47%，一般放疗剂量为15～20Gy。

3. 化学治疗　化疗大大提高非转移ESFT的存活率，但化疗对初诊时有转移的病例帮助较小。最近美国COG发表INF-0154研究，可用化疗4个疗程，之后手术或放疗，然后再术后化疗。化疗以INT-0091最佳方案为蓝本，VDC（长春新碱、多柔比星、环磷酰胺）加IE（异环磷酰胺IFO、VP-16），4年EFS为79%。

4. 自体造血干细胞移植　约25%患者在诊断时已有转移，本组预后不佳。加大化疗剂量效果一般也不好。以最大剂量化疗和放疗，配合自体造血干细胞移植作为治疗手段，可能提高治愈率。目前唯一的前瞻性对照研究，一组接受术后化疗，另一组接受自体干细胞移植治疗，预处理用白消安和美法仑，结果尚未报道。

（金　江　朱秀丽　张春雷）

六、皮肤白血病

白血病（leukemia）是造血组织中某一血细胞系统过度弥漫性增生，进入血液或浸润到各组织和器官（包括皮肤），白血病细胞局部或播散浸润于皮肤称为皮肤白血病（leukemia cutis）。

【病因及发病机制】 本病病因未完全明确。研究显示白血病的形成与患者基因突变和外部影响因素（如病毒、辐射等）的共同作用相关。白血病累及皮肤的机制尚不清楚，可能存在多种骨髓外白血病细胞浸润的危险因素，包括存在t(8;21)和inv16、CD56和T细胞标志物表达异常、FAB亚型、原始细胞转化和白血病细胞计数增高，这些因素尚不确定，目前并未发现细胞遗传学异常在皮肤白血病发病中的明确意义。

【临床表现】 按白血病的细胞分化程度和病程分为急性白血病（acute leukemia，AL）和慢性白血病（chronic leukemia，CL）。按恶变细胞类型可分为急性淋巴细胞性白血病（ALL）、急性髓细胞性白血病（AML）、慢性淋巴细胞性白血病（CLL）、慢性粒细胞性白血病（CML）、特殊类型白血病。

各型白血病的临床表现基本相同，主要是由于骨髓白血病细胞增殖、正常血细胞减少和白血病细胞浸润某些组织器官所致。

1. 系统临床表现

(1)发热：最常见的症状之一，包括白血病性发热和感染性发热，急性白血病发热约占61%，热型不定，多为不规则发热。

(2)贫血：约占55%，出现较早，进行性加重，表现为苍白、乏力。

(3)出血：大部分急性白血病患儿有不同程度的出血，包括皮肤黏膜出血、鼻出血、内脏和体腔出血，通常AML比ALL出血重。

(4)组织器官浸润：以肝、脾、淋巴结肿大最为常见，亦可出现心、肺、肾、骨关节、神经系统、睾丸、皮肤、黏膜等受侵犯。

2. *白血病的皮肤损害*　小儿白血病有皮肤黏膜损害者约占40.6%。Cunz和国内报道特异性损害为2.6%～3.3%。各种类型的白血病均有一定的皮肤表现，某些类型中更常见，如新生儿白血病和AML(M_4、M_5)。皮损分为特异性和非特异性两种类型，可单独发生，亦可同时并存，皮损多发生于其他典型的白血病症状出现以后，也可以为首发症状。

(1)特异性皮肤损害：是由白血病细胞浸润所致，主要发生于慢性白血病，对判断预后有一定价值。最常见的是多发性丘疹、结节、浸润性斑块及可触性紫癜，皮损呈棕红色或青紫色，表面光滑，少破溃。可触性紫癜由于白血病细胞浸润而隆起于皮表，具有诊断意义。

各型白血病的特异性皮肤损害如下。

①单核细胞白血病。特异性皮肤损害多见，发生率为10%～50%。基本损害为粉红、棕红或紫色结节、浸润性斑块和丘疹。结节为黄豆至蚕豆大小，浸润性斑块可较大，呈回状或条索状，全身皮肤均可累及。

②淋巴细胞白血病。急性患者特异性皮损较少见，约占3.1%，表现为结节性损害，结节呈红色、淡红色或正常肤色，呈肉芽肿样。慢性患者皮损常见，表现如下。

a. 肿瘤型。多见于B淋巴细胞型，为散在结节、肿物，肿物位于皮内或皮下，略高出皮表，边界清楚，表面光滑，呈黄褐色、淡棕红色或蓝红色，橡皮样质地，一般不破溃，也可表面皮肤正常，而皮下呈结节状浸润，自觉烧灼感、轻度疼痛或压之不适，无明显瘙痒。最常见于面部，常融合成片，呈狮面状，也可发生于其他部位，特别是四肢伸侧、胸部及肩部。皮损表现为圆形肿物或扁平隆起斑块，直径可达10cm，可多年保持不变，也可自行消退。

b. 发疹型。多发生于躯干和腹部侧面，常表现为二期梅毒疹样皮损。

c. 红皮病型。较少见，多发生于T淋巴细胞型白血病，表现为全身皮肤弥漫性、浸润性红色斑片，干燥、脱屑，伴有剧烈瘙痒。

③粒细胞白血病。其皮损与淋巴细胞型白血病相似，但较少见，皮损多见于躯干，亦可发生于四肢与面部，结节坚实有弹性，紫红色或淡红色，根据肿瘤切面有无特征性绿色，可分为绿色瘤和非绿色原粒细胞瘤。

(2)非特异性皮肤损害：又称白血病疹(leukemids)，是皮肤白血病中最常见的表现，皮损部位无白血病细胞浸润，其发生与血小板减少、贫血、出血及感染等因素有关。主要表现为紫癜、瘀斑、出血性疱疹、皮下血肿、痒疹样丘疹等。也表现为非特异性红皮病、剥脱性皮炎、带状疱疹、多形红斑、大疱性皮疹、色素沉着及湿疹样损害等。

白血病最常见的非特异性皮肤症状为瘙痒，尤其多见于淋巴细胞白血病，可伴有痒疹样丘疹，丘疹可伴有水肿，也可见小水疱。

白血病中的红皮病可为特异性或非特异性皮疹的表现，通常为全身泛发，伴有瘙痒。带状疱疹尤多见于淋巴细胞性白血病，常泛发全身，可为出血性及坏疽性皮疹。

3. *白血病的口腔黏膜损害*　早期可见牙龈肿胀及浅表溃疡，随后牙龈增生肿胀，甚至可掩盖牙齿，同时伴明显出血、坏死，多见于急性单核细胞性白血病。

4. *先天性白血病的皮肤表现*　在出生后4～6周发病，临床表现为皮肤浸润、紫癜和肝脾大，其中有25%～30%患者出现皮肤白血病，以急性粒细胞性白血病多见，其次为淋巴细胞性白血病及单核细胞性白血病。本病皮肤损害十分明显，以特异性皮损为主，典型皮疹为多发性红色或深紫色结节，好发于头面部、颊、鼻、耳廓、躯干及四肢；非特异性皮损表现为多形性红斑、湿疹样或疱疹样损害。约10%的患者，虽有皮肤损害，但骨髓象和外周血象正常。Beimann提出结节性皮肤浸润可作为先天性白血病的首要症状，但出现皮肤浸润并不表明预后不良。

5. *非白血性皮肤白血病*　较少见，其特征是皮肤出现皮肤白血病的特异性皮损，但骨髓和外周血正常，此类患者一般系统性受累发生在3周或20个月以内。

【实验室检查】

1. *血象*　本病的特点是白细胞的变化，白细胞总数可高于$100\times10^9/L$，亦可低于$1\times10^9/L$，约

30%患者在 5×10^9/L 以下，血涂片可见较多原始及幼稚细胞，比例多超过 20%。贫血一般为正细胞正色素性贫血，网织红细胞正常或低下，血小板呈现不同程度的降低。

2. 骨髓象　骨髓检查是确定诊断和评定疗效的重要依据，骨髓增生活跃或极度活跃，少数可表现增生低下，其中以原始和幼稚细胞为主，比例≥25%方可诊断，多数超过 50%，甚至可高达 90%以上，红系和巨核细胞不易见到。

3. 组织化学染色　主要用于确定骨髓细胞的生物化学性质，有助于鉴别不同类型的白血病。

包括过氧化酶染色、糖原染色、非特异性脂酶染色、苏丹黑染色，髓系白血病过氧化酶染色、苏丹黑染色呈阳性反应，非特异性脂酶染色为单核细胞的标记酶。

4. X线或 MRI 检查　5%～15%的患儿可见纵隔肿物，为胸腺浸润或纵隔淋巴结肿大，长骨片显示广泛骨质疏松，有时出现局灶性溶骨及骨膜增生等改变，长骨干骺端近侧出现密度减低的横线或横带，称为“白血病线”。中枢神经系统白血病头颅 MRI 可见脑实质浸润肿块或脑膜浸润。

5. MICM 检查　形态学-免疫学-细胞遗传学-分子生物学（morphology-immunophenotype-cytogenetics-molecularbiology，MICM）检测已是白血病现代诊断方法的重要手段，弥补形态学的不足，实施 MICM 分型是规范化治疗的前提，是提高疗效的基本保证。

6. 免疫学检查　应用系列单克隆抗体对白血病细胞进行标记，常用流式细胞仪进行分析，确定白血病类型，诊断混合细胞型或双表型白血病。根据 WHO2008 分型标准，可将 ALL 分为前体 B-ALL 和前体 T-ALL 两类，将 FAB 分类中 L3 型（Burkitt 型）归入成熟 B 细胞肿瘤。前体 B-ALL：TdT、CD34、HLA-DR、CD19、cytCD79a 阳性，多数 CD10 阳性，CD22、CD24、CD20 多有不同程度的表达，CD45 可阴性。伴 t(4；11)(q21；q23)/MLL-AF4$^+$ 的患者 CD10 和 CD24 阴性。成熟 B-ALL 表达单一轻链的膜 IgM 和 CD19、CD20、CD22、CD10、BCL6，TdT 和 CD34 阴性。前体 T-ALL：TdT、CD34、cytCD3、CD7 阳性，CD1a、CD2、CD4、CD5、CD8 有不同程度表达，多数 T 细胞受体克隆性重排阳性。ALL 中髓系相关抗原 CD13、CD33 等可以呈阳性，该阳性不能排除 ALL 的诊断。

7. 染色体检查　应用染色体显带技术进行核型分析，以发现白血病细胞染色体数目异常及易位、倒位、缺失等结构改变。

8. 融合基因检查　抽取骨髓液获得白血病细胞，常用 PCR 或 FISH 检测出染色体易位产生的相关融合基因。

9. 其他　出血时间延长与血小板质与量的异常有关，白血病发病时可致凝血酶原和纤维蛋白原减少，从而导致凝血酶原时间延长和出血。肝功能检查可轻度或中度异常，由于白血病细胞大量破坏，致使 LDH 增高。

【组织病理】

1. 非特异性皮损　组织学表现无特殊白血病细胞浸润，因此不能作为白血病的诊断依据。

2. 特异性皮损　组织学检查可见在真皮和皮下组织内有白血病细胞呈弥漫性浸润，或沿血管及皮肤附属器周围呈灶状浸润，表皮被侵犯或无改变，未侵犯表皮者，与表皮之间常隔以无细胞浸润带，浸润细胞形态比较一致，常无核分裂象，细胞类型与白血病类型一致。合并红皮病的皮损为乳头下层和真皮中层广泛弥漫性浸润。

各型白血病的特异性皮损中，浸润细胞形态亦有所不同，如慢性淋巴细胞性白血病的皮肤浸润多为成熟小淋巴细胞和少数未成熟的淋巴母细胞，急性淋巴细胞性白血病多为淋巴母细胞。慢性粒细胞性白血病的特异性皮损中真皮内有致密的细胞浸润，常延伸到皮下组织，浸润细胞一部分为成熟的中性粒细胞，另外可见比中性粒细胞大，核为圆形、椭圆形或齿形，胞内有颗粒的髓细胞和胞内无颗粒的髓母细胞。

【诊断与鉴别诊断】

1. 诊断　白血病的非特异性皮损主要根据典型的临床表现、外周血查到白血病细胞、骨髓中原始和幼稚细胞≥25%即可诊断，进一步须行免疫分型。

白血病的特异性皮损-结节及浸润斑块，应根据皮肤活检，结合临床症状、血象及骨髓象检查做出诊断。

白血病分型采用 MICM 进行分型，即形态学、免疫学、细胞遗传学及分子生物学。

2. 鉴别诊断　对于不典型病例应与下列疾病鉴别。

(1)药物反应：药物反应的临床表现多种多样，可表现为过敏性皮疹，亦可同时有内脏损害，如伴有血液系统损害，可出现血小板减少、溶血性贫血、粒细胞减少，甚至再生障碍性贫血等表现。鉴别时应注意：

药疹常骤然发生，且皮疹呈全身对称性分布；皮疹颜色鲜艳，痒重；停用致敏药物后较快好转或消失；骨髓检查及皮肤活检可进一步鉴别。

(2)传染性单核细胞增多症：本病为 EB 病毒感染所致，临床表现发热、皮疹、咽峡炎、肝脾及淋巴结肿大，末梢血白细胞增高以淋巴细胞为主，异形淋巴细胞>10%，但本病恢复快，骨髓无白血病细胞，血清嗜异凝集试验和 EB 病毒特异性抗体检测可鉴别。

(3)风湿与类风湿关节炎：发热、关节痛、贫血、白细胞增高等与白血病相似，但肝脾淋巴结多不肿大，行骨髓检查不难鉴别。

(4)类白血病反应：为造血系统对感染、中毒和溶血等刺激因素的一种异常反应，以外周血出现幼稚细胞或白细胞增多为特征，当原发病控制后，血象即恢复正常，且血小板数多正常，白细胞有中毒性改变，中性粒细胞碱性磷酸酶积分显著增多，骨髓中原始细胞多<10%。

【治疗】 皮肤白血病多发生于重症患者或白血病晚期，故一经诊断即应采用与白血病相同方案的治疗。

急性白血病的治疗主要是以化疗为主的综合治疗，由于新型抗白血病药物的发现、联合化疗方案的应用和不断改进，白血病治疗已由姑息性治疗转为根治性治疗。其原则是：早期诊断，早期治疗，按型、联合用药，强调早期连续适度化疗和长期规范治疗，同时要早期防治中枢神经系统白血病和睾丸白血病，注意支持疗法，力争长期存活，最终达到治愈目的。

1. 化学药物治疗

(1)ALL 常用化疗方案包括诱导缓解治疗、早期强化治疗、巩固治疗、延迟强化治疗、维持治疗(表 33-7)。

表 33-7　ALL 常用化疗方案

治疗方案	低度危险	中度危险	高度危险
诱导缓解治疗	VDLD(DNR×2)	VDLD(DNR×4)	VDLD(DNR×4)
早期强化治疗	CAM	CAM×2	CAM×2
巩固治疗	HD-MTX 2g/m^2×4	HD-MTX 5g/m^2×4	(HR-1',HR-2',HR-3')×2
延迟强化治疗Ⅰ	VDLD+CAM	VDLD+CAM	VDLD+CAM
中间维持治疗	—	6-MP+MTX	—
延迟强化治疗Ⅱ	—	VDLD+CAM	—
维持治疗	6-MP+MTX/VD+鞘注	6-MP+MTX/VD+三联鞘注	6-MP+MTX/CA/VD+三联鞘注

(2)AML 化疗方案(不包括急性早幼粒细胞白血病化疗方案)：分为诱导缓解治疗和缓解后治疗两个阶段。

①诱导缓解治疗。近几年多采用 DAE 方案：DNR：40mg/(m^2·d)，iv，第 1～3 天；Ara-C：200mg/(m^2·d)，第 1～7 天，分 2 次，q12h，皮下注射；VP16 100mg/(m^2·d)，静脉滴注，每日 1 次，第 5～7 天；或采用 HAD 方案、IA 方案。中危 AML 及除 APL 以外的低危 AML 首选 DAE 方案。高危 AML 首选 IA 方案。

②缓解后治疗。AML 常选用有效的原诱导方案 1～2 个疗程。完成巩固治疗后可行根治性缓解后治疗，可选择化疗，有条件者可行造血干细胞移植。化疗按以下顺序进行：a. 中大剂量 Ara-C+DNR(或 VP16)连做 3～4 个疗程；b. HA 方案，2 个疗程；c. 中大剂量 Ara-C+DNR(或 VP16)，1 个疗程。总疗程 12～15 个月。

2. 支持疗法　支持治疗包括：①防止感染；②成分输血；③集落刺激因子；④高尿酸血症的治疗。

3. 造血干细胞移植(HSCT)　近年来随着造血干细胞移植技术水平的提高，其已成为治疗小儿白血病的一项重要选择，包括自体造血干细胞移植、异基因造血干细胞移植(allo-HSCT)、脐血移植(uCBT)、异基因外周血干细胞移植(allo-PBSCT)，不仅可以提高患儿的长期生存率，而且还能根治白血病。由于 ALL 化疗效果好，长期生存率高，故 HSCT 仅用于部分高危 ALL 复发和难治患者。AML 中 HSCT 应用较为广泛，已成为缓解后治疗的一个重要手段，降低了本病的复发率，使长期生存率明显提高。

4. 白血病的中医辨证施治　中医学认为白血病属于"虚劳""血症""积症"等范畴，其病因多由于精气内虚、瘟毒外侵、入血伤髓引起血瘀而成。血瘀在本病的发病中占有重要地位，活血化瘀为基本治疗方案。

5. 皮肤损害的处理　对于皮肤的非特异性损害，一般采用对症治疗，而对于皮肤特异性损害，多不需要特殊治疗，可随着全身化疗的应用而好转。

（江　莲　张春雷）

参考文献

高解春，王耀平.现代小儿肿瘤学[M].1 版，上海：复旦大学出版社，2003 年 10 月.

黄晓军.实用造血干细胞移植[M].1 版，北京：人民卫生出版社，2014 年.

克晓燕，高子芬.淋巴瘤[M].1 版，北京：科学技术文献出版社，2009 年 10 月.

克晓燕.淋巴瘤诊疗手册[M].1 版，北京：人民卫生出版社，2010 年 7 月.

刘亚娴.中医证治晚期癌略例[M].1 版，北京：中国中医药出版社，2013 年 7 月.

马丽娟，师晓东，王天有，等.2004.朗格罕细胞组织细胞增生症传统分型与 Lavin-Osband 分级的相关性及其临床意义[J].中华儿科杂志，42(1)：58-61.

沈志祥，吴雄增.恶性淋巴瘤[M].2 版，北京：人民卫生出版社，2011 年 4 月.

孙晓菲，苏义顺，刘东耕，等.2004.儿童青少年 B 细胞非霍奇金淋巴瘤的生存率比较[J].癌症，23(8)：933-938.

孙晓菲，甄子俊，刘冬耕，等.2007.改良 B-NHL-BFM 90 方案治疗儿童青少年伯基特淋巴瘤的疗效分析[J].癌症，1339-1343.

AgnewKL，RuchlemerR，CatovskyR，et al.2004.Cutaneous finding sinchronic lymohocytic leukemia.BR.J.DERMATOL，150(6)：1129-1135.

Gao C，Zhao XX，Li WJ.2012.Clinical features，early treatment responses，and outcomes of pediatric acute lymphoblastic leukemia in china with or without specific fusion transcripts：A single institutional study of 1004 patients [J]. American Journal of Hematology，87：1022-1027.

H Amthauer，C Furth，FDG-PET in 10 children with non-Hodgkin's lymphoma：Initial experience in staging and follow-up[J]，2005，217(6)：327-333.

Holleman A，Cheok MH，DenBoer ML，et al.2004.Gene-expression pattern sindrug-resistant acute lymphoblastic leukemiacells and response to treatment[J].NewEngeJmed，351(6)：533-542.

J.M Mu che，AWiks，BrJDermatol.2005.Systemic eight-cycle anti-CD20 monoclonalantibod (rituximab) therapy in primary cutaneous B-cel lymphomas-An applicational observation.S Cell rich[J]，153/1：16-173.

Kempf W，Kazakov DV，Scharer L，et al. 2013. Angioinvasive lymphomatoid papulosis：a new variant simulating aggressive lymphomas [J]. Am J Surg Pathol，37(1)：1-13.

Kimura H，Ito Y，K awabe S，et al.2012.EBV-associated T/NK-cel l lymphoproliferative diseases in nonimmunocompromised hosts：prospective analysis of 108 cases [J].Blood，119(3)：673-686.

Kluk J，Kai A ，Koch D，et al.2016.Indolent CD8-positive lymphoid proliferation of acral sites：three further cases of a rare entity and an update on a unique patient[J].J Cutan Pathol，43(2)：125-136.

Olivia，Boccara Etty，Laloum-Grynberg Géraldine，Cutaneous B-cell lymphoblastic lymphoma in children：a rare diagnosis[J].Journal of the American Academy of Dermatology，2012，66(1)：51-57.

OrnvoldK，CarstensenH，JungeJ，et al.1992.Tumoursclassifiedas "malignanthistiocytosis" in children areT-cell-neoplasms[J].APMIS，100(6)：558-566.

Perry AM，Warnke RA，Hu Q，et al.2013.Indolent T-cell lymphoproliferative disease of the gastrointestinal tract [J].Blood，122(22)：3599-3606.

PinkertonR.2005.Continuing challenges in childhood non-Hodgkin Slymphoma[J].Br J Haematology，August1，130(4)：480-488.

Pui CH.Childhood leukemias[M].New York：Cambridge University Press，2012：72-103.

Put CH，Campana D，Pei D，et al.2009.Treating childhood acute lymphoblastic leukemia without cranial irradiation [J].N Engl J Med，360：2730-2741.

Stary J，Zimmermann M，Campbell M，et al.2014.Intensive chemotherapy for childhood acute lymphoblastic leukemia：results of the randomized intercontinental trial ALL IC-BFM 2002[J].J Clin Oncol，32：174-184.

Swerdlow SH, Campo E, Harris NL, et al. 2017. WHO classification of tumours of haematopoietic and lymphoid tissues [M]. Revised 4thed. Lyon, France: IARC Press

Tallen G, Ratei R, Mann G. 2010. Long-term outcome in children with relapsed acute lymphoblastic leukemia after time-point and site-of-relapse stratification and intensified short-course multidrug chemotherapy: results of trial ALL-REZ BFM90[J]. Journal of Clinical Oncology, 28: 2339-2347.

Vardiman JW, Thiele J, Arber DA, et al. 2009. The 2008 revision of the World Health Organization (WHO) classification of myeloid neoplasms and acute leukemia: rationale and important changes[J]. Blood, 114: 937-951.

Woo Jin, Lee Hye Rim, Moon Chong Hyun, Won Sung. 2014. Precursor B- or T-lymphoblastic lymphoma presenting with cutaneous involvement: a series of 13 cases including 7 cases of cutaneous T-lymphoblastic lymphoma[J]. Journal of the American Academy of Dermatology, 70(2): 318-325.

第34章 皮肤恶性肿瘤

一、基底细胞癌

基底细胞癌（basal cell carcinoma，BCC）简称基癌，因其恶性程度较低，又称为基底细胞上皮瘤、毛母细胞癌。是来自皮肤多潜能基底细胞，以小叶、圆柱、假带或条索状增生为特征的一组低度恶性的肿瘤。肿瘤生长缓慢，破坏局部组织。切除不彻底可复发，但远处转移非常少见。

【病因及发病机制】 病因不清。紫外线和电离辐射是本病的诱因。BCC在儿童中极为少见，Gianotti在30年儿童皮肤诊治经验中仅遇到4例BCC。可见于烧伤瘢痕、慢性骨髓炎窦道区域皮肤或着色干皮病，也有认为是基底细胞痣综合征（basal cell nevus syndrome）的一种表现。目前有学者认为基底细胞痣综合征与Patched基因（PTCHI）的突变相关。

30%的散发基癌发现有PTCH突变，10%的散发性基癌具有Smoothened突变。造成基癌相关功能障碍的是异常的尿酸铵信号，不管是哪个基因发生了突变，尿酸铵信号异常是基癌形成的关键。

【临床表现】

1. *基底细胞癌* 儿童基底细胞癌的临床表现与成人相似，初起为表面光滑、正常肤色的丘疹或小结节，以后边缘内卷呈滚边状，表面毛细血管扩张或中央溃疡、结痂，直径数毫米至数厘米，好发于面部，特别是鼻、颊、睑、颈等处。

2. *基底细胞癌综合征（BCCS）* 系常染色体显性遗传。特点为皮肤多发的基底细胞癌性丘疹或结节，好发于曝光部位如面部、手背，掌跖有小凹点，1～3mm大小，周围绕以红晕。损害还包括黑头、粟丘疹、毛囊性囊肿、色素痣、脂肪瘤、纤维瘤等。常伴发包括骨、神经系统及眼发育障碍等内脏损害，如颌骨囊肿（约为80%）、大脑镰钙化（约为80%）、椎骨发育异常（约为65%）、眼距增宽（约为30%）、斜视（约为25%）、先天性失明（约为5%）等，也有成神经管细胞瘤、腺癌、鳞癌的报道，内脏损害常出现在皮肤损害之前。基底细胞癌损害和掌跖凹点常在发育期后出现。日本倉持朗报道2例，女孩，1例4岁，躯干有1000多个皮肤颜色的粟粒大小的小丘疹，另1例8岁，颈部和脐周有800多个粟粒大小黑色丘疹，均做切除，证实为BCCS（图片参见，日本皮肤科学会杂志2009年Vol.119，No13，2561-2562）。

【组织病理】 真皮内基底样癌细胞组成团块，周边细胞排列成栅栏状，瘤团周围可有裂隙，瘤团内可有色素、坏死灶、核分裂象增多。瘤团周围基质中有密集炎细胞浸润。

【诊断与鉴别诊断】

1. *诊断* 根据典型的皮损和组织病理学特点，基底细胞癌的诊断不难。

2. *鉴别诊断* 毛发上皮瘤或面部纤维性丘疹，这两者均系多发、实质性、肤色或微红的丘疹，位于鼻唇沟的面中线区。损害缺乏内卷边缘和中心溃疡，组织病理有特征性改变，可资鉴别。

【治疗】

1. *孤立性损害可手术切除* 尤其是位于面颈部的癌肿，因其易向深处浸润，必须手术切除干净，首选Mohs外科手术，与其他治疗方法相比，有最高治愈率。多发性损害因其生物行为基本属良性，故不必强调去除每个损害；掌跖凹点，只要该处无临床癌肿证据，也不需要治疗。

2. *光动力疗法* 有研究表明，与经过12个月冷冻治疗比较复发率低，但也有进一步的研究表明，再经过12个月的治疗，光动力疗法治疗浅表型基底细胞癌的复发率高于冷冻治疗。

3. *放射治疗* 对于手术有禁忌、不能耐受或不愿进行手术的人可给予分次小剂量照射，持续数周。头颈部耐受较好，如鼻、耳、嘴唇和眶周能取得较好疗效。

4. *其他治疗* 冷冻、刮除、烧灼及局部外用咪喹莫特对原发性小的浅表基底细胞癌也有一定疗效。

二、鳞状细胞癌

鳞状细胞癌（squamous cell carcinoma）简称鳞癌，

是发生在鳞状上皮的一种恶性肿瘤，在儿童十分罕见。大多发生在曝光部位如鼻、额、下唇、手背和耳轮。10 岁以下儿童发生在阴茎、肛门的癌肿多为鳞癌。笔者曾见到一例 11 岁着色干皮病合并鳞癌的患儿。

【病因及其发病机制】 病因不清，紫外线 B 辐射是最重要的病因学因素，其次是放射治疗、过往烧伤瘢痕、砷、煤焦油、工业致癌剂、免疫抑制、HPV 感染、炎症性病变和长期溃疡。器官移植接受者尤其倾向于易发生鳞癌，提示阳光对皮肤免疫系统具有深远影响，对这些侵袭性肿瘤的形成起作用。本病易发生在着色干皮病、烫伤、慢性瘘管、红斑狼疮损害及扁平苔藓损害上。

【临床表现】 鳞癌初起为红色丘疹，逐渐生长为肿块，菜花状或溃烂，较基底细胞癌浸润深，组织破坏性大，可发生淋巴结转移，也可以沿血行转移至肝、肺等内脏器官。

【组织病理】 增生的表皮内出现异形棘细胞，并突破基底膜向真皮浸润。高分化鳞癌的瘤团内有角珠，即癌细胞逐渐向中心不完全或完全角化，低分化鳞癌多由梭形细胞组成，角珠少或无。

【诊断及鉴别诊断】

1. 诊断　本病根据典型的临床表现和组织病理，诊断不难。

2. 鉴别诊断　本病与角化棘皮瘤在组织病理表现上有相似之处，不易鉴别，但后者发病时间较短，短期内可迅速增大，且瘤体中央有角栓，可以鉴别。

【治疗】

1. 手术切除　首选 Mohs 外科手术。切除范围问题：对于边界清楚的是 4mm，边界不清的或高位鳞癌是 6mm。对于侵犯嘴唇深度超过 6mm 或其他侵犯深度超过 8mm 应进行选择性淋巴结清扫及前哨淋巴结活检。Mohs 手术可以精确地识别和切除具有生长连续性的原发肿瘤，有证据表明 Mohs 手术后局部复发率和远处转移率都是低的。

2. 放射治疗　不适用于年轻患者。

3. 中医中药　多采用内外合治、以攻毒去腐、清热解毒、利湿化痰、祛痰散结，后期宜兼顾益气养血、温中健脾之法，适用于晚期的、有多处转移的鳞癌患者。

4. 其他治疗　刮除、冷冻、烧灼适用于面积小的、侵犯较浅的鳞癌，不适用于局部复发及高危肿瘤。局部咪喹莫特外用、病灶内氟尿嘧啶注射和光动力疗法及化疗可酌情选用。

三、巨细胞性纤维母细胞瘤

巨细胞性纤维母细胞瘤（giant cell fibroblastoma，GCF）为好发于 10 岁以下儿童的皮肤浅表性低度恶性肿瘤。此病于 1982 年由 Shmookler 和 Enzinger 首次描述，此后陆续有报道，到目前为止文献报道 100 余例。

【临床表现】 临床上主要见于 10 岁以下儿童，约 2/3 见于 5 岁以下，0～6 个月好发，偶见于成年人。男∶女约为2∶1。好发部位为躯干如胸腹壁和背部、大腿后部、腹股沟区、头面部等，亦可见于会阴、阴囊、宫颈、腋窝、膝和手指。常为皮肤或皮下结节，直径 1～5cm，肤色或淡黄色，单发或多发。手术切除不充分时常复发，复发率可高达 47%～50%，但尚未见转移的报道。

【组织病理】 肿瘤主要位于真皮和皮下组织，在纤维黏液样基质的背景中，可见不规则窦样、裂隙样及假血管腔样裂隙，裂隙衬覆梭形及多核巨细胞，细胞核有一定异型性，但核分裂罕见。有些区域瘤细胞密集，出现车辐状结构，极似隆突性皮肤纤维瘤。免疫组化染色：对 Vimentin 和 CD34 呈普遍阳性；对 S-100 蛋白和血管内皮细胞标记核抗体呈阴性反应。电镜下，梭形细胞和多核细胞有结晶状包涵体，瘤细胞胞质内发现独特的具有横纹的粗原纤维。

【诊断与鉴别诊断】

1. 诊断　发生于儿童的皮肤或皮下结节，单发或多发；肿物位置表浅；瘤组织具有独特的假血管腔；内衬深染的异型细胞；瘤细胞为梭形，可出现车辐状结构等有助于诊断。

2. 鉴别诊断　GCF 误诊为肉瘤者可高达 40%，因而在诊断上应与下列肿瘤鉴别。

（1）黏液型脂肪肉瘤：黏液型脂肪肉瘤与 GCF 在临床上虽有相似之处，但下列特征有助于区别黏液型脂肪肉瘤。前者可发生间质黏液变；血管增生伴有异型巨细胞，但 GCF 发生于真皮，部位表浅，多见于儿童，瘤组织中缺乏脂肪母细胞，血管不形成错综复杂网，有内衬异型巨细胞的囊腔。

（2）GCF 与多形性纤维瘤的鉴别见表 34-1。

【治疗】 手术切除。切除应充分，否则易复发，复发率高达 47%～50%。

表 34-1 巨细胞性纤维母细胞瘤与多形性纤维瘤的鉴别

鉴别点	GCF	多形性纤维瘤
年龄	多见于10岁以下	多见于中老年
部位	好发于躯干、腹股沟、大腿背侧	四肢、躯干、头颈部
大体形态	肿块,直径1～5cm,边界不清	息肉状,直径0.4～1.6cm,无包膜,边界清
组织学	出现假血管腔,内衬核深异型的巨细胞	胶原束间散在核深染、分叶状或巨核、多形性明显的瘤细胞
免疫组化	Vimentin、CD34、Lysozyme、α-ACT 阳性	Vimentin、actin 阳性
其他	复发率达47%～50%,常与隆突性皮肤纤维肉瘤同时存在	偶有复发

四、血管瘤样纤维组织细胞瘤

血管瘤样纤维组织细胞瘤(angiomatoid fibrous histiocytoma,AFH)又名血管瘤样恶性纤维组织细胞瘤(angiomatoid malignant fibrous histiocytoma)。血管瘤样纤维组织细胞瘤是一种多发于儿童和青少年的浅表的局限性皮肤肿瘤。本病病因不明,有报道2例患者的Fus和ATFI基因发生了融合。

【临床表现】 AFH发病年龄跨度较大,从2个月到71岁。主要发生于儿童和青少年,10岁以下约占1/3,30岁以前约80%以上,40岁以后罕见,女性略多于男性。损害多见于四肢,约占2/3,其次为躯干,头颈部最少。一般分布特点为四肢>躯干>头颈,上肢>下肢,近肢端>远肢端。肿物生长缓慢,呈单发结节、多发结节或囊性肿块(临床常误诊为良性囊肿),位于真皮深部或皮下脂肪组织。局部症状不明显,部分患者可伴有贫血、发热和体重下降。

【组织病理】 肿瘤位于真皮深层,与周围组织界限清楚,切面可见不规则的充满血液的囊腔,肿瘤结节由三层结构构成:①由大片的组织细胞样瘤细胞组成实心性病灶;②病灶中央为大小不等、边缘不规则、充满血液的囊腔;③病灶外周由致密纤维组织形成假包膜,伴淋巴细胞和浆细胞呈袖套样浸润,并可见淋巴滤泡形成。瘤细胞分化好,均匀一致,核圆或卵圆,染色质细,胞质嗜酸性。约20%病例瘤细胞出现多形性,核大小形状不一,核染色较深,核仁较明显,可见多核巨细胞。

【诊断与鉴别诊断】

1. 诊断 AFH主要依据患者多为儿童和青少年;好发于四肢,特别是近侧端;生长缓慢的无痛性小结节;镜下瘤组织由组织细胞样细胞、血管样囊腔和炎细胞浸润、假包膜形成等共同组成;瘤细胞对Vimentin呈普遍强阳性表达等诊断。

2. 鉴别诊断 AFH由组织细胞样细胞组成,有出血,具有一定的多形性,可见多核巨细胞和不典型的车辐状结构、炎细胞浸润和淋巴滤泡形成。因此应与纤维组织细胞瘤、淋巴结转移癌、血肿或血管瘤相鉴别。

(1)纤维组织细胞瘤:与AFH有相似之处,两者同时发生于四肢真皮,瘤体小生长慢。瘤组织由核圆或梭形的细胞构成,可有出血、瘤细胞吞噬含铁血黄素和脂质、炎细胞浸润。但AFH具有充满血性内容的囊腔,炎细胞浸润于瘤组织外周,常伴淋巴滤泡形成和致密纤维组织形成的假包膜,车辐状结构少而不典型,不见杜顿巨细胞,lysozyme、α-AT瘤细胞阴性表达,皆有别于纤维组织细胞瘤。

(2)血肿或血管瘤:80%以上AFH的瘤组织出血形成不规则血腔,似血管瘤或血肿。但免疫组化显示,囊腔被覆细胞对血管内皮细胞标记抗体呈阴性表达,不能诊断为血管瘤。另外囊腔周围的细胞是梭形或圆形的瘤细胞,不伴有毛细血管的增生和混杂的炎细胞浸润,因此可与血肿区别。

【防治】 手术切除,可酌情选用化疗或放疗,但一般与临床的预后无明显关系。本病术后复发率常小于20%,少数可发生转移。复发和转移病例再进行广泛局部切除仍可治愈。

增加肿瘤复发的因素有:①肿瘤浸润,边界不规则;②肿瘤侵及肌层和骨膜;③肿瘤发生于头颈部,其复发率可高达50%。

(丁政云 刘丽娟 高 莹 张春雷)

五、横纹肌肉瘤

横纹肌肉瘤(rhabdomyosarcoma,RMS)常被认为是儿童常见的来源于横纹肌母细胞的恶性肿瘤。但近年来认为RMS更可能起源于具有分化成肌肉能力的原始或未分化的间叶组织,是小儿最常见的软组织肉瘤。国外Maure于1988年总结686例RMS,其中15岁以下占85%,10岁以下占63%,最常见年龄为 5 岁以下占 38%，1 岁以下占 4%，男女之比为 1.4∶1。北京儿童医院统计 1955－1992 年间收治恶性实体瘤 2337 例，其中横纹肌肉瘤 118 例，占所收治恶性实体瘤的 5%，6 岁以下者占 88%，2 岁为发病高峰年龄，男女之比为 3∶2，与国外报道较为一致。本病患者治愈率也逐年提高，20 世纪 60 年代治愈率<20%，目前已达到 70%。

【病因及发病机制】 横纹肌肉瘤的病因尚未十分明确，目前研究认为与遗传、环境因素有密切关系。现已发现 RMS 患者第 11 对染色体短臂 WAGR 的纯合化及染色体移位。各种 RMS 的分子遗传学上表达不同。还有报道本病存在染色体易位 t(2;13)和 t 染色体易位 t(1;13)，以前者多见，而胚胎型常发生染色体 11P 缺失。有研究显示，间变淋巴瘤激酶(ALK)基因的蛋白表达和拷贝数与 RMS 的病理类型、有无转移以及长期生存率等密切相关，拷贝数增高的患者 5 年总生存率明显降低。

【临床表现】 本病可发生于全身各处，最常见为泌尿生殖系统，其次为头颈部。根据原发部位不同其临床表现也不尽相同。临床最常见的为无痛性肿块，但也有些肿块有疼痛，肿块的直径差异很大，小者仅为 0.3cm，大者可达 20～30cm，一般 5～15cm。早期肿瘤在软组织内，为边界清楚的小结节，质硬，也有部分质较软，多数肿物相对固定。

1. *头颈部横纹肌肉瘤*　多为胚胎型。几乎所有病例均以肿物就诊，也有表现为眼球突出、声音改变、吞咽困难及呼吸困难者。

(1)眼窝部：肿瘤来自眼肌或泪腺，多见于 7～8 岁男孩，主要表现为单侧眼球突出、结膜水肿，约1/3 病例上睑下垂，约 10%患儿可伴有头痛，X 线片可见骨质破坏。

(2)耳：可发生于外耳道、中耳、乳突等部位。通常为单侧耳，常以外耳道息肉样肿物及耳内血性分泌物就诊，虽患侧耳听力丧失，因对侧耳正常，常不被引起注意。肿物从中耳扩展到乳突，并通过内板侵入颅后窝，可引起眩晕，但常为晚期症状。

(3)口腔及颈部：起源于口底、软腭、喉、鼻咽、唇、腮腺、下颌及颈部的肌肉。表浅者仅为无痛性肿物，早期病例可被误诊为良性肿瘤。咽部肿瘤可引起声音嘶哑及呼吸道梗阻。

2. *躯干及四肢横纹肌肉瘤*　常为多形型，次为胚胎型，少数为腺泡型。最常见的症状为无痛性肿物，次为疼痛性肿物。部分患儿由无痛性肿物发展为疼痛性肿物，少数病例仅是局部疼痛而触不到肿块，因肿块生长在肌肉内，体检时肿物边界不清楚。肿瘤一般 5～20cm，活动度差，质地较硬，少数较软或呈囊性，可与皮肤粘连，部分患者有皮肤溃疡。就诊时部分病例已有区域淋巴结转移或远处转移。

3. *消化系统横纹肌肉瘤*　最常见于胆总管，次为肝管，主要症状为绞痛、发热及黄疸。患儿食欲差，乏力且易疲劳，常被误诊为传染性肝炎。随着肿物的增大，黄疸进行性加重。血清直接和间接胆红素均明显增高。B 超提示胆管内有多数占位性病变，胆管造影有助于诊断。

4. *腹膜后横纹肌肉瘤*　原发于腹膜后的横纹肌肉瘤少见，临床诊断困难，主要症状为绞痛、发热及腹部包块。北京儿童医院近年报道 3 例腹膜后横纹肌肉瘤，B 超提示腹膜后实性占位病变，手术后经病理证实。

5. *泌尿生殖系统横纹肌肉瘤*　几乎皆为葡萄状肉瘤，可发生于泌尿生殖系统的任何部位，最好发于膀胱和阴道，其次为睾丸、前列腺等。发生于膀胱的横纹肌肉瘤主要位于膀胱三角区，有时可占据整个膀胱，为多发性息肉样肿块。临床上主要症状为排尿困难、尿痛、尿潴留及泌尿系反复感染。阴道横纹肌肉瘤主要见于阴道壁及处女膜，为粉红色息肉样肿块，常伴浅表溃疡及出血。初发症状为阴道黏液及血性分泌物，随着肿瘤的生长可充填整个阴道甚至脱出于阴道口外，常伴出血及坏死，可有恶臭味。前列腺横纹肌肉瘤约 5%见于 5 岁以内的儿童，初发症状为尿频及夜尿增多，尿流变细，逐渐出现排尿困难，晚期下肢肿胀，会阴部肿胀及肿块，直肠指检可触及肿物。横纹肌肉瘤可通过淋巴或血行转移，尤其是腺泡型及多形型，早期即可发生淋巴转移。最常见的转移部位是区域淋巴结，血行转移常播散至肺、肝、骨及骨髓等。

【组织病理】 根据组织病理特点，国际卫生组织将横纹肌肉瘤分为胚胎型、腺泡型、多形型和混合型。

1. 胚胎型　是小儿横纹肌肉瘤最常见的病理类型，约占 74%，常见于 10 岁以内患儿，多发于婴幼儿。好发于眼眶、眼睑、鼻咽等头颈部和泌尿生殖系统。发生于泌尿生殖系统和胆总管等部位的横纹肌肉瘤因其外观常呈葡萄状，故又称为葡萄状肉瘤，为胚胎型横纹肌肉瘤的一种变异。

2. 腺泡型　多见于较大儿童，好发于肢体、头颈、躯干和会阴部。此型恶性度高，生长迅速，预后差。

3. *多形型* 小儿少见，几乎均发生于肢体。

4. *混合型* 大多数为胚胎型和腺泡型混合。

【临床分期】 近年来，国际儿科肿瘤学会和国际抗癌联盟提出 TNM 系统分期见表 34-2。

表 34-2 肿瘤 TNM 系统分期

临床分期	肿瘤侵袭力	大小	淋巴结	转移
Ⅰ	T_1	A 或 B	N_0	M_0
Ⅱ	T_2	A 或 B	N_0	M_0
Ⅲ	T_1 或 T_2	A 或 B	N_0 或 N_1	M_0
Ⅳ	T_1 或 T_2	A 或 B	N_0 或 N_1	M_1

T_1. 肿瘤局限于原发器官或结构。T_2. 肿瘤浸润或侵犯周围器官或结构

A. 肿瘤≤5cm；B. 肿瘤＞5cm

N_0. 临床及放射学证实无区域淋巴结受累；N_1. 临床及放射学证实区域淋巴结受累

M_0. 临床、放射学及骨髓学证实无远处转移；M_1. 有远处转移，包括骨质破坏

【诊断与鉴别诊断】 根据肿瘤发生部位，首先应考虑适当的放射学检查。头颈部肿瘤应摄头颅 X 线片，上颌窦、眼眶断层摄片等，以了解肿瘤大小、边界及有无骨质破坏及破坏的程度。CT 扫描对头颈部肿瘤诊断价值大。肢体及躯干部肿瘤 X 线片可了解有无骨质破坏、肿瘤内有无钙化。应常规摄胸部 X 线片，了解有无肺内转移病灶。B 超可提供肿瘤部位、大小、质地和范围。腹部及盆腔肿瘤使用造影剂加强 CT 扫描，具有定位准确、明确肿瘤的范围、大小及与周围脏器和血管的关系等优点。泌尿生殖系统肿瘤可行静脉肾盂造影、膀胱造影、膀胱镜检查及活检等，在本病诊断和与其他疾病鉴别上帮助较大。

【治疗】

1. *手术治疗* 是最重要的治疗措施。一致的意见是应行根治性手术，对原发肿瘤行广泛切除，尽可能切除肿瘤所在区域的全部肌肉及周围正常组织。另一重要原则是为提高患儿的生活质量，手术应尽最大可能保留脏器。最终获得广泛切除及镜下无肿瘤和无肉眼残留是外科治疗的最终目的。由于间室切除术及截肢术对儿童病例的生存率无明显提高，但致残率较高，明显降低患儿的生活质量，因此目前广泛切除是主要的治疗方式。对于儿童来说，功能的保留更加重要。因此近年来由于化疗水平的提高，手术趋于保守。综合各部位肿瘤，总结北京儿童医院的治疗经验，有以下手术原则。

(1) Ⅰ期手术：病变局限，只要不造成严重毁容和功能障碍，应彻底切除原发肿瘤，包括尽可能多地切除肿瘤周围正常组织。颜面肿物，应认真设计手术切口及切除肿瘤后注意整形。

(2) 延期手术：肿瘤过大，部位过深，手术切除困难以及某些难以切除部位如鼻咽腔、盆腔等的肿瘤，可先行放疗或化疗，待肿瘤缩小后再手术切除肿瘤。

(3) 致残手术：为提高患儿生活质量，一般不考虑致残手术，但在个别情况下，根据肿瘤发生的部位及浸润程度，经慎重的考虑，不得已时可行阴道切除、膀胱切除或部分切除手术等。对于截肢手术，意见分歧颇大，对通过各种综合治疗措施治疗仍无明显疗效的病例，不得已时才慎重考虑截肢手术。

(4) 二次探查手术：肿瘤完整切除后，经化疗 2～3 个月后再次手术，自原手术切口逐层切开，切除所有瘢痕组织及可疑组织做病理检查，直至镜下无残留肿瘤细胞。

(5) 区域淋巴结清扫：术中发现有转移的淋巴结，应予以切除，泌尿生殖系统横纹肌肉瘤约 20% 发生腹膜后转移，应做常规清扫。睾丸横纹肌肉瘤约 40% 发生腹膜后及腹主动脉旁淋巴结转移，应做同侧腹膜后淋巴结及腹主动脉旁淋巴结清扫，同时应探查对侧腹膜后淋巴结，如有转移，也应清扫。

2. *放疗* 几乎全部横纹肌肉瘤对放射治疗均有较好反应，放疗主要用于Ⅱ期以上病例。

3. *化疗* 对于无法切除的巨大肿瘤，采用化疗使肿瘤缩小后完整切除的方法。术后化疗可明显延长生存年限。最常用的化疗药物有长春新碱、环磷酰胺、阿霉素及放线菌素 D 等。近年来，加用异环磷酰胺、顺铂或卡铂、足叶乙苷等，疗效有所提高。

【预后】 本病预后与肿瘤发生的部位、病理分型及临床分期关系极为密切。眼眶部横纹肌肉瘤预后最好，各期 3 年无复发率可达 90%，膀胱及前列腺部位预后也较好。病理为胚胎型者预后较好，腺泡型者预后较差，多形型者预后极差。

（丁政云　蔡　丽　邱丙森）

六、皮肤转移癌

皮肤转移癌（cutaneous metastses）是恶性肿瘤通过不同途径如血路或淋巴道转移，组织间隙扩散或手术种植而继发于皮肤的病变。

小儿肿瘤与成人肿瘤相比，其肿瘤组织类型与成人不同，儿童恶性肿瘤多来源于中胚层和胚胎残

余组织，好发于造血组织、中枢神经和交感神经组织（包括眼和肾上腺髓质等）、软组织、骨和肾等。但罕见发生于皮肤、肺、胃等部位的上皮性癌。组织病理方面，小儿皮肤转移癌92%为肉瘤，而成人皮肤转移癌则87%为癌。

成人常见的肿瘤在小儿中少见，如果加上胚胎性癌及内胚癌总共约占7%。据文献报道，成人所发生的肿瘤在小儿中几乎皆可发生，但发病率极低，所以皮肤转移癌在小儿更为少见，报道也较少。有研究报道儿童与青少年的皮肤或皮下非造血系统转移癌发生率低，但常是疾病的首发表现。最常转移到皮肤的恶性肿瘤是横纹肌肉瘤和神经母细胞瘤。

【临床表现】 患儿往往有原发癌症的病史或临床表现，从发现原发灶到出现皮肤转移的时间有几个月至几年不等。皮肤转移癌表现为无痛性的丘疹、皮内或皮下结节，圆形或类圆形，可活动或固定，质较硬或韧，多无压痛，结节大者直径数厘米，大多为正常皮色、淡黄色、蓝红色、棕褐色，颜色与原发肿瘤类型有关，如绒癌皮肤转移癌呈紫褐色。少数发生破溃（如乳癌），有的与皮下组织粘连固定而呈斑块。转移癌结节可以单发，也可以单部位多发或多部位多发。

皮肤转移癌可发生在各个部位，但有一定的规律性，转移灶出现在原发灶附近皮肤处较多，如泌尿系统多见于腹壁、背部；胃肠道者好发于腹壁，脐部；乳腺和肺癌发生于胸壁。有时转移灶离原发灶很远，如肾癌及乳腺癌转移可发生于面部和头皮；软骨肉瘤有时向四肢末端和头颈部皮肤转移。卵巢癌皮肤转移时常无症状，误诊率达40%。转移癌一般预后较差，有报道仅生存3个月或6～7个月。小儿癌发病率低，皮肤转移癌报道更少，对小儿皮肤转移癌的生存期需要进一步积累资料。

【组织病理】 皮肤转移癌与原发肿瘤病变的组织病理表现相似，但间变或异形性更为明显，可分为腺癌、鳞癌或未分化癌，有的缺乏原发肿瘤的组织分化特征，须详细进行组织病理检查，特别是应用免疫组化等技术，有助于皮肤转移癌的诊断及鉴别。

皮肤转移癌多数为腺癌，真皮内肿瘤结节大小不一，可延及皮下组织，也可侵及表皮。

发生在头皮的转移肿瘤多半为未分化型癌，间变或异形十分明显。

绒毛膜上皮癌皮肤转移灶中可见到两种细胞，即细胞滋养层细胞和合胞体滋养层细胞。前者为多面体细胞，排列成条索状，胞质淡染，核大，呈空泡状，核仁明显，常有异常核分裂象。后者细胞大而多形，胞质丰富，嗜碱性，核大而不规则，常有多核，位于细胞滋养层的细胞团块周围，类似绒毛。

恶性黑色素瘤的转移灶易与原发癌相混，转移灶缺乏炎症浸润及交界活跃现象，乳腺癌皮肤转移随临床类型不同可出现不同表现。

【诊断与鉴别诊断】

1. 诊断　主要依据皮肤表现及组织病理学证据，注意结合原发癌病史（包括病理）进行转移癌诊断。

2. 鉴别诊断　皮肤转移癌应注意与良性皮肤肿块鉴别。

(1)脂肪瘤 肿瘤位于皮下，表面皮色，无痛，较软，不易发生恶变，必要时手术切除，组织病理结果可证实。

(2)Ⅲ期梅毒：可有结节性皮疹。根据性传播疾病的传播途径、临床表现、梅毒血清实验，必要时做组织病理学检查，可与皮肤转移癌鉴别。

【治疗】 与原发肿瘤的治疗相同。

（金　江　丁政云　刘晓雁　张春雷）

七、恶性黑色素瘤

恶性黑色素瘤（malignant melanoma）简称恶黑，是起源于痣细胞和黑素细胞的高度恶性肿瘤，较为少见，病死率高。发病率呈上升趋势，高于霍奇金病、咽喉癌和甲状腺癌，约占全身癌症发病率的3%，占皮肤恶性肿瘤发病率的6.8%～20%。和其他恶性肿瘤相比，恶黑好发于20～60岁的中老年人，很少发生在儿童，12岁以下儿童发生率仅占恶黑的4.2%，占儿童恶性肿瘤的1%～3%，发病多与先天性痣恶变有关。儿童黑色素瘤非常罕见。约有2%的黑色素瘤发生于小于20岁的青年患者，小于14岁患者仅占0.3%。

【病因及发病机制】

1. 遗传和紫外线照射　恶黑与遗传有关，在黑色素瘤家族中已发现两种基因：位于染色体9p21的CDKN2A(p16)和位于12号染色体上的CDK4。其他基因如MC1R(melano-cortin1 recepTor)和DNA修复基因可能对普通人群黑色素瘤易感性的决定作用更大。日光中的紫外线灼伤皮肤可诱导DNA突变，紫外线中的UVA和UVB均能诱导黑色素的发生；紫外线照射可发生慢性损伤，20%～30%发生C-KIT基因突变或基因变异，10%发生BRAF变异，5%发生NRAS变异，而非慢性日光损伤型，如躯体呈黑色素瘤，大部分发生 BRAF 基因变异，V600E 突变（60%）或 NRAS 突变（20%）。

2. *原有色素性皮损恶变* 原有色素性皮损出现恶黑者占 18%～85%，先天性黑素细胞痣发展成恶黑者的终身危险率大于 5%，发育不良性痣发展成恶黑者约占 20%，雀斑痣发展为恶黑者约占 50%，全身有小黑痣在 50 个以上，直径≥2cm 大小者，其患恶黑的危险性增加 64 倍。

3. *免疫因素* 恶黑好发生于中老年人，可能与年龄增长其免疫功能逐渐衰退有关。有的恶黑临床可完全消退，也可能与免疫增强有关。

4. *外伤与刺激因素* 某些恶黑的发生与外伤和不良刺激有关，如恶黑易发生在掌、跖和黏膜等部位，可能与长期慢性摩擦刺激有关。有报道 10%～60%恶黑患者有外伤史。

【组织学分型】 根据分子生物学、临床组织学特征和基因变异之间的关系将其分为四种基本类型：肢端型、黏膜型、慢性日光损伤型（CSD）和非慢性日光损伤型（Non-CSD）（包括原发病灶不明显型）。

【临床表现】 儿童恶黑的临床表现和成人基本相同，多起源雀斑样痣、发育不良性黑素细胞痣、不断变化的痣以及先天性黑素细胞痣等。开始多为小的色斑，逐渐扩大成斑块，多呈淡褐色、黑色或杂色，好发于四肢，其次为躯干部、头部、颈部和会阴部。儿童恶黑如能早期诊断、及时手术切除，一般预后良好。

依据肿瘤原发灶的范围和淋巴结转移情况进行评价，可分三期。

Ⅰ期：肿瘤局限，无区域淋巴结转移，触不到肿大的淋巴结，无转移证据。

Ⅱ期：有区域淋巴结转移，可触到局部肿大的淋巴结。

Ⅲ期：淋巴结已经有远处转移。

【组织病理】 典型组织学特征为均有明显的交界活性，瘤细胞在表皮内或表-真皮交界处散布，或呈巢状分布，瘤细胞向表皮内水平方向或向真皮垂直方向生长，同时表皮突不规则向下增生，瘤细胞呈多形性，体积大而深染，胞核增大，明显异形，核仁明显，有核分裂现象，胞质内含有色素颗粒，对多巴和酪氨酸酶呈阳性反应。瘤细胞主要分为两型，即上皮样细胞型和梭形细胞型，前者胞体大，多边形，胞质丰富，核大，核仁大而圆，多呈巢状或腺泡状排列。两型细胞同时存在，但以一型为主。

真皮有不同程度炎细胞浸润，早期浸润明显，多呈带状，到疾病中晚期，浸润炎细胞明显减少或消失。

组织病理学上，儿童黑色素瘤和成人的类似，但据报道，这一年龄组中小细胞黑色素瘤及 Spitz 痣样黑色素瘤更多见。

【病理分级】 最常采用 Clark 的 5 级分类法。

Ⅰ级：恶性瘤细胞局限于表皮及附属器内。

Ⅱ级：瘤细胞侵入真皮乳头层。

Ⅲ级：瘤细胞侵入并充满真皮乳头层。

Ⅳ级：瘤细胞侵入真皮网状层。

Ⅴ级：瘤细胞侵入脂肪层。

通过分级来了解肿瘤侵入的程度范围，对预测患者的生存时间长短有显著意义。

将 Clark 分级加以修正，把第一期恶黑分为三个危险组。

（1）低度危险组：厚度小于 0.76mm，Ⅱ级或Ⅲ级。

（2）中度危险组：①厚度小于 0.76mm，Ⅳ级；②厚度为 0.76～1.5mm；③厚度大于 1.5mm，Ⅲ级。

（3）高度危险组：厚度大于 1.5mm，Ⅳ级或Ⅴ级。

【诊断与鉴别诊断】

1. 诊断

（1）早期识别：多系用英文字母 ABCD 法进行早期识别。

A(asymmetry)：损害不对称。

B(borderirregularity)：边缘不规则，有切迹，界限不清楚。

C(colorvariegation or darkblack color)：色泽斑驳或暗黑，可呈黑色、褐色或杂有红色、白色等。

D(diameter)：直径大于 0.6cm。

除以上四点外可结合以下特征进行识别。①颜色变化：正常皮肤上出现黑色损害，或原有黑痣色素增加。②大小的变化：色素损害迅速增大。③原有痣的局部症状加重：如瘙痒、烧灼感或疼痛。④扁平损害高起增大，或出现卫星状痣。⑤表面变化：出现溃疡、结痂、出血等。

（2）皮肤镜：主要的黑色素瘤皮肤镜诊断标准分为整体特征、模式及局部特征。黑色素瘤的整体特征包括皮肤镜表现不对称，并存在多种颜色。皮肤镜下看到的模式包括网状、小球状、网-球状、均匀的、网状均匀的及星爆状。在黑色素瘤中最常见的模式是多成分模式（三种或更多的皮肤镜下结构呈不对称分布）、不对称的星爆状模式及非特异性模式（不符合任何一个已知的良性模式）。最后，应该注意是否存在任何一个如下的局部特征:不典型网状、条纹状、不典型点状及小球状、不规则血管、退行性结构及蓝白幕。

(3)组织学诊断:①瘤细胞的间变或异形性:细胞形态大小不一,核大深染。②交界活性:真、表皮交界处瘤细胞不典型增生,细胞分散不成巢,或巢与巢融合。③瘤细胞突破基底膜进入真皮。④痣细胞在真皮内出现核分裂象,但 Spitz 痣除外。⑤瘤细胞散在表皮全层。⑥细胞不成熟,从真皮浅层到深层瘤细胞无逐渐变小变长现象。⑦间质反应:皮内痣深层可有较多致密的网状纤维包围单个分散的痣细胞,而恶变间质反应轻。⑧黑素形成增加。⑨真皮带状炎症浸润。⑩表面溃疡形成。

以上 10 项中以前 5 项最为重要,后 5 项为参考条件。

(4)组织化学诊断:①S-100 蛋白。恶黑中 S-100 蛋白多呈阳性反应,胞质及胞核均着色,阳性反应强度与黑素多少呈反比关系。②NSE(神经特异性烯醇化酶)。是神经组织独特酵解酶,对气球样恶黑、梭形细胞恶黑及无色素性恶黑均呈阳性,所以是无黑素恶黑较好的标记蛋白。③Vimentin(波形纤维蛋白)。是一种间叶起源组织的标记蛋白,恶黑细胞呈阳性反应。④AgNORS(核仁组成区银染色)。在细胞痣染色可见 1～3 个黑色小点,而恶黑时核内可见多个清晰阳性黑色小点,可作为判断良性和恶性黑素细胞肿瘤的一个辅助指标。⑤恶黑单克隆抗体。现有许多株,而只有 HMB-45 对恶黑的阳性率较高,它与非黑素细胞肿瘤不反应,但与真-表皮交界痣细胞起反应,所以不能用于浅表黑素瘤与交界痣的鉴别。

2. 鉴别诊断　儿童恶黑主要和良性幼年黑素痣(Spitz 痣)进行鉴别。良性幼年黑素痣皮损多呈粉红色、棕褐色,临床呈良性经过。组织学虽呈恶性表现,但多在表皮内见嗜酸性均匀体,类似胶样小体,这在鉴别诊断上很有意义。

【治疗】

1. 手术治疗　大约 80% 患者可用外科手术治疗。

(1)活检手术:可疑为恶黑时主张将病灶连同周围 0.5～1cm 正常皮肤及皮下组织一并切除,并做病理检查,可疑恶黑患者应行切除活检,完整切除病灶并包括病灶边缘 2～3mm 范围的正常皮肤。根据病理活检再做进一步治疗。

(2)原发病灶广泛扩大切除:肿瘤厚度<0.76mm,切除其边缘以 0.5～2cm 为合适;病灶>1mm 者,应做 3～5cm 广泛切除,肢端恶黑,常须做截指(趾)术。

早期黑色素瘤在活检确诊后应尽快行原发灶扩大切除手术。扩大切除的安全切缘是根据病理报告中的肿瘤浸润深度来决定的,具体见表 34-3。

表 34-3　肿瘤浸润深度与安全切缘

肿瘤厚度	切缘范围	肿瘤厚度	切缘范围
原位癌	0.5cm	2.01～4mm	2.0cm(Ⅰ类证据)
≤1.0mm	1.0cm(Ⅰ类证据)	>4mm	2.0cm
1.01～2mm	1～2cm(Ⅰ类证据)		

(3)显微镜外科技术与黑色素瘤:Mohs 显微手术主要用于恶性雀斑样痣和恶性雀斑样黑色素瘤的治疗。其原因为上述两种肿瘤多发生于脸部,若采用常规外科手术进行切除则会导致巨大的创伤。

(4)前哨淋巴结活检:对于厚度≥1mm 或有溃疡的患者推荐做前哨淋巴结活检,可完整切除或分次进行。前哨淋巴结活检有助于准确获得 N 分期,如果发现前哨淋巴结阳性,一般应及时进行淋巴结清扫。

(5)区域淋巴结清扫术:是否切除淋巴结应根据病情而定,病变在躯干远离淋巴结的临床Ⅰ、Ⅱ期可不考虑,但对淋巴结受侵或四肢的恶黑来说,淋巴结切除则有必要。病灶厚度>1.5mm,临床Ⅲ期都应做区域淋巴结切除术。

2. 化学疗法　主要用于无法手术切除的晚期恶性黑素瘤患者(包括Ⅲ期多发转移的患者和Ⅳ期播散性远处转移的患者)。恶性黑色素瘤对化学治疗药物不敏感。对已发生转移的患者可采取化疗,常用药有 DTTC(达卡巴嗪)、ACNU(尼莫司丁)和 VCR(长春新碱)等。一线治疗推荐 DTIC 单药、替莫唑胺(TMZ)或 TMZ/DTIC 单药为主的联合治疗(如联合顺铂或福莫斯汀);二线治疗一般推荐紫杉醇联合卡铂方案。

3. 免疫疗法　常用的有卡介苗(BCG)、β 干扰素、转移因子和干扰素α、白介素-2(IL-2)、粒细胞-巨噬细胞集落刺激因子和胸腺肽等。

4. *激光和放射治疗*　主要用中子束治疗，对肢端雀斑样痣型恶黑有效，其他类型疗效欠佳。CO_2激光治疗对部分病例有效。

5. *其他全身治疗*　抗CTLA4单克隆抗体Ipilimumab、Vemurafenib(BRAFV600E)、伊马替尼(KIT抑制药)。

6. *其他局部治疗*　肢体隔离热灌注化疗，局部外用咪喹莫特软膏。

附：原发皮肤恶性黑色素瘤处理原则

1. *活检技术和组织学评价*(biopsy technique and histologic evaluation)

(1)行活检切除术时，应切除皮损周围1～2mm。

(2)临床怀疑恶黑且皮损较大、活检全部切除有困难时，可行部分切除活检。

(3)如果初次活检的标本不能做出准确的组织学诊断或分级时，可进行重复活检。

(4)不能用细针吸取细胞来评价原发肿瘤。

(5)切除术应注意淋巴流向并考虑到伤口愈合后的美容效果。

(6)组织病理应由有经验的医生做出病理诊断。

2. *病理报告*(pathology report)

(1)病理报告：①患者的年龄；②性别；③皮损的解剖部位；④对大体标本和镜下所见进行描述；⑤诊断；⑥肿瘤的厚度(mm)(Breslow slevel)；⑦溃疡；⑧边缘累及。

(2)鼓励对其他组织学特征进行报告，但非强制性。

3. *外科处理*(surgical management)　见表34-4。

表34-4　肿瘤厚度与切除范围

肿瘤厚度	切除范围
原位(insitu)	0.5cm
＜2mm	1.0cm
≥2mm	2.0cm

4. *诊断检查和随访*(initial diagnostic workupand on-going follow-up)

(1)对厚度＜4mm的早期原发皮肤恶黑且无症状的患者，不需要进行常规实验室检查及影像的研究，只需通过详细的病史和物理学检查进行诊断和研究即可。

(2)指导患者进行自我检查。

(3)常规定期随访并进行物理学检查至少每年一次。

(4)通过常规定期随访和物理学检查结果，根据需要进行实验室检查及影像学研究。

说明：

1. 常规实验室检查包括：胸部X线片、血液学检查。

2. 随访的次数和内容：①肿瘤的厚度；②多发性恶黑的患者；③临床存在不典型性痣；④有恶黑家族史者；⑤患者的情绪；⑥患者对疾病的认知程度。

【预后】　儿童恶黑若能得到早期诊断、及时治疗，预后一般较好，大于5年的生存率约为40%。

(丁政云　蔡　丽　刘晓雁　张春雷　赵　广)

参考文献

陈翔.2014.英国皮肤鳞状细胞癌治疗指南解读.张建中主编中外皮肤病诊疗指南[M],147-154.

李璋琳.2012.儿童横纹肌肉瘤的手术治疗[J].中国肿瘤临床,39(15):1056-1059.

朱学俊,王宝玺,孙建方,等主译.2011.皮肤病学[M].北京:北京大学医学出版社,1535.

Christenson LJ,Borrowman TA,Vachon CM,et al.2005. Incidence of basal cell and squamous cell carcinomas in a population younger than 40 years[J].J.AM.MED.ASSOC,294(6):681-690.

CSCO黑色素瘤专家委员会.中国黑色素瘤诊治指南(2011版).临床肿瘤学杂志,2012,17(2):159-171.

Demers A.A,Nugent Z,Mihalciotu C,et al.2005.Trends of nonmelanoma skin cancer from 1960 through 2000 in a canadian population[J].J.AM.ACAD DERMATOL,53(2):320-328.

Fujimura T,Okuyama R,Terui T,et al.2005.Myxofibrosarcoma (myxoid malignant fibrous histiocytoma) showing cutaneous presentation: report of two cases[J].J CUTANEOUS PATHOL,32(7):512-515.

Mahmoodi M,Asad H,Salims,et al.2005.Anti-cytokeratin 20 staining of Merkel cells helps differentiate basaloid proliferations overlying dermatofibromas from basal cell carcinoma[J]. J CUTANEOUS PATHOL, 32(7):

491-495.

Van Gaal JC, Flucke UE, Roeffen MH, et al. 2012. Anaplastic lymphoma kinase aberrations in rhabdomyosarcoma: clinical and prognostic implications.J Clin Oncol,30:308-315.

Wesche WA, Khare VK, Chesney TM, et al. 2000. Nonhematopoietic cutaneous metastases in children and adolescents: thirty years experience at St.Jude Children's Research Hospital. Journal of cutaneous pathology, 27 (10): 485-492.

第 35 章　皮肤病相关的综合征

一、多囊卵巢综合征

多囊卵巢综合征（polycysticovarian syndrome，PCOS）又名 Stein 综合征、Stein-Leventhal 综合征，1935 年 Stein 和 Leventhal 描述了多囊性卵巢与闭经、多毛和肥胖组成的一组病症之间的关系。此后，医学界对该综合征进行了多项研究，并引入了 PCOS 或多囊性卵巢疾病（PCOD）的名称，以强调该综合征的异样性。

【病因及发病机制】　病因不明，可能是常染色体显性遗传性疾病，也可能是由于固醇合成酶 P450c17 和胰岛素受体的过度丝氨酸磷酸化。PCOS 在青春期年龄妇女发病率约为 6%。

【临床表现】

1. 月经失调：表现为闭经、月经减少、功能性子宫出血、不育、子宫内膜增生等。青春期开始，月经起初正常以后进行性月经减少，最后无月经。少数可为原发性无月经。

2. 可有不同程度的多毛、痤疮、男性脱发或散在的脱发。

3. 约半数患者有肥胖、小乳房、下腹痛、头痛、便秘、手指瘙痒感、黑棘皮症。

【实验室检查】　有时 17-酮类固醇排出量增高。实验测定 PCOS 的主要激素标志是重要的。LH-FSH 和 E1-E2 比率的升高符合 PCOS。除非有男性化，测定尿 17-酮类固醇没有帮助，在这种情况下测定盆腔超声评估双侧多囊性卵巢是有价值的，但肾上腺过多产生雄激素可诱导出与 PCOS 多囊性卵巢相同的图像。

【诊断与鉴别诊断】

1. *诊断*　2003 年鹿特丹会议制订的诊断标准：①超声检查存在多囊卵巢；②临床或实验室检测有高雄激素血症；③无排卵性月经失调。符合上述 3 项中的 2 项，并排除其他疾病者可诊断为 PCOS。代谢因素不作为诊断 PCOS 的必要条件。

2. *鉴别诊断*　应与先天性卵巢发育不全综合征相鉴别：后者生殖器、乳房不发育，闭经，伴有皮肤表现及某些畸形，尿中促性腺激素增多，雌激素明显减少。

【治疗】

1. *一般治疗*　肥胖是 PCOS 常见临床表现之一，降低体重是非常必要的，严格限制热量摄入和长期坚持有氧运动（如慢跑、快走等）可降低胆固醇、调节血脂，提高机体的胰岛素敏感性，从而改善高雄激素，促进排卵，体重减轻 5%即可增加排卵率。

2. *药物治疗*

（1）调节内分泌紊乱

①达英-35：长期的高雄激素血症可引起内分泌状况的恶化，达英-35 中所含醋酸环丙氯孕酮（CPA）是一种较强抗雄激素活性的孕激素制剂，能降低 LH（促黄体生成素）水平，对多毛、痤疮有效，对 LH/FSH（黄体生成激素/促卵泡激素）比值明显紊乱者有很好的调节作用。用法：月经第 5 天开始，给予达英-35 1/d，21d，停药后下次月经第 5 天开始重复，共 3～6 个疗程。一般在 3 个月后，LH/FSH 比值明显改善以后用（克罗米芬 CC）、促性腺激素（HMG）诱导排卵，效果较好。

②螺内酯：螺内酯是一种醛固酮拮抗药，常用于作为降压的辅助药。另一作用可以抑制卵巢和肾上腺素合成雄激素，与睾酮竞争毛囊雄激素受体，从而降低体内雄激素，故可用于 PCOS 的高雄激素血症。用法：50～200mg/d，常与泼尼松合用。

③糖皮质激素：可抑制促肾上腺皮质激素的高分泌，从而抑制肾上腺和卵巢产生雄激素，对治疗女性高雄激素性痤疮有效，可选用小剂量的地塞米松或泼尼松。

（2）胰岛素增敏剂的作用：由于 PCOS 患者的机体组织对胰岛素敏感性下降（胰岛素拮抗 IR），高胰岛素血症最终导致高雄激素血症而致不孕。二甲双胍（Met）被认为是目前最理想的胰岛素增敏剂。它可以改善组织对胰岛素的敏感性，降低血糖，降低高雄激素血症，用于治疗 PCOS，纠正多毛、痤疮、恢复排卵效果明显。用法：10～16 岁儿童 Met1.5g/d，逐渐增加剂量，但最大剂量不超过2g/d。罗格列酮是另一类胰岛素增敏剂，是迄今为止作用最强的过氧化物酶体增殖活化受体 γPPARγ 激动剂，可纠正 PCOS 患者的高胰岛素血症、胰岛素抵抗、高雄激素血症、高黄体生成素血症等，促使正常排卵及生育，并可预防及改善 PCOS 患者的糖脂代谢异常，降低发生糖尿病、冠心病、高血压等并发症的危险，且不良反应小。每日 4mg(1 片)联合氯米芬(克罗米芬)，服用 3 个月，90%患者可恢复排卵，无明显不良反应。

(3)诱导排卵

①氯米芬(CC)：CC 为类固醇类抗雌激素制剂，具有弱雌激素效应，能竞争性结合雌激素受体，减少细胞内受体，从而使 FSH 升高，常为 PCOS 诱导排卵的首选药。CC 单用：月经周期第 5 天开始 50～100mg/d，5d，优势卵泡发育至 20mm 左右，内源性 LH 峰不高无排卵者可给 HCG5000～10 000U 诱导排卵。CC 加溴隐亭：高泌乳素血症患者可在经期第 1～2 天服用溴隐亭至泌乳素正常后加用 CC，诱导排卵。CC 加泼尼松：伴有肾上腺素性雄激素升高者于月经第 1～2 天开始用泼尼松 5mg，至雄激素正常后加用 CC 诱导排卵，CC 可致子宫内膜发育不良、宫颈乳液质量改变而影响妊娠率，可于排卵前后予小剂量雌激素治疗。

②促性腺激素(HMG)：是一种糖蛋白激素，每支含 FSH、LH 各 75U，适用于促性腺素水平低或子宫内膜质量差的患者。常规用法：月经第 5 天开始每日肌内注射 HMG75U，根据 B 超监测卵泡发育情况增减用量，当优势卵泡直径达 16mm 时肌内注射绒毛膜促性腺激素(HCG)5000～10 000U 诱发排卵。当有 3 个卵泡发育大于 17mm 时应停用 HCG，以免多囊卵巢过度刺激综合征(OHSS)发生。目前已有纯促卵泡激素(FSH)及基因重组 FSH，可用小剂量缓慢渐增的方案达到单卵泡发育，减少 OHSS 的发生。

③促性腺激素释放激素类似物(GnRha，GnRH-a)：GnRH-a 是一种 GnRH 九肽类似物。开始应用可使 FSH、LH 升高，持续应用 2～4 周后，LH 分泌抑制，雄激素分泌下降，待血 E2 降至绝经妇女水平以下，再用 HMG 诱导排卵可达到理想内分泌环境。

④GnRH 拮抗药(GnRH-anta)：GnRH-anta 与内源性的 GnRH 竞争垂体细胞上的受体，从而抑制内源性 LH 及 FSH 的释放。GnRH-anta 为 PCOS 患者提供了一种新的治疗方法。

3. 手术治疗

(1)小切口开腹卵巢楔形切除术：手术治疗的原理是切除或破坏卵巢间质，减少雄激素生成而促进排卵，早期开腹卵巢楔形切除术因术后粘连率较高而弃用。最近应用显微外科技术进行的小切口开腹卵巢楔形切除术，术后粘连率仅为 11%且轻微，有效地避免了因组织粘连而导致的机械性不孕。

(2)经阴道超声引导的卵巢间质水凝术(TOSH)：一项安全经济有效的新方法，局部麻醉下阴道超声引导采卵针将 75℃无菌盐水注入卵巢间质，术后排卵率 73.1%，但妊娠率较低(26.9%)。

(3)腹腔镜下手术：腹腔镜下手术有电凝透热、激光、超声刀打孔、穿刺放液，激光一般照射 2～3s，一侧卵巢照射 30 处左右，用大量生理盐水冲洗腹腔至确认无出血。

最近出现了一种用超声刀进行卵巢打孔的新技术。将超声刀能量水平调至 3 级，在腹腔镜下每侧卵巢穿刺 20～30 次，每次 2～4s，深 2～3mm 的孔，其超声振动使细胞内蛋白结构的氢键断裂，导致蛋白变化形成胶原而起组织凝固的作用，不需要另外止血且不产生烟雾，不需要引流。

二、Hartnup 综合征

Hartnup 综合征(hartnup syndrome)又名单氨羧酸类氨基尿症、色氨酸运转异常综合征、遗传性烟酸缺乏症、糙皮病-小脑共济失调-肾性氨基酸尿综合征等。

【病因及发病机制】 本病是常染色体隐性遗传病，致病基因为 SLC6A19，位于染色体 5p15.33，其编码的氨基酸转运蛋白 B(0)AT1 受体，主要表达在肾脏和小肠，介导中性氨基酸的转运。基因突变使中性氨基酸从肾脏近曲小管和肠黏膜的上皮细胞跨膜转运受损，色氨酸是一种必需中性氨基酸，色氨酸转运障碍使体内烟酰胺合成不足，故引发糙皮病样皮炎。色氨酸吸收减少并在肠腔内蓄积，经细菌分解转化为吲哚化合物，被吸收后损伤小脑神经元，表现出神经精神症状。

【临床表现】

1. 儿童期发病　男女均可。

2. 皮肤损害　暴露部位皮肤干燥、发红、脱屑，出现瘙痒性红斑，边缘清楚，类似陪拉格样皮疹，以后皮肤增厚，出现色素沉着等。

3. 神经系统　表现为复发性短暂性小脑性共济失调，如步态不稳、手颤，共济失调于精细动作时加重，其他尚有眼球震颤、复视、舞蹈症及伸臂震颤、痉挛性瘫、头痛等，可随年龄增长而减轻。

4. 实验室检查　尿中查见氨基酸，尿中有尿蓝母和吲哚化合物等，尿蓝母试验呈强阳性；尿层析谱可见肾源性氨基酸尿并有特征性“H”形图像。

【组织病理】　一般无特异性。早期为真皮上部有慢性炎症细胞浸润。水疱位于表皮下，陈旧损害有角化过度伴角化不全，棘层肥厚，基底层色素增加，其皮内慢性炎症浸润和胶原纤维透明变性。晚期除角化过度和色素沉着外，还有马尔匹基层萎缩，真皮纤维化。

【诊断与鉴别诊断】

1. 诊断　依据临床表现结合组织病理特点不难诊断。

2. 鉴别诊断

(1)与陪拉格鉴别：后者主要由烟酸缺乏或不足引起，主要表现为皮肤黏膜、消化系统和精神神经系统的异常，两者在皮肤表现不易鉴别，后者消化系统的表现主要为舌炎和腹泻，在精神神经系统的表现主要为神经衰弱症候群、肢端感觉异常和多发性周围神经炎。测定 24h 尿 N-甲基烟酰胺量低于正常值。

(2)与色氨酸尿症鉴别：后者尿中无尿蓝母或吲哚类化合物。

【治疗】

1. 避免日光直晒。

2. 高蛋白饮食，应用烟酸、烟酰胺及复合维生素B有效。烟酸用法：轻症者，婴儿 10mg/次，小儿 25mg/次，3 次/日；重症者，可肌内注射 1.5mg/(kg・d)或口服 50mg/次，4 次/日。

3. 病情可随年龄增长而减轻。

三、肥胖性生殖无能综合征

肥胖性生殖无能综合征(adiposogenital dystrophy syndrome)又名肥胖性生殖无能性营养不良(adiposogenitaldystrophy)或脑性肥胖症。其特点为在短期内迅速出现肥胖、嗜睡、多食，骨骼发育延迟，可有男性乳房发育或尿崩症，外生殖器及第二性征发育不良，血 LH(黄体生成素)、FSH(卵泡刺激素)低于正常等。

【病因及发病机制】　由于下丘脑或垂体的器质性病变，或者功能紊乱或任何原因(如颅咽管瘤)引起中枢神经-下丘脑-垂体-睾丸生殖轴系的调节失常，致内分泌激素与性激素的产生、分泌紊乱，促性腺激素及性激素减少，引起本病。

【临床表现】

1. 多于青春期前发病，男女发病率相近。

2. 肥胖：乳房、下腹及外阴部肥胖显著，四肢相对较细，手指尖细。

3. 性发育不全或性功能减退：青春期前发病者第一及第二性征发育低下、迟缓；成年后发病者性欲减退，第二性征退化，生育能力丧失。

4. 颅脑原发病的症状：颅脑原发病常见有肿瘤、炎症、局部退行性变、血管损害或先天缺陷。如为肿瘤引起者可出现头痛、头晕、呕吐、视力障碍、失明等，有时颅脑原发病的症状不明显。

【实验室检查】　尿促性腺激素及性激素均减少；睾丸活检示曲细精管萎缩，间质纤维化，无精子生成；染色体检查正常。

颅脑 X 线及超声检查可发现颅内病变。

【治疗】　治疗原发病，解决压迫症状。

四、性幼稚-色素性视网膜炎-多指(趾)畸形综合征

性幼稚-色素性视网膜炎-多指(趾)畸形综合征(hypogenitalism-retinitis-pigmentosa-polydactylism syndrome)又名 Laurence-Moon-Biedl 综合征，由 Laurance-Moon 于 1866 年首先报道，贝迪尔(Biedl)1922 年进一步描述。主要表现为肥胖、性腺发育不良、色素性视网膜炎、智力低下及多指(趾)畸形等。

【病因及发病机制】　病因不明，为常染色体隐性遗传性疾病。非常罕见，迄今为止，全世界报道的病例也不过 100 多例。

【临床表现】

1. 有家族史，常染色体隐性遗传。

2. 男女发病率之比约为 2∶1，可于婴儿期即开始出现症状。

3. 生长迟缓，身体矮小，可有其他骨骼异常如颅骨变形、骨质疏松等，其特征性表现为智力低下和多指(趾)畸形。

4. 性发育障碍：外阴幼稚型，第二性征缺乏。

5. 肥胖，以躯干为主。

6. 视力减退，有的甚至完全失明。眼底检查示色素性视网膜炎。

7. 部分病例可合并锥体外系病变、先天性心脏病、泌尿系畸形等。

8. 颅脑部不能发现器质性病变。

9. 分型：klein 提出本综合征可分为五型。

(1)完全型：五项基本特征俱全(临床表现 3～6)。

(2)不完全型:缺乏 1～2 项基本特征者。

(3)顿挫型:仅有 1、2 项基本特征者。

(4)非典型型:由其他眼病代替视网膜炎,如视神经萎缩、外眼肌麻痹、高度近视、小眼或无虹膜等。

(5)强化型:除 5 项基本特征外还有其他先天畸形。

【实验室检查】 尿促性腺激素含量降低,女性患者尿中卵泡刺激素含量降低,男性患者尿中 17-酮类固醇含量降低;染色体检查正常。

【诊断与鉴别诊断】

1. 诊断　依据临床表现结合实验室检查分型诊断可诊断。

2. 鉴别诊断

(1)三低肥胖综合征(Prader-Willis syndrome)系指患有肌张力降低、智力低下、性腺功能低下,伴有肥胖倾向的一组病症。1956 年普拉德(Prader)首先报道了 1 个病例,患儿自婴儿期开始有明显的肥胖,身材矮小,外生殖器发育低下,并有神经障碍的特征,遂称为低张力性小儿(hypotonicinfant),并认为是预后较好的病。1961 年普拉德(Prader)又与威廉斯(Willis)补充报道了 14 例,发现这些病例具有某些内分泌代谢功能紊乱,后来,一些儿科医生发现了许多类似的情况,对这些患儿随访至成年,发现他们至青春期确有第二性征发育缺陷,外生殖器形成不全,甚至有隐睾,但并不夭折。以致后来将此征称为 Prader-Willis 综合征,或 Prader-Willis-Labhari-Fanconi 四综合征。

(2)肥胖、多毛、额骨肥厚综合征(Morgagni syndrome)是一组多见于女性的以肥胖和多毛以及额骨内侧发生骨质增厚为特征的病症。1719 年,意大利病理解剖学家摩尔加尼(Morgagni)首次报道了颅骨内板及板障肥厚的死亡病例。这种患者年龄分布较广(8～75 岁),老年人多于青少年,女性明显多于男性。一般症状有精神不安、健忘、注意力不集中、智力减退、痴呆、偏执性、幻觉、头痛、眩晕、耳鸣、耳痛、听力障碍、嗅觉异常、面神经麻痹、复视、疲乏、失眠以及发作性睡眠、共济运动失调、肌力低下、痉挛麻木等。有些患者有尿崩症、月经失调、糖尿病、高血压。体型肥胖,脂肪呈向心性分布,以股部明显。多毛,颜面及躯干有毛发增生现象,阴毛丛生,有时呈男性分布,腰痛、四肢关节痛。调线颅骨平片有三型:额骨内板骨肥厚症、弥漫性颅盖骨肥厚症、额顶骨肥厚症。这一疾病诊断比较复杂,治疗上也无良方妙法,只有对症处理,以治疗各种伴发疾病为主。进行性发展的病例,预后往往不佳。

(3)与其他疾病鉴别,见表 35-1。

表 35-1　性幼稚-色素性视网膜炎－多指(趾)畸形综合征的鉴别诊断

	性幼稚-色素性视网膜炎-多指(趾)畸形综合征	肥胖性生殖无能综合征	假性肥胖性生殖无能综合征	小睾丸症(Kline-felter 综合征)
病因	常染色体隐性遗传	颅脑原发病	不明,可能与遗传有关	染色体异常
肥胖	可有	有	有	可有,身材较高
性发育障碍	有	有	青春期前性发育落后,青春期后性发育逐渐完善	有
色素性视网膜炎	有,重者可失明	有	无	无
多指畸形	有	无	无	无
实验室检查	尿促性腺激素降低,尿卵泡刺激素含量减少,男性尿 17-酮类固醇含量降低,染色体检查正常	尿促性腺激素减少,尿性激素减少,染色体检查正常	尿促性腺激素多正常,染色体检查正常	尿促性腺激素升高,尿睾丸酮降低,男性 X 染色体异常增多

【治疗】 采用人绒毛膜促性腺激素、下丘脑的LHRH(黄体生长素释放激素)或长效的雄性激素替代疗法,来维持基本的男性特征。

(李艳佳 王 华)

五、骨纤维性发育异常-色素沉着-性早熟综合征

骨纤维性发育异常-色素沉着-性早熟综合征(osteofibrodysplasia-pigmentation-sex-precocity syndrome)于1937年由Albright首先报道,又称McCune Albright综合征、Albright综合征或纤维骨营养不良综合征。属鸟核苷酸结合蛋白病(G蛋白病),以多发性骨纤维结构不良、皮肤咖啡色素斑和各种内分泌病等临床特点并存的临床综合征。儿童时期容易发生病理性骨折和畸形合并性早熟。

【病因及发病机制】 病因不明,研究认为此病属体细胞基因突变病,由GNASI基因的一种嵌合性突变引起。常见突变是位于20号染色体长臂的编码Gs α亚基基因8号外显子的Arg201His或Arg201Cys错义点突变,导致其活化性功能改变,使细胞内cAMP堆积,导致cAMP依赖性受体(如ACTH、TSH、FSH、LH受体等)被激活,表现为相应靶器官功能的亢进。

女性较多见,男女之比为1∶(2～3)。

【临床表现】

1. 男女均可患病　女性多见。多于儿童期发病,一般至青春期有明显表现。

2. 内分泌异常　主要表现为性早熟,躯体早熟及甲状腺肿大。性早熟多见于女性患者,阴道出血常为首发症状。少数患者可出现肢端肥大症和巨人症的表现,或有甲状腺功能亢进的表现。

3. 纤维性骨炎　常累及四肢长骨、骨盆及颅骨,但其他骨骼均可受累。外观骨改变不明显,多为无痛性,可有自发性病理性骨折。病变发生于长骨者可有肢体弯曲缩短,发生于脊柱者有侧弯、后凸等。

4. 皮肤色素沉着　皮肤有棕色色素沉着,于躯干、骶及股部较明显,累及面颈较少,往往发生在病变骨骼相应区域。

5. 骨骼X线片　部分正常骨组织被纤维组织替代,骨皮质变薄,膨胀,髓质骨小梁粗糙或呈毛玻璃样改变,长骨可弯曲变形。

6. 实验室检查　血碱性磷酸酶(AKP)升高,血清钙、磷一般正常,尿促性腺激素水平升高。轻度贫血。

【诊断与鉴别诊断】

1. 诊断　根据病史、临床表现及X线征象,典型的骨纤维结构不良等诊断并不困难。

2. 鉴别诊断　本病需与神经纤维瘤1型鉴别,两者有几个类似的特征,包括咖啡斑、骨骼异常和神经症状。神经纤维瘤病有六片或更多的边缘整齐的咖啡斑,而Albrirht综合征的色素斑边缘不规则呈锯齿状,且色素斑常分布于骨骼受累较重的区域。

【治疗】 对症治疗,患者须注意避免剧烈运动及从事体力劳动,以免引起骨折。本病对生命影响不大,成年后病情可稳定,病理性骨折能正常愈合。

1. 内分泌腺体功能亢进　针对各腺体采取特异的药物或手术治疗。药物治疗一旦停止容易复发。

2. 对女性性早熟症可选用的药物　有孕激素、芳香酶抑制药如睾丸内酯(testolactone)等。对于患儿性早熟的治疗目前应用的有高效孕激素(即安宫黄体酮),其能反馈抑制垂体产生促性腺激素,使性激素分泌降低,性征消退,但其不能控制骨骼生长过速,不能防止身材矮小,且长期使用可抑制垂体分泌ACTH。另外,达那唑、醋酸赛喜龙、大剂量酮康唑等均有用于临床,但不良反应明显,目前使用较少。一旦其发展成真性性早熟,临床主要应用促性腺激素释放激素拟似剂(GnRHa),其对性早熟的疗效明显,且能有效延续骨骼成熟,有利于改善最终身高,而且不良反应也大为减少。

3. 骨异常　抑制骨吸收,可试用双磷酸盐;防止骨折;对骨骼畸形进行手术矫形。可采用刮除术、处理骨折、预防畸形。

六、多发性错构瘤综合征

多发性错构瘤综合征(multiple hamartoma syndrome)又名Cowden综合征,为一种常染色体显性遗传疾病,发病与肿瘤抑制基因(PTEN、MMACI、TEPI)被定位于10q22-23有关。

【临床表现】 本病肿瘤好发于面部,尤其是鼻部和颊部,口腔、骶骨也偶有受累,常合并多种良性或恶性肿瘤。

皮肤黏膜损害为其特征性表现,可见面部孤立性的呈正常肤色或黄褐色光滑或疣状的丘疹或小结节,可类似寻常疣或毛鞘瘤的损害,有时前臂、手背有肤色小丘疹。口腔黏膜可见1～3mm的丘疹,呈鹅卵石或息肉样外观,还有良性齿龈增生或异位性

及复发性淋巴网状组织，舌可呈"阴囊舌"。常伴发皮肤黏膜错构瘤、脂肪瘤、血管脂肪瘤、血管瘤、神经瘤、神经节瘤、大汗腺汗囊瘤、神经纤维瘤等，也可伴有甲状腺肿（部分为良性甲状腺腺瘤或甲状腺癌）、急性甲状腺炎、胃肠道息肉、神经系统肿瘤（包括脑膜瘤、神经纤维瘤、神经瘤等）。女性患者常见乳房纤维囊性改变和乳腺癌以及生殖系统的功能异常或器质性损害等。

【组织病理】 皮肤肿瘤表现为一个或数个小叶表皮伸入真皮，有些小叶与中央含有毛发的毛囊垂直，瘤细胞因含糖原而呈透明状态，瘤小叶周围瘤细胞呈栅状排列和明显增厚的基底膜带，后者与围绕正常毛囊下部的玻璃样层相似。

【诊断与鉴别诊断】

1. 诊断　本病依据典型临床表现，结合组织病理特征可诊断。

2. 鉴别诊断　须与疣状表皮发育不良和疣状肢端角化症鉴别，后两者虽临床表现及病理改变与本病相似，但不伴有内脏损害，也不并发恶性肿瘤。

【治疗】 通常采取对症处理，异维 A 酸治疗可取得一定效果，但停药易复发。部分病例的面部损害采用皮肤磨削术、CO_2 激光可取得较为满意的美容效果。

七、马方综合征

马方综合征（Marfan syndrome）又名蜘蛛指（趾）综合征，属于一种先天性遗传性结缔组织疾病，为常染色体显性遗传，有家族史。本病分布于世界各地，发病率相对较高。本病系因原纤维蛋白基因分子缺陷，造成骨、眼和心血管系统结构的完整性受损。

【病因及发病机制】 马方综合征是由 15 号染色体（15q21.1）原纤维蛋白-1（FBN1）的基因突变引起。突变基因造成异常原纤维蛋白-1 单体的形成，从而导致原纤维蛋白-1 多聚体的破裂并阻止了原纤维蛋白-1 的形成。马方综合征患者皮肤成纤维细胞产生的微纤维明显减少且异常。

【临床表现】 患者有骨骼肌肉系统病变。主要有四肢细长、蜘蛛脚样指（趾）、指（趾）延长明显形成、双手下垂过膝、下半身比上半身长；长头畸形、面窄、高腭弓、耳大且低位；皮下脂肪少，肌肉不发达，胸、腹、臂皮肤皱纹；肌张力低，呈无力型体质；韧带、肌腱及关节囊伸长、松弛，关节过度伸展。有时见漏斗胸、鸡胸、脊柱后凸、脊柱侧凸、脊椎裂等。眼部症状主要有晶状体脱位或半脱位、高度近视、白内障、视网膜剥离、虹膜震颤等。约 80% 的患者伴有先天性心血管畸形，常见主动脉进行性扩张、主动脉瓣关闭不全，由于主动脉中层囊样坏死而引起的主动脉窦瘤、夹层动脉瘤及破裂，此外，二尖瓣脱垂、二尖瓣关闭不全亦属本征重要表现。可合并先天性房间隔缺损、室间隔缺损、法洛四联症、动脉导管未闭、主动脉缩窄等，也可合并各种心律失常如传导阻滞、预激综合征、房颤、房扑等。可伴神经性耳聋、先天性肺畸形、自发性气胸及肾病等。

【诊断与鉴别诊断】

1. 诊断　依据典型临床表现可以考虑本病。

2. 鉴别诊断　应与单纯性先天性心脏病鉴别。

【治疗】 目前尚无特效治疗。对有眼部症状者应定期检查，以明确是否有晶状体脱位或半脱位、白内障、视网膜剥离等。对有骨骼缺陷者可考虑手术治疗。对先天性心血管病变宜早期手术修复，对心功能不全、心律失常者宜内科治疗，可试用蛋白同化激素、普萘洛尔（心得安），可推迟主动脉扩张。

八、先天性钙化性软骨发育不良综合征

先天性钙化性软骨发育不良综合征（congenital calcific chondrodysplasia syndrome）又名 Conradi 综合征、点状先天性软骨发育不良（chondrodystrophia congenital punctata），由 Conradi 于 1914 年首先报道而命名。

【病因及发病机制】 通常认为本病是由不同外显率的常染色体隐性基因所引起的疾病，女性患者多于男性。

【临床表现】 临床将本病分为肢根型和 Conradi-Hunermann 型，共同特点为出生后 1 岁时发病，面部畸形，前额突出、眼距增宽、高腭或腭裂、小头或大头，可伴 Dandy-Walker 综合征。毛囊性皮肤萎缩症具有诊断价值，如鱼鳞状角化症、鱼鳞状红皮症、寻常性鱼鳞病、豌豆或核桃大小的多个肿瘤或斑块等。骨骼异常包括身体矮小（侏儒）、四肢近端缩短、臀部和膝肘关节挛缩畸形。部分患者智力低下，可伴先天性心脏畸形或肾畸形。皮肤损害主要表现为鱼鳞病样改变。

【实验室检查】 实验室检查一般无明显异常。X 线检查特征性的可见不透光的分散的或集合的密度增加的斑点，界线清晰，其大小由数毫米至大块融合，占据了骨骺软骨的部位。这些斑点要比正常的骨化中心出现得早。在肱骨下端、股骨上端表现较明

显，跗骨可以完全为不透光的斑点所代替，长骨干缩短及肥厚，以股骨及肱骨更为明显，骨端呈八字形，骺线不规则，扁骨及椎体表现相似。在鼻中隔、气管及喉软骨中亦可见钙化，以致造成喉狭窄。随着年龄的增长，分散的斑点会逐渐融合，骨骺的病变亦可改善。

【诊断与鉴别诊断】

1. 诊断　临床上若有先天性白内障、皮肤过度角化、关节挛缩等可考虑本病，确诊主要依靠X线检查，对年龄较大的患者，应结合伴有其他方面的缺陷来确诊。

2. 鉴别诊断　须与多发性骨骺发育不良区别，后者4～5岁以后发病，有髋膝关节为主的关节疼痛，无白内障及特异面容。

【治疗】　针对病因治疗往往无效。截骨术矫正畸形及对白内障的治疗在某些情况下可以考虑。

九、Bloom综合征

Bloom综合征（Bloom syndrome）又名面部红斑侏儒症、侏儒面部毛细血管扩张综合征、先天性毛细血管扩张性红斑、Levi型侏儒，为常染色体隐性遗传病。

【病因及发病机制】　本综合征基因（BML）缺失位于15q26.1，表现为ATP依赖性DNA螺旋酶活性缺陷。男女发病比例为5∶1。特征为面部毛细血管扩张性红斑、光敏感和侏儒症。

【临床表现】　出生后2周至1年即可有面部毛细血管扩张性红斑，以面部两侧、鼻部、前额为主，但也累及手背、足背及前臂等处，唇部可发生大疱、结痂。发育障碍：往往出生时低体重，1～4岁渐矮于同龄儿童；可见不同程度的小头，脸小而窄，伴或不伴小鼻，偶尔可见眼、耳、肢体、指的各种异常。免疫功能异常：常发生胃肠道、呼吸道感染。可出现色素沉着斑、鱼鳞病、多毛症、黑棘皮病、牙列不齐、尿道下裂等症。对日光敏感性增强，夏季皮肤损害加重。可伴发白血病、淋巴瘤等恶性肿瘤。

【组织病理】　表皮变薄，基底细胞水肿变性，真皮上层毛细血管扩张，有轻度管周浸润。

【诊断与鉴别诊断】

1. 诊断　典型临床表现结合组织病理和ATP依赖性DNA螺旋酶活性丧失可诊断。

2. 鉴别诊断　应与单纯性侏儒症和日光性皮炎、毛细血管扩张症鉴别。

【防治】　避免日光暴晒，建议患者经常使用遮光剂。

十、蓝色橡皮大疱性痣综合征

蓝色橡皮大疱性痣综合征（blue rubber-bleb nevus syndrome）又称蓝色橡皮奶头痣综合征、Beam综合征，发病可能与常染色体显性遗传有关。特征为皮肤与胃肠道的静脉畸形。

【临床表现】　发病年龄为15～20岁。皮损呈发绀色、淡蓝色外观，数目多少不等，可一个或几个，好发于躯干、上肢，表现为巨大海绵状血管瘤，呈柔软高起的蓝色橡皮奶头状中心和较小的蓝斑，易压缩，并在压力去除后迅速再充盈。患处可有多汗，可有疼痛及触痛。肠内损害常为多数性的血管瘤，出现于整个肠道，小肠最易受累，其次为结肠远端，患者常因胃肠出血、反复出现黑粪，发生贫血。偶尔其他器官可表现静脉畸形。

【组织病理】　皮肤和肠道（黏膜下或突出于肠腔内）呈海绵状血管瘤改变，小肠的损害较大肠多见，远端结肠较近端多见。

【实验室检查】　常为低血色素贫血和大便隐血试验阳性，血凝正常。

【诊断与鉴别诊断】

1. 诊断　典型临床表现结合组织病理和实验室检查诊断。

2. 鉴别诊断　本病应与单纯性海绵状血管瘤、慢性肠炎等鉴别。

【治疗】　主要为对症治疗。对出血性、疼痛性损害的治疗可考虑切除病灶。

十一、科凯恩综合征

科凯恩综合征（cockayne syndrome）又名侏儒-视网膜萎缩-耳聋综合征（dwarfism-retinal atrophy-deafness syndrome），系常染色体隐性伴完全外显率遗传病，基因缺陷位于XPBDNA解螺旋酶上。

【临床表现】　通常于2岁后开始发病，开始在面部出现蝶形红斑，表面有少量鳞屑，伴瘙痒，对光敏感，日照后加剧，夏重冬轻，反复发作，继之产生色素性斑点和萎缩，皮下脂肪进行性消失终至表现为老人外貌。手部、腿部可见发绀、变冷、四肢不成比例增大。常伴视力障碍及进行性耳聋。智力和性发育迟缓，体质虚弱，寿命较短，少有超过30岁者。其他特征性改变有脊柱背凸、隐睾、白内障、下丘脑和小脑功能障碍和色素性视网膜炎伴眼萎缩等。

【实验室检查】　X线片可见颅内有异常钙化灶，病理示大脑和大脑皮质萎缩。脑脊液中有蛋白质增加。

【诊断与鉴别诊断】

1. 诊断　依据临床表现和实验室检查可诊断。

2. 鉴别诊断　须与小儿系统性红斑狼疮鉴别。

【防治】 避免日光照射及用遮光剂，忌食含有叶绿素、植物醇的食物。

十二、Rothmund-Thomson 综合征

Rothmund-Thomson 综合征（Rothmund-Thomson syndrome）又称先天性血管萎缩皮肤异色病，德国眼科医生 Rothmund 于 1868 年首次报道，英国皮肤科医生 Thomson 于 1936 年又报道三个类似的患者，1957 年 Taylor 将一组具有皮肤异色症、光敏感、身材矮小、幼年白内障、毛发稀少、骨骼异常、过早衰老和癌症易感性等表现的疾病命名为 Rothmund-Thomson 综合征（RTS）。根据临床和分子学特征分为两型：Ⅰ型特点是皮肤异色症，外胚层发育不良和幼年白内障，无 RECQL4 基因突变；Ⅱ型特征包括皮肤异色症、先天性骨缺陷和患骨肉瘤风险增加，有 RECQL4 基因突变。

【病因及发病机制】 RTS 是常染色体隐性遗传病。Ⅱ型 RTS 病因是纯合或杂合的 RECQL4 解旋酶基因突变。RECQL4 基因位于染色体 8q24.3。该基因编码 RECQ 蛋白。RECQ 解旋酶基因的突变与早衰及癌症易感性相关。而Ⅰ型 RTS 病因仍然未知。

【临床表现】 患者从 6 个月到 3 岁期间，开始在脸颊两侧起朱红色、表面肿胀的斑片，随后扩散到四肢伸面和臀部，在躯干和四肢屈面皮损较轻，部分患者有光敏感，受晒部位红肿起疱。以后皮损由急性期向慢性期发展，形成网状色素沉着、色素减退及点状萎缩，中间有毛细管扩张，即皮肤异色症。

头发稀疏，发干较细易脆，常累及睫毛和眉毛。胡须、阴毛及腋毛可能缺失。常见甲营养不良及厚甲。牙齿病变包括各种各样的畸形牙，如小牙、发育不全的牙齿及异常牙冠等，牙齿畸形发生率为 27%～59%。

约半数患者身材矮小，各部匀称或前臂、手和小腿较短小、肥圆和发绀，手纹模糊不清，有些患者的角膜有变性表现。约 68%患者有骨骼变化，包括前额突出、鞍鼻及长骨异常。后者常见的有指骨短或缺失，跖骨裂开或畸形，四肢两侧长度不等，盆骨、长骨有囊性损害等。基因分析表明所有骨骼异常的 RTS 患者都有 RECQL4 基因的突变。

有半数患者尚有幼年白内障，可为前囊下、核周和后星状白内障。其他眼部病变包括眼球突出、角膜萎缩、先天性双边青光眼、视网膜萎缩、斜视及虹膜发育不全等。

胃肠道畸形包括食管或幽门狭窄、肛门闭锁及直肠阴道瘘等。

约 1/4 患者有性腺功能不全，内或外生殖器发育不良，女性可无月经，男性有隐睾。

RTS 患者肿瘤发生率较高。骨肉瘤易发生在儿童（平均发病年龄为 14 岁）；而皮肤的上皮肿瘤，如鳞状细胞癌、基底细胞癌和鲍恩病发生较晚（平均发病年龄为 34.4 岁）。

【诊断与鉴别诊断】

1. 诊断　根据临床表现和分子学检查可诊断。所有骨肉瘤的患者，尤其是伴有皮损的患者均须考虑该诊断。

2. 鉴别诊断　本病应与其他幼年发生的皮肤异色症相鉴别，包括先天性角化不良症、Kindler 综合征等。还须与有面部毛细血管扩张表现的疾病相鉴别，包括 Bloom 综合征、维尔纳综合征等。

【治疗】 患者应避强光曝晒，用脉冲染料激光来改善皮疹，外用遮光剂及滑肤剂，手术治疗白内障和矫正畸形。应对 RTS 患者和他们的家属监测肿瘤发生的情况。

十三、Netherton 综合征

Netherton 综合征（Netherton syndrome，NS）又称迂回线状鱼鳞病（ichthyosis linearis circumflera），是一种罕见的常染色体隐性遗传鱼鳞病，好发于女性。特征表现为先天性鱼鳞病样红皮病、竹节样毛发和特应性素质。

【病因及发病机制】 NS 的致病基因为染色体 5q32 上的 SPINK5 基因，它编码淋巴上皮 Kazal 型相关的抑制物（LEKTI）。

【临床表现】 患儿在出生时或出生后不久即出现红皮病，红皮病好转后约在 2 岁出现泛发性环状或多环状红斑，周边有明显的“双边”鳞屑，具有特异性。其泛发性红斑及干燥纤细的鳞屑犹如银屑病。躯干和四肢近端的皮疹多呈匐形性损害，原有老皮损消退后，在其他部位又可发生新的环状损害，不留萎缩、瘢痕或色素沉着。

竹节状发是 NS 的另一重要特征。毛发短、干

燥、无光泽，眉毛、睫毛稀疏或缺乏。毛发异常可随年龄而好转。

患儿具有特应性素质，常患有特应性皮炎、哮喘、枯草热、荨麻疹等疾病，且血清 IgE 水平往往升高。细菌感染、高渗性脱水、体温过低、极度体重下降是常见的并发症，这些可能是由于严重的表皮屏障功能被破坏所造成的。皮损在青春期可减轻，但很少自动消失。

【诊断与鉴别诊断】

1. 诊断　根据临床表现和分子学检查可诊断。

2. 鉴别诊断　早期应与红皮病样鱼鳞病及红皮病样银屑病相鉴别，多环状皮损及毛发异常可帮助鉴别。

【治疗】 对症处理。

十四、Waardenburg 综合征

Waardenburg 综合征（Waardenburg syndrome，WS）是一种少见的遗传性听力一色素异常综合征。1951 年荷兰眼科遗传学家 Waardenburg 首次报道该病。WS 具有皮肤脱色素改变、额部白发或早年白发、眼虹膜及眼底色素异常、先天性神经性耳聋等临床特征。

【病因及发病机制】 WS 分为四种亚型，Ⅰ、Ⅱ、Ⅲ型属染色体显性遗传，偶有新的突变发生。Ⅰ型和Ⅲ型是染色体 2q35 上转录因子 PAX3 基因突变；Ⅱ型为异质性，部分与染色体 3p12.3-p14.1 上的转录因子 MITF 基因突变相关。而Ⅳ型则属染色体隐性遗传，系纯合子突变所致，突变基因是内皮素-B 受体（EDNRB）和其配体基因内皮素-3（EDN3）或 SOX10 基因。

【临床表现】 该病的主要临床特征如下。

1. 内眦赘皮、外移，眼距增宽，泪小点异位及睑裂缩小。

2. 鼻根部高而宽、鼻翼发育不全。

3. 内侧眉毛过度生长，形成一字眉。

4. 虹膜部分或全部异色，或有发育不全的蓝色虹膜。

5. 前额白发或头发、眉毛、睫毛和体毛过早变灰白。

6. 先天性单侧或双侧神经性耳聋。

7. 在面部、躯干、四肢可出现色素减退斑，也可有色素沉着斑。

8. 下巴较大、较宽。

9. 长期便秘或甚至患有先天性巨结肠症。

10. 少数有唇腭、先天性心脏病或肌肉、骨骼异常。

WS 分为四个亚型：Ⅰ型为典型的 WS，具有上述 1～6 的特征；Ⅱ型没有内眦外移一项特征，而神经性耳聋和虹膜异色更为多见；Ⅲ型除有的Ⅰ型特征外，还合并有颜面、肌肉或骨骼的异常；Ⅳ型则除Ⅰ型或Ⅱ型特征外合并先天性巨结肠。

【诊断与鉴别诊断】

1. 诊断　诊断标准包括 5 个主要标准和 5 个次要标准。主要标准有：①神经性耳聋；②虹膜异色；③头发色素减少（白色额发）；④内眦和泪小点外移；⑤一级亲属中有 WS 患者。次要标准有：①皮肤色素减退；②内侧眉毛浓密、并眉；③鼻根高宽；④鼻翼发育不全；⑤头发过早变灰。

诊断 WS1 须有 2 个主要标准或 1 个主要标准加 2 个次要标准。WS2 需满足 2 个主要标准，头发过早变灰代替内眦和泪小点外移作为一个主要标准。

2. 鉴别诊断　主要与白癜风、斑驳病及其他原因引起的虹膜异色和先天性耳聋鉴别。

【治疗】 如有先天性巨结肠症或有唇腭等进行手术治疗；神经性耳聋可行人工耳蜗植入术。

十五、Proteus 综合征

Proteus 综合征（Proteus syndrome）又称变形综合征，是一种不明原因的、后天发病且以镶嵌式过度生长为特征的罕见疾病。PS 的临床特征为多种组织非对称性、不规则的过度生长，脑回状结缔组织痣、表皮痣、血管畸形及脂肪组织异常等。

【病因及发病机制】 本病的病因尚不清楚，部分报道认为本病为 PTEN 肿瘤抑制基因突变导致。PTEN 基因位于染色体 10q23.3，编码蛋白质的名称为磷脂酰肌醇-3，4，5-三磷酸 3-磷酸酯酶和双重特异性蛋白磷酸酶。

【临床表现】 PS 的主要临床特征如下。

1. 出生后不规则、扭曲地过度生长，可累及许多组织。

2. 生长速度快，大多数患者出生时无显著的不对称，6～18 个月龄开始出现不对称的过度生长，与其他不对称生长性疾病显著的区别在于是不规则的，受累身体部分及内部骨骼失去正常形态，四肢最常受累。Proteus 综合征中皮肤毛细血管畸形常见，一些患者有静脉畸形及颅内动静脉血管畸形。

3. 脂肪组织不规则生长，既存在脂肪过度生

长，又存在脂肪萎缩，许多患者存在腹部和肢端的脂肪过度生长，脂肪萎缩最常见于胸部。

4. 皮肤的特异性表现为脑回状结缔组织痣，该症状从未在新生儿见到，皮损缓慢进展，贯穿于整个青春期。开始为局部的皮下组织增厚，随着时间显著进展，可达 1cm 厚或更深，形成深沟，导致形成脑回状，最常发生于足底，少数见于双手，偶尔见于鼻孔和双眼中间。此外，常见线性生长的疣状表皮痣，有些患者的皮损出生时可见，大部分患者出生时无表现，1 岁内开始皮肤变粗厚、颜色变暗，颜色从深棕色到黑色，纹理粗糙，类似补丁。

5. 少数患者有面部表现，多数合并认知功能障碍，表现有睑裂下斜、颧骨扁平、面部变长和持续张口状。

6. 肺部表现：9%～13% 的病例有肺大疱改变，可分布于单侧或双侧。患者可表现为肺功能下降、肺不张或肺部感染，甚至导致死亡。其他的胸部病变还有肋骨过度生长、支气管错构瘤、胸壁肿块、脊柱侧弯等，均可使呼吸受阻。

7. 骨骼的表现：骨过度生长是指单一骨骼或部分骨骼生长快于身体的其他部位骨骼，也指骨性生长侵犯了关节间隙，有锯齿状的骨边缘，通常有不规则和紊乱的骨组织，包括高度骨化、类骨质过度增殖伴有不同程度的钙化，结缔组织钙化，长骨变细、变长，可有手足不对称增大、巨指（趾）畸形、头骨肥厚和异常钙化的结缔组织，通常过度生长的骨表面缺乏软组织覆盖，过度生长导致外貌变丑。

8. 泌尿生殖系统的异常包括肾性尿崩症、血管瘤、肾盂积水，输尿管扩张等。

9. Proteus 综合征与许多肿瘤的发生相关，两种最常见的肿瘤是腮腺腺瘤和双侧卵巢囊腺瘤。

【诊断与鉴别诊断】

1. 诊断　2004 年 Turner 等制订了 PS 的最新诊断标准：诊断 PS 必须满足“强制标准”中的全部 3 项和“特殊标准”中的 A 类 1 项、或 B 类中的 2 项、或 C 类中的 3 项病变。

强制标准：①病变呈嵌合性分布；②病程呈进展性；③人群中呈散发。特殊标准为：A 类：脑回状结缔组织痣。B 类：①表皮痣（表皮痣/皮脂腺痣）。②不成比例的过度生长（至少具备以下一种病变）：a. 肢体。上/下肢，手/脚，指/趾。b. 颅骨：骨肥厚。c. 外耳道。骨肥厚。d. 脊柱发育不良。e. 内脏病变。脾/胸腺。③＜20 岁出现特异性肿瘤（双侧卵巢囊性瘤/腮腺单形性腺瘤）。C 类：含有以下 3 种病变中的全部 3 项者，符合 C 类标准：① 脂肪组织不规则分布。脂肪瘤/局部脂肪缺失。②脉管畸形。毛细血管/静脉/淋巴管畸形。③肺囊肿。④面部表现型。长头/长脸，睑裂轻度下斜/轻度睑下垂，塌鼻梁，宽或前突的鼻孔，静止时口张开。

2. 鉴别诊断　变形综合征的临床表现比较复杂多变，易与下列疾病混淆：① Klippel-Trenaunay-Weber 综合征（骨肥大性静脉曲张性痣综合征）。该病可有偏侧肥大、巨指（趾）和表皮痣，但患肢的焰色痣和静脉曲张有助于鉴别诊断。② Bannayan-Riley-Ruvalcaba 综合征。该病特征为大头畸形、脂肪过多症、血管瘤和有斑点的阴茎，一般无巨指（趾）、骨疣、表皮痣及掌跖团块。而在变形综合征中一般见不到巨颅、颅内肿瘤等损害。③表皮痣/皮脂腺痣综合征Ⅰ型（Schimmelpenning 综合征）。该病自幼发病，可见疣状痣与骨骼畸形改变，但常有神经症状，也不伴有皮下肿瘤。

【治疗】　目前没有有效治疗方法。

十六、PLACK 综合征

PLACK 综合征（PLACK syndrome）指皮肤剥脱、白甲、肢端点状角化、唇炎及指节垫综合征，是一种罕见的常染色体隐性遗传性皮肤病，主要表现为泛发性皮肤剥脱、白甲、肢端点状角化、唇炎及指节垫。

【病因及发病机制】　该疾病之前并不被人认识，PLACK 综合征（PLACK syndrome）是一种罕见的常染色体隐性遗传性皮肤病，主要表现为泛发性皮肤剥脱、白甲、肢端点状角化、唇炎及指节垫。该疾病之前并不被人认识，杨勇课题组在一个近亲婚育的家族中进行详细临床调查及描述后，通过与英国 Kelsell 及 McLean 研究小组合作，在 2 例国外的 PLACK 综合征患者也同样发现了 CAST 基因的突变，从而证实了 PLACK 综合征是一种新致病基因突变导致的全新的遗传性疾病。确定其为一种全新疾病，并将其命名为 PLACK 综合征。PLACK 综合征的致病基因很快被确定为编码钙蛋白酶抑制蛋白基因 CAST。研究 PLACK 综合征的发病机制，发现所有 CAST 基因的致病性突变均导致其编码的蛋白功能散失，从而导致钙蛋白酶（calpains）活性明显增强，诱发皮肤角质形成、细胞凋亡增加，从而出现皮肤的棘层松解、剥脱以及角化异常。同时，通过体外研究还证实，CAST 基因敲低的角质形成细胞中间丝结构蛋白出现异常，导致细胞间连接减弱，并进一步证实了 CAST 基因与皮肤桥粒连接紧密相关。CAST 基因在皮肤复杂的角化生理过程中发挥重要作用。

【临床表现】 幼年发病，家族史可阳性。可持续终身。男女均可罹患。外伤可以诱发水疱及大疱；夏天为水疱，水疱破溃后表现为鳞屑；冬天为泛发性无症状性脱屑；脱屑后基底留有红斑。可伴有唇炎，唇部干燥、脱屑。掌跖部可见散在的点状角化。以四肢远端为著。掌指关节伸侧可见指节垫，往往与点状角化相伴随。患者可有白甲。一般无系统性异常。血清 IgE 水平正常；白细胞水平正常。

【组织病理】 发现角化过度、表皮内裂隙形成、棘层肥厚。免疫组化显示钙蛋白酶抑制蛋白表达下降。电镜检查显示细胞间隙增宽，染色质浓缩，角质层细胞凋亡增加。

【治疗】 本病治疗困难。可对症予以治疗，口服阿维 A 对于减少皮肤脱屑有一定作用。

【预防】 防止近亲结婚；重视产前检查。

（林志森　杨　勇）

编者按：这是杨勇教授团队和英国学者在国际上首先发现的新病种。

十七、Hutchinson-Gilford Progeria 综合征

Hutchinson-Gilford Progeria 综合征（Hutchinson-Gilford Progeria syndrome）即儿童早老症。HGPS 发生率为 1/8 000 000，特征性表现是极快速度衰老，正常个体晚年时才呈现的特征，如头发灰白、脱落、皮肤变薄、皱褶，在 HGPS 患儿几岁时就开始出现，多数死于冠状动脉病变引起的心肌梗死或广泛动脉粥样硬化导致的卒中，平均寿命 13 岁。

【病因及发病机制】 HGPS 遗传方式为常染色体显性遗传，该病属于核纤层蛋白病，是由于编码 A/C 型核纤层蛋白的 LMNA 基因发生点突变而导致的。人类的 LMNA 基因定位在 lq21.2-q21.3 染色体上，包括 12 个外显子。绝大多数 HGPS 病例为 LMNA 基因第 11 个外显子发生点突变，该突变激活了 LMNA 基因 11 号外显子上一个隐蔽的剪接位点，产生了一种被截短了 50 个氨基酸的 A 型核纤层蛋白，使细胞核结构和功能受损。

【临床表现】 HGPS 患儿衰老速度相当于正常儿童的 5～10 倍。患儿在婴儿期常看似正常，或仅有硬皮病样症状。面中部发绀和钩状鼻常提示有本病的可能性。到 1 岁左右症状愈来愈明显，直到第二年呈现各种特征性表现，主要表现为严重生长迟缓、秃顶、皮下脂肪缺失、局限性硬皮病等。

HGPS 患儿身长体重明显低于正常，10 岁左右仍如 4～5 岁小儿的身长，相对体重比身长减少更明显，皮下脂肪逐渐变薄，全身瘦削，但思维和认知状况正常。有以下特征：大光头和小颌使患儿呈现极度衰老的外貌，头皮静脉突出，皮下脂肪缺失。眼眶较小，故两眼突出；鼻突出且尖，呈雕刻样；耳廓常有畸形，两耳向前竖起，缺乏耳垂；嘴唇较薄，近似鸟脸；脱发由枕部开始，至 3～5 岁时几乎全部脱光，眉毛与睫毛也可脱落；头皮静脉怒张；乳齿和恒齿均发育延迟，并很早脱落，牙齿畸形。四肢与躯干比例正常，梨状胸廓，锁骨发育不全，特别短小，关节相对粗大并僵直，手指屈曲，末节指骨很短。指(趾)甲常萎缩，甲营养不良。姿势呈骑马形，两脚分开的宽度大，走路时拖着两脚，髋外翻。皮肤薄，有皱纹，并出现棕色老人斑。下腹部、大腿近端和臀部硬肿。四肢浅表血管粗厚而显露，尤以桡动脉和手背静脉最为明显。语音尖而细。血压于 5 岁以后明显上升，心脏逐渐扩大，随后出现加速的动脉粥样硬化、充血性心力衰竭、心肌梗死等严重症状。也可发生肾结石而致急腹痛。患儿大多死于心血管疾病或卒中，寿命大多为 7～27 岁，平均 13 岁。

【实验室检查】

1. 生化检测　端粒长度进行性缩短。尿透明质酸排泄量是正常人的 10～20 倍。生长激素、促甲状腺素、甲状旁腺素、肾上腺素水平正常，胰岛素抗性增加。HGPS 患儿可能有生长激素失活或内源性生长激素抵抗。

2. 病理检查　心血管：大动脉粥样硬化为该病的特征性病变，表现为肾硬化、心肌纤维化、血管钙化。皮肤：皮下脂肪缺失，胶原排列紊乱、增厚而且透明样变，立毛肌突出。

3. 影像学检查　X 线片可见锁骨重吸收，被纤维组织取代，肢端骨溶解，股骨头无菌性坏死，髋关节脱位。

附：2014 年罗迪青报道一例儿童早老症的异型——下颌骨末端发育不良（MAD）是一种罕见的常染色体隐性遗传病，由 LMNA 基因或 ZMPSTE24 基因突变引起，患儿表现为出生时正常，但逐渐出现生长迟滞，毛发进行性脱落，颅面异常如大头伴头皮静脉曲张，颅缝闭合延迟，龋齿，下颌骨和锁骨发育不全、溶解，进行性肢端骨质及肋骨溶解，皮肤萎缩硬化及斑点色素沉着。基因检测为纯合子 LAMA

基因 c.1579C>T 突变，而其父母均为杂合子突变。

【诊断与鉴别诊断】

1. 诊断　根据特征性的临床表现和实验室检查可做出诊断。

2. 鉴别诊断　应与垂体性侏儒、Werner 综合征及 Turner 综合征鉴别。垂体性侏儒身材矮小，但无早老面容及早年心血管病；Werner 综合征又称成人早老症，为常染色体隐性遗传疾病，一般在青春期后发病，全秃不常见，下颌骨完全正常，多合并白内障，硬皮病等症状；Turner 综合征与性染色体异常有关，卵巢与外生殖器不发育，原发性闭经，另外，此患者未合并其他慢性疾病。

【治疗】　如有内分泌功能低下，应做相应的补充性治疗；有血脂高及动脉粥样硬化表现者，应限制食物中的脂肪量，适当给予抗粥样硬化的药物。皮肤干燥变硬者可内服烟酸、维生素 E、维生素 B 族，口服丹参片或静脉注射丹参液。有些发育畸形可用外科手术进行矫正。总之，本病以对症处理为主，没有特效治疗方法。

（王　华　肖异珠　李艳佳　于　波　林志淼　杨　勇）

参考文献

罗素菊.冯义国.彭振辉.2006.Proteus 综合征.国际皮肤性病学杂志，32(5)：159.

王光超.2002.皮肤病及性病学.北京：科学出版社医学出版中心.

Bitoun E，Micheloni A，Lamant L，et al.2003.LEKTI proteolytic processing in human primary keratinocytes，tissue distribution and defective expression in Netherton syndrome.Hum Mol Genet，12(19)：2417-2430.

Boutet N，Bignon YJ，Drouln-Garrauo lV，et al.2003.Spectrum of PTCHI mutation sinFrench patient swith Corlinsyndrome，J invest Dermatol，121：478-481.

Brown WT，Kieras FJ，Houck GE Jr，et al.1985.A comparison of adult and childhood progerias：Werner syndrome and Hutchinson-Gilford progeria syndrome.Adv Exp Med Biol，190：229-244.

Dahl KN，Scaffidi P，Islam MF，et al.2006.Distinct structural and mechanical properties of the nuclear lamina in Hutchinson-Gilford progeria syndrome.Proc Natl Acad Sci USA，103(27)：10271-10276.

De Sandre-Giovannoli A，Bernard R，Cau P，et al.2003.Lamin a truncation in Hutchinson-Gilford progeria.Science，300(5628)：2055.

Heng F S，Stefan B，Angelika B et al.2004.Hartnup disorder is caused by mutations in the gene encoding the neutral amino acid transporter SLC6A19 Nature Genetics 36，1003-1007.

Kenmochi N，Yoshihama M，Higa S，et al.2000.The human ribosomal protein L6 geneinacritical region for Noonan syndrome[J].J Hum Genet，45：290-293.

Kumar P，Sharma PK，Gautam RK，et al.2007.Late-onset Rothmund-Thomson syndrome.Int J Dermatol，46：492-493.

Larizza L，Roversi G，Volpi L.2010.Rothmund-Thomson syndrome.Orphanet J Rare Dis，5：2.

Luo et al.2014.Mandibuloacral dysplasia type A-associated progeria caused by homozygous LMNA mutation in a family from Southern China[J].BMC Pediatrics，14：256.

Sakamoto Y，Nakajima H，Kishi K，et al.2010.Management of craniofacial hyperostosis in Proteus Syndrome.J Craniofac Surg，21(2)：414-418.

Sarkar PK，Shinton RA.2001.Hutchinson-Guilford progeria syndrome.Postgrad Med J，77(907)：312-317.

Soeda A，Sakai N，Iihara K，et al.2003.Cobbsyndrome inaninfant：treatment with endovascular embolization and corticosteroid theraty：casereport.Neurosurgery，52(3)：711-715.

Sprecher E，Chavanas S，DiGiovanna JJ，et al.2001.The spectrum of pathogenic mutations in SPINK5 in 19 families with Netherton syndrome：implications for mutation detection and first case of prenatal diagnosis.J Invest Dermatol，117(2)：179-187.

Sznajer Y，Siitonen HA，Roversi G，et al.2008.Atypical Rothmund-Thomson syndrome in a patient with compound heterozygous mutations in RECQL4 gene and phenotypic features in RECQL4 syndromes.Eur J Pediatr，167：175-181.

Turner JT，Cohen MM Jr，Biesecker LG.2004.Reassessment of the Proteus syndrome literature：application of diagnostic criteria to published cases.Am J Med Genet A，130A(2)：111-122.

Wang LL，Plon SE.Rothmund-Thomson Syndrome.GeneReviews 2006 http：//www.geneclinics.org.

Zhimiao Lin，Jiahui Zhao，Daniela Nitoiu，Claire A.Scott，

Vincent Plagnol, Frances J. D. 2015. Smith, Neil J. Wilson, Christian Cole, Mary E. Schwartz, W. H. Irwin McLean, Huijun Wang, Cheng Feng, Lina Duo, Eray Yihui Zhou, Yali Ren, Lanlan Dai, Yulan Chen, Jianguo Zhang, Xun Xu, Edel A.O'Toole, David P.Kelsell, Yong Yang, Loss-of-Function Mutations in CAST Cause Peeling Skin, Leukonychia, Acral Punctate Keratoses, Cheilitis, and Knuckle Pads[J].AJHG,96(3):440-447.

第 36 章　与皮肤有关的免疫缺陷病

一、免疫缺陷病的分类

由于免疫缺陷病范围很大，对很多免疫缺陷病的本质了解得不深，目前尚无理想的分类方法。一般而言，免疫缺陷病可分原发、继发及混合性三大类。

1. *原发性免疫缺陷病*　是指机体免疫系统的原发性缺陷或功能障碍所致的疾病。此类患者临床上并不多见，大部分为先天遗传，多见于婴幼儿时期。原发性免疫缺陷病（PID）包括机体的非特异性和特异性免疫功能原发性缺陷。前者为机体初级免疫机制即吞噬作用和炎症反应的缺陷，后者为机体的二级免疫机制，即体液免疫与细胞免疫缺陷。

原发性免疫缺陷又可以根据免疫系统缺陷的部位分为以下几类。

（1）T 细胞性原发性免疫缺陷：主要是由于胸腺发育不全，末梢淋巴组织及血循环中缺乏 T 淋巴细胞，或 T 淋巴细胞功能不全所造成。如先天性胸腺发育障碍（DiGeorge 综合征）、慢性皮肤黏膜念珠菌病等。

（2）B 细胞性原发性免疫缺陷：是由于机体缺乏 B 细胞，或者是 B 细胞的功能不正常，因此，受到抗原刺激后不能分化成熟为浆细胞；或者虽能成熟为浆细胞，也能合成抗体，但不能排出细胞外，因而患者血清中缺乏免疫球蛋白。如先天性 X 连锁无丙种球蛋白血症、婴儿暂时性低丙种球蛋白血症、免疫缺陷伴高 IgM、选择性 IgA 缺乏症、选择性 IgM 缺乏症、选择性 IgG 亚类缺乏症、X 连锁淋巴综合征等。

（3）联合型原发性免疫缺陷：由于淋巴样系统干细胞先天性分化异常，婴儿出生后即缺乏 T 细胞和 B 细胞，因而体液免疫和细胞免疫反应均有缺陷。如重症联合免疫缺陷病（常染色体隐性、X 连锁、散发性）、联合免疫缺陷伴嘌呤腺苷脱氨酶缺陷、联合免疫缺陷伴嘌呤核苷磷酸化酶缺陷、细胞免疫缺陷伴免疫球蛋白合成异常（Nézolof 综合征）、共济失调毛细血管扩张症、免疫缺陷伴湿疹和血小板减少症（Wiskott-Aldrich 综合征）、免疫缺陷伴短肢侏儒等。

（4）吞噬功能缺陷：人类防御功能的重要方面之一是中性粒细胞及单核细胞清除异物的能力。此二者的功能或其中任何一种功能障碍均可发生吞噬功能障碍性疾病，如慢性肉芽肿病、高 IgE 综合征、Chediak-Higashi 综合征等。

（5）补体缺陷：补体缺陷可以是遗传性的，或是获得性的，遗传性补体缺陷病不常见。补体缺陷可以是补体系统中某些成分的缺陷或调节蛋白的缺陷。

2. *继发性免疫缺陷病*　是指由于药物、放射线、病毒感染等外因，或各种后天的病变和免疫器官本身的病变引起的免疫缺陷状态。此类患者较原发性免疫缺陷为多。很多疾病可发生继发性免疫缺陷，其缺陷的类型和程度差异很大，常随病因和宿主的免疫及营养状况而异。

3. *混合性免疫缺陷病*　此类免疫缺陷病既是先天性，又是通过后天感染而激发的一种免疫缺陷病，如性联淋巴增生性病（X-linkedlymphoproliferativedisease），又称 Duncan 病（Duncan's disease）。此病为性联遗传，当受到 EB 病毒感染后发生特异性及非特异性免疫异常，如机体对 EBV 感染细胞的细胞免疫毒性、自然杀伤细胞活性及对 EBV 核抗原的抗体产生能力的降低。患者发生严重的传染性单核细胞增多症、再生障碍性贫血、低 γ 球蛋白血症及各种淋巴细胞增生性疾病。

二、免疫缺陷病的诊断要点

1. *病史*　原发性免疫缺陷病的临床表现由于病因不同而极为复杂，但其共同的表现非常一致，即反复感染、易患肿瘤和自身免疫性疾病。0～6 个月求诊的临床表现为反复性感染、反复性腹泻、血便、皮肤斑丘疹、秃发、淋巴结大、鹅口疮、口腔溃疡、中耳炎、鼻窦炎、湿疹等。7 个月至 5 岁：反复葡萄球菌皮肤或全身感染、严重水痘、严重的传染性单核细胞增多症、口服脊髓灰质炎活疫苗发生软瘫、眼部及皮肤白化症、顽固性化脓性淋巴结炎等。免疫缺陷病的临床表现归纳见表 36-1。

表 36-1 免疫缺陷的临床表现

最常见的表现
反复呼吸道感染
严重细菌感染
持续性感染对治疗效果不好
常见的表现
生长发育迟缓
机会感染
皮肤病变(皮疹,脂溢性皮炎,脓皮病,脓肿,秃发,湿疹,毛细血管扩张,病毒疣)
顽固性鹅口疮
腹泻和吸收不良
慢性鼻窦炎和乳突炎
复发性支气管炎和肺炎
自身免疫反应的证据
淋巴结和扁桃体缺如
血液学异常(再生障碍性贫血、溶血性贫血、血小板减少性紫癜、中性粒细胞减少)
较少见的表现
体重下降、发热、慢性结合膜炎、牙周炎、淋巴结肿大、肝脾大、严重病毒感染、慢性肝病、关节痛或关节炎、慢性脑炎、复发性脑膜炎、皮肤化脓性坏疽、胆道炎或肝炎、疫苗接种扩散、支气管扩张、尿路感染、脐带脱落延迟、慢性口腔炎

(1)过去史:脐带延迟脱落是黏附分子缺陷的重要线索。严重的麻疹或水痘病程提示细胞免疫缺陷,而接触性皮炎则表明细胞免疫功能完善。了解是否使用过抑制药,是否做过扁桃体切除、脾切除或淋巴结切除术,是否进行放射以便排除由此引起的继发性免疫缺陷病。了解有无输血或血制品史,有无不良反应如移植物抗宿主反应(GVHR)。预防接种史应详细记录,特别是脊髓灰质炎活疫苗接种后有无麻痹发生。

(2)家族史:仔细询问家族史,可能发现约 1/4 患儿家族中有因感染致早年死亡的成员。一旦发现家族中有可疑为原发性免疫缺陷的患儿,则应进行家谱调查,如慢性肉芽肿病、X 连锁高 IgM 血症、X 连锁无丙种球蛋白血症、X 连锁淋巴组织增生症。X 连锁严重联合免疫缺陷病、湿疹血小板减少伴免疫缺陷、备解素缺乏症为 X 连锁隐性遗传。其他原发性免疫缺陷病除少数如 C1 抑制物缺乏、胸腺发育不全和慢性皮肤黏膜念珠菌病为常染色体显性遗传外,均为常染色体隐性遗传。原发性免疫缺陷病现证者也可能是基因突变的开始者,从而家族中无类似患者。除严重感染的家庭成员外,尚需了解有无患过敏性疾病者如哮喘、湿疹、自身免疫性疾病和肿瘤患者。这在一定程度上有助于对现证者诊断的评估。

2. 体格检查 若感染严重或反复发作,可影响患儿正常生长发育,出现体重或发育迟后现象。因吸收障碍和消耗增多可发生营养不良和轻-中度贫血。B 细胞缺陷者,其周围淋巴组织如扁桃体和淋巴结变小或缺如。全身淋巴结肿大者,见于 X 连锁淋巴组织增生症。反复感染可致肝脾大,皮肤疖肿、口腔炎、牙周炎和鹅口疮等感染证据可能存在。某些特殊综合征则有相应的体征,如小颌畸形见于胸腺发育不全,湿疹和出血点见于 WAS,共济失调和毛细血管扩张见于 AT 等。

3. 实验室检查 当病史、临床表现及体征疑为免疫缺陷病时,务必做相应的实验室检查才能确诊。有关免疫缺陷病的实验室检查见表 36-2。

三、免疫缺陷病的治疗原则

1. 原发性免疫缺陷病的一般处理 注重营养,加强家庭宣教,增强战胜疾病的信心;采取适当的隔离措施,预防和治疗感染。

已确诊为 T 细胞缺陷的患者,不宜输血或新鲜血制品,以防发生移植物抗宿主反应;一旦患者发热或有其他感染征象时,应及时使用抗菌药物,其选择视病原体而定;抗菌药物的剂量应偏大,疗程要长,有时需要住院监护;若抗菌药物无效,应考虑真菌、分枝杆菌、病毒和原虫感染的可能。免疫调节药和免疫刺激药被用于缓解原发性免疫缺陷病的临床症状。

表 36-2　免疫缺陷病的实验室检查

	初筛试验	进一步检查	特殊/研究性实验
T细胞缺陷	外周淋巴细胞计数及形态 胸部 X 线片胸腺影 迟发皮肤过敏试验(腮腺炎、念珠菌、破伤风类毒素、毛霉菌素、结核菌素或纯衍生物)	T 细胞亚群计数(CD3，CD4，CD8) 丝裂原增殖反应或混合淋巴细胞培养，HLA 配型 染色体分析	进一步 T 细胞表型分析 细胞因子及其受体测定(如 IL-2，IFN-γ，TNF-α) 细胞毒细胞功能(NK，CTL，ADCC)酶测定：ADA，PNP 皮肤，胸腺活检，胸腺素
B细胞缺陷	IgG、M、A 水平同族凝集素 嗜异凝集素 抗链球菌溶血素 O 抗体 分泌型 IgA 水平	B 细胞计数(CD19 或 CD20) IgG 亚类水平 IgD 和 IgE 水平 抗体反应(破伤风、白喉、风疹、流感杆菌疫苗) 抗体反应(伤寒、肺炎球菌疫苗) 侧位 X 线片咽部腺样体影	进一步 B 细胞表型分析 淋巴结活检 抗体反应(噬菌体 Φx174，KLH) 体内 Ig 半衰期 体外 Ig 合成 B 细胞活化增殖功能 基因突变分析 测定，细胞活化增殖功能，基因突变分析
吞噬细胞缺陷	WBC 及形态学 NBT 试验 IgE 水平	化学发光试验 WBC 动力观察 特殊形态学 移动和趋化性 吞噬功能测定 杀菌功能测定	黏附分子测定 (CD11b/CD18，选择素配体) 变形性、黏附和凝集功能测定 氧化代谢功能测定 酶测定(MPO，G6PD，NADPH 氧化酶) 基因突变分析
补体缺陷	CH50 活性 C3 水平 C4 水平	调理素测定 各补体成分测定 补体活化成分测定(C3a，C4a，C4d，C5a)	补体旁路测定 补体功能测定(趋化因子，免疫黏附) 同种异体分析

注：ADA.腺苷脱氨酶；ADCC.抗体依赖性杀伤细胞；CTL.细胞毒性 T 细胞；G-6-PD.葡萄糖 6 磷酸脱氧酶；MPO.髓过氧化酶；NADPH.烟酰胺腺苷 2 核苷磷酸；NBT.四唑氮蓝；NK.自然杀伤细胞；PNP.嘌呤核苷磷酸酶

2. *原发性免疫缺陷病的替代治疗*　大约 80% 以上的原发性免疫缺陷病伴有不同程度的抗体缺乏，即低或无 IgG 血症。因此，替代治疗最主要是补充 IgG。因此，静脉免疫球蛋白(IVIG)的补充是最常用的替代治疗措施。其他替代疗法包括特异性免疫血清、输注白细胞、细胞因子(转移因子、胸腺素等)、酶替代治疗(牛 ADA-多聚乙二烯糖结合物肌内注射可纠正 ADA 缺陷所致的代谢紊乱，治疗 ADA 缺陷患者)。

3. *原发性免疫缺陷病的免疫重建*　免疫重建是采用正常细胞或基因片段植入患者体内，使之发挥功能，从而持久地纠正免疫缺陷。免疫重建的方法有胸腺组织移植、干细胞移植和基因治疗。①胚胎胸腺移植用于非严重的联合型免疫缺陷，能使免疫功能部分恢复，即 T 细胞的功能重建，而不能使 B 细胞的功能重建。用于单纯性先天性缺胸腺症或胸腺发育不良症。②骨髓移植对某些细胞性免疫缺陷病和混合性免疫缺陷病有疗效。③干细胞移植包括脐血干细胞移植，因脐血富含造血干细胞，可作为免疫重建的干细胞重要来源。此外，外周血干细胞移植将 $CD34^+$ 细胞分离，在体外无菌扩增或定向培养后，再静脉输注给患者。

4. *基因治疗*　将正常的目的基因片段整合到患者的干细胞基因组内(基因转化)，被目的基因转化的细胞经过有丝分裂，使转化的基因片段能在患者体内复制而持续存在，并发挥功能。

基因治疗的主要程序包括：分离外周血或骨髓中的 $CD34^+$ 细胞，体外在生长因子和辅助细胞存在下，使其扩增又不进行分化(即保持 $CD34^+$ 细胞的原始特征)。在体外，$CD34^+$ 细胞与带有目的基因的载体病毒共培养，使 $CD34^+$ 细胞被目的基因转化，将目的基因转化的 $CD34^+$ 细胞静脉输入患者体内。

第一节　原发性T细胞免疫缺陷病

原发性T细胞免疫缺陷病是指T细胞有明显缺陷，导致细胞免疫功能异常，临床表现为主要对病毒、真菌、细胞内寄生菌及原虫的易感性增高。外周血T细胞减少、T细胞对多克隆激活药（如PHA）的增殖反应低下，皮肤迟发型变态反应缺陷。

迪乔治综合征

迪乔治综合征（Digeorge syndrome，DGS）于1968年由DiGeorge首次描述，又称先天性胸腺发育不良（thymichypoplasia）或第Ⅲ和第Ⅳ咽囊综合征（syndrome of the third and fourth pharyngealpouches）。

【病因及发病机制】　本病是由于某些原因（如病毒感染、中毒等）引起胚胎6～12周的第Ⅲ、Ⅳ咽囊神经嵴发育障碍而使来源于它的器官如胸腺、甲状旁腺发育不全或不发育，导致T细胞成熟缺陷及低钙血症等，常伴有心血管、颌面部等发育畸形。近年来，发现的DGS高危基因片段在染色体22q11，研究表明Tbx1基因是DGS最重要的候选基因，Tbx1位于人的22q 11.2和小鼠的16号染色体，胚胎发育过程中Tbx1参与了咽弓内胚层的发育和神经嵴细胞的迁移和分化。

【临床表现】

1. 心脏异常　超过40%的心脏损害源自两种稀有畸形即主动脉离断（IAA）B类和永存总动脉干。多数患者伴有左心流出道畸形。其他损害还有右心流出道畸形包括肺动脉闭锁及法洛四联症、右心室流出道及肺动脉管狭窄等。

2. 低钙血症　低钙血症所致的手足抽搐通常发生在出生后24～48h。血清学表现为血清钙降低、血磷升高、甲状旁腺素降低或缺乏。

3. 面部特征　面部特征包括面部较长、球形鼻尖和狭窄的鼻翼、腭裂、颧骨扁平、眼距增宽、斜眼、低垂耳并伴有耳围凹陷和耳轮发育不全及下颌过小。其他少见的体型异常有小头畸形、身材矮小、指（趾）细长、腹股沟疝和脊柱侧凸。

4. 反复感染　表现为慢性鼻炎、反复发作的肺炎（包括卡氏肺囊虫肺炎）、口腔念珠菌感染和腹泻。患儿非常衰弱而不易成活。

5. 神经精神问题　患儿存在轻度神经精神发育落后和认知障碍。大多数患儿IQ为73+10。

6. 自身免疫性疾病　DGS发生自身免疫性疾病的机会比正常儿童高，包括幼年型类风湿关节炎、自身免疫性溶血性贫血和甲状腺炎。

【实验室检查】　外周血淋巴细胞计数常低下（$<1.2\times10^9/L$），也可正常。T细胞免疫功能显著降低，T细胞减少，B细胞相对增高。T细胞亚群异常，CD4/CD8明显降低。迟发型皮肤过敏试验阴性，T细胞对植物血凝素（PHA）和刀豆素（ConA）的增殖反应缺失或降低。血清免疫球蛋白水平正常或可降低。但随着年龄的增长，免疫缺陷可有一定程度的恢复。甲状旁腺素降低，血钙减低（<1.75mmol/L），血磷升高。胸部X线检查可发现胸腺缺失、心血管畸形。心脏超声：可确定先天性心脏病的病变性质。淋巴结活检：生发中心正常或减少，可见副皮质区淋巴细胞缺乏，网状细胞增生，浆细胞数正常或下降。

【诊断与鉴别诊断】　根据本病反复发生慢性感染，X线检查发现胸腺缺失，甲状旁腺及T细胞功能检查异常，可诊断本病并和与其他疾病鉴别。

【治疗】

1. 手术治疗　心脏畸形通常是DGS最严重及威胁生命的因素。应对患者进行尽可能积极的治疗，包括手术治疗。

2. 低钙血症的治疗　可用钙制剂、维生素D和低磷饮食治疗。发生低钙惊厥者，应即刻使用药物止惊和给予静脉注射离子钙。

3. 疫苗接种　必须慎重使用活疫苗，因为这些疫苗对严重免疫缺陷的患儿有潜在的致死作用。考虑到患有先天性心脏病的婴儿也可能伴有完全性或不完全性DGS，疫苗接种也应特别当心；应充分考虑疫苗接种对这些患儿的相对危险性和可能的好处。多数儿童中心采用灭活脊髓灰质炎疫苗代替减毒活性疫苗。在使用减毒活性疫苗如麻疹、腮腺炎、风疹免疫前，临床病史和重复免疫检查可提供确切证据证明儿童免疫系统有无缺陷。

4. 感染的预防和治疗　如果有严重免疫缺陷，可用复方新诺明预防感染，也可考虑输注IVIG。

（张西克　吴　平　王　华）

第二节　原发性B细胞免疫缺陷病

一、先天性X连锁无丙种球蛋白血症

先天性X连锁无丙种球蛋白血症(congenital X-linked agammaglobulinemia)又名布鲁顿综合征(Bruton综合征)、Bruton型无丙种球蛋白血症。系Bruton于1952年首先报道,为X染色体性连锁遗传病。

【病因及发病机制】　致病基因为Btk(bruton tyrosine kinase),位于X染色体长臂q21、q3-22,编码络氨酸激酶。因本症患者存在B细胞系统的固有分化异常,患者骨髓和外周血内有前B细胞,但不能发育成为成熟的B细胞,结果导致所有各类免疫球蛋白的合成不足,对很多抗原不能产生特异抗体反应。患者仅见于男性。

【临床表现】　常在出生6～9个月后开始发病,此时因为来自母体的免疫球蛋白耗尽,而自身又不能合成从而发病。

患儿对革兰阳性菌化脓性感染的易感性增加,常见症状为反复发生的严重化脓性细菌感染,如肺炎、支气管炎、中耳炎、鼻窦炎、肠炎、脓皮病等。致病菌多为金黄色葡萄球菌、肺炎链球菌、流行性感冒杆菌、溶血性链球菌等。但细胞免疫功能正常,患儿对多种病毒、真菌、寄生虫感染有正常的抵抗力,其感染过程并不比无免疫缺陷的患儿严重。多数患儿合并有关节炎,特别是大关节,这种合并症可在应用γ球蛋白补偿疗法时消失。此外,还常发生湿疹、特应性皮炎、哮喘、血管性水肿和药疹。病毒性肺炎及肺结核的发病率也增高,也可有ECHO病毒感染而引起皮肌炎样综合征或致死性脑膜炎者。

【实验室检查】　血清内所有免疫球蛋白组分均明显低下,IgG＜1.0g/L,IgM、IgA、IgD和IgE极低或缺乏。血清免疫球蛋白总量通常低于250mg/L。各种菌苗和疫苗接种后无抗体生成。外周血B细胞缺如或极低。胸腺的发育和结构基本正常。脾和淋巴结没有生发中心,淋巴结、脾、骨髓和结缔组织中缺乏浆细胞。

【诊断与鉴别诊断】　依据临床表现,结合实验室检查可诊断,并与其他疾病鉴别。

【治疗】　采用丙种球蛋白替代治疗为预防严重感染的重要手段,但不能完全控制病情。应用有效抗生素抗感染仍为重要措施。预后很差,常因延误诊断或治疗不当而于婴儿期死于重症感染。有报道采用异基因骨髓移植(allo-BMT)治疗本病安全有效。

二、选择性IgA缺乏症

在原发性免疫缺陷病中,以选择性IgA缺乏症(selective IgA deficiency,SIgAD)最为常见。1962年West等报道了第1例真正的选择性IgA缺乏症,其特点为:①IgA水平显著低下。②常伴IgG2缺陷,其他免疫球蛋白水平正常或升高。③伴有或不伴有T细胞功能障碍。④本症常伴有其他疾病,如自身免疫病、肺部疾病、肠道疾病、过敏性疾病、神经系统疾病和恶性肿瘤等。其病情、治疗和预后等同这些伴发病关系十分密切,必须充分注意伴发病的发生和发展。此外,选择性IgA亚类(IgA1、IgA2)的缺乏也越来越引起人们的注意。

【病因及发病机制】　本症患者的外周血表面带IgA的B细胞数量正常,但在组织中缺乏分泌IgA的浆细胞。近年来的一些研究证明,有些患者循环血液中T细胞数量减少,提示该症的原发性缺陷在于T细胞。

【临床表现】　轻者可以长期没有任何症状,不少患者仅表现轻度的上呼吸道感染,也有相当一部分患者发生各种伴发病,特别是自身免疫病、过敏性疾病、反复感染等。我们观察到的患儿起病年龄不一,诊断年龄自6个月至12岁。其中大部分患儿反复发生呼吸道感染。与国外相比,神经系统疾病、自身免疫病及过敏性疾病的发生率相对较低,而呼吸道感染和肠道疾病则较高。

1. 呼吸道感染　因该症缺乏分泌型IgA,黏膜表面的局部免疫能力不足,故容易发生呼吸道感染,特别是那些在黏膜局部进行增殖而造成病变的病毒感染(黏液病毒、鼻病毒、呼吸道合胞病毒),当患者同时伴有细胞免疫缺陷时,可发生严重呼吸道感染,如慢性支气管炎、肺炎等。肠道疾病较多见腹泻和吸收障碍。还可伴溃疡性结肠炎,节段性小肠炎、萎缩性胃炎、胃溃疡、肠淋巴管扩张症、肠道蓝氏贾第鞭毛虫感染、胰腺炎和肝炎等。

2. 自身免疫病　已报道的选择性IgA缺乏症患者中约50%伴有自身免疫病,此外还有慢性活动性肝炎、皮肌炎、结节性动脉周围炎、慢性甲状腺炎、混合结缔组织病、特发性肾上腺皮质功能低下症、自身免疫性溶血性贫血、特发性血小板减少性紫癜和溃疡性结肠炎等。4.6%的系统性红斑狼疮有IgA缺乏,类风湿关节炎中IgA缺乏者占2%。循环血液中可检出各种自身抗体。如抗IgA抗体、抗IgG抗体、抗IgM抗体、抗甲状腺球蛋白抗体、类风湿因子、抗核抗体、抗脱氧核蛋白抗体、抗平滑肌抗体、抗线粒体抗体、抗基底膜抗体、抗壁细胞抗体等。

3. 神经系统疾病　Seager观察32例癫痫患儿,其中5例为选择性IgA缺乏症,他们在婴儿期均有高热惊厥史,有家族发病倾向。有的癫痫家族中85%的成员IgA水平低下。有些选择性IgA缺乏症患者存在智能低下、感觉神经异常等。共济失调-毛细血管扩张症伴有IgA缺陷病儿存在小脑变性、脱髓鞘等中枢神经系统障碍。

4. 过敏性疾病　1970年Turk等证明了正常人和过敏者的分泌液中,封闭抗体主要是IgA。所以当IgA封闭抗体缺乏时,导致过敏的机会增多。此外,由于频繁感染而使血清IgE水平增高。有些选择性IgA缺乏症患者伴发哮喘,在欧美哮喘患者中,约10%为选择性IgA缺乏症,同时IgE水平也高。哮喘常呈慢性病程,对于治疗容易发生耐受。另外,还有荨麻疹等其他一些过敏症状,这些表现常无明显季节性,多从婴儿期发病。

对患者输注含IgA的血浆或全血后,可以致敏。市售人血丙种球蛋白即使仅含微量IgA,也可使患者致敏。他们多有高浓度的抗IgA抗体。当再次输注含IgA的血制品时则可发生过敏反应,严重时甚至可致过敏性休克。很多有抗IgA抗体患者既往并无输注历史,可能曾有过母子或子母胎盘输注而发生致敏。即在某种情况下,患儿于出生前接受了由健康母体或患者于分娩前接受了胎儿经胎盘漏出的IgA。Mach等的研究还表明,牛IgA同人类IgA有交叉反应,所以喝牛奶也可造成对IgA的致敏。

5. 恶性肿瘤　选择性IgA缺乏症患者有时伴发恶性肿瘤。两者之间的关系尽管尚未明确,但日益被人们所重视。已知本症可以伴发肺癌、胃癌、结肠癌、直肠癌、乳腺癌、卵巢癌、子宫癌、胸腺瘤、白血病和淋巴瘤等。有人还注意到本症和自身免疫病、恶性肿瘤可同时存在。

6. 染色体异常　一些选择性IgA缺乏症患者存在染色体异常,主要是第18对染色体长臂或短臂的部分缺失(18-q综合征)或为环状18染色体。

【实验室检查】　患者血清IgA水平显著低于正常,甚至完全测不出。Ammann和Hong提出血清IgA低于0.05g/L作为诊断条件。其他免疫球蛋白一般正常。有时IgG和IgM水平升高,甚至可2倍于正常值,尤其是伴有肠道疾病和肺含铁血黄素沉着症时,升高明显。伴发过敏性疾病的患者可见血清IgE水平升高。在一些病例中还可见到唾液sIgM增多,κ链和λ链比例失调。约40%的选择性IgA缺乏症可测到自身抗体,患者T细胞免疫不同程度地减弱。有些患者循环中T细胞数量减少,有些患者在有丝分裂原刺激后不能产生干扰素,反应性也有所减低。还可见到辅助性T细胞不足及IgA特异性抑制性T细胞的存在。

【诊断与鉴别诊断】　本病血清IgA低于0.05g/L,而IgG和IgM正常可以诊断,伴发呼吸道感染、胃肠道感染,过敏反应者需与相应疾病进行鉴别诊断。此外,本病还可伴发类风湿关节炎、系统性红斑狼疮、甲状腺炎与恶性贫血等自身免疫性疾病和肿瘤等,部分患者还可发展为普通变异性免疫缺陷病(CVID),需与相关疾病进行鉴别。

【治疗】　多数不需要治疗。治疗主要针对各种伴发病,如伴系统性红斑狼疮,应用免疫抑制药,如发生感染则以敏感抗生素或中药积极抗感染。

一般禁忌输含IgA的新鲜血和免疫球蛋白制剂。当患者需要输血时,血液的供者也应当是选择性IgA缺乏症患者,或是输给洗过的红细胞。也有人提出自身血浆输注法,即将患者自己的血浆储于−70℃的冰箱中,以备应急。当患者必须输新鲜血制品时,输注前应先测定患者是否存在抗IgA抗体。若存在抗IgA抗体或在治疗中产生了抗IgA抗体,则禁忌应用。

三、普通可变型免疫缺陷病

普通变异性免疫缺陷病(common variable immunodeficiency,CVID)为一组病因不同,主要影响抗体合成的PID。该病发病率较高,可发生于任何年龄,但大多数起病于幼儿或青春期。主要临床表现为反复细菌性感染,缺乏特异性抗体反应,血清各种免疫球蛋白含量甚低,外周血B细胞正常或轻度减少,T细胞免疫功能大致正常或存在不同程度缺陷。目前认为大多数CVID的发病原因是T细胞功能异常,不能提供有效的辅助信息,以促进B细胞内免疫球蛋白的合成转换。

【病因及发病机制】　目前认为本病并非由单一致病因素造成,而是多原性的。部分病例已肯定为常染色体隐性遗传，有些病例虽无明确遗传背景，但其家庭成员中常患有其他类型的PID，如选择性IgA缺乏或自身免疫性疾病，提示CVID的发生可能与基因突变有关，但其突变基因的定位及分子学缺陷尚未肯定。

【临床表现】 临床表现呈多样性，男女均可患病，发病年龄可在幼儿期，但更常发于学龄期，甚或成人期。

1. *感染* 常见的症状是反复细菌性感染，如急、慢性鼻窦炎、中耳炎、咽炎、气管炎和肺炎等。反复下呼吸道感染可导致支气管扩张。常见的病原菌为嗜血流感杆菌、链球菌、葡萄球菌、肺炎球菌等。其他病原体如支原体、念珠菌和卡氏肺囊虫也可感染CVID患者。此外，CVID伴发单纯疱疹和带状疱疹者也不少见。

CVID患者虽以感染为主要症状，但其严重程度不及XLA，常呈慢性过程。病程持续日久，可造成病变组织的器质性损害。

2. *消化道症状* 较常见的消化道症状包括慢性吸收不良综合征、脂肪泻、叶酸和维生素 B_{12} 缺乏、乳糖不耐受症、双糖酶缺乏症、蛋白质丢失性肠病等。肠梨形鞭毛虫感染是引起肠道症状的一个重要病因。十二指肠引流液查找该原虫可助诊断，甲硝唑(Metronidiazole)治疗有效，但易于复发。

CVID的另一个消化道病变是结节性淋巴组织增生，采用内镜检查可发现小肠固有层多发性体积较大的淋巴滤泡和生发中心，消化道造影显示肠黏膜粗糙、凹凸不平或息肉样影像。肠黏膜活检显示黏膜固有层浆细胞明显减少，甚至缺如。上述病理改变可能不引起临床症状，但易诱发肠梨形鞭毛虫或各类细菌性感染，导致慢性腹泻或消化不良症状。

3. *中枢神经系统症状* 除呼吸系统和消化系统易受累外，中枢神经系统症状也较常见。大约10%的CVID患者合并中枢神经系统感染，如慢性化脓性脑膜炎和病毒性脑炎等。长期不愈的中枢神经系统感染可致智力障碍，肌张力增高，视力或听力损害。

4. *淋巴系统表现* 少数CVID患者可出现淋巴结和脾大，此可与XLA相鉴别。腹部肿大的淋巴结有时可被误诊为淋巴瘤。

5. *自身免疫性疾病CVID* 易并发多种自身免疫性疾病，如自身免疫性溶血型贫血、特发性血小板减少性紫癜、恶性贫血、中性粒细胞减少症、类风湿关节炎、系统性红斑狼疮、皮肌炎、硬皮病、慢性活动性肝炎、多发性神经根炎、克罗恩病和非特异性慢性溃疡性结肠炎等。

6. *肿瘤CVID并发恶性肿瘤的概率也较高* 发生率为8.5%～10%，包括白血病、淋巴网状组织肿瘤、胃癌和结肠癌等。

【实验室检查】

1. *免疫球蛋白和抗体反应* 血清免疫球蛋白含量普遍降低，但一般不会低至XLA的水平。绝大多数CVID患者血清IgG含量不超过300mg/dl，个别病例可达到500mg/dl，血清IgM和IgA水平也甚低。对各种抗原刺激缺乏免疫应答，血清同族血凝素效价低下。采用噬菌体Φx174免疫CVID的患者可产生少量中和抗体，但其滴度远远低于正常人；且其抗体类别仅限于IgM，很少向IgG转化。

2. *B细胞计数* 多数CVID患者外周血B细胞数量大致正常。有些以B细胞缺陷为主者，外周血B细胞减少；B细胞表面标记正常，但淋巴结和直肠黏膜活检发现急性病缺如。外周血B细胞呈未成熟状态，此与脐带血B细胞的特征相类似。

【诊断与鉴别诊断】 应排除其他PID，如XLA、高IgM综合征、SCID以及伴有低免疫球蛋白血症的SID。婴幼儿发病者不易与XLA鉴别，二者血清三种免疫球蛋白均明显下降，但CVID血清总Ig一般不低于300mg/dl，外周血B细胞计数接近正常，临床症状也较XLA轻，可资鉴别。

【治疗】 CVID的治疗与XLA基本相似，以IVIG疗法为主。IVIG的标准剂量为每月400mg/kg。如能适当缩短每次给药的间隔时间，并相应减少每次剂量(如100mg/kg，每周1次)，效果可能更好。有学者建议发生慢性肺部感染时，IVIG用量应增至每月600～800mg/kg。IVIG治疗后，关节炎的症状可获得明显缓解。对以T细胞缺陷为主的CVID的疗效可能较差，可考虑胸腺肽注射或胸腺移植，但其疗效并不理想。如明确为T细胞分泌的细胞因子抑制了B细胞的分化，则可用抗T细胞血清或糖皮质激素，但其效果尚未得到认可。由于CVID的分子遗传学基础还未明了，因此，目前还不能进行基因治疗，也无干细胞移植成功的经验，适当的抗微生物制剂治疗和预防感染甚为重要，大多数患者的预后不良。

第三节 联合型免疫缺陷病

联合型免疫缺陷病是指T细胞和B细胞均有明显缺陷，导致细胞免疫和体液免疫功能异常，临床表现为婴儿早期出现致死性严重感染，外周血淋巴细胞减少，以T细胞为著。

一、湿疹血小板减少伴免疫缺陷综合征

湿疹血小板减少伴免疫缺陷综合征（wiskott-Aldrich syndrome，WAS综合征）是一种少见的X连锁隐性遗传性疾病，以免疫缺陷、湿疹和血小板减少三联征为临床表现。Wiskott首次于1937年报道，受累的男性病例伴有反复血性腹泻和血小板减少。1954年，Aldrich报道了具有X连锁遗传家族史的第二例病例。WAS的发病率在北欧为1/100 000，日本为1/200 000，实际的发病率可能还要高一些。我国各地有散在病例报道。

【病因及发病机制】 WAS是一种单基因遗传病，致病基因位于Xp11.22。常见突变类型为错意或无意突变，其次为移码突变，也有内含子突变的报道。WAS蛋白参与淋巴细胞和血小板的细胞骨架形成，促使细胞形成伪足。基因型-表型研究显示，WAS基因PH区错义突变者，其临床症状较轻，而C-末端和内含子突变导致WAS蛋白完全不表达，其他临床症状严重。另外，表观遗传因素影响WAS基因的稳定性。

【临床表现】

1. 出血倾向 WAS的初期症状通常在生后6个月内出现瘀斑或出血。可发生于出生时。血小板明显减少、血小板体积变小为该病的特点。显著出血包括紫癜、黑便、咯血和血尿。一些患儿血小板减少和出血倾向是唯一的临床表现，称为X连锁血小板减少症（XLT）。

2. 特应性湿疹 典型的特应性湿疹见于大约80%的WAS患儿。家族中有湿疹者，患儿的湿疹更为严重，说明湿疹的发生可能与其他基因因素的改变有关。湿疹常发生于出生后，程度可轻可重，细菌感染和食物过敏可加重湿疹。XLT患儿可无湿疹。

3. 感染 化脓性外耳道炎发生率为78%，鼻窦炎24%，肺炎45%。严重感染如败血症发生率为24%，脑膜炎7%，肠道感染13%。患者可发生严重的病毒感染，如巨细胞病毒、水痘病毒、单纯疱疹病毒等。卡氏肺囊虫和念珠菌感染的发生率分别为9%和10%。XLT患儿可无感染症状。

4. 其他表现

（1）自身免疫性疾病在WAS患者中的发生率为40%，最常见者为溶血性贫血，其次为血管炎、肾病、过敏性紫癜和炎症性肠病。少见的自身免疫性疾病为中性粒细胞减少症、皮肌炎、复发性神经血管性水肿、虹膜炎和脑血管炎。

（2）肿瘤可见于WAS患儿，但多发生于成人期，平均发生率为13%，发生肿瘤的平均年龄为9.5岁。随着年龄增长，其发生率升高。主要为淋巴网状恶性肿瘤，有个别胶质瘤、听神经瘤和睾丸癌的报道。

（3）其他临床特征包括肝脾及淋巴结肿大。

【实验室检查】 WASP表达于$CD34^+$多能干细胞，WASP基因突变使全部血液细胞的功能异常。

1. 淋巴细胞功能异常 WAS患儿表现有T细胞及B细胞缺陷。血清IgM浓度下降，IgG浓度仅有轻度降低或正常，而IgA及IgE可能升高。免疫球蛋白和白蛋白分解代谢率是正常人的2倍。同族血凝素滴度很低，最明显的异常是对多糖抗原产生抗体和免疫球蛋白的能力下降。对白喉、破伤风类毒素或流感杆菌b疫苗的反应也微弱。噬菌体φx174静脉注射不能激发免疫记忆反应和免疫球蛋白同种型转换。但部分轻症者对皮下注射可有正常的反应。一般而言，对减毒活病毒疫苗的免疫反应正常。部分患儿存在IgG亚类缺陷，以IgG2缺乏为主。B细胞数量明显增加，而T细胞数量显著减少。

2. 血小板减少 血小板减少和血小板体积变小也是本病的特征性表现，血小板计数为$(1\sim4)\times10^{10}$/L，糖皮质激素和大剂量IVIG不能提高血小板数量。感染或自身免疫性疾病急性期时，血小板可能升至10×10^{10}/L，但血小板体积仍然很小。骨髓巨核细胞正常或增多，提示血小板无效生成。

3. 贫血 由于持续性失血可致缺铁性贫血。

【诊断与鉴别诊断】 WAS的诊断标准为男性婴儿反复感染、湿疹、血小板减少、出血性皮疹并伴有血清IgA和IgE增加、IgM减少、同族血凝素缺乏，对多糖蛋白的抗体反应减弱。因为血小板体积变小几乎只见于WAS病例，故特别有助于WAS患儿的诊断。T细胞CD43表达减少也是本病的显著标志。

对于不典型病例，基因序列分析可明确诊断。基因诊断也用于男婴产前诊断（绒毛膜活检或羊膜细胞作为 DNA 来源）和明确携带者。

【治疗】

1. 一般处理　如果有明确的家族史，应做产前诊断，明确诊断为 WAS 的胎儿，考虑到出血倾向，宜做剖宫产，以避免分娩时可能出现的颅内出血。为防止头部外伤，应在 1 岁内戴头盔。由于长期失血而致贫血者，应补充铁剂。

注意监测各种感染，包括细菌和病毒感染，并给予有效的抗微生物制剂。IVIG 可常规用于感染的预防。由于 WAS 患儿免疫球蛋白代谢率增高，因此 IVIG 的用量应较大，每月大于 400mg/kg，或每 2～3 周一次。

湿疹严重时，局部使用皮质激素。必要时也可短期全身使用糖皮质激素。

出现自身免疫性疾病者，糖皮质激素可有疗效，但在症状控制后迅速减量，并改为间日给药。不主张血小板输注，除非血小板减少引起的严重出血不能停止。输注血小板或其他新鲜血液制品时，供体必须进行巨细胞病毒筛查和先行照射，以防移植物抗宿主病。

2. 脾切除　脾切除术能使血小板率数量增加和体积增大，但有发生败血症的危险。因此脾切除术后应终身使用抗菌药物预防感染。美国国家卫生研究所（NIH）的研究提示脾切除并不会增加自身免疫性疾病和恶性肿瘤的机会。

3. 干细胞移植　骨髓或脐血干细胞移植是目前根治 WAS 最有效的方法。若能提供 HLA 同型供体（如双胎同胞脐血），骨髓移植的成活率为 90%，而半合子和配型的无关供体（MUDS）移植成活率分别为 34%和 65%。在 5～6 岁前 MUDS 移植的效果比年长儿好。移植前应行照射，移植后应给予免疫抑制药物或抗 T 细胞抗体。

二、奥门综合征

奥门综合征（Omenn syndrome）又名家族性网状内皮细胞增生症伴嗜酸性粒细胞增多，本病为常染色体隐性遗传，因参与 T 淋巴细胞受体和免疫球蛋白基因重排的 Rag-1 或 Rag-2 基因缺陷所致。Rag-1 或 Rag-2 基因的错意突变可使其编码的重组酶活性部分受损，导致 V(D)J 重组失衡，T、B 细胞发育在早期即被阻断，倾向于产生单克隆的活化 Th2 淋巴细胞，结果循环中的 T、B 细胞严重缺失，引发严重的联合免疫缺陷症。

【病因及发病机制】　免疫系统的多样性是宿主免疫活性细胞抗原受体（TCR 或表面 Ig）可变区基因片段重组的结果，即被称为 VDJ 基因片段重组过程。这一过程依赖于淋巴系统特异性的两个关键基因 Rag-1 和 Rag-2 的活化，Rag-1 和 Rag-2 基因定位于 11q13，该基因突变导致功能丧失，将阻断 VDJ 重组，导致成熟 B 细胞和 T 细胞的完全缺失。部分性 Rag-1 和 Rag-2 突变仅引起 VDJ 重组的不完全缺陷，临床表现为 Omenn 综合征，其特征为可存在一定数量的 T 细胞，但因 T 细胞受体缺陷而致 T 细胞功能障碍。

【临床表现】　主要表现为起病甚早的严重联合免疫缺陷及特征性的脱屑性红皮病，肝脾淋巴结肿大，嗜酸性粒细胞明显增多及腹泻、水肿，生长延迟和血清 IgE 增高，B 和 T 淋巴细胞功能障碍，T 淋巴细胞显著增加。这些表现酷似移植物抗宿主病（GVHD），在诊断该病时应首先排除因母体 T 细胞输注或接受血液制品而致的 GVHD。

【实验室检查】　Omenn 综合征患儿胸腺完全缺乏 T 细胞，淋巴器官萎缩。外周血活性 T 细胞增多，大多数皮肤和小肠有不同程度的 T 细胞浸润，呈 TCRβV 表型寡克隆扩增，但无 B 细胞。TH2 细胞异常扩增，部分患儿体外淋巴细胞活化后 IL-4、IL-5 产生增多，而 IL-2、IFN-γ降低。此外，CD30 阳性细胞增多也表明 TH2 细胞增多。

【诊断】　本病依据临床表现结合实验室检查诊断。

【治疗】　与其他 SCID 的处理方法相同，HLA 配型相同的同胞、单倍体相同的父母以及 HLA 配型相同的非亲属供者的骨髓移植均取得了成功。

三、共济失调-毛细血管扩张症

共济失调-毛细血管扩张症（ataxia-telangiectasia，AT）是一种罕见的常染色体隐性遗传性疾病，1941 年 Louis-Bar 首次报道，又称 Louis-Bar 综合征，临床以进行性小脑共济失调和皮肤、黏膜毛细血管扩张为主要特征伴细胞和体液免疫缺陷，易发生反复呼吸道感染。

【病因及发病机制】　本病为常染色体隐性遗传，目前认为其致病基因为 ATM 基因，位于染色体 11q22-23 上，编码蛋白激酶。该基因缺陷导致 3-磷酸腺苷激酶编码异常，DNA 修复缺陷，易发生染色体断裂和移位。ATM 基因突变，可使患儿 T、B 细胞功能不同程度缺陷，中胚叶发育障碍及免疫系统异常。

【临床表现】 本病多在婴儿期发病，少数迟至5岁左右发病，临床表现各异。小脑共济失调是本病的首发体征，多在患儿开始走路时出现，初为行走摇晃、步态不稳，病情随着年龄增长逐渐加重，神经系统异常愈加严重，随之出现眼球震颤、舞蹈病及手足徐动症，可伴有发育迟缓、智力低下等，如脊髓前角细胞和后索受损，可引起肌萎缩。皮肤损害主要是毛细血管扩张，出现晚于小脑共济失调，多见于球结膜，对称发生于其鼻和颞侧，也可累及面部蝶形区、耳廓、颈胸V字区、肘窝、手、足背等处。可伴有牛奶咖啡色斑、湿疹、硬皮病样皮损、灰发和早老等。反复感染可发生在小脑共济失调、毛细血管扩张之前。大多数患儿常发生反复病毒、细菌性呼吸道感染，甚至导致慢性支气管扩张症。生存到青春期的患者可有性腺发育异常、男性睾丸和女性卵巢萎缩，可能无第二性征出现，女性无月经或月经失调。有的患者可发生抗胰岛性糖尿病。患儿易发生淋巴网状系统恶性肿瘤、胃癌、小脑肿瘤等。患儿早年或20岁以前常因严重感染和恶性肿瘤而死亡，部分患者可生存至成年。

【实验室检查】 外周血淋巴细胞数可减少，T细胞计数正常或稍减少。T细胞、B细胞功能均有不同程度异常。迟发变态反应皮肤试验减弱或阴性，增殖反应和排斥反应均减弱。有学者发现单克隆抗体和流式细胞计数AT患者外周血$CD4^{+}$ T细胞数减少，使CD4/CD8 T细胞比率下降。与其他原发性免疫缺陷病的T细胞受体(TCR)主要为γ/δ链不同，AT患者的TCR主要为α/β链。血清IgA、IgE缺失或不足。亦可同时伴有IgG2及IgG4缺乏。血清甲胎蛋白(AFP)和癌胚抗原(CEA)持续增高，肝功能可异常。脑电图、肌电图可异常。

【组织病理】 皮肤真皮上部毛细血管扩张。尸检时发现中枢神经系统病变以小脑为主，大脑、脑干和脊髓也有散在病变。小脑病变主要在皮质中层缺少浦肯野细胞(Purkinje cell)。脊髓前角细胞呈退行性变，脊髓后索及脊髓神经节细胞脱髓鞘。淋巴结可见到皮质区内淋巴细胞减少或消失，生发中心减少或正常。常见胸腺发育不全或缺乏，其中淋巴细胞稀少，无Hassall小体。肺部可有支气管扩张、肺纤维化、淋巴细胞间质性肺炎。

【诊断与鉴别诊断】 根据临床表现和免疫学检查进行诊断，但有的患者有共济失调，无毛细血管扩张和免疫缺陷，须与其他疾病鉴别，并进行长期随访。

【治疗】 本病目前尚无特效治疗方法。以对症治疗及支持治疗为主。应用抗生素控制感染，注射转移因子、免疫球蛋白和胸腺素等。还可试用骨髓移植治疗。

第四节　吞噬功能障碍性疾病

吞噬功能是机体防卫感染的第一防线，吞噬细胞(单核-巨噬细胞、中性粒细胞)在清除入侵病原体中起十分重要的作用。此二者的功能或其中任何一者的功能障碍，均可引起对感染的敏感性增加。

一、儿童致死性肉芽肿病

儿童致死性肉芽肿病(fatal granulomatous disease of childhood)又名先天性吞噬障碍病(congential dysphagocytosis)、进行性败血性肉芽肿病(progressiveseptic granulomatosis)、慢性肉芽肿病(chronic granulomatous disease)、慢性家族性肉芽肿病(chronic familial granulomatosis)、色素性类脂质组织细胞病(pigmented lipid histiocytosis)、吞噬细胞功能不全综合征(phagocytic dysfunction syndrome)。

【病因和发病机制】 本病75%～90%为X连锁隐性遗传，10%～25%为常染色体隐性遗传。前者由编码p91-phox蛋白的细胞色素bβ亚单位(cytochrone bβsubmit，CYBA)基因、p47-phox、p67-phox基因突变所致。

正常情况下，吞噬细胞在吞噬细菌等异物后，通过胞内还原型烟酰胺腺嘌呤二核苷酸(NADPH)氧化酶快速地产生超氧阴离子，产生“呼吸爆发”从而有效杀灭入侵的微生物。由于慢性肉芽肿病患者存在编码NADPH氧化酶某些成分的基因缺陷，其中性粒细胞等不能有效产生过氧化氢，加之还有可能有髓过氧化氢酶不足，故使吞噬细胞的杀菌能力明显降低。

【临床表现】 常于出生6个月内发病，男女发病比例为9∶1。初发皮肤症状有婴儿湿疹、皮炎、脓疱病、传染性湿疹、毛囊炎等，好发于头皮及额部。感染反复发生，出现组织坏死、肉芽肿形成，并常有显著的淋巴结肿大。脓肿形成是本病的重要表现，可发生于机体的任何部位，尤其常见于肝、脾、肺及骨骼。常见致病菌多为过氧化物酶阳性者，如表皮葡萄球菌、金黄色葡萄球菌、大肠埃希菌、铜绿假单胞菌、白念珠菌等。患儿多在 7 岁前死亡(见彩图 38-7)。

【实验室检查】 白细胞增多，贫血，红细胞沉降率快；白细胞四氮唑蓝试验（nitrobluetetrazolium test)杀菌力试验均明显减退，对诊断本病具有敏感性和特异性，可用于本病的筛查。

【诊断与鉴别诊断】

1. 诊断　本病依据临床表现，结合实验室检查，尤其是白细胞四氮唑蓝试验进行诊断。

2. 鉴别诊断　本病应与其他原因导致的免疫力下降所继发的病原体感染鉴别。

【治疗】 抗生素治疗本病患者的主要目的是预防和治愈感染病灶，可常规使用磺胺异噁唑或其他抗生素预防感染。患者一旦发生感染时需要选用杀菌作用强的抗生素治疗，并以过氧化氢清洁病灶。人重组干扰素 γ 可明显降低感染发生的频率和严重程度。有报道称输注白细胞与干扰素联合应用成功治愈患者并发多发性肝脓肿。

二、高免疫球蛋白 E 综合征

高免疫球蛋白 E 综合征（hyper immunoglobulinemia E syndrome)又名 Job 综合征，其临床特点是复发性葡萄球菌皮肤脓肿、肺炎伴肺大疱形成和骨髓炎，血清 IgE 异常增高。该病免疫学异常尤为突出，包括血液、痰和脓肿中嗜酸性细胞数增高，粒细胞趋化功能缺陷，T 细胞亚群异常，抗体产生不足和细胞因子分泌异常。这些免疫学改变均为非特异性；其他与免疫学无关的表现有特殊面容、关节过度伸展、多发性骨折和颅骨缝早闭。

【病因及发病机制】 本病可以常染色体显性遗传和常染色体隐性遗传两种方式发病，目前研究认为，STAT3 基因突变是常染色体显性遗传性 HIE 的发病机制，DOCK8 基因突变是导致常染色体隐性 HIE 发病的原因，部分患者发现有 TYK2 基因突变，其突变方式不明。有认为是患者体内 γ 干扰素与 IL-4 水平失衡，致 IL-4 相对或绝对过多，从而促进 IgE 的产生，大量的 IgE 覆盖在肥大细胞表面，在金黄色葡萄球菌抗原存在下激活过敏反应，释放组胺等生物活性物质，从而麻痹中性粒细胞，使之趋化性减低，故而不能抵抗金黄色葡萄球菌，产生炎症及迅速形成脓肿。

本病患者因为反复感染，加上抑制性 T 细胞的质和量异常，致使 IgE 抗体产生量持续显著增高。中性粒细胞趋化功能降低的原因可能是血清中某些抑制物(如组胺、IgE、IgA 免疫复合物)抑制了中性粒细胞的趋化功能，此外中性粒细胞本身功能障碍或低下。

【临床表现】

1. 牙齿异常　72%的高 IgE 综合征于 8 岁时仍保留乳牙，衡牙未萌出或乳牙与衡牙同时存在，形成双排牙。乳牙不脱落是高 IgE 综合征的特点。

2. 头面部畸形　几乎所有的病例于 16 岁时均可见到特殊的面容：面部不对称(半侧肥大)，前额突出，眼眶深陷，凸腭，鼻根宽和鼻尖肥大。面部皮肤粗糙，毛孔增大。

3. 骨骼异常　不明原因的骨质疏松见于多数高 IgE 综合征患者，可引起反复性骨折。关节过度伸展，包括指趾关节、腕、髋和膝关节。

4. 金黄色葡萄球菌感染　可发生反复金黄色葡萄球菌感染，包括皮肤蜂窝织炎和脓肿，肺炎伴肺大疱和肺脓肿，脓气胸。除金黄色葡萄球菌外，也可发生流感杆菌、肺炎球菌、A 组链球菌、其他革兰阴性菌、真菌(曲菌和毛霉菌)感染，部位以下呼吸道为主，也见于眼、耳、口腔黏膜、鼻窦、关节和全身性感染。常染色体隐性遗传性 HIE 常见各种病毒感染如传染性软疣、寻常疣、单纯疱疹病毒等。

5. 皮肤损害　多数患儿具有湿疹样皮疹，伴瘙痒和苔藓样变，但其分布和性质不像特应性湿疹。

【实验室检查】

1. 血清 IgE 增高　血清 IgE 高达20 000U/ml 或更高是本病的典型表现，部分病例血清 IgE 增高发生于婴儿早期。

2. 嗜酸性细胞增多症　多数病例伴有轻-中度嗜酸性粒细胞增多症，可高达白细胞总数的 55%～60%。

3. 其他免疫学改变　①中性粒细胞趋化功能：部分病例伴有中性粒细胞趋化功能低下，但反复检测趋化功能时而低下时而正常。趋化功能低下可能与炎症细胞达到感染部位延迟而形成冷脓肿有关。②抗体反应：有报道 21 例高 IgE 综合征的白喉、破伤风抗体反应低下；嗜血流感杆菌荚膜多糖抗原的抗体反应也不足，多为 IgG2 亚类缺陷。高 IgE 综合征常伴 IgG4 亚类增高。

细胞免疫：多数淋巴细胞增殖功能正常，但部分病例对念珠菌、链激酶-链道酶、破伤风类毒素的增殖反应低下；混合淋巴细胞培养增殖反应缺乏。$CD45RO^{+}$ T 细胞数量减少。T 细胞产生 IL-4 的能力可能正常，而伴有过敏体质者则 IL-4 增高；产生

IFN-γ明显下降可能是导致高IgE血症和嗜酸性细胞增多症的原因。

【诊断与鉴别诊断】 依据下列特点，结合化脓灶中检出的金黄色葡萄球菌及其伴发的症状，均应考虑高IgE综合征可能：①婴幼儿期复发性皮肤、肺部感染和冷脓肿。②血清IgE显著增高（超过2000U/ml）；嗜酸性细胞增多。③中性粒细胞趋化性障碍。但血清IgE增高也见于特应性（atopic）皮炎。高IgE综合征与特应性皮炎的鉴别为前者有严重复发性葡萄球菌性脓疖和肺炎。一些原发性免疫缺陷病也伴有血清IgE增高，如胸腺发育不良、湿疹血小板减少伴免疫缺陷综合征（WAS）、某些严重联合免疫缺陷病（如Omenn综合征和所谓的Nezelof综合征）、慢性肉芽肿病和选择性IgA缺陷病，应予以鉴别。

【治疗】 本病目前尚无特效的治疗方法。可酌情给予下列治疗措施。

1. 抗生素的使用 需要长期应用抗生素治疗和预防本病引起的感染。①金黄色葡萄球菌感染：由于感染本病的金葡菌多数为凝固酶（＋），故应选择半合成耐青霉素酶的青霉素（如新型青霉素Ⅱ、新型青霉素Ⅲ、氯唑西林等）和第一代头孢菌素等。②嗜血流感杆菌感染：可给予氨苄西林。③真菌感染：对于念珠菌感染可给予制霉菌素、酮康唑、氟康唑等治疗；对于曲霉菌感染可选择伊曲康唑、伏立康唑治疗。④皮肤感染：可局部应用抗生素制剂。

2. 针对中性粒细胞趋化缺陷的治疗 可选用H_2受体拮抗药、正常人血浆（20ml/kg）、α干扰素、静脉丙种球蛋白等。

3. 外科手术治疗 对于肺脓肿、脓胸、纵隔念珠菌肉芽肿和葡萄球菌肺部感染引起的肺膨出（病程达6个月以上者）应及时行胸外科手术。

三、白细胞黏附分子缺乏症

白细胞黏附分子缺乏症（the deficiency of leukocyte adhesion molecules）：白细胞从血液循环通过血管内皮细胞向炎症部位移行和集中，对及时清除外来抗原甚为重要。白细胞定向移行为一复杂的主动过程，涉及白细胞黏附分子一系列连锁反应，尤其重要的是在炎症过程中参与白细胞与血管内皮细胞相互作用的黏附分子。20世纪80年代早期发现整合素（integrin），20世纪90年代发现选择素（selectin），3～4年前才确定它们的配体。此外，Ig超家族也参与白细胞黏附功能，包括细胞间黏附分子（ICAM）-1，ICAM-2和ICAM-3；血管细胞黏附分子（VCAM）-1；MAdCAM-1和PECAM-1。现已发现整合素β链基因缺失所致的白细胞黏附分子缺陷Ⅰ型（LADI）和选择素配体所致的白细胞黏附分子缺陷Ⅱ型（LADII）。

【病因及发病机制】 本病为常染色体隐性遗传，$β_2$整合素基因突变导致中性粒细胞表面CD18分子表达障碍，不能形成黏附分子受体，粒细胞趋化性运动能力降低，最终影响吞噬功能。

【临床表现】 LADI的突出临床表现为显著白细胞增多和主要发生于皮肤黏膜的反复细菌性感染，特点为无痛性坏死，可形成溃疡，进行性扩大范围或导致全身性感染。新生儿因脐带感染而致脐带脱落延迟。最常见的病原菌为金黄色葡萄球菌和肠道革兰阴性菌，其次为真菌感染；病毒感染并不常见。自幼反复皮肤等软组织慢性、非脓性、无痛性感染（瘢痕呈羊皮样，很薄）；严重牙龈炎和牙周炎，外伤或手术伤口经久不愈。感染部位无脓形成为本病的特点。

临床表现的严重程度与CD18缺陷相关，可分为重度缺陷和中度缺陷。重度缺陷患儿的CD18分子表达不足正常人的1%，中度缺陷者为正常人的2.5%～30%。重度缺陷者病情严重，常于婴幼儿期死于反复感染，中度缺陷者的病情较轻，表现为严重的牙龈炎和牙周炎、外伤或手术伤口经久不愈，可存活到成年期。

【实验室检查】

1. 血常规检查 外周血中性粒细胞数显著增高，可高达正常人的5～20倍。

2. 淋巴细胞功能检查 T细胞和B细胞的增殖反应下降，血清免疫球蛋白水平在正常范围。对T细胞依赖性新抗原噬菌体φ×174的抗体反应降低，其原因尚不清楚。

3. 中性粒细胞功能 体内白细胞趋化试验（Rebuck皮窗法）显示中性粒细胞不能从血管向皮肤部位移动。体外趋化小室法提示患儿中性粒细胞对各种趋化素的刺激反应减弱，移动功能受损。其他中性粒细胞功能障碍还包括ic3b-调理颗粒的结合和吞噬功能障碍，中性粒细胞介导的抗体依赖性细胞毒性效应缺陷。

4. 中性粒细胞表面CD18分子表达 采用流式细胞仪可分析外周血中性粒细胞CD18阳性率，重度患儿的阳性率不足正常人的1%，中度患儿为正常人的2.5%～30%。

5. ITGB2 基因分析　可发现各种基因突变类型，从而明确诊断、进行产前诊断和发现疾病携带者。

【诊断与鉴别诊断】　反复软组织感染、皮肤和黏膜慢性溃疡伴外周血中性粒细胞增多的婴幼儿，均应考虑本病的可能性。多数有脐炎和脐带脱落延迟的病史。流式细胞仪测定中性粒细胞 CD18 阳性率可确诊本病。

【治疗】

1. *抗菌治疗*　常规使用抗菌药物可减少细菌性感染的发生，一旦发生急性细菌性感染，应积极使用抗生素以控制感染。

2. IFN-γ　虽然实验室表明 IFN-γ 能促进整合素 β2 亚单位的 mRNA 表达，但在临床应用中未能发现 IFN-γ 有明显效果。

3. *新鲜粒细胞输注*　输注新鲜正常人中性粒细胞可有效控制感染，但因作用时间短暂，不易找到供体和反复输注可能引起继发性感染，此种治疗受到限制。

4. *骨髓移植*　为目前最有效的治疗手段，HLA 部分配型骨髓移植的存活率也较高。

5. *基因治疗*　将正常整合素 β2 亚单位基因（ITGB2）导入患儿干细胞是极有前景的基因治疗手段，目前仍处于动物实验阶段。

四、白细胞异常白化病综合征

本病为一种少见的常染色体隐性遗传病，以皮肤白化、严重免疫缺陷、出血倾向及外周神经病变为特征，又称为先天性白细胞异常白化病综合征。1943 年首次发现本病，Chediak 和 Higashi 分别于 1952 年和 1954 年描述了其血液学特征并发现细胞中巨大溶酶体颗粒，由此命名 Chediak-Higashi 综合征。

【病因和发病机制】　本病为常染色体隐性遗传，其致病基因为溶酶体转运调节因子（lysosomal trafficking regulqtor LYST）基因，定位于 1q42.1-42.2。LYST 基因突变使 LYST 蛋白功能异常，溶酶体延迟传递给噬菌体，胞内形成粗大溶酶体。此外，患者溶酶体膜存在功能缺陷，造成中性粒细胞趋化能力减弱，故患者易出现反复感染。同时由于溶酶体膜的缺陷，黑素小体合成的黑素颗粒不正常，故出现皮肤白化。

【临床表现】　本病男性多发，男女之比约为 3.7∶1。患儿皮肤白皙，易发生日晒伤。毛发淡黄或银灰，眼底灰白，虹膜透明，畏光，眼球震颤，表现酷似白化病。由于外周血中性粒细胞减少和 NK 细胞活性减低，患者常易发生金黄色葡萄球菌、链球菌、肺炎球菌等皮肤或全身性化脓性感染。由于血小板减少而致出血倾向，可伴中枢和周围神经病变、弥漫性恶性淋巴瘤。因反复感染及恶性肿瘤，往往在 5 岁前死亡。

【实验室检查】　患儿中性粒细胞减少，细胞内的溶酶体异常。白细胞的趋化性、吞噬和杀菌功能缺陷。晚期患者可呈全血细胞减少。外周血白细胞内存在巨大包涵体，白细胞过氧化物酶染色阳性。

【诊断与鉴别诊断】

1. *诊断*　本病依据临床表现，结合实验室检查诊断。

2. *鉴别诊断*　本病须与日光性皮炎、白化病及血小板减少症、病原体感染等鉴别。

【治疗】　尚无特殊治疗方法，控制感染和出血甚为重要。本病预后取决于早期诊断和防治感染，抗生素并不能控制感染。异基因造血干细胞移植是主要的治疗手段，其他方法包括用阿昔洛韦、大剂量丙种球蛋白、干扰素、长春新碱和秋水仙碱，对进行期有一定治疗效果。

第五节　补体缺陷病

补体系统在促进吞噬细胞的趋化、吞噬和杀菌作用中起重要作用，也参与抗体介导的溶菌、中和病毒和细胞毒作用。补体缺陷常与某些自身免疫性疾病有关，也可使机体对细菌感染易感。补体缺陷可以是遗传性的或是获得性的。遗传性补体缺陷病不常见，有多种多样的临床表现。

遗传性血管性水肿

遗传性血管性水肿（hereditary angioedema）又名慢性家族性巨大性荨麻疹或 C1 酯酶抑制剂缺乏症，为常染色体显性遗传病，多数有家族史，但亦有约 20％的患者无家族阳性病史可寻。本病于 1888 年首先由 Osler 所报道，1963 年 Donaldson 及 Evans 证明本病是由于 C1 酯酶抑制物（C1 esterase inhibitor，ClINH）缺乏或功能缺陷所致。

【病因及发病机制】　ClINH 是一种丝氨酸蛋白酶抑制物，它能够抑制 C1r 及 C1s、血管活性多肽酶（激肽酶）、血浆蛋白溶酶 Ⅺa 及活化的 Hageman 因子。由于C1INH缺乏,引起C1酯酶活性增加,激活C4、C2等,此外,在纤维蛋白溶解酶、激肽释放酶等系统参与下,激肽等可使血管通透性增加,并可使肥大细胞脱颗粒,加重血管性水肿;补体活化尚可引起局部炎症反应。现已证明,C2衍生的激肽或缓激肽是本病发生肿胀的最初化学介质。

约有半数患者水肿的发作与轻微外伤有关,如碰撞、挤压、抬重物、骑马等。一般在外伤后4～12h出现肿胀。部分患者的发病与情绪波动、感染、气温骤变有关。

本病通常分为Ⅰ型和Ⅱ型。Ⅰ型约占85%,血浆中C1INH水平明显低于正常;Ⅱ型约占15%,血浆中C1INH水平正常或升高,但活性下降。两型血浆中C2和C4水平均降低。近年报道本病的一种新的类型即Ⅲ型,为激素依赖性遗传性血管性水肿,血浆中C1INH水平及活性正常,且C4水平亦正常,目前仅见于女性患者,可能为X连锁遗传。

【临床表现】 本病的肿胀具有发作性、反复性及非凹陷性皮下水肿的特点,一般不痒,也不伴有荨麻疹,常累及呼吸道与消化道。皮肤、黏膜局限性肿胀局限于某一部位,肿胀在12～18h逐渐加重,经48～72h又逐渐消退。少数病例也可表现为无痒感的红斑性皮疹。累及胃肠道时往往先出现腹绞痛,继而出现腹胀、恶心和呕吐,并可伴有便秘、直立性低血压及脱水。咽喉水肿严重者可致呼吸困难甚至窒息。此外,曾在文献中报道过的其他症状和体征有:短暂性咳嗽,胸膜渗出,胸膜炎性胸痛,癫痫发作,头痛,偏瘫,会阴、阴道或阴囊肿胀。

本病可发生于任何年龄,常开始于婴儿期,一般在10岁前发病,但儿童时期多属轻微,服用含雌激素的药物、妊娠和青春发育期可影响本病的活动性。

【诊断与鉴别诊断】 主要根据病史、遗传史和血清学检查。当具有以下临床表现时,提示有此病可能:①反复发作的局限性水肿;②有明显自限性,1～3d可自然缓解;③反复发作的喉水肿;④反复发生不明原因的腹痛;⑤水肿的出现与情绪、月经,特别是外伤有一定关系;⑥不痒、不伴有荨麻疹;⑦抗组胺药和糖皮质激素治疗无效;⑧阳性家族史。本病除C1INH功能水平低以外,患者在肿胀或某间期血清中C4及C2含量也低,而C1及C3正常。

【预防及治疗】 以预防为主,避免剧烈运动、外伤,在牙科及外科操作时要预防用药。一般仅对发作频繁而症状严重或反复发生面、口咽部症状的患者进行治疗。对威胁生命的急性喉头水肿必须密切观察,必要时给予气管插管。急性腹痛时可对症治疗。大多数肢体发病的患者不需要紧急治疗。糖皮质激素和抗组胺药治疗本病无效。

长期治疗常用下列两类药物。用药剂量根据症状而定,治疗用药量应逐渐减少至维持患者不常发病或症状轻微。

1. *抗纤溶药* 如6-氨基己酸及氨甲环酸(Tranexamicacid),可用于发育阶段症状严重的儿童以及用雌性激素治疗无效或不能耐受其不良反应的患者。此类药物不能纠正补体的异常,但可有效地控制肿胀的发生。氨基己酸的用量14岁以上儿童及成人为每日8～10g,大剂量应用时可达每日15g,儿童首次0.2g/kg,以后每次0.1g/kg,每6小时1次,共3～7d。有血栓形成倾向或过去有栓塞性血管病者慎用。

2. *雄性激素* 如达那唑(Danazol)、司坦唑醇(Stanozolol)、羟甲烯龙(Oxymetholone)等。雄性激素治疗可增加功能性C1INH的水平及C2、C4值。达那唑的男性化作用较弱,故适于女性患者使用,其剂量为急性发作时用200mg,每日4次;预防用200mg,每日1次,仅用于14岁以上儿童及成人。

(王　华　罗晓燕　罗迪青　李艳佳　江　莲)

参考文献

Abdollahpour H, Appaswamy G, Kotlarz D, Diestelhorst J, Beier R, Schäffer AA, Gertz EM, Schambach A, Kreipe HH, Pfeifer D, Engelhardt KR, Rezaei N, Grimbacher B, Lohrmann S, Sherkat R, Klein C. 2012. The phenotype of human STK4 deficiency. Blood, Apr 12, 119(15):3450-3457.

Cant A, Battersby A. 2013. When to think of immunodeficiency? Adv Exp Med Biol, 764:167-177.

Chiam LY, Verhagen MM, Haraldsson A, Wulffraat N, Driessen GJ, Netea MG, Weemaes CM, Seyger MM, van Deuren M. 2011. Cutaneous granulomas in ataxia telangiectasia and other primary immunodeficiencies: reflection of inappropriate immune regulation? Dermatology, 223(1):13-19.

Chu EY, Freeman AF, Jing H, Cowen EW, Davis J, Su HC, Holland SM, Turner ML. 2012. Cutaneous manifestations of DOCK8 deficiency syndrome. Arch Dermatol, Jan, 148(1): 79-84.

Eberting C. L. D, Davis J, Puck J. 2004. Metal. Dermatitis and the newborn rash of hyper-IgE syndrome. Arch. Dermatol, 140(9): 1119-1125.

Heather Lehman. 2013. Skin Manifestations of Primary Immune Deficiency. Clinic Rev Allerg Immunol, 13 June, 8377-8378.

Low LC, Manson AL, Hardman C, Carton J, Seneviratne SL, Ninis N. 2013. Autosomal recessive chronic granulomatous disease presenting with cutaneous dermatoses and ocular infection. Clin Exp Dermatol, Apr, 38(3): 270-273.

Mansouri P, Farshi S, Khosravi A, Naraghi ZS. 2011. Primary cutaneous actinomycosis caused by Actinomyces bovis in a patient with common variable immunodeficiency. J Dermatol, Sep, 38(9): 911-915.

Minegishi Y, Saito M. 2012. Cutaneous manifestations of Hyper IgE syndrome. Allergol Int, Jun, 61(2): 191-196.

Mizesko MC, Banerjee PP, Monaco-Shawver L, Mace EM, Bernal WE, Sawalle-Belohradsky J, Belohradsky BH, Heinz V, Freeman AF, Sullivan KE, Holland SM, Torgerson TR, Al-Herz W, Chou J, Hanson IC, Albert MH, Geha RS, Renner ED, Orange JS. 2013 Mar. Defective actin accumulation impairs human natural killer cell function in patients with dedicator of cytokinesis 8 deficiency. J Allergy Clin Immunol, 131(3): 840-848.

Park JY, Kim YS, Shin DH, Choi JS, Kim KH, Bae YK. 2011. Primary cutaneous peripheral T-cell lymphoma in a patient with X-linked agammaglobulinaemia. Br J Dermatolm, Mar, 164(3): 677-679.

Sillevis Smitt JH, Kuijpers TW. 2013. Aug. Cutaneous manifestations of primary immunodeficiency. Curr Opin Pediatr, 25(4): 492-497.

第 37 章　其他小儿皮肤病

一、特殊疾病状态与预防接种

预防接种对各科疾病的预防至关重要。以下介绍几种皮肤性病中特殊疾病状态的预防接种基本知识。

1. *疫苗种类*　病毒减毒活疫苗有麻疹、腮腺炎、风疹、牛痘、水痘、带状疱疹、黄热病、轮状病毒、流感(鼻内接种)以及口服脊髓灰质炎疫苗;减毒细菌活疫苗:BCG、口服伤寒疫苗;全细胞灭活疫苗:脊髓灰质炎和狂犬病疫苗、甲肝疫苗;裂解疫苗:乙肝、流感、无细胞百日咳、人乳头瘤病毒;亚单位疫苗:炭疽;类毒素:白喉、破伤风。

2. *国家一类疫苗*　有 BCG(卡介苗)、hepatitis B(乙肝)、polio(小儿麻痹糖丸)、DPT(白百破)、DT(白破)、measles(麻疹/风疹),2008 年始以无细胞百白破疫苗(DTaP)替代 DTP。

2008 年扩大免疫疫苗,包括 MMR(麻风腮)、Japanese B encephalitis(乙脑)、meningicoco A,C(流脑)、hepatitis A(甲肝)。

3. *国家二类疫苗*　包括 Hib(流感嗜血杆菌)、varicella(水痘)、prevenar(肺炎球菌,7 价)、pneumovax 23(肺炎球菌,23 价)、fluarix(流感疫苗)。

4. *疾病状态的免疫接种*　疾病状态下进行疫苗接种应考虑疾病对疫苗的影响如有效性(例如抗体缺陷病)、疫苗对疾病的影响如安全性(例如减毒活疫苗)、疾病时易患传染性疾病,需要疫苗来预防。美国免疫实践指南咨询委员会(The Advisory Committee on Immunization Practices,ACIP)推荐这些患者的免疫接种应由诊疗该疾病的专家和普通疫苗接种者共同负责。

(1)免疫抑制人群:原发性免疫缺陷(PID),HIV 感染,肿瘤、化疗、脾切除术后等继发性免疫功能缺陷,实体器官、干细胞移植,全身应用糖皮质激素、免疫抑制药和(或)生物制剂,慢性炎症性风湿病,镰状细胞病和无脾症,人工耳蜗植入和脑脊液泄漏等患者。

(2)免疫抑制状态

①低度免疫抑制状态病:无症状的 HIV 感染者、成人或青少年 CD4 淋巴细胞计数为 200～499 cells/mm^3、婴幼儿 CD4 淋巴细胞比例为 15%～24%,接受每日全身应用低剂量糖皮质激素且维持≥14d 者或者接受隔日服用糖皮质激素者,接受甲氨蝶呤≤ 0.4 mg/(kg·w)、硫唑嘌呤≤ 3 mg/(kg·d)、6-巯基嘌呤≤ 1.5 mg/(kg·d)者。

②高度免疫抑制状态病:原发性严重联合免疫缺陷,接受肿瘤化疗者,实质性器官移植 2 个月内,HIV 感染的成人或青少年 CD4 淋巴细胞计数<200 cells/mm^3,婴幼儿 CD4 淋巴细胞比例<15%,接受糖皮质激素治疗[泼尼松 20 mg/d 或 10 kg 以下婴幼儿>2 mg/(kg·d)] 14d 以上,接受具有免疫调节作用的某些生物制剂,包括 TNF-α 阻滞药和利妥昔单抗。

5. *免疫接种的一般原则*　灭活疫苗在免疫功能低下和免疫正常者具有相同的安全性,但免疫反应强度和持久性可能会降低,灭活的疫苗应当按照计划常规接种,一般情况下禁忌接种活疫苗,但要权衡利弊,益处是可预防严重致死性的感染(如狂犬病),但不利的因素为疫苗的不良反应。

(1)原发性免疫缺陷病:先天免疫缺陷性疾病的患儿一旦接触了任何疫苗可预防的疾病,建议进行被动免疫预防治疗,轻到中度免疫低下的 HIV 感染儿童、非 T 细胞介导的 PID 如补体缺陷或慢性肉芽肿病(CGD),可以接种 VAR 或 MMR,大多数免疫功能低下的患者,年龄 6 个月或更大者,应每年接受流感疫苗接种,但不应接种鼻腔喷雾式的减毒活流感疫苗。①抗体缺陷病。应当按照 CDC 所规定的所有疫苗按时进行常规免疫接种,没有疫苗禁忌。②IgG 缺乏症(主要抗体缺乏)。在给予免疫球蛋白治疗前,可以接种所有灭活的疫苗,观察其产生抗体的能力,作为评估其免疫反应的参考指标,IVIG 治疗期间不推荐进行常规疫苗接种,不建议接种活疫苗,特别是 Polio。③IgA 缺乏症(次要抗体缺陷)。须监测接种疫苗后产生抗体的情况,并了解疫苗的保护水平，不主张给予口服 Polio。特异性多糖抗体缺陷（SPAD）和运动失调性毛细血管扩张症（TA）应接种 PCV。④吞噬细胞缺陷。应按 CDC 程序接种所有灭活疫苗，禁忌活的细菌疫苗如 BCG、伤寒等，仅 CGD 或中性粒细胞减少症的患儿可以接种活的病毒疫苗。⑤联合免疫缺陷。在给予免疫球蛋白治疗前，接种所有灭活的疫苗，观察其产生抗体的能力，作为评估其免疫反应的参考指标，不建议在 IVIG 治疗期间进行常规灭活疫苗接种，SCID 应延迟 BCG 的接种，早期识别重要，严重联合免疫缺陷症（SCID）、CD3＜500/mm^3 的 DiGorge 综合征、WAS 综合征、X 连锁的淋巴增殖性疾病和 HLH 的患儿，原则上禁忌活的细菌或病毒性疫苗，DiGorge 综合征：应当进行淋巴细胞亚群的测定。如果 $CD3^+$ T 细胞 500/mm^3，$CD8^+$ T 细胞 200/mm^3，并且对丝裂原的反应正常，则可以接种 MMR 和水痘疫苗。⑥其他情况。补体缺陷者应按 CDC 程序接种所有灭活疫苗，强调接种肺炎、脑膜炎疫苗，每年应接种流感疫苗，固有免疫相关分子缺陷禁忌活 BCG 和活的病毒疫苗如 polio，其他活疫苗依病情而定。

（2）HIV 感染：所有灭活的疫苗原则上应当按照免疫计划进行常规接种，禁忌接种 BCG 和 polio，HIV 患儿一旦接触了任何疫苗可预防的疾病，应当进行被动免疫预防治疗，HIV 感染母亲婴儿可以接种轮状病毒疫苗，推荐 HIV 感染女性接种 HPV4.1 HepB 在青少年可用 40μg/剂的高剂量，如抗体滴度≤10U/ml 应再次接种，12 岁以上 HIV 感染者可以选用 HepB/HepA 的联合疫苗。病情稳定者即 $CD4^+$ T 细胞 200/mm^3（14 岁）或 15%（1～13 岁），无临床症状或轻微，建议接种 MMR 及水痘疫苗，但不建议接种麻风腮水痘（MMRV）的联合疫苗。

建议每年接种流感疫苗，但禁忌接种活的增强流感疫苗（LAIV），对于流脑疫苗（MCV4）的接种，建议至少接种 2 次，2 次间隔至少 8 周，肺炎球菌疫苗：根据开始接种年龄的不同，建议接种 PCV7 或 PCV13，2～4 剂，对任何疾病状态的 HIV 患者的家庭成员，均建议注射 MMR 和水痘疫苗。

（3）应用糖皮质激素者：可以接种减毒活疫苗的条件：局部应用（皮肤、关节腔注射等）或者吸入应用；应用生理维持量；泼尼松应用剂量＜2mg/（kg・d）时（相对）；泼尼松应用剂量 2mg/（kg・d）、时间短于 14d、停药以后；泼尼松应用剂量 2 mg/（kg・d）时间持续 14d 以上者、停药 1 个月以后接种。

（4）免疫抑制药：如果可能，应在免疫抑制之前接种疫苗。活疫苗应至少在免疫抑制前 4 周接种，避免在免疫抑制起始 2 周内接种；灭活疫苗应至少在免疫抑制前 2 周接种。

（5）风湿病：2011 年 2 月欧洲抗风湿病联盟（EULAR）发表了关于成年自身免疫炎性风湿病（autoimmune inflammatory rheumatic diseases，AIIRD）患者疫苗接种的相关建议，未对儿童时期已接受过基础免疫的风湿病患者在发病率、疫苗有效性、安全性以及是否需要加强免疫，即复种疫苗等问题做专门的建议。强烈建议接种灭活的流感疫苗和 23-PPV，有研究证实风湿病患者在接种上述疫苗后，能够产生足够的免疫应答，包括接受 DMARDs 和 TNF-α 阻滞药，关于接种上述两种疫苗后的安全性问题，目前尚缺乏足够的临床试验证据。建议部分患者接种破伤风类毒素即有潜在感染者，参考一般人群的推荐意见接种破伤风类毒素；建议有感染风险的患者接种甲型/乙型肝炎疫苗（如旅行前往或居住在肝炎高发地区、医务工作者、家庭成员有感染）。女性系统性红斑狼疮患者接种 HPV 疫苗，以降低宫颈癌的发病率。风湿病应用 DMARDs 及 TNF-α 阻滞药不会明显影响疫苗的效力，应用针对 B 细胞的生物制剂（如利妥昔单抗）会严重影响疫苗激发的体液免疫，从而降低疫苗的效力，建议应该在使用抗 B 细胞生物制剂之前接种疫苗，对于有潜在破伤风感染的风湿病患者来说，如果过去 24 周内曾接受利妥昔单抗治疗，则建议应用破伤风免疫球蛋白行被动免疫。

（6）血液系统疾病

①出血性疾病。了解患儿平素形成血肿的情况，尽可能避免肌内注射，可选择皮内或皮下注射，如果是在应用凝血因子的患者应在给予凝血因子后尽快进行预防接种，尽可能用更细的针头，并用力按压 2min。接受抗凝治疗的患儿同上文。

②白血病和恶性肿瘤。所有的活疫苗均建议在化疗结束 3 个月后进行，Hib、DTP、乙肝疫苗均建议按照免疫计划进行接种，必须在肿瘤完全缓解，并且化疗停止 3～6 个月病情稳定后，方可进行 MMR 的预防接种，而且化疗结束后应复查抗体水平，若低于保护水平须加强，流感流行季节可在肿瘤缓解、化疗完全停止后 3～4 周进行，而且外周血淋巴细胞及中性粒细胞的绝对值要求在 1000/μl 以上；应当在肿瘤持续缓解、化疗停止一年以上，方可进行接种水痘疫苗，并且要求患儿的淋巴细胞绝对值在 700/μl 以上。

③无脾患者。根据开始接种年龄不同，建议按

照免疫计划接种七价肺炎球菌疫苗 2～4 剂，流行性脑膜炎疫苗：建议在 2 岁时接种一次，以后每五年加强接种一次；建议保证 Hib 的完整接种（即＜6 月龄×4 剂、＞6 月龄×3 剂、＞12 月龄×2 剂）；如果患儿年龄在 5 岁以上从未接种过 Hib，应当补种一剂；2 岁以上的患儿准备进行择期脾切除术时，建议术前至少 2 周接种肺炎球菌疫苗及流行性脑膜炎疫苗，以确保免疫抗体的产生。

（7）其他疾病相关的预防接种

1）肾病：慢性肾病患者如果没有特别禁忌，儿童 CKD 患者也应按年龄接种相应疫苗。慢性肾病患者属于免疫低下人群，不能使用减毒活疫苗，只能使用灭活疫苗，在慢性肾病患者中乙肝、流感和肺炎球菌是强烈推荐使用的。在日本的透析患者中，乙肝疫苗甚至是强制使用的，且需要每年测定乙肝表面抗体水平。当乙肝表面抗体水平＜10 U/L 时需要进行加强剂量接种，建议接种 IPV、DTaP、水痘-带状疱疹疫苗、麻疹、MMR、甲肝疫苗、乙肝疫苗、Hib、肺炎链球菌疫苗及流感疫苗。

2）早产儿：一般情况与正常同龄儿相同，体重不是影响接种的因素，出生体重＜2000g 可能影响乙肝抗体产生，故建议 2000g 以上接种；对于母亲乙肝阳性（未知）的早产儿，出生后 12h 常规注射特异性抗体和疫苗，但是此次疫苗可以不计入 3 次之内，而是从出生后 1 个月起注射 3 次。早产儿/低出生体重儿发生免疫功能低下的概率远高于正常儿童，服用 polio 后发生小儿麻痹的概率比正常儿高出 104 倍，建议接种五联疫苗或 IPV，如住院超过 6 周以上，建议推迟接种轮状病毒疫苗（产生抗体的阳转率低于足月儿）。

3）惊厥：有惊厥家族史或神经系统疾病家族史者和无惊厥家族史者一样免疫接种，对于接种后有惊厥高危因素的患儿要与家属讨论免疫接种的风险效益比，并在接种前指导如何应用抗惊厥药物。对有惊厥家族史的患儿，在免疫接种的同时给予对乙酰氨基酚可能有益，并且在孩子非睡眠时每 4 小时一次，共 3 次。

6. 过敏与疫苗接种　预防接种可以引起过敏，不同的疫苗成分（详细看说明书）可造成过敏，关于鸡蛋过敏者可以正常接种 MR/MMR，不需要进行皮试，三价流感也是安全的。黄热病视具体情况，不论是否接种疫苗，湿疹的发生率是相同的，湿疹儿童接种水痘疫苗是安全和有效的。

（刘翠萍　宋红梅）

二、特发性阴囊钙沉着

特发性阴囊钙沉着（idiopathic scrotal calcinosis）：钙化是指不溶性钙盐沉积于组织的过程，发生于皮肤者被称为钙沉着。本病为发生于阴囊的钙沉着。沉积的钙盐主要为无定形的磷酸钙和少量的碳酸钙，极少数为结晶状的磷酸钙。

【病因及发病机制】　原因不清，可分为转移性、医源性、创伤性及特发性四种原因。部分由于表皮囊肿角质内容发生钙化。有的学者认为本病代表阴囊表皮囊肿的营养不良性钙化的终末阶段。

【临床表现】　好发于儿童及青年，无明显诱因。阴囊出现丘疹，逐渐增大成为结节，可以单发或多发，直径 0.5～5cm，呈扁平或半球状。表面平滑或微凹陷，质地坚硬，外观正常皮肤色、乳白色、象牙色等，可有痒感。发生破溃时，排出含有钙盐颗粒的乳酪样物质。病程长者皮疹可呈红色或淡紫色，可有触痛，血钙、磷正常。偶有女性大阴唇出现钙沉着损害。

【组织病理】　真皮内散在颗粒状和小块状钙盐沉积，皮下脂肪组织中可有较大无定形团块，亦可为密集小球状。HE 染色呈深蓝色，VonKossa 染色呈黑色。团块周围有异物肉芽肿样炎症反应，可见巨噬细胞和炎细胞浸润，伴胶原纤维增多、变性。

【诊断与鉴别诊断】

1. 诊断　根据皮疹的颜色和较硬的质地，特别是破溃后排出沙粒状或白垩样物质，结合组织病理检查，必要时可摄 X 线片帮助诊断。

2. 鉴别诊断　应与疥疮结节鉴别，疥疮有全身症状，夜间瘙痒剧烈，有接触史。

【治疗】　减少摄入富含钙和磷的食物，不滥用维生素 D 制剂。较小的皮损可用激光治疗，较大的钙化皮损可以手术切除。

（陈　强）

三、环状肉芽肿

环状肉芽肿（granuloma annulare）是一种良性、原因不明、以环形丘疹或结节为特征、通常可自愈的疾病，1902 年 Radcliffe-Crocker 命名该病。此病可发生于任何年龄，但以儿童和青年多见，女性的发病率约为男性的 2 倍。

【病因及发病机制】　原因不明。可能与昆虫叮咬、日晒、外伤、病毒感染及博氏螺旋体感染，某些系统性疾病如糖尿病、类风湿关节炎、自身免疫性甲状腺炎等因素有关。有双胞胎同时发病的报道，故可能与遗传因素有关。其发病机制可能主要为血管炎、细胞介导的免疫反应、异常的吞噬细胞功能及结缔组织变性。血管炎出现于真皮的血管，变性区的血管有免疫蛋白、补体及纤维素的沉积。患者血清中可发现循环免疫复合物，提示引发迟发型变态反应。有些环状肉芽肿患者的血清中可测到吞噬细胞抑制因子，炎症浸润部位还可见淋巴细胞或淋巴母细胞，推测活性淋巴细胞和成纤维细胞合成并释放水解酶如胶原酶，这些酶使胶原变性，反过来再引起主要由组织细胞组成的炎症反应过程。

【临床表现】　临床分以下几种类型。

1. *局限型*　最为常见，好发于儿童及青年，表现为正常肤色、红色或紫红色半圆形丘疹，表面光滑，质地坚实，数目常为单个，无自觉症状。皮疹最常见于手足背，也可出现于手掌、前臂、上肢、小腿及膝部。

2. *泛发型*　年龄一般在 10 岁以下或大于 40 岁，可出现泛发于全身的 10 个以上至数百个的丘疹，直径 1～2mm，肤色，好发部位为躯干、颈部及肘屈侧，皮疹排列成环状，环的直径小于 5cm，可在几周内至几个月内呈离心性的向外扩大，有些部位皮损自动消退，而有些部位又出现，可形成不规则或地图样的外观，多对称发生，病程慢性，对治疗反应较差。

3. *皮下结节型*　多发于儿童，表现为较大无痛的位于真皮深层或皮下组织的结节。可发生于头皮、手掌、臀部、下肢等部位。偶尔出现结节中央坏死，发生溃疡。有报道此型可与恶性肿瘤并发。

4. *穿通型*　此型少见。损害常发生于手背和四肢，为表浅性丘疹，中央凹陷，淡黄色，溃破后排出蛋白状液体，愈后可留有色素减退或色素沉着性瘢痕。皮疹与季节有关，夏季增多，冬季减少。

5. *弓形的真皮红斑*　此型少见。表现为环状或圆形的类似多形性红斑或离心性环状红斑的损害，皮疹可离心性向外扩大，中央可有轻度色素沉着。

【组织病理】　病变主要位于真皮上、中部，也可达深部和皮下组织，表皮一般无病变。组织学特征是局灶性胶原纤维变性、炎症反应以及纤维化。胶原纤维在大病灶中完全变性，淡染，呈纯一性，并含少量固缩的核。在小病灶中胶原纤维不完全变性，坏死灶边界不清。由淡嗜酸性到嗜碱性，可由黏蛋白物质所代替。病灶周围有淋巴细胞、组织细胞和成纤维细胞，呈栅栏状或放射状排列。有时可见上皮样细胞岛和异物巨细胞。血管一般无明显改变。有些病例可见血管壁有纤维蛋白样物质沉积及管腔闭塞，主要为早期病变。

【诊断与鉴别诊断】

1. *诊断*　由丘疹或小结节组成的环状损害，主要分布于四肢，无异常感觉，结合组织病理，诊断不难。

2. *鉴别诊断*　不典型皮疹须与以下疾病鉴别。

(1)体癣：环状损害，边缘清楚，常由丘疹、鳞屑组成，镜检可找到菌丝。

(2)结节病：该病在皮肤的表现可有多种形式，急性期以结节性红斑为主，伴有不同程度的全身症状；亚急性期是以丘疹、结节、溃疡性病变为主；慢性期以冻疮样狼疮为主。患病年龄在 20～40 岁，女性高于男性。除皮肤损害以外，肺部受累约占 90%，其他可有网状内皮系统、眼、神经系统、心脏等受累。

(3)类脂质渐进性坏死：青壮年多见，男女比例为 1∶4，儿童罕见。本病与糖尿病有一定关系，机制不详。好发于双小腿伸侧，皮损呈暗红色丘疹或斑丘疹，边缘清楚，逐渐扩大为不规则的扁平斑块。一般无不适感觉。组织病理学有境界不清的渐进性坏死和纤维化、肉芽肿性浸润等特征。

(4)其他：须与匐行疹、环状扁平苔藓、黄色瘤、硬红斑、多形性红斑及持久性隆起性红斑等鉴别。

【治疗】　如皮疹范围小，可行外科手术切除、冷冻、激光。皮损数目多时，可口服氯喹、糖皮质激素、维 A 酸等。此病有自限性，有报道用注射针头在皮损上划痕治愈率达 87%。

四、肢端含铁血黄素性淋巴管畸形

肢端含铁血黄素性淋巴管畸形（acral hemosideric lymphatic malformation）是由我国皮肤科学者于 2013 年最先报道的新疾病，属于先天发生的淋巴管畸形。

【病因及发病机制】　病因不明，应该属于先天发育异常。

【临床表现】　所有的患者皮疹均为先天发生或发生于 2 岁以内。临床均表现为肢端的红色或褐色丘疹、结节，多孤立存在。

【组织病理】　病理表现为表皮增生，真皮内扁平或裂隙状血管内皮细胞增生，同时伴有不同程度的血管外红细胞和含铁血黄素沉积。免疫组化显示所有的病例均表达淋巴管标记 D2-40 和 Prox1，不表达 WT-1。

【诊断】 根据临床特征，多先天发生于肢端的孤立的红色或褐色结节，结合组织病理即可诊断。

【治疗】 外科手术切除。

（王 刚 王 雷 樊平申）

五、嗜酸性粒细胞增多综合征

嗜酸性粒细胞增多综合征（hypereosinophilic syndrome，HES），由 Hardy 和 Anderson 于 1968 年首先提出，是一组以外周血持续性升高，伴有器官损害或功能不全的疾病。本病多发生于中年以上男性，预后较差。近年来国内外均有儿童高嗜酸性粒细胞增多综合征（HES）的报道。

【病因与发病机制】 病因不明。髓系增生型的 HES 是由 4 号染色体 4q12 上 800kb 碱基缺失产生（FIPILI-PDGFRA，F/P）融合基因，其编成的蛋白产物为活化的酪氨酸激酶，可激活下游信号通道，引起嗜伊红粒细胞增生和存活期延长。淋巴细胞增生型，该型患者具有异常的克隆性的淋巴细胞增殖，如 $CD3^+$、$CD4^-$、$CD8^-$ 或 $CD3^-$、$CD4^+$，这些 T 细胞被激活后分泌 Th2 细胞因子（IL-5、IL-4、IL-13）。IL-5 产生嗜酸性粒细胞生成激素，并活化嗜酸性粒细胞，后者释放其毒性颗粒内容物。IL-2 可能还通过增强血小板激活因子刺激嗜酸性粒细胞释放嗜酸性粒细胞颗粒蛋白来发挥作用。重叠型 EHS 包括嗜酸粒细胞增多伴肌痛综合征、毒油综合征，该型可能与服用左旋色氨酸、油菜籽油有关。

【临床表现】 本病的临床表现以受累的脏器不同而出现不同器官和系统的症状。

1. 髓系增生性 HES 心脏损害的发生率高达 58%，表现为心肌炎、心内膜炎、附壁血栓和瓣膜功能损害。其临床表现为淋巴结肿大、心内膜纤维化，有黏膜和甲床出血者提示预后不佳，死亡原因多为心脏损害造成的充血性心力衰竭。

2. 淋巴细胞性 HES 常见有多种皮肤受累表现，HES 患者中有 25%～50% 具有皮肤表现，皮疹为多样性，如瘙痒性红斑、离心性环形红斑、丘疹、紫癜、斑块、风团、结节、甲皱梗死、甲床出血等，严重者临床表现为血管神经性水肿、红皮病、坏死性血管炎、蜂窝织炎等。

3. 重叠型 HES 包括嗜酸性粒细胞增多伴肌痛综合征、毒油综合征、嗜酸性粒细胞增多性食管胃肠类和嗜酸性粒细胞性肺炎等。临床表现为瘙痒性红斑、硬结、肌痛或肺炎、肠炎等，肌痛是筋膜和肌肉间神经炎症的结果。

4. 家族性 HES 有家族发病的倾向，病情发展呈良性经过，无嗜酸性粒细胞活化的现象。

5. 未分类型 HES 患者的临床表现未能满足 HES 的诊断指标，可能是早期病例。

【实验室检查】 可有贫血，大多数患者末梢血白细胞增多，总数为（10～30）$\times 10^9$/L，嗜酸性粒细胞增多达 0.3～0.7（30%～70%），甚至 0.9（90%）。

【组织病理】 皮损的病理特征是真皮血管周围有显著的嗜酸性粒细胞和单核细胞浸润，血管壁可见内皮细胞增生、管腔闭塞。

【诊断与鉴别诊断】

1. 诊断标准 2008 年 WHO 修改后的诊断标准为：至少两次外周血嗜酸性粒细胞增多并＞1500/mm^3，或者有明显的组织中嗜酸性粒细胞增多综合征的可能性，如寄生虫和病毒感染、过敏性疾病、药物或化学物质引起、肾上腺功能低下和肿瘤等。

2. 鉴别诊断 本综合征须与血管淋巴增生性伴嗜酸性粒细胞增多、木村病（Kimura 病）、面部肉芽肿、多形性和瘙痒性发疹等疾病。

【预防与治疗】 治疗的目的是阻断嗜酸性粒细胞介导的器官损害。治疗的方法如下：

1. 无论是良性还是恶性 HES，首选糖皮质激素治疗。如泼尼龙 1～2mg/（kg・d），分 1～4 次口服。

2. 检测出 F/P 融合基因阳性患儿采用口服伊马替尼 100～400mg/d，可使 73% 患者获得缓解。

3. IL-5 单克隆抗体 mepolizumab 治疗 HES 的安全和有效。

4. IFN-α 对于一般药物治疗无效的患者有一定的疗效。

5. 小剂量糖皮质激素与雷公藤多苷合用、雷公藤与其他中医药辨证施治亦有效。

6. 色甘酸钠 主要用于呼吸系统受累的患儿，有报道取得满意疗效。

7. 其他 如羟基脲、长春新碱等可应用于恶性 HES。

六、移植物抗宿主病

移植物抗宿主病（graft-verus-host disease，GVHD）又名移植物抗宿主反应。是由于供者移植物组织中的具有免疫活性的 T 细胞移入到同种异体的受者（宿主）所引起的复杂免疫反应，并可导致多系统损害（皮肤、胃肠道、肝等）。随着造血干细胞移植和异基因器官移植的广泛应用，本病已成为异体外周血干细胞移植或干细胞移植的主要并发症之一。据文献报道，有 1/3～1/2 的接受骨髓移植患者(宿主)发生抑制抗宿主病。主要组织相容性复合抗原(major histocompatibility complex，MHC)差异越大者，发生移植物抗宿主病的概率越高，重度 GVHD 的病死率可高达 69%～97%。输入未经照射的血液制品或供体的淋巴细胞以及实体器官的移植亦可发生 GVHD。

【病因和发病机制】　GVHD 是一种特异的免疫现象。是由于供者移植物组织中的 T 淋巴细胞把受者(宿主)的器官和组织当作异物或外来物进行攻击，从而造成宿主的器官或组织损伤，并引发疾病。本病的发生必须具备三个条件：① 移植物必须具有免疫活性的淋巴细胞；②宿主必须含有移植物中所没有的组织相容性抗原，此抗原对移植物来说是“异己”的，并能够以抗原方式刺激移植物；③宿主必须不能对移植物产生有效的免疫反应。GVHD 发生的主要原因和发病机制还不十分清楚。主要假说如下。

1. 供体和受体之间的免疫遗传学差异　GVHD 的发生与 MHC 有密切关系。人的 MHC 就是白细胞抗原系统(HLA)。供受者之间 HLA 吻合程度对 GVHD 的发生至关重要。MHC 的不匹配不但与 GVHD 的预期发生有着密切关系，其不相匹配的程度与 GVHD 的严重程度也相平行。然而，即使 MHC 相匹配一致也并不能完全避免产生 GVHD。由于 HLA 只是反应 MHC 的情况，人类还有其他组织相容性抗原和次要抗原参与 GVHD 的发生。因此，即使 HLA 吻合的同胞间的移植患者也会发生较多的 GVHD，但严重程度有所减轻。总之，供受体之间的免疫遗传学差异是引起 GVHD 的主要发病因素。自体干细胞本不应发生 GVHD，但仍有少量报道，可能是淋巴细胞复活的皮肤表现。

2. 免疫细胞在 GVHD 发生中的重要作用　引起 GVHD 的免疫活性细胞主要是 T 细胞、巨噬细胞和单核细胞。能释放穿孔素的 $CD8^+$ T 细胞可识别同种异体 I 类 MHC 分子，是急性 GVHD 的主要效应细胞。当移植物中 T 细胞含量越多时，GVHD 的发生可能性就越大。由于免疫遗传学存在差异，供体中的 T 细胞进入受体后受到宿主(受体)组织抗原的刺激而增殖分化，并把宿主一些组织当作异体组织来识别，进而发生复杂的免疫反应，使宿主组织受到损害，产生一系列临床病理症状。NK 细胞通过快速释放多种细胞毒性细胞因子和细胞毒性分子如穿孔素和颗粒蛋白酶 B，在急性 GVHD 皮损的发生中也发挥效应细胞作用。表现为苔藓样的慢性 GVHD 出现的 T 细胞浸润，除了可能与供者来源的异型反应性 T 细胞，胸腺后 $CD4^+$ T 细胞在其中也发挥重要作用。

3. 细胞因子网络的失衡　具有免疫活性的供体 T 淋巴细胞被异体抗原激活后，可分泌 Th1 细胞因子 IL-2、γ-干扰素，并能够诱导单核细胞/巨噬细胞分泌大量细胞因子。其中 IFN-α 在急性 GVHD 发生机制中的多个环节都起重要作用，包括诱导靶组织的凋亡、激活免疫细胞、产生其他炎症细胞因子、上调人类 HLA 的表达。

4. 其他因素　供受体之间性别不同、ABO 血型差异、受体的年龄等对 GVHD 的发生有影响，暴露病毒和细菌感染也可导致急性和慢性的表现及程度。

【临床表现】　通常在移植后 3 个月内发生者称为急性移植物抗宿主病(acute GVHD，aGVHD)，见附页彩图 37-1。3 个月以后发生者称为慢性移植物抗宿主病(chronic GVHD，cGVHD)，见附页彩图 37-2。随着预防和治疗技术水平的提高，急性 GVHD 的发生率和严重程度逐渐降低，但 cGVHD 却成为异体造血干细胞移植后越来越常见的并发症。GVHD 主要侵犯皮肤、消化道及肝。临床症状包括皮疹、腹泻、食欲缺乏、肝脾大、黄疸、肝功能异常、胸腔积液、骨髓再生不良，患者极度虚弱并易招致感染等。

超急性反应可发生于移植后 1 周内，临床上以泛发性红色斑丘疹，伴高热、肝炎和肠道症状为特征，见于没有进行任何免疫抑制治疗或配型存在多点不匹配的受者。2013 年张建中报道特异性皮炎样移植物抗宿主病，经局部抗感染治疗有良好反应。

急性 GVHD 的皮疹主要为红色斑丘疹，临床上似麻疹样、风疹样、猩红热样。皮疹通常在移植后 5～12d 发生，在 18d 达到高峰。皮疹多始于肢端，特别是四肢远端、耳廓、颈部和上背部，逐渐泛发全身。皮疹也可由面部开始。随着病程进展，严重的病例皮疹可彼此融合，进展成全身性红斑或水肿。可发展呈红皮病或中毒性表皮松解坏死综合征(TEN)皮疹，伴水疱、脱发或甲营养不良。经过适当治疗后皮疹可慢慢消退或消失，病期约 6 周。急性 GVHD 的皮肤表现可分为四期：第一期，皮疹占体表面积少于 25%；第二期：皮疹占体表面积 25%～50%；第三期：红皮病；第四期：水疱及大疱形成。临床分期与内脏损害、组织学分级的关系见表 37-1。

表 37-1　aGVHD 的临床分期和病理组织学分级

分期	临床			病理组织学	
	皮肤	肝	肠道	分级	
1	红斑和丘疹，皮损小于体表面积（BSA）的 25%	胆红素 2～3mg/100ml	腹泻，500～1000ml/d	Ⅰ	局灶性或弥漫性空泡变性
2	红斑和丘疹，皮损占 BSA 的 25%～50%	胆红素 3～6mg/100ml	腹泻，1000～1500ml/d	Ⅱ	Ⅰ级特征加"卫星细胞坏死"现象
3	红斑和丘疹，皮损大于 BSA 的 50% 或出现泛发性红斑	胆红素 6～15mg/100ml	腹泻，1500～2000ml/d	Ⅲ	Ⅱ级特征加局灶性真表皮连接处因空泡变性而分离
4	泛发性红斑伴大疱形成	胆红素 ＞15mg/100ml	腹泻，＞2000ml/d，严重的腹痛，伴或不伴肠梗阻	Ⅳ	Ⅲ级特征加大疱形成

胃肠道和肝受累可先于、同时或晚于皮肤损害。肝侵犯的表现包括肝酶谱升高、黄疸、肝脾大；消化道症状则有恶心、呕吐、腹痛，后者通常会进展成带血丝的腹泻。其他全身症状有发热、食欲缺乏、胸腔积液、休克、严重的全血细胞减少，并可导致死亡。

慢性 GVHD 可为初发、急性 GVHD 的延续，期间常经历一个无症状间歇期，也可不经过急性 GVHD 而直接发生慢性 GVHD。cGVHD 可影响多个器官系统，并可出现自身免疫疾病样的表现，是决定造血干细胞移植术后远期病死率的重要因素。传统上，cGVHD 可分为早期苔藓样型和后期硬皮病样型。早期皮肤可出现广泛性色素增加或减少以及红色或紫色苔藓样丘疹或斑块，类似扁平苔藓，有的可出现泛发性皮损。充分发展的皮损类似硬斑病、硬化性苔藓，表现为显著的皮肤硬化性斑块，可逐渐发展为泛发型硬皮病，并常导致关节挛缩。侵犯躯干和四肢的 cGVHD 也可出现类似嗜酸性筋膜炎的皮损表现。其他表现还包括口腔黏膜炎、瘢痕性脱发、白斑、甲营养不良、干燥综合征、慢性肺病（阻塞性细支气管炎）、心脏、胃肠道疾病（包括食管硬皮病样改变）等表现。见附页彩图 37-1、彩图 37-2。

【组织病理】　表皮-真皮交界处的界面皮炎变化是 GVHD 组织病理学特征。急性 GVHD 除了真表皮交界处基底细胞空泡变性外，可见单一核细胞外渗、局灶性海绵水肿和角质形成细胞凋亡。严重者出现表皮下裂隙形成和表皮和真皮的分离。坏死的细胞核加上萎缩的嗜伊红性细胞质、细胞间水肿产生局灶性或弥漫性海绵形成和个别细胞角化不良或嗜伊红性变。此外，淋巴细胞可环绕在坏死表细胞周围，形成特殊的"卫星细胞坏死"现象。急性 GVHD 按严重程度可分为四级（表 37-1）。

慢性 GVHD 病理学变化的炎症反应较轻，可再分为较早期的苔藓样阶段与后期硬皮病样阶段，但慢性 GVHD 与扁平苔藓相似的苔藓样组织表现仍旧明显；慢性与急性 GVHD 的区别在于慢性 GVHD 有扁平苔藓的表皮变化。另一种较晚期硬皮病样 GVHD 主要组织病理变化则是增厚的胶原纤维素填满真皮层，皮肤附属器消失或萎缩；与硬皮病不同之处在于胶原纤维的变化是由真皮的乳头层往下发展，而硬皮病中胶原纤维的变化是由真皮的网状层向上发展。

【诊断与鉴别诊断】　早期急性 GVHD 皮损常类似各种类型的药疹、病毒疹和淋巴细胞恢复期皮疹，在诊断上具有一定挑战性。

1. 诊断　诊断急性 GVHD 可依据临床三要素：皮损、肝功能异常与腹泻。抑制后皮损的发生时间与外周淋巴细胞恢复时间相符（一般至少是移植 10～14d），同时病理组织学上出现界面改变，应高度怀疑本病。

2. 鉴别诊断　急性 GVHD 的主要鉴别诊断包括药疹、病毒疹、多形红斑、脂溢性皮炎、扁平苔藓、剥脱性皮炎（红皮病）、皮肤异色症以及 TEN。慢性 GVHD 主要和苔藓样药疹、慢性苔藓样糠疹、硬皮病、扁平苔藓、皮肤异色症鉴别。主要根据皮疹出现时间、皮疹特点及组织病理改变进行鉴别。

【治疗】　早期识别急性 GVHD 并采取适当治

疗可显著改善患者预后。GVHD 的预防常规应用免疫抑制药，如环孢素、糖皮质激素、甲氨蝶呤等。最近国外还应用他克莫司以及间质干细胞与血干细胞同时移植等，可以预防 GVHD 的发生。

1. 急性 GVHD 的治疗

(1)糖皮质激素：一般采用大剂量糖皮质激素，如甲泼尼龙 1mg/(kg·d)冲击治疗或给予泼尼松口服 1～2mg/(kg·d)，疗程视病情而定。对于应用糖皮质激素治疗5～7d 尚无反应的患者，可考虑使用免疫抑制药。

(2)免疫抑制药：环孢素 15mg/(kg·d)或甲氨蝶呤 $15mg/m^2$，或霉酚酸酯(MMF) 15～40mg/(kg·d)。Busca 等报道应用 MMF 治疗儿童泛发性 GVHD 患者的总体有效率为 60%。

(3)单克隆抗体：用于治疗 GVHD 的单克隆抗体包括 CD3 单抗(Visilizumab)、英夫利昔单抗(Infliximab)、达珠单抗(Daclizumba)、CD20 单抗等。上述药物临床研究提示有较好效果，但用于儿童仍需要大样本试验及长期观察。

(4)静脉免疫球蛋白(IVIG)：一般应用 0.4g/(kg·d)，静脉滴注，联用 3～5d，必要时 2～4 周重复 1 次。亦有应用 1g/(kg·d)，每月连用 2d，可连用 6～9 个月。该两种疗法并无疗效和不良反应的差别。

(5)其他支持疗法和对症治疗：支持疗法如全胃肠外高营养、胸腺素等，并可根据细菌培养及药敏试验选用敏感抗生素或抗病毒药物。

2. 慢性 GVHD 的治疗

(1)局部治疗：轻型局限性 cGVHD 仅局部外用免疫抑制药(如他克莫司软膏)，不需要系统性免疫治疗即可取得较好疗效。Ziemer 等报道用吡美莫司单纯局部治疗 1 例 17 个月 cGVHD 婴儿泛发皮疹 4 周后，皮疹几乎完全消退。Elad 等对 10 例激素抵抗性 cGVHD 皮疹局部使用他克莫司软膏后，7 例明显改善，3 例痊愈。

(2)糖皮质激素与其他免疫抑制药的应用：糖皮质激素仍然是目前治疗 cGVHD 的首选有效治疗药物。泼尼松在 cGVHD 明确诊断后就应该应用，每日剂量不超过 1mg/kg，患者临床症状出现显著改善后可逐渐停药；如果 2 个月内症状没有改善或疾病进展，应考虑联合应用其他免疫抑制药，如霉酚酸酯、环孢素或他克莫司，根据具体情况任选一种。病情稳定后，泼尼松减量至隔日服用，再减量环孢素或他克莫司。

(3)光照疗法

①体外光分离置换法(extracorporeal photopheresis，ECP)是通过血液透析采集单个核细胞，利用紫外线 A 和补骨脂的生物学效应进行处理，然后回输体内的一种新的治疗手段。单独治疗或与免疫抑制药联合治疗急性和慢性 GVHD 均取得较满意疗效。

②体外长波紫外线 A1 光照疗法对 cGVHD 皮疹疗效较好，尤其适用于硬皮病样皮疹及其关节症状。

③低强度激光疗法可有效治疗 cGVHD 引起的口腔溃疡和口干症。该疗法可作为免疫抑制药的辅助治疗。

(4)其他：有西罗莫司、羟氯喹、氯法齐明、阿维 A 酯等。上述药物对 cGVHD 患者对激素耐药或依赖的硬皮病样皮损有效。

3. 中医论治　根据本症主症状及伴随症状、舌象及脉象进行分型。

(1)aGVHD 分为湿热和血热阴虚两型

①湿热型：症见手足红、胀、麻、痛、皮肤暗红丘疹，阴囊皮疹红肿甚至表皮破溃，或伴面目水肿，巩膜黄染、恶心、饮食无味，腹泻黄褐色稀水便或尿赤，舌质淡红/暗淡/齿痕，舌苔黄白厚腻/白腻，脉滑数/濡。

②血热阴虚型：症见手足赤胀、指端刺痛怕热，皮肤红疹，目赤涩，口腔溃疡，干裂糜烂、腹泻、黄疸伴血尿、尿频、尿痛，或有便血，舌质红，舌苔薄少/黄褐/裂纹，脉细弦数。

(2)cGVHD 分为湿热和阴虚两型

① 湿热(常合并血瘀)：症见黄疸纳差，上腹脘闷，口干不喜饮，肤色晦暗，皮疹瘙痒，口腔溃疡或小水疱，可见四肢酸重，皮肤紧硬，活动受限，舌苔黄白腻或兼灰褐色，舌质可见裂纹紫暗，脉弦滑。

② 阴虚型：症见皮肤干燥脱屑、皮肤斑纹，或皮肤硬化、白斑，面色灰黑，口唇脱皮，顽固口腔溃疡糜烂赤痛，口干少唾，进食艰涩，眼干无泪，畏光，结膜充血涩痛，视物不清，眠差，舌溃疡，舌质光红裂纹，舌苔薄少/剥脱/干黏乏津，脉细弦数。李海燕等观察到一组病例中，cGVHD 湿热型比较少(约占 1/4)，且多兼阴虚、血瘀征象。均有黄疸。治疗上给予清热祛湿、养阴化瘀，均获得较好疗效。阴虚型比例较多(接近 3/4)，口腔溃疡严重，乏津症状明显，给予滋阴凉血清热中药后症状缓解。他们还观察到 cGHVD 病情持久顽固者，应给予滋阴护津。

【预防】

1. 输血前先将血液用放射线照射处理可以预

防输血后 GVHD 的发生。

2. 骨髓移植前可对供体骨髓进行处理，去除骨髓中淋巴细胞，联合应用甲氨蝶呤与环孢素较单用这两种药物可明显降低Ⅱ～Ⅳ级 aGVHD 的发生率。

3. 去除供者骨髓血中的 T 淋巴细胞是预防 aGVHD 的另一途径。但存在着排斥及复发率有所上升的缺点。

（宋志强　施一新）

附：慢性移植物抗宿主病的一种新类型——特应性皮炎样的移植物抗宿主病

张建中教授的团队于 2013 年在 JAAD 杂志上率先报道了表现为特应性皮炎的移植物抗宿主病 11 例，该 11 例 AD 样 GVHD 患者来源于 2007 年 1 月－2010 年 12 月行外周造血干细胞移植术后在北京大学人民医院皮肤科治疗的患者。其中两例为青少年，1 例为女性，16 岁，原发病为急性淋巴细胞白血病，供者为其父亲；另 1 例为 17 岁女性，原发病为骨髓增生综合征，与供者无血缘关系。该 2 例均无家族史，本人亦无湿疹/特应性皮炎病史。例 1 于移植后 22 周，例 2 于移植后 12 周，出现全身皮肤干燥，明显瘙痒，有泛发或局部肤色或白色的脱屑、毛周角化或毛周隆起，四肢屈侧可见湿疹样皮疹。所报道 11 例患者中多数患者出现眶周黑晕、面色苍白，皮肤白色划痕症。治疗首选泼尼松 15mg/d，根据病情联合应用免疫抑制药、窄谱 UVB 照射治疗，局部外用润肤剂，糖皮质激素、他可莫司等，病情缓解后辅以抗组胺药物止痒。随访时间 6 个月到 3 年。大部分患者病情稳定。11 例中 3 例完全控制，7 例好转后间断发作。给予对症及维持治疗仍有效。本文的 11 例 AD 样 GVHD 患者中，1 例发生于移植术后 2 个月，病程持续 1 年以上，初诊诊断为急性 GVHD，由于病情的持续发展，转变为慢性 GVHD；其余 10 例均发生于移植后 3 个月，提示 AD 样 GVHD 为慢性 GVHD 的一种新类型。

［李美洲摘译自 JAAD，2013，69(1)：34-36.］

七、结节病

结节病（sarcoidosis）又名肉样瘤病、Besnier-Boeck-Schaumann 病，是一种原因不明的多系统肉芽肿性疾病。常见于青年，儿童亦不少见，女性多于男性。

【病因及发病机制】　病因尚不清楚。可能与下列因素有关。

(1)感染因素：包括分枝杆菌、真菌及病毒感染。近年有观点认为分枝杆菌的抗原可能在某些病例中起一定作用。

(2)遗传因素：有家族发病的报道，遗传方式不详。

(3)自身免疫：结节病的特点是在活动性病灶部位有 T 辅助细胞及活性增强的 B 淋巴细胞。在某种抗原存在时，无论是感染性、化学性、植物性或是免疫复合物的刺激下，淋巴细胞、浆细胞及吞噬细胞参与的单核-吞噬细胞系统被激活，T 淋巴细胞产生淋巴因子，即单核细胞趋化因子及巨噬细胞游走抑制因子，使单核细胞在局部集聚，形成以 T 淋巴细胞、单核细胞及巨噬细胞为主的肉芽肿性结节。

【临床表现】　结节病可侵犯多个器官，最常受侵的是肺、淋巴结和皮肤，可某一系统或组织单独受侵，也可先后或同时被侵。

1. 皮肤表现　临床上可有多种皮疹形态，根据发病经过可分为急性、亚急性和慢性。急性期以结节性红斑为主，亚急性期以丘疹、结节和溃疡病变为主；慢性期以冻疮样狼疮为主。

(1)结节性红斑型：多见于青年女性。急性发作，常有发热、关节痛等全身症状，最常受累的关节为膝关节及踝关节。皮疹为典型的结节性红斑，好发于颜面、上背部及四肢伸侧。病程通常为 3 周，也可数月或数年，可复发。血沉可增快，肺门淋巴结可肿大。伴有皮损的肺结节病患者，其预后多良好，多数病例 2 年内完全消失。

(2)红斑和丘疹型：为发作性的红斑、丘疹，可伴有急性眼结膜炎或耳前淋巴结肿大。红斑多为泛发性大片状，界限清楚，褐红色，少量鳞屑。丘疹直径大小 1～3mm，致密分布，有时可呈苔藓样，早期橙色或黄褐色，后期棕红色，数个、数百个不等，玻片压诊可见黄灰色狼疮样浸润。好发于面部、上肢膝部、耳部和手指。无明显的自觉症状，通常可在 1 个月内自愈，病变消退后可留有浅色瘢痕，伴毛细血管扩张，此型预后良好。

(3)冻疮样狼疮型(Besnier 型)：多见于中青年女性，为紫红色、光滑发亮的浸润性斑块或结节，边缘不清。可见扩大的毛囊皮脂腺开口和毛细血管扩张，多发于鼻尖、面颊部、耳部、臀部及膝部等。冻疮样狼疮型是慢性结节病的一种皮肤表现，冬季加重，夏季不完全消退，可持续多年，且与其他组织的纤维化关系较密切，如肺部纤维化、骨囊肿、泪腺受累及肺结节病等。

(4)斑块型：为一种浅表的、形状不规则的紫红色斑块，上面可有大小不等的结节，可不对称分布，常发生于四肢、肩、臀和股部。此型皮疹顽固。

(5)瘢痕型：常发生于手术瘢痕或疫苗等注射部位。表现为在原有萎缩性瘢痕上突然出现隆起的紫色、青紫色炎性改变，表面光滑，无瘙痒。通常在疾病的晚期出现。

(6)环状型：结节或红斑向周围扩大，中心消退形成环状损害，中央可有色素减退或瘢痕形成。边缘隆起，周边可有小结节，好发于面颈部。

除上述类型外，还有些皮疹类似红斑狼疮、银屑病、多形性日光疹、色素减退或增加等。此外，还可出现黏膜损害、脱发等。

2. *肺部表现*　肺部是结节病最常累及的器官，占75%～90%。早期为对称性的双侧肺门淋巴结肿大，以后可出现肺实质的浸润、纤维化、大疱、囊肿、肺气肿等。可有咳嗽、胸痛、进行性呼吸困难等。严重者可发生肺源性心脏病。

3. *单核-吞噬细胞系统*　占30%～50%，淋巴结肿大可为首先出现的症状，多是颈部和腋下，质地硬，不与皮肤粘连。肝脾大者占5%～40%。肝受侵可有胆红素及碱性磷酸酶轻度增高，不常发生肝功能障碍。

4. *眼的损害*　25%～50%的患者有眼部损害，主要有肉芽肿性色素膜炎。另外，还可有虹膜炎、虹膜睫状体炎、虹膜的肉芽肿结节等。

5. *神经系统病变*　约有10%的患者可有神经系统受侵，常见症状有脑神经瘫、脑膜炎、下丘脑和垂体损害。周围神经受累一般出现在晚期或慢性期。脑脊液检查可以正常，可做CT检查诊断。

6. *心脏的改变*　约5%结节病患者有心脏的症状，包括心律不齐、传导阻滞、心前区疼痛甚至猝死。有时心脏和肺部病变同时存在。

7. *其他*　骨病变可占5%左右，还可有肾、腮腺及肌肉等病变。

【实验室检查】　可有轻度贫血、白细胞和淋巴细胞下降，嗜酸性粒细胞和单核细胞增加，红细胞沉降率增快。血清中钙、尿酸升高，高球蛋白血症。血清碱性磷酸酶升高，血管紧张素转化酶(ACE)常升高。尿内有红细胞和白细胞，尿钙升高。有肺部病变者肺活量降低。免疫学检查表现为IgA、IgG、IgM及β微球蛋白升高，放射免疫测出λ链和κ链，活动病灶中T辅助细胞/T抑制细胞升高。X线检查可见肺门淋巴结肿大、肺纹理增粗、肺颗粒状或结节状阴影。肺^{67}Ga显像呈“熊猫”面容和肺门及“纵隔对称性淋巴结肿大”影像有确诊性价值。

【组织病理】　其特征为局限性上皮样细胞肉芽肿，没有或很少坏死。结节性肉芽肿是由局灶性紧密排列的变异吞噬细胞、上皮样细胞所组成，周围紧密围绕淋巴细胞。陈旧性损害，肉芽肿可有成纤维细胞的浸润，结节四周或其间可有网状纤维的包绕或穿插，肉芽肿的中央有时可见细胞包涵体，主要是Schaumann小体及星状体。Schaumann小体是一种同心性、板层状并有钙化的球状体。星状小体由磷脂组成，有中心核，绕有放射的针状体。两种小体对结节病并非特异，也可见于其他肉芽肿性疾病，如结核、麻风及铍中毒等。

【诊断与鉴别诊断】

1. *诊断*　本病是一种侵犯多脏器的疾病，诊断比较困难。可根据受累系统特点、损害处组织病理检查和Kveim试验综合判断，三者中有两项阳性即可确诊。

2. *鉴别诊断*　除与各系统疾病鉴别以外，皮肤方面应与红斑狼疮、硬皮病、色素性荨麻疹、汗腺瘤、黄色瘤、麻风、淋巴瘤等鉴别。

Kveim试验是一种简单、可靠、安全、特异的辅助诊断手段，具体方法为在前臂皮内注射0.2ml Kveim抗原，取结节病病变的淋巴结制成10%混悬液，6周后，在皮试处做皮肤活检，有典型的上皮样细胞浸润存在为阳性。

【治疗】　结节病的确切病因不清，治疗没有统一标准。糖皮质激素可缓解症状，儿童按每日每千克体重1mg计算，一般须服药6个月左右，直至症状和体征稳定。可用调节机体细胞免疫的药物，如转移因子等，青少年还可选用雷公藤多苷，1.0～1.5mg/(kg·d)，分3次口服，不宜长期使用。此外，还可试用氯喹或异维A酸或氨甲蝶呤等。

(陈　强　刘翠萍　宋志强　施一新
李艳佳　王　刚)

参考文献

Abdelkader M, Johnston A, Wilson K, et al. 2000. Idiopathiccalcinosisofthetongue.J Laryngolotol, 114(7):548.

Bolognia, J.L.J.L.Jorizzo and R.P.2008.Rapini, Bolognia: Dermatology.2nd ed, Elsevier Limited.

CDC.2006.ACIP guidelines for vaccinating kidney dialysis patients and patients with chronic kidney disease.

Greenhawt MJ, Spergel JM, Rank MA, et al.2012.Ann Allergy Asthma Immunol, 109(6) :426-630.

Guidelines for the Prevention and Treatment of Opportunistic Infec-tions in HIV-Exposed and HIV-Infected Children. http: // aidsinfo. nih. gov/guidelines/html/5/pediatric-oi-prevention-and-treatment-guidelines/0. Accessed 8 November, 2013.

Hymes SR, Turner ML, Champlin RE, Couriel DR. 2006. Cutaneous manifestations of chronic graft-versus-host disease. Biol Blood Marrow Transplant, 12 (11): 1101-1113.

Inaba H, Hori H, Ito M, et al.2001.Polio vaccine virus-associated meningoencephalitis in an infant with transient hypogammaglobulinemia. Scand J Infect Dis, 33: 630-631.

Le Blanc K, Rasmusson I, Sundberg B, et al. 2004. Treatment of severe acute graft-versus-host disease with third party haploidentical mesenchymal stem cells. Lancet, 363:1439-1441.

Lei Wang, Tianwen Gao, Gang Wang.2013. Acral hemosideric lymphatic malformation, J Cutan Pathol, 40: 657-660.

Marciano BE, Huang CY, Joshi G, et al.2014.BCG vaccination in patients with severe combined immunodeficiency: complications, risks, and vaccinationpolicies.J Allergy Clin Immunol, 133(4):1134-1141.

Rubin LG, Levin MJ, Ljungman P, et al.2014.2013 IDSA clinical practice guideline for vaccination of the immunocompromised host. Clin Infect Dis, Feb, 58 (3): e44-100.

Sanchez Merino JM, Bouso Montero M, Fernandez Flores A, et al.2004.Idiopathiccalcinosis cutisofthepenis.J Am Acad Dermatol, 51(25):118-119.

Sanli H, Ekmekç i P, Arat M, Gürman G. 2004. Clinical manifestations of cutaneous graft-versus-host disease after allogeneic haematopoietic cell transplantation: long-term follow-up results in a single Turkish centre. Acta Derm Venereol, 84(4):296-301.

Taguchi S, Kawachi Y, Fujisawa Y, Nakamura Y, Furuta J, Otsuka F.2013.Psoriasiform eruption associated with graft-versus-host disease.Cutis, 92(3):151-153.

Takeyama J, Sanada T, Watanabe M, et al.2006.Subcutaneousgranulomaannulareinachild spalm.J Hand Surg, 31 (1):103-106.

Ussowicz M, Musiał J, Mielcarek M, Tomaszewska A, Nasiłowska-Adamska B, Kałwak K, Gorczy ń ska E, Mariań ska B, Chybicka A.2013.Steroid-sparing effect of extracorporeal photopheresis in the therapy of graft-versus-host disease after allogeneic hematopoietic stem cell transplantation.Transplant Proc, 45(9):3375-3380.

Wei J, Zhang Y, Xu H, Jin J, Zhang J.2013.Atopic Dermatitis-like Presentation of Graft-versus-host Disease: a Novel Form of Chronic Cutaneous GVHD[J].J Am Acad Dermatol, 69(1):34.

Ziemer M, Gruhn B, Thiele JJ, et al.2004.Treatment of extensive chronic cutaneous graft-versus-host disease in an infant with topical pimecrolimus.J Am Acad Dermatol, 50:946-948.

第 38 章　儿童若干少见皮肤病临床特点

2013 年孙建方教授和官裕宗教授在学术会上讲演了少见儿童皮肤病的临床特点，内容新颖，颇受广大皮肤界同行欢迎。应广大医务工作者要求，现将其主要内容采撷摘要如下。

一、朗格汉斯细胞组织细胞增生症(Langerhans cell histiocytosis，LCH)

临床特点：

1. 常发生于婴儿，多在 2 岁内发病，约 80%有皮损，且大多数为首发症状。

2. 系统症状有发热、体重减轻、肝脾大、骨骼受累、肺部结节样浸润、肺囊肿等。

3. 皮损广泛好发于头皮、躯干、腹股沟、腋下。四肢少见。

4. 红色或棕红色鳞屑性丘疹，脂溢性皮炎样。

5. 疼痛性腹股沟、腋窝溃疡。

6. 黏膜损害常见，常见口腔黏膜和牙龈溃疡或肥厚性损害。

7. 组织病理特点有，真皮上部组织细胞浸润，胞质丰富，淡染或嗜酸，细胞核淡染呈空泡样，肾形或内折，常有纵向沟槽；细胞有亲表皮性，Pautrier 微脓肿样，偶见巨细胞、黄瘤样改变和嗜酸细胞；S-100、CD1a 染色阳性。见附页彩图 38-1。

8. 电镜检查可见 Birbeck 颗粒。

二、泛发型扁平黄瘤继发皮肤松弛症(generalized plane xanthoma with cutis laxa)

临床特点：

1. 患者男，6 岁，患者周身发生扁平黄色斑片 6 年，无症状。

2. 患者父母非近亲结婚。

3. 家中无类似患者。血尿检查无异常。

4. 病理检查符合黄色瘤诊断。

5. 患者出现皮肤松弛改变。见附页彩图 38-2。

三、局灶性真皮发育不良(Goltz 病)

临床特点：

1. 线状分布的红褐色萎缩性皮损，有脂肪粒样突出。

2. 黏膜部位出现红色乳头瘤皮损。

3. 并指、少指及指趾畸形。

4. 有骨、眼、发、牙异常。

5. X 染色体显性遗传，多见女性。见附页彩图 38-3。

四、黑子形成色素减退症(lentigo from hypopigmentation disorders)

临床特点：患者男，12 岁；右上肢及背部出现褐色色素斑伴白斑 12 年；皮损随年龄长大，无症状，也不消退；褐色色素斑仅发生白色斑的基础上，形态不规则；病理结果示褐色斑处表皮色素增加。见附页彩图 38-4。

五、皮肤僵硬综合征(stiff skin syndrome)

又称黏多糖病异型，为常染色体显性或隐性遗传。

临床特点：

1. 出生时或出生后出现皮肤硬化，表面不平，边界不清。

2. 坚硬部位以臀部及股上部尤为严重，颈后、上臂、躯干及小腿也可受累；但手足皮肤正常。

3. 股部毛发可稍增多。

4. 肘膝及髋关节常受累；颈及腰椎活动受限，脊柱前凸。

5. 组织病理：表皮正常；真皮上部间隙基质颗粒化及嗜酸性变，异常数量的酸性黏多糖；皮肤附属器正常。见附页彩图 38-5。

六、结缔组织增生性先天性巨痣(connective hyperplasia tissue congenital giant nevus)

临床特点：患者男 13 岁；腰部及臀部发生先天性巨痣 13 年。出生后皮损发硬，缓慢生长；近年来影响行走。见附页彩图 38-6。

七、儿童蕈样肉芽肿(mycosis fungoides of childhood)

临床少见;最年轻患者仅只有22个月。大多数患者表现为斑片期或斑块期病变。色素减少变异在儿童中尤为多见。预后好于成人期。见附页彩图38-7。

八、弥漫性色素沉着伴点状色素减退(diffuse hyperpigmentation with guttate depigmented macules)

临床特点:幼年至儿童期发病,平均发病年龄7.3岁;皮损为全身弥漫均匀的色素沉着基础上发生密集点状白斑,白斑广泛分布于躯干、四肢,但不累及面部、掌跖和黏膜。白斑随年龄逐渐增多,一旦发生无消退趋势,也不随季节变化。无家族史;组织病理学表现为表皮基层轻微黑变、灶性空泡化变性和真皮浅层色素失禁。见附页彩图38-8。

九、儿童特发性真皮弹性纤维溶解(dermal elastic fibers lysis idiopathica)

患儿,年龄7～10岁,病程1～1.5年。上肢,躯干散在分布淡白色至淡黄色丘疹或斑,直径0.1～0.6cm,表面有细的皱纹,部分似有疝囊样感,边缘清楚,圆形或卵圆形,不融合,周围无红晕,分布不对称,无自觉症状。组织病理示,表皮正常,真皮上中部血管及附属器周围散在炎症细胞浸润,弹性纤维染色示真皮上中部弹性纤维缺乏。其特征与以往报道的疾病无相符病种,建议命名为“儿童特发性真皮弹性纤维溶解”。见附页彩图38-9。

十、线状IgA大疱性皮病(linear IgA bullous dermatosis)

该例特点:

1. 患者女,5岁。
2. 躯干发生水疱4个月。
3. 皮损散在或环状排列。
4. 组织病理为表皮下水疱。
5. 免疫病理为基底膜带线状IgA沉积。
6. 服氨苯砜12.5mg/d治疗2周,皮损明显好转。见附页彩图38-10。

十一、色素性疣状痣(pigmented verrucous nevus)

临床特点:

1. 患者男,21岁。
2. 生后背部发生浅色条状斑,约6cm ×0.6cm大小。
3. 一年前白斑处开始发黑,并发生增生性改变。
4. 无自觉症状。
5. 临床考虑先天性色素痣。
6. 病理检查皮肤乳头瘤状增生,真皮基本无炎性改变。见附页彩图38-11(李美洲整理　图片由孙建芳赠)。

十二、板层状鱼鳞病

患者张某,女,68岁,新加坡农村华人。该患者自出生时全身覆盖鳞屑,两眼睑外翻,不能闭合,从小到大,就忍受双手皮肤不断龟裂而层层脱落的痛苦。家中人迷信认为是穿山甲投胎生出的怪物。患者整日隐藏在阴暗潮湿的小屋内。患者10多岁时,包着头巾,晨出晚归躲藏在果园内。直到35岁时被新闻界发现。1982年官裕宗教授到新加坡讲学,看到新闻界的柏杨先生写的《穿山甲人》,并看到了该患者的照片,初步诊断为板层状鱼鳞病(大陆称为丑角样鱼鳞病或重症胶样婴儿)并接回台湾到长庚纪念医院住院治疗,给予进口的维A酸口服,并进行眼科、口腔科整形手术等综合治疗,2个月后,患者全身棕褐色厚甲大部分脱落,患者面貌焕然一新。该患者目前已68岁,生活自理。该病例是医学史上患先天性重症鱼鳞病的最长寿者,值得临床借鉴。见附页彩图38-12,该组照片由台湾长庚纪念医院官裕宗教授赠。

参考文献

官裕宗.2015.官裕宗医师真心话.台湾:台湾元气斋出版社.

姜一群,曾学思,孙建方,等.2007.弥漫性色素沉着伴点状色素减退三例——一种新的色素性疾病[J].中华皮肤科杂志,2:107.

孙建方,史同新,辛林林.1998.儿童特发性真皮弹性纤维溶解症[J].临床皮肤科杂志,1:47.

附录　儿童、妊娠期和哺乳期妇女皮肤科常用药的安全性、用量及警告与建议

药物	安全性	用量		警告与建议
		儿童	成人	
氨苯砜	儿童慎用、孕妇、哺乳期妇女慎用	抑制麻风：0.9～1.4mg/(kg·d)。治疗疱疹样皮炎：2mg/(kg·d)	抑制麻风：50～100mg,qd。治疗疱疹样皮炎：50～500mg,qd	对氨基苯甲酸和磺胺过敏者、贫血、严重肝功能损害和精神障碍者禁用
阿维A	儿童慎用；孕妇禁用；哺乳期禁用	0.2～0.5mg/(kg·d)，根据严重性有不同的最佳剂量，介于0.33～1.0mg/(kg·d)，不超过35mg/d	开始剂量20mg或30mg,qd，维持剂量20～50mg/d,qd	育龄妇女停药后至少2年内不宜怀孕。在儿童中应用的疗效和安全性尚未确认，只用于患有严重角化异常性疾病
阿伐斯汀	12岁以下儿童；孕妇B级、哺乳期妇女慎用	12岁以下儿童：直至目前为止，仍未有儿童服用的资料	成年人和12岁以上儿童：需要时服用1粒，每日3次	对阿伐斯汀或吡咯吡胺、伪麻黄碱过敏者禁用，严重高血压患者、严重冠心病患者禁用
阿莫西林	儿童需在医师指导下及成人监护下使用；孕妇B级、哺乳期妇女慎用	20～40mg/(kg·d)	0.5g，每6～8h1次	对青霉素过敏者禁用，用前需要做皮试
阿昔洛韦	2岁以下儿童慎用，孕妇B级、哺乳期妇女慎用	水痘：2岁以上儿童20mg/(kg·次)，qid。40kg以上儿童常用量为0.8g/次，4次/日	生殖器疱疹初治和免疫缺陷者皮肤黏膜单纯疱疹：0.4g，4次/日。 带状疱疹：0.8g，5次/日。水痘：0.8g，4次/日	对本品过敏者禁用、脱水和肝肾功能不全者慎用
盐酸阿莫罗芬涂剂	儿童慎用、孕妇禁用，哺乳期妇女慎用	2ml可用83～100次，每周1～2次	2ml可用83～100次，每周1～2次，仅用于指(趾)甲	局部用药4%～10%被吸收入血，仅用于病甲
阿苯达唑颗粒	2岁以下儿童禁用；孕妇C级、哺乳期妇女禁用	12岁以下小儿用量减半	蛔虫及蛲虫病，400mg顿服。钩虫病，鞭虫病，400mg，2次/日。囊虫病和包虫病：20mg/(kg·d)。分2～3次	有蛋白尿、化脓性或弥漫性皮炎、癫痫不宜应用、有严重肝肾心功能不全、活动性溃疡病者慎用

续表

药物	安全性	用量		警告与建议
		儿童	成人	
阿达帕林凝胶（达芙文）	12岁以下儿童安全性尚未确定；孕妇C级、哺乳期妇女慎用	12岁以上儿童睡前1次	睡前1次	急性、亚急性皮炎和湿疹类皮肤病患者禁用，用药期间避免过度日晒，哺乳期妇女使用时，勿涂抹于胸部，严禁用于眼、口、鼻黏膜，不用于破口处
阿奇霉素	6个月以下儿童慎用、16岁以下儿童安全性尚不明确；孕妇B级、哺乳期妇女慎用	10mg/(kg · d)，1次/日最大剂量不超过500mg/d，一般连用3d即停用	0.25～0.5g，1次/日	因其致心血管死亡的风险与左氧氟沙星相当，故用药应严格掌握其适应证，对本品及大环内酯类药物过敏者禁用
阿司匹林	3个月以下儿童禁用；孕妇禁用；哺乳期妇女禁用	解热镇痛：30～60mg/(kg · d)；抗风湿：80～100/(kg · d)分3～4次，后期减量	80～300mg/d，解热镇痛：0.3～0.6g，3次/日。 抗风湿： 0.6～1g，3～5次/日	16岁以下少年欧美儿童患流感、水痘或其他病毒性感染后应用本品可能诱发Reye综合征，严重可导致死亡。活动性溃疡、消化道出血和其他非甾体消炎药过敏者禁用
布洛芬颗粒	6个月以下儿童慎用；孕妇C级、哺乳期妇女禁用	4～8岁儿童，0.5包；8岁以上儿童，1包，每4～6h 1次	1包，每4～q6h 1次	对阿司匹林或其他非甾体消炎药过敏者禁用
注射用博来霉素/平阳霉素	儿童安全性尚未确定；孕妇D级、哺乳期妇女慎用	10mg/m^2，每周2次或3次，15～20次/疗程	15mg，每日1～2次 5～20mg，2次/周，根据病情调节，也可1次/天至1次/周	发热患者及白细胞低于2.5×10^9/L不宜用；用药期间应注意检查肺部，如出现肺炎样变应停用
丙酸氟替卡松乳膏	1岁以下婴儿禁用；儿童慎用；孕妇C级、哺乳期妇女慎用	湿疹/皮炎：一岁以上儿童，每日1次。其他适应证：每日2次	湿疹/皮炎：每日1次。其他适应证：每日2次	不超过4周，若用药2周无效，则应当停药，不宜大面积用药
复方丙酸氯倍他索乳膏	＜12岁儿童禁用		1～2次/日	对本品任何成分过敏者禁用，不宜大面积用药

续表

药物	安全性	用量		警告与建议
		儿童	成人	
钙泊三醇倍他米松乳膏	18岁以下儿童禁用；孕妇禁用；哺乳期妇女禁用		4周1个疗程，不超过15g/d，100g/周，治疗面积不超过30%	对本品任何成分过敏者、钙代谢失调、肾功能不全或严重肝疾病患者禁用；本品不可使用于脸部，使用后应将手部清洗干净，以避免接触脸部
哈西奈德乳膏或溶液	婴儿禁用；孕妇C级、哺乳期妇女禁用	霜剂 0.1%；溶液剂：0.025% 早、晚各1次	早、晚各1次	对该药过敏者，由细菌、真菌、病毒和寄生虫引起的原发性皮肤病变、溃疡性病变、痤疮、酒渣鼻、渗出性皮肤病者禁用，面部不宜应用
复方倍他米松注射液	儿童慎用；孕妇禁用、哺乳期妇女慎用		肌内注射：全身给药时，开始为1～2ml； 关节内注射：局部注射剂量为：小关节：0.25～2.0ml，中关节0.5～1ml，大关节1～2ml，皮损内注射0.2ml/cm²	对本品及糖皮质激素类药物有过敏史、真菌或病毒感染、高血压、精神病、青光眼等禁用；糖尿病、肝硬化、甲状腺功能低下、骨质疏松者慎用
曲安奈德注射液	儿童慎用；孕妇C级、哺乳期妇女慎用	肌内注射，1～2mg/kg，每2～4周1次	肌内注射40～80mg，每周1次。关节腔内或皮下注射用量酌情决定，小关节：2.5～5mg，大关节：5～15mg。对皮肤病可于皮损部位或分数个部位注射，每处为0.2～0.3mg	对本品及糖皮质激素类药物有过敏史、真菌或病毒感染、高血压、精神病、青光眼等禁用；糖尿病、肝硬化、甲状腺功能低下、骨质疏松者慎用
注射用甲泼尼龙琥珀酸钠	儿童慎用；孕妇C级、哺乳期妇女慎用	每24小时总量不应少于0.5mg/kg。	20～40mg，6～24h一次；冲击疗法每次15～30mg/kg，缓慢滴注	对本品及糖皮质激素类药物有过敏史、真菌或病毒感染、高血压、精神病、青光眼等禁用；糖尿病、肝硬化、甲状腺功能低下、骨质疏松者慎用

续表

药物	安全性	用量		警告与建议
		儿童	成人	
曲安西龙片	儿童慎用；孕妇C级、哺乳期妇女慎用	口服：0.2～0.5mg/(kg·d)，分1～3次	具体用量可根据病种和病情遵医嘱确定	对本品及糖皮质激素类药物有过敏史、真菌或病毒感染、高血压、精神病、青光眼等禁用；糖尿病、肝硬化、甲状腺功能低下、骨质疏松者慎用
醋酸泼尼松龙片	儿童需要在医师指导下及成人监护下使用；孕妇C级、哺乳期妇女慎用	1～2mg/(kg·d)，分3～4次	1～4mg/(kg·d)	对本品及糖皮质激素类药物有过敏史、真菌或病毒感染、高血压、精神病、青光眼等禁用；糖尿病、肝硬化、甲状腺功能低下、骨质疏松者慎用。儿童应用应定期检测生长和发育情况
醋酸泼尼松片	儿童需要在医师指导下及成人监护下使用；孕妇C级、哺乳期妇女慎用	1～2mg/(kg·d)	视病情而定	对本品及糖皮质激素类药物有过敏史、真菌或病毒感染、高血压、精神病、青光眼等禁用；糖尿病、肝硬化、甲状腺功能低下、骨质疏松者慎用。儿童应用应定期检测生长和发育情况
地塞米松	儿童需要在医师指导下及成人监护下使用；孕妇C级、哺乳期妇女慎用	口服：0.1～0.25mg/(kg·d) 肌内注射、静脉滴注：每次1.0～2.5mg	视病情而定	对本品及糖皮质激素类药物有过敏史、真菌或病毒感染、高血压、精神病、青光眼等禁用；糖尿病、肝硬化、甲状腺功能低下、骨质疏松者慎用。儿童应用应定期检测生长和发育情况。如长期使用应避免用此药

续表

药物	安全性	用量		警告与建议
		儿童	成人	
氢化可的松注射液	儿童需要在医师指导下及成人监护下使用;孕妇C级、哺乳期妇女慎用	4～8 mg/(kg·d),或 20～25mg/m²,分 3 次或 4 次	视病情而定	对本品及糖皮质激素类药物有过敏史、真菌或病毒感染、高血压、精神病、青光眼等禁用;糖尿病、肝硬化、甲状腺功能低下、骨质疏松者慎用。儿童应用应定期检测生长和发育情况
地奈德乳膏	儿童需要在医师指导下及成人监护下使用;孕妇C级、哺乳期妇女慎用	不能大面积使用	每日 2～4 次	应在有效前提下选择有效剂量,长期用药可致儿童生长发育迟缓
卤米松乳膏	2 岁以下儿童慎用,孕妇慎用;哺乳期妇女慎用	0.05%,每日 1 次	每日 1～2 次	2 岁以下儿童用药不应该超过 7d,儿童孕妇等用药面积不超过体表 10%,避免长期连续用药,婴幼儿每月不超过 15g,儿童每月不超过 30g
复方醋酸氟轻松酊	婴幼儿禁用;孕妇 C 级、哺乳期妇女慎用	儿童慎用	每日 2 次	儿童、孕妇等用药面积不要超过体表 10%,不宜长期用药
多磺酸黏多糖乳膏	婴儿、儿童均可用;孕妇、哺乳期慎用	一日 2～3 次,涂抹于患外	一日 2～3 次,涂抹于患处	不能直接涂抹于破损的皮肤及开放的伤口。避免接触眼睛或黏膜
丁酸氢化可的松乳膏	婴儿、儿童均可用;孕妇、哺乳期妇女慎用	一日 2～3 次,涂抹于患处	一日 2～3 次,涂抹于患处	感染性疾病禁用;不能直接涂抹于破损的皮肤;避免接触眼睛或黏膜
复方克霉唑乳膏	婴儿、幼儿慎用;孕妇慎用;哺乳期妇女慎用		皮肤感染:一日 2～3 次。阴道炎阴道用药:0.15g,每晚 1 次	对本品任何成分有过敏使者禁用,不宜长期大面积用药,避免接触眼睛及黏膜
复方克霉唑溶液	儿童的安全性尚不明确;孕妇慎用,哺乳期妇女慎用		一日 2 次	对本品任何成分有过敏使者禁用
奈替芬软膏或凝胶或溶液	儿童安全性尚不明确,孕妇、哺乳期妇女慎用		一日 2 次	眼部禁用,急性炎症及开放性损伤禁用,一般疗程不超过 4 周

续表

药物	安全性	用量		警告与建议
		儿童	成人	
两性霉素B去氧胆酸盐AmB-d	10岁以上儿童应用安全；孕妇B级、哺乳期妇女慎用，2岁以下儿童在医生指导下使用	起始剂量0.02～0.1mg/(kg·d)；维持剂量0.6～0.7mg/(kg·d)；鞘注：0.025mg起渐增至0.5～0.7mg，隔天1次	起始剂量0.1mg/(kg·d)；维持剂量1～3mg/(kg·d)	肝功能严重损伤者和肾功能障碍者禁用，对本品过敏者禁用。药品相互作用详见药物说明书
两性霉素B脂质体（L-AmB）	10岁以上儿童应用安全；孕妇B级、哺乳期妇女慎用，2岁以下儿童在医生指导下使用	起始剂量0.1mg/(kg·d)，1次/日；维持剂量1～3mg/(kg·d)，1次/日	16岁以上视病情而定	肝功能严重损伤者和肾功能障碍者禁用，对本品过敏者禁用。药品相互作用详见药物说明书
两性霉素B脂质复合体（ABLC）	10岁以上儿童应用安全；孕妇B级、哺乳期慎用，2岁以下儿童在医生指导下使用	3～5mg/(kg·d)	16岁以上视病情而定	肝功能严重损伤者和肾功能障碍者禁用，对本品过敏者禁用。药品相互作用详见药物说明书
两性霉素B胆固醇脂质体（ABCD）	2岁以下儿童在医生指导下应用；孕妇、哺乳期妇女安全性不明确	3～5mg/(kg·d)；最大剂量：6mg/(kg·d)，1次/日	16岁以上视病情而定	肝功能严重损伤者和肾功能障碍者禁用，对本品过敏者禁用。药品相互作用详见药物说明书
伊曲康唑	儿童慎用；孕妇D级、哺乳期妇女禁用	3～5mg/(kg·d)，分1～2次	念珠菌性阴道炎：200mg，bid。花斑癣：200mg，qd。皮肤真菌病、口腔念珠菌病：100mg，1次/日。真菌性角膜炎：200mg，1次/日。甲真菌病①冲击治疗：200mg，2次/日，连用一周为一个冲击疗程，每个疗程间隔3周。②或者采用连续治疗：200mg，1次/日，连用3个月	对本品过敏者禁用、肝肾功能不全者慎用，忌与苯磺丁脲、西咪替丁、奥美拉唑、氢氯噻嗪、地塞米松、硝苯地平、地高辛、异烟肼、利福平、红霉素、华法林以及肝毒性等药物合用，详见药品说明书

续表

药物	安全性	用量		警告与建议
		儿童	成人	
盐酸特比萘芬	2岁以下禁用、5岁以下儿童慎用；孕妇B级、哺乳期妇女慎用	体重＞40kg：0.25g，qd。体重20～40kg（通常年龄5～12岁）：0.125g，qd。体重＜20kg者，不推荐使用	0.25g，每日1～2次	对本品及外用赋形剂过敏者禁用，肝肾功能不全者慎用，不宜与苯巴比妥、利福平、西咪替丁和肝药酶制剂合用
灰黄霉素片	2岁以下儿童慎用；孕妇禁用；哺乳期妇女慎用	体重14～23kg者，62.5～125mg，q12h，或125～250mg，qd。小儿体重＞23kg者，125～250mg，q12h，或250～500mg，1次/日	成人甲癣和足癣：500mg，每12h 1次。头癣、体癣或股癣：250mg，每12h 1次，500mg，1次/日	肝功能不全者禁用；SLE、卟啉病患者禁用；对本品及外用赋形剂过敏者禁用
氟康唑	儿童安全性尚不明确，但已有新生儿安全使用的报道，孕妇C级、哺乳期妇女禁用	浅表真菌感染：1～3mg/(kg・d)，1次/日；深部真菌感染12mg/(kg・d)，1次/日 2～4周患儿剂量同上，2天给药1次 ＜2周患儿剂量同上，3天给药1次	播散性念珠菌病：首次剂量0.4g，以后0.2g，1次/日。食管念珠菌病、口咽部念珠菌病：首次剂量0.2g，以后0.1g，qd。念珠菌外阴阴道炎：单剂量，0.15g。预防念珠菌病：0.2～0.4g，1次/日	肝功能不全者和肾衰竭患者慎用，注意药物间相互作用，不宜与特非那定、西沙必利合用
伏立康唑	2岁以下儿童慎用；孕妇D级、哺乳期妇女禁用	口服：7mg/kg，2次/日。 静脉滴注：12～18岁的侵袭性曲霉病4～8mg/kg，每12h 1次	负荷剂量：体重≥40kg，每次400mg，每12h 1次；体重＜40kg，200mg，每12h 1次。维持剂量：体重≥40kg，200mg，2次/日；体重＜40kg，100mg，2次/日	用于侵袭性曲霉病及对氟康唑耐药的严重念珠菌感染和放线菌、镰刀菌严重感染。对本品及辅料过敏者禁用，不宜与特非那丁、利福平、卡马西平、环孢素和苯巴比妥合用
氟胞嘧啶	儿童安全性尚不明确、孕妇C级、哺乳期妇女慎用	25～37.5mg/kg，每6h 1次	1.0～1.5g，4次/日	对本药过敏者禁用，严重肾功能不全禁用；严重肝病禁用，用药期间定期复查血象

续表

药物	安全性	用量		警告与建议
		儿童	成人	
卡泊芬净	3个月以下婴儿安全性尚不明确；孕妇C级、哺乳期妇女慎用	负荷量：70mg/(m^2·d) 首剂 70mg/m^2，第二天开始 50mg/m^2	50～70mg/d。第1天70mg，第2天50mg	肝功能不全者、骨髓移植患者、肾功能不全者禁用 血液病慎用；本品过敏者禁用
联苯苄唑凝胶	儿童应在医师指导下应用；孕妇、哺乳期妇女安全性尚不明确	一日1次	一日1次	对咪唑类药物有过敏史或对本品过敏者禁用，糜烂渗出性皮肤病忌用
酮康唑片剂	儿童慎用；孕妇C级、哺乳期妇女禁用	15～30kg的儿童，0.1g，1次/日	皮肤、胃肠道及深部感染：0.2～0.4g，1次/日。阴道念珠菌病：0.4g，1次/日	用于顽固性皮癣感染中，因其有潜在肝毒性，现已很少用
酮康唑乳膏	早产儿、新生儿禁用，孕妇C级、哺乳期妇女慎用	儿童必须在医师监护下使用	一日2～3次	对本品过敏者禁用；过敏体质者慎用；皮肤破损处禁用；不宜大面积使用
复方酮康唑发用洗剂	婴幼儿禁用；儿童慎用；孕妇禁用；哺乳期妇女禁用	儿童必须在成人监护下使用	每周2次	因含酮康唑和丙酸氯倍他索，对两者过敏者禁用，疱疹、水痘患者禁用
硝酸咪康唑乳膏	1岁以下婴儿禁用；孕妇C级、哺乳期妇女慎用	儿童必须在成人监护下使用	皮肤感染：早、晚各1次。指(趾)甲感染：一日1次。念珠菌阴道炎：每晚1次	对本品过敏者禁用、不宜与西沙必利合用
硝酸益康唑乳膏	儿童、孕妇、哺乳期妇女安全性尚不明确	本品未进行该项实验且无可靠参考文献	皮肤念珠菌病及各种癣病：早、晚各1次。花斑癣，每日1次	本品过敏者禁用，不推荐幼儿面部使用
曲安奈德益康唑乳膏	3个月以上儿童应在医师指导下使用；孕妇C级、哺乳期妇女慎用	儿童必须在成人监护下使用	早、晚各1次	本品过敏者禁用；皮肤结核、梅毒、病毒感染者禁用，避免用于面部，连续治疗应限于3～4周
益康倍松乳膏	婴儿慎用、孕妇慎用、哺乳期妇女慎用	婴儿须慎用	一日2～3次	对咪唑类过敏或对本品成分过敏者禁用；皮肤结核、梅毒、病毒感染者禁用；避免用于面部

续表

药物	安全性	用量		警告与建议
		儿童	成人	
盐酸布替萘芬乳膏	12岁以下儿童慎用；孕妇慎用，哺乳期妇女慎用	＞12岁外用，一日1～2次	一日1～2次	本品过敏者禁用；少于2%患者可能发生接触性皮炎
硝酸舍他康唑乳膏	2个月以上儿童应在医师指导下使用；孕妇C级、哺乳期妇女安全性尚不明确		一日2次	对硝酸舍他康唑或本品任何成分过敏者禁用
制霉菌素片	5岁以下儿童慎用；孕妇C级哺乳期妇女慎用	5万～10万U/(kg·d)，分3～4次服	50万～100万U，3次/日	对本品和其赋形剂过敏者禁用
制霉菌素软膏	儿童慎用；孕妇B级、哺乳期妇女慎用	一日1次	一日1次	对本品和其赋形剂过敏者禁用
糠酸莫米松凝胶	儿童应在医师指导下使用；孕妇C级、哺乳期妇女应在医师指导下使用	一日1次	一日1次	对本品任何成分过敏者禁用，不得用于皮肤破损处，用药7d后，症状未缓解应咨询医师
吡硫翁锌气雾剂	婴幼儿慎用；孕妇、哺乳期妇女应在医师指导下使用	一日1次	一日2～3次	对本品任何成分过敏者禁用；不宜大面积用药
二硫化硒洗剂	儿童应在医师指导下使用；孕妇C级、哺乳期妇女慎用	三日1次	每周2次	皮肤有急性炎症、糜烂渗出时禁用；外生殖器部位禁用；本品过敏者禁用；硫化硒抑制泌乳
莫匹罗星软膏	儿童应在医师指导下使用；孕妇B级、哺乳期妇女慎用	2～3次/日，5d为1个疗程	一日2～3次	皮肤大面积破损和合并肾病者禁用；对本品或其他含聚乙二醇软膏过敏者禁用；连续用药不超过10d
盐酸环丙沙星软膏	婴幼儿禁用；儿童慎用；孕妇C级、哺乳期妇女慎用	尚无儿童用药安全性资料	一日2～3次	对本品和其他喹诺酮类药物过敏者禁用
磺胺嘧啶片	2个月以下婴儿禁用；儿童慎用；孕妇C级、哺乳期妇女慎用	治疗一般感染：25～30mg/kg，bid；预防流行性脑脊膜炎：0.5g/d	1g，bid	磺胺类药物过敏者禁用；肾功能不全者慎用；磺胺类药能抑制大肠埃希菌生长，妨碍B族维生素在肠内合成，必要时补充维生素B

续表

药物	安全性	用量		警告与建议
		儿童	成人	
柳氮磺吡啶片	2个月以下婴儿禁用；儿童慎用；孕妇C级、哺乳期妇女慎用	初剂量：40～60mg/(kg·d)，维持量30mg/(kg·d)。	初剂量：2～3g/d，维持量：1.5～2.0g/d	磺胺类药物过敏者禁用；肾功能不全者慎用；磺胺类药能抑制大肠埃希菌生长，妨碍B族维生素在肠内合成，必要时补充维生素B
阿莫西林克拉维酸钾片	儿童应在医师指导下使用；孕妇慎用；哺乳期妇女慎用	7～12岁的儿童：3/4片，q12h。2～7岁的儿童：1/2片，每12h 1次。9个月至2岁的儿童：1/4片，每12h 1次	1～2片，q12h	对本品或其他青霉素类药物过敏者禁用；病毒感染患者避免使用；用前需要做青霉素皮试
注射用青霉素钠	儿童应在医师指导下使用；孕妇B级、哺乳期妇女应在医师指导下使用	小儿：肌内注射2.5万U/kg，每12h 1次；静脉滴注，5万～20万U/(kg·d)。新生儿(足月产)：5万U/kg，肌内注射或静脉滴注，每6～12h 1次。早产儿：3万U/(kg·d)，每6～12h 1次	肌内注射，80万～200万U/d。静脉滴注，200～2000万U/d	用药前应做皮试，过敏者禁用
苄星青霉素	儿童应在医师指导下使用；孕妇B级、哺乳期妇女慎用	肌内注射：30万～60万U/次，用于梅毒，每周1次；用于预防风湿病每半月或1个月1次	60万～240万U/周	用药前应做皮试，过敏者禁用
头孢曲松钠注射液	新生儿、早产儿禁用；孕妇B级、哺乳期妇女慎用	新生儿(14d以下)：20～50mg/(kg·d)。婴儿及儿童(15d至12岁)：20～80mg/(kg·d)	1～4g，1次/日	青霉素过敏者禁用，肾功能不全者慎用；有高胆红素血症的早产儿、新生儿禁用
头孢克肟片	6个月以下儿童的安全性尚不明确；孕妇B级、哺乳期妇女慎用	1.5～3mg/kg，2次/日	10～200mg，2次/日	头孢过敏者禁用

续表

药物	安全性	用量		警告与建议
		儿童	成人	
甲磺酸左氧氟沙星	18岁以下儿童禁用；孕妇C级、哺乳期妇女慎用		支气管感染、肺部感染：0.2g，2次/日或0.1g，3次/日。急性单纯性下尿路感染：0.1g，2次/日，复杂性尿路感染：0.2g，2次/日或0.1g，3次/日。细菌性前列腺炎：0.2g，2次/日	本类药可影响儿童软骨发育，未成年人不可使用
盐酸左氧氟沙星注射液	18岁以下儿童禁用；孕妇C级禁用；哺乳期妇女禁用		0.4～0.6g/d	本类药可影响儿童软骨发育，未成年人不可使用
诺氟沙星片	18岁以下儿童禁用；孕妇C级、哺乳期妇女禁用		0.3～1.6g/d	本类药可影响儿童软骨发育，未成年人不可使用
环丙沙星注射液	18岁以下儿童禁用；孕妇C级、哺乳期妇女禁用		0.2～0.8g/d	本类药可影响儿童软骨发育，未成年人不可使用
加替沙星葡萄糖注射液	18岁以下儿童禁用；孕妇禁用；哺乳期妇女禁用		200mg，2次/日	本类药可影响儿童软骨发育，未成年人不可使用
米诺环素	8岁以下儿童禁用；孕妇D级、哺乳期妇女禁用	50mg，2次/日，6周1个疗程	痤疮、酒渣鼻：50mg，2次/日。皮肤感染/性病首次0.2g，12～24h再服0.1g	四环素过敏者禁用、肝肾功能不全者慎用。食管通过障碍者不宜使用
盐酸多西环素片	8岁以下儿童禁用；孕妇D级、哺乳期妇女慎用	2～4mg/kg，1～2次/日	抗菌及抗寄生虫感染：第一日100mg，q12h，继以100～200mg，qd或50～100mg，q12h。淋病奈瑟菌性尿道炎和宫颈炎：100mg，q12h。由沙眼衣原体或解脲脲原体引起者，以及沙眼衣原体所致的单纯性尿道炎、宫颈炎或直肠感染：100mg，q12h。梅毒：150mg，q12h	四环素过敏者禁用；肝肾功能重度不全者慎用

续表

药物	安全性	用量		警告与建议
		儿童	成人	
亚胺培南西司他丁钠注射液	婴儿慎用；孕妇C级、哺乳期妇女慎用	体重＜40kg，一次15mg/kg，每6h 1次；体重＞40kg，按成人量	1～2g/d，分3～4次	对本药任何成分过敏者禁用；对β-内酰胺类过敏性休克者禁用；静脉滴注时不宜与其他抗生素混合，儿童用药常出现非血尿性红色尿
美罗培南注射液	3个月以下儿童慎用；孕妇慎用；哺乳期妇女慎用	3个月至12岁，10～20mg/kg，3次/日 体重＞50kg，按成人	500～1000mg，每8h1次	对本品或其他碳青霉烯类抗生素过敏者禁用
硫酸阿米卡星注射液 （丁胺卡那）	新生儿、早产儿禁用；孕妇D级、哺乳期妇女慎用	首剂按体重10mg/kg，继以7.5mg/kg，每12h 1次或15mg/(kg·d)	单纯性尿路感染对常用抗菌药耐药者0.2g，每12h 1次；用于其他全身感染7.5mg/kg，每12h 1次或15mg/(kg·d)	对本品或其他氨基糖苷类药物过敏者禁用
硫酸庆大霉素注射液	新生儿、早产儿禁用；孕妇C级、哺乳期妇女慎用	2.5mg/kg，每12h 1次；或1.7mg/kg，每8h 1次	80mg(8万单位)，或1.7mg/kg，每8h 1次；或5mg/(kg·d)	有呼吸抑制作用不可以静脉注射；外用为0.1%浓度，大面积用药吸收可以导致耳聋
奥硝唑氯化钠注射液	3岁以下儿童禁用；孕妇禁用；哺乳期妇女禁用	治疗厌氧菌引起的感染：10mg/kg，每12h 1次； 治疗严重阿米巴痢疾或阿米巴杆脓肿，20～30mg/(kg·d)	预防厌氧菌引起的感染：术前一次静脉滴注1g。治疗厌氧菌引起的感染：首剂0.5～1.0g，然后0.5g，每12h 1次。治疗严重阿米巴痢疾或阿米巴杆脓肿，起始剂量为0.5～1.0g，然后0.5g，每12h 1次	肝功能减退者应该减少剂量；甲硝唑过敏者禁用
四环素片	8岁以下儿童禁用；孕妇D级、哺乳期妇女慎用	6.25～12.5mg/kg，每6h 1次	0.25～0.5g，每6h 1次	服药期间应该多饮水、避免卧床服药，避免滞留食管形成溃疡
氯霉素片	新生儿、早产儿禁用；孕妇D级、哺乳期妇女慎用	25～50mg/d，分4次服用	1.5～3g/d	对本药过敏者禁用；精神病者禁用；肝肾功能减退者慎用；过量用药可致粒细胞和血小板减少

续表

药物	安全性	用量		警告与建议
		儿童	成人	
红霉素片	儿童可在医师指导下使用;孕妇 B 级、哺乳期妇女慎用	30～50mg/kg,分 2 次服用	1～2g/d	对本品或其他大环内酯类药物过敏者禁用;慢性肝病及肝功能损害患者禁用
琥乙红霉素片	儿童安全性尚未明确;孕妇禁用;哺乳期妇女慎用	7.5～12mg/kg,4 次/日;或 15～25mg/kg,2 次/日;百日咳患儿 10～12.5mg/kg,3 次/日	3～4 片,tid	对本品或其他大环内酯类药物过敏者禁用;肝病患者慎用
罗红霉素片	儿童可在医师指导下使用;孕妇慎用;哺乳期妇女慎用	5～10mg/(kg·d),分 2 次服用	1 片(0.15g),2 次/日;或 2 片(0.3g),1 次/日	对本品或其他大环内酯类药物过敏者禁用;卟啉病患者禁用
克拉霉素片	6 个月以下儿童的安全性尚未确定;孕妇 C 级、哺乳期妇女慎用	6 个月以上的儿童 7.5mg/kg,每 12h 1 次	0.25g,q12h;重症感染者一次 0.5g,每 12h1 次	对本品或其他大环内酯类药物过敏者禁用;慢性肝病或肝功能减退者、心脏病者禁用
克林霉素	新生儿禁用;4 岁以下儿童慎用;孕妇 B 级、哺乳期妇女可在医师指导下使用	4 周及 4 周以上小儿:10～20mg/(kg·d);严重感染:一日 20～30mg/kg,分 3～4 次服用	0.6～1.2g/d,;严重感染:1.2～2.4g/d	对本品或林可霉素过敏者禁用;肝肾功能不全者慎用
磷霉素注射液	5 岁以下儿童慎用;孕妇 B 级、哺乳期妇女应在医师指导下使用	0.1～0.3g/(kg·d),分 3～4 次服用	4～12g/d,分 3～4 次服用	肝肾功能不全者慎用
复方多黏菌素 B 软膏	2 岁以下儿童慎用;孕妇慎用;哺乳期妇女慎用	先小面积试用,无不良反应后再外用	一日 2～4 次	对本品过敏者禁用
地蒽酚(恩林)	婴幼儿禁用;孕妇 C 级、哺乳期妇女应在医师指导下使用	在医师指导下使用	入睡前涂药,第 2 天清晨洗去	对本品过敏者禁用;急性皮炎有糜烂、渗出者禁用、面部、外生殖器和褶皱部位禁用
碘化钾	婴幼儿禁用;孕妇 D 级、哺乳期妇女禁用	成人量的 1/3～1/2	抗真菌:3～12g/d;抗炎:900mg/d 预防:100μg/d 治疗:早期 1～10mg/d 后期 20～25mg/d	对碘化钾过敏者禁用;碘化钾和其他保钾利尿药合用导致高血钾和钾中毒
克霉唑乳膏	5 岁以下儿童禁用;孕妇 B 级、哺乳期妇女慎用	1%浓度,2 次/日	皮肤感染:一日 2～3 次。外阴阴道炎:每晚 1 次	哺乳期妇女使用该品时应暂停哺乳;对本药过敏者禁用;过敏体质者慎用;禁用眼周

续表

药物	安全性	用量		警告与建议
		儿童	成人	
硼酸	3岁以下儿童禁用；孕妇慎用；哺乳期妇女慎用	3%浓度用于小面积湿敷	3%浓度用于湿敷	禁止内服，大面积皮损禁用，本品致死量成人15～20g，儿童3～6g；湿敷尽量选用其他药
依沙丫啶	儿童在医师指导下使用；孕妇B级、哺乳期妇女在医师指导下使用	0.1%浓度用于湿敷或洗涂	0.1%浓度用于湿敷或洗涂	不能用生理盐水溶解；不可与含氯、碘、苯酚、碱性药物配合
α干扰素（运德素）	儿童慎用；孕妇C级、哺乳期妇女慎用	200万～500万U/m^2，每周2～3次	慢性乙型肝炎：30～50μg/次，隔天1次；慢性丙型肝炎：30～50μg/次，隔天1次；慢性粒细胞性白血病：30～50μg/次，1次/日或隔天1次；毛细胞白血病：一次30～50μg，1次/日或隔天1次；尖锐湿疣：10～30μg，隔天1次	严重心肝肾功能不全、骨髓抑制者禁用未能控制的癫痫、精神病患者禁用；服药期间慎用安眠药
拉米夫定片	16岁以下儿童安全性尚不明确；孕妇C级、哺乳期妇女慎用		0.1g，1次/日	肾功不全者慎用
去羟肌苷片	儿童可在医师指导下使用；孕妇B级、哺乳期妇女安全性尚不明确	儿童：120 mg/m^2，2次/日。剂量间隔是12h	体重≥60 kg者，200mg，2次/日或400mg 1次/日；体重＜60 kg者，125mg 2次/日或250mg 1次/日	本品过敏者禁用；确诊或可疑胰腺炎、周围神经病变、肝肾功能损害者、视网膜病变者慎用
依非韦伦片	儿童可在医师指导下使用；孕妇D级、哺乳期妇女禁用	体重13～15kg：200mg，1次/日；15～20kg：250mg，1次/日；20～25kg：300mg，1次/日；25～32.5kg：350mg，1次/日；32.5～40kg：400mg，1次/日；＞40kg：600mg，1次/日	600mg，qd	肝功能不全者，乙肝丙肝患者慎用

续表

药物	安全性	用量		警告与建议
		儿童	成人	
利托那韦口服液	6个月以下儿童禁用；孕妇D级、哺乳期妇女慎用		600mg,2次/日	严重肝病患者禁用，轻、中、重度肝病患者和腹泻患者慎用
甲氧沙林片	12岁以下儿童禁用；孕妇C级、哺乳期妇女禁用	>12岁，用量与成人相同	白癜风，25～30mg，每周2～3次；银屑病，30～35mg，每周2～3次	严重肝病和心脑血管患者、夏令水疱病、光敏性疾病患者禁用
甲氨蝶呤片	儿童慎用；孕妇B级、哺乳期妇女禁用	每次0.1～0.15mg/kg或10mg/m^2	5～10mg，qd，每周1～2次，一疗程安全量50～100mg。用于急性淋巴细胞白血病维持治疗，一次15～20mg/m^2，每周1次	未许可用于儿童非肿瘤性疾病
甲硝唑片	儿童慎用；孕妇B级、哺乳期妇女禁用	阿米巴病，35～50mg/(kg·d)；贾第虫病，15～25mg/(kg·d)；治疗麦地那龙线虫病、小袋虫病、滴虫病的剂量同贾第虫病 厌氧菌感染，20～50mg/(kg·d)	肠道阿米巴病，0.4～0.6g，3次/日；肠道外阿米巴病，一次0.6～0.8g，3次/日。贾第虫病，0.4g，3次/日，小袋虫病，0.2g，2次/日。皮肤利什曼病，0.2g，4次/日。厌氧菌感染，0.6～1.2g/d	中枢神经疾病和血液病患者禁用
甲砜霉素（硫霉素）	新生儿，早产儿禁用；孕妇禁用；哺乳期妇女禁用	25～50mg/(kg·d)	1.5～3g/d	可抑制红细胞、白细胞、血小板生成，亦可引起周围神经炎
苯海拉明	新生儿、早产儿禁用；苯海拉明针剂儿童不推荐使用，孕妇B级、哺乳期妇女慎用	儿童尽量避免应用	25～50mg，2～3次/日 20mg，1～2次/日	闭角型青光眼、肌无力、肠梗阻者禁用；不能皮下注射，因有刺激性，因含有苯甲醇禁用于儿童肌内注射
氯苯那敏（扑尔敏）	新生儿、早产儿禁用；孕妇B级、哺乳期妇女慎用	0.3～0.4mg/(kg·d)，3～4次/日	4～8mg，tid	癫痫接受单胺氧化酶抑制药者禁用

续表

药物	安全性	用量		警告与建议
		儿童	成人	
异丙嗪	新生儿、早产儿、2岁以下儿童慎用；孕妇C级、哺乳期妇女慎用	0.5～1.0mg/kg，1～3次/日	抗过敏，25mg，必要时2h后重复；严重过敏时可肌内注射25～50mg。止吐，12.5～25mg，必要时每4小时重复1次；镇静催眠，25～50mg	对本品过敏者禁用，青光眼禁用
氯马斯汀	婴幼儿禁用；孕妇B级、哺乳期妇女慎用		1.34mg，2次/日	下呼吸道感染（包括哮喘）患者禁用
咪唑斯汀（皿治林）	12岁以下儿童禁用；孕妇禁用；乳母禁用	12岁以上儿童：10mg，1次/日	10mg，1次/日	对本品过敏者禁用；有心脏病、心律失常者慎用
酮替芬	3岁以下儿童慎用；孕妇C级；哺乳期妇女慎用	<3岁：0.5mg，2次/日。3～6岁儿童：0.05mg/（kg·d）或每晚1mg，bid	1mg，2次/日	对本品过敏者禁用；用药期间不宜驾驶车辆，不能与口服降糖药同时服用
赛庚啶	2岁以下儿童慎用；孕妇B级、哺乳期妇女慎用	2～6岁：2mg，2～3次/日；7～14岁：4mg，2～3次/日	2～4mg/次，2～3次/日	青光眼、消化道溃疡、尿潴留、幽门梗阻者禁用；驾驶员、高空作业者慎用
氯雷他定	2岁以下儿童慎用；孕妇B级、哺乳期妇女慎用	2～12岁儿童：体重>30kg，10mg/d；体重≤30kg，5mg/d	10mg，1次/日	与大环内酯类抗生素、抗真菌药合用可导致不良反应；严重肝肾功能不全禁用
左西替利嗪口服液	2岁以下儿童慎用；孕妇B级、哺乳期妇女禁用	2～6岁儿童：5ml（0.5支）/d	10ml（1支），1次/日	对本药及辅料过敏者禁用
西替利嗪	2岁以下儿童慎用；孕妇B级、哺乳期妇女慎用	6～11岁儿童：起始剂量为5mg或10mg，1次/日。2～5岁儿童：起始剂量为2.5mg，1次/日；最大剂量可增至5mg，1次/日或2.5mg，12h1次	10mg，qd	对本品过敏者禁用，肝肾功能损害者需减量；饮酒者慎用；应用不超过1个月

续表

药物	安全性	用量		警告与建议
		儿童	成人	
曲普利啶	早产儿、新生儿禁用，儿童慎用；孕妇、哺乳期妇女慎用、禁用	6 岁以上儿童：1/2 成人量，2 次/日；2～6 岁：1/3 成人量，2 次/日。＜2 岁，每次 0.05mg/kg	2.5～5mg，bid	对本品过敏者禁用；青光眼、消化道溃疡、幽门梗阻者、甲状腺功能亢进、心脏病者慎用
非索非那定	6 岁以下儿童安全性尚未确定；孕妇 C 级、哺乳期妇女应在医师指导下使用	6～11 岁儿童：季节性过敏性鼻炎和慢性特发性荨麻疹推荐剂量为 30mg，bid；肾功能不全者的首剂量为 30mg，1 次/日	季节性过敏性鼻炎推荐剂量为：120mg(2 片)，1 次/日；慢性荨麻疹推荐剂量为：180mg(3 片)，1 次/日；肾功能低下者的首剂量为 60mg(1 片)，1 次/日	对本品过敏者禁用；肾衰竭者应降低剂量；不可与酮康唑、伊曲康唑、红霉素、克拉霉素合用
依巴斯汀	2 岁以下儿童安全性尚未确定；孕妇慎用；哺乳期妇女慎用	2～5 岁儿童：2.5mg，1 次/日；6～11 岁儿童：半片(5mg)，1 次/日	1 片(10mg)或 2 片(20mg)，1 次/日	对本品及辅料过敏者禁用；不可与酮康唑、红霉素、磺胺异噁唑合用
地氯雷他定干混悬剂	1 岁以下儿童安全性尚未确定；孕妇 C 级、哺乳期妇女慎用	1～5 岁儿童：口服，半袋(1.25mg)，1 次/日；6～11 岁儿童：1 袋(2.5mg)，qd	2 袋(5mg)，1 次/日	对氯雷他定或地氯雷他定过敏者禁用
盐酸多赛平乳膏	12 岁以下儿童慎用；孕妇慎用；哺乳期妇女慎用	仅用于穴位外搽	每日 3 次	未治疗的窄角性青光眼或有尿潴留倾向者、心功能不全、严重肝、肾损伤者以及有癫痫病史者禁用
硫酸羟氯喹	儿童安全性尚不明确；孕妇 C 级、哺乳期妇女禁用	应使用最小有效剂量，不应超过 6.5mg/(kg·d)。年龄低于 6 岁的儿童禁用	首次剂量为 400mg/d。当疗效不再进一步改善时，剂量可减至 200mg 维持	肝病患者、肾功能不全、视网膜病变者禁用

续表

药物	安全性	用量		警告与建议
		儿童	成人	
硫唑嘌呤	儿童禁用；孕妇 D 级、哺乳期妇女慎用		器官移植的剂量：首日剂量：第 1 天剂量最大达 5mg (kg · d)；维持剂量：1.5～4mg/(kg · d)。其他疾病的治疗起始剂量为 1～3mg/(kg · d)，维持剂量 1mg/(kg · d)～3mg/(kg · d)	对本药过敏者、肝功能不全者禁用
秋水仙碱	儿童安全性尚不明确；孕妇 D 级、哺乳期妇女禁用		急性期：0.5～6mg/d 预防：0.5～1mg/d	未许可在皮肤科中使用
环孢素	3 岁以下儿童禁用；7 岁以下儿童慎用；孕妇 C 级、哺乳期妇女慎用	用于器官移植：8～10mg/kg，维持剂量 2～6mg/(kg · d)	开始剂量：10～15mg/kg，维持量为 2～6mg/(kg · d)	骨髓增生低下，及肾和肝功能不全者禁用
环磷酰胺	儿童可在医师指导下使用；孕妇 D 级、哺乳期妇女慎用	口服：抗癌用 2～6mg/kg；肌内注射：10～15mg/kg	口服，抗癌用，0.1g～0.2g/d，抑制免疫用，50～150mg/d，静脉注射，200mg/次，隔天 1 次	骨髓抑制、感染、肝肾功能损害者禁用或慎用；禁用于儿童非肿瘤性皮肤病
伐昔洛韦	2 岁以下儿童禁用；2 岁以上儿童慎用；孕妇 B 级、哺乳期妇女慎用	10～12mg/(kg · d)，分 2 次	0.3g，2 次/日。疗程 7～10d	对本品过敏者禁用，脱水或已有肝功能不全者慎用，免疫缺陷者慎用
更昔洛韦	儿童慎用；孕妇 C 级、哺乳期妇女慎用	儿童用药安全性尚未确定	巨细胞病毒感染的治疗：预防和诱导期：5 mg/kg，2 次/日，维持期：6 mg/(kg · d)，巨细胞病毒感染性疾病的预防 诱导量 5 mg/kg，每 12h1 次	对本品或阿昔洛韦过敏者禁用
喷昔洛韦软膏	儿童慎用；孕妇 C 级、哺乳期妇女慎用		每 2 小时涂抹 1 次，4～4 次/日	不推荐用于黏膜，严重免疫缺陷者应在医师指导下应用，勿用于眼周

续表

药物	安全性	用量		警告与建议
		儿童	成人	
咪喹莫特乳膏	儿童安全性尚未明确；孕妇B级、哺乳期妇女慎用		5%浓度，每周3次，临睡前	对本品过敏者禁用；皮炎患者慎用；尿道口、阴道内、宫颈、肛管忌用
克罗米通乳膏	婴幼儿慎用；孕妇C级、哺乳期妇女慎用	10%浓度，1次/日或2次/日	疥疮，1次/日；用于止痒时，3次/日	对本品过敏者禁用，急性炎症性、糜烂性或渗出性皮损者慎用
双氯芬酸二乙胺乳膏(扶他林)	12岁以下儿童慎用；孕妇D级、哺乳期妇女慎用		一日3～4次	体质过敏者禁用
氟尿嘧啶凝胶	儿童安全性尚未明确；孕妇X级、哺乳期妇女慎用		一日1～2次	对本品过敏者禁用；肝肾功能不全、感染、水痘、心脏病患者慎用
氟芬那酸丁酯软膏	儿童慎用；孕妇慎用；哺乳期妇女慎用	外用，2次/日	一日2次	对本品过敏者禁用；眼周和面部慎用
丁苯羟软膏	儿童慎用；孕妇慎用；哺乳期妇女安全性尚未明确	外用，2次/日	一日2～4次	对本品过敏者禁用；肝病患者禁用；眼周皮疹禁用；面部慎用
羟基脲	儿童应在医师指导下使用；孕妇D级、哺乳期妇女禁用	20～30mg/(kg·d)，1次/日	20～60mg/(kg·d)	水痘、带状疱疹及各种严重感染禁用
氮芥酊	婴幼儿禁用；孕妇禁用；哺乳期妇女禁用		一日2次	骨髓严重抑制者禁用；外用面积不超过体表的10%
吲哚美辛	14岁以下儿童慎用；孕妇禁用；哺乳期妇女禁用	1.5～2.5mg/(kg·d)，分3～4次	25mg，2～3次/日	溃疡病、哮喘病、精神病和肾功能不全者禁用
沙利度胺	儿童禁用；孕妇禁用；哺乳期妇女慎用		25～50mg，4次/日	对本品过敏者、驾驶员、机器操纵者禁用
雷公藤多苷	婴幼儿禁用；儿童慎用；孕妇禁用；哺乳期妇女禁用	1～1.5mg/(kg·d)，分3次	1～1.5mg/(kg·d)	肝肾功能不全者禁用；有贫血、白细胞及血小板减少者禁用
匹多莫德	儿童应在医师指导下使用；孕妇禁用；乳母禁用	急性期：800mg，2次/日； 预防量：400mg，1次/日	急性期：800mg，2次/日； 预防量：800mg，1次/日	对本品过敏者禁用，因食物影响本药吸收，所以在两餐之间服用
卡介菌多糖核酸注射液	儿童、孕妇、哺乳期妇女用药安全性尚不明确	小儿酌减或遵医嘱	1ml，肌注，每周2～3次，3个月为一个疗程	对本品过敏者禁用；患急性传染病、急性眼结膜炎、急性中耳炎者禁用；本药宜做深部肌内注射

续表

药物	安全性	用量		警告与建议
		儿童	成人	
复方甘草酸苷	儿童在医师指导下应用；孕妇慎用；哺乳期妇女慎用	1片，3次/日	2～3片，3次/日	醛固酮症患者、肌病患者、低钾血症患者、有血氨升高倾向的末期肝硬化患者慎用
夫西地酸钠	新生儿慎用；儿童可在医师指导下使用；孕妇妊娠后3个月禁用；哺乳期妇女可在医师指导下使用	每千克体重20mg/(kg·d)，分3次给药	500mg，3次/日。总量不超过2g/d	黄疸及肝功能不全者慎用；夫西地酸钠与他汀类药联用可导致横纹肌溶解症风险；对G^-菌无效
夫西地酸乳膏	儿童可在医师指导下使用；孕妇慎用；哺乳期妇女可在医师指导下使用	每日2次	一日2～3次	对本品任何成分有过敏者禁用；眼周禁用；一般应用10d以上停药
吡美莫司乳膏	2岁以下儿童禁用；孕妇C级、哺乳期妇女慎用	一日2次	一日2次	对大环内酯类药过敏者禁用；不鼓励在特应性皮炎适应证之外的皮肤病变中应用
他克莫司软膏	2岁以下儿童忌用；2～16岁只能用0.03%浓度；16岁以上和成人用0.1%浓度；孕妇C级、哺乳期妇女慎用	<16岁，用0.03%；>16岁，用0.1%，一日2次	用0.1%浓度，一日2次	避免长期及大面积用药，皮肤有糜烂、溃疡和感染者禁用
卡泊三醇软膏	5岁以下儿童安全性尚不明确；孕妇C级、哺乳期妇女慎用	6～12岁，每周不超过50g；大于12岁不超过75g	一日2次	英国已批准卡泊三醇用于儿童银屑病的治疗，6～12岁儿童每周不超过50g，大于12岁儿童不超过75g，应避免接触眼部和面部
骨化三醇	儿童应在医师指导下使用；孕妇C级、哺乳期妇女应在医师指导下使用	国内尚无儿童应用安全性的资料	肾性骨营养不良症最初剂量为0.25μg，1次/日；绝经后及老年性骨质疏松症推荐剂量为0.25μg/次，2次/日；甲状旁腺功能低减和维生素D缺乏症最初剂量0.25μg，每日清晨服用	本品禁用于与高血钙有关的疾病；亦禁用于已知对本品或同类药品及其任何赋形剂过敏的病人；禁用于有维生素D中毒迹象的患者

续表

药物	安全性	用量		警告与建议
		儿童	成人	
可待因	儿童慎用；孕妇 C 级、哺乳期妇女应在医师指导下使用	镇痛，0.5～1.0mg/kg，3 次/日；镇咳，为镇痛药量的 1/3～1/2	30～250mg/d	美国儿童协会将可待因归类为母乳喂养适用药物，多痰者禁用，不能长期应用
乙胺丁醇	13 岁以下儿童慎用；孕妇 C 级、哺乳期妇女应在医师指导下使用	婴幼儿不应用；必要时 10～15mg/(kg·d)，顿服；13 岁以上儿童用量与成人相同	结核初治，15mg/kg，1 次/日；或 25～30mg/kg，每周 3 次或 50mg/kg，每周 2 次；结核复治，25mg/kg，1 次/日；非典型分枝杆菌感染，15～25mg/(kg·d)	痛风、视神经炎、肾功能减退者慎用

注 1：药物对妊娠的危险性分级按 FAD 颁布的 A、B、C、D、X 分级，说明如下。

A 级：未见到对胎儿的危害的迹象和证据，可能对胎儿的影响甚微；

B 级：在动物繁殖性研究中，未见到对胎儿的影响，在动物研究中有不良反应，但未在妊娠妇女中得到证实和证据；

C 级：本类药物只有在权衡了对妊娠妇女的潜在益处大于对胎儿的潜在风险之后方可使用；

D 级：尽管有危害性，但孕妇用药后有绝对的好处；

X 级：本类药物禁用于妊娠或即将妊娠的患者。

注 2：应根据诊断和病情变化个体化用药，并且严格遵照药品说明书的剂量和注意事项用药

（张国强　李美洲　褚　岩　王文氫　江　莲　王　华　林元珠　陈学荣）

参考文献

马振友.2008.最新皮肤科用药手册[M].2 版.西安：世界图书出版公司西安公司.

沈刚，李志平.2013.新编实用儿科药物手册[M].3 版.北京：人民军医出版社.

沈刚，李志平 . 2015. 新编实用儿科药物手册[M].3 版 . 北京：人民卫生出版社 . 177-201.

国家基本药物临床应用指南和处方集编委会 . 2013. 国家基本药物临床应用指南 . 10-20

王晓玲.2010.简明临床用药口袋丛书儿科用药[M].北京：中国医药科技出版社.

张建中.2011.皮肤病治疗学[M].北京：人民卫生出版社.

支立娟，陈圣洁，巩文艺 . 2017. 儿科用药指导手册[M]. 北京：中国医药科技出版社 . 62-85.

BonifazA，Tirado-sanchez A，Graniel MJ et al.2013.The efficacy and safety of sertaconazole cream (2%) in diaper dermatitis candidiasis[M].Mycopathologia，175(3-4)：249-254.

Kenneth A.2003.arndt，kathryn E.Bowers menual of dematologic Therapeutics [M]. Sixth Edition，Lippincott Williams wilkins lnc.授权天津科技翻译出版公司出版.

彩　图

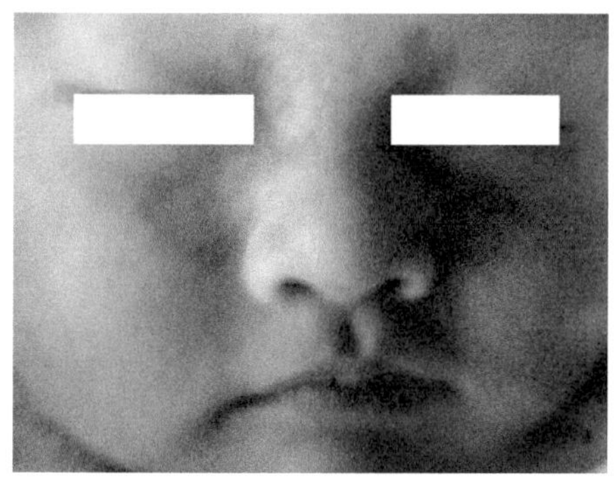

彩图 7-1　新生儿红斑狼疮(面部两侧对称性红斑)

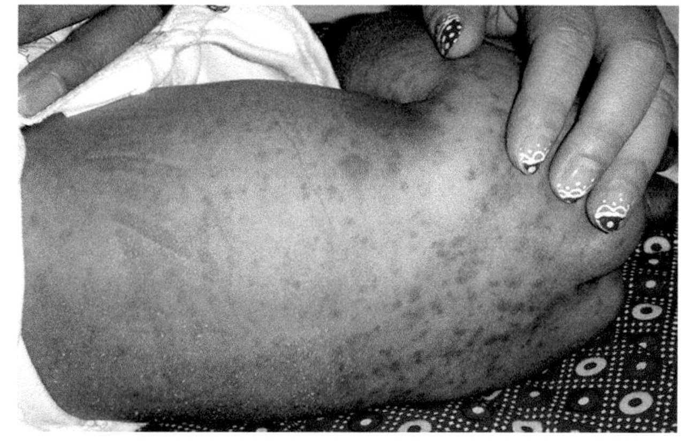

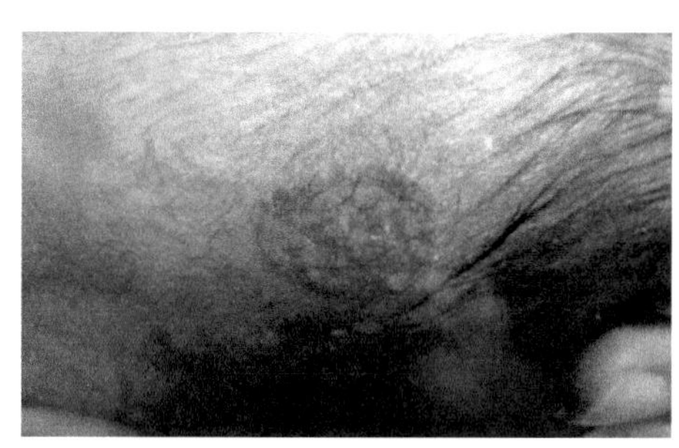

彩图 7-3　新生儿头皮念珠菌病

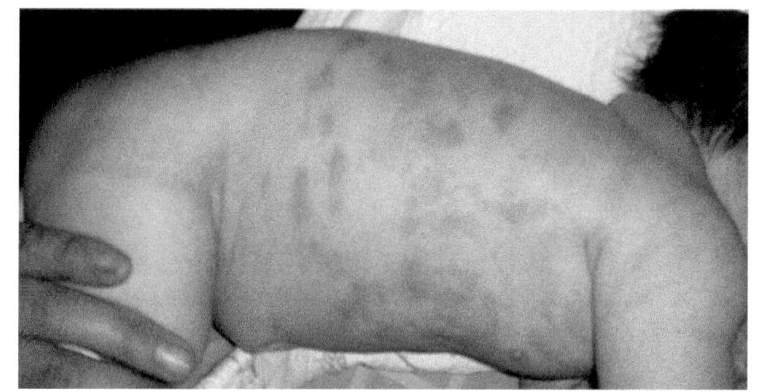

彩图 7-2　新生儿毒性红斑

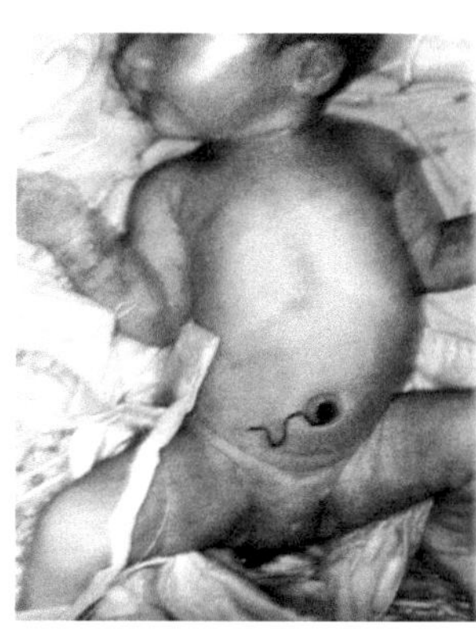

彩图 7-4　新生儿皮肤念珠菌病

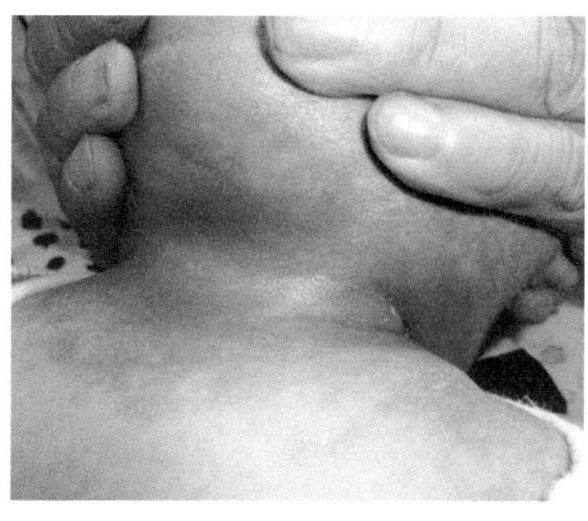

彩图 7-5　新生儿间擦疹(念珠菌性)

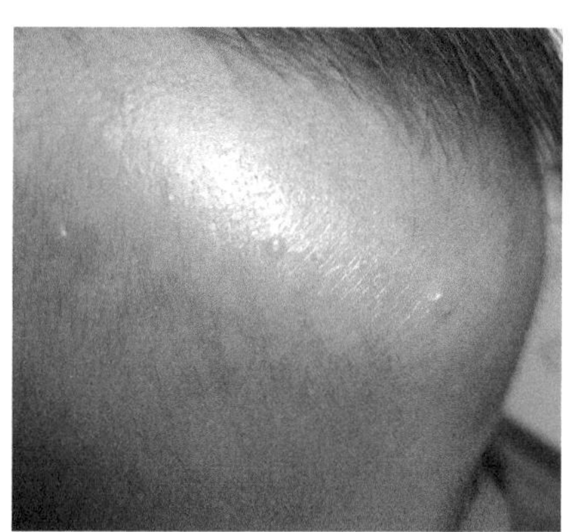

彩图 7-6　新生儿水痘

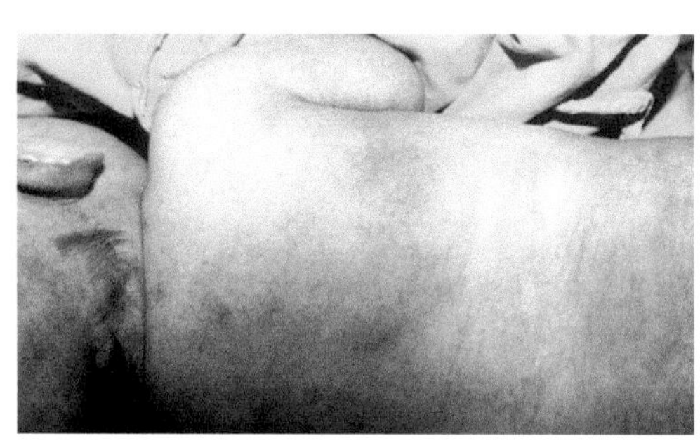

彩图 7-7　新生儿皮下脂肪坏死

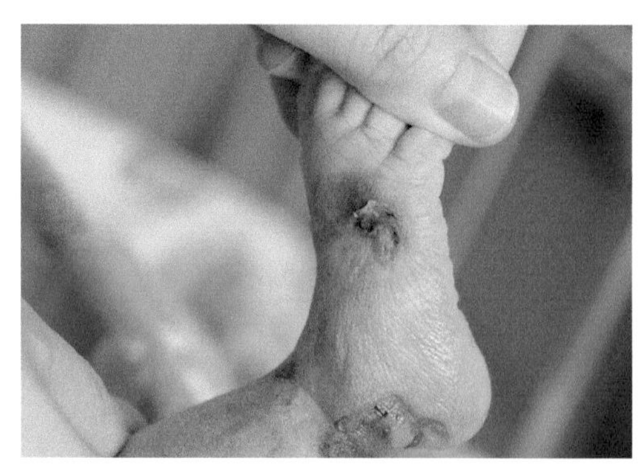

彩图 7-8　先天性皮肤发育不全

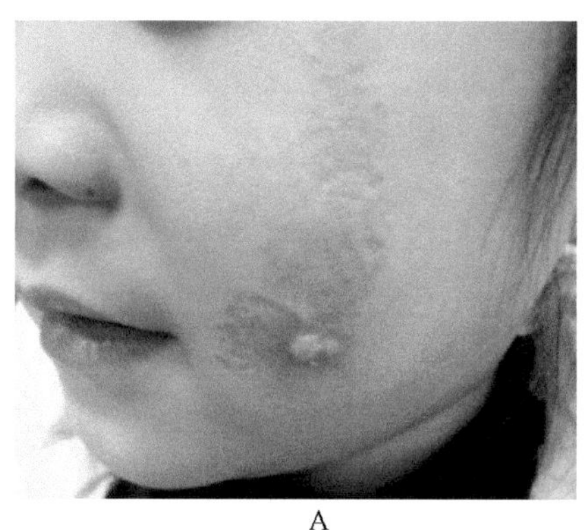

A

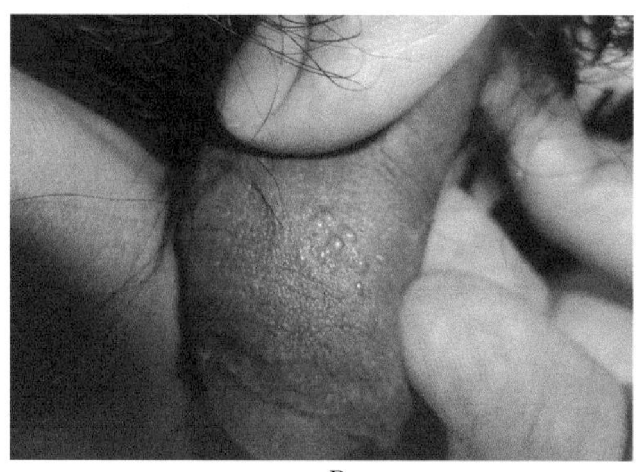

B

彩图 8-1　单纯疱疹

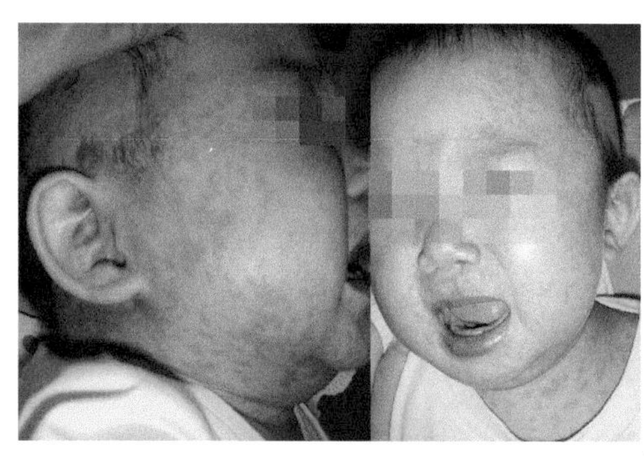

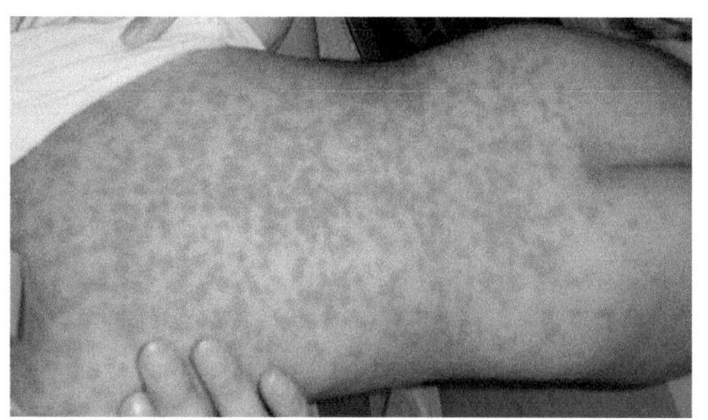

A

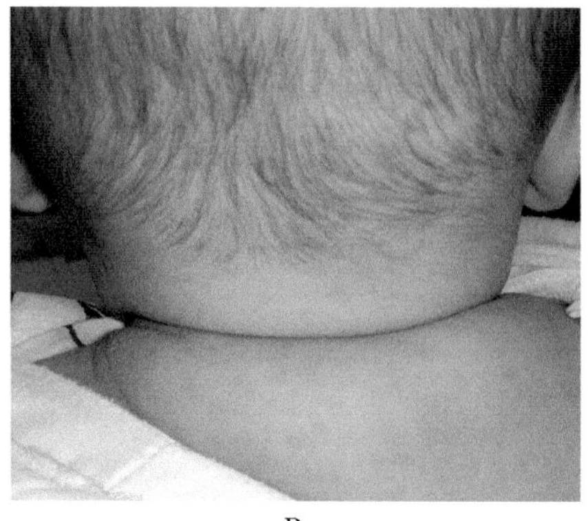

B

彩图 8-2　麻疹

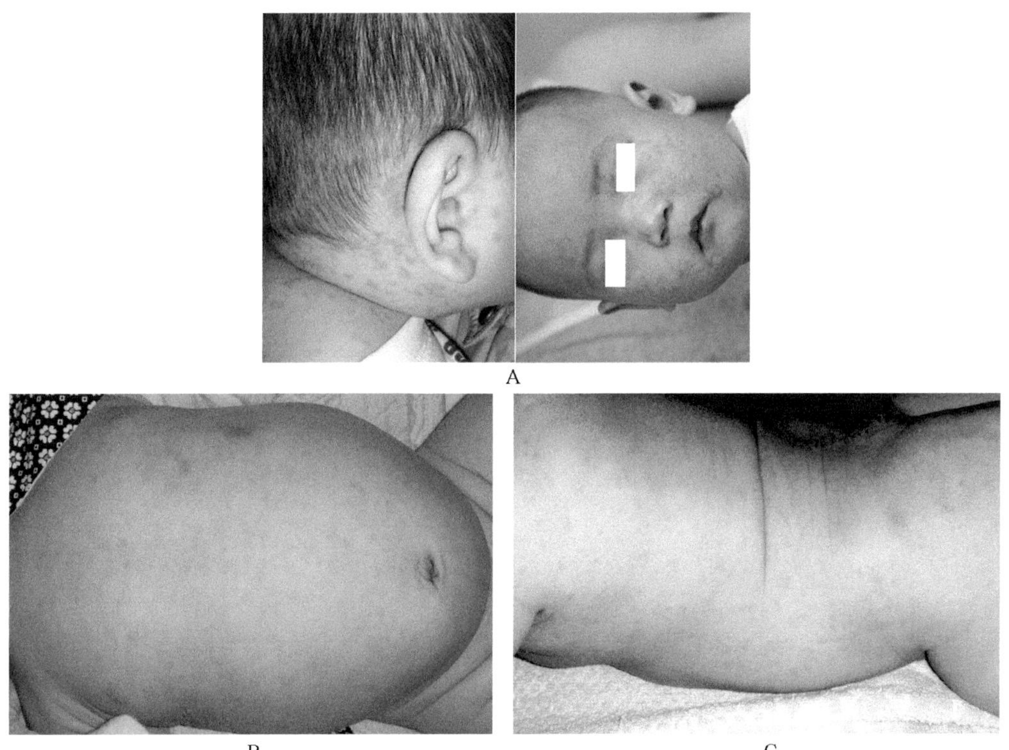

A

B　　C

彩图 8-3　幼儿急疹

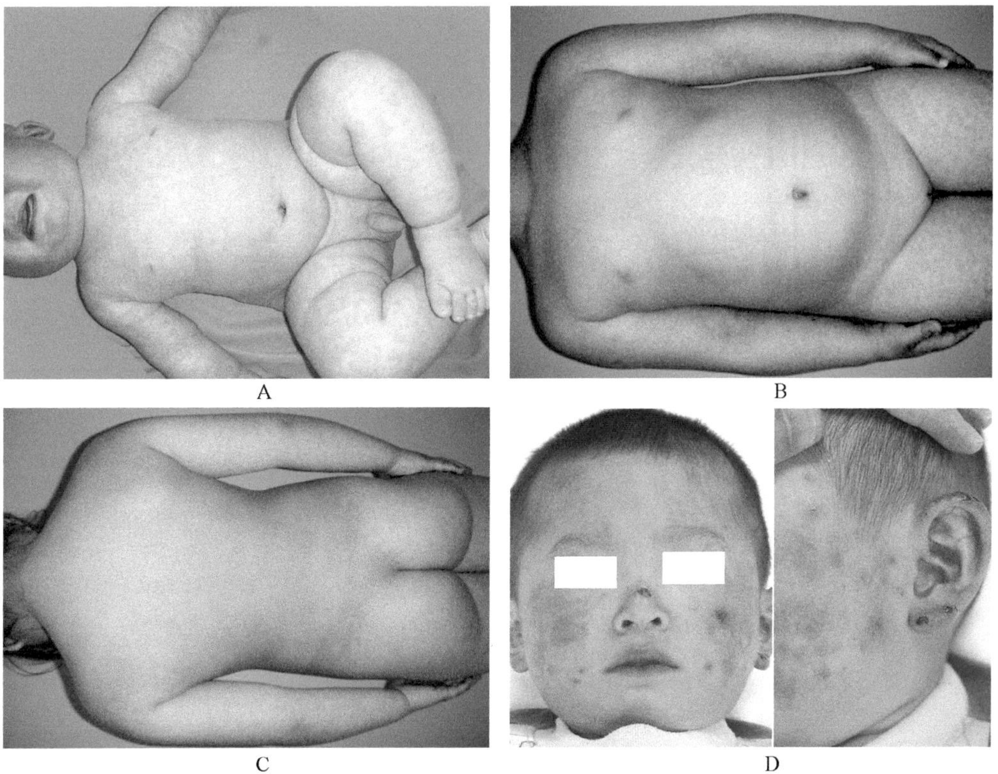

A　　B

C　　D

彩图 8-4　传染性单核细胞增多症

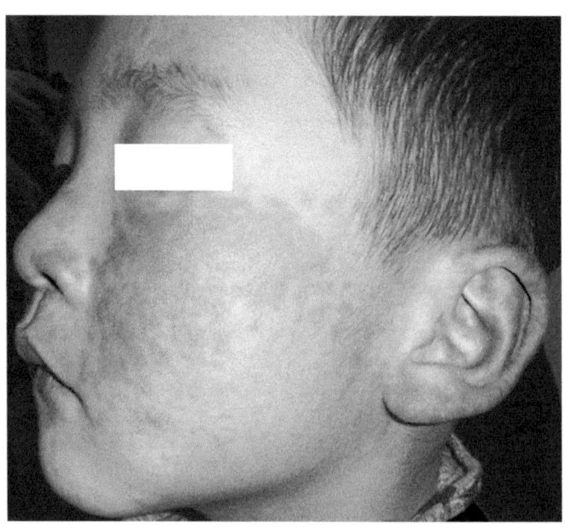

彩图 8-5　传染性红斑

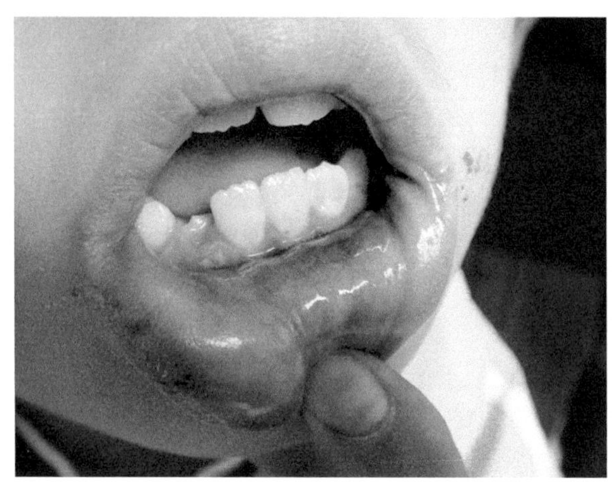

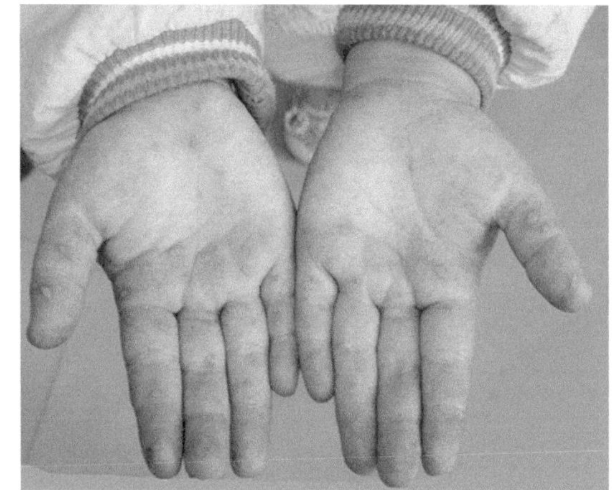

彩图 8-6　手足口病(口腔、手掌)

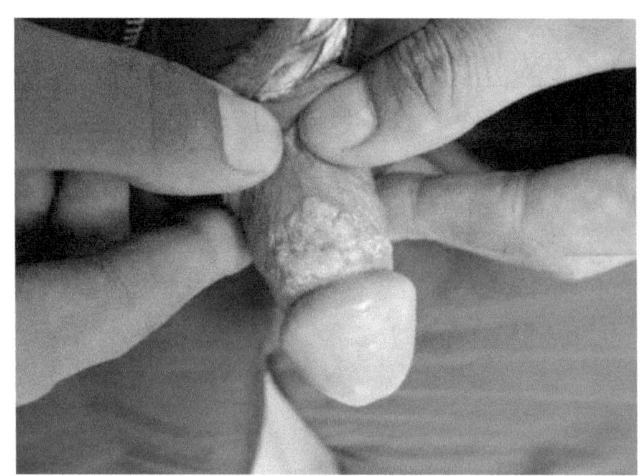

A. 局部表现

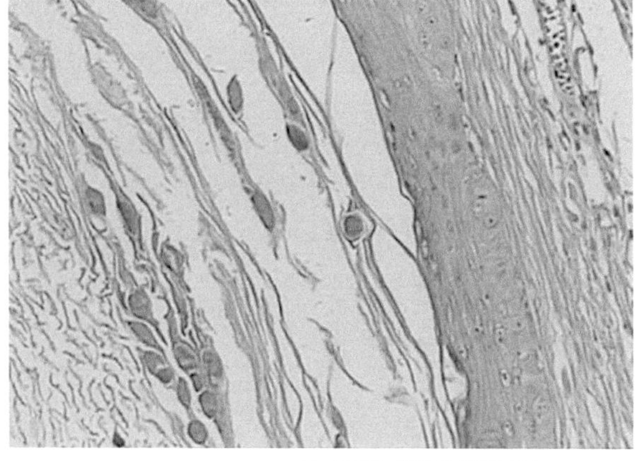

B. 病理（杨希川提供）

彩图 8-7　异位皮脂腺样表现的传染性软疣

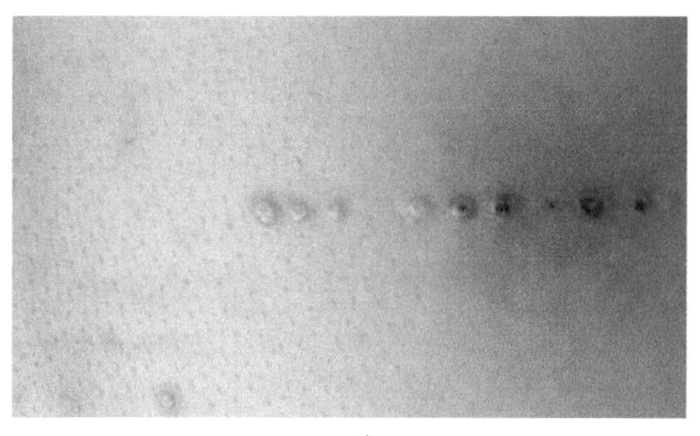

A

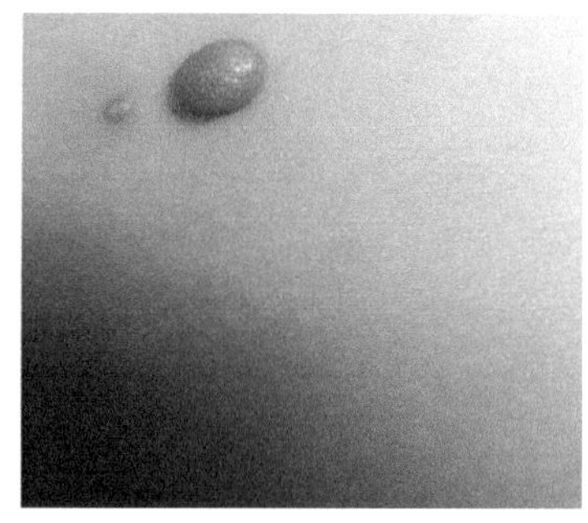

B

彩图 8-8　传染性软疣

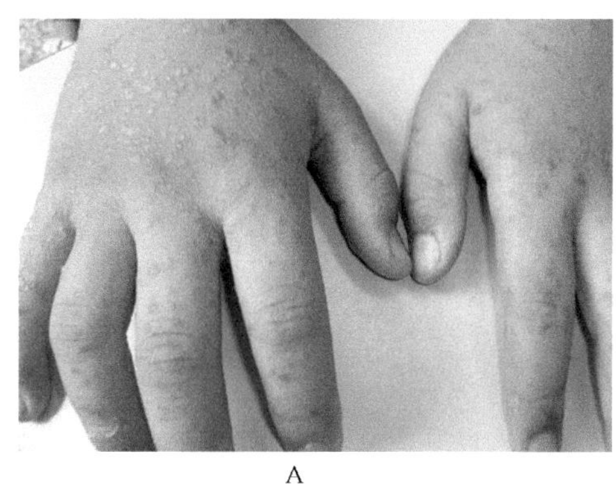

A

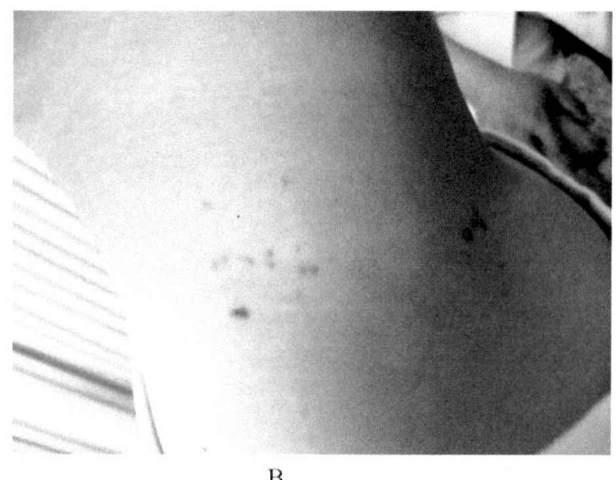

B

彩图 8-9　扁平疣

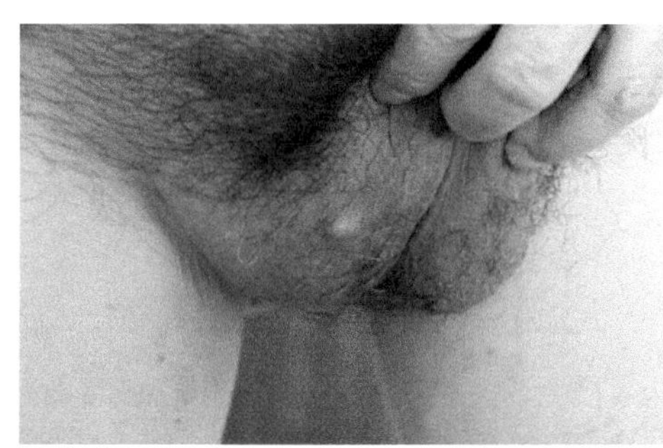

彩图 8-10　表现为表皮囊肿的传染性软疣

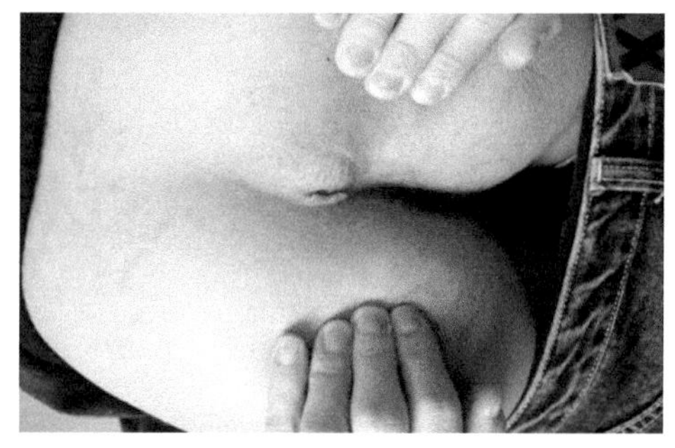

彩图 8-11　尖锐湿疣样表现的传染性软疣

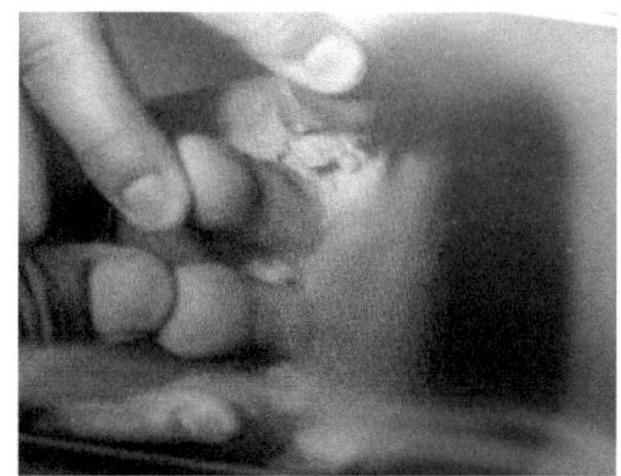

彩图 8-12　趾间尖锐湿疣

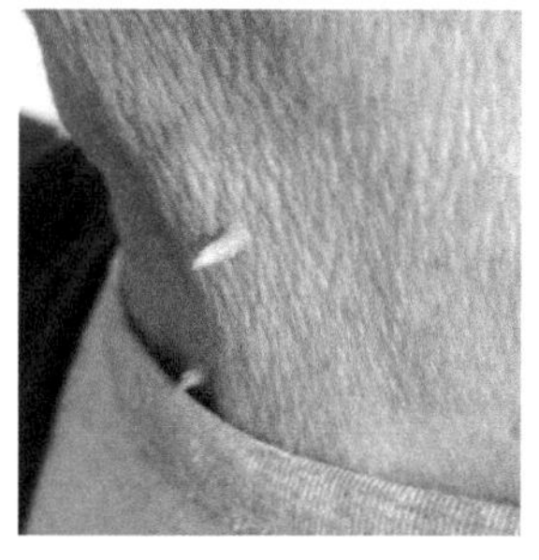

彩图 8-13　丝状疣

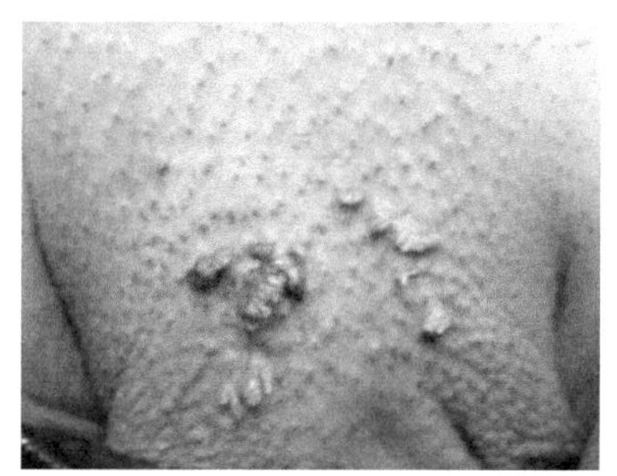

彩图 8-14　寻常疣指状疣

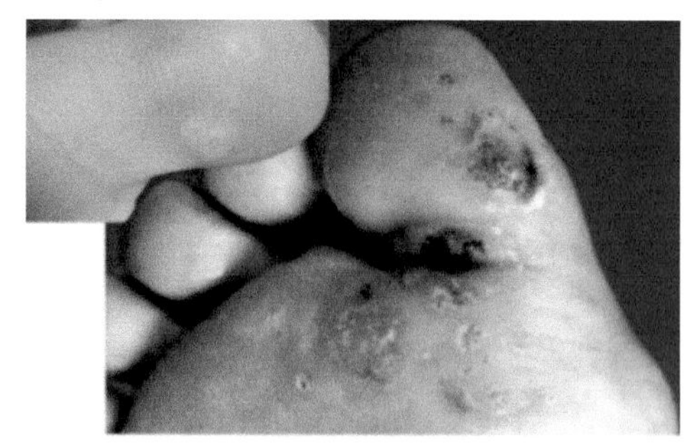

彩图 8-15　跖疣

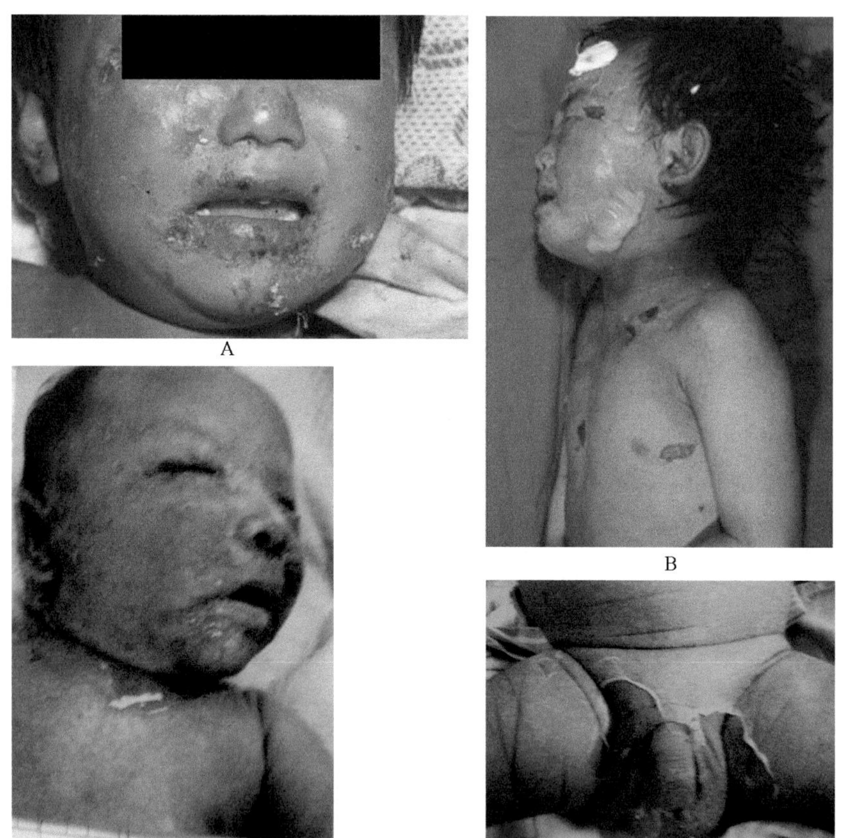

彩图 9-1　葡萄球菌性烫伤样皮肤综合征

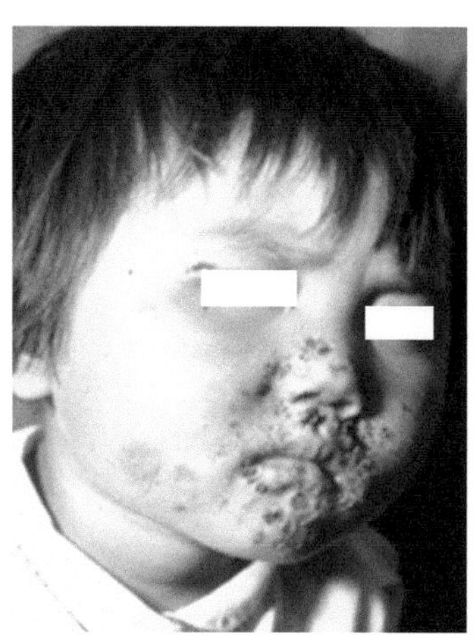

彩图 9-2　脓疱疮

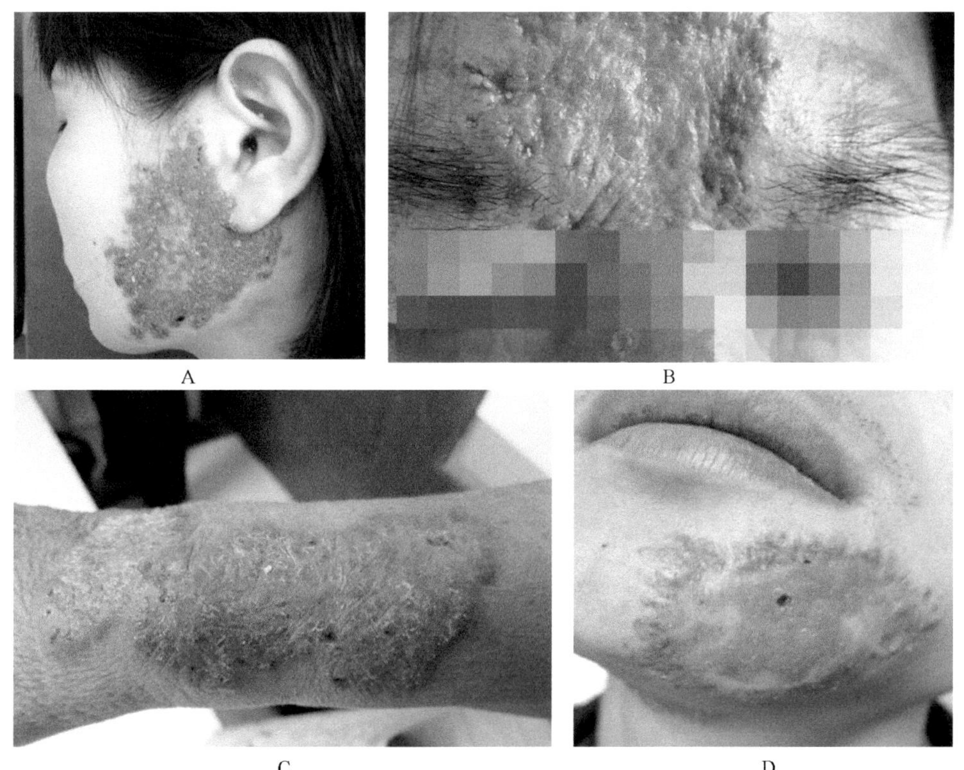

彩图 10-1　寻常狼疮

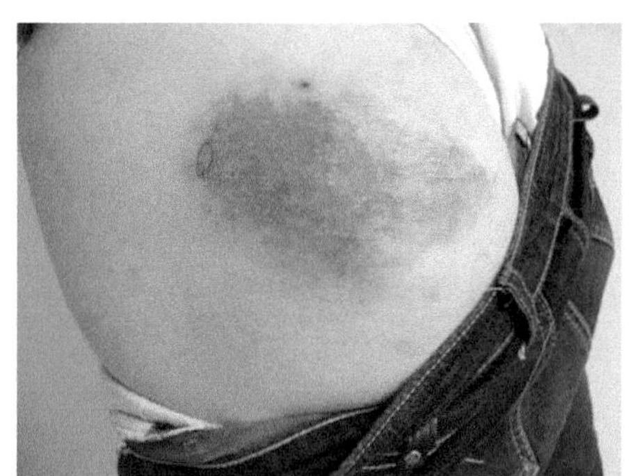

彩图 10-2　扁平寻常狼疮

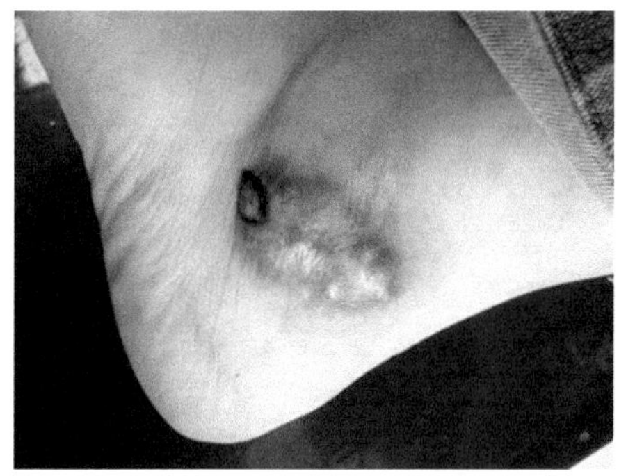

彩图 10-3　瘤样寻常狼疮

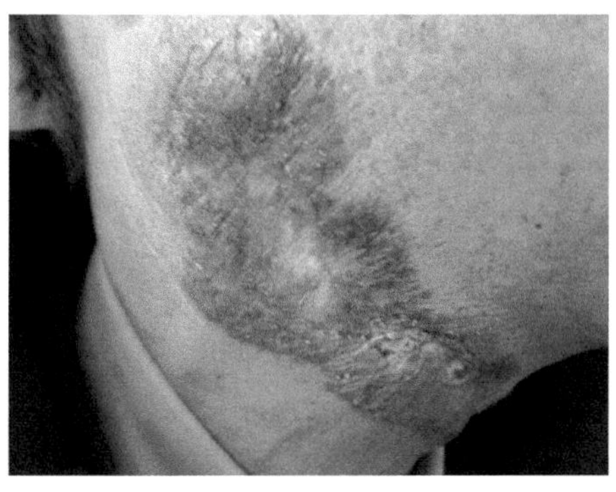

彩图 10-4　瘰疬性皮肤结核

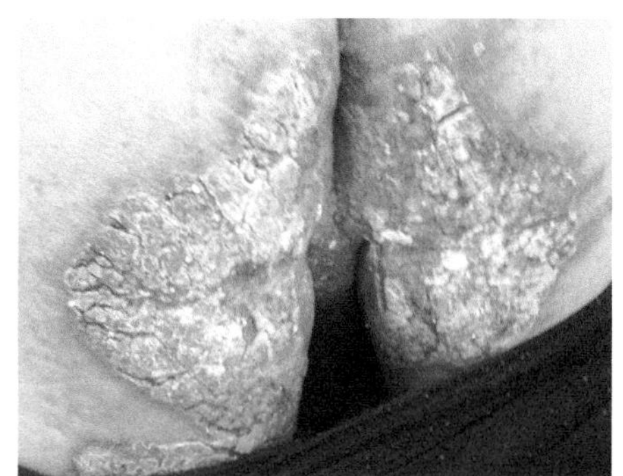

彩图 10-5　腔口皮肤结核(肛周)

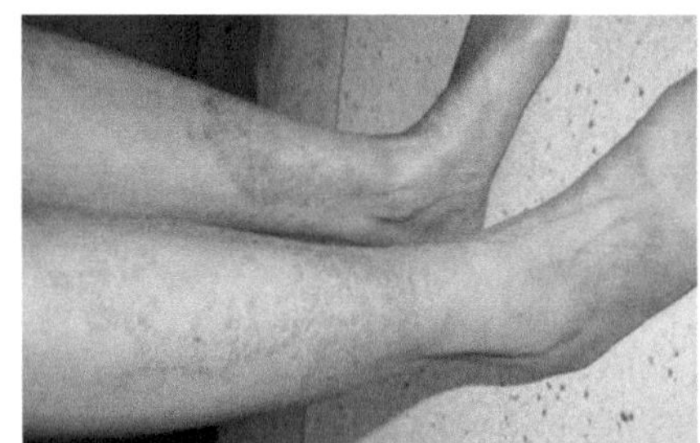
A. 临床

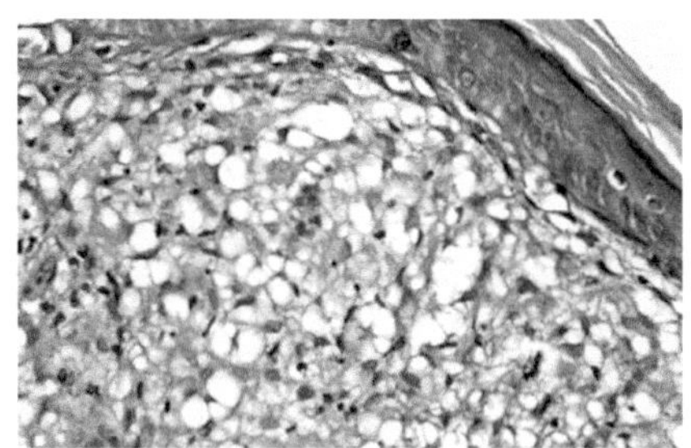
B. 病理

彩图 10-6　结核样型麻风

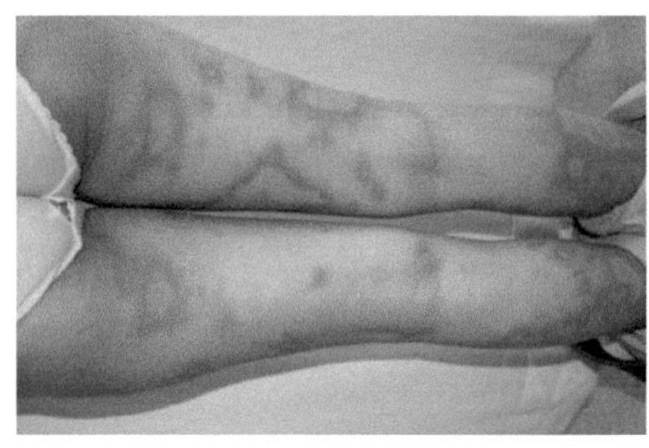

彩图 10-7　界线型麻风常有“打孔现象”

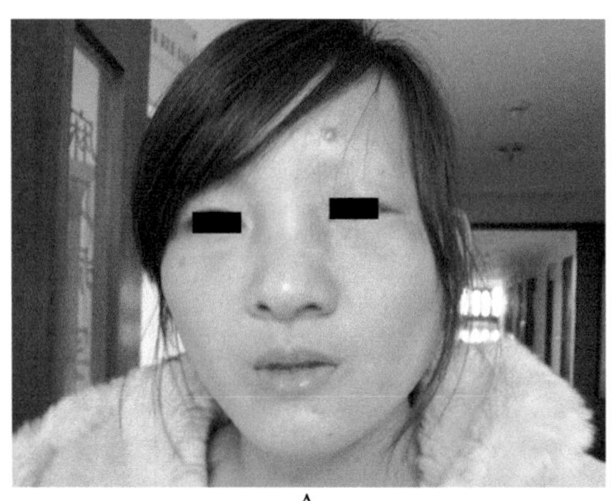
A

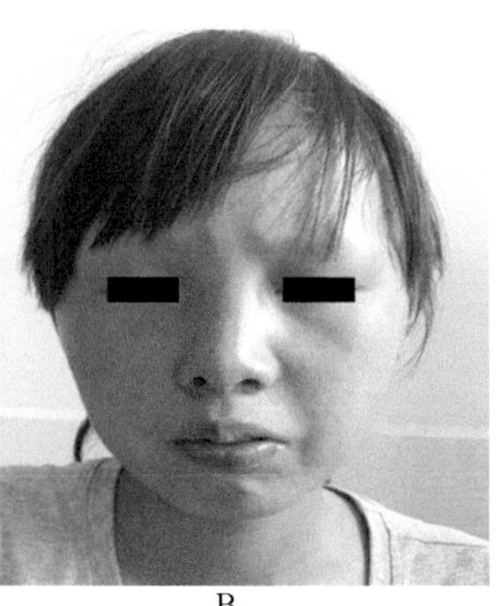
B

彩图 10-8　瘤型(LL)麻风

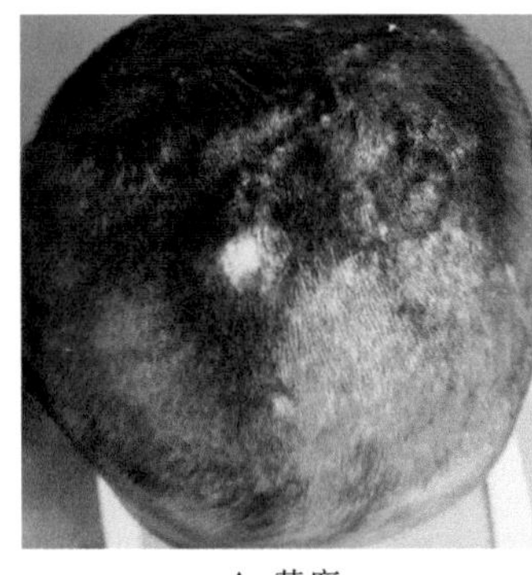
A. 黄癣

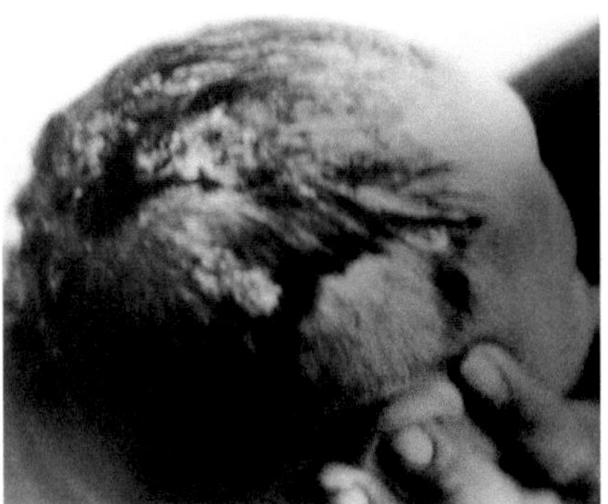
B. 黄癣

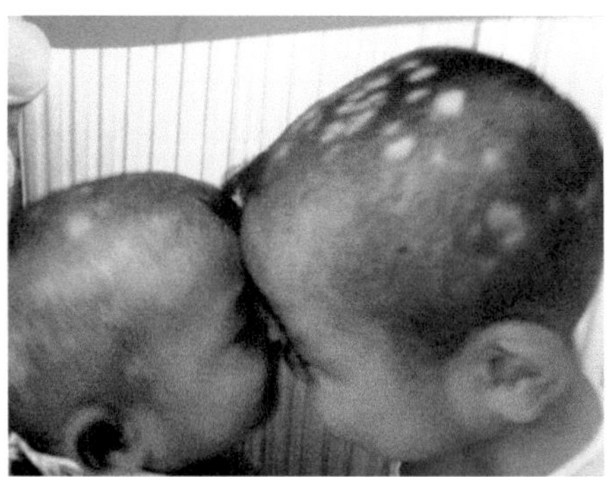
C. 兄弟俩患白癣(为犬小孢子菌引起的白癣)

彩图 11-1　头癣

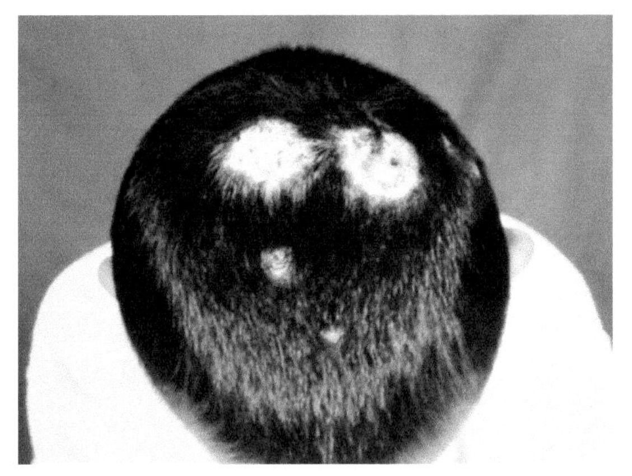

彩图 11-2　林生地霉致儿童头部脓癣

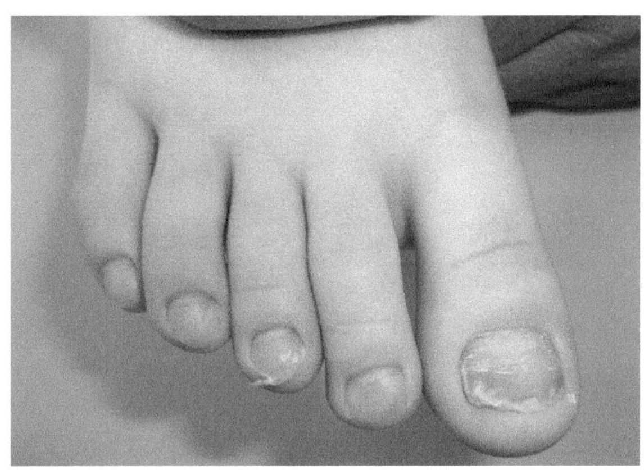

彩图 11-3　甲真菌病

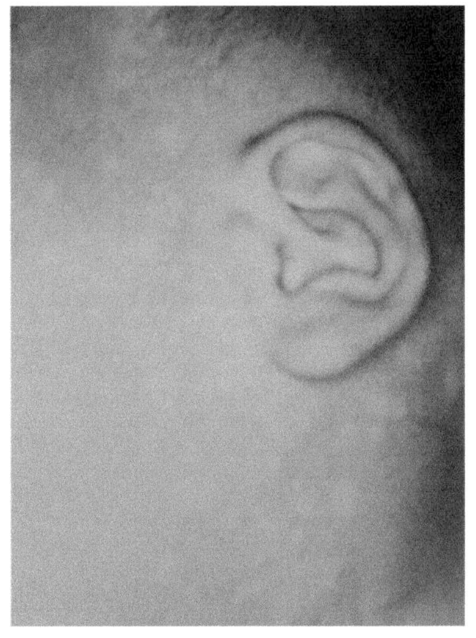

彩图 11-4　儿童花斑糠疹

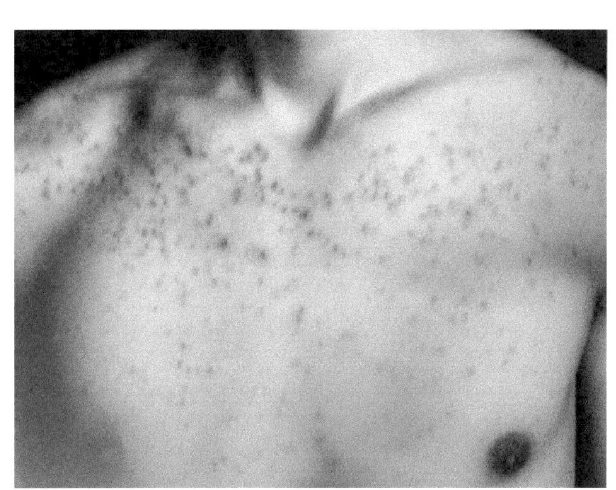

彩图 11-5　马拉色菌毛囊炎

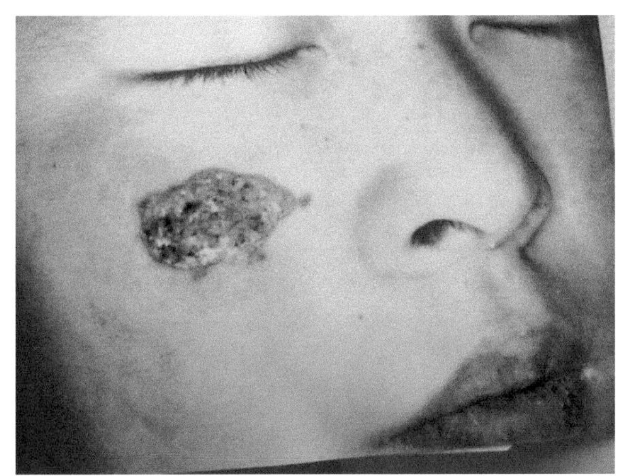

彩图 11-6　孢子丝菌病

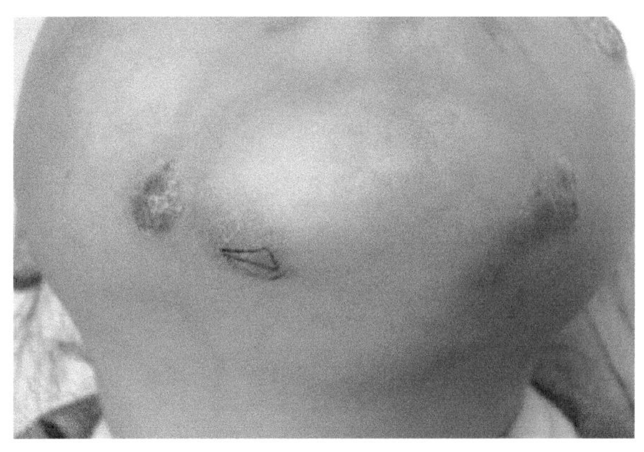

彩图 11-7　淋巴管型孢子丝菌病典型表现

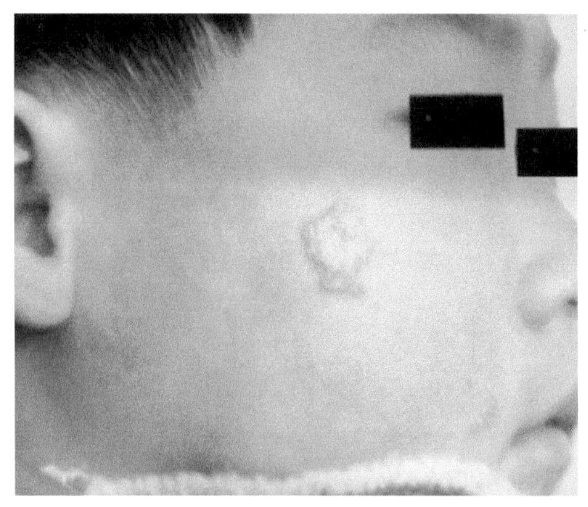

彩图 11-8　孢子丝菌病(固定型)

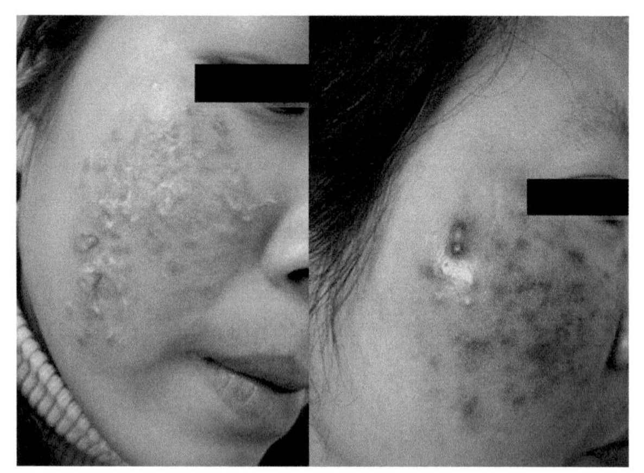

彩图 11-9　2 例长期误诊的不典型的孢子丝菌病

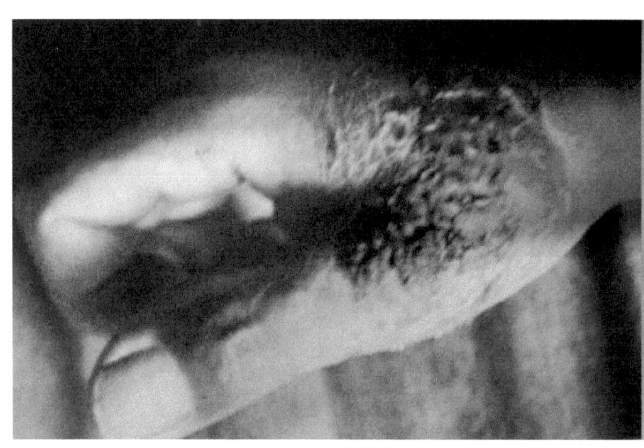

A. 着色真菌病

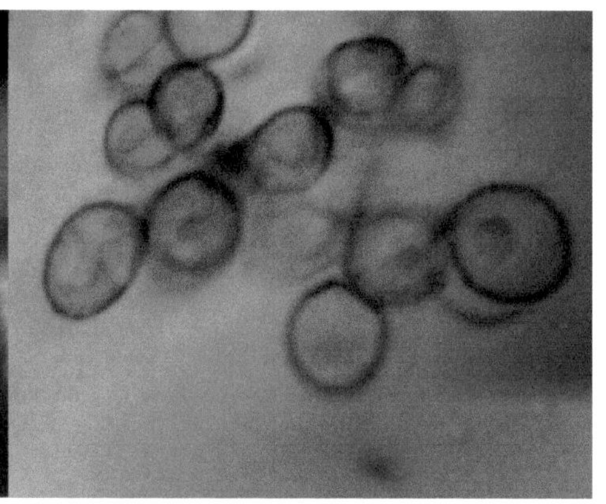

B. 涂片镜检

彩图 11-10

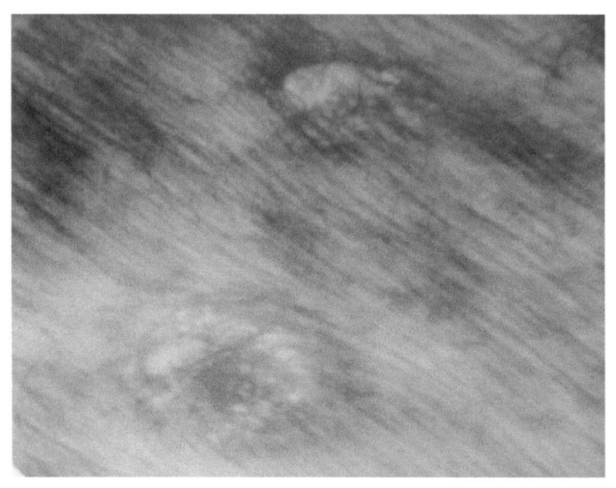

彩图 11-11　婴儿头皮念珠菌病菌痂型

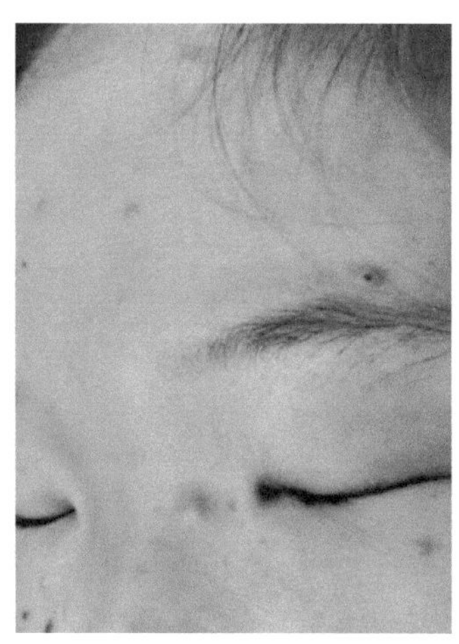

彩图 11-12　隐球菌病(女，14 岁，发热，黄疸，面部、躯干有软疣和痘疮样皮疹)

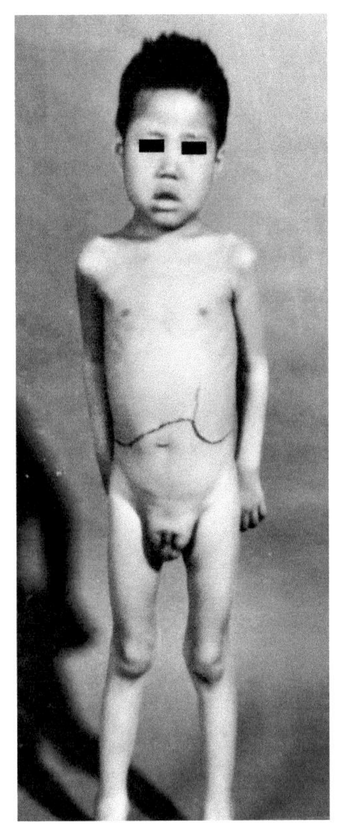

彩图 11-13　隐球菌病患儿，9 岁，表现发热，肝脾大

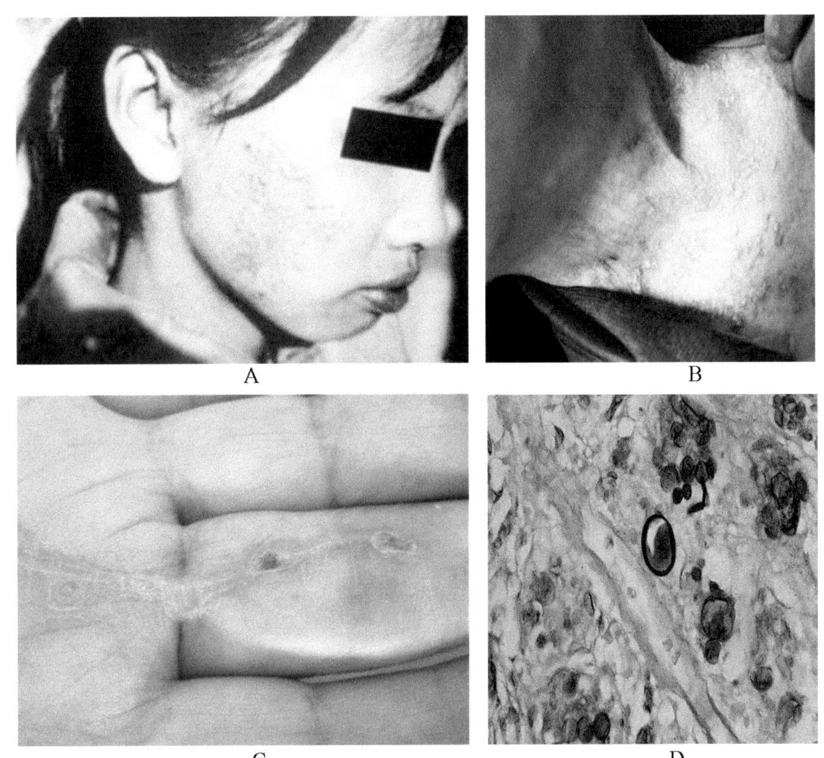

彩图 11-14　皮肤无绿藻病

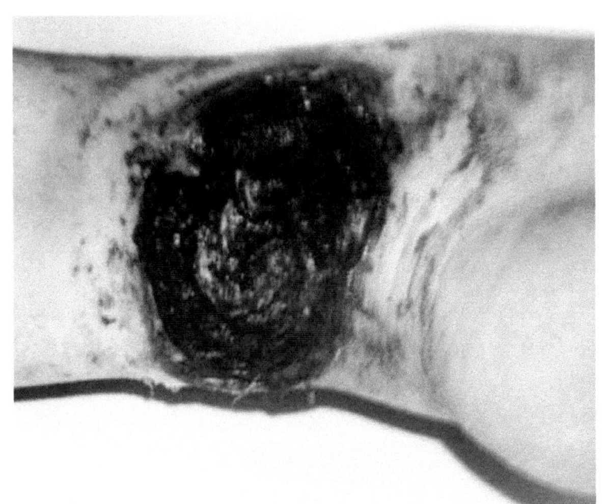

彩图 11-15　皮肤曲霉病

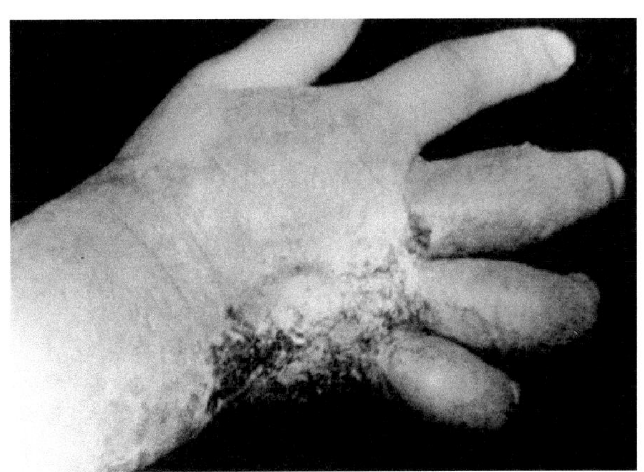

彩图 11-16　皮肤毛霉病

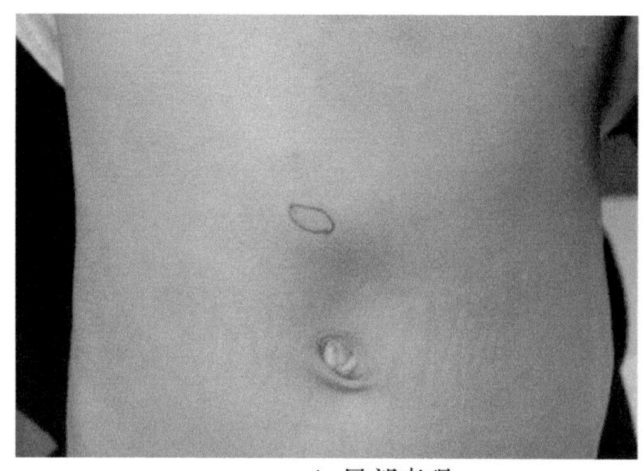
A. 局部表现

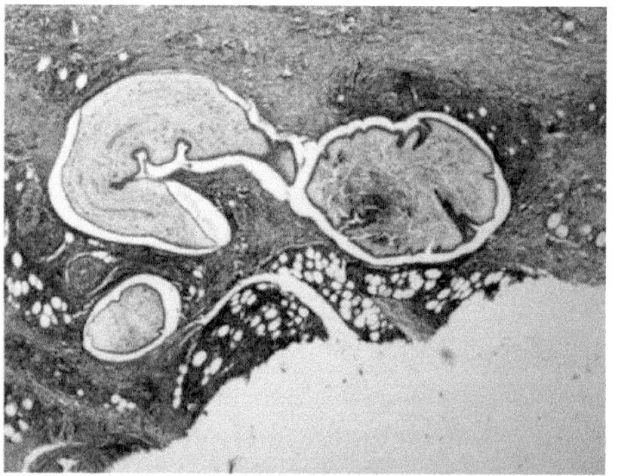
B. 病理

彩图 12-1　腹部包块(皮肤猪囊尾蚴病)

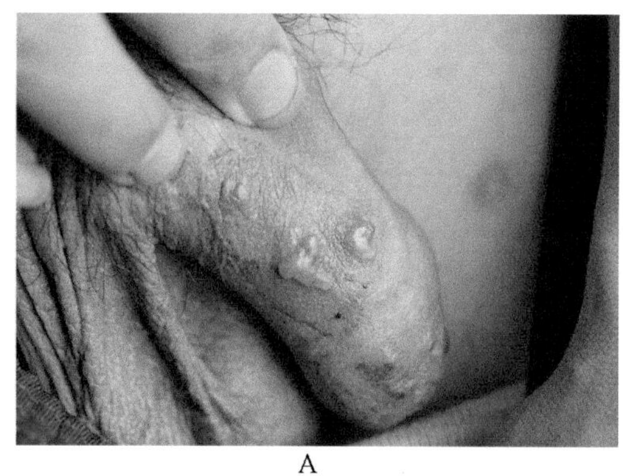
A

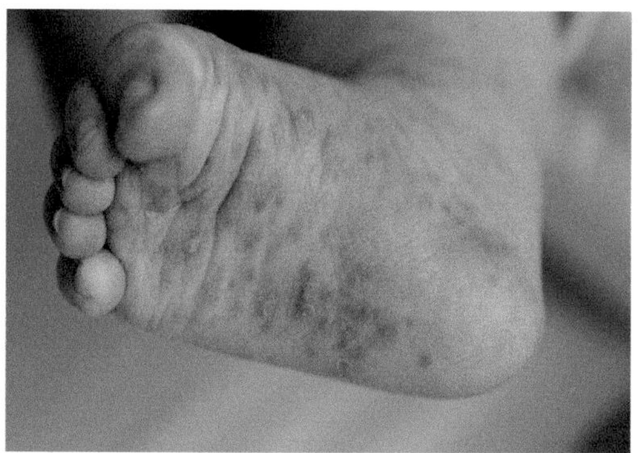
B

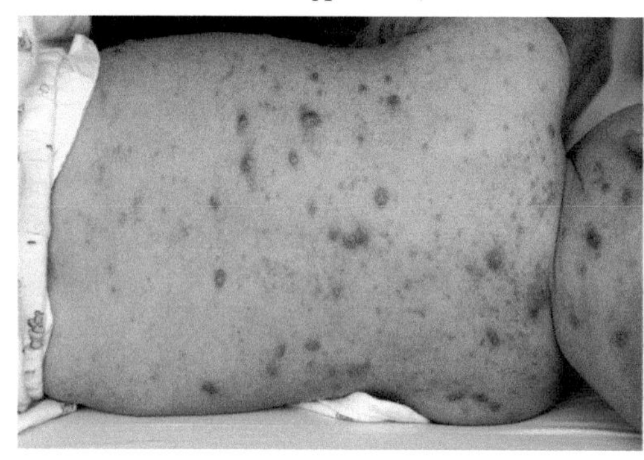
C

彩图 12-2　儿童疥疮(A 为 16 岁的大疱型疥疮)

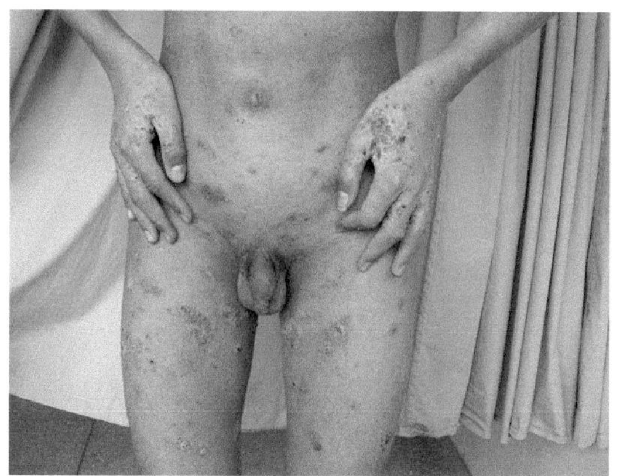

彩图 12-3　挪威疥

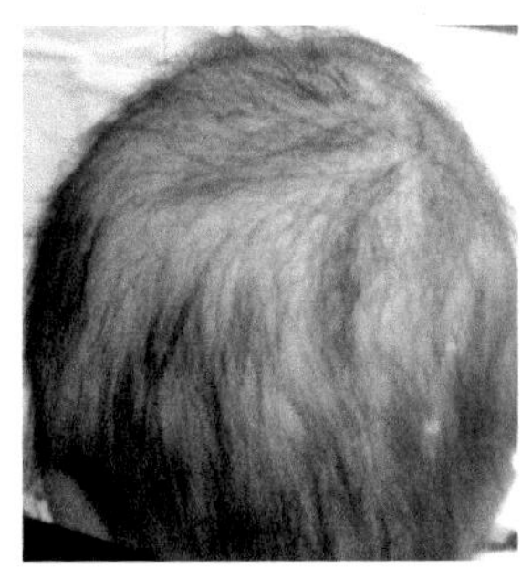

彩图 13-1　儿童获得性二期梅毒(虫蚀状秃发)

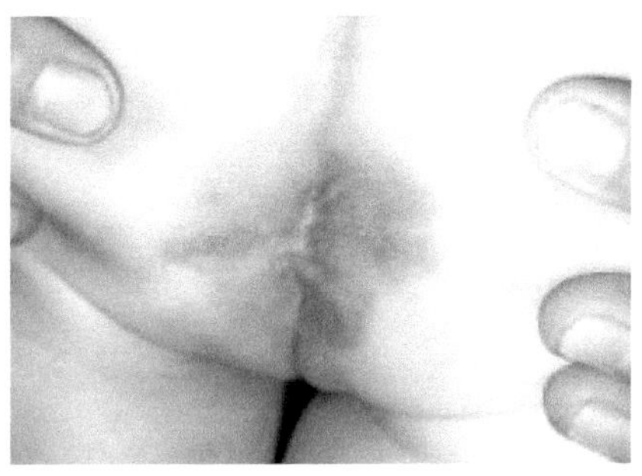

彩图 13-2　儿童获得性二期梅毒(肛门)

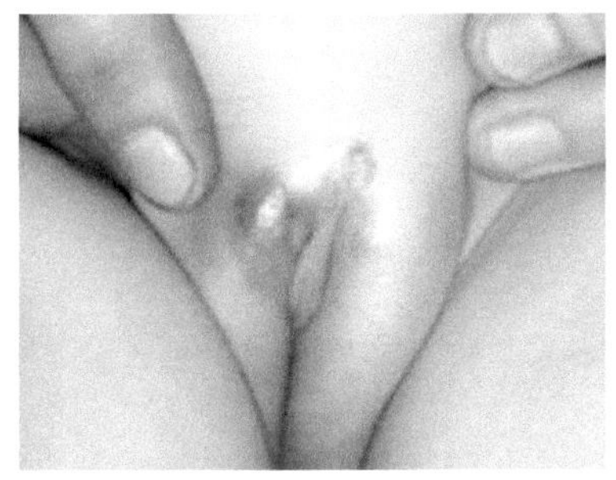

彩图 13-3　儿童获得性二期梅毒(外阴)

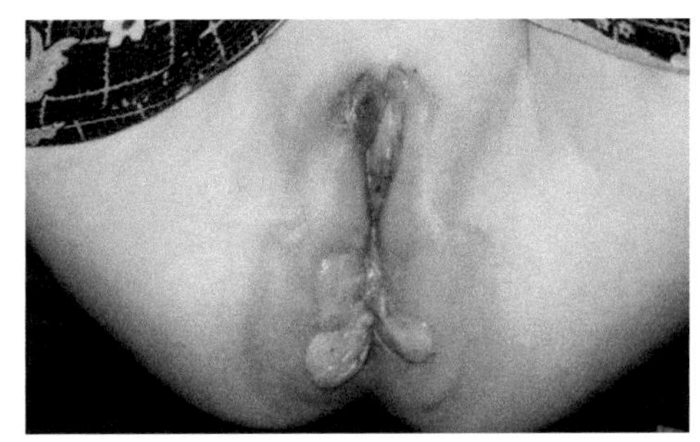

彩图 13-4　儿童获得性二期梅毒(外阴)

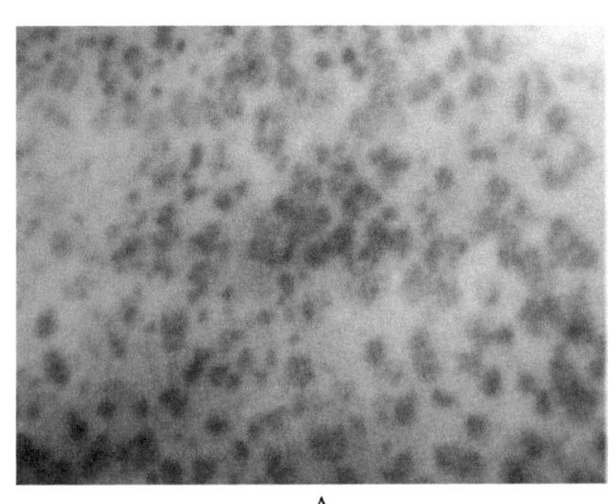

A

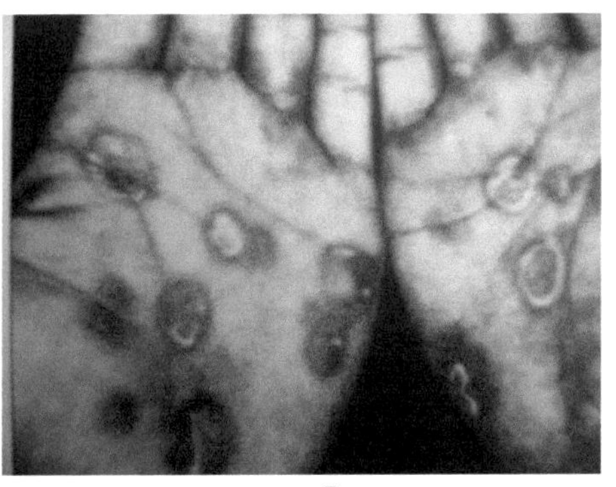

B

彩图 13-5　二期梅毒疹

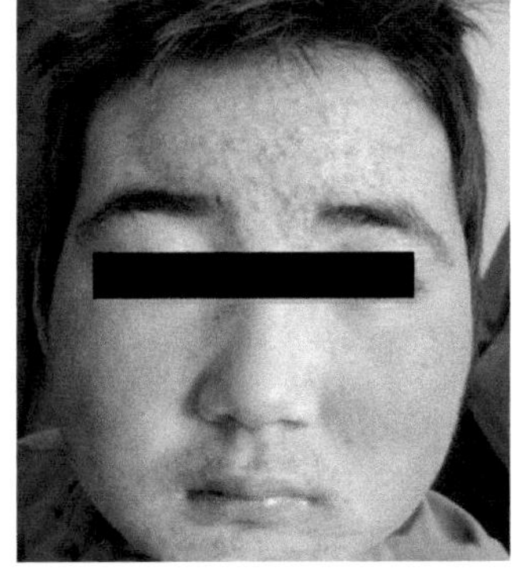

彩图 14-1　类固醇激素痤疮

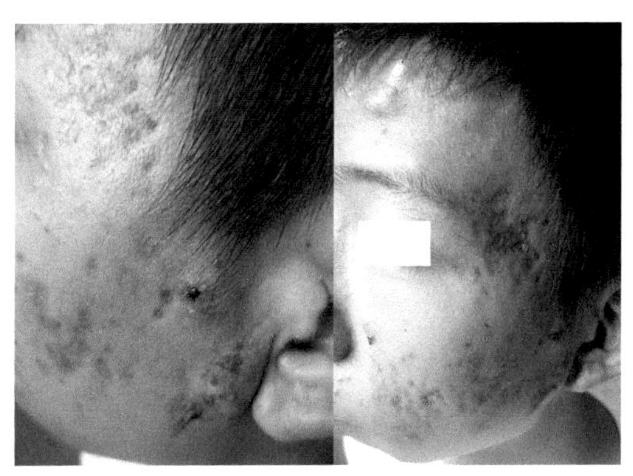

彩图 14-2　囊肿性痤疮

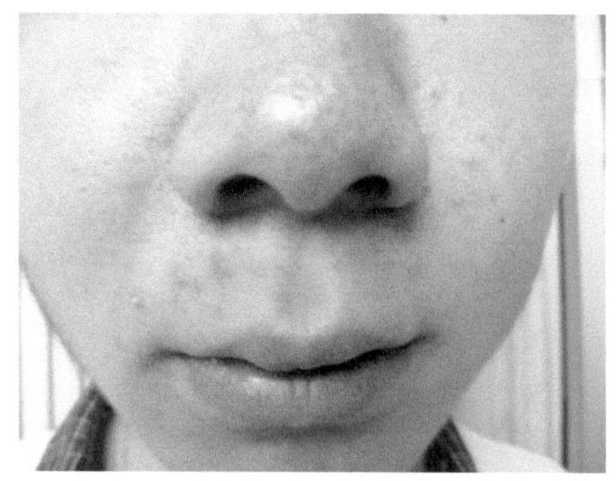
彩图 14-3　酒渣鼻

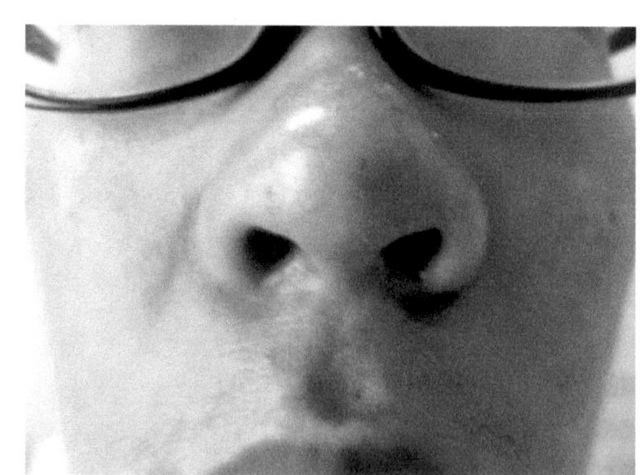
彩图 14-4　酒渣鼻

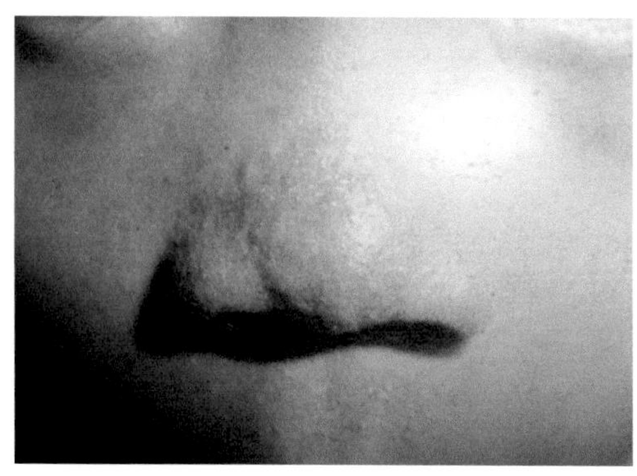
彩图 14-5　鼻红粒病

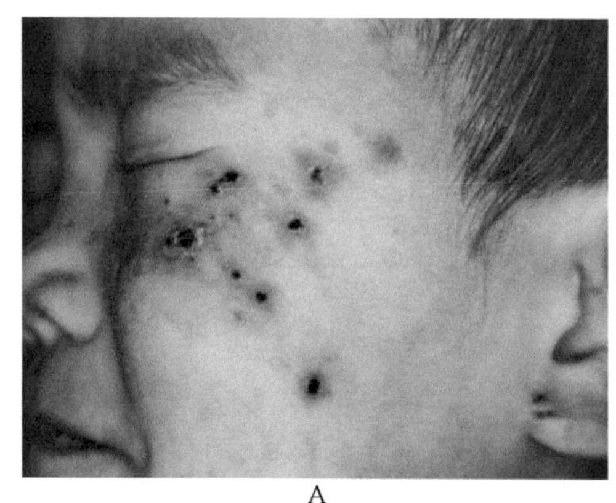
A

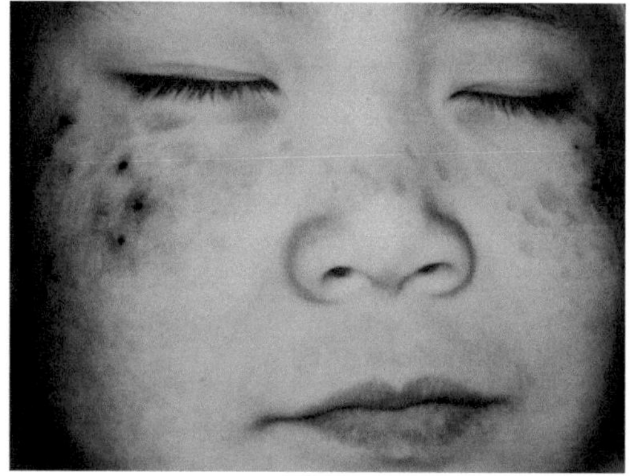
B

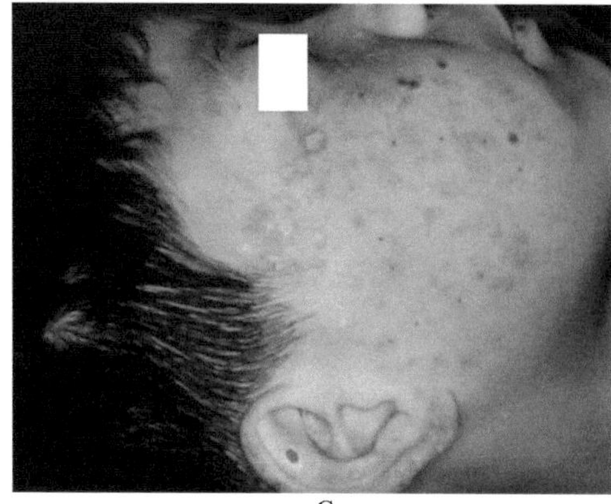
C

彩图 15-1　痘疮样水疱病

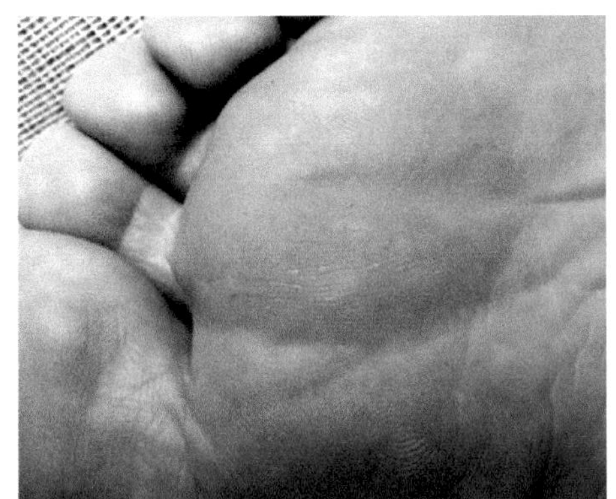

彩图 15-2　足跖胼胝

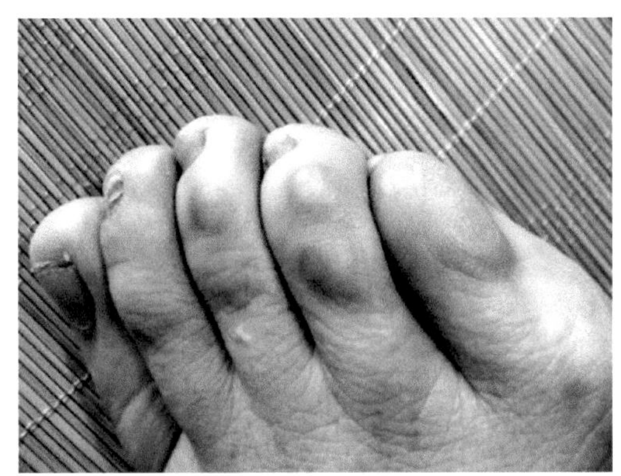

彩图 15-3　脚趾胼胝

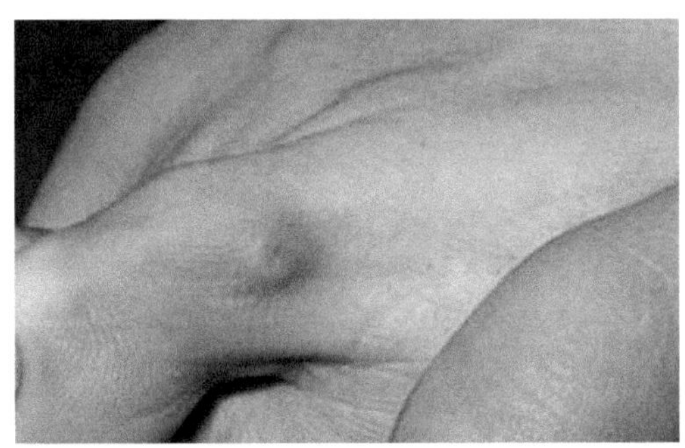

彩图 15-4　足趾鸡眼

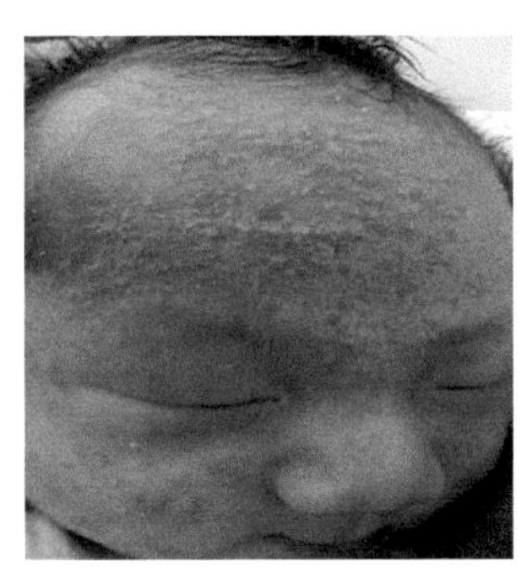

彩图 15-5　头部脓痱

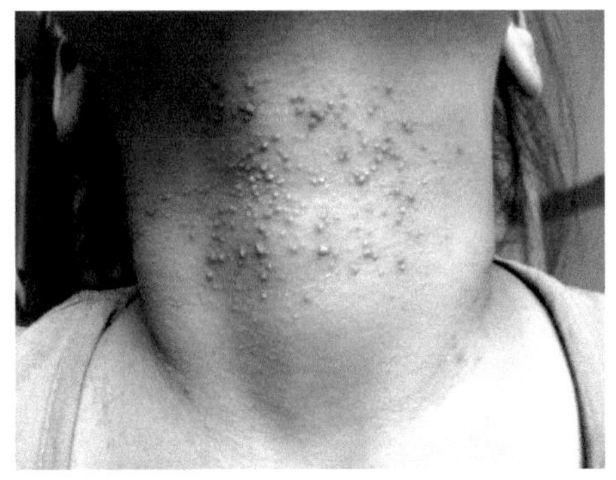

彩图 15-6　颈部脓痱

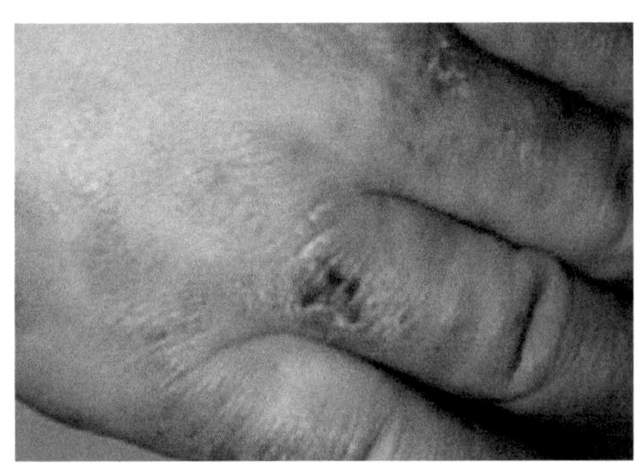

彩图 15-7　冻疮

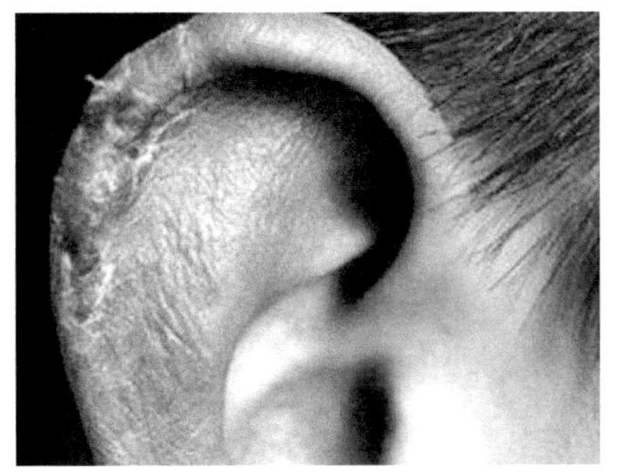

彩图 15-8　耳部冻疮

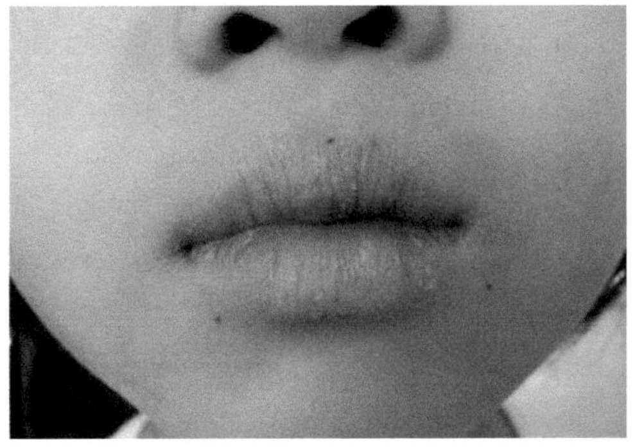

彩图 15-9　唇部皲裂

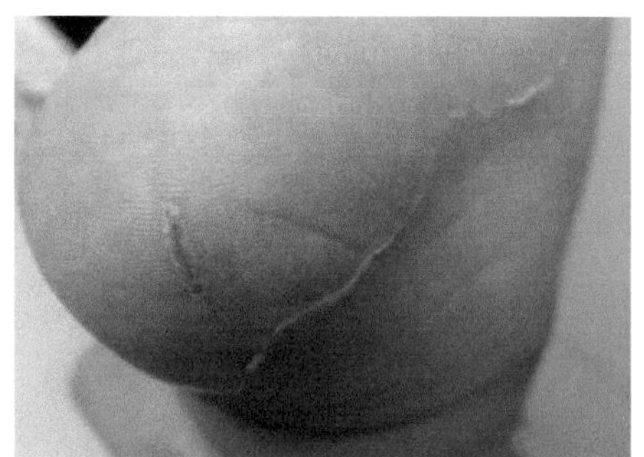

彩图 15-10 足跟皲裂

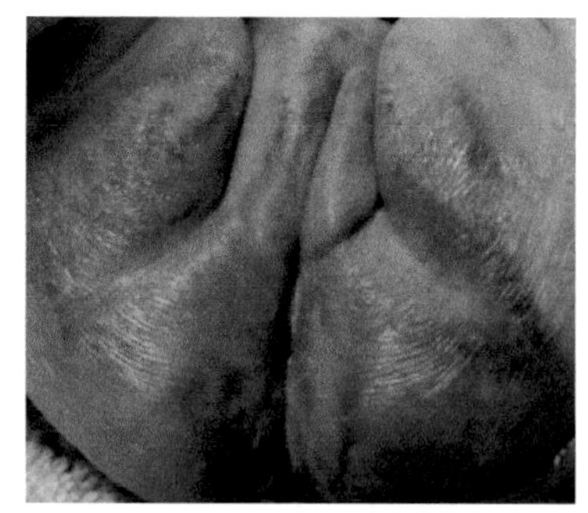

彩图 15-11 尿布皮炎

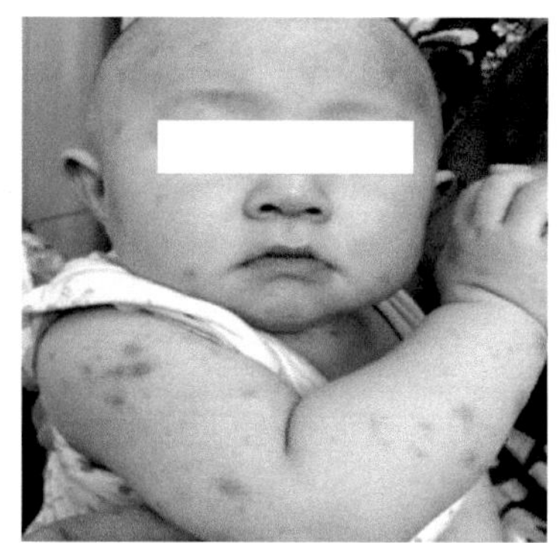

彩图 15-12 夏季皮炎

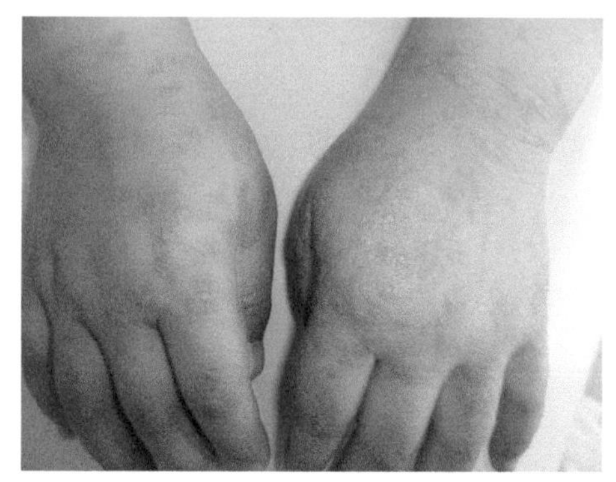

彩图 15-13 摩擦性苔藓样疹

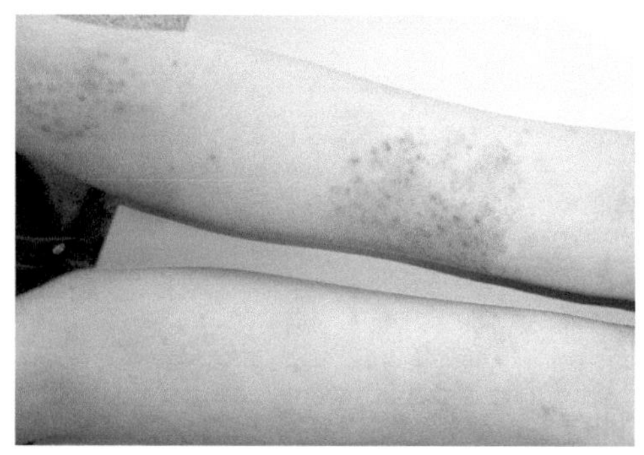

彩图 16-1 湿疹

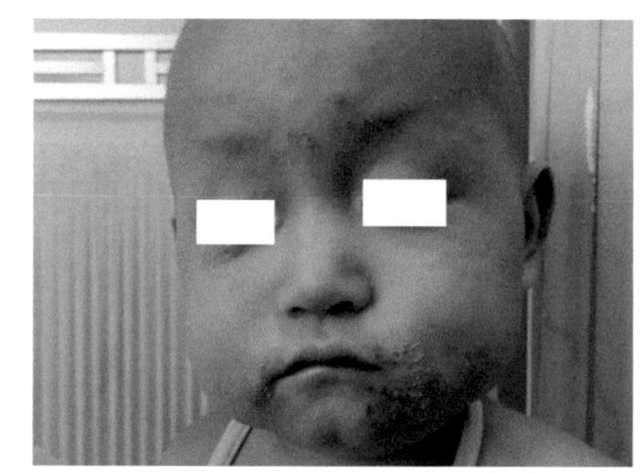

彩图 16-2 婴儿湿疹

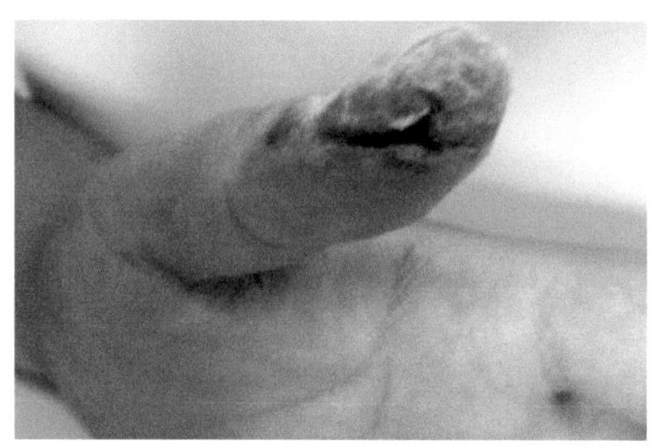

彩图 16-3 手部湿疹

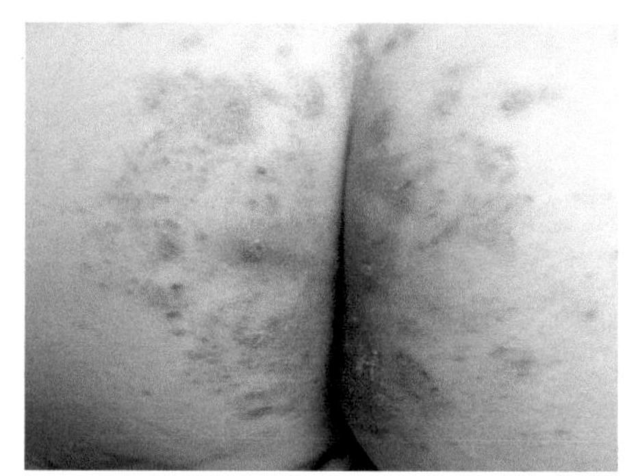

彩图 16-4 肛周湿疹

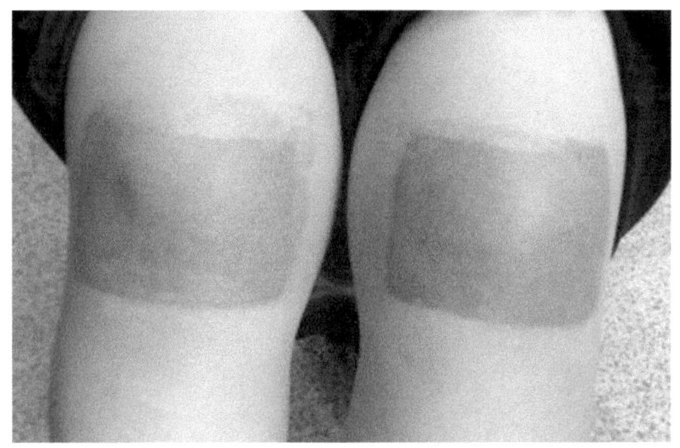

彩图 16-5　接触性皮炎(17 岁)

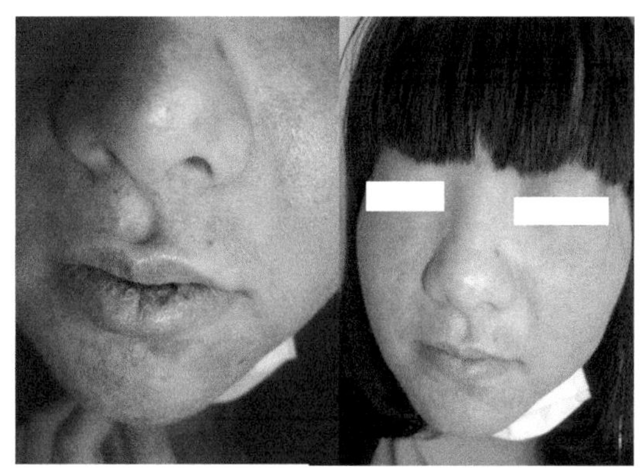

彩图 16-6　面部接触皮炎

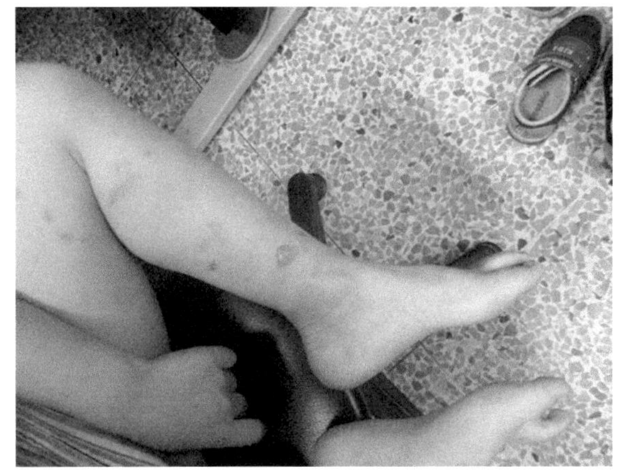

彩图 16-7　丘疹性荨麻疹

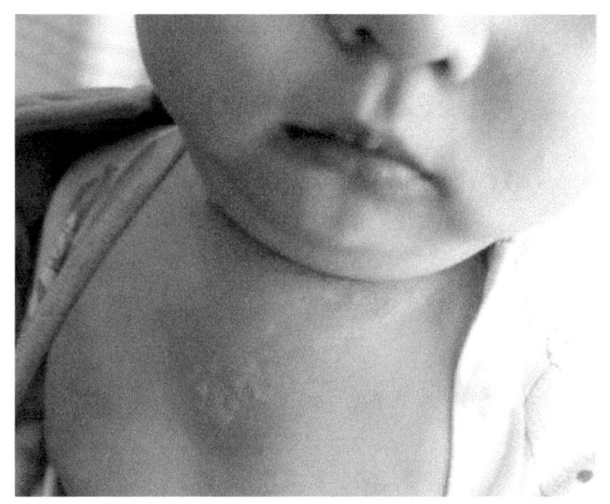

彩图 16-8　儿童荨麻疹

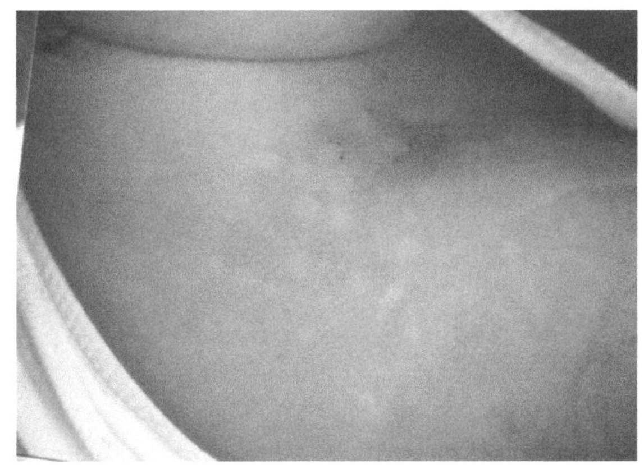

彩图 16-9　荨麻疹

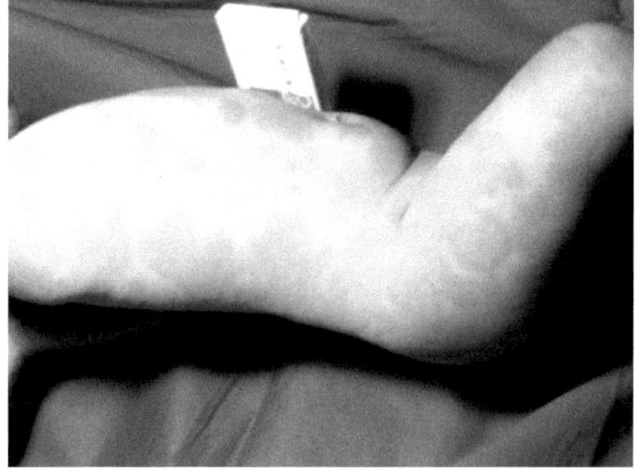

彩图 17-1　荨麻疹型药疹

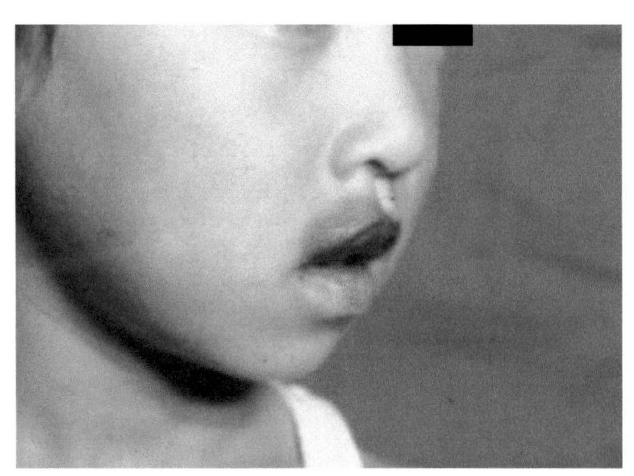

彩图 17-2 固定性药疹

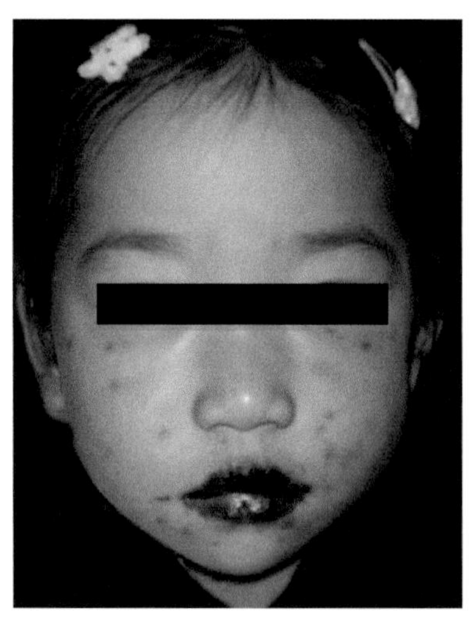

彩图 17-3 重症多形红斑型药疹

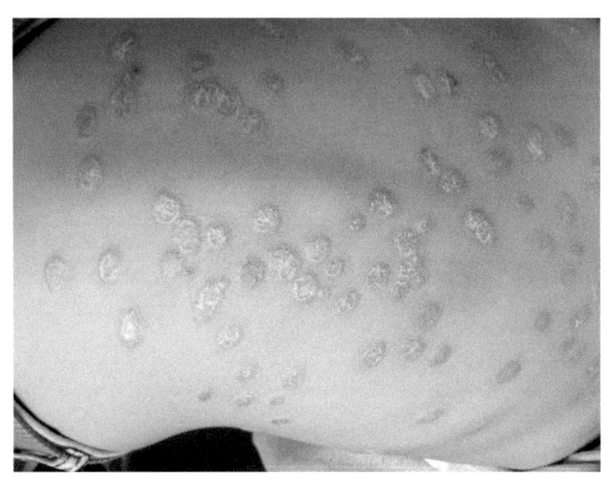

彩图 18-1 寻常型斑块状银屑病

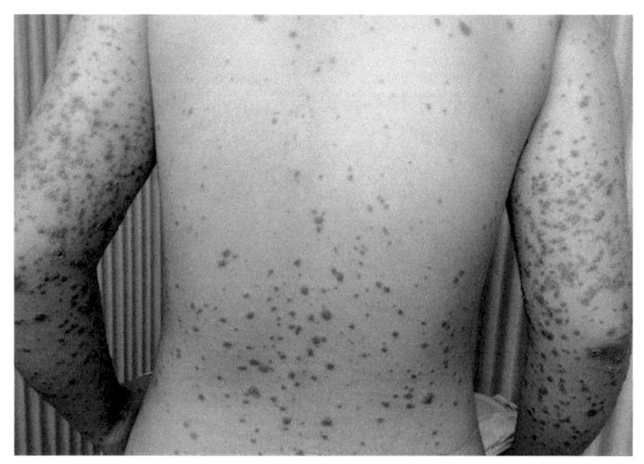

彩图 18-2 点滴状银屑病

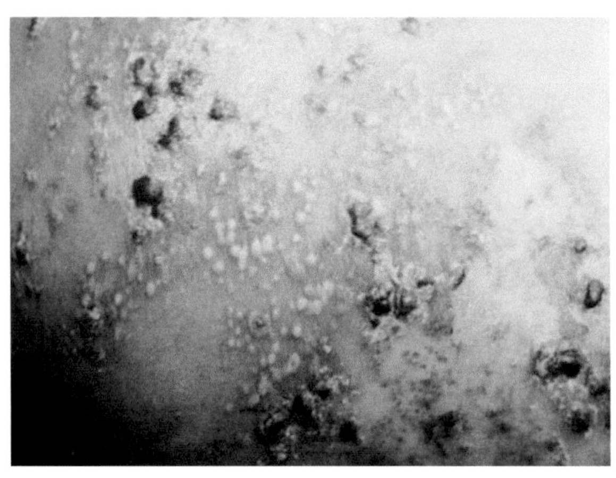

彩图 18-3 脓疱型银屑病(背部)

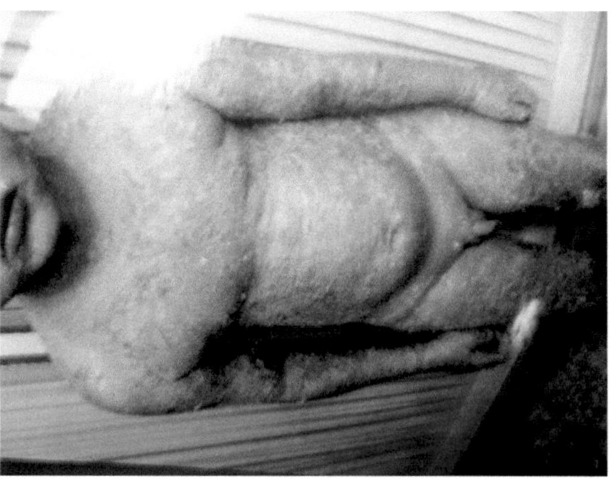

彩图 18-4 红皮病型银屑病

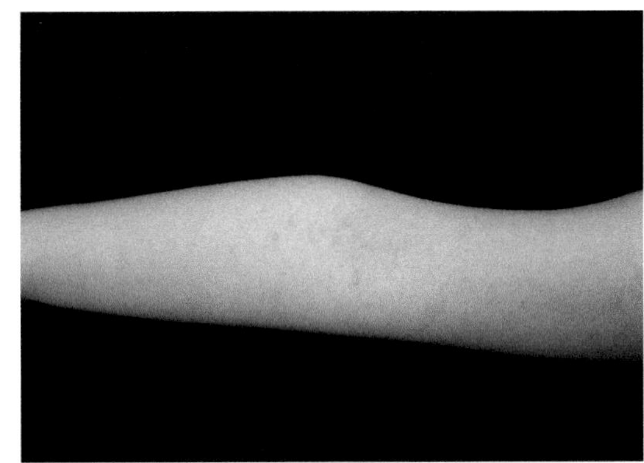

彩图 18-5 副银屑病

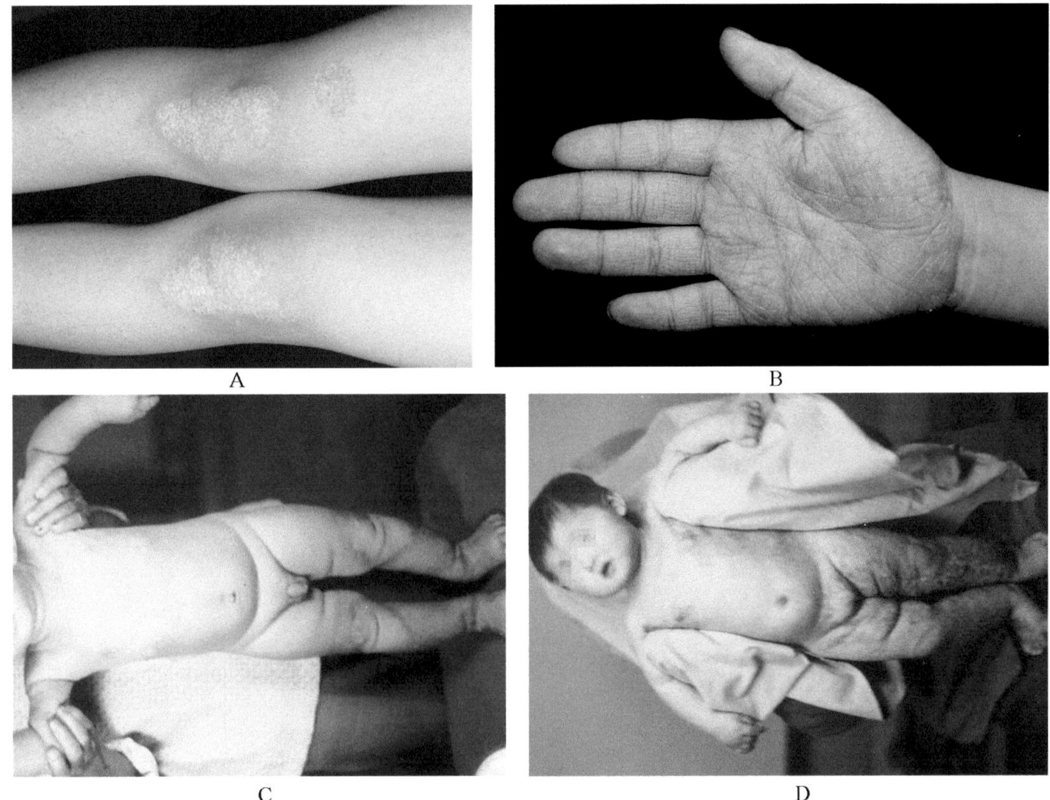

A B C D

彩图 18-6 毛发红糠疹

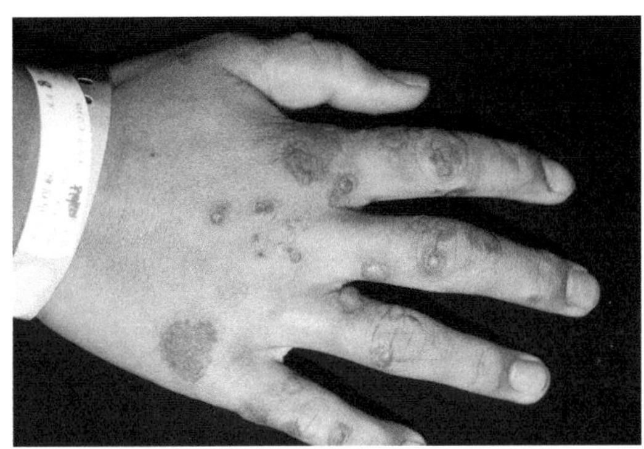

彩图 18-7 多形红斑

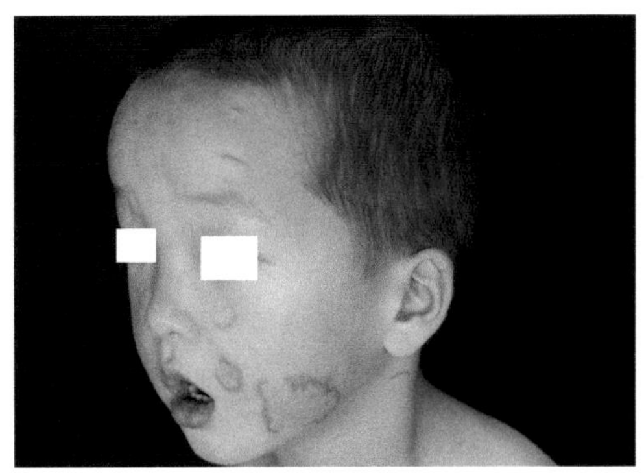

彩图 18-8 离心性环状红斑

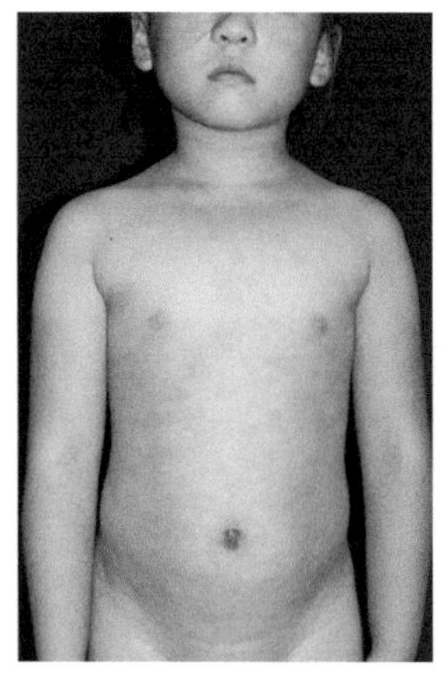
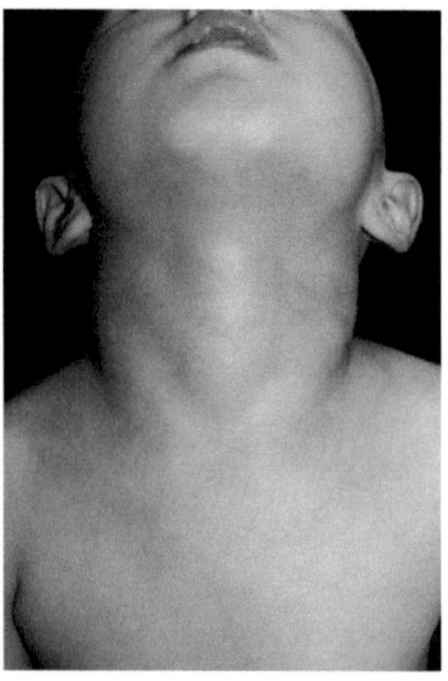

彩图 18-9　灰色皮病

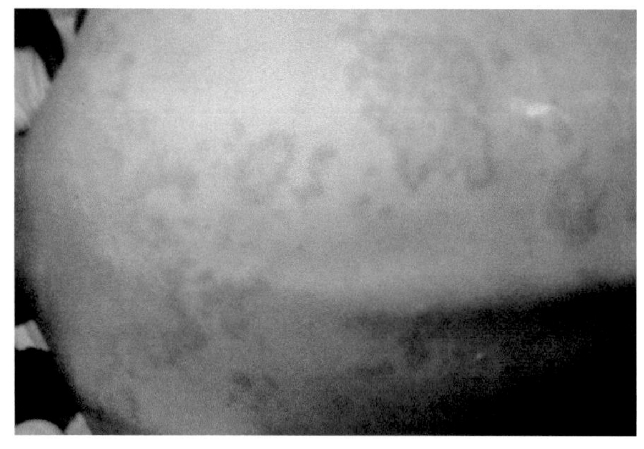

彩图 18-10　单纯糠疹

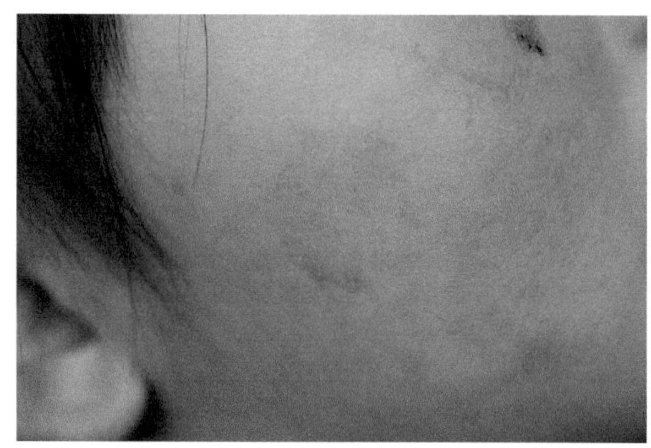

彩图 18-11　玫瑰糠疹

彩图 18-12　连圈状糠秕疹

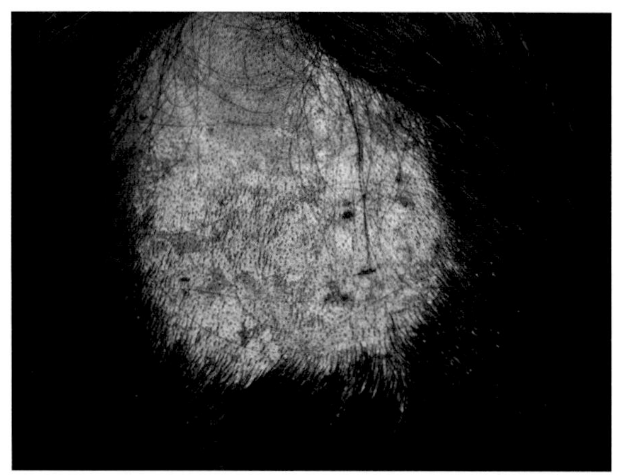

彩图 18-13　石棉样糠疹

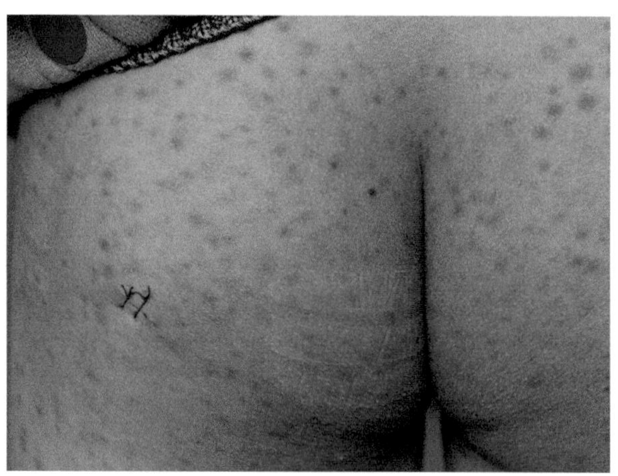

彩图 18-14　扁平苔藓(色素性)

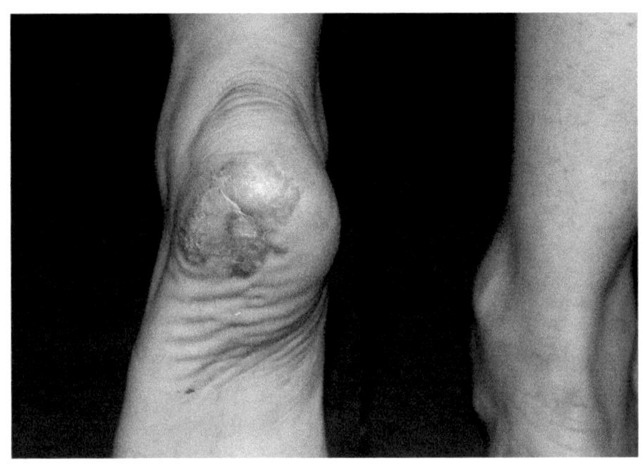

彩图 18-15 扁平苔藓

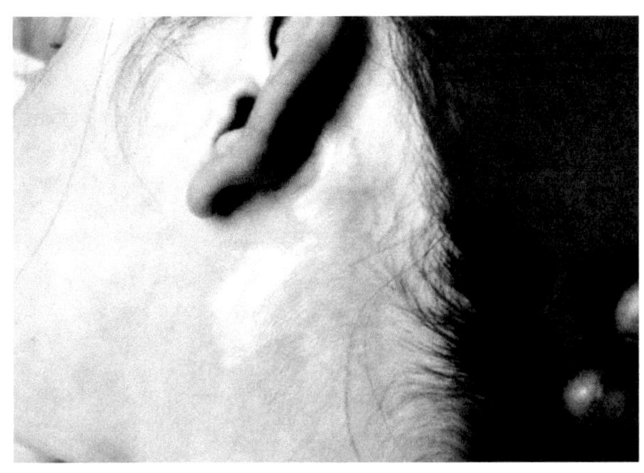

彩图 18-16 硬化苔藓(8 岁)

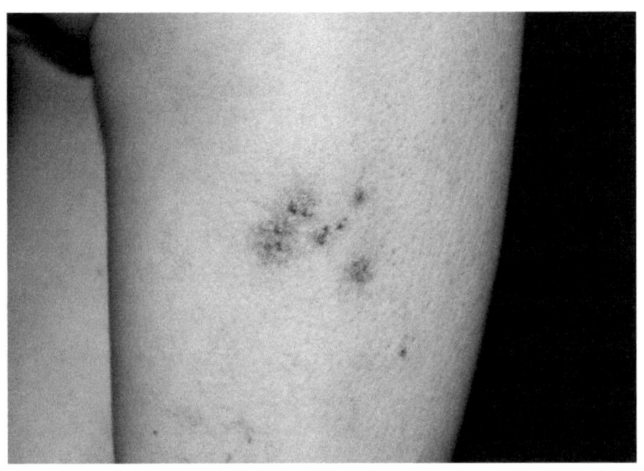

彩图 18-17 金黄色苔藓

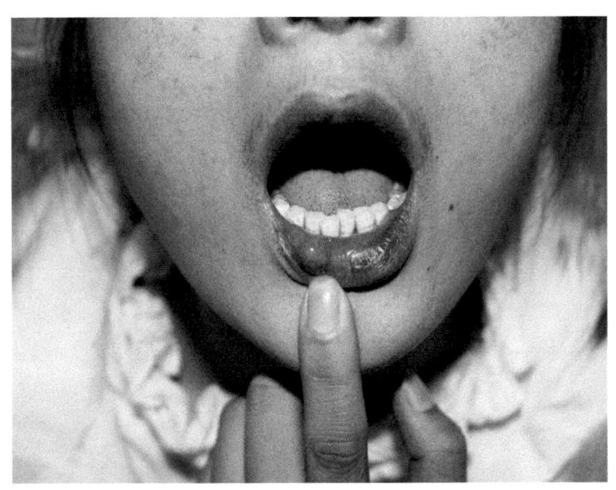

彩图 19-1 静脉湖

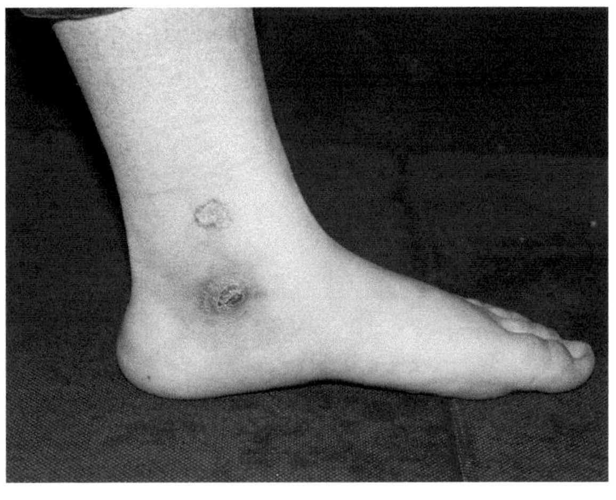

彩图 19-2 白色萎缩(青斑样血管病)

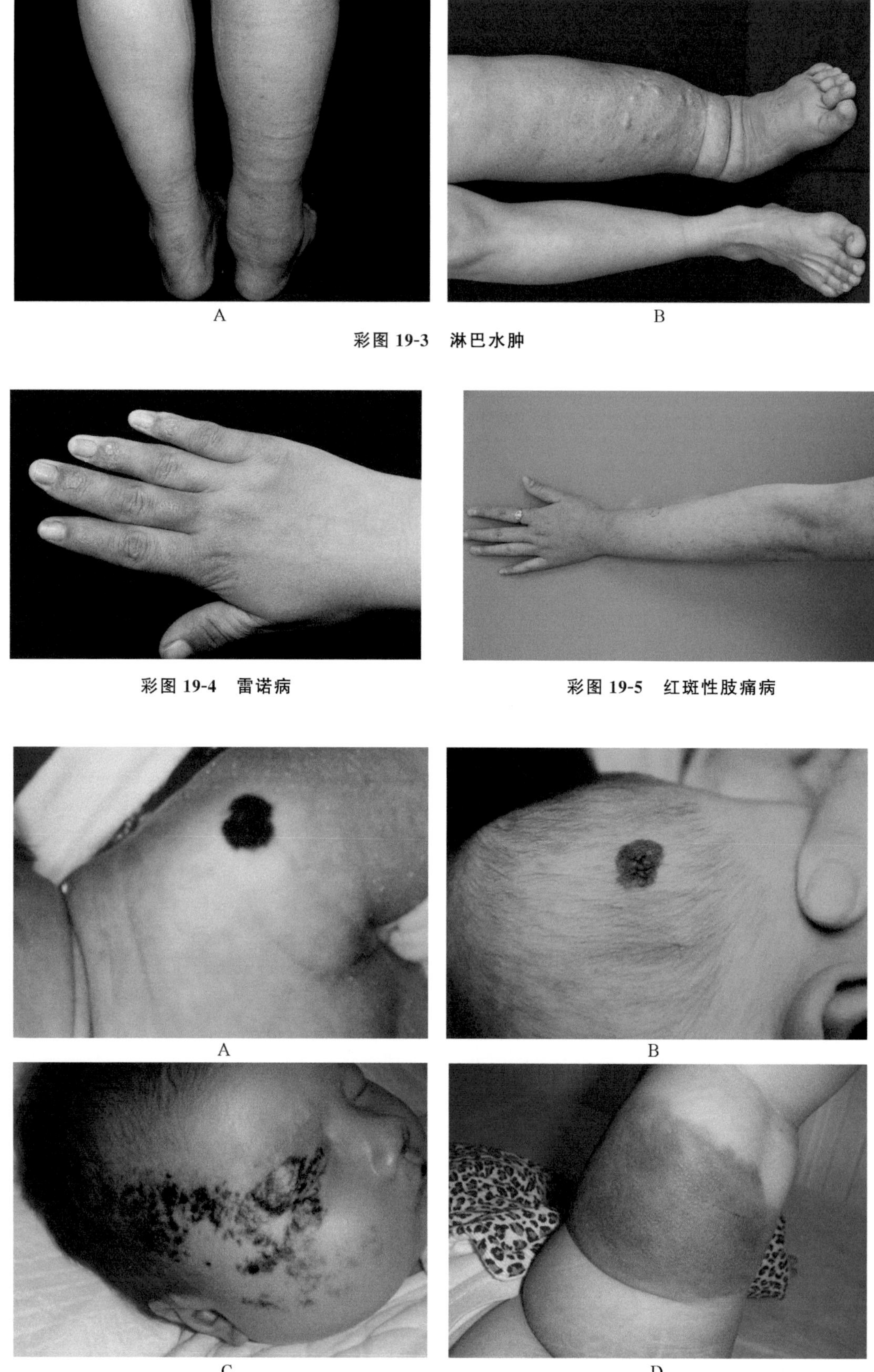

A B

彩图 19-3 淋巴水肿

彩图 19-4 雷诺病

彩图 19-5 红斑性肢痛病

A B

C D

彩图 20-1 婴儿血管瘤

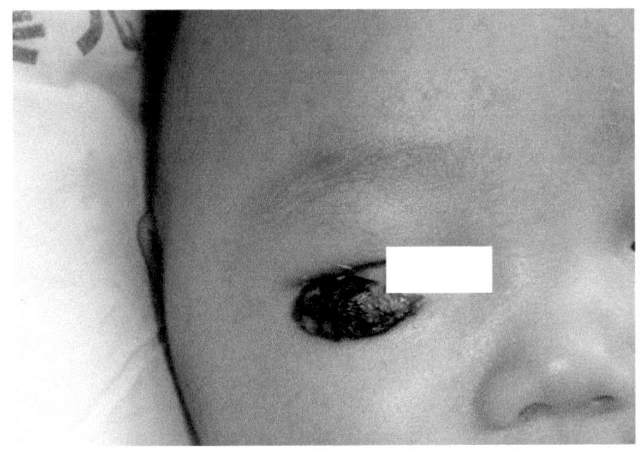

彩图 20-2 先天性血管瘤

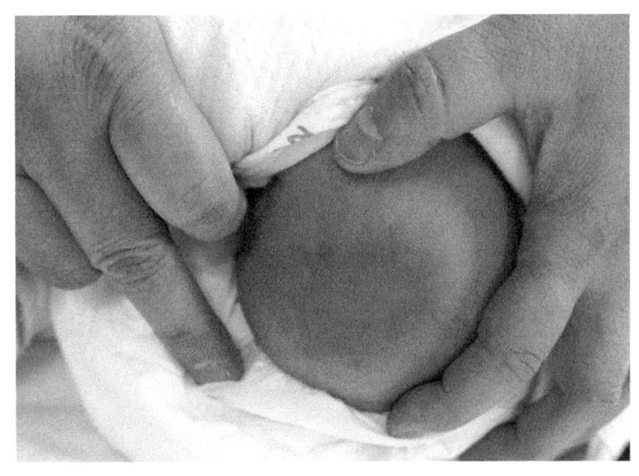

彩图 20-3 Kaposi 血管内皮细胞瘤

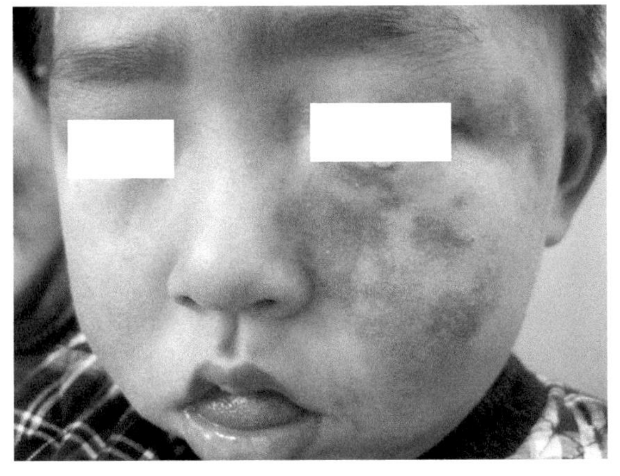

彩图 20-4 微静脉畸形(鲜红斑痣)

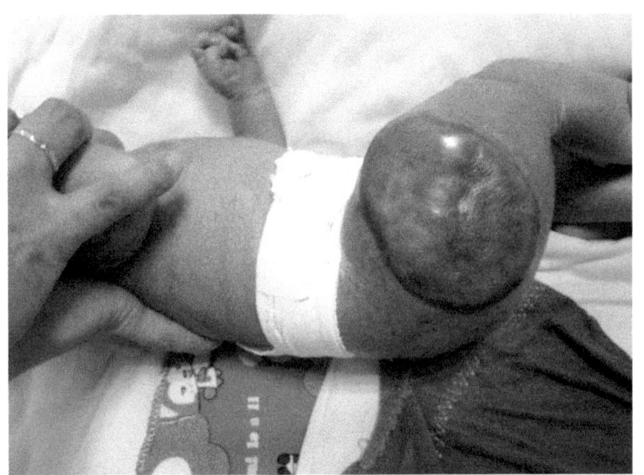

彩图 20-5 巨大血管瘤伴血小板减少综合征

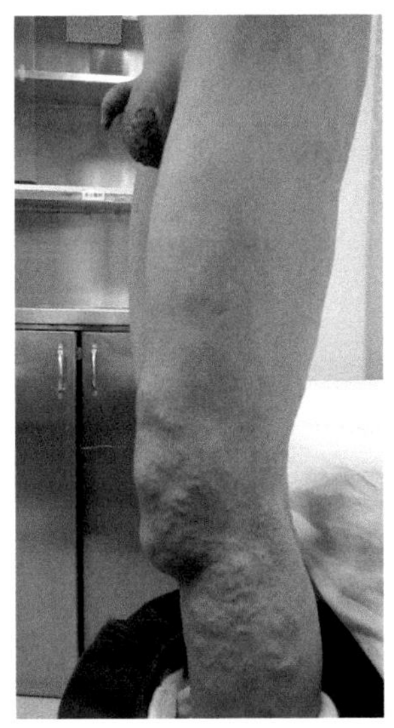

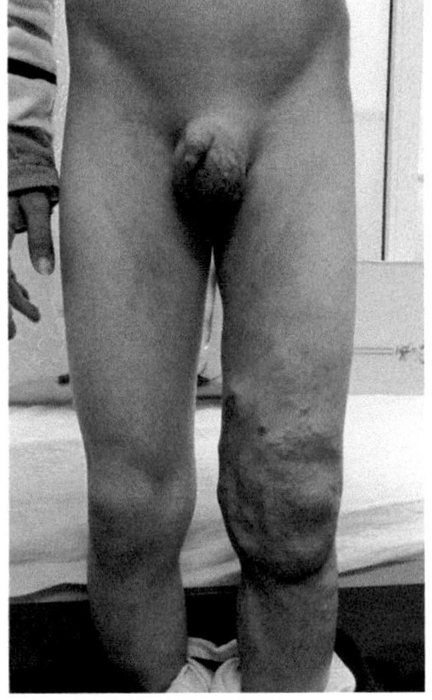

彩图 20-6 骨肥大静脉曲张性痣综合征

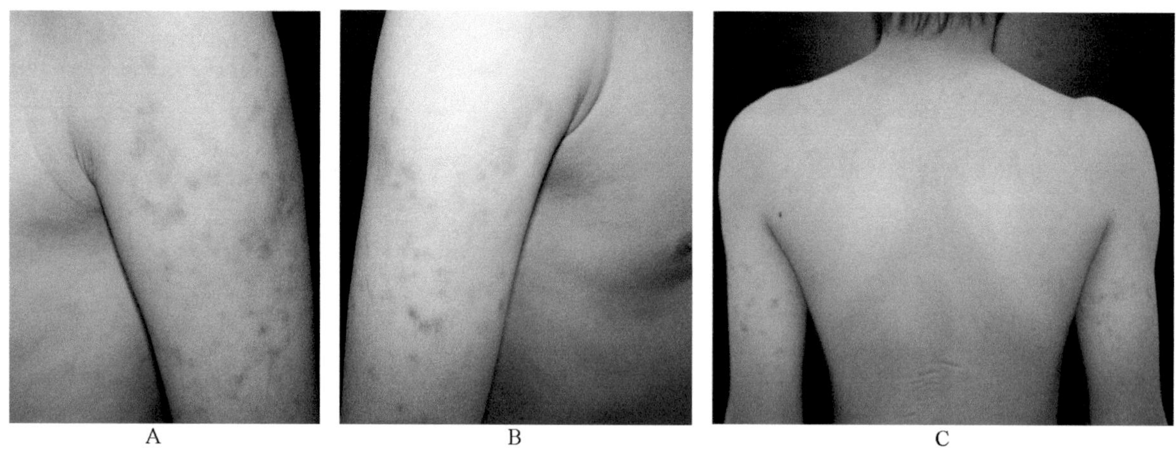

彩图 21-1　幼年系统性红斑狼疮（同一个患者的左、右上臂及背部皮损）

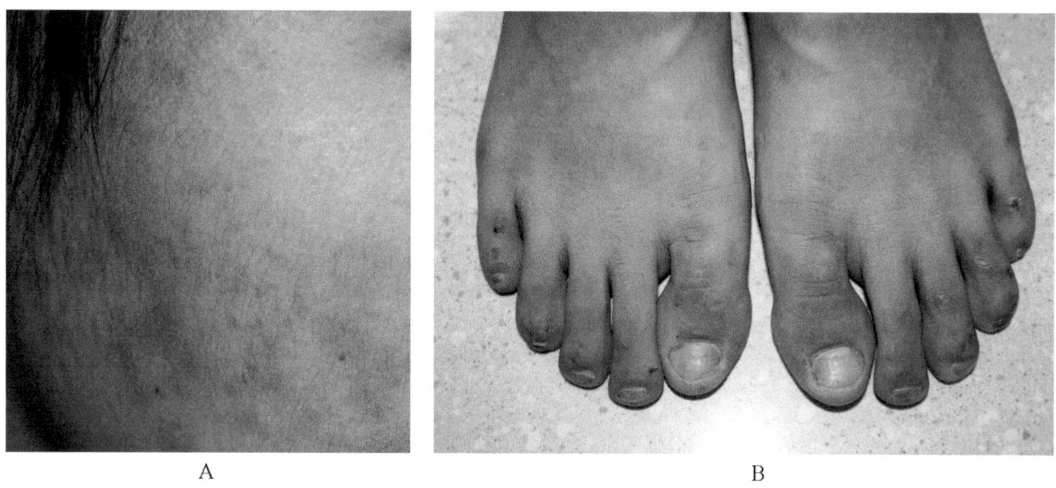

彩图 21-2　幼年系统性红斑狼疮

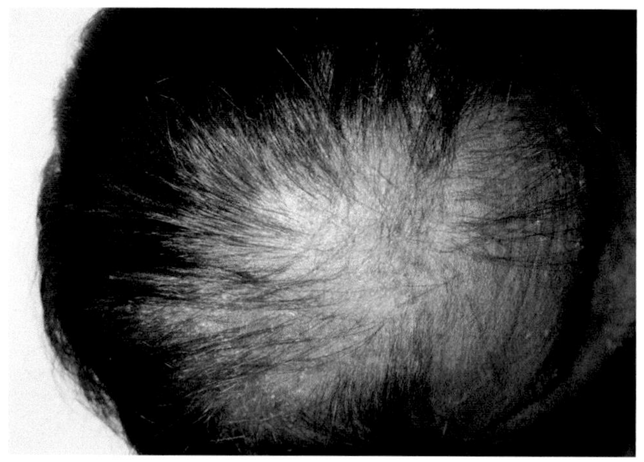

彩图 21-3　幼年系统性红斑狼疮头部脱发

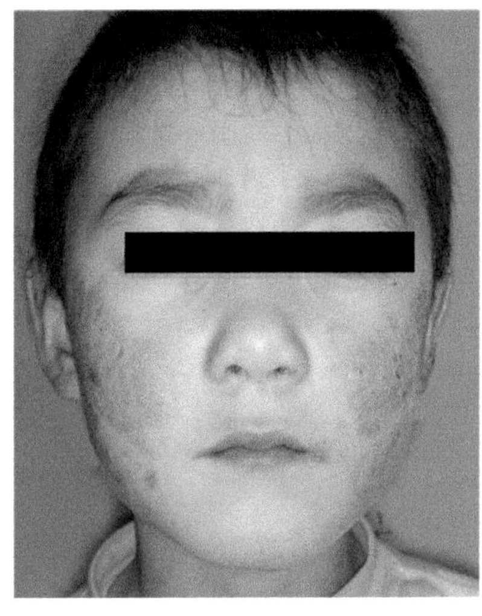
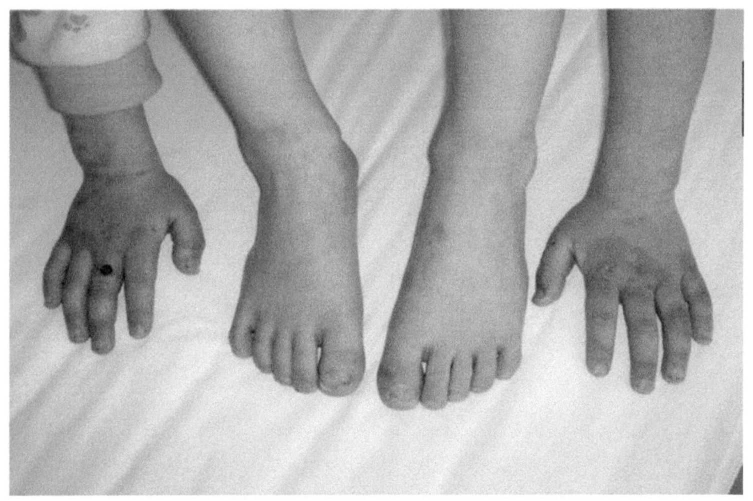

彩图 21-4　幼年系统性红斑狼疮

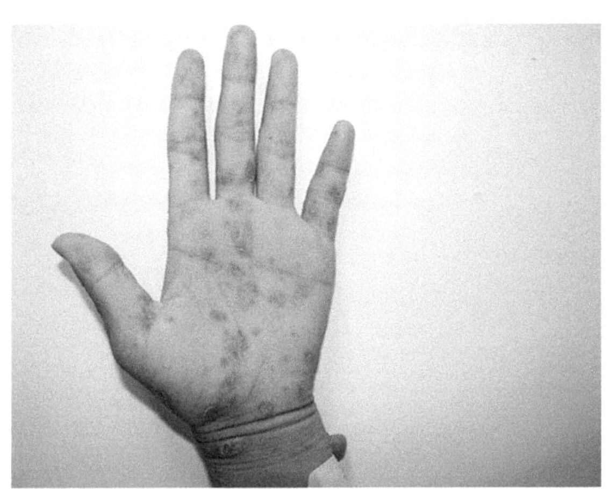
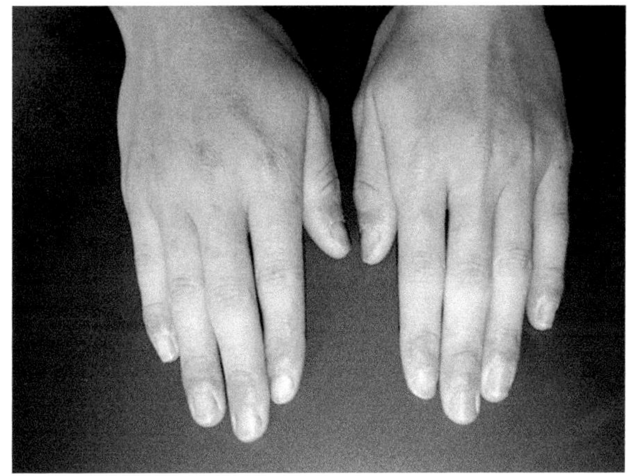

彩图 21-5　幼年系统性红斑狼疮手常、手指末节甲周红斑

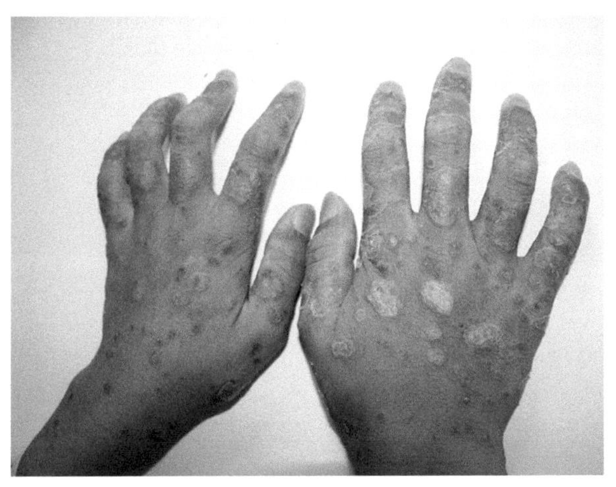
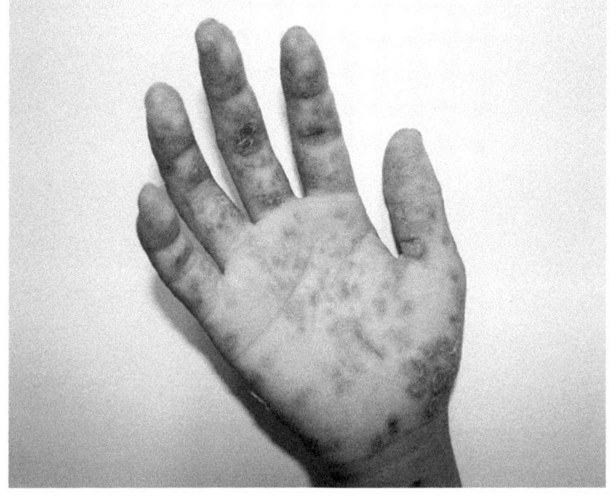

彩图 21-6　幼年系统性红斑狼疮手背、手掌的皮损

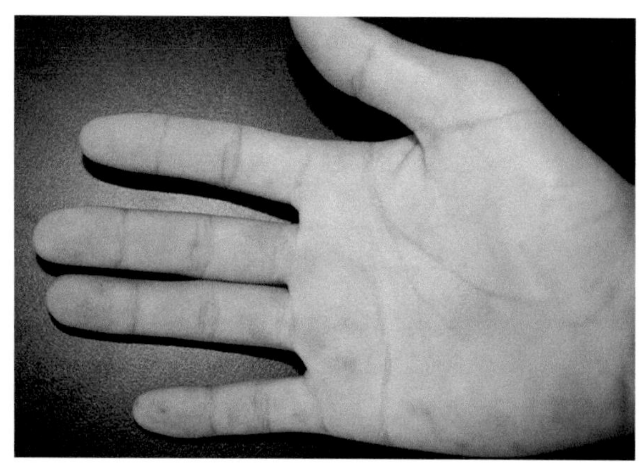

彩图 21-7　幼年系统性红斑狼疮

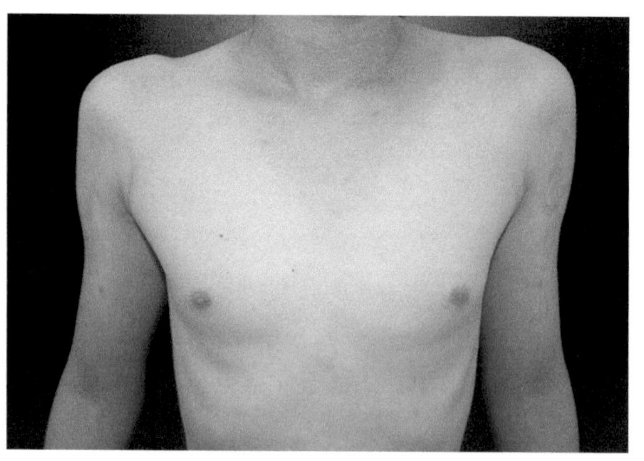

彩图 21-8　幼年系统性红斑狼疮颈部红斑

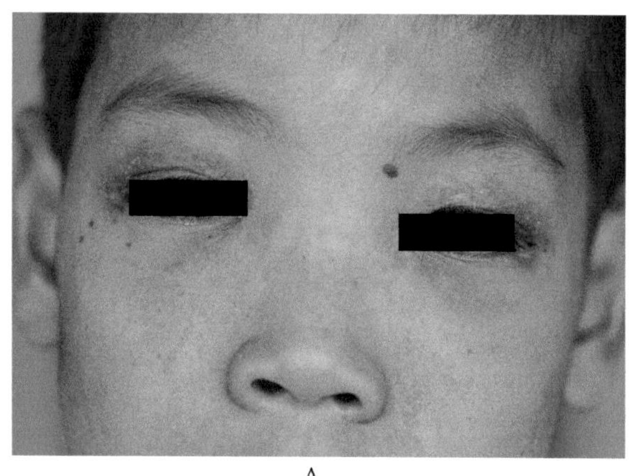

A

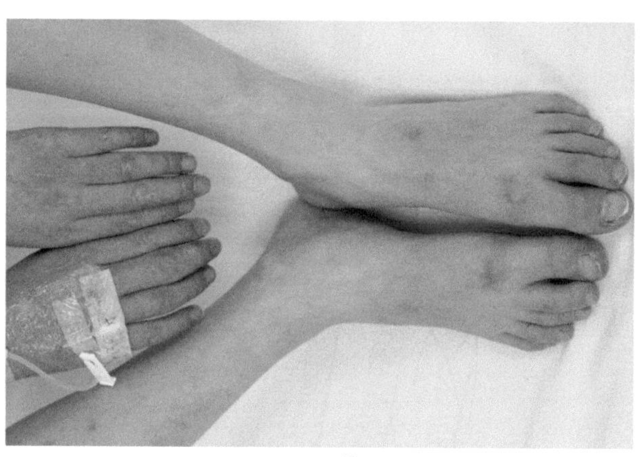

B

彩图 21-9　幼年皮肌炎

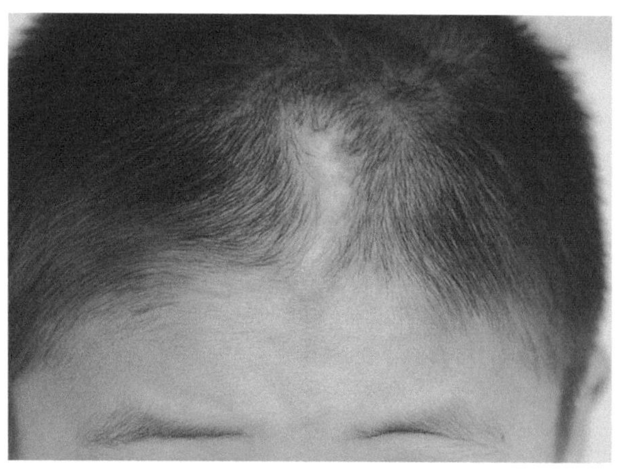

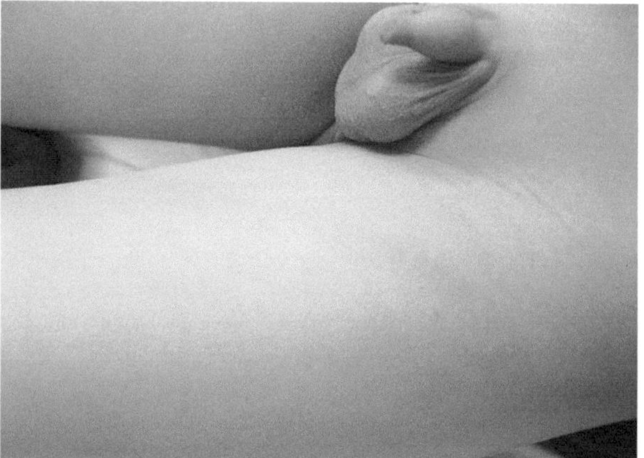

彩图 21-10　硬皮病

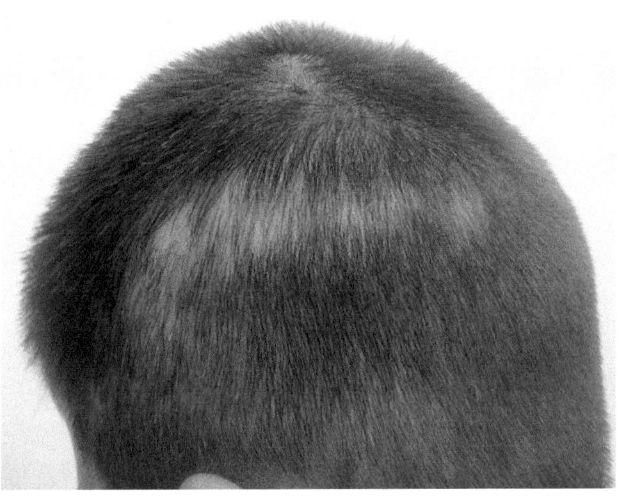

彩图 21-11 带状硬皮病

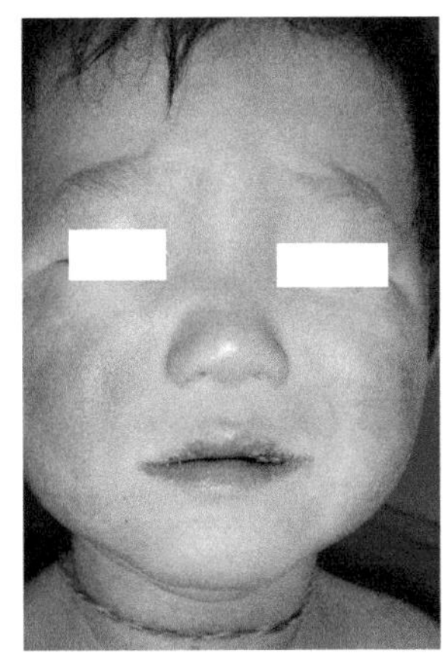

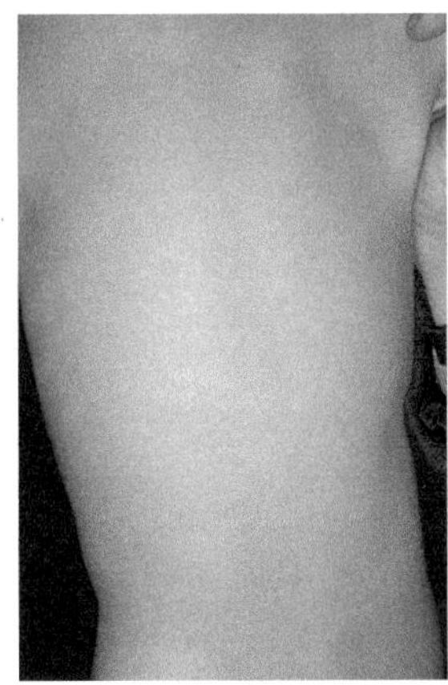

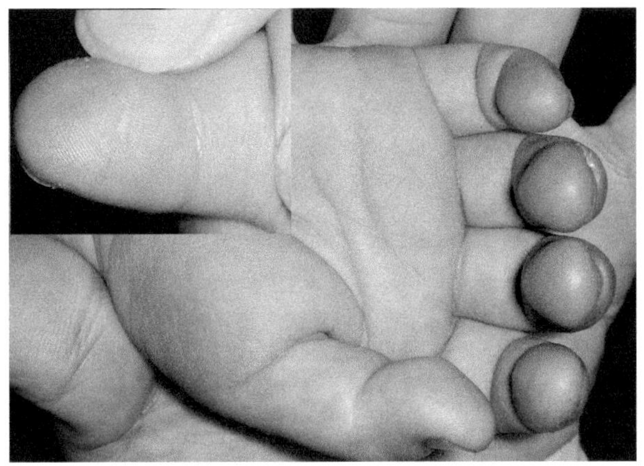

彩图 21-12 川崎病(面部背部手指的皮损)

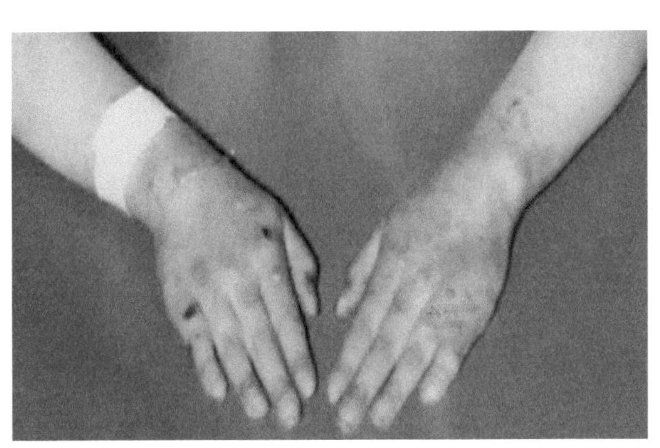

彩图 22-1 幼年型类天疱疮

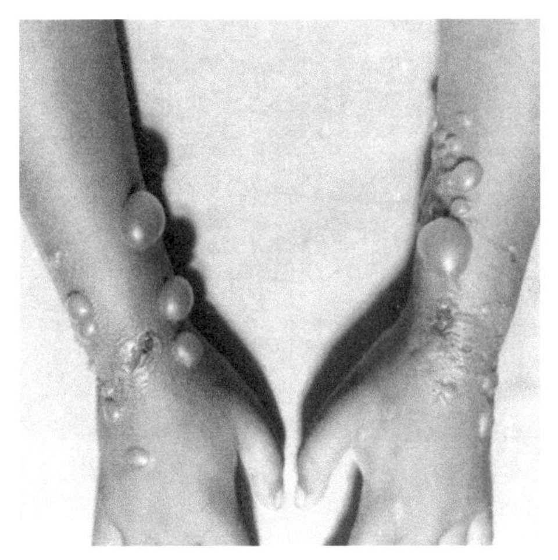

彩图 22-2 儿童线状 IgA 大疱性皮病

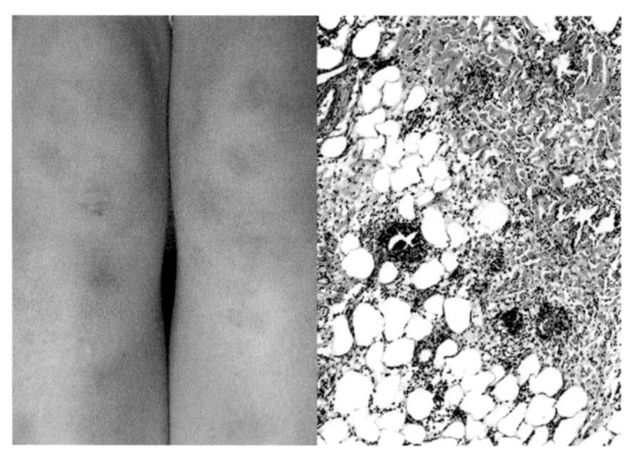

彩图 23-1　结节性红斑小腿的皮损及组织病理

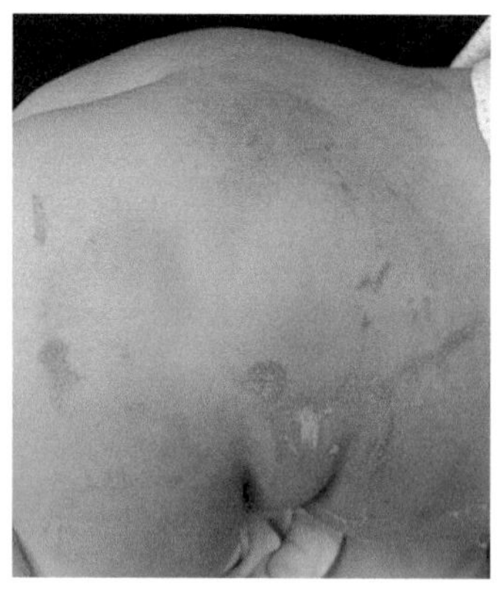

彩图 23-2　脂膜炎

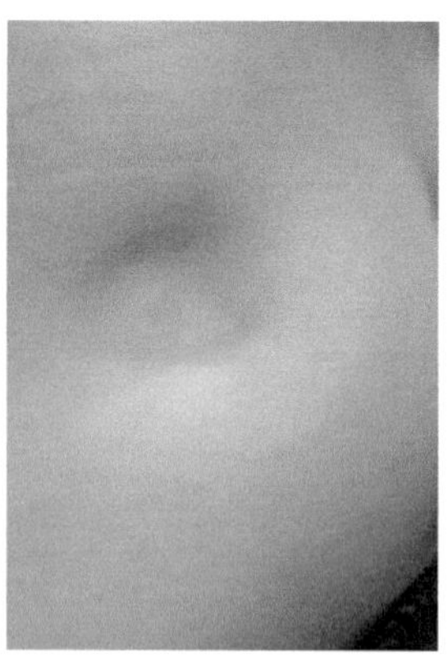

彩图 23-3　局限性皮下脂肪萎缩

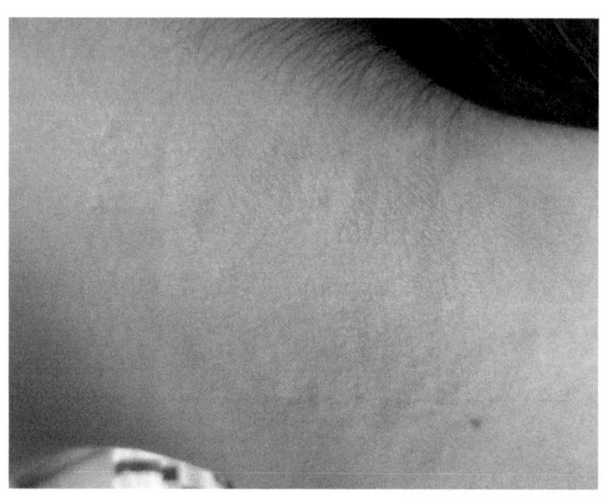

彩图 24-1　神经性皮炎(颈部皮损)

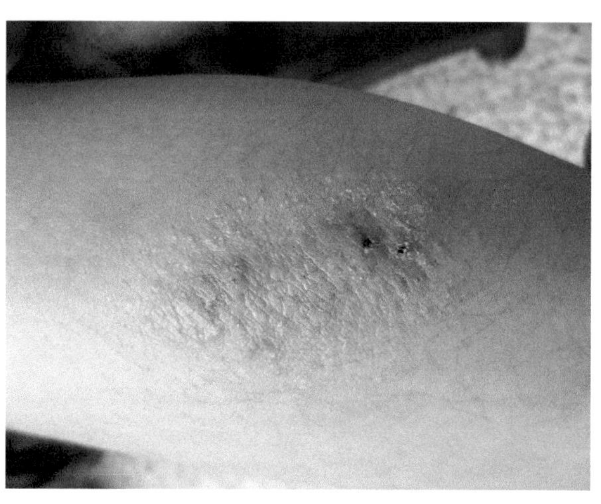

彩图 24-2　局限性神经性皮炎(小腿皮损)

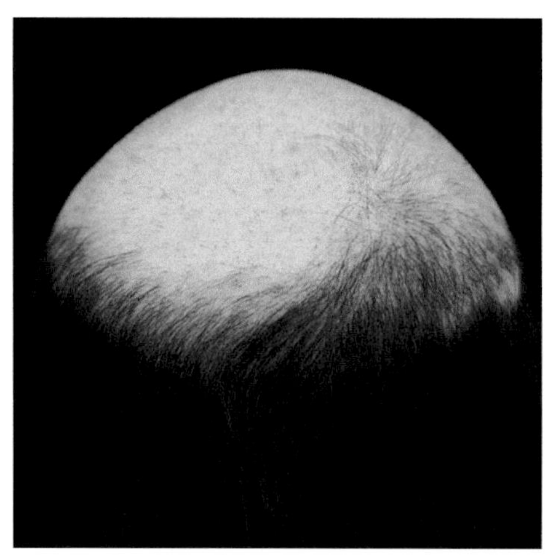

彩图 24-3　拔毛癖

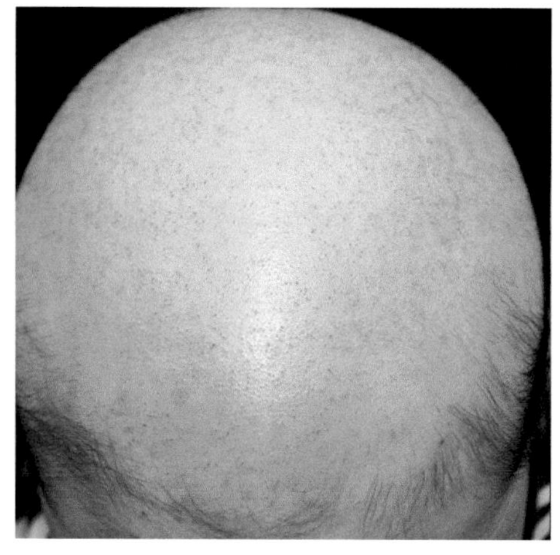

彩图 24-4　拔毛癖

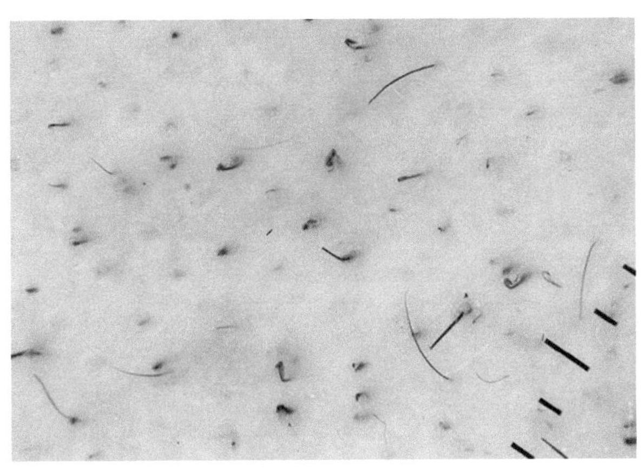
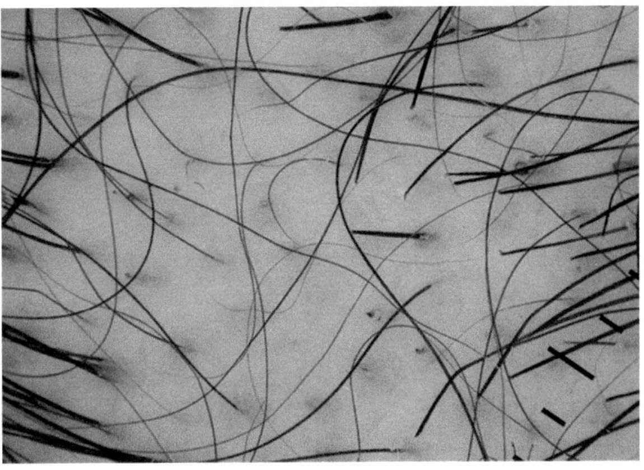

彩图 24-5　拔毛癖皮肤镜检查

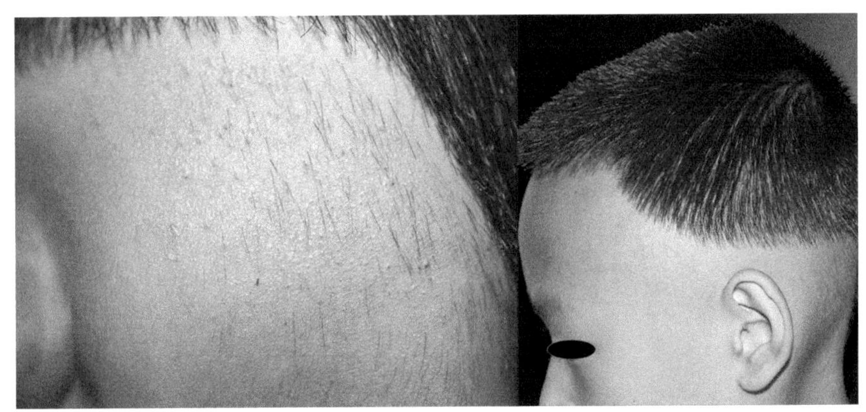

彩图 24-6　拔毛癖

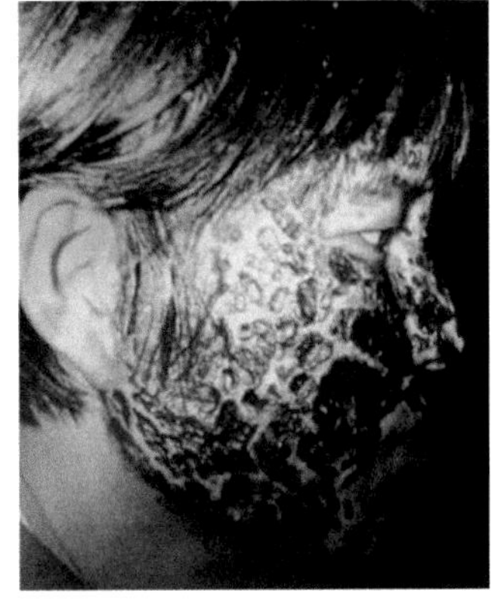

彩图 24-7　皮肤垢着病

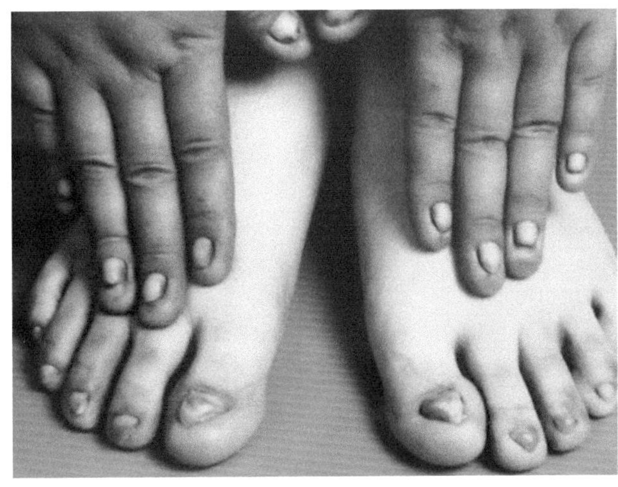

彩图 25-1　先天性厚甲症

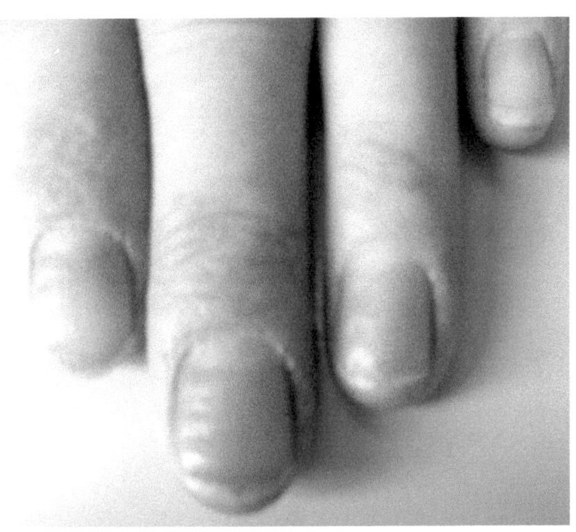

彩图 25-2　甲横沟

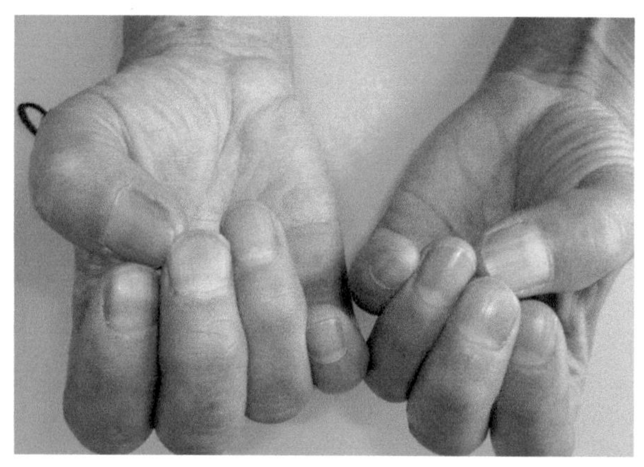

彩图 25-3　甲变色

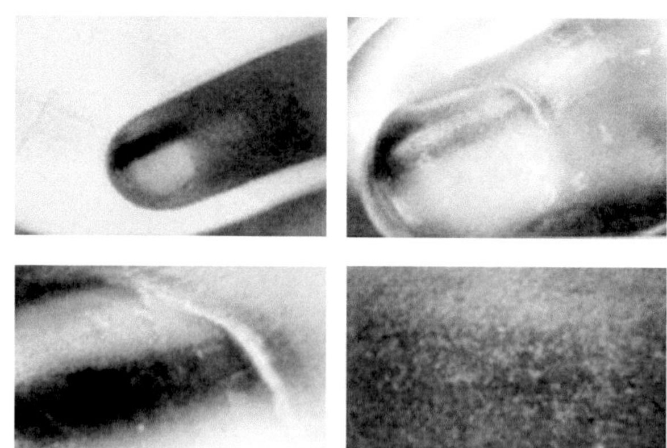

彩图 25-4　黑甲的皮肤镜检查(男,2岁)

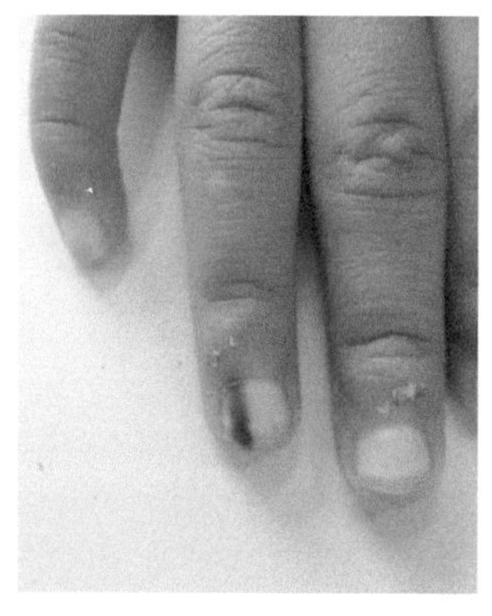

彩图 25-5　纵向黑甲

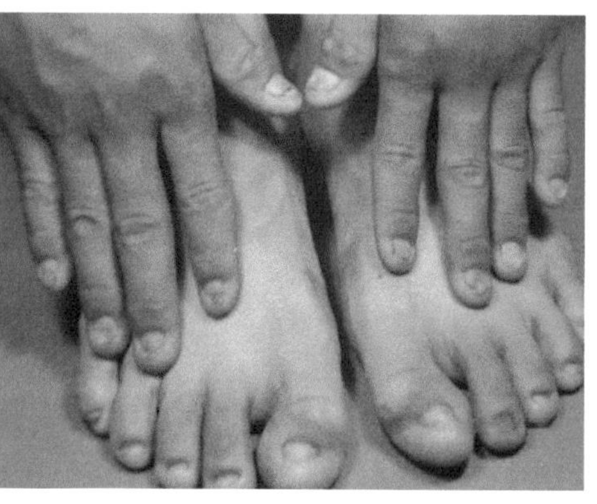

彩图 25-6　儿童期二十甲营养不良

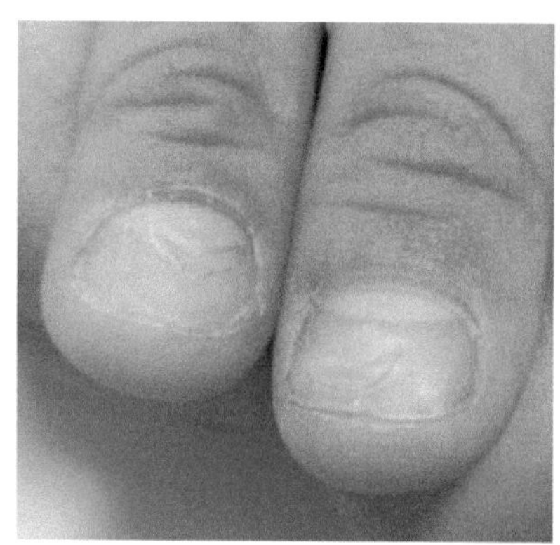

彩图 25-7　甲凹点

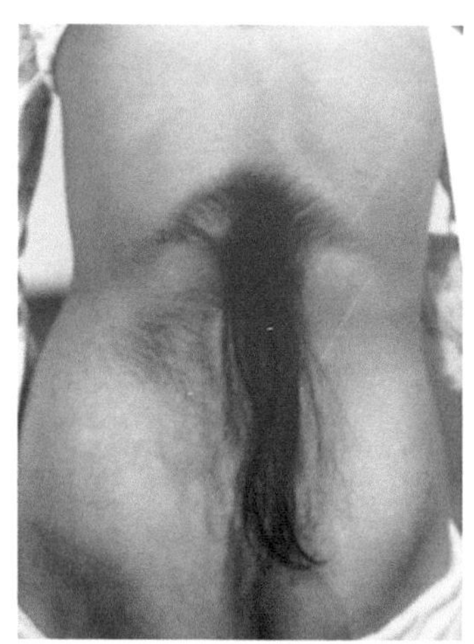

彩图 26-1　毛增多症

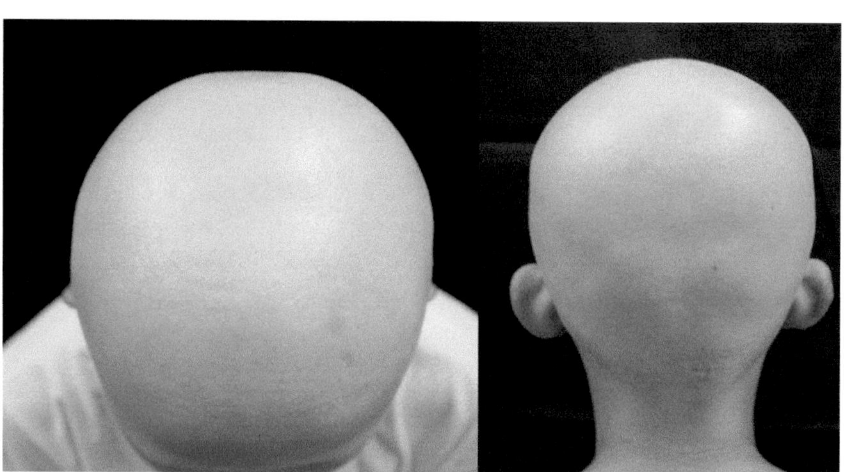

彩图 26-2　全秃

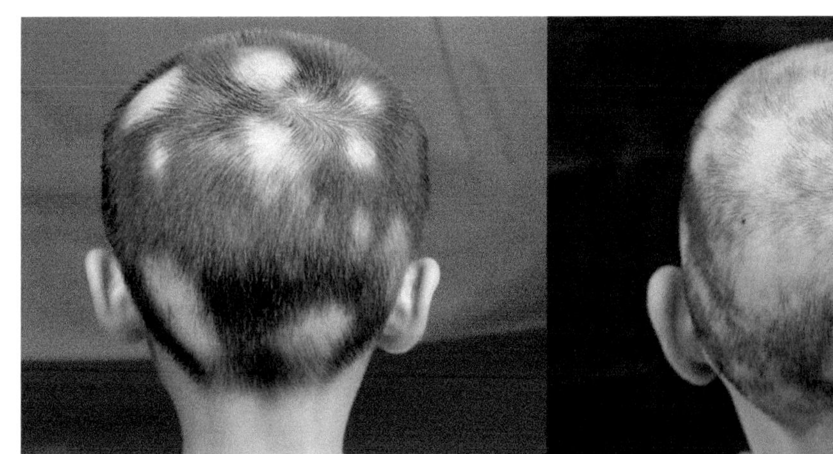

彩图 26-3 斑秃

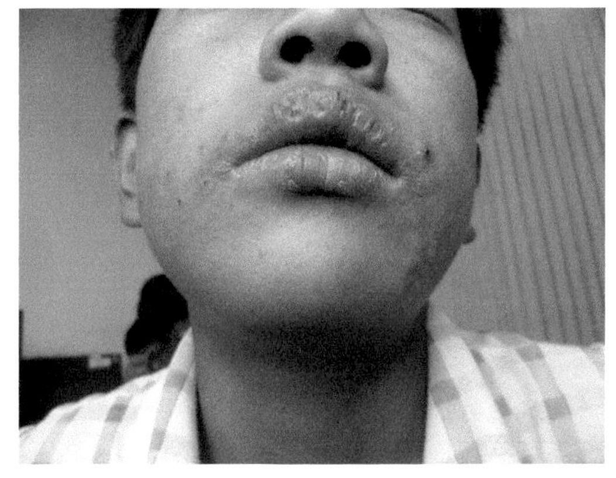

彩图 27-1 慢性唇炎合并口角炎

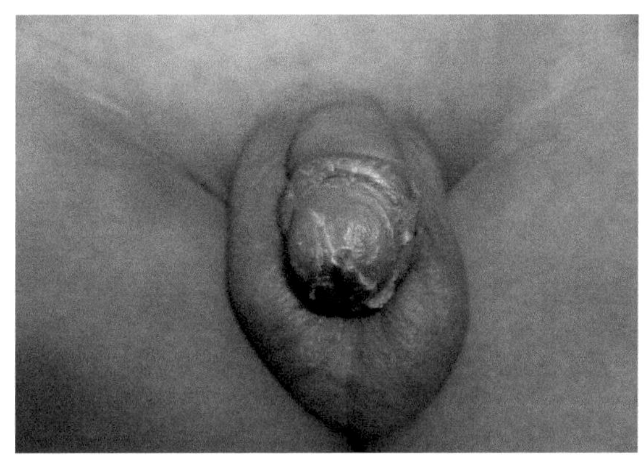

彩图 27-2 龟头炎

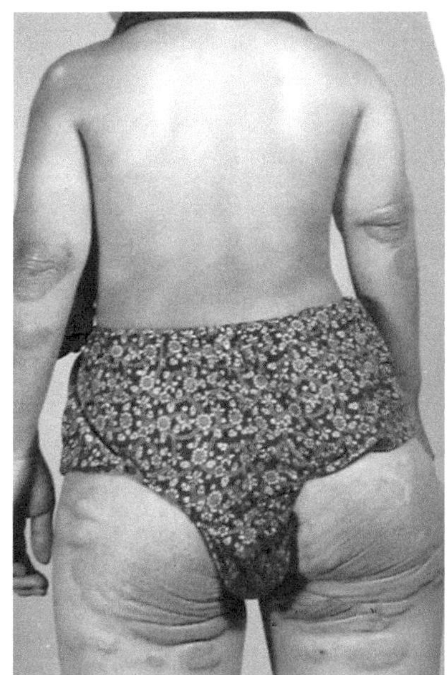

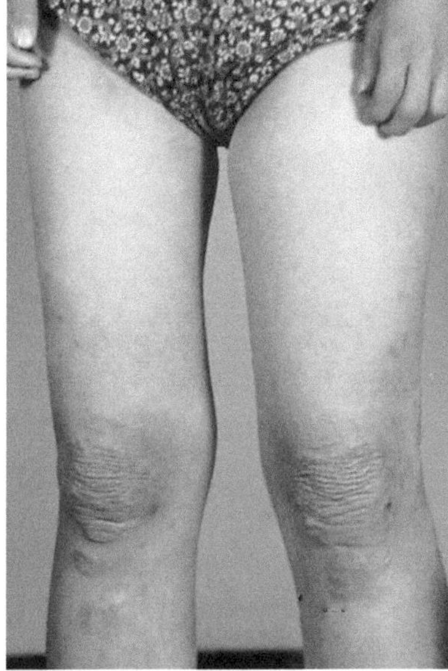

彩图 28-1 播散性黄瘤(发病时 16 岁)

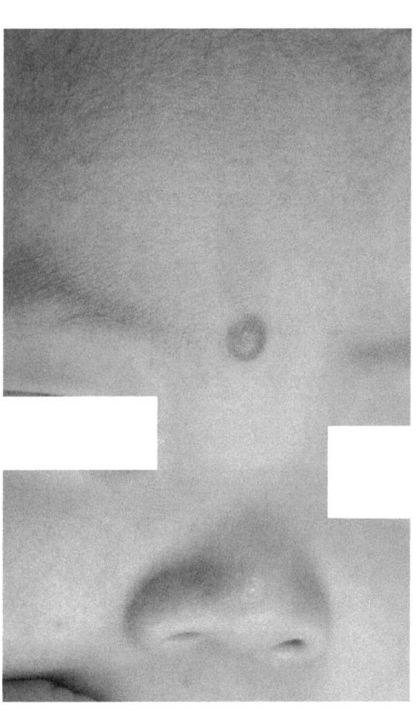

彩图 28-2 幼年性黄色肉芽肿

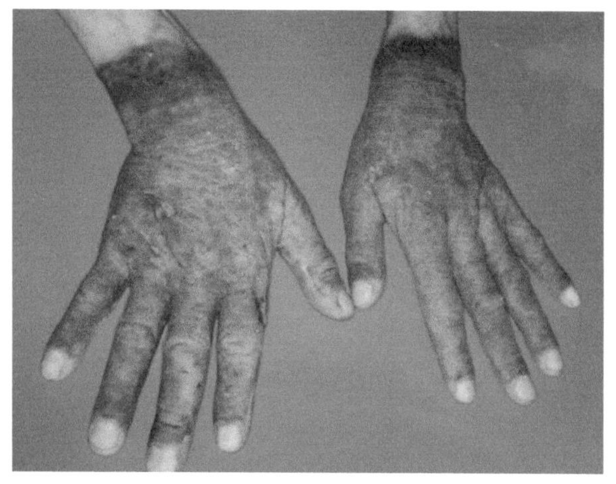

彩图 28-3　烟酸缺乏症

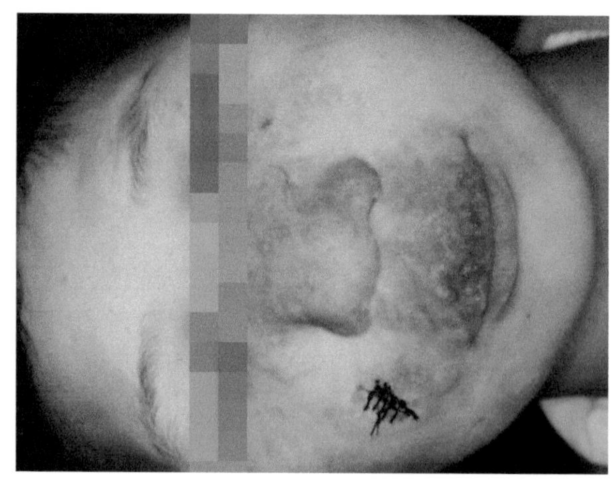

彩图 28-4　自愈性青少年皮肤黏蛋白病

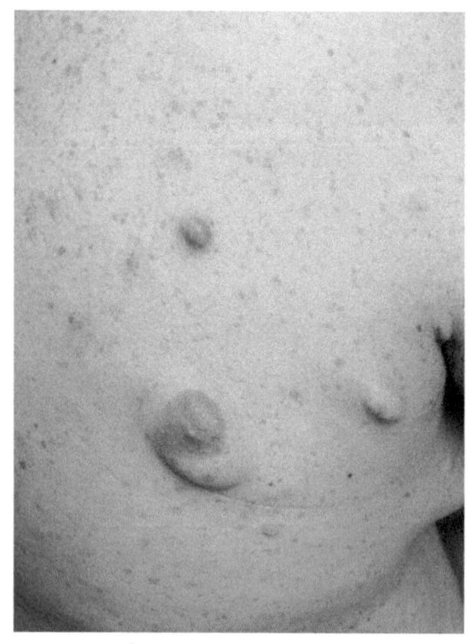

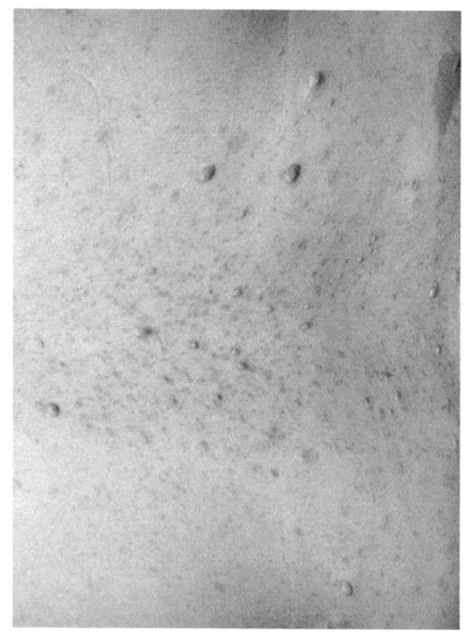

彩图 29-1　Ⅰ型神经纤维瘤病

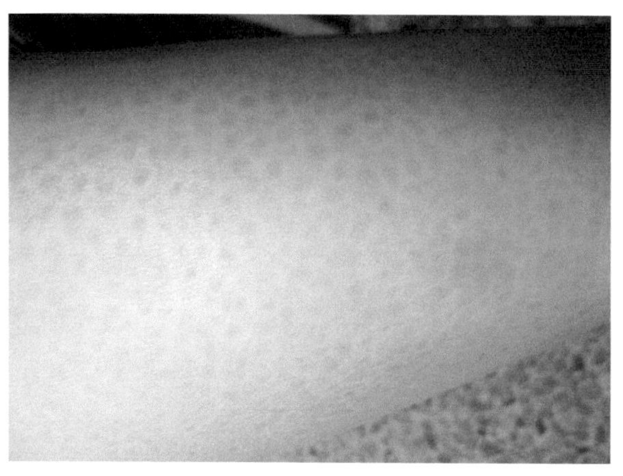

彩图 29-2　寻常型鱼鳞病

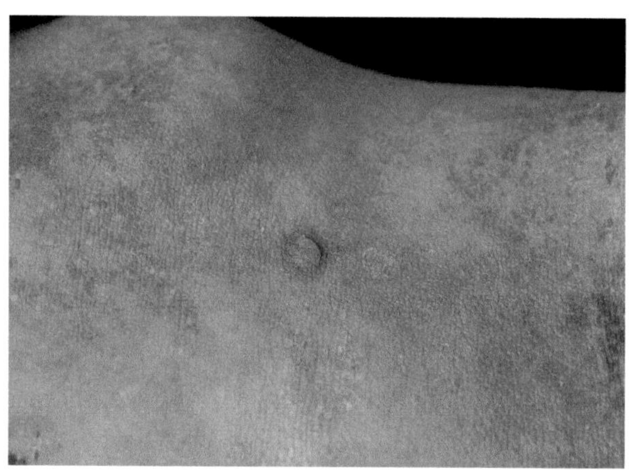

彩图 29-3　大疱性鱼鳞病

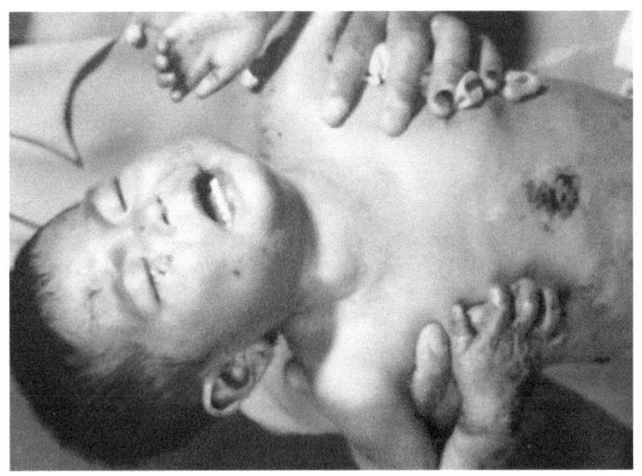

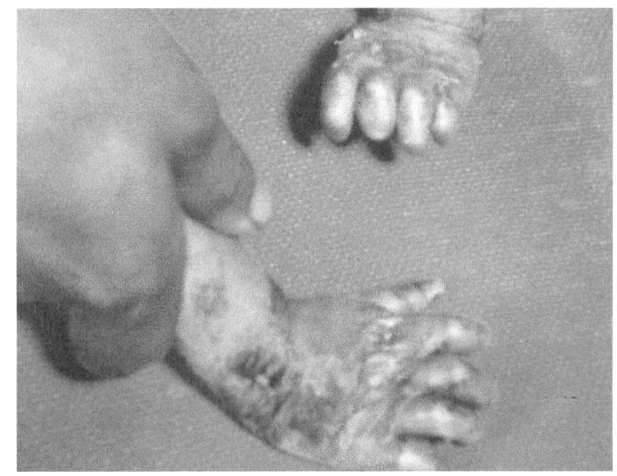

彩图 29-4 遗传性大疱性表皮松解症

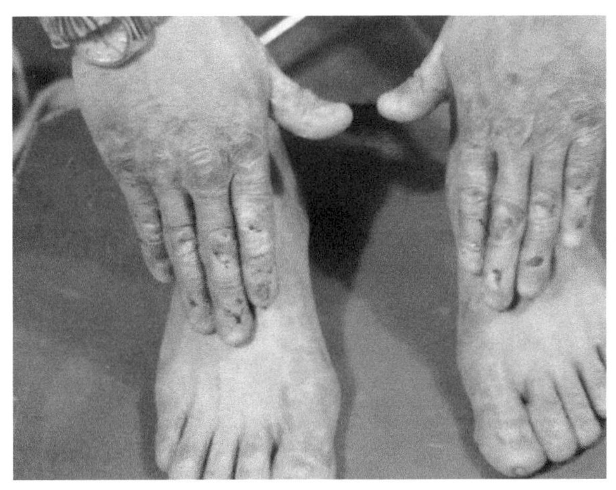

彩图 29-5 遗传性大疱性表皮松解症

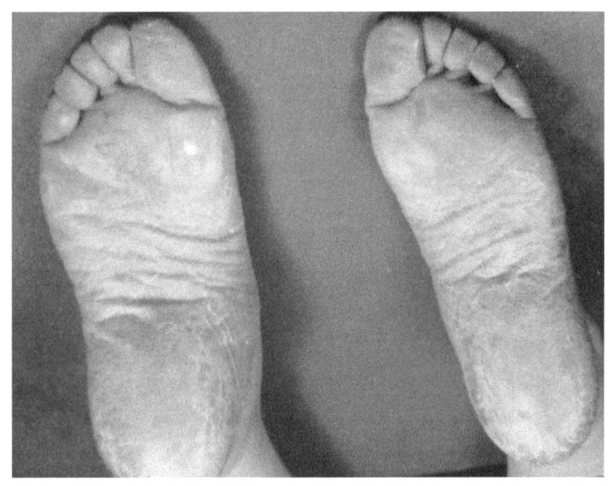

彩图 29-6 掌跖角化病

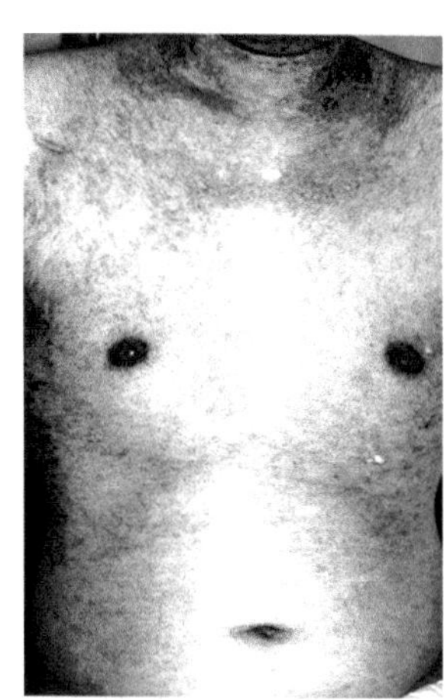

A. 男，23 岁，躯干

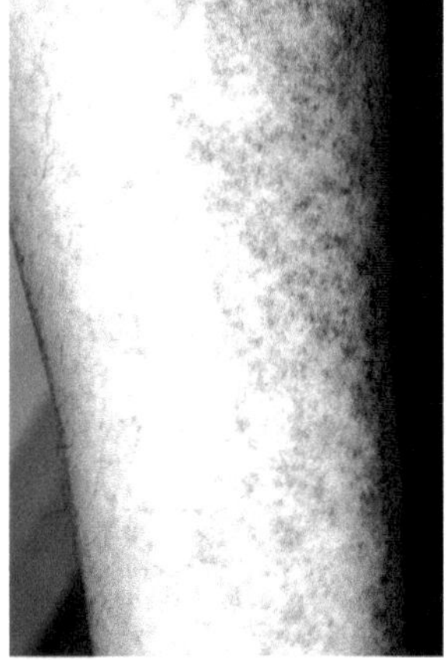

B. 男，20 岁，手臂皮疹

彩图 37-1 急性移植物抗宿主病(青年)

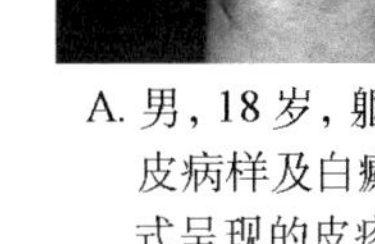

A. 男，18 岁，躯干以硬皮病样及白癜风样方式呈现的皮疹

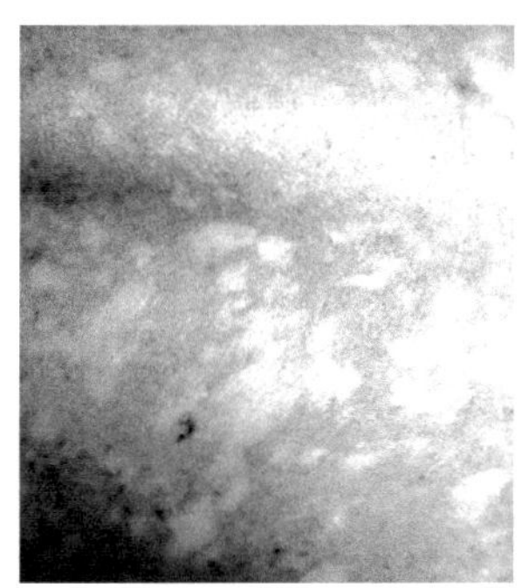

B. 男，16 岁，躯干以白癜风样方式呈现的皮疹

彩图 37-2 慢性移植物抗宿主病(青年)

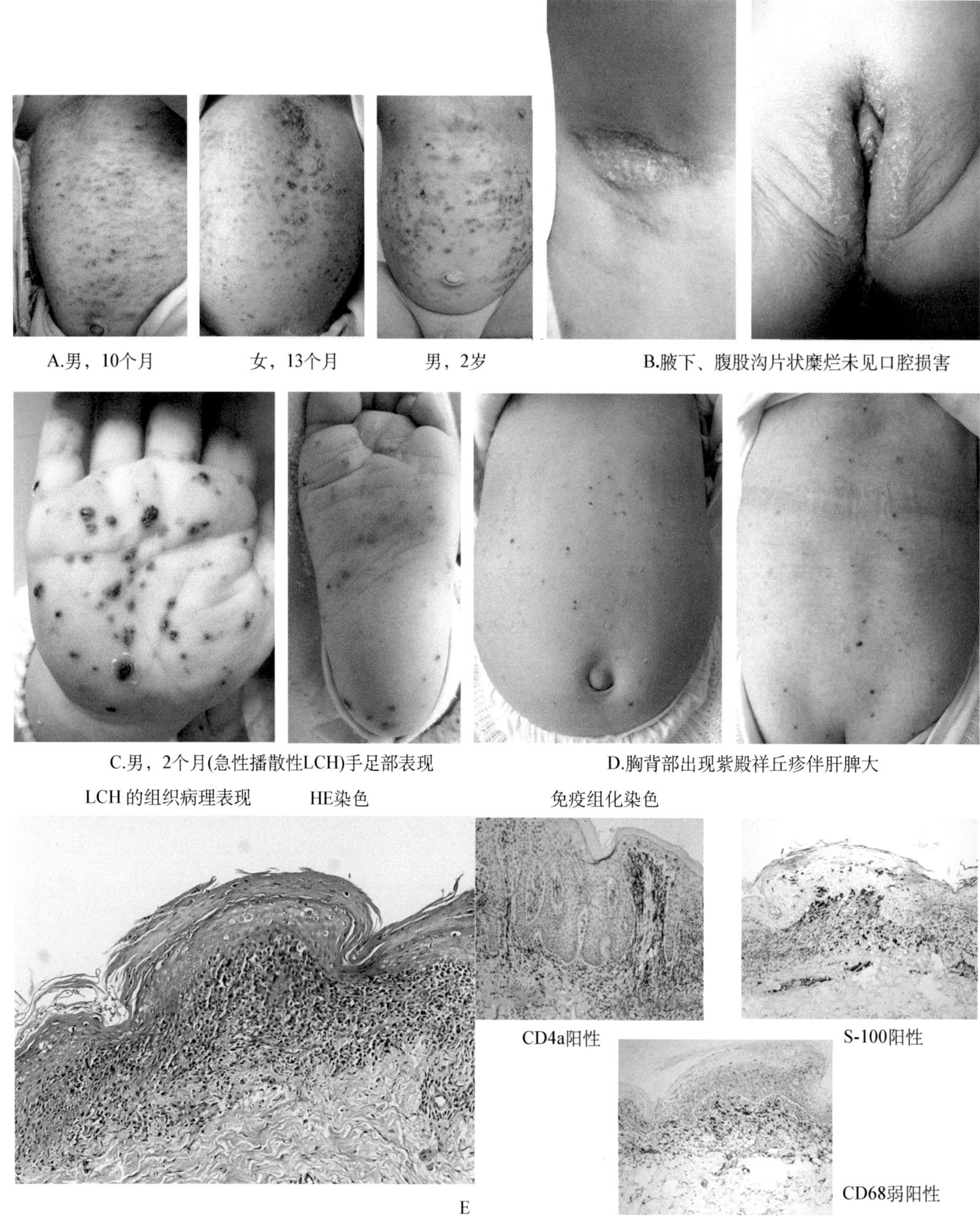

彩图 38-1 朗格汉斯细胞组织细胞增生症

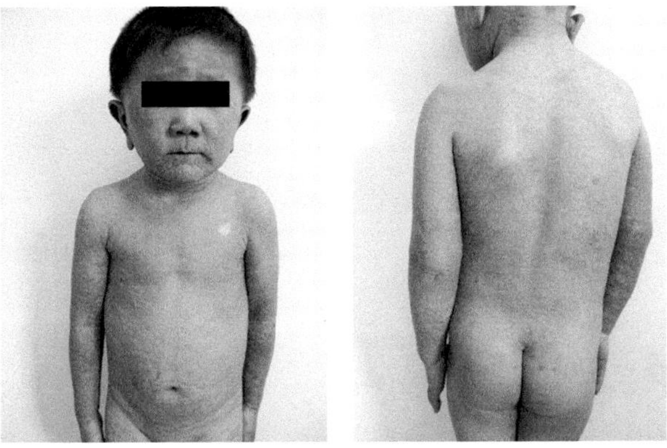

A.前胸后背皮损

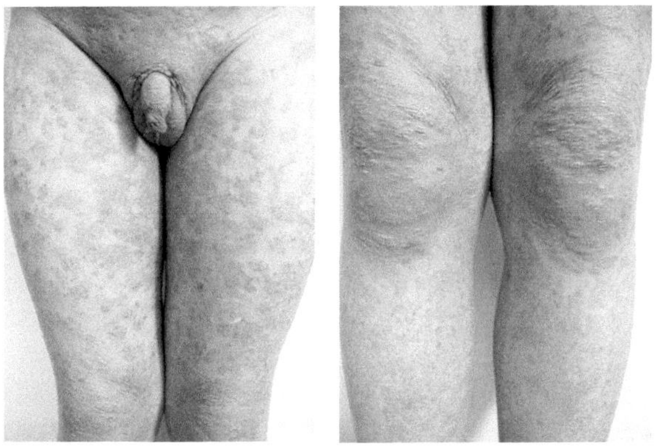

B.下肢皮损

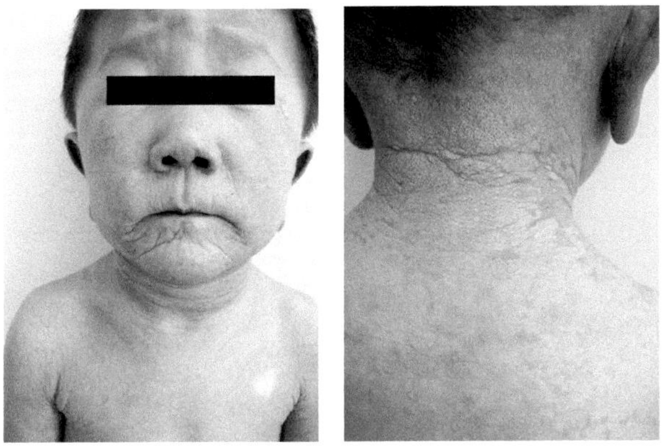

C.面颈部皮损

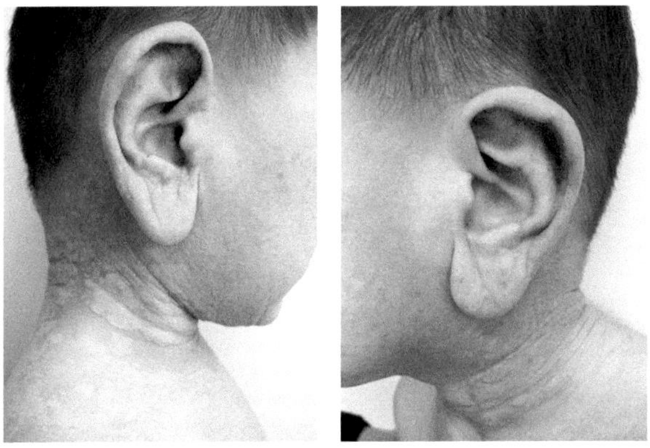

D.面颈部侧面皮损(耳部)

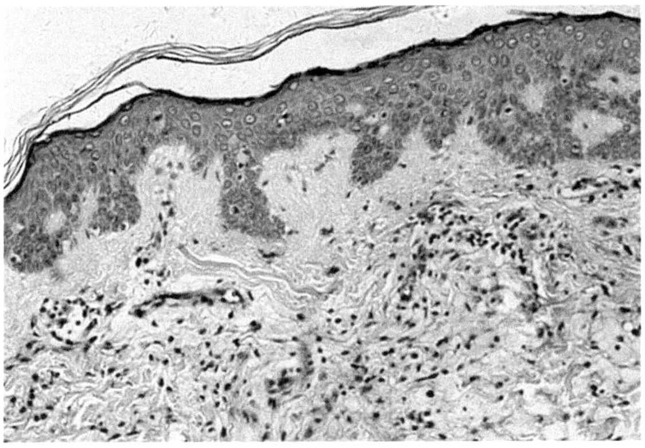

E.组织病理表现HE染色

彩图 38-2　泛发型扁平黄瘤继发皮肤松弛症

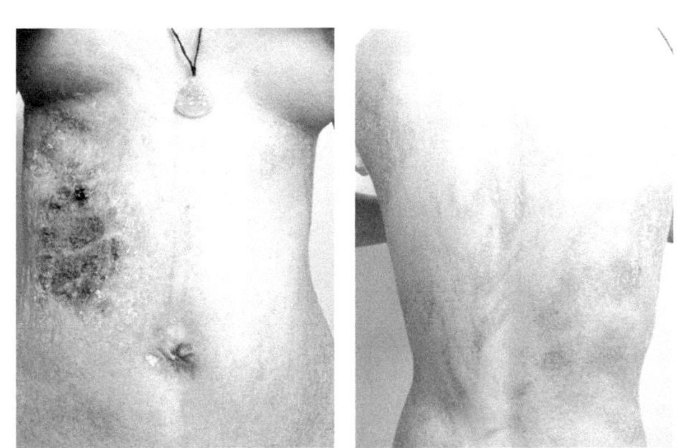

A.女，14岁，腹部乳头瘤样增生，背部波纹状色素皮损

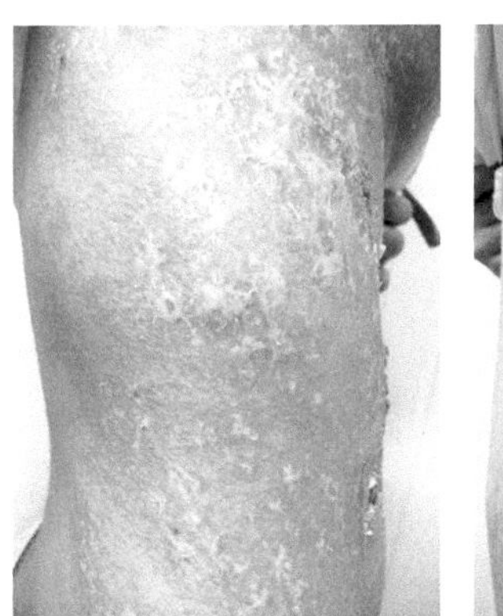

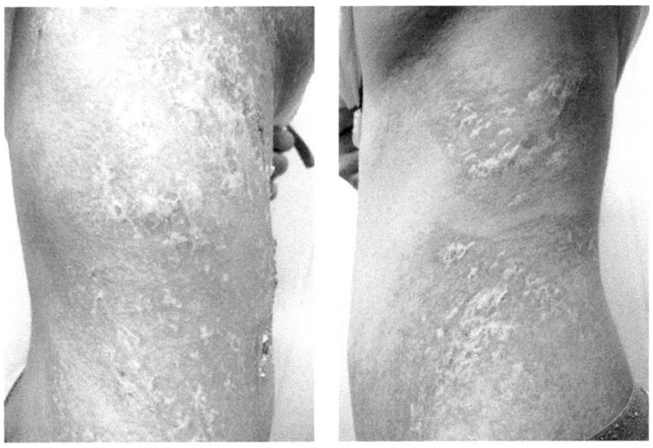

B.右下肢隆起性斑块10年

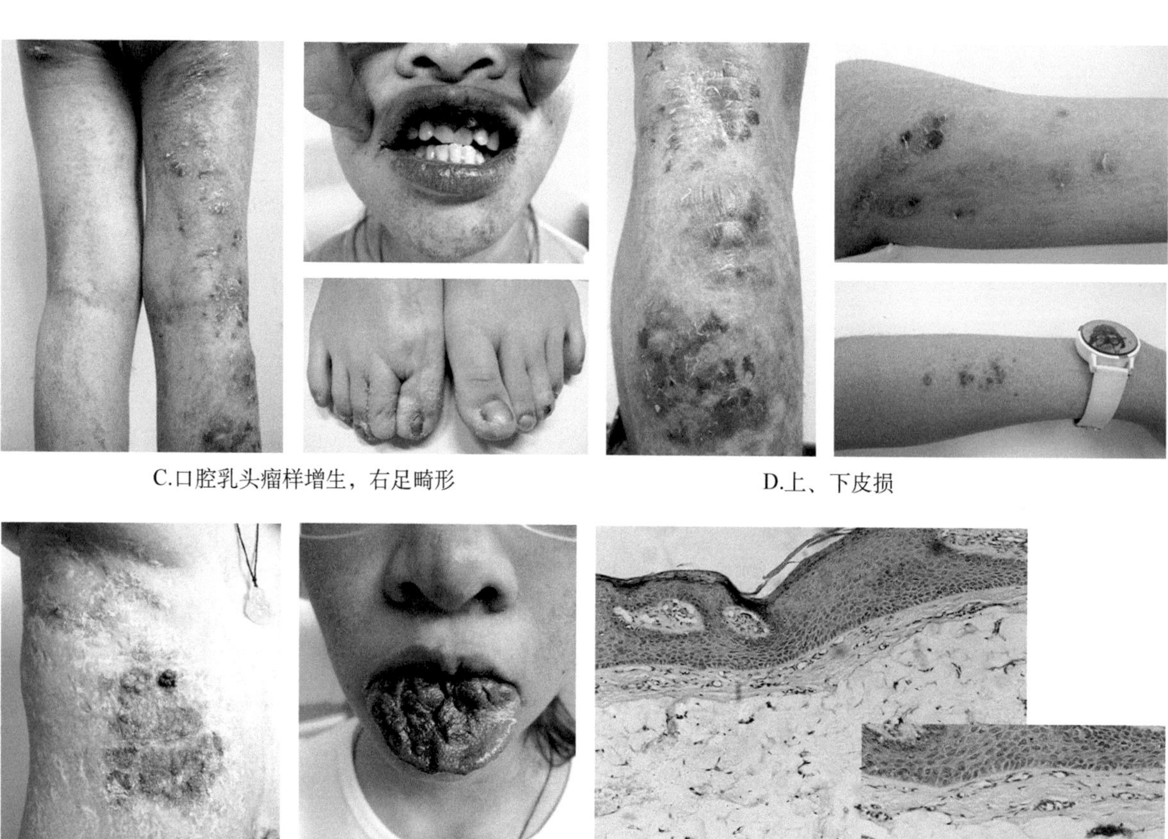

C.口腔乳头瘤样增生，右足畸形

D.上、下皮损

E.腋下和舌部皮损

F.组织病理表现

彩图 38-3 Goltz 病

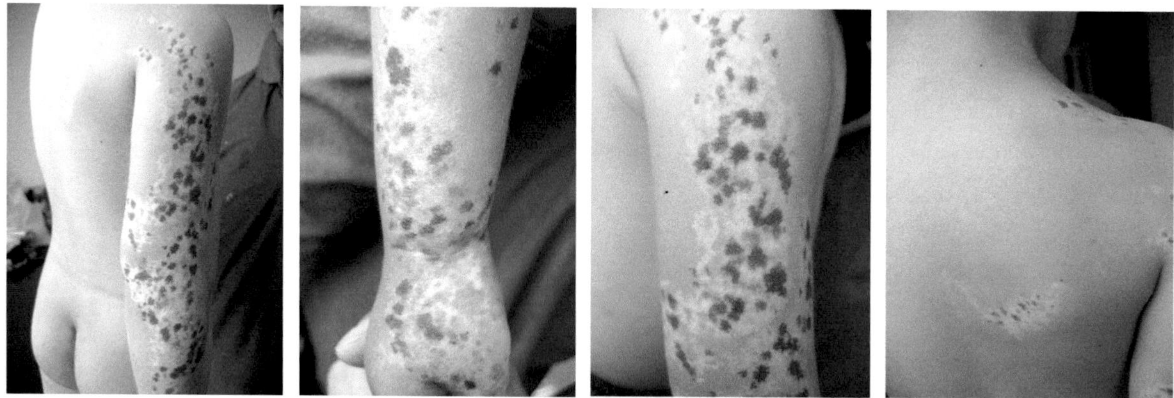

A.右上肢有褐色色素伴白斑

B.右上肢和背部皮损

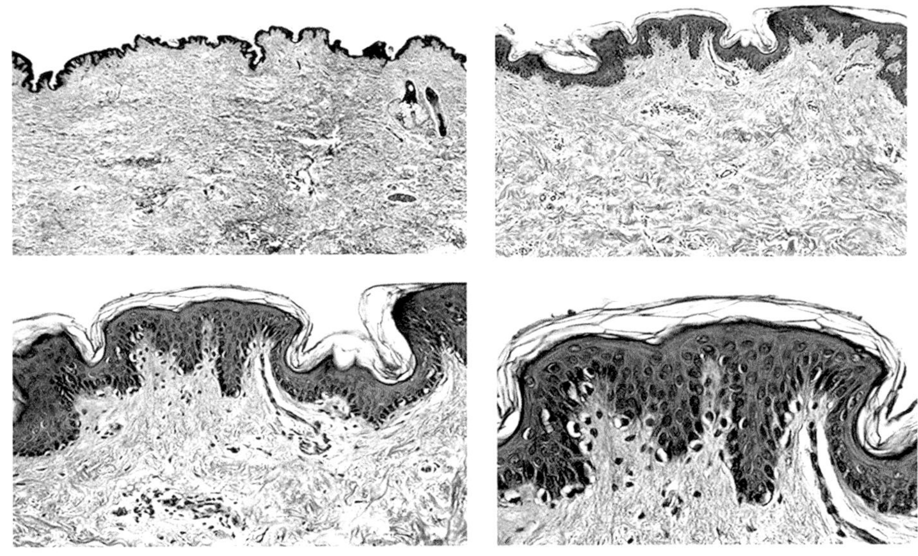

C.组织病理表现

彩图 38-4　黑子形成色素减退痣

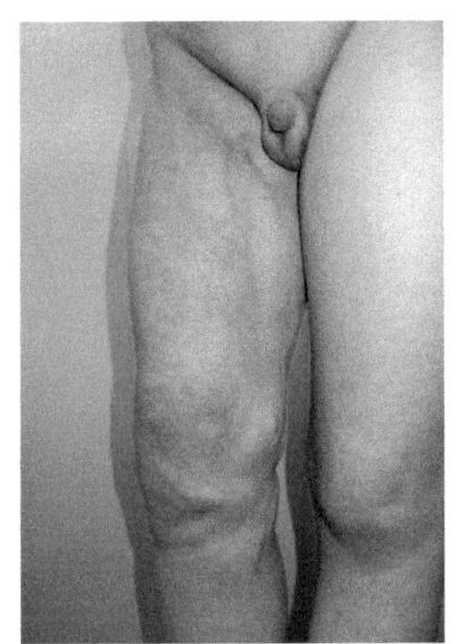

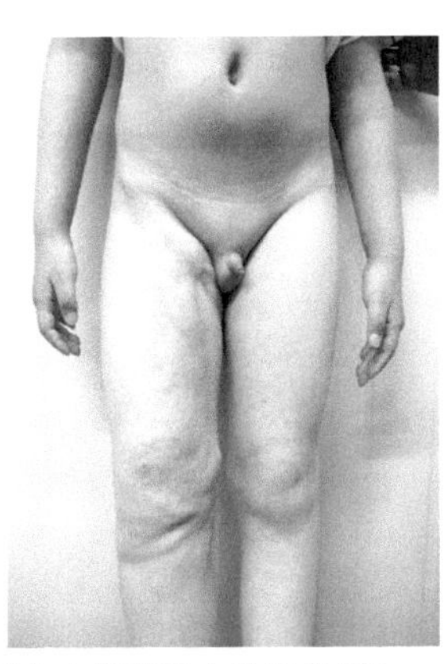

A.男，9岁右下腹及右大腿皮肤大片硬化9年

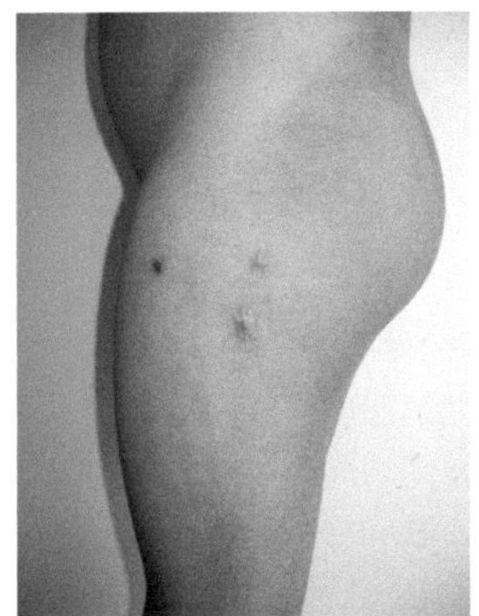

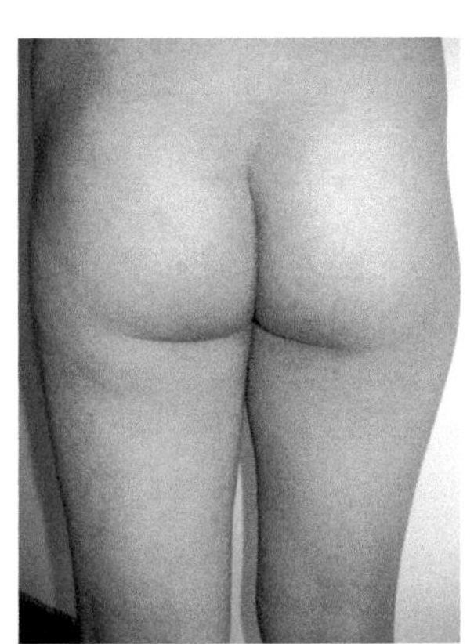

B.左大腿的皮损

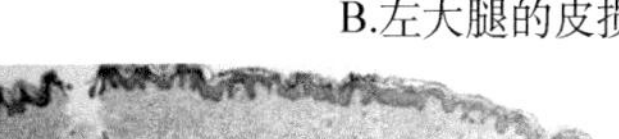

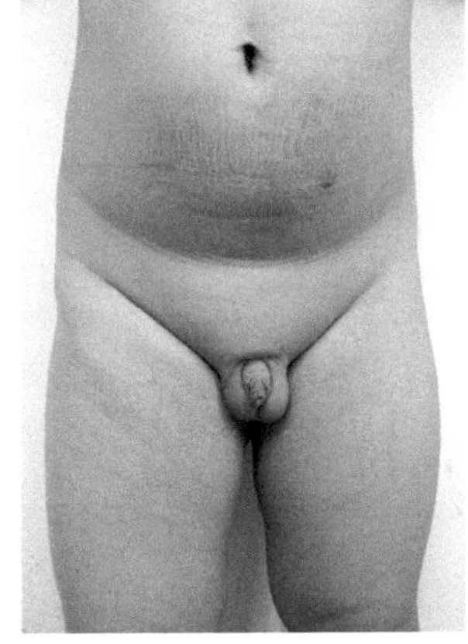

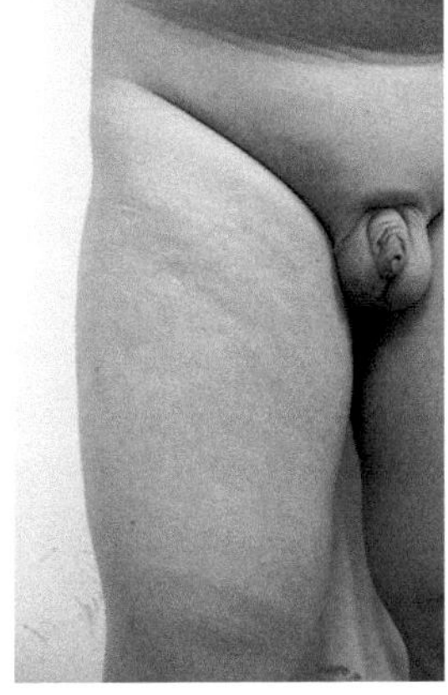

C.右下腹，右大腿皮肤硬化，表面不平

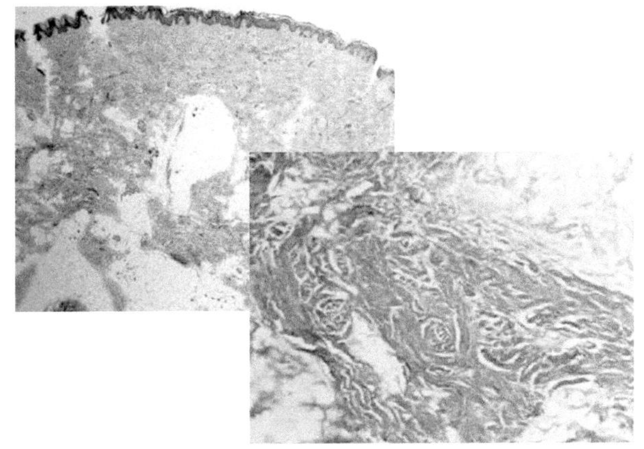

D.组织病理表现呈硬皮病样

彩图 38-5　皮肤僵硬综合征

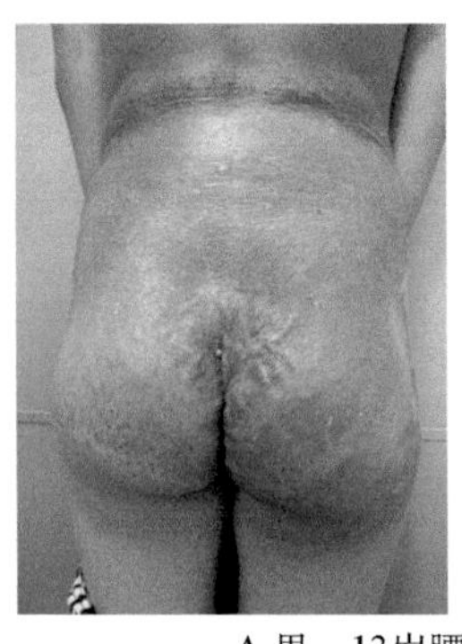
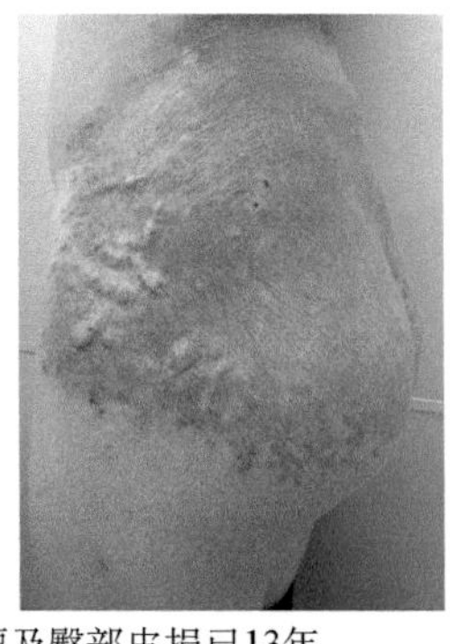

A.男，13岁腰及臀部皮损已13年

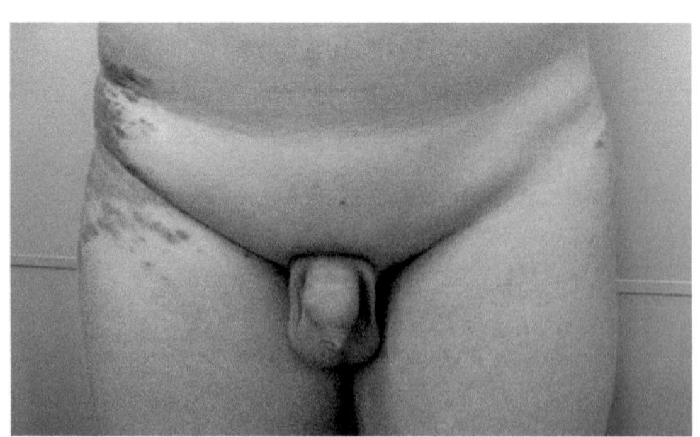

B.腰及臀部有褐色斑质硬

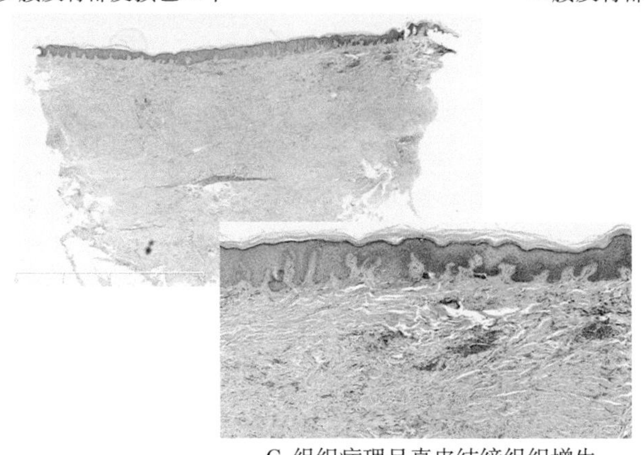

C. 组织病理呈真皮结缔组织增生

彩图 38-6 结缔组织增生性先天性巨痣

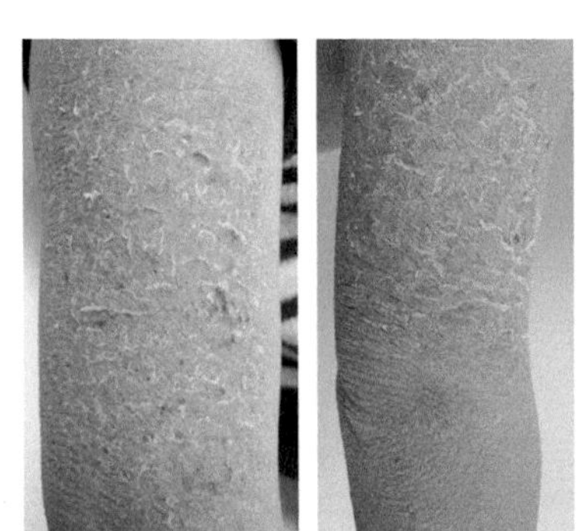

A.下肢出现斑片或斑块

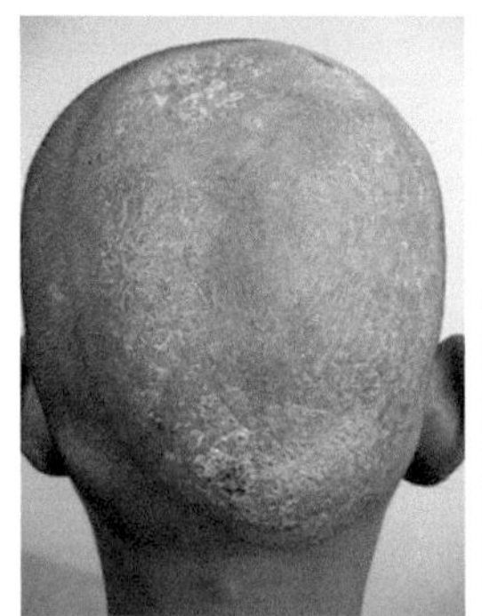

B.枕后有稍隆起斑块

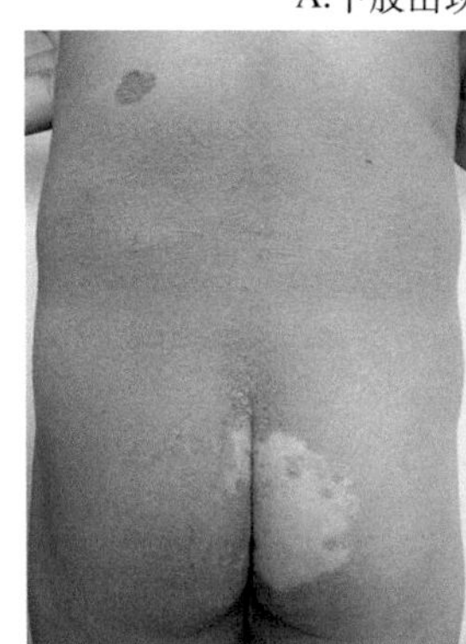

C.臀部有色素减退斑

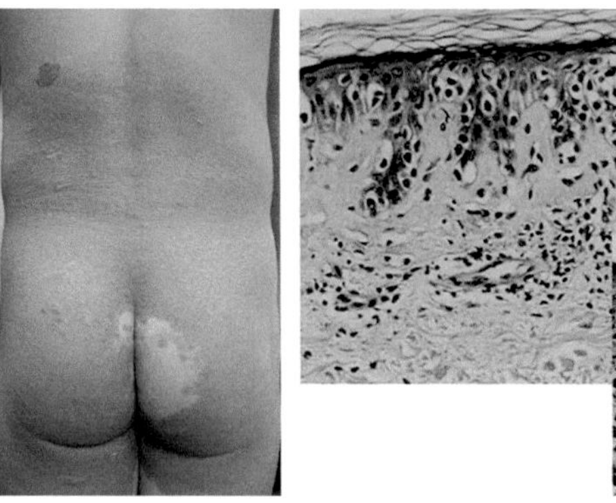

D.肿瘤细胞侵入表皮(Pautrier微脓肿 HE染色×400)

彩图 38-7 儿童蕈样肉芽肿

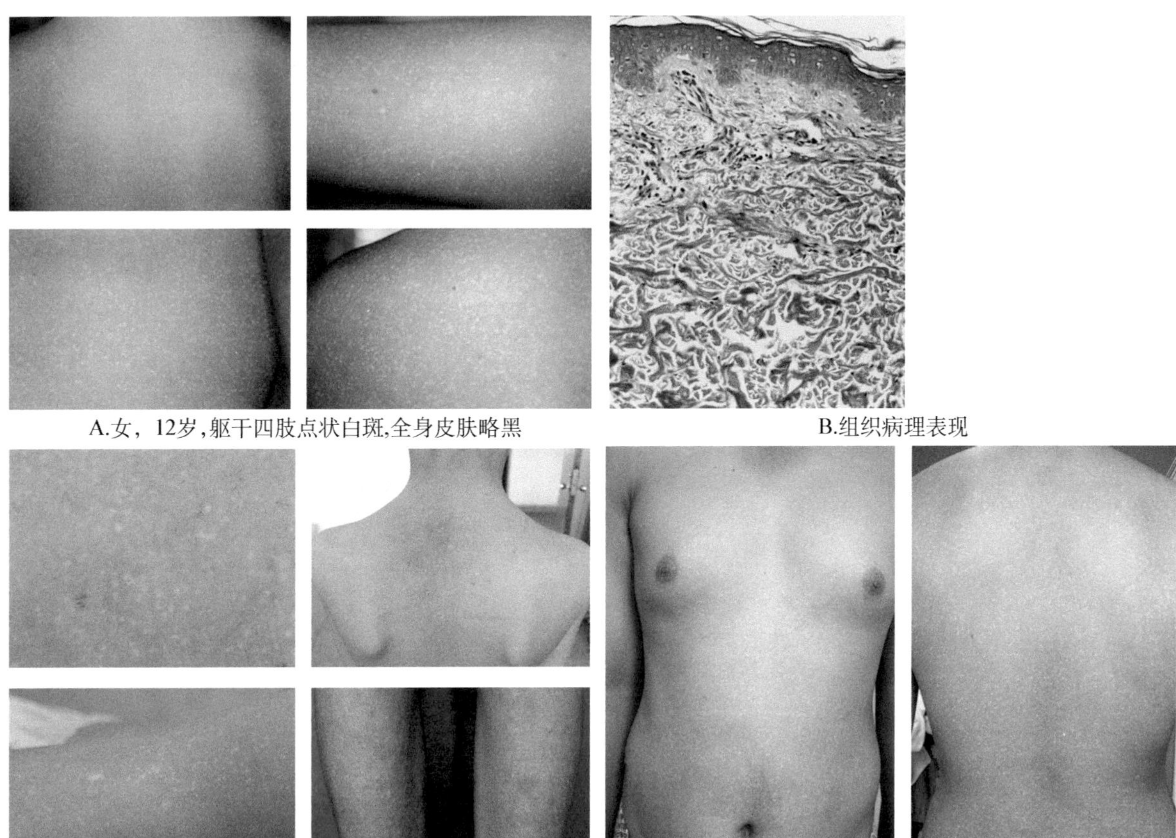

A.女，12岁，躯干四肢点状白斑,全身皮肤略黑

B.组织病理表现

C.女,10岁,自5岁时周身生长点状白斑,肤色较正常人黑

D.前胸和后背的点状白斑

彩图 38-8　弥漫性色素沉着伴点状色素减退

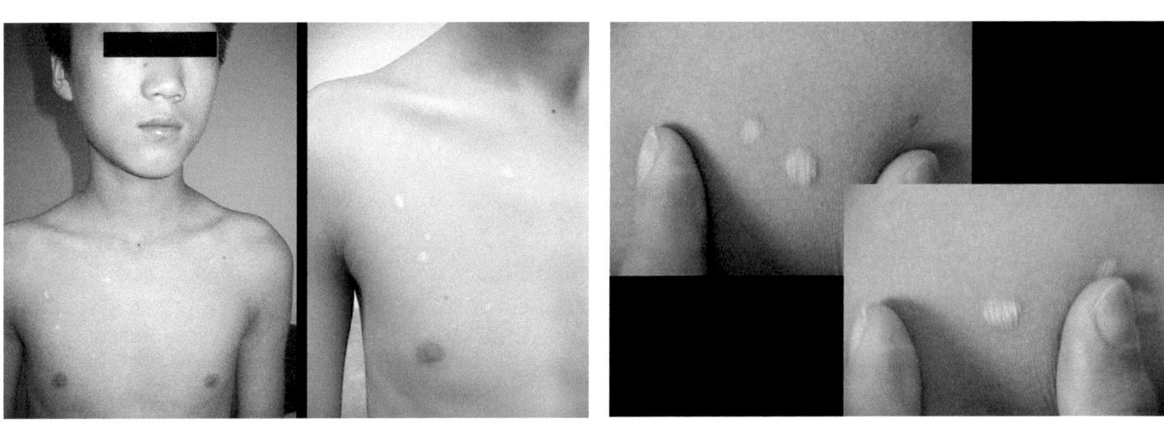

A.男,8岁,躯干出现豆大白色丘疹,表面有皱纹

B

彩图 38-9　儿童特发性真皮弹性纤维溶解

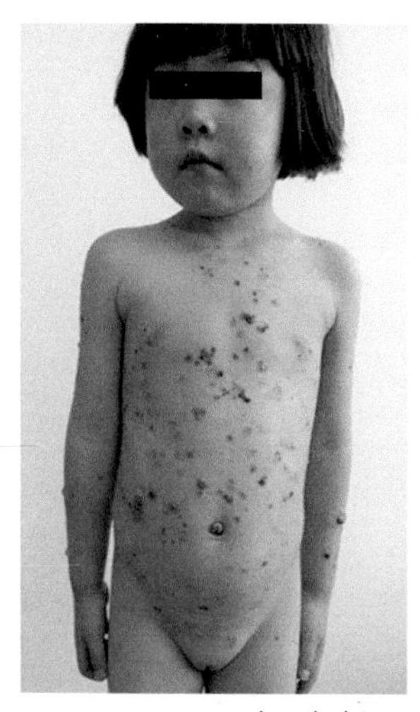

A.女,5岁,躯干四肢发生水疱4个月

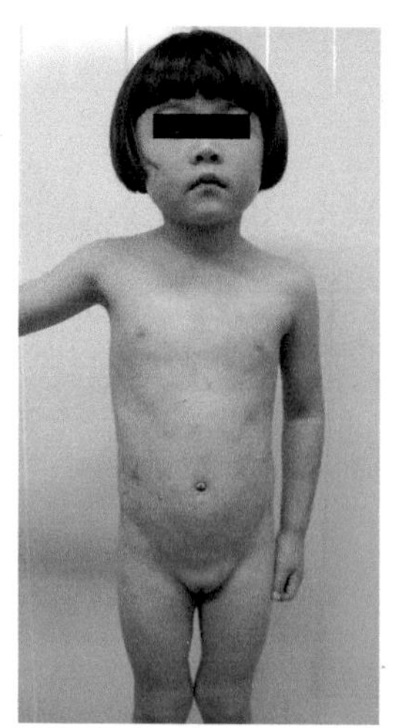

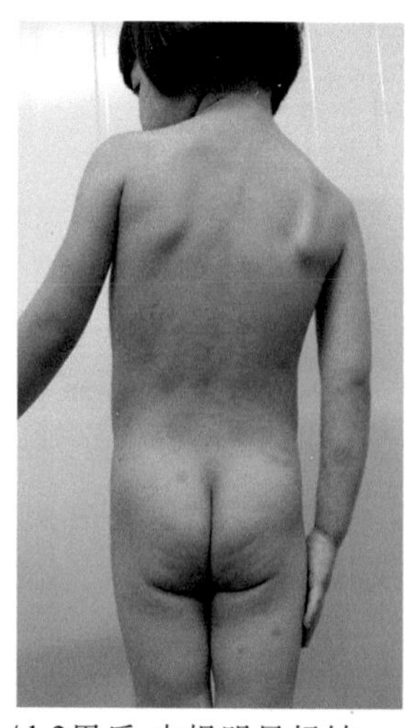

B.同A,服DDS12.5mg/d,2周后,皮损明显好转

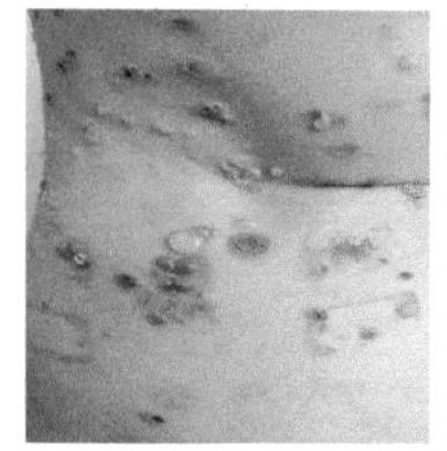

C.女,5岁,腋下和腹部可见大水疱和糜烂

彩图 38-10 线状 IgA 大疱性皮病

A.男性,21岁,临床考虑先天性色痣

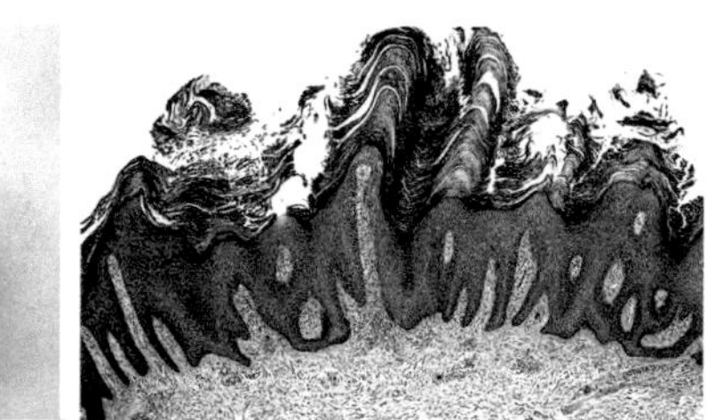

B.病理检查显示皮肤乳头瘤状增生

彩图 38-11 色素性疣状痣

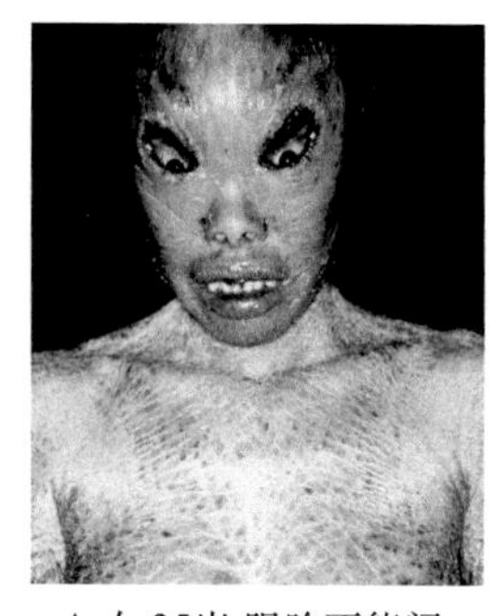

A.女,35岁,眼睑不能闭合,面部皮肤僵硬

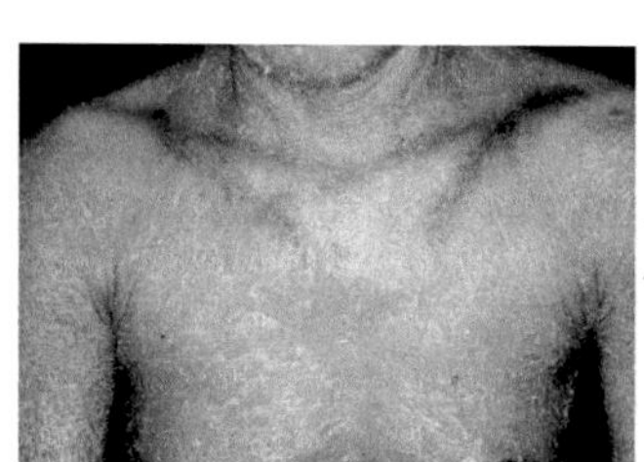

B.前胸鱼鳞状鳞屑

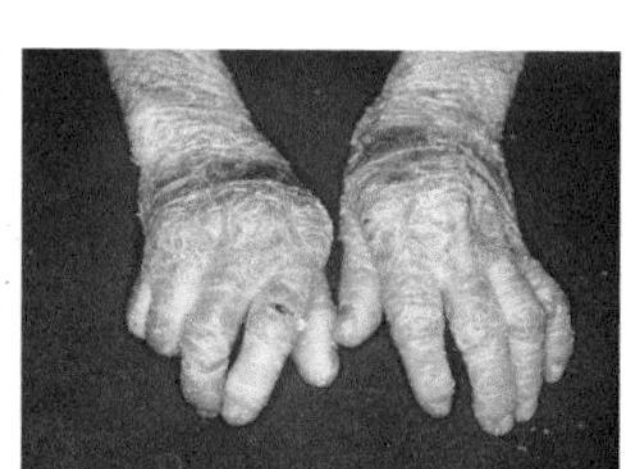

C.手部角化性红斑和鱼鳞状脱屑

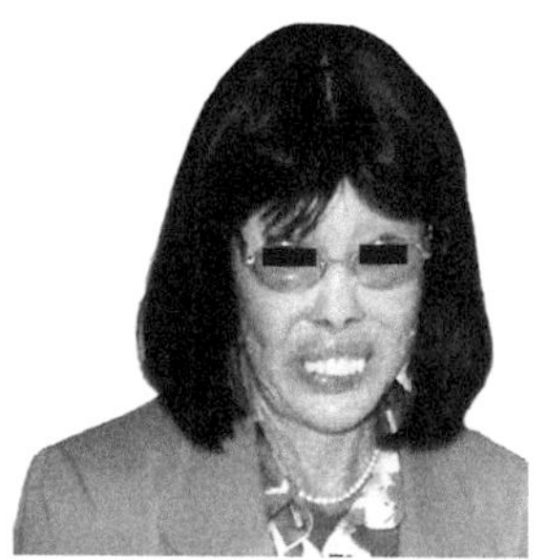

D.治愈30年后照片(65岁)

彩图 38-12 板层状鱼鳞病